影像引导下脊柱介入操作图解

Atlas of Image-Guided Spinal Procedures

第 2 版

主　　编　Michael B. Furman

副 主 编　Leland Berkwits　Isaac Cohen　Bradly S. Goodman
　　　　　Jonathan S. Kirschner　Thomas S. Lee　Paul S. Lin

主　　译　毕　胜

副 主 译　马　辉　顾　楠　陈　辉　武百山　吴　文

主译助理　陈　超　向　云

人民卫生出版社

·北　京·

版权所有，侵权必究！

图书在版编目（CIP）数据

影像引导下脊柱介入操作图解 /（美）迈克尔 · B. 福尔曼（Michael B. Furman）主编；毕胜主译 . -- 北京：人民卫生出版社，2025. 1. -- ISBN 978-7-117-37349-4

Ⅰ. R681. 505–64

中国国家版本馆 CIP 数据核字第 2025FJ3581 号

人卫智网	www.ipmph.com	医学教育、学术、考试、健康，购书智慧智能综合服务平台
人卫官网	www.pmph.com	人卫官方资讯发布平台

图字：01-2020-0599 号

影像引导下脊柱介入操作图解

Yingxiang Yindaoxia Jizhu Jieru Caozuo Tujie

主　　译：毕　胜
出版发行：人民卫生出版社（中继线 010-59780011）
地　　址：北京市朝阳区潘家园南里 19 号
邮　　编：100021
E - mail：pmph @ pmph.com
购书热线：010-59787592　010-59787584　010-65264830
印　　刷：天津市银博印刷集团有限公司
经　　销：新华书店
开　　本：889 × 1194　1/16　　印张：35
字　　数：1109 千字
版　　次：2025 年 1 月第 1 版
印　　次：2025 年 3 月第 1 次印刷
标准书号：ISBN 978-7-117-37349-4
定　　价：368.00 元
打击盗版举报电话：010-59787491　E-mail：WQ @ pmph.com
质量问题联系电话：010-59787234　E-mail：zhiliang @ pmph.com
数字融合服务电话：4001118166　E-mail：zengzhi @ pmph.com

影像引导下脊柱介入操作图解

Atlas of Image-Guided Spinal Procedures

第 2 版

主　　编　Michael B. Furman

副 主 编　Leland Berkwits　Isaac Cohen　Bradly S. Goodman
Jonathan S. Kirschner　Thomas S. Lee　Paul S. Lin

主　　译　毕　胜

副 主 译　马　辉　顾　楠　陈　辉　武百山　吴　文

主译助理　陈　超　向　云

译者名单　（按姓氏笔画排序）

马　辉　马振江　马婷婷　王　一　王　卉　王　欢　王　泳
王三荣　王小平　王纪鹰　王宏庆　王武涛　王培良　尹　晶
叶皓天　付　婷　毕　胜　吕卓敏　吕莹莹　向　云　刘　伟
刘红军　齐　慧　关　圆　孙凤龙　孙世宇　李凤宁　李非铭
杨　卿　杨曙光　吴　文　吴军珍　岑　奕　何晓兰　宋胜文
张　玮　张　哲　张　晓　张　强　张　蓓　张照庆　陈　勇
陈　堃　陈　超　陈　辉　陈亚军　陈雪青　武　欢　武百山
武美娜　范颖晖　林福清　季　锋　金　童　金成春　郑　彭
孟昭君　郝利军　胡光俊　侯亚静　聂会勇　顾　楠　顾成永
徐　勇　郭永清　陶　红　黄章翔　眭明红　韩雨洁　程东群
舒　雅　谢　荣　路鹏程　窦　智　裴　倩　樊　涛　樊龙昌
颜昭勇　薛纯纯

人民卫生出版社

·北　京·

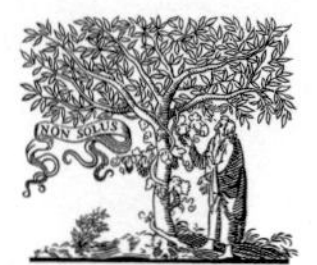

ELSEVIER

Elsevier (Singapore) Pte Ltd.

3 Killiney Road, #08-01 Winsland House I, Singapore 239519
Tel: (65) 6349-0200; Fax: (65) 6733-1817

Atlas of Image-Guided Spinal Procedures, 2nd edition
Copyright © 2018 Elsevier, Inc. All rights are reserved, including those for text and data mining, AI training, and similar technologies.
Publisher's note: Elsevier takes a neutral position with respect to territorial disputes or jurisdictional claims in its published content, including in maps and institutional affiliations.
Previous edition copyrighted in 2013.
ISBN-13: 9780323401531

This translation of Atlas of Image-Guided Spinal Procedures, 2nd edition, by Michael B. Furman, was undertaken by People's Medical Publishing House and is published by arrangement with Elsevier (Singapore) Pte Ltd.
Atlas of Image-Guided Spinal Procedures, 2nd edition, by Michael B. Furman 由人民卫生出版社进行翻译，并根据人民卫生出版社与爱思唯尔（新加坡）私人有限公司的协议约定出版。

《影像引导下脊柱介入操作图解》（第 2 版）（毕胜 主译）
ISBN: 978-7-117-37349-4
Copyright ©2025 by Elsevier (Singapore) Pte Ltd. and People's Medical Publishing House.
All rights reserved. No part of this publication may be reproduced or transmitted in any form or by any means, electronic or mechanical, including photocopying, recording, or any information storage and retrieval system, without permission in writing from Elsevier (Singapore) Pte Ltd. and People's Medical Publishing House.

注　意

本译本由人民卫生出版社翻译完成。相关从业及研究人员必须凭借其自身经验和知识对文中描述的信息数据、方法策略、搭配组合、实验操作进行评估和使用。由于医学科学发展迅速，临床诊断和给药剂量尤其需要经过独立验证。在法律允许的最大范围内，爱思唯尔、译文的原文作者、原文编辑及原文内容提供者均不对译文或因产品责任、疏忽或其他操作造成的人身及 / 或财产伤害及 / 或损失承担责任，亦不对由于使用文中提到的方法、产品、说明或思想而导致的人身及 / 或财产伤害及 / 或损失承担责任。

Printed in China by People's Medical Publishing House under special arrangement with Elsevier (Singapore) Pte Ltd. This edition is authorized for sale in the Chinese mainland only. Unauthorized sale of this edition is a violation of the contract.

中文版序言

在当今医学领域，脊柱介入治疗技术正以前所未有的速度发展，为众多脊柱疾病患者带来了新的希望与治愈可能。《影像引导下脊柱介入操作图解》这本权威著作的中文版问世，无疑是我国脊柱介入医学、疼痛医学、康复医学领域的重要事件，它将为国内的医学专业人士提供极具价值的参考与指导。

本书由国际知名的美国脊柱介入专家 Michael B. Furman 博士及其团队倾力打造，Furman 博士本身是一名康复医师，编者中半数以上也是康复医师。这体现了美国现有医师的培训制度，即疼痛医学是作为康复医学的一个亚专科进行训练，康复医师、麻醉医师均在这个项目中接受一年的培训，成为疼痛医学（Pain Medicine）的专科医师，书中的所有操作接受培训的康复医师均可以实施。

本书汇集了他们在脊柱介入治疗领域的丰富经验和前沿研究成果。书中不仅涵盖了从颈椎到骶尾部的各种脊柱介入操作技术，还详细介绍了每种技术的操作步骤、解剖要点、影像学特征以及临床应用，内容全面且深入浅出，无论是初学者还是经验丰富的临床医生，都能从中受益匪浅。特别值得一提的是，本书在影像学指导方面有着独特的亮点。它详细阐述了如何运用先进的影像技术，如 X 线透视、超声精准地引导介入操作，确保治疗的安全性和有效性。书中丰富的图示生动地展示了各种操作的细节和要点，使读者能够更加直观地理解和掌握这些技术。

此外，本书还关注了脊柱介入治疗的临床实践问题，如辐射安全、抗凝药管理、并发症处理等，为临床医生提供了全面的指导。同时，书中也探讨了脊柱介入治疗的最新研究进展和未来发展方向，例如 X 线透视与超声结合的混合（Hybrid）技术，这是未来的发展趋势，为读者提供了广阔的学术视野。

在翻译本书的过程中，我们始终秉持着严谨、准确、易懂的原则，力求将原书的精髓完整地呈现给中文读者。原书作者 Furman 博士对本书的最新修改也极尽可能地在中文版中呈现，书中一些小问题经 Furman 博士确认也一并改正。书中内容虽经多轮校对，但疏漏之处在所难免，出版后请广大读者给予批评指正。

在此我要感谢所有为本书中文版的出版付出辛勤努力的近 80 位译者，原版书作者，以及人民卫生出版社的编辑出版团队。正是因为有了他们的共同努力，才使得这本书能够以中文的形式与广大读者见面。

《影像引导下脊柱介入操作图解》中文版的出版，将为我国脊柱介入医学、疼痛医学、康复医学的发展注入新的活力。2017 年 12 月在发起成立中国康复医学会疼痛康复专业委员会时，我提出“中国康复医学要补上疼痛康复的短板”的观点，从本书的内容可以看出中国康复医学在这个领域与国际上先进水平的差距。这个短板之一就是康复治疗与手术之间的缺口（Gap）：介入治疗，《影像引导下脊柱介入操作图解》这本书要成为补上这个缺口的桥梁，中国康复医师正在走上这座桥与疼痛医师、骨科医师携手共进，用精湛的介入治疗技术解决患者的疼痛，为更多的患者带来健康和希望。

中国康复医学会疼痛康复专业委员会
第一届主任委员
毕胜
2025 年 2 月于北京

第 1 版序言

本图解是由 Michael B.Furman（MD，MS）以及副主编 Thomas S. Lee（MD）和 Leland Berkwits（MD，MS）共同编纂的杰作，是对不断发展的疼痛介入治疗领域的巨大独特的贡献。我非常荣幸能有机会为这本书贡献微薄之力。该图解将对介入治疗专家以及几代住院医师和专科培训医师产生深远影响。

Furman 博士是一位完美的教育家和老师，他具备卓越的能力，能用一种简单易懂的方式传授复杂的知识，这给数以千计的医师们留下了难以磨灭的印象。我认识 Furman 博士已经 25 年了，有幸目睹了他对这一专业领域的热情与奉献。他一直致力于提高和发展更佳的脊柱介入治疗技术以及更好的教授方法。

在过去的 20 年里，他是一位致力于将介入治疗技术应用到治疗脊柱及脊柱相关性疼痛疾患的先驱者和领导者。他是最早发起建立美国毕业后医学教育认证委员会（ACGME）认证的 PM&R 疼痛研究生助学金计划的几位康复医师之一，该项目后来发展成为 ACGME PM&R/ 运动医学的研究生助学金计划。作为一位完美的教育家，他每天满腔热忱地教导着专科培训医师。他发表了不计其数的专题、论著及书刊，在美国及国外有关脊柱介入治疗主题的会议上讲演。在过去的这些年里，他为不同的组织和社会团体奉献了无数的脊柱介入治疗演示和讲演。正因为教授在非手术治疗腰痛方面的领导能力和杰出贡献，他获得了 PASSOR 卓越临床贡献奖及美国康复医学会（AAPM&R）Rossenthal 奖章。

Furman 博士总是善于分析思考脊柱介入治疗过程中的细节，无论是特定方位的透视图、斜面控制技术中的生物力学特性还是注射抵达解剖结构的合适命名（例如脊神经还是神经根）。他的关于颈椎血管内穿刺及腰椎经椎间孔穿刺发生概率的原创研究，在任何有关脊柱介入治疗并发症和安全性的出版物中始终具有显著参考价值。在治疗过程中，他发展和提炼了很多技术方法帮助我们获取更多的信息，诸如在腰椎间盘造影时使用轴向透视图以及利用对侧斜位视图在脊柱全节段观察棘突椎板间线。他启发了我们对腰骶经椎间孔硬膜外注射相关的注射液扩散特征的理解。

作为一名充满激情的老师和教育家，本图解是 Furman 博士的代表作。对于这一鸿篇巨作，我有切身的感受体验。我从未见过任何人像 Furman 博士那样为这一参考图解付出如此多的努力、汗水和无尽的时间。

基于这本图解中的法则，统一使用的轨迹视图、多维视图和安全视图，它确实堪称一件艺术品，虽然这些如今看来都是简单的设置条件。这项原则设立的高超之处在于 Furman 博士能给予所有脊柱介入治疗一个通用的、具有共同特征的方法。思索这些视图的常规原则是为了简化众多脊柱介入的治疗过程并提高安全性。这种方式使得一些非常复杂的脊柱介入治疗操作起来更容易、更高效且更安全。通过多年的探索和分析，Furman 博士创造了这种方法，显著改进了我们实施脊柱介入治疗的方式。

Furman 博士不遗余力地细致呈现了这本简明的参考资料，其中配有图表、图片和示意图，这使得我们能够轻松地理解轨迹视图、多维视图和安全视图等原则。因此，您将更容易理解如何采取更为有效安全的方式开展本图解所介绍的脊柱介入治疗方法。我们对 Furman 博士为这本图解所做的一切感激不尽。对于我们每天所做的工作，他已经和必将继续教导我们做得更好。

致以崇高的敬意和衷心的感谢！

Frank J.E. Falco，医学博士
助理副教授
坦普尔大学医学院
疼痛治疗专科培训项目主任
坦普尔大学医院
费城，宾夕法尼亚州

（向云 译，毕胜 校）

第 2 版序言

我感到非常荣幸能够介绍由 Michael B. Furman, MD, MS 主编和副主编 Leland Berkwits, MD, MS; Isaac Cohen, MD; Jonathan Kirschner, MD; Brad Goodman, MD; Paul Lin, MD 以及 Thomas Lee, MD 编写的 *Atlas of Image-Guided Spinal Procedures* 第 2 版。第 1 版是一本开创性的图解，强调了关于如何进行安全有效的脊柱介入操作的正确方法。本书也受到教育组织的普遍的好评，因为它能够将复杂的介入操作过程转换为一系列简单的程序。因为本书能使复杂问题变清晰，所以对于学习或教授脊柱介入操作的人来说，该书迅速成了必读书籍。鉴于第 1 版取得了前所未有的成功，人们对第 2 版的期望值非常高。可喜的是，对于介入治疗领域而言，第 2 版已经超出了所有可能的预期。

第 2 版也改进了在第 1 版中开创的设置和脊柱介入操作的方法。目前的图解提供了多平面 X 线透视或超声视图的简明呈现，以清楚地显现脊柱介入操作的理想设置。这些实际操作图像都配有相关可视化和非可视化结构的医学绘图。通过将实际图像与医学绘图相结合，介入医师可以对相关的解剖结构有更深入的了解。此图解本身区分出理想图像和欠佳图像，从而提高了本书使用者的实际可操作性。本图解新增内容包括脊柱介入操作针对脊柱疼痛“伪装者”，以及现有穿刺技术的改进，放射安全和患者安全，都完美地融合在一起，带给我们真正全面和独特体验。

比这些改进更令人印象深刻的是，第 2 版图解完成了连教科书都很难达到的成就，本书切实推进了脊柱介入治疗医学领域的进步。Furman 博士具有敏锐的洞察力，将不断发展的超声医学纳入本书。该图解通过展示相关的解剖结构和显示影像视图来帮助阐明超声引导技术，以便在相似的 X 线透视引导下进行安全有效的介入操作。此外，本书还解决了术前抗凝 / 抗血小板药物治疗的难题，在书中 Furman 博士再一次澄清了一些有争议的地方。我相信本书中的推荐意见将成为脊柱介入治疗的新标准，并为我们的患者带来福音。正是因为这种先见之明，第 2 版图解已经从所有学习者的必读书籍发展成为影像引导脊柱介入操作实践者的必备教科书。

纵观 Furman 博士的整个职业生涯，他一直是一位著名的探索者，他的著作深深地影响了其专业领域。他的书稿彻底改变了我们对造影剂扩散形态的理解，使得轴向介入操作的成像技术更加精细。他还定义了血管摄取的发生率证明了常用的安全操作技术的有效性。Furman 博士不仅是一名有实力的研究者，也是一名出色的教育家。他曾多次举办国内和国际讲座，并为无数的组织教授了大量课程。作为一名充满热情和敬业精神的老师，他教过许多学生如何安全有效地为患者实施介入操作和医疗服务。经年累月，Furman 博士直接和间接帮助的患者已不计其数了。

作为一名长期以来在专业领域内的思想领袖和先驱，Furman 博士通过 *Atlas of Image-Guided Spinal Procedures* 第 2 版的出版，再次推动了这一领域的发展。本书对于脊柱介入治疗的从业者以及患者都是非常宝贵的。我也很荣幸被称为 Furman 博士的朋友和同事。

感谢你荣幸地成为这本非凡的书的一部分。

David J. “D.J.” Kennedy, MD
加利福尼亚斯坦福大学医学院
物理医学与康复和脊柱科
物理医学与康复住院医师项目主任
临床副教授
（向云 译，毕胜 校）

第 2 版前言

"孰胜孰负，未战先知。"

——孙武《孙子兵法》

守、破、离：学习基础知识，创新，超越。

——日本谚语

设置是关键

通常，我都会在开始教学之前问我的学生"你希望你的穿刺针到哪里？你又如何能最有效地到达那里？"我还会问，"你不希望它去到哪里？你如何才能避免损伤不应被损伤的重要结构？"我们出版了 *Atlas of Image-Guided Spinal Procedures* 第 1 版直观展示并回答了这些基本但至关重要的问题。

第 1 版图解专注于利用 X 线透视引导使我们的针尖有效且安全地直接穿刺到我们想要的脊柱目标部位，同时避免穿刺到不应当刺入位置 / 结构。第 1 版图解用一种同时具有逻辑性、可视性以及循序渐进的方式展示了使用最新的图像引导技术和技巧，用来进行安全有效的介入操作计划和实施。每个介入操作都使用了设置的穿刺轨迹视图进行展示，该视图是关键，因为如果设置了理想的介入穿刺轨迹视图，就可以更安全和有效地执行介入操作。我们提供了合适的多平面 X 线透视图，以确保安全和准确的进针。安全视图能显示针尖不应该进入的地方，因此它对于穿刺针的推进非常重要。我们需要知道的是，X 线透视下的图像和附图能显示我们看得到的不透射线结构，以及我们无法看到的，但需要知道的可透射线结构。第 1 版图解不仅展示了理想的图像和造影剂模式，而且提供了不合适的针刺位置和欠佳的造影剂模式。

Atlas of Image-Guided Spinal Procedures 第 2 版再次强调了介入操作正确设置、多平面安全视图、理想和欠佳成像的基础知识。第 2 版图解添加和更新更多的 X 线透视引导内容，提高 X 线透视引导的图像质量，进一步改进和创新了第 1 版图解的内容。我们在穿刺技术章节做了许多改进，包括 X 线透视和超声成像技巧，放射线安全和患者安全，以及 L_5～S_1 椎间盘穿刺路径，并附上了新的示例、图和表。新参考表包括理想与欠佳硬膜外造影剂扩散区分表（表 12.1）和术前抗凝 / 抗血小板药物建议表（附录，表 A1.1A、A1.1B 和 A1.2）。本书还提供了附加的解读作为静态图像的补充。

影像引导脊柱医疗的演变

自 *Atlas of Image-Guided Spinal Procedures* 第 1 版出版以来，我们的实践通过融合新的知识、技术和创新而不断发展。许多术者已经开始整合使用超声引导脊柱介入操作技术。超声的使用促进了对脊柱疼痛"伪装者"的识别和治疗，如头部、肩部和臀部的疼痛。因此，第 2 版图解包括一个专门用 X 线透视引导和超声引导进行头颅和近端四肢介入操作的部分。此外，超声引导还可作为某些 X 线透视引导脊柱介入操作的辅助手段，用于显示 X 线透视无法显示的软组织结构。在影像引导脊柱介入操作第 2 版图解中，我们对超声引导介入操作用了类似 X 线透视引导的展示方式，其中包含与 X 线透视引导介入操作相同的"表达"，包括相似的设置视图、多平面图像、安全视图和注意事项。超声图像和附图也显示了相关可见或不可见但必须知道的结构。

在第 1 版图解中，我们故意将文本最小化。因为我们希望这本图解可以作为影像引导脊柱介入操作的参考，而想要了解实施介入操作的适应证、禁忌证或非图像相关特征的读者，我们则推荐其他教科书。我们希望这本图解中的基本原理和创新之处能够帮助到您，使您的实践和技术取得突破而达到更高的水平。

正如在第 1 版图解中一样，我再次恳请，如果您对未来版本的改进有建议，请发送电子邮件至 furmanspineatlas@gmail.com。

谢谢，祝您愉快！

Michael B. Furman, MD, MS

（向云 译，毕胜 校）

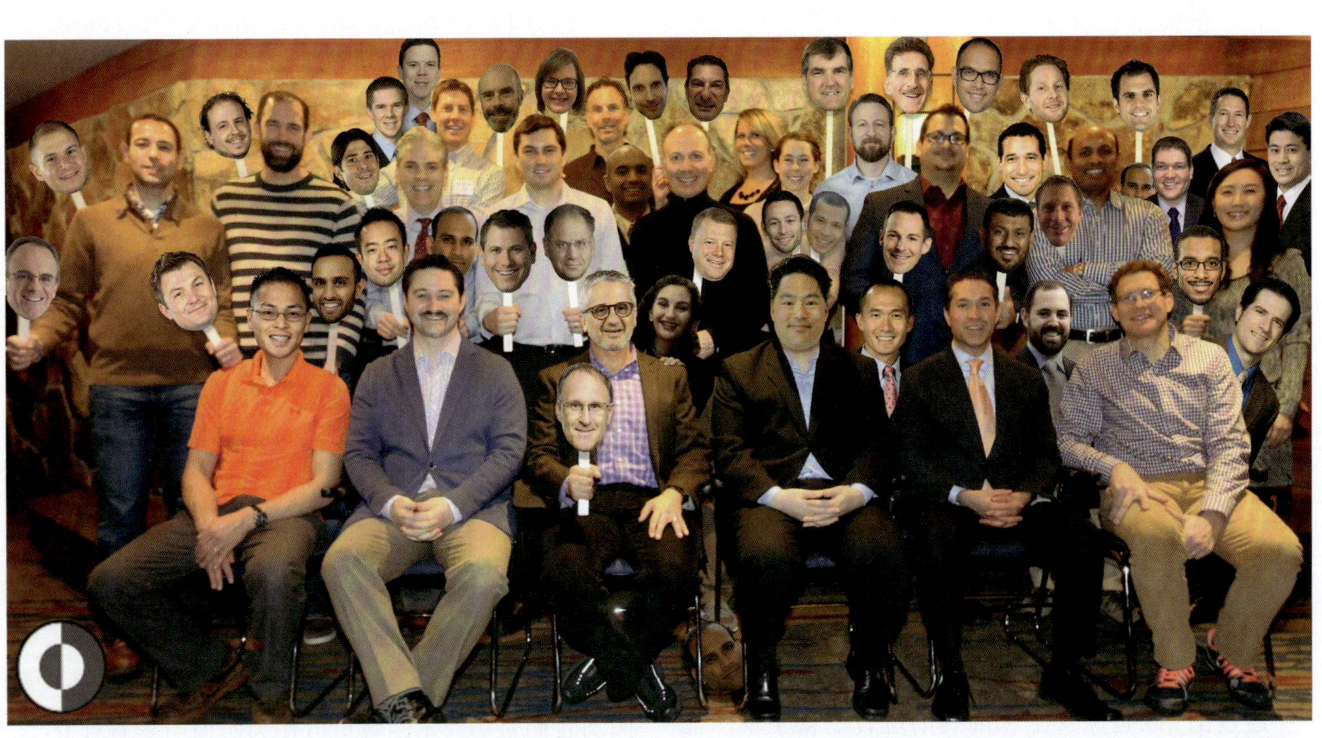

致谢

许多有才华的人为本书做出了贡献。我特别要感谢我的副主编 Lee Berkwits、Isaac Cohen、Brad Goodman、Jonathan Kirschner、Tom Lee 和 Paul Lin，感谢他们帮助我完成了这本图解从概念提出、内容设计到 X 线透视和超声技术的整合编写。

Tom Lee 作为专科医师培训生，他的介入操作绘图给予我灵感，让我着手开始这一过程。Lee Berkwits 的关于使用 X 线透视图标和清晰布局的逻辑思维帮助 Tom 和我使设计简化。当我们在 AAPM&R 研讨会和课程上与同事们分享这些想法时，我们三人开始了进一步的对第 1 版图解的更新工作。我开始审阅的过程中，Brad Goodman 为第 1 版图解提供了宝贵的建议。他是我们第 1 版图解最多产的审稿人。他的勤奋和持续投入使他理所当然地成了第 2 版图解的副主编。

在第 1 版图解出版后，Isaac Cohen 回应了我在第 1 版图解序言中的请求，给了我很多建设性的建议。我们很快成了朋友和同事，同时作为第 2 版图解的副主编，他也在继续努力工作，并注重细节。Jon Kirschner 是第一版图解开始编写时的专科医师培训生和作者。他已经成为一个学术专家和超声专家，同时他在完成专科医师培训不到一年的时间里，已经联合编写了一本超声图解，并且已经成为特种外科医院的脊柱和运动专科医师培训主任。我们很幸运邀请他加入了第 2 版图解的工作。Paul Lin 是一位我曾经的同事和现在的合伙人，他的超声技能都是非常直观和有逻辑性的，他的能力已经真正超越了自我。他对第 2 版图解超声的内容做出了重要贡献。我非常感谢这六位同事对这个项目的贡献。

所有第 2 版图解众多评审人员都对本书内容和清晰度的进一步改进和细化做出了帮助。我真的非常感谢他们的付出，并纠正了我的错误之处。

所有的作者、审稿人都与我的副主编和我进行了辛勤的工作，期望以相似的方法和相似的表达来呈现所有的概念，即使他们不一定相同，他们中的许多人都超出了我的预期，向我提出了挑战，迫使我重新思考其中的一些概念。特别感谢 Shounuck Patel、Alan Vo、Luis Baez 和 Louis Torres 为第 2 版图解提供了精美的和观念上的支持。

我感谢我曾经和现今的专科医师培训生们，他们教会了我很多我自以为知道的知识。此外，我还要感谢我的导师，包括 Robert Windsor, Nat Mayer, Paul Dreyfuss, Kevin Pauza 和 Frank Falco。我想感谢所有现在和曾经的护士、医疗助理，以及 OSS 健康中心的秘书，他们一直在帮助我，让我比以前更出色，让我不分心，让每一天都安全、高效、快乐、美好。我特别要感谢我的现任秘书 Cathy Bausman，她一直在辛勤地工作，使我的工作步入正轨。

我很感谢 Deb Deller 和 Deb Norris 的出色表现，愿意帮助我获得精确的 CT 和 MRI 切面并与特定的 X 线透视图像联系起来。同时也要感谢 OSS 健康中心过去和现在的员工，包括 Wendy Fuhrman、Carrie Cribb、Tracy Frantz、Gay Kaltreider、Lynden Zortman-Boltz、Lauran Crowl、Angela Whitaker、Jenna Klenk、Towanna James Jamison、Courtney Erford、Heather Liester、Faith Heckman、Sally Velez、Amanda Stambaugh、Julie Grove, Shana Thoman、Suzette Wolf、Betsy Somerville、Lauralynn Purchase、Keyra McBurnett、Katie Brown、Amy Wright、Megan Brant 和 Kim Hynack，是他们给了我更多的支持，让我专心致志来实现目标。

我非常感谢我在康复医学方面的合伙人 Jim Gilhool、Paul Lin 和 Brian Steinmetz，他们对我和我的同事都非常耐心，并从繁忙的门诊中抽出时间来做章节的"微调"。我想再次感谢我退休的伙伴 Mike Klein，他为我们提供了他的"Klein 线"来进行颈椎硬膜外注射技术，这最终演变成我们经常使用的对侧倾斜技术，用以观察所有脊柱水平的椎板间介入操作的腹侧椎板间线。

我还要感谢 Elsevier 和 Dartmouth 出版公司的编辑们和美工们，他们帮助我们用数年的时间将本图解从一个概念变成一个成品，创造出了一个独一无二的作品：Rolla Couchman、Delores Meloni、Elena Pushaw、Ceil Nuyianes、Stephanie Davidson、Laura Gallagher、Victoria Helm, Mike Carcel、Don

Scholz、Dan Pepper、Grace Onderlinde、Kristine Feeherty、Steven Stave、Jessica Pritchard、Kayla Wolfe，尤其是 Sharon Corell、Amy Faith Heyden 和 Ann Anderson。

我特别要感谢我的患者们，他们一直都很谦逊，从他们身上我得知了脊柱医疗应该基于他们的范例和时机，而不是我们。当然，我还要感谢我的家人和朋友，他们多年来一直支持着我对这个项目的投入和付出。我要特别感谢我的妻子 Esther，她默默忍受了我在做这个项目时无数次的加班和缺席家庭活动（应该不会有第 3 版图解了，至少在很长一段时间内不会）。

致以诚挚的谢意。

Michael B. Furman，MD，MS

（路鹏程 译，毕胜 校）

主编小传

Michael B. Furman，医学博士，理学硕士，生长于宾夕法尼亚州斯克兰顿。1982 年在宾夕法尼亚大学获得了软件工程学士学位，1986 年在康奈尔大学获得化学工程硕士学位。1990 年获坦普尔大学医学博士学位，1991 年在约克医院完成实习，1994 年在坦普尔大学医院接受物理医学和康复住院医师培训。1995 年，他完成了佐治亚疼痛中心（佐治亚脊柱及运动医学的前身）疼痛介入治疗的专科医师训练。自 1995 年以来，他一直在宾夕法尼亚州约克市的一个研究多学科肌肉骨骼的组织—OSS 健康中心独立行医。

Furman 博士获得了物理医学与康复委员会的康复医师认证，并获得 ACGME 认证的疼痛医学与运动医学亚专科的执照。他是宾夕法尼亚州约克市 OSS 健康中心脊柱介入和运动医学继续教育的创始人和指导者。他已经培训出了 70 多名运动康复和脊柱介入的专科医师。他同时也是 AAPM&R、PASSOR、SIS 和 NASS 等许多课程和工作坊的课程总监和讲师。Furman 医师从事脊柱疾病、肌肉骨骼损伤和其他疼痛疾病的诊断和治疗。他被公认为是有思想的领导者和教育家，并在教学和临床医疗中获得了许多荣誉和表彰，包括 PASSOR 杰出临床医师奖、AAPM&R 肌肉骨骼委员会服务奖和 Richard & Hinda Rosenthal 基金会杰出学术报告奖。

Furman 博士热衷于教授各种课程，包括脊柱医疗、安全有效地应用脊柱相关治疗技术、风险管理，并惜时如金。他使用大量原创研究文章和书籍章节在国际和本地教授这些和其他相关主题。他曾为 AAPM&R、NASS、PASSOR、SIS 委员会工作，具体包括非手术治疗、研究、医学教育、临床指南、鉴定、认证、社会经济学、财务和规章。1992 至 1993 年，他担任 AAPM&R 住院医师委员会主席，并在 PASSOR 理事会和 AAPM&R 理事会任职。

Furman 博士是位于巴尔的摩的 Sinai 医院康复医学系的特别顾问，也是坦普尔大学附属医院物理医学系的副教授。

Furman 博士住在宾夕法尼亚州约克市，他和妻子 Esther、女儿 Aleeza 和 Jenna，以及许多宠物们一起享受许多户外活动。

（路鹏程 译，毕胜 校）

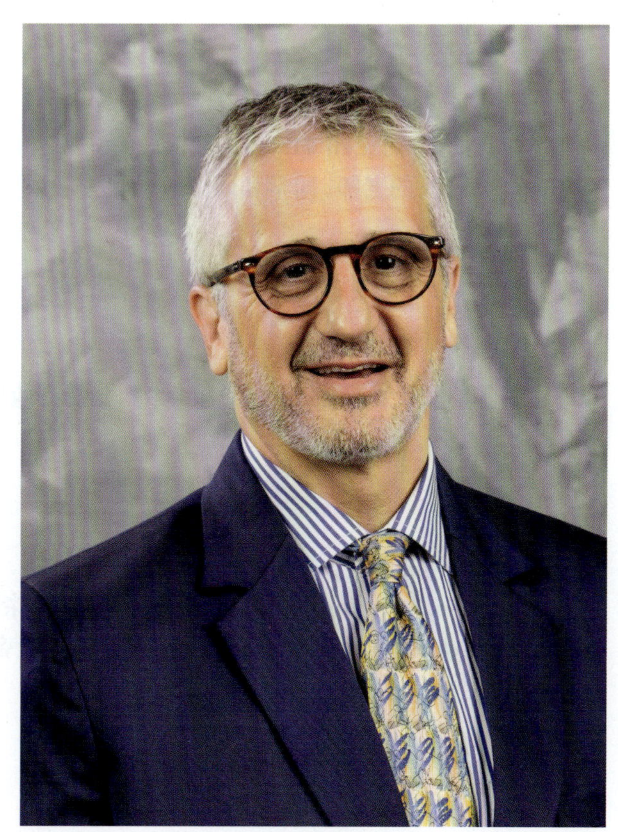

感谢 Esther、Aleeza、Jenna 和母亲 Aida Furman。
为了纪念父亲 Willard Furman。
感谢姐妹 Laurie 和 Wendi，侄子 Brian、侄女 Krystel 和侄孙 Shawn。
你们让每一天都变得那么美好。

——Michael B. Furman, MD, MS

感谢我的父母，他们培养了我的好奇心，并鼓励我对知识孜孜不倦。
感谢我的夫人 Barbara，是她的耐心和鼓励使我能够投入必要的时间和精力参与这个项目。

——Leland Berkwits, MD, MS

感谢我的家人和老师，用他们无私的爱和支持，激励我做到最好。

——Isaac Cohen, MD

感谢我的家人，Zen Hrynkiw、Perry Savage、Sri Mallempati、Charlie Aprill、Ken Walker、Mike Furman，以及我的老师、同学和同事鼓励我去学习、挑战。

——Bradly S. Goodman, MD

感谢我的妻子 Emerald，以及康复医学，没有他们，我不会遇到你们。

——Jonathan S. Kirschner, MD, RMSK

感谢 Marianne、Joseph、Benjamin，父亲、母亲以及我的家人。谢谢你们的支持、爱护和耐心，特别是我的妻子 Marianne，陪伴了我整个过程。没有上帝和你们所有人，这一切不可能实现。

——Thomas S. Lee, MD

感谢我的母亲、父亲、兄弟姐妹一直陪伴着我。感谢 Angela、Layla 和 Matthew，对你们的感激无以言表。谢谢您和我分享您的生活，干杯。

——Paul S. Lin, MD, RMSK

（眭明红 译，毕胜 校）

编者名录

主编

Michael B. Furman, MD, MS
Fellowship Director
Interventional Spine and Sports
OSS Health
York, Pennsylvania
Special Consultant
Rehabilitation Medicine
Sinai Hospital of Baltimore
Baltimore, Maryland
Clinical Assistant Professor
Physical Medicine and Rehabilitation
Temple University School of Medicine
Philadelphia, Pennsylvania

副主编

Leland Berkwits, MD, MS
Clinical Assistant Professor
University of South Carolina School of Medicine
Greenville
Interventional Physiatrist
Comprehensive Pain Consultants of the Carolinas
Skyland, North Carolina

Isaac Cohen, MD
Spine and Musculoskeletal Physiatrist
The Orthopaedic and Sports Medicine Center
Trumbull, Connecticut
Assistant Professor of Medicine
Frank H. Netter School of Medicine
Quinnipiac University
Hamden, Connecticut

Bradly S. Goodman, MD
Fellowship Director
Interventional Spine and Sports
Alabama Ortho Spine and Sports
Birmingham, Alabama
Clinical Assistant Professor
Physical Medicine and Rehabilitation
University of Alabama at Birmingham and
University of Missouri at Columbia
Columbia, Missouri

Jonathan S. Kirschner, MD, RMSK
Fellowship Director
Interventional Spine and Sports Medicine
Assistant Attending Physiatrist
Hospital for Special Surgery
Assistant Professor of Clinical
Rehabilitation Medicine
Rehabilitation Medicine
Weill Cornell Medicine
New York, New York

Thomas S. Lee, MD
Director of Interventional Physiatry
Physical Medicine & Pain Management
Associates, PC
Annapolis, Maryland; Glen Burnie, Maryland

Paul S. Lin, MD, RMSK
Sports and Interventional Spine
OSS Health
York, Pennsylvania

编者

Jason G. Anderson, DO
Physician, Spinal Diagnostics, Tualatin, Oregon

William A. Ante, MD
Attending Physician, Interventional Pain and Sports Medicine, SC Pain and Spine Specialists, LLC, Murrells Inlet, South Carolina

Luis Baez-Cabrera, MD
Psychiatrist, San Antonio, Texas

John P. Batson, III, MD
Owner, Lowcountry Spine and Sport, Hilton Head Island, South Carolina

Naimish Baxi, MD
Attending Physician, Central Jersey Sports and Spine, Somerset, New Jersey

Christopher Bednarek, MD, FAAPMR
SMART (Spinal Medicine and Rehabilitation Therapy) Pain Management, Baltimore, Maryland

Akil S. Benjamin, DO
Medical Director, SMART Pain Management, Westminster, Maryland

Leland Berkwits, MD, MS
Adjunct Assistant Professor, Department of Physical Medicine and Rehabilitation, University of North Carolina at Chapel Hill, School of Medicine, Chapel Hill, North Carolina; Interventional Physiatrist, Comprehensive Pain Consultants of the Carolinas, Skylands, North Carolina

Marko Bodor, MD
Bodor Clinic, Interventional Spine and Sports Medicine, Napa, California; Assistant Professor, Physical Medicine and Rehabilitation, University of California, Davis, Sacramento, California; Assistant Professor, Neurological Surgery, University of California, San Francisco, San Francisco, California

Charles J. Buttaci, DO
Pain Management, Northeast Orthopaedics, Albany, New York

Isaac Cohen, MD
Spine and Musculoskeletal Physiatrist, The Orthopaedic and Sports Medicine Center, Trumbull, Connecticut; Assistant Professor of Medicine, Frank H. Netter School of Medicine, Quinnipiac University, Hamden, Connecticut

Jeffrey R. Conly, MD
Attending Interventional Physiatrist, Orthopedic Associates of Lancaster, Lancaster, Pennsylvania

Scott J. Davidoff, MD
Pain Management, Main Line Spine, King of Prussia, Pennsylvania

Frank J. E. Falco, MD
Adjunct Associate Professor, Department of Physical Medicine and Rehabilitation, Temple University Medial School, Director of Pain Medicine Fellowship Program, Department of Physical Medicine and Rehabilitation, Temple University Hospital, Philadelphia, Pennsylvania; Medical Director, Mid-Atlantic Spine and Pain Physicians, Newark, Delaware

Kermit W. Fox, MD
Director, Sports Medicine, Physical Medicine and Rehabilitation, MetroHealth Medical Center, Cleveland, Ohio

Patrick M. Foye, MD
Professor, Physical Medicine and Rehabilitation, Rutgers New Jersey Medical School; Director, Coccyx Pain Center, Newark, New Jersey

Michael E. Frey, MD
Assistant Clinical Professor, Department of Physical Medicine and Rehabilitation, Virginia Commonwealth University, Richmond, Virginia; Director of Interventional Pnysiatry, Advanced Pain Management and Spine Specialists, Fort Myers, Florida

Michael B. Furman, MD, MS
Fellowship Director, OSS Health, Interventional Spine and Sports, York, Pennsylvania; Special Consultant, Rehabilitation Medicine, Sinai Hospital of Baltimore, Baltimore, Maryland; Clinical Assistant Professor, Physical Medicine and Rehabilitation, Temple University School of Medicine, Philadelphia, Pennsylvania

James J. Gilhool, DO
Associate Director, Interventional Spine and Sports Medicine Fellowship, OSS Health, Department of Medicine, Memorial Hospital, Department of Medicine, York Hospital, Special Consultant, Lake Erie School of Osteopathic Medicine, York, Pennsylvania

Bradly S. Goodman, MD
Fellowship Director, Interventional Spine and Sports, Alabama Ortho Spine and Sports, Birmingham, Alabama; Clinical Assistant Professor, Physical Medicine and Rehabilitation, University of Alabama at Birmingham and University of Missouri at Columbia, Columbia, Missouri

Julie M. Grove
Nurse, Patient Safety and Infection Control Liaison, Department Education Pain Center, OSS Health, York, Pennsylvania

Sarah E. Hagerty, DO
Sports Medicine and Spine Physiatrist, Allegheny Health Network, Pittsburgh, Pennsylvania

Jimmy M. Henry, MD
Pain Medicine Fellow, Department of Physical Medicine and Rehabilitation, Temple University Hospital, Philadelphia, Pennsylvania

Stephen C. Johnson, MD
Clinical Assistant Professor, Sports and Spine Division, Department of Rehabilitation Medicine, University of Washington, Seattle, Washington

Farzad Karkvandeian, DO
Interventional Spine and Sports Medicine Fellow, Department of Physical Medicine and Rehabilitation, OSS Health, York, Pennsylvania

Ruby E. Kim, MD
Pain Management/Physical Medicine and Rehabilitation, Stamford Hospital–Affiliated with Columbia University's College of Physicians and Surgeons and a Member of the New York-Presbyterian Healthcare System, Interventional Spine and Sports Medicine, Orthopaedic Surgery and Sports Medicine, Stamford, Connecticut

Dallas Kingsbury, MD
Clinical Instructor, Interventional Spine and Sports Medicine, Rusk Rehabilitation, NYU Langone Health, New York, New York

Jonathan S. Kirschner, MD, RMSK
Fellowship Director, Interventional Spine and Sports Medicine, Assistant Attending Physiatrist, Hospital for Special Surgery, Assistant Professor of Clinical Rehabilitation, Weill Cornell Medicine, New York, New York

Michael A. Klein, MD
Chief Medical Officer for Custom Learning Systems, Past Attending Physician, Pain Management, OSS Health, York, Pennsylvania

Gautam Kothari, DO
Associate Attending Physician, Mercer Bucks Orthopedics, Princeton, New Jersey

Thomas S. Lee, MD
Director of Interventional Physiatry, Physical Medicine and Pain Management Associates, PC, Annapolis and Glen Burnie, Maryland

Hwei (Willie) Lin, MD
Attending physician, Interventional Pain Service, Mid-Atlantic Permanente Medical Group, Kensington, Maryland

Paul S. Lin, MD, RMSK
Sports and Interventional Spine, OSS Health, York, Pennsylvania

Jackson Liu, MD
Attending Physician, Pain Management and Physical Medicine, Orthopedic Associates of Lancaster, Lancaster, Pennsylvania; Clinical Instructor, Department of Physical Medicine and Rehabilitation, Rusk Institute, NYU Langone Medical Center, New York, New York

Melinda S. Loveless
Clincal Assistant Professor, Department of Rehabilitation Medicine, University of Washington, Seattle, Washington

Gregory Lutz, MD
Physiatrist-in-Chief Emeritus, Hospital for Special Surgery, Professor of Clinical Rehabilitation Medicine, Weill Cornell Medical College, New York, New York

Srinivas Mallempati, MD
Physical Medicine and Rehabilitation Co-Program Director, Interventional Spine Program, Alabama Ortho Spine and Sports, Birmingham, Alabama

Denise Norton, MD
Physician, South Texas Spinal Clinic, P.A., and The San Antonio Orthopedic Group, San Antonio, Texas

Tejas N. Parikh, MD
Interventional Physiatrist, Physical Medicine and Rehabilitation, Carolina Orthopaedic and Sports Medicine Center, Gastonia, North Carolina

Shounuck I. Patel, DO
Regenerative Sports and Spine Physiatrist, Health Link Medical Center/Regenexx, Los Angeles, California

Justin J. Petrolla, MD
South Hills Orthopaedics Surgery Associates, Bethel Park, Pittsburgh, Pennsylvania

Kirk M. Puttlitz, MD
Director, Pain Management Division, Arizona Neurological Institute, Sun City, Arizona

Ryan Reeves, MD
Attending Physician, Interventional Spine Care, Spine Team Texas, Southlake, Texas

William A. Rollé, Jr., MD
Interventional Pain Management and Electrodiagnostic Medicine, Orthopedic Institute of Pennsylvania, Camp Hill, Pennsylvania

Simon J. Shapiro, MD
Interventional Pain Management and Musculoskeletal Medicine, Department of Orthopaedics, Northwestern Medical Center, St. Albans, Vermont

Brian D. Steinmetz, DO
OSS Health, York, Pennsylvania

Jonathan B. Stone, DO, MPH
Medical Director, Oklahoma Spine and Musculoskeletal Medicine, Oklahoma City, Oklahoma

Amir S. Tahaei, MD
Interventional Sports and Spine, Physical Medicine and Rehabilitation, Kaiser Permanente, Sacramento/Roseville, California

Gene Tekmyster, DO
Interventional Spine Care and Sports Medicine, The Orthopaedic and Sports Medicine Center, Trumbull, Connecticut; Assistant Team Physician, Sacred Heart University, Fairfield, Connecticut; Assistant Team Physician, University of Bridgeport, Bridgeport, Connecticut

Vishal Thakral, DO
Physical Medicine and Rehabilitation, Los Angeles, California

Louis Torres, MD
Pain Management, Physical Medicine and Rehabilitation, Cary, North Carollina

Sridhar Vallabhaneni, MD
Attending Physician, Interventional Spine and Pain Management, APAC Centers for Pain Management, Crown Point, Indiana

Alan T. Vo, DO
Attending Physiatrist, Interventional Pain Management, CHI Franciscan Health, Lakewood, Washington

Justin D. Waltrous, MD
Physical Medicine and Rehabilitation, Interventional Spine and Sports Medicine, Owner, Maryland Sports, Spine and Musculoskeletal Institute, Pasadena, Maryland

Nicholas H. Weber, DO
Interventional Spine and Sports Medicine Physiatrist, Department of Physical Medicine and Rehabilitation, Presence Saint Joseph Hospital, Chicago, Illinois

Brian F. White, DO
Senior Attending Physiatrist, Bassett Medical Center, Assistant Clinical Professor, Department of Rehabilitation and Regenerative Medicine, Columbia University College of Physicians and Surgeons, New York, New York

审校者名录

Jason G. Anderson, DO
Interventional Pain Management Physician and Partner, Spinal Diagnostics, Tualatin, Oregon

Christopher Bednarek, MD, FAAPMR
SMART (Spinal Medicine and Rehabilitation Therapy) Pain Management, Baltimore, Maryland

Jesse Samuel Bernstein, MD
Interventional Spine and Sports Medicine Fellow, Department of Physical Medicine and Rehabilitation, OSS Health, York, Pennsylvania

Gregory Burkard, Jr., DO
Interventional Spine and Sports Medicine Fellow, Department of Physical Medicine and Rehabilitation, OSS Health, York, Pennsylvania

Sean P. Butler, DO
Interventional Spine, Sports Medicine, and Electrodiagnosis, Bucks County Orthopedic Specialists, Doylestown, Pennsylvania

Anthony A. Cuneo, MD, PhD
Interventional Pain Management Physician, The Orthopedic Group, Pittsburgh, Pennsylvania

Aleeza Furman
University of Pittsburgh, Pittsburgh, Pennsylvania

Nicholas R. Jasper, MD
Physiatrist, Interventional Spine and Sports Medicine, OrthoIndy, Indianapolis, Indiana

Simon J. Shapiro, DO
Interventional Pain and Musculoskeletal Medicine, Department of Orthopaedics, Northwestern Medical Center, St. Albans, Vermont

Tory B. Speert, DO
Interventional Spine and Pain Management, OrthoNY, Albany, New York

Brady M. Wahlberg, DO
Interventional Spine and Sports Medicine, Attending Physician, OSS Health, York, Pennsylvania

AA	(abdominal aorta)	腹主动脉
aa joint	(atlantoaxial jiont)	寰枢关节
ao joint	(atlantooccipital jiont)	寰枕关节
AC	(anticoagulant)	抗凝剂
Acet	(acetabulum)	髋臼
Afib	(atrial fibrillation)	房颤
AnPI	(antiplatelet)	抗血小板
AP	(anteroposterior)	前后位
ArP	(z-joint articular pillar)	关节柱
ASA	(aspirin)	阿司匹林
ASIS	(anterior superior iliac spine)	髂前上棘
AVB	(anterior vertebral body border)	椎体前缘
BiTen	(biceps tendon)	肱二头肌腱
C	(cervical)	颈椎
CAP	(joint capsule)	关节囊
CCA	(common carotid artery)	颈总动脉
CTJ	(costotransverse jiont)	肋横突关节
CLO	(contralateral oblique)	对侧斜位
COX	(cyclooxygenase)	环氧化酶
CP	(coracoid process)	喙突
CVA	(cerebrovascular accident)	脑血管意外
D	(dura)	硬膜
DAPT	(dual-AP therapy)	双重抗血小板聚集治疗
DES	(drug-eluting stent)	药物涂层支架
DR	(doral ramus)	背支 / 后支
DRG	(doral root ganglion)	背根神经节
DS	(digital subtration)	数字减影
DVT	(deep vein thrombosis)	深静脉血栓
E1	(first edition)	第 1 版
E2	(second editon)	第 2 版
ESI	(epidural steroid injection)	硬膜外类固醇激素注射
FG	(fluoroscopic guidance)	X 线透视引导
FH	(femora head)	股骨头
FN	(femora neck)	股骨颈
GH	(glenohumeral joint)	盂肱关节
Gmax	(gluteus maximus tendon and muscle)	臀大肌及肌腱
Gmed	(gluteus medius tendon and muscle)	臀中肌及肌腱
Gmin	(gluteus minimus tendon and muscle)	臀小肌及肌腱
GON	(greater occipital nerve)	枕大神经

GT	（greater trochanter）	大转子
GTB	（greater trochanteric bursa）	大转子滑囊
GTPS	（greater trochanteric pain syndrome）	大转子疼痛综合征
GV	（great vessels）	大血管
IAP	（inferior articular process）	下关节突
IC	（iliac crest）	髂嵴
ICA	（intercostal artery）	肋间动脉
ICJ	（intercoccygeal joint）	肋间关节
ICM	（intercostal muscle）	肋间肌
ICN	（intercostal nerve）	肋间神经
ICV	（intercostal vein）	肋间静脉
IEP	（inferior endplate-we are using the term “endplate” in lieu of ring apophysis）	下终板我们用“终板”来代替环状突起
IL	（interlaminar）	椎板间
Im Int	（image intensifier）	影像增强器
INR	（international normalized ratio）	国际标准化比值
IP	（in-plane）	平面内
IVC	（inferior vana cava）	下腔静脉
IVD	（intervertebral disc）	椎间盘
IVF	（intervertebral foramen）	椎间孔
Jug	（jugular vein）	颈静脉
kg	（kilogram）	千克
L	（lumbar）	腰
LA	（long axis）	长轴
Lam	（lamina）	椎板
LB	（lateral branch of dorsal ramus）	后支外侧支
LFCN	（lateral femoral cutaneous nerve）	股外侧皮神经
LH	（long head of biceps tendon）	肱二头肌长头腱
LM	（lateral masses）	侧块
LMWH	（low molecular weight heparin）	低分子量肝素
LOR	（loss of resistance）	阻力消失
MAL	（mamilloaccessory ligament）	乳突副突韧带
MB	（medial branch of dorsal rar）	后内侧支
MBB	（medial branch block）	内侧支阻滞
mg	（milligram）	毫克
MI	（myocardial infarction）	心肌梗死
mL	（milliliter）	毫升
MOA	（mechanism of action）	作用机制
NF	（neural foramen）	椎间孔
NR	（nerve root）	神经根
NSAID	（nonsteroidal anti-inflammatory drug）	非甾体抗炎药
OccArt	（occipital artery）	枕动脉
OOP	（out-of-plane）	平面外
P	（pedicle）	椎弓根

PCI	（percutaneous coronary intervention）	冠状动脉介入治疗
PE	（pulmonary embolism）	肺栓塞
PI	（pars interarticularis）	关节间部 / 峡部
PIIS	（posterior interior iliac spine）	髂后下棘
PL	（pleura）	胸膜
PSIS	（posterior superior iliac spine）	髂后上棘
PVB	（posterior vertebral body border）	椎体后缘
RBC	（red blood count）	红细胞计数
RFA	（radiofrequency）	射频
SA	（short axis）	短轴
SAP	（superior articular process）	上关节突
SASDB	（subacromial-subdeltiod bursa）	肩峰下 - 三角肌下滑囊
SC	（spinal cord）	脊髓
SCJ	（sacrococcygeal joint）	骶尾关节
SCS	（spinal cord stimulation）	脊髓电刺激
SEP	（superior endplate—we are using the term “endplate” in lieu of ring apophysis）	上终板——我们用“终板”来代替环状突起
SG	（sympathetic ganglion/chain）	星状神经节 / 链
SGB	（stellate ganglion block）	星状神经节阻滞
SH	（short head of biceps tendon）	肱二头肌腱短头
SI	（sacroiliac）	骶髂
SIJ	（sacroiliac joint）	骶髂关节
SN	（spinal nerve）	脊神经
SP	（spinous process）	棘突
SSN	（suprascapular nerve）	肩胛上神经
STSL	（superior transverse scapular ligament）	肩胛上横韧带
SubScap	（subscapularis muscle and tendon）	肩胛下肌
SupraSp	（supraspinatus muscle and tendon）	冈上肌和肌腱
Sym	（sympathetic chain）	交感神经链
T	（thoracic）	胸部
TF	（transforaminal）	经椎间孔 / 椎间孔入路
TFESI	（transforaminal epidural steroid injection）	经椎间孔硬膜外类固醇注射
TFL	（tensor fasciae latae）	阔筋膜张肌
TON	（third occipital nerve）	第 3 枕神经
TP	（transverse process）	横突
TRAP	（trapezius muscle）	斜方肌
TS	（thecal sac）	硬膜囊
TX	（treatment）	治疗
UP	（uncinate process）	钩突（颈椎）
US	（ultrasound）	超声
USG	（ultrasound guidance）	超声引导
V	（vascular structure）	血管结构
VA	（vertebral artery）	椎动脉
VB	（vertebral body）	椎体

VILL	(ventral interlaminar line)	腹侧椎板间线
VN	(vagus nerve)	迷走神经
VR	(ventral ramus)	腹侧支 / 前支
WBC	(white blood count)	白细胞计数
Z-Jt	(zygapophysial joint)	关节突关节

放射学名词 （仅在第 6 章使用）

ALARA	(as low as reasonably achievable)	可达到的尽可能低的原则
DAP	(dose area product)	剂量与面积之积
Gy	(gray)	格雷(SI 制吸收剂量单位，1Gy= 每千克材料吸收 1J 能量)
HLF	(high-level fluoroscopy)	高强度透视
KERMA	(kinetic energy released per mass of air)	空气比释动能
kV	(kilovolt)	千伏
mA	(milliamp)	毫安
mrem	(millirem)	毫雷姆(=1/10 00 雷姆，略作 mrem)
mSv	(millisievert)	毫西弗特(=1/1 000 西弗特)
Sv	(sievert)	西弗特(是生物体遭受射线辐射的计量当量的单位，1Sv=100rem)
XRT	(radiotherapy patient x-ray exposure incurred during the course of medical treatment)	患者在治疗中接受 X 线暴露量

颈椎层面

C_1	第 1 颈椎
C_2	第 2 颈椎
C_3	第 3 颈椎
C_4	第 4 颈椎
C_5	第 5 颈椎
C_6	第 6 颈椎
C_7	第 7 颈椎

胸椎层面

T_1	第 1 胸椎
T_2	第 2 胸椎
T_3	第 3 胸椎
T_4	第 4 胸椎
T_5	第 5 胸椎
T_6	第 6 胸椎
T_7	第 7 胸椎
T_8	第 8 胸椎
T_9	第 9 胸椎
T_{10}	第 10 胸椎
T_{11}	第 11 胸椎
T_{12}	第 12 胸椎

腰椎层面

L_1	第 1 腰椎
L_2	第 2 腰椎
L_3	第 3 腰椎
L_4	第 4 腰椎
L_5	第 5 腰椎

骶椎层面

S_1	第 1 骶椎
S_2	第 2 骶椎
S_3	第 3 骶椎
S_4	第 4 骶椎
S_5	第 5 骶椎

（陈超 译，毕胜 校）

目录

人卫运动防护与
康复读者专享群

第 1 章

指南：如何使用本图解

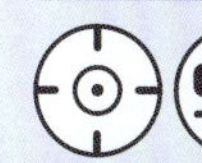

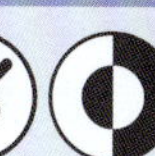

Jonathan S. Kirschner，Michael B. Furman，和 Leland Berkwits

介入操作在脊柱源性疼痛的诊断和治疗中发挥着重要作用。注射治疗还有助于诊断或排除常见类似脊柱源性疼痛的病症，例如髋部或肩部的病变。来自不同专业背景的医生在开展这些介入操作时，在操作技术和培训方面存在很大差异。该图解作为一种参考工具，提供安全、结构化的方法来实施影像学引导的介入操作，用于诊断和治疗来自脊柱和/或可能类似脊柱源性疼痛的其他结构所致的病症。该图解旨在作为影像学引导介入疼痛治疗正规培训的辅助工具，但并不能代替经验丰富的医师指导下的适当实践培训。

本图解的第 1 版主要侧重 X 线透视下介入操作。在第 2 版中，我们再次纳入了 X 线透视下介入操作，但我们同时纳入了常用的超声引导操作。我们强调混合的介入操作技术，整合超声和 X 线透视下引导。这两种模式的结合可以减少辐射暴露，并具有造影剂实时对比增强显示的优点，进而改善高风险神经血管区域的软组织可视化。

本书格式

本书所有章节根据身体部位进行颜色编码，用颜色标注的书边便于参考。超声章节列表与 X 线透视章节列表在目录中进行区分。

该图解以介绍性章节开头，包括穿刺技术、X 线透视和超声引导以及患者和辐射安全。介入操作技术从一般较为安全的腰骶区域过渡至较复杂的颈椎和寰枕区域。本书的最后还额外介绍了 X 线透视和/或超声引导注射技术解决类似脊柱源性疾病的其他疾病。

本书末尾附录的参考表格，包括抗血小板/抗凝剂讨论、类固醇等效表、局麻药剂量参考指南、鞘内注射造影剂及其剂量的参考指南，并为有造影剂过敏史的患者提供了预防用药的建议。这些表格提供了一个方便的参考指南，但可能会随着新的研究和指南的发布而发生变化。虽然已尽可能提供基于循证的建议，但每个患者的情况应该根据个体情况权衡考虑。

对于每种介入操作，我们提供相关的 X 线透视和/或超声影像，并附有解剖图和照片，以便正确识别标志结构。图解中的一致性操作视图由下面所示的图标表示。每种技术的“设置”都会进行介绍，其中多维成像重点介绍。图解中展示了造影剂注射前针尖的最佳定位、对比 X 线透视下的理想和欠佳下造影剂的流动模式以及针尖位置。最重要的是，安全问题、需关注

注：请参考本书的解剖学术语/缩略语。

的解剖结构、常见错误和“操作要点”进行高亮显示。

每章或每节都有单独或组合介绍，并附有相关的推荐读物和参考文献。

本图解的前部辅文提供了共同的解剖学术语/缩略语列表。

X 线透视视图

穿刺轨迹视图：“设置是关键”

X 线透视轨迹视图，也称为中心视图、中心轴视图、穿刺针视图、“管状视图”或同轴视图，提供了穿刺针的初始定位和进针走向。因为正确的初始设置至关重要，我们无论如何强调这个视图的重要性都不为过。在此视图下，介入医生不需要提前预估，就可直接观察到穿刺针到达最终目标的穿刺轨迹（图 1.1）。

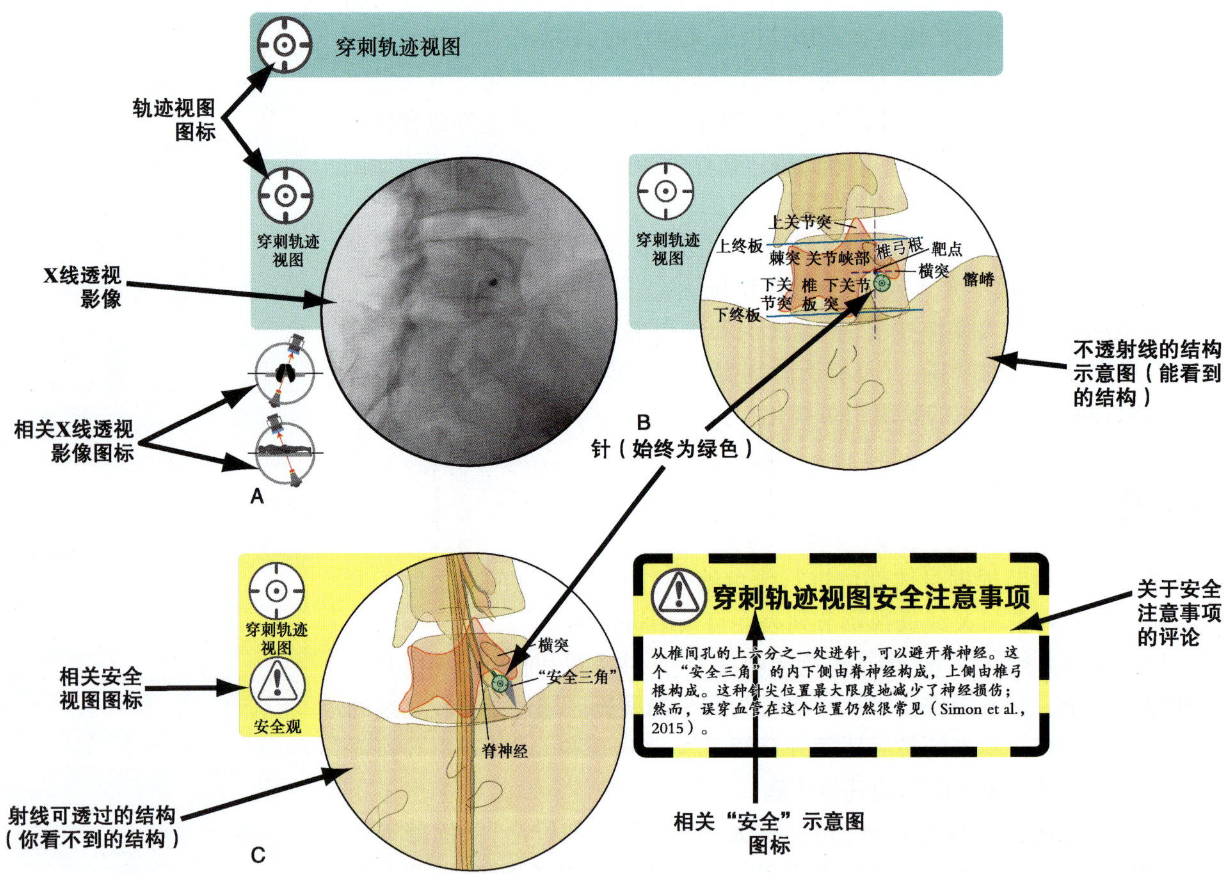

图 1.1　A，针到位时穿刺轨迹视图的透视图像。B，不透射线结构，穿刺轨迹视图。注意“Scotty Dog”：P= 眼睛，TP= 鼻子，PI= 脖子，IAP= 前腿和后腿，SAP= 耳朵，SP= 尾巴，Lam= 身体。C，可透射线结构。注意“安全三角形”，其内侧由 SN 形成，上方由 P 形成。

本图解中的所有操作都可以找到初始穿刺轨迹图，其通常仅用于初始设置和穿刺针定位。有时，穿刺轨迹也可能是最终的多维视图之一，并予以标注。

通过将X线透视机相对于患者进行合适定位以获得初始设置，X线透视后图像进行图标标记。操作的简便性和实时性在很大程度上取决于适当的穿刺轨迹视图的初始设置。

对于本图解中的大多数轨迹和多维X线透视图像，将使用类似的格式。左上方的图片是实际的X线透视图像。右侧是不透射线结构（可见）的图画轮廓和标注。下图则勾画并标注了不透射线结构（不可见）。在所有图解中，针和针毂均为绿色。当出现"安全视图"时，会列出安全的注意事项，并特别显示和描述应避免损伤的不透射线结构。

在穿刺轨迹视图中，针体平行于X线透视射线束的方向放置（即垂直于影像增强器的表面），以获得穿刺针的同轴影像（图1.2）。开始穿刺时，应将穿刺针推进到足够深的位置，使其在软组织中充分固定（即吸附），以保持稳定的位置。在将穿刺针沿穿刺轨迹大幅推进之前，应尽早获得"针毂图"。当间歇性X线透视成像确认穿刺针前进方向平行于X线透视射线束时，可对轨迹进行微调，以保持穿刺针轴平行于X射线束。

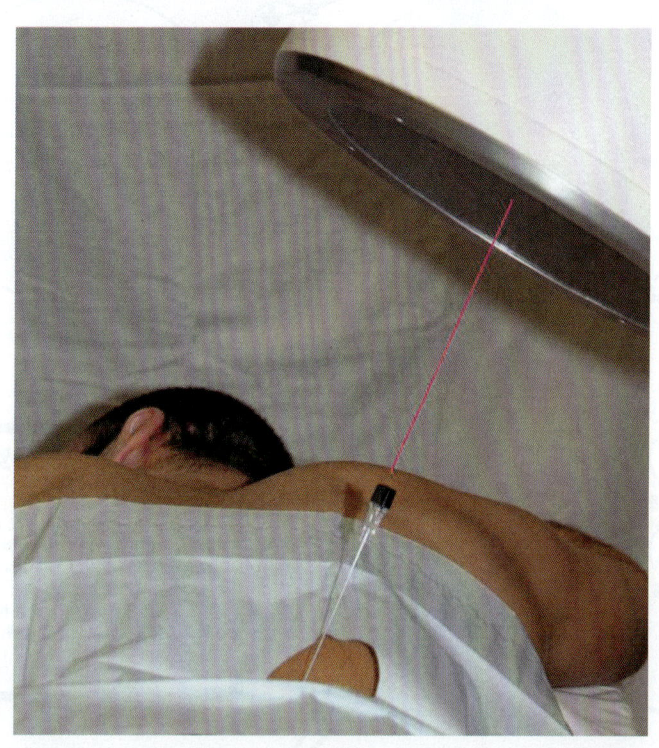

图1.2　为有效使用穿刺轨迹视图，穿刺针应平行于X线透视射线束的方向放置（即垂直于影像增强器的表面，此处模拟的粉红色线），并获得针体的同轴图像。拍摄静态图像时，仍可稍作调整，使针体与X射线束保持平行。

在大多数情况下，针毂视图仅用于确定针的起点和相对于患者的穿刺轨迹角度。在穿刺针沿着预定轨迹充分推进后，将使用其他多维视图进行后续推进，本章稍后将对此进行介绍。有时，穿刺轨迹视图也是最终的多维视图之一。例如，腰椎关节突关节神经阻滞的目标（即"苏格兰狗的眼睛或眉毛"位置）可在斜位片视图上看到。对于大多数其他操作（如腰椎经椎间孔硬膜外注射），穿刺轨迹视图不作为最终多维视图之一。

多维视图

当针尖被认为接近目标时，至少需要两张（多维）视图来确认其位置。只有在获得两张或两张以上的视面，才能通过三角定位方法精确定位针尖位置。在注入造影剂之前确认针尖位置非常重要，以避免遮挡图像和/或造成潜在伤害。虽然最终视图通常是正位和侧位，但在某些操作中，我们建议使用其他多维视图（如斜位）来确认针尖位置和/或造影剂扩散，这些内容将在相关章节中介绍。

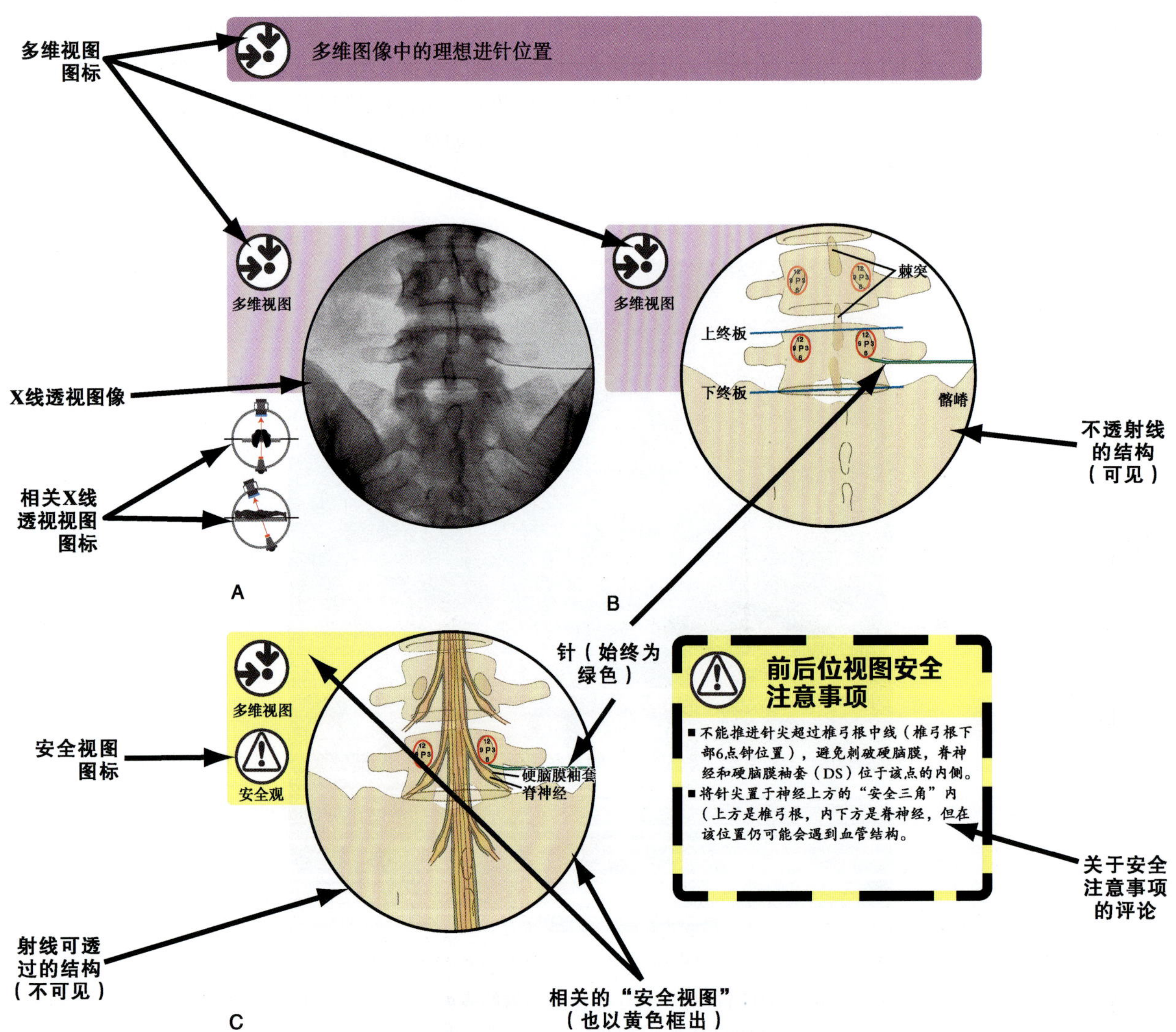

图 1.3A A，具有理想针位置的透视前后位视图。B，不透射线结构，前后位视图。C，可透射线结构，前后位视图。注意上方由椎弓根（P）和下方内侧的脊神经（SN）创建的神经上“安全三角”。

安全注意事项

要成功实施介入操作，针尖必须到达预定目标。此外-同样重要或更重要的是-安全视图可确保针尖不会到达不该到达的部位。

疼痛介入医师应了解每种介入操作中应避开的关键结构（如神经组织、血管和内脏）以及观察它们的最佳方法。遗憾的是，X线透视与超声不同，不能直接观察软组织。由于大多数这些结构在放射下无法直接观察到，因此需要以最佳方式观察相关的不透射线的标志结构。“安全视图”通过可透射线结构避开不透射线结构的投影。对于每种介入操作，本图解都将包含一个单独的“安全注意事项”框，以确定安全注意事项及其相关的不透射线结构（图 1.1 和图 1.3）。

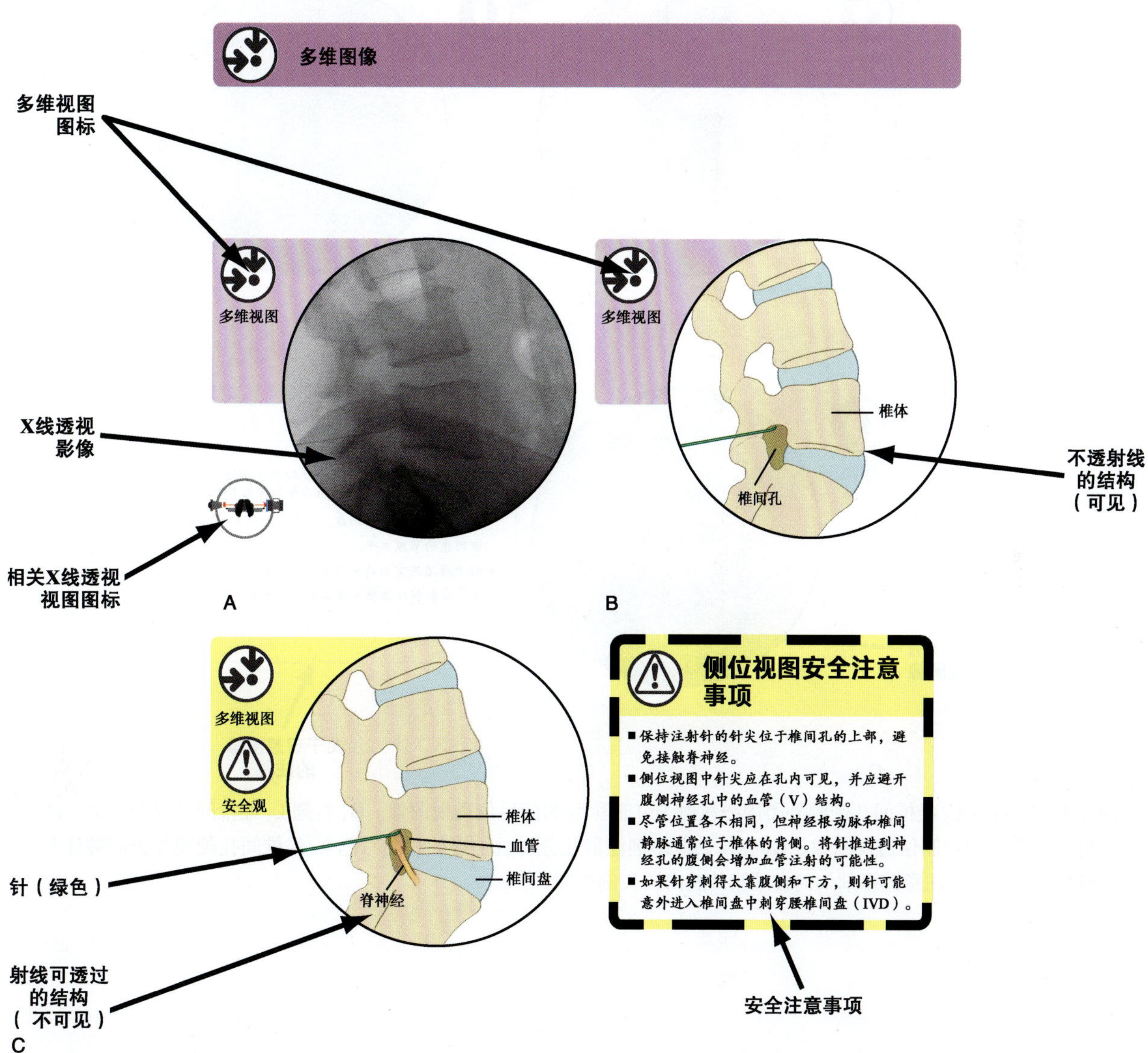

图 1.3B　A，具有理想针位置的透视侧位视图。B，不透射线结构，侧位视图。C，可透射线结构，侧位视图。

理想图像（图 1.4）

几乎所有介入操作都展示了理想的穿刺针位置和/或造影剂扩散。

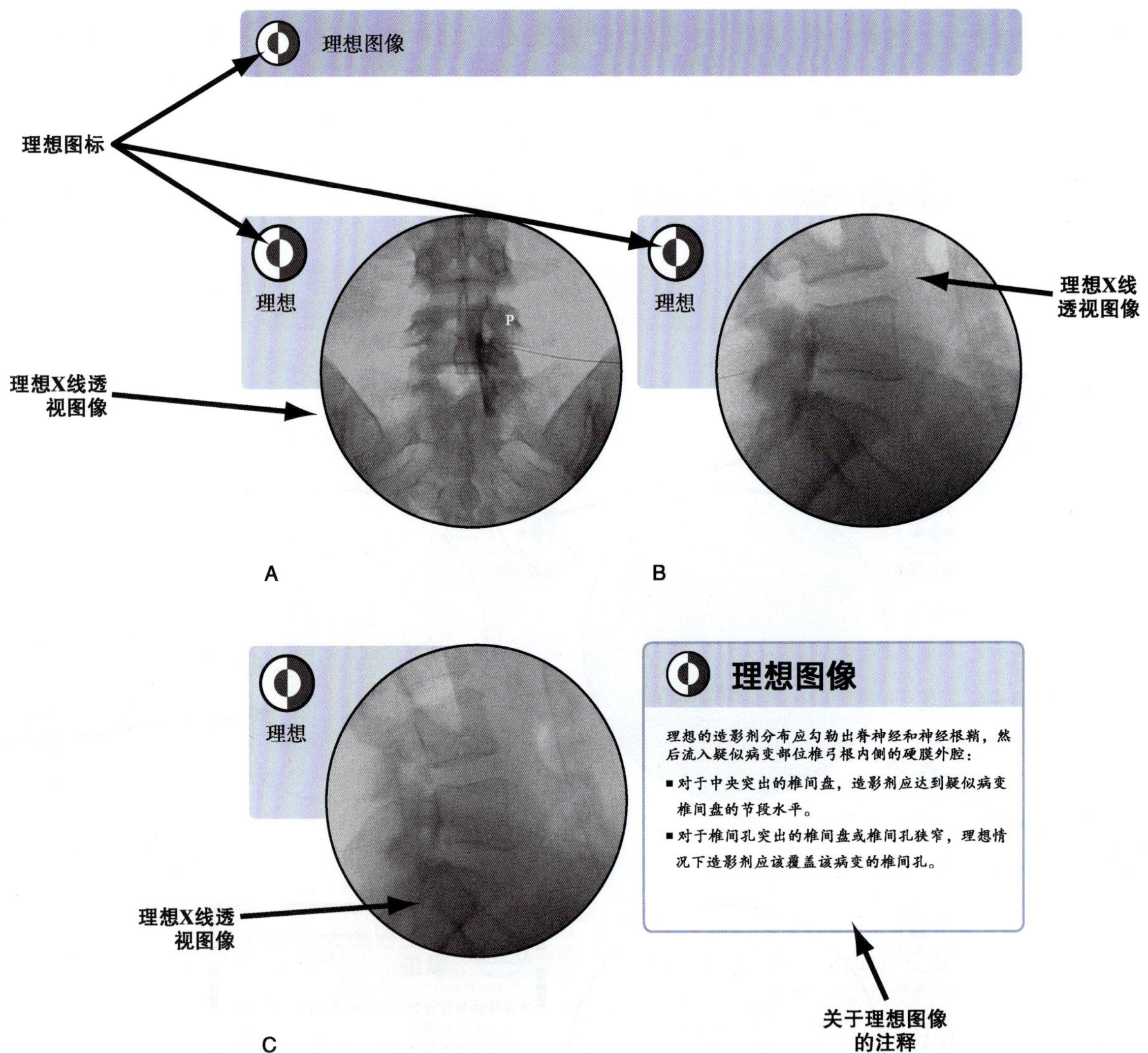

图 1.4　A，右侧 L_5 经椎间孔硬膜外类固醇注射 1ml 造影剂的前后位透视图像。B，右侧 L_5 经椎间孔硬膜外类固醇注射 1ml 造影剂的侧位透视图像。C，在原始造影剂注射几分钟后拍摄的相同右侧 L_5 经椎间孔硬膜外类固醇注射的侧位透视图像。注意造影剂如何在硬膜外腔内向头侧扩散。

欠佳图像(图1.5)

许多介入操作中出现了欠佳的造影剂扩散(例如肌肉内、血管内)。在合适的情况下，该图解还将演示如何调整穿刺针将不当注射变为正确注射。

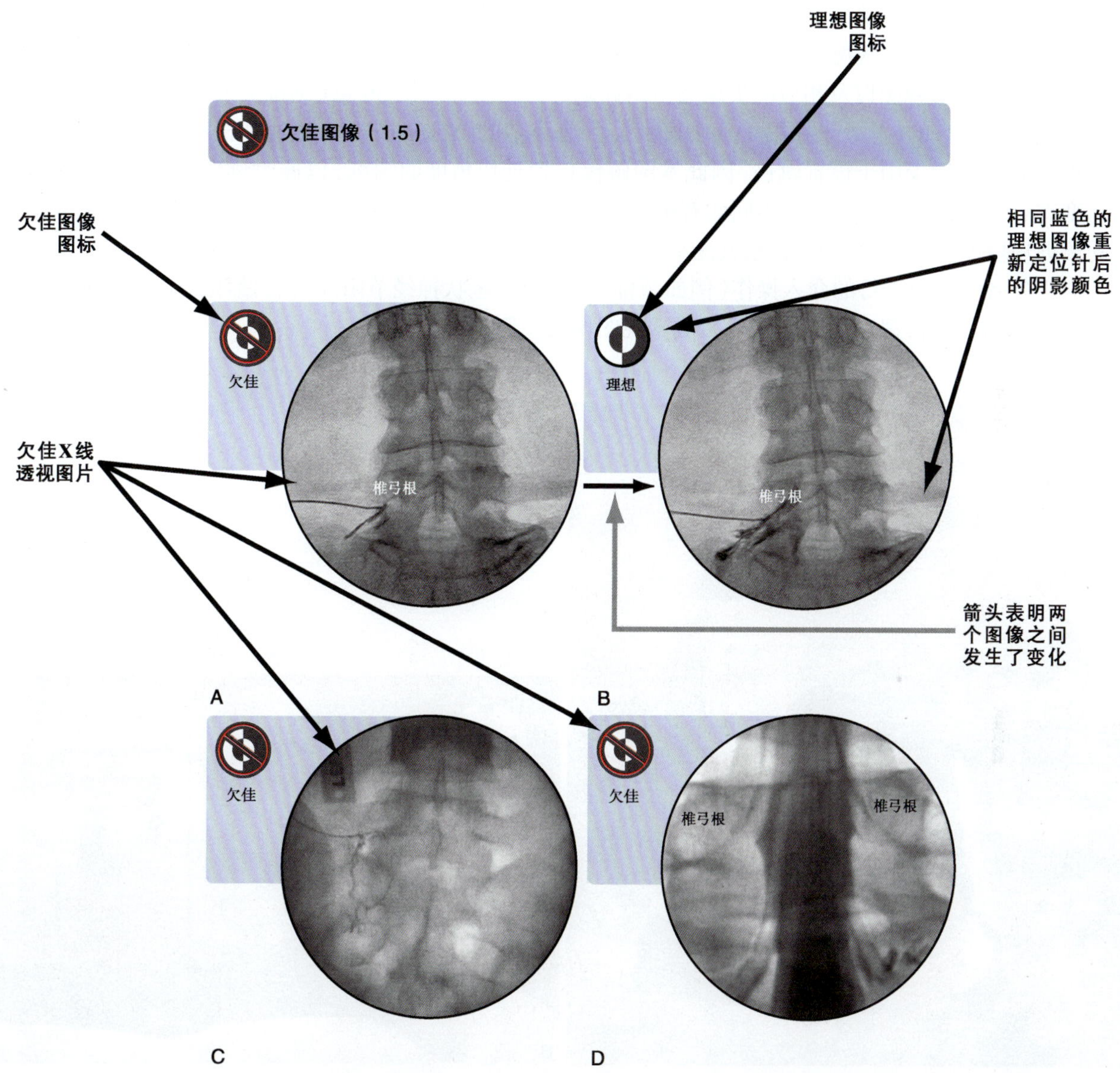

图1.5　A，穿刺针应重新定位，以便造影剂扩散于椎弓根(P)内侧并进入硬膜外腔。如图10.10A所示，这种对比扩散形态类似于"选择性"脊神经阻滞或腹侧支阻滞，因为造影剂不流入硬膜外腔。B，将针重新定位在内侧后，该前后位透视图像显示了治疗过程的理想造影剂扩散形态。C，该透视图像显示了血管内的造影剂扩散。尽管上面的图像是静态的，但当在实时透视下观察时，造影剂影像迅速消失。如果造影剂扩散进入血管持续存在，则不应注射类固醇并终止介入治疗。D，脊髓造影。这张脊髓造影显示了鞘内造影剂的扩散形态。注意造影剂如何填充椎弓根6点钟位置内侧的硬脑膜(P)。如需进一步讨论和造影剂扩散的比较，请参阅表12.1。不同透视投影中的造影剂形态特征。

X 线透视角度图标

如前所述，图标将用于表示轨迹、多维（即造影前）和安全视图，以及理想和欠佳影像。

每张 X 线透视图像都配有图标，代表用于获取文中显示图像的 X 线透视角度。这些图标提供了多个平面的近似 X 线头尾倾斜角和侧位倾斜角以及患者定位的快速视觉参考。所使用的惯例是直立的 C 形臂，为 0° 的头尾倾斜角和 0° 的侧位倾斜角。同样，侧位投影也是倾斜 90°。图 1.6～图 1.9 显示了相对于模拟俯卧位病人的 X 线透视机的关系，以及相应的倾斜和倾斜图标。图 1.10 和图 1.11 显示了相对于模拟仰卧患者的 X 线透视图以及相应的头尾倾斜角和侧位倾斜图标。第 30 章（颈椎关节突关节）中的一些操作是在侧卧位进行的（此处未在第 1 章中显示），并有类似的图标来描述 X 线透视机相对于患者的位置。由于确定的角度很少用于设置轨迹，因此本图解仅包含近似角度的图纸，以便为读者指明方向。考虑实际角度因患者和脊柱节段水平的不同而有很大差异。相反，我们建议更多关注图像的“实际角度”。在合适的培训环境中，通过足够的操作量就能掌握这一点。

对于患者仰卧位进行的介入操作（例如颈椎间盘造影、星状神经节阻滞），将使用合适的仰卧位图标。请注意，在仰卧位时，患者的右侧位于 X 线透视图像的左侧，反之亦然。

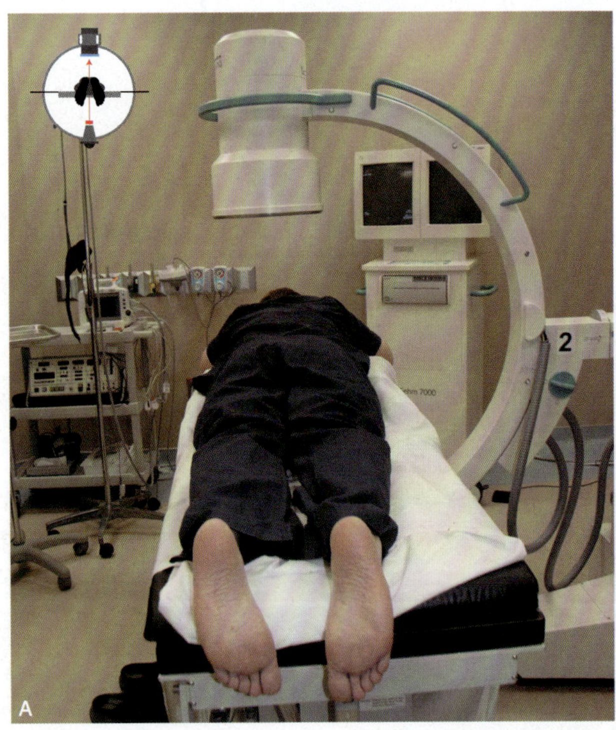

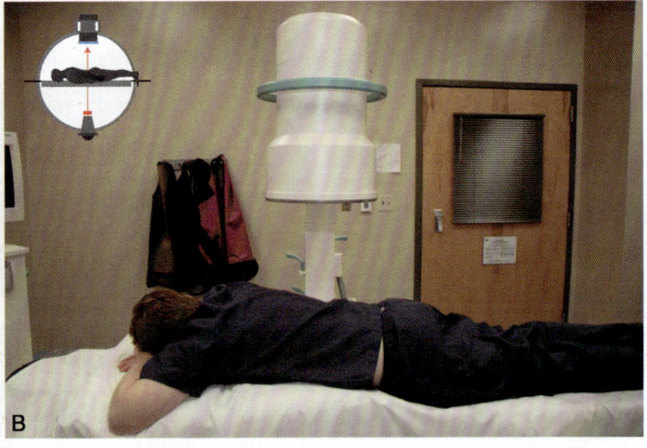

图 1.6 A，处于 0° 侧位倾斜俯卧位的模拟患者和相关图标。B，处于 0° 头尾倾斜俯卧位的模拟患者和相关图标。

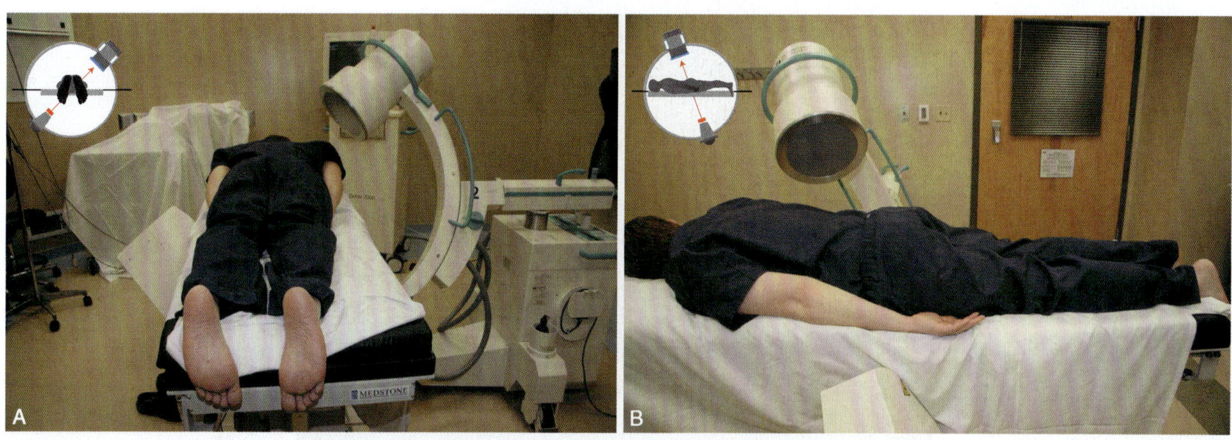

图 1.7　A 和 B，X 线透视机向右倾斜并向头侧倾斜。A，X 线透视机处于右斜 45°，伴有相关图标；B，X 线透视机处于头侧倾斜 20°，伴有相关图标。

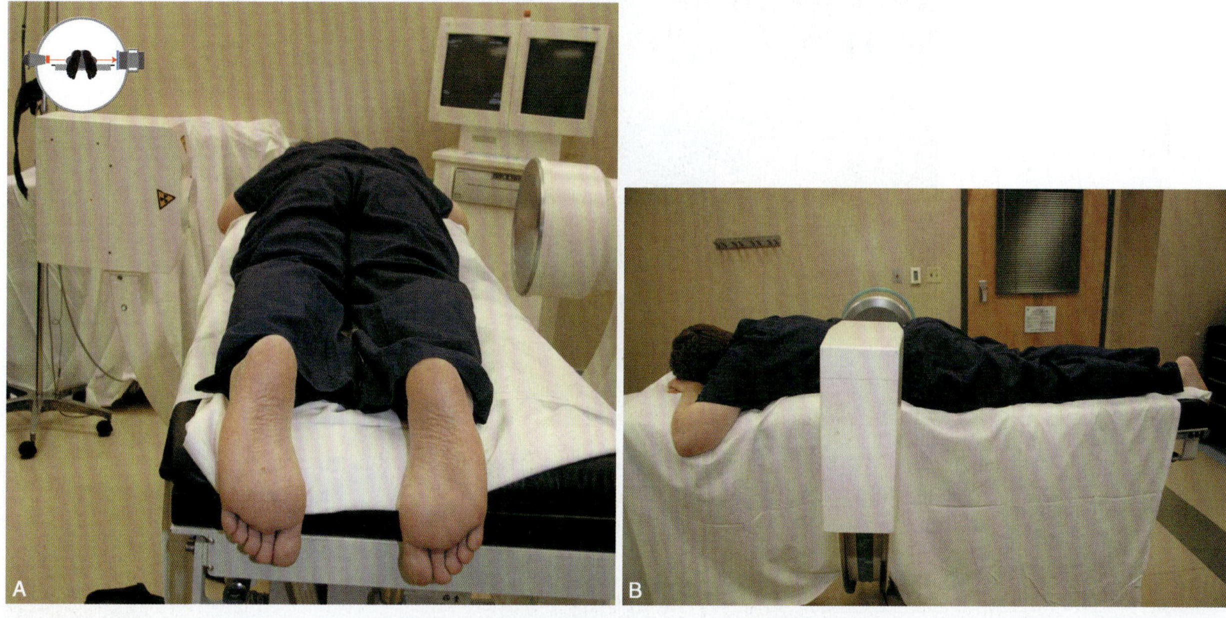

图 1.8　A 和 B，X 线透视机处于侧位位置（即倾斜 90°）的模拟患者。当模拟患者处于真实侧位时，使用 90° 图标；通常不包括头尾倾斜图标。

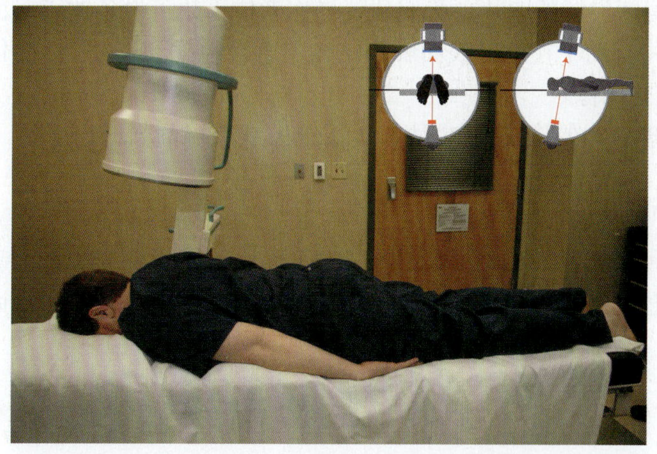

图 1.9　模拟俯卧位患者处于倾斜 0° 且向尾部轻微倾斜的位置以及相关图标。

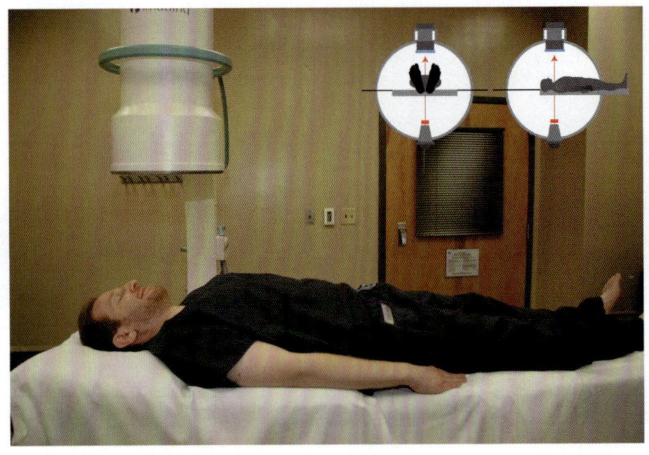

图 1.10　模拟仰卧位患者的后前视图，处于 0° 的侧位倾斜和 0° 的头尾倾斜位置以及相关图标。

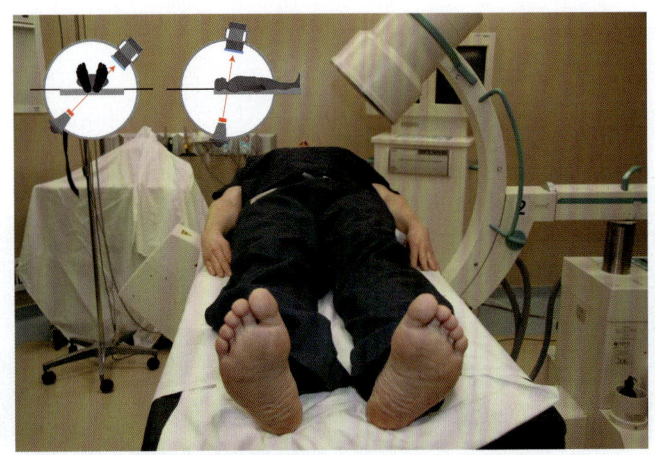

图 1.11　模拟仰卧位患者的后前视图，位置左倾斜约 40°，向尾部轻微倾斜以及相关图标。

超声视图

对于本图解中演示的超声介入操作，没有类似于 X 线透视机介入操作的"轨迹"视图。如果可用，我们仍然建议使用平面内（IP）和平面外（OOP）视图进行多维/确认成像。演示相关超声解剖图像的同时，也展示探头正确摆放和房间设置的图片。我们建议操作者位于超声设备的正对面，而患者位于操作者和超声设备之间。该设置将有助于在患者表面解剖结构中直观地找到进针点，优化探头与患者、穿刺针的位置，并实现理想的可视化图像。

将显示安全、多维、理想和欠佳视图和图标，类似于 X 线透视章节。

线阵/凸阵探头图标

图标将表示使用哪种探头（线阵或凸阵）或方向（平面内或平面外）来执行特定的介入治疗。靴形探头可以在体表操作中代替线阵探头，但本图解中的任何图像/操作中均未演示；因此，没有绘制靴形探头图标。

 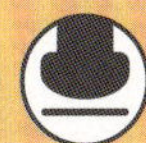 平面内图标（线阵探头和凸阵探头）

超声引导介入操作可以通过探头相对于靶目标的方向（长轴或短轴）或可视化进针方式（平面内或平面外）的位置关系来描述。第4章“超声技术和要点”中提供了更多微小差别和细节。

平面内方法将超声束成像的解剖薄切面与针道平行对齐，从而完整显示进针轨迹，包括针尖和周围软组织。平面内方法可以作为理想的起始视图，因为可以沿着其路径看到整个针道。线阵或凸阵探头的超声图像中显示平面内图标。

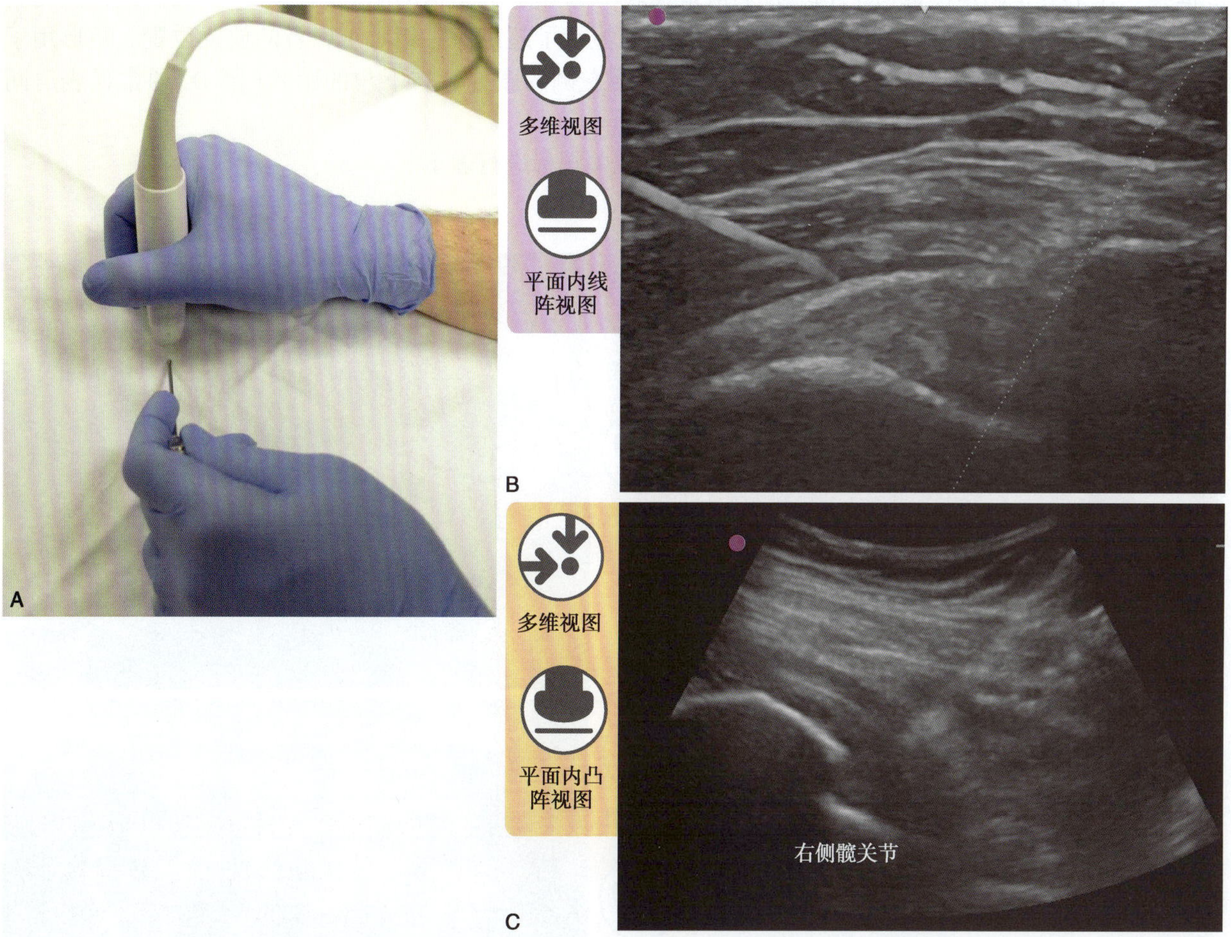

图1.12　**A**，模拟平面内针穿刺，穿刺针平行于线阵探头方向。**B**，线阵探头引导平面内穿刺肩峰下/三角肌下滑囊注射示例，附图标。**C**，凸阵探头引导平面内穿刺髋部注射示例，附图标。由于还有与这些图像关联的附加平面外确认图像，因此还会显示多维视图。

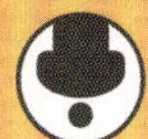 平面外图标（线阵探头和凸阵探头）

平面外视图显示进针的横截面。针显示为一个点，其尖端无法直接看到。平面外视图最常用作确认/多维视图，多在相应的平面内视图后进针时使用。平面外视图中可视化的软组织可提供额外的安全信息。线阵或凸阵探头的超声图像中显示平面外图标。

虽然我们通常使用平面内技术介绍初始进针位置，但我们偶尔会介绍从平面外成像开始的技术，利用平面内/多维确认【例如，参见第30C章，颈关节突关节神经（后内侧支）注射，前外侧入路：超声引导】。

图1.12～图1.17演示了本图解中使用的示例页面和探头图标。我们通常为超声引导操作提供四个框架。左上方是超声图像（图A）。右上角是代表图A中相应结构的示意图（图B）。我们经常使用黄色轮廓来描绘超声可见的解剖区域。左下图（图C）显示了超声探头相对于患者的放置位置。矩形用于表示身体区域上的探头。紫色点用于指示位于屏幕左侧的图标。右下角的图片（图D）通常代表房间设置。

与X线透视技术一样，理想和欠佳成像将通过相关图标进行表示。

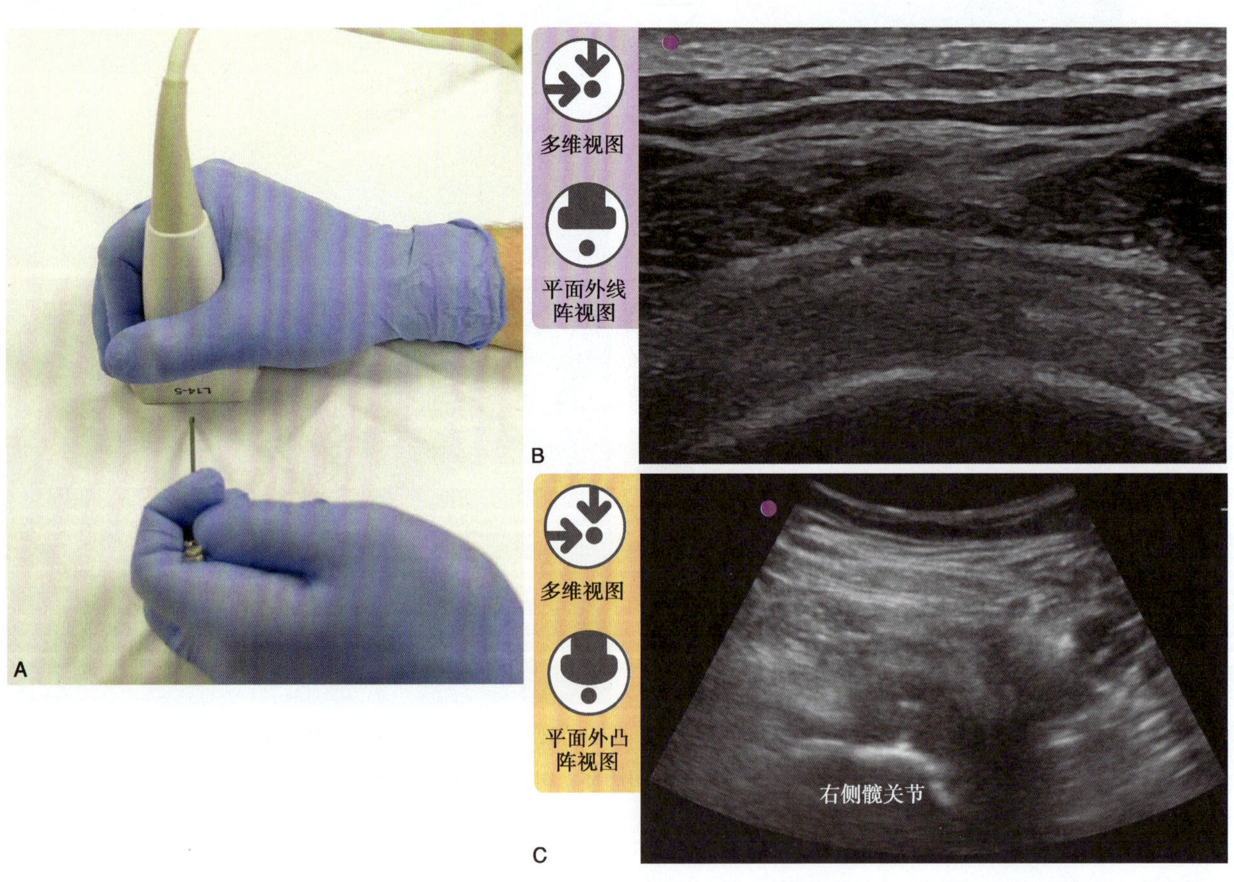

图1.13 A，模拟平面外（OOP）进针位置，穿刺针垂直于线阵探头方向。B，线阵探头引导平面外穿刺肩峰下/三角肌下滑囊注射示例（白点所示）以及对应的平面外图标。C，线阵探头引导平面外穿刺髋部注射示例（白点所示），附对应的平面外图标。由于还有与这些图像关联的附加平面内确认图像，因此还会显示多维视图。

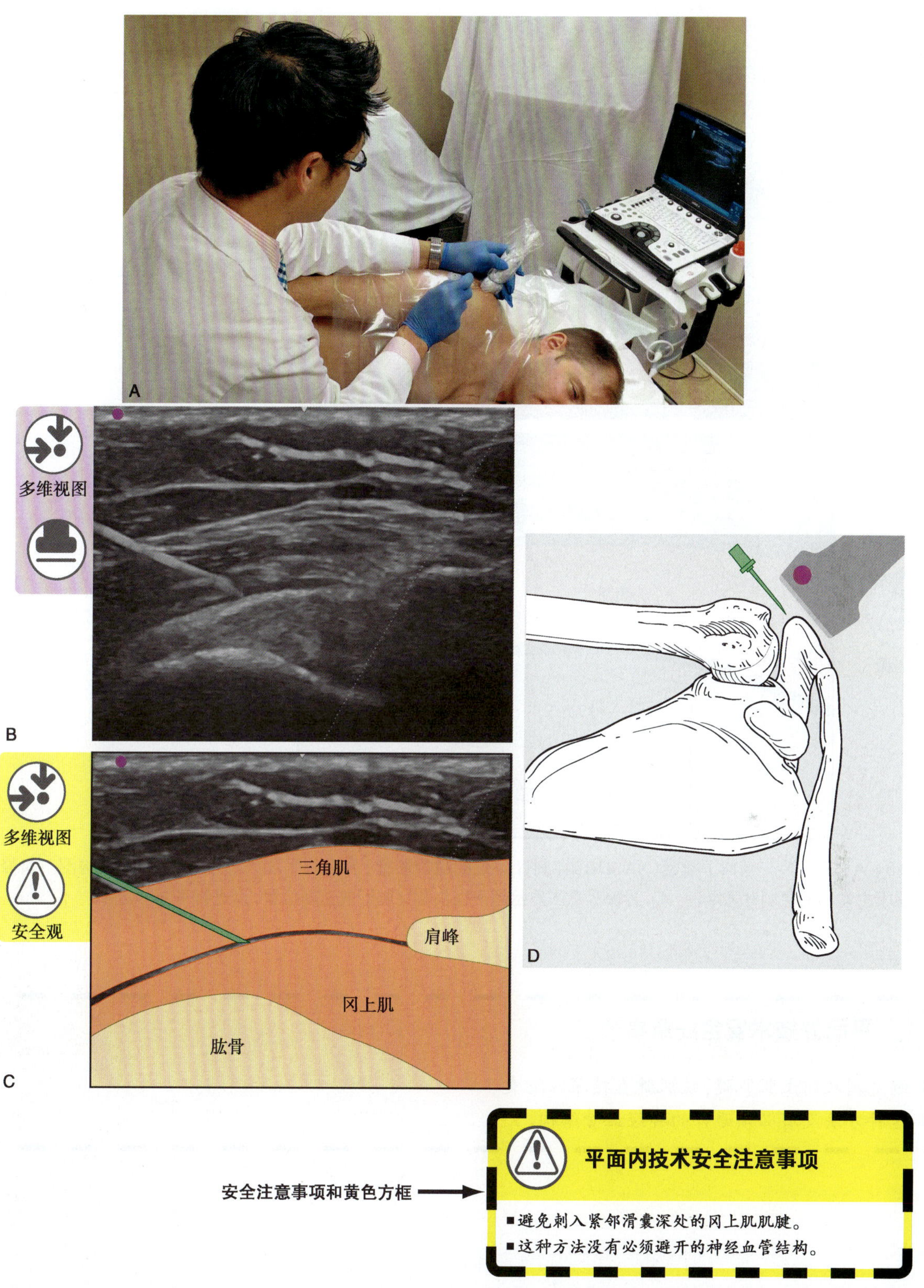

图 1.14　超声页面的典型示例：A 描述了相对于患者、探头和医生的超声屏幕的推荐房间设置。我们通常建议屏幕位于相反一侧，如第 4 章讨论部分所示。左上角图片（通常为“B”）包含带有相关超声图标的实际超声图像。左下角（通常为“C”）包括同一“B”图像的示意图，并标记了相关结构。当示意图的视野比超声图像更大时，我们在示意图上使用黄色虚线边框，展示超声图像可视化的解剖结构。如果是安全视图，会列出安全注意事项，并沿“C”图像放置黄色边框。这右上角的“D”展示了绿色穿刺针的探头示意图（由矩形或探头示意图表示）和相关解剖结构。紫色点表示位于屏幕左侧的图标。我们偶尔会在此页面上提供额外的示意图、图表或图像，以便定位。特别的是，标记和描述了应当避免的结构。请注意，我们通常标记示意图而不是超声图像。

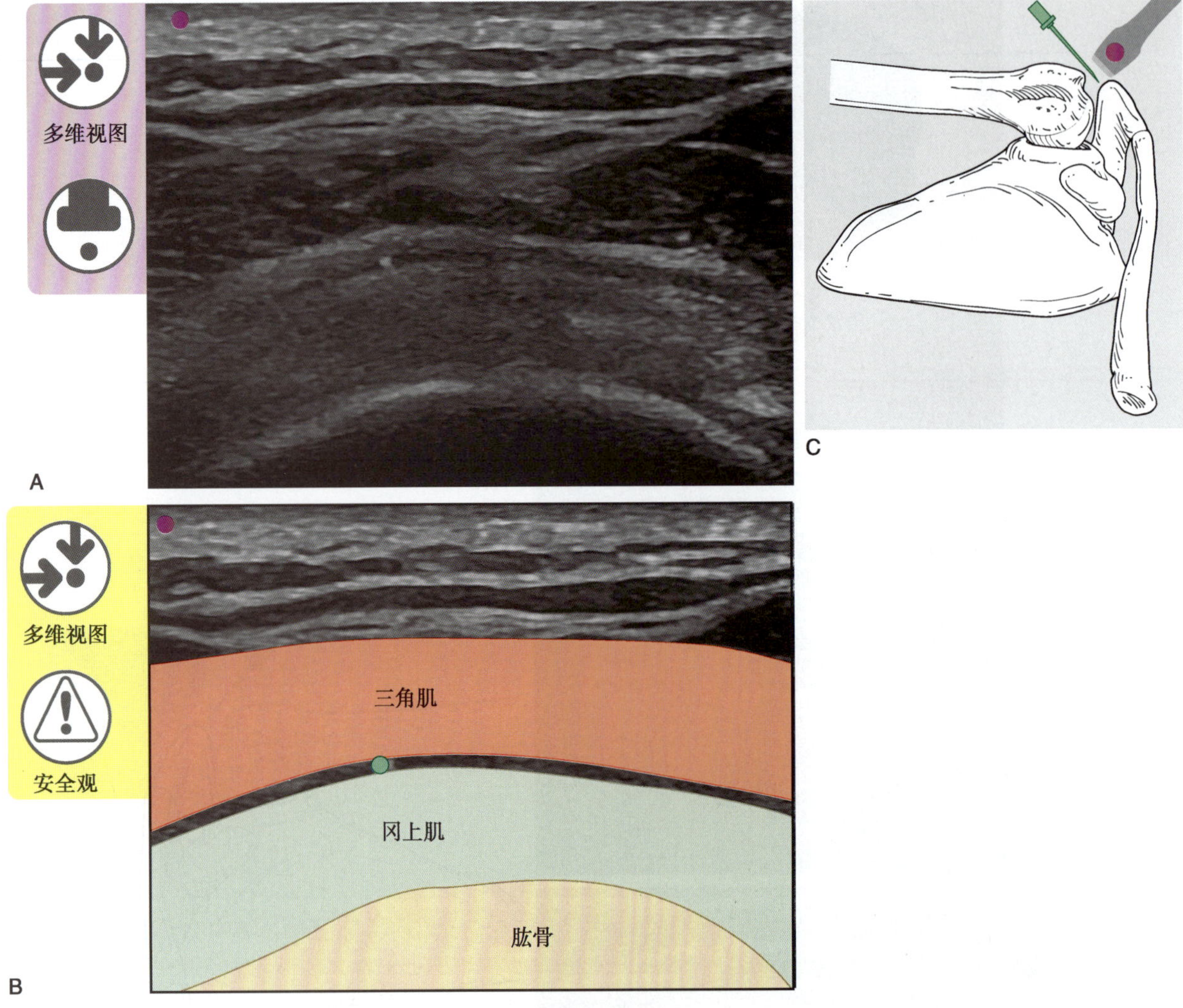

图 1.15　A，肩峰下-三角肌下滑囊（SASDB）穿刺针位置的超声图像，并进行平面外定位。B，相关结构图。肩峰下-三角肌下滑囊内的穿刺针为绿色。C，骨骼示意图显示超声探头和穿刺针的正确位置，以进行平面外定位。

平面外技术安全注意事项

- 避免刺入冈上肌肌腱，该肌腱直接深入滑囊。
- 这种方法没有必须避开的神经血管结构。

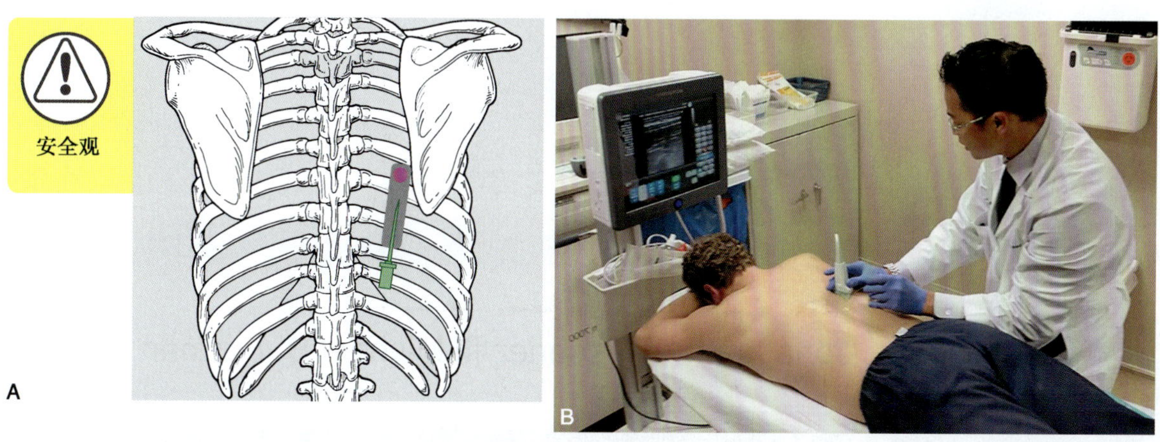

图 1.16　A，“带紫点的矩形 / 穿刺针”示例，表示超声引导肋间神经注射过程中模拟患者身上的超声探头和穿刺针的“俯视图”。B，模拟患者摆放探头的设置图片，展示了矩形 / 穿刺针图标所代表的探头和穿刺针位置。

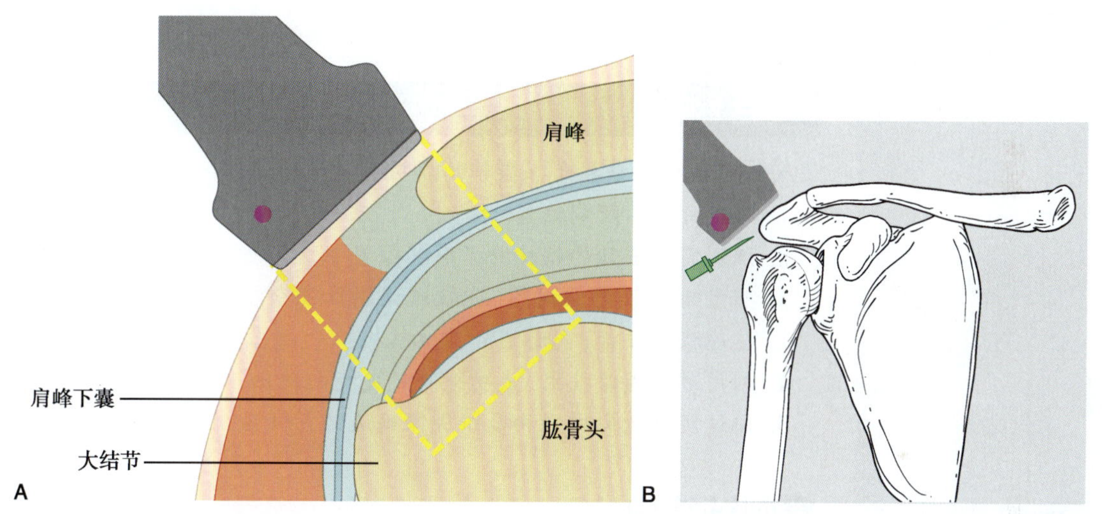

图 1.17　A，在肩峰下 / 三角肌下滑囊注射过程中模拟患者身上超声探头和绿色针“侧位视图”示例。B，探头摆放图片。

小结

这一介绍性章节帮助读者了解如何有效地使用本图解。整个图解中提供了一组一致的 X 线透视和超声视图，并且这些视图有合适的图标标注。每种 X 线透视机技术的设置均通过轨迹视图进行演示。超声介入操作也从适当的房间“设置”和适当的探头摆放以及平面内或平面外技术图标开始。演示了多维成像、理想和欠佳造影剂扩散模式以及穿刺针位置，并描述了安全视图、解剖问题、常见错误和“要点”。展示了推荐的房间设置和患者位置。描述了 X 线透视机和超声引导的联合技术。通过这些系统方法，我们希望该图解能够让您更准确、安全、高效地执行 X 线透视机和超声引导的介入操作，减少患者不适。

（张照庆　路鹏程　译，向云　校，毕胜　复校）

第 2 章

穿刺技术

Jonathan S. Kirschner 和 Michael B. Furman

一个成功、高效和安全的脊柱注射过程在技术上涉及许多方面。专栏 2.1 讨论了这些方面。本章将重点讨论其中的第 4 项：引导或"驱动"针尖至适当位置。

专栏 2.1

X 线透视引导脊柱介入操作的成功关键：

1. 确定目标的解剖位置
2. 识别需要避开的结构并了解其位置
3. 确定哪些放射学视图（即轨迹视图和安全视图）最有利于安全且直接地找到目标，同时避开其他结构
4. 利用多维成像技术，成功地将针尖指向靶点
5. 通过实时造影增强和多维成像确认针尖位置。

穿刺针结构

要了解脊柱穿刺的操作，介入医师需要完全熟悉典型脊柱穿刺针的详细结构（图 2.1）。Quincke 针（图 2.2）于 1891 年开发，具有锋利的切割斜面，以前专门用于硬脊膜穿刺，这种针如今仍广泛使用于疼痛介入操作。药物从针尖流出，因此可在 X 线透视下观察到的远端针尖作为参考，以确定注射液从何处流出。Whitacre 针（图 2.2）的针尖较钝，呈铅笔尖状，可在不切断组织的情况下扩张组织，理论上可降低硬膜穿刺后头痛（PDPH）的发生率和严重程度。

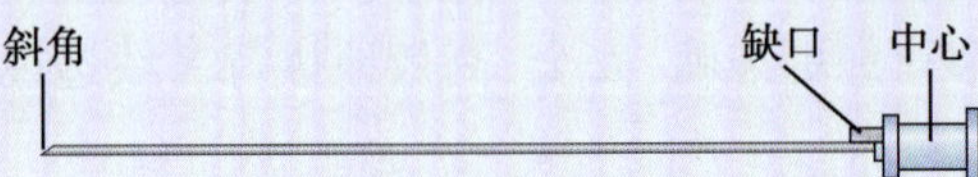

图 2.1 Quincke 型脊柱针。斜面是针尖附近的开口，注射液从此处流出。凹槽是针尖毂端的凸起线或凹痕，与斜面一致。凹槽用作标记，用于确定针尖刺入组织后的斜面位置和潜在方向或轨迹。Quincke 型脊柱针斜面在邻近注射液出口的针尖位置。凹口是针毂端的凸起线或凹痕，与斜面对齐。凹口用作标记，用于在针尖刺入组织后将其定位到针的斜角位置和潜在方向或路径。

注：请参考本书的解剖学术语 / 缩略语。

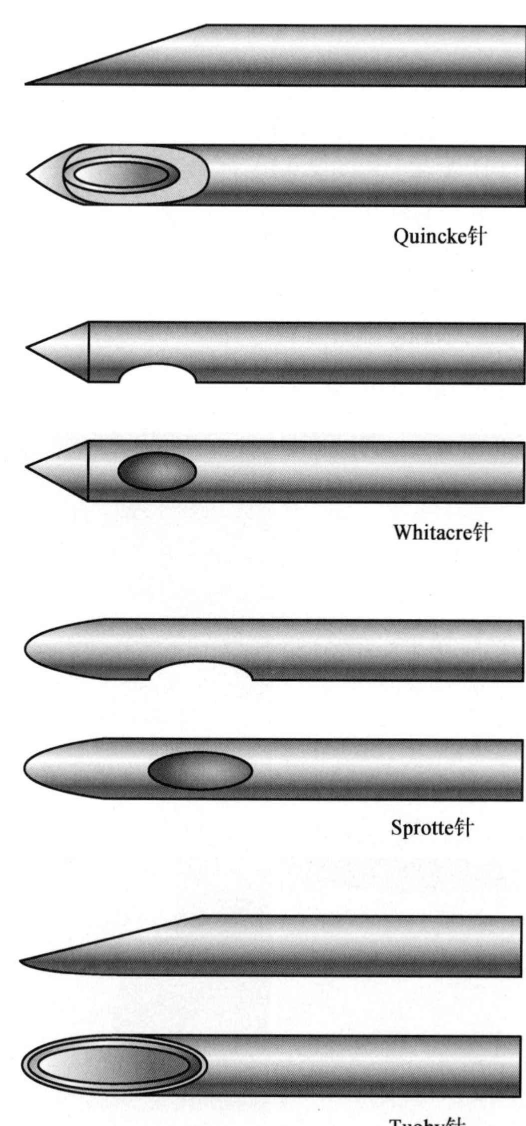

图 2.2　不同针型的比较：Quincke 针、Whitacre 针、Sprotte 针和 Tuohy 针。我们通常使用 Quincke 针进行大多数非椎板间的操作，因为这种针具有可转向性，并能在针尖处直接扩散药物。请注意，Tuohy 针的下表面呈弧形，使其偏向斜面（凹槽），这与 Quincke 针不同。

最初的 Whitacre 针仅有一个小侧口，导致麻醉剂流出缓慢。由于侧孔不在针尖，针尖可能会穿透蛛网膜下腔，但麻醉剂从硬膜外流出。而新型 Whitacre 针将侧口增大，且位于更远的位置。由于 Whitacre 针发生　硬膜穿刺后头痛的风险较低，因此被推荐用于产科麻醉。Sprotte 针（图 2.2）是铅笔尖设计的一种变体。它可以在脊髓麻醉时实现更多的单侧液体流量，并有助于导管通过侧孔展开。由于这些改良设计主要用于鞘内使用，而大多数疼痛介入操作的目的是在针尖部位直接扩散药物，因此作者倾向于在除椎板间操作外的所有操作中使用 Quincke 针。斜面可长可短，理论上短斜面对组织的损伤较小。然而，短斜面并未证明能降低血管损伤的风险。Tuohy 针有一个长而弯曲的斜面，远端尖锐，常用于安全进入硬膜外腔，方便导管的置入。Tuohy 针具有光滑的近端斜面，可降低切割后退的导管风险。针毂通常用于针尖处协助导管转向。在椎板间硬膜外操作中，Tuohy 针和 Crawford 针是首选，因为它们的针尖较钝，能让介入医师更好地感受到黄韧带和阻力的消失。作者倾向于在使用或不使用导管的情况下使用 Tuohy 针进行椎板间硬膜外注射。

斜面控制

由于 Quincke 针斜面的角度不同，穿刺针移动的是针尖指向的方向，即远离斜面的方向（图 2.3 和图 2.4）。针尖近端的缺口表示斜面所在的一侧。了解并利用穿刺针远离斜面的运动特性被称为斜面控制。这一概念主要适用于三角形针尖的 Quincke 型脊柱针，而不是 Whitacre 或 Sprotte 等铅笔尖针。由于底部弯曲，Tuohy 刺针实际上略微偏向斜面或缺口。

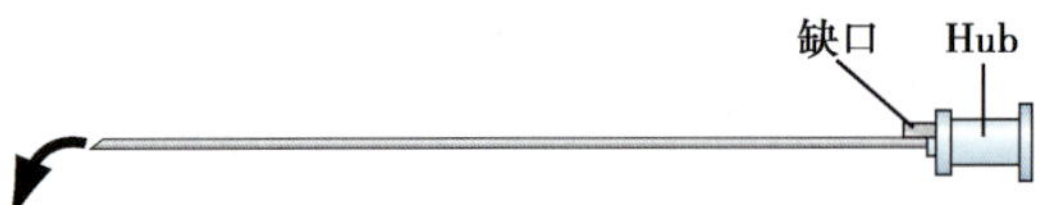

图 2.3　斜面控制。穿刺针倾向于朝着更锋利的针尖侧面前进并远离针尖的斜面（开口）端。

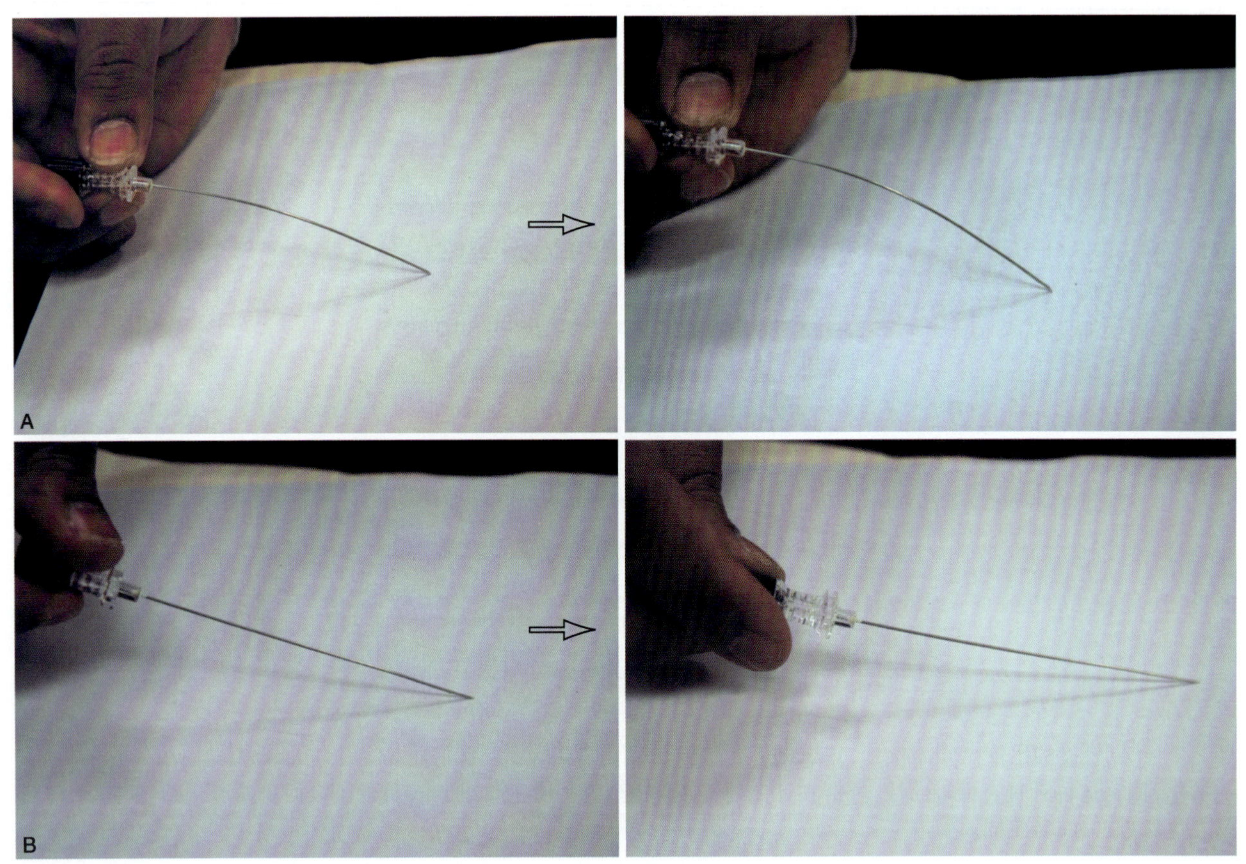

图 2.4　A，一根未弯曲的 Quincke 针沿着表面滑动，针尖向下，斜面向上。B，同样的针在平面上滑动时，斜面向下，针尖向上。当针尖向下时，它与表面接触，并向针尖弯曲，远离斜面（右上图）。在组织中也会出现同样的现象，从而使针体朝向针尖，远离斜面。利用这一特性，可以控制针尖方向，防止针尖偏离斜面（斜面控制）。

弯曲针尖：增强操控性

为了加强斜面控制，提高使用者“操纵“针尖的能力，介入医师可在针尖处弯曲一个 5° 至 10° 的角度。这个角度远离斜面，使针尖弯曲（图 2.5），这样可以实现更精细的方向控制。由于针尖不必频繁地回缩和调整方向，因此组织损伤、操作时间和疼痛都会减少。未弯曲的针尖会更直接地从皮肤向目标附近移动，一旦到达深度就很难调整方向。与直针相比，弯针可以实现更精细的控制，但在推进时可能需要更频繁调整。通常情况下，弯曲针在最靠近针

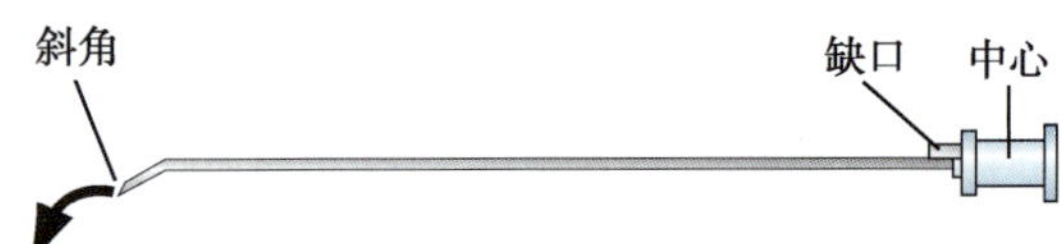

图 2.5　将穿刺针向针尖方向弯曲可增加斜面控制，并提高其转向性。相比于直针，弯针由于其转向性，在推进时可能需要更频繁地调整其方向。

尖的 0.5～1cm 远端最为有效。当需要更多的可操作性时，可使用更多的弯曲度。例如，L5～S1 椎间盘造影或脊柱融合周围的经椎间孔注射可能需要弯曲 30°，而后内侧支阻滞可能只需要 5° 到 10°。

弯曲针尖时，避免用戴手套的手触摸针尖，以免刺破手套，影响无菌操作。取而代之的是使用无菌纱布垫或止血钳。尽量使针尖平滑弯曲，而不是急剧弯曲，以便更容易地拔出针芯。

穿刺针规格

规格较小的穿刺针直径较粗，而规格较大的穿刺直径较细。较细的针尖更适合斜面控制。需要精细针尖控制的脊柱操作（如关节突关节注射、经椎间孔硬膜外阻滞、内侧支阻滞、椎间盘造影）通常使用 22 或 25G 的穿刺针。然而，有效地弯曲穿刺针会使针尖变粗（即小号）。例如，在对高度明显下降的椎间盘进行椎间盘造影时，未弯曲的针尖比弯曲（即较粗）更容易在狭窄的空间中穿行。

穿刺针推进

当穿刺针刺入人体后，只能看到针的针毂端（图 2.6）。凹槽是用于根据本章所述原理引导针尖的方向盘。操作穿刺针就好比驾驶汽车。较粗且未弯曲的针（如 Tuohy 针）就像卡车，而较细（22 或 25-G 脊柱针）且弯曲的针就像跑车。较大的车辆，就像较粗的针一样，一旦向前推进，就会停留在既定的轨迹上，需要较大的动作才能进行粗略的调整。人们可以将手从方向盘上移开——尽管不建议这样做——但卡车仍然可以笔直行驶。较细的针就像跑车，它们可以做出更夸张的动作，但需要不断地操作和微调才能保持在预定的轨迹上。

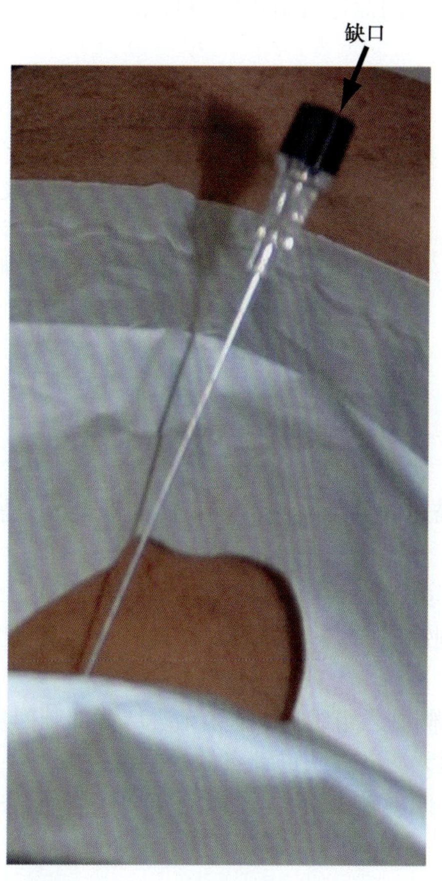

图 2.6 当穿刺针刺入组织内后，只能看到针毂端。如图 2.1 所示，凹槽用作标记，确定已刺入穿刺针斜面位置的方向。

注：请参考本书的解剖学术语 / 缩略语

较粗的针和引导针（即 20G 或更大）对斜面控制的反应较小，而对“杠杆作用”的反应较大。利用“杠杆作用”，当针毂向一个方向移动时，穿刺针将以皮肤表面为支点向相反方向移动（图 2.7）。当针被放置在预定轨迹上时，它将倾向于保持在该轨迹上，这对于椎板间介入操作等情况非常有用。

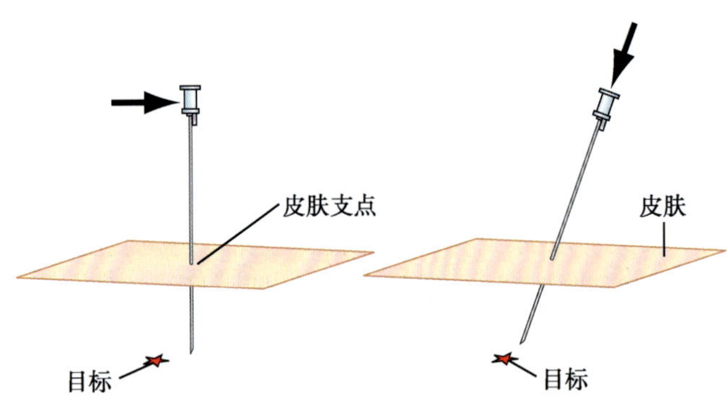

图 2.7　“杠杆”法，穿刺针刺入皮肤，以皮肤为支点。此方法适用于较粗小号的穿刺针。

弧形原理（手指支点）

如果需要进行超过斜面控制或“杠杆“所允许范围的重新定位时，可以在皮肤水平上方创建一个支点，以帮助引导针就位（图 2.8）。通过直接操作，让支点在穿刺针固定在皮肤水平时对其施加更大的水平力。这对绕过脊柱融合物或困难的椎间盘进行造影时很有帮助。这应与斜面控制技术相结合。

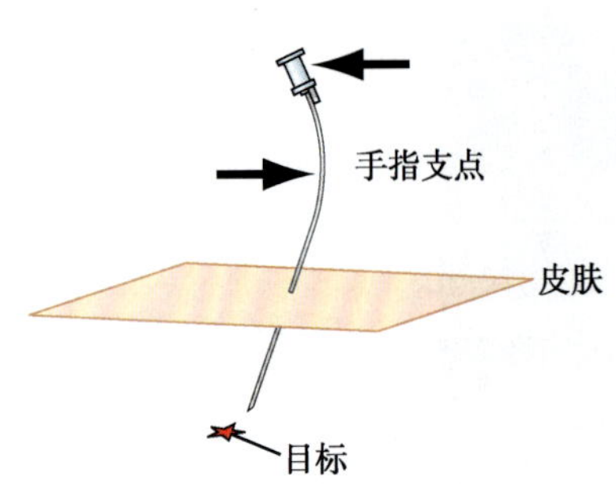

图 2.8　弧形原理（手指支点）用于较细的大号针。如果需要更夸张的操作，支点有助于引导针尖向目标前进。这种方法应与斜面控制技术结合使用。

内侧与腹侧进针

经常有人问我们，为什么要描述内侧与腹侧的穿刺针推进，而不是内侧与外侧的移动。当穿刺针在斜位投影引导下开始向目标推

进时（图 2.9A），其穿刺轨迹可分为两个主要矢量：内侧和腹侧。当穿刺针刺入组织并进入既定轨迹后，将切口置于外侧将推动穿刺针向内侧移动（图 2.9B）。同样，将切口置于内侧会使针尖向腹侧移动（图 2.9C）。

如图 2.9 所示，当穿刺针从腹侧刺入组织后，显然无法从背部刺回皮肤表面。同样，在斜位穿刺轨迹下的穿刺针向中线的内侧推进，但无法向皮肤进针点的外侧推进。

然而，如果穿刺针的穿刺轨迹倾斜较少，而是更垂直于皮肤表面（图 2.10），那么就可以实现针尖的侧向移动。

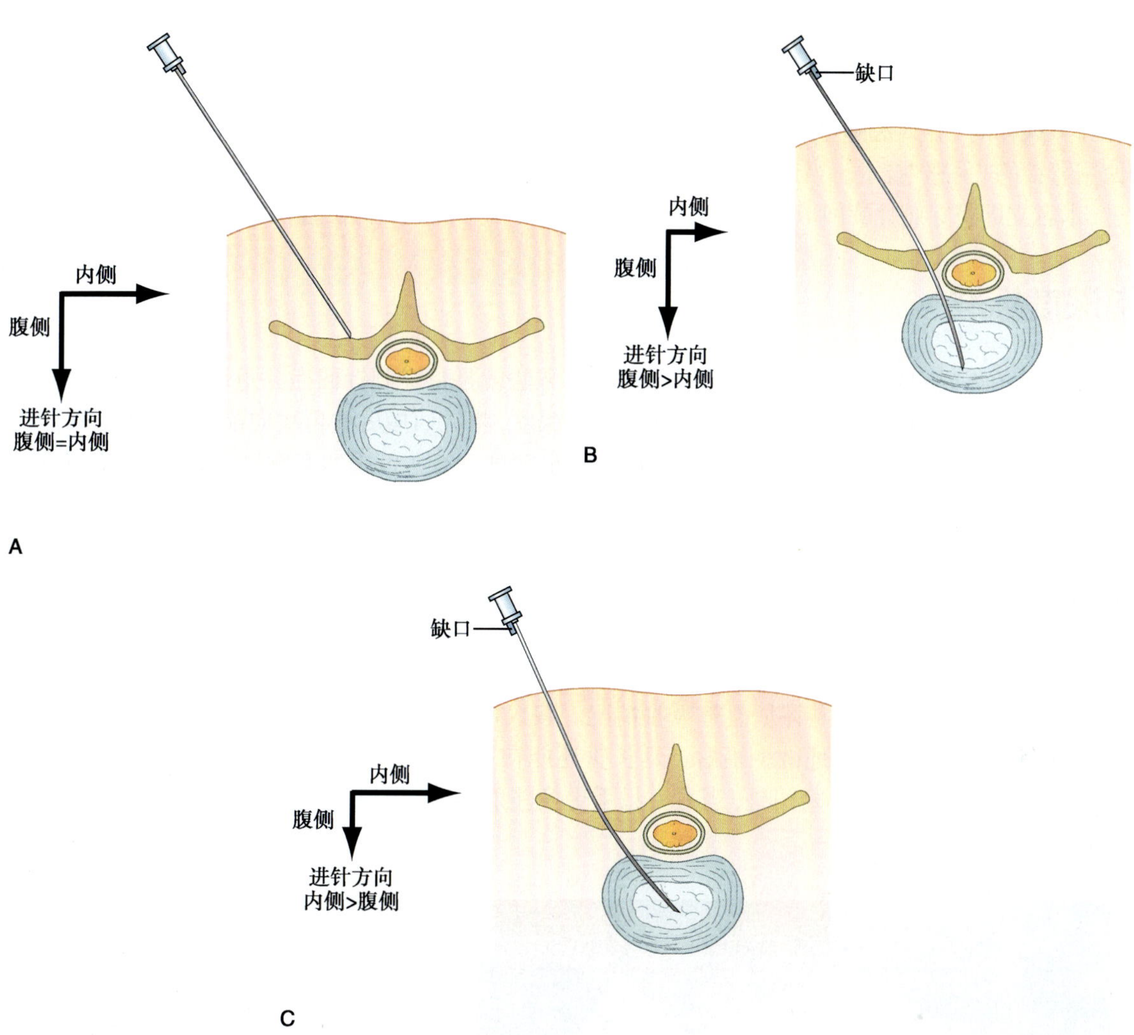

内侧
腹侧
进针方向
腹侧=内侧
A
缺口
内侧
腹侧
进针方向
腹侧>内侧
B
缺口
内侧
腹侧
进针方向
内侧>腹侧
C

图 2.9　A，用斜位穿刺轨迹推进穿刺针。注意，模拟穿刺针朝向椎间盘中心。B，以凹槽内侧为进针方向，使针尖具有明显的腹侧矢量。虽然穿刺针更多地向腹侧移动，但仍继续向内侧移动，而不是向外侧移动。C，将切口置于外侧会使针尖更向内侧移动，同时也会继续向腹侧移动。

外侧
腹侧
进针方向
外侧和腹侧

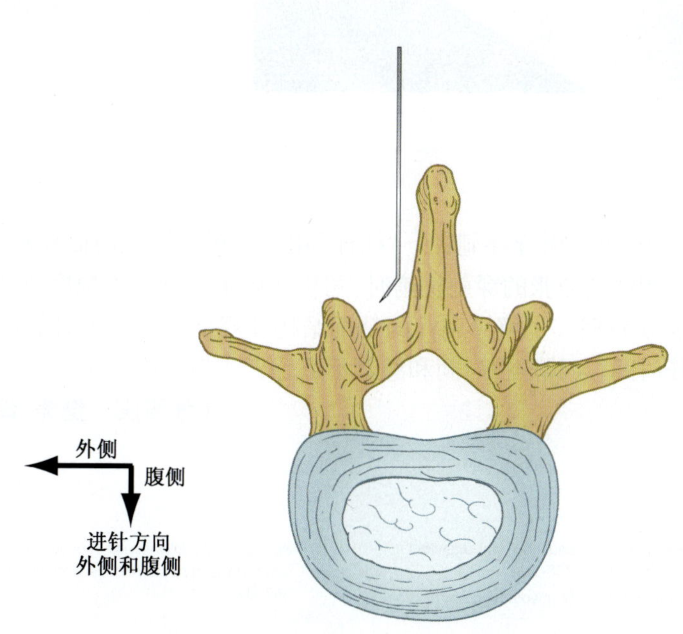

图 2.10　以较小的斜角进针可增加针尖外侧移动的能力。对比图 2.9 斜角进针。

“过人”

在介入操作时，介入医师可能遭遇骨性阻挡。而克服这一问题的诀窍之一，我们称之为“过人”。这是一种使用弯针的“手感“技术。当遇到针道阻塞时，术者将针尖旋转 180°，以绕过并清除阻挡。一旦针尖可以通过，术者立即将穿刺针旋回 180°，以恢复原来的斜面方向并回到目标位置，从而避免穿刺针偏转过多。

手指深度标准

当影像显示需要对针尖进行重新定位时，唯一的方法就是将穿刺针回撤并重新定位。如果穿刺针处于安全深度，则可以通过在皮肤表面捏起穿刺针标记深度，将针回撤后并再次向前推进，直至同样指尖深度的相同位置，从而轻松地将穿刺针调整到类似的安全深度。有些针确实有深度刻度，但标记不清楚，使用起来也不方便或不准确。

延长管

当通过多维影像确认后，穿刺针处于最终位置，应在实时（“实况”）X 线透视中注入非离子造影剂，以观察造影剂的潜在扩散情况，并评估血管吸收情况。建议使用微孔延长管，以增加术者的手部与 X 射线束之间的距离，从而最大限度地减少辐射。延长管还能在更换注射器、注入造影剂或药物时最大限度地减少针尖移动。一个有用的小窍门是，当另一只手更换注射器时，保持一只手握住延长管，以进一步减少针尖移位（图 2.11）。

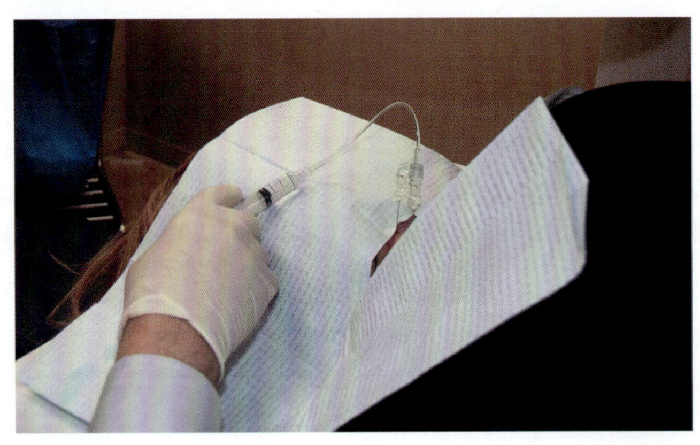

图 2.11　在这一颈椎介入操作过程中，医生用手撑住患者的头部，以尽量减少穿刺的牵引和移位，同时让手远离射线束，以尽量减少辐射。

小结

介入医生可以通过三种方式引导穿刺针。“杠杆”用于较粗的针。斜面控制可用于更精细的介入操作，尤其是使用弯针时。当需要夸张的穿刺轨迹时，可使用弧形原理来大幅度改变方向，而无需回撤穿刺针，特别是使用较细的穿刺针时。了解穿刺针的精细结构和规格对针推进时的影响，可以更有效地进行脊柱介入操作，减少操作时间、X 线透视时间和患者不适感。

（张照庆　樊涛 译，吴文 校，毕胜 复校）

参考文献

1. Turnbull DK, Shepherd DB. Post-dural puncture headache: pathogenesis, prevention and treatment. *Br J Anaesth*. 2003;91:718–729.
2. Smuck M, Yu AJ, Tang CT, Zemper E. Influence of needle type on the incidence of intravascular injection during transforaminal epidural injections: a comparison of short-bevel and long-bevel needles. *Spine J*. 2010;10(5): 367–371.

第 3 章

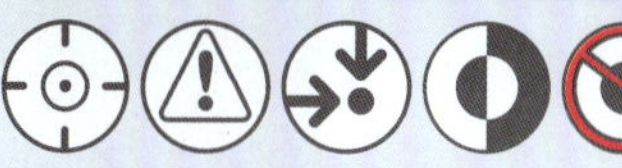

透视技术简介：解剖、设置和介入操作要点

Alan T. Vo、Ruby E. Kim、Jonathan S. Kirschner、Tejas N. Parikh、Isaac Cohen 和 Michael B. Furman

本章介绍了实现理想 C 形臂设置的基本和高级透视技术。其中包括了解 C 形臂操作、透视解剖、基本成像、理想视图和视差。

成功介入操作的第一步包括根据特定目标节段的解剖结构设置 C 形臂。C 形臂设置决定了针到达目标的轨迹，前提是操作者使用"沿着射线束"技术。显然，安全、高效且有效的介入操作取决于理想的 C 形臂设置。

作者想强调的是，设置应该专门针对目标细分节段。鉴于每个解剖部分的形态和方向可能不同，因此强调骨性标志的视觉识别，而不是特定的测量或角度。

介入医生面临的挑战是将 X 线透视影像的二维配置与患者的三维解剖结构相协调。这种理解需要时间、实践以及脊柱解剖学和透视检查知识。

在本章的后半部分，这些更"先进"的透视技术将帮助读者获得解决任何非理想图像所需的技能，从而为患者提供最安全、最有效的介入操作。

当定位针到达特定目标时，以下描述的 X 线透视技术将有助于优化关键骨性标志的显现。

注：请参考本书的解剖学术语 / 缩略语。

脊柱解剖学复习（图 3.1）

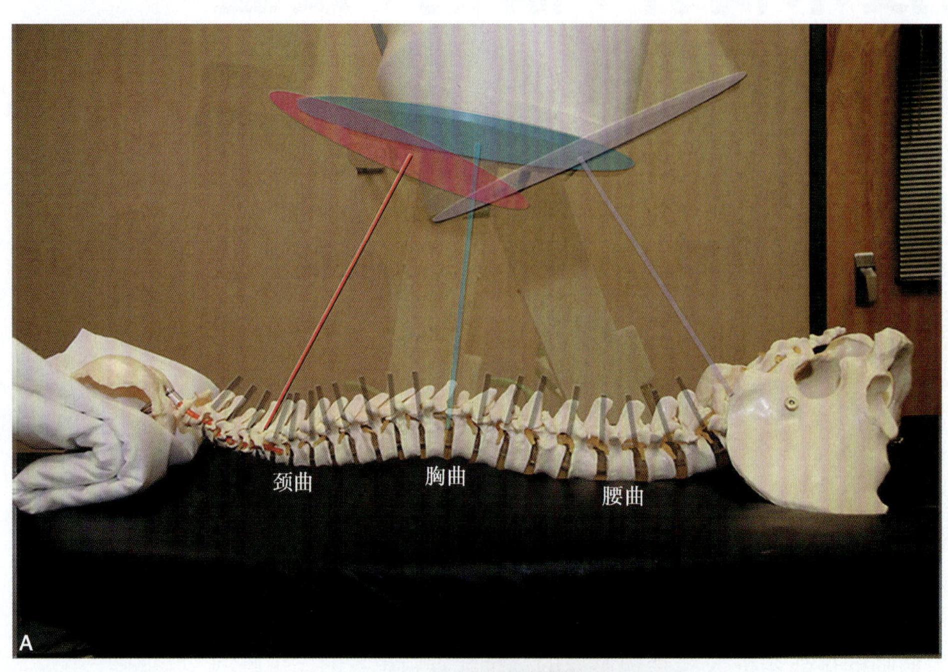

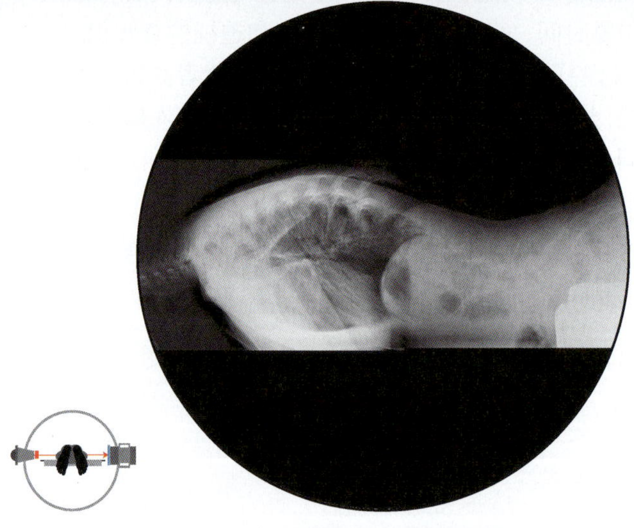

图 3.1　A，侧卧位脊柱模型，用不同角度的针展示脊柱的自然弯曲（即前凸或后凸）。注意每个脊柱节段的针轨迹的不同 C 形臂倾斜角度。B，脊柱侧位 X 线片显示颈椎前凸（图像最左侧未清晰显示）、胸椎后凸和腰椎前凸。与图 3.1A 进行比较，预测每个脊柱节段的进针轨迹。

C 形臂设备（图 3.2 和图 3.3）

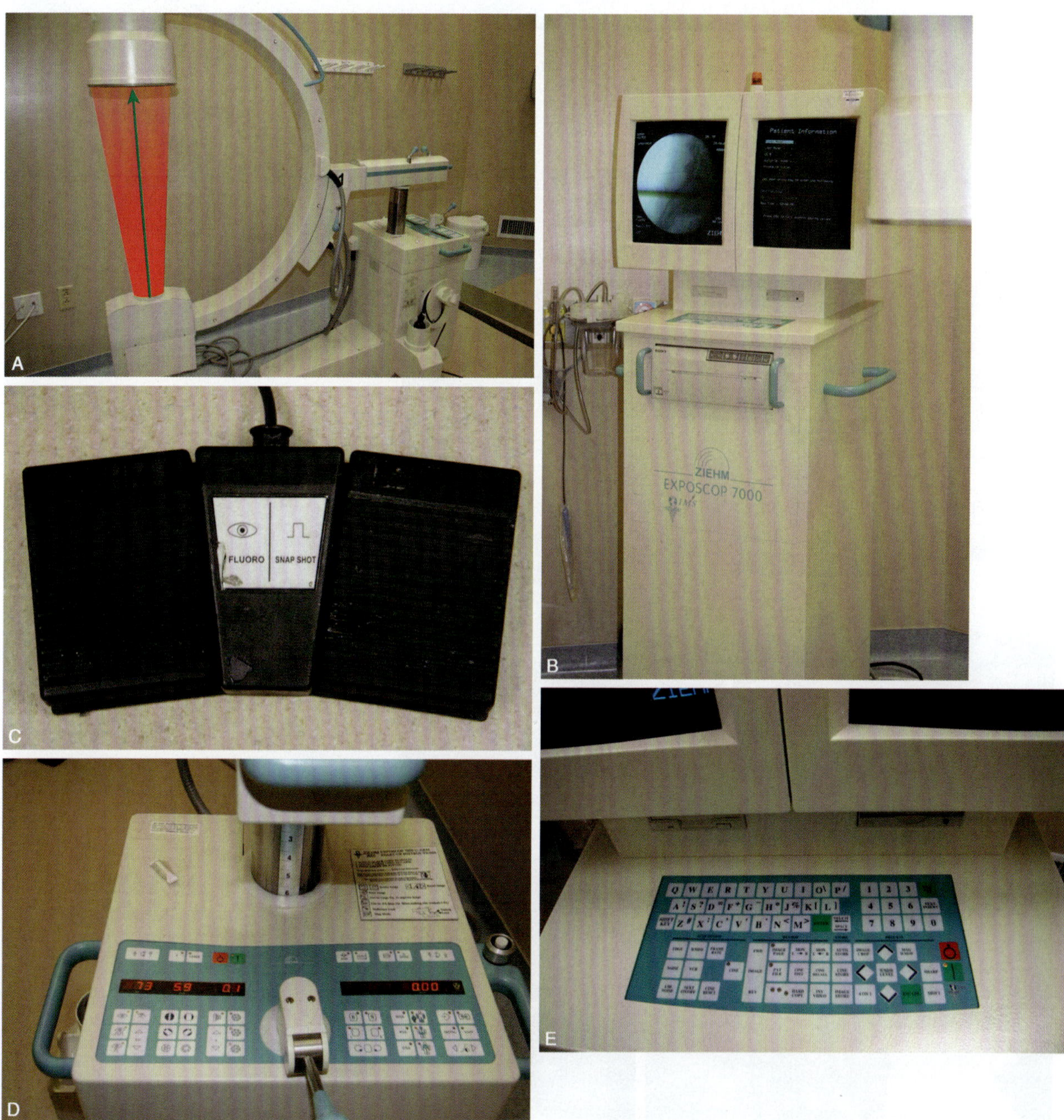

图 3.2 A，锥形透视射线束从较小直径的球管射向较大直径的影像增强器。本图集使用的术语是根据大直径影像增强器的移动，而非射线束或球管。B，显示侧位影像和患者信息的显示器。C，脚踏板。D，在 X 线透视机基座装置上的控制面板。E，显示器上的控制面板。

C 形臂移动和术语（图 3.3 和表 3.1）

表 3.1　不同 C 形臂移动的定义以及本图解*中使用的术语

移动	图/照片/示意图移动	描述	术语用于本图解
头倾或尾倾（也称为下降）	图 3.3A 和 B	C 形臂随图像绕横轴旋转，影像增强器（ImInt）向上旋转，而球管向下旋转（反之亦然）。 如果患者侧躺，这将相对于患者产生类似的移动，如仰卧位或俯卧位下的患者的摇摆（表 3.3）。	0° 倾斜：直上直下（垂直于患者）。影像增强器向头部为头倾，向足部为尾倾。
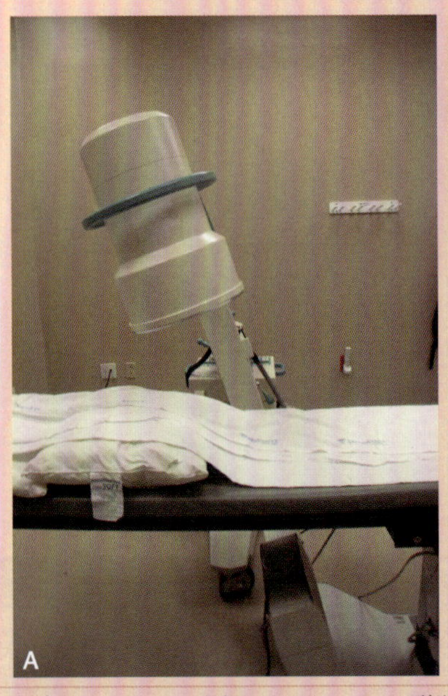 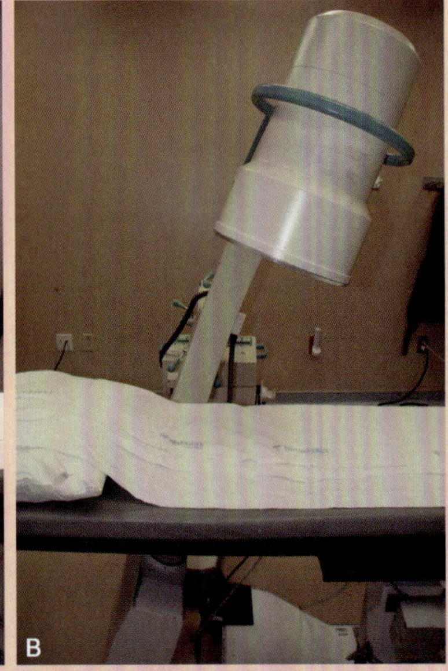		图 3.3　A，C 形臂向头侧倾斜。B，C 形臂向尾部倾斜。	
倾斜	图 3.3C、D、和 E	C 形臂沿圆周旋转（影像增强器向右或向左），并围绕患者朝向或远离操作者方向移动。	0°：前后位（直上直下）。 90°：侧位 影像增强器转向右侧是右侧斜位。影像增强器转向左侧是左侧斜位。C 形臂朝向针尖为同侧斜位，远离针尖为对侧斜位。
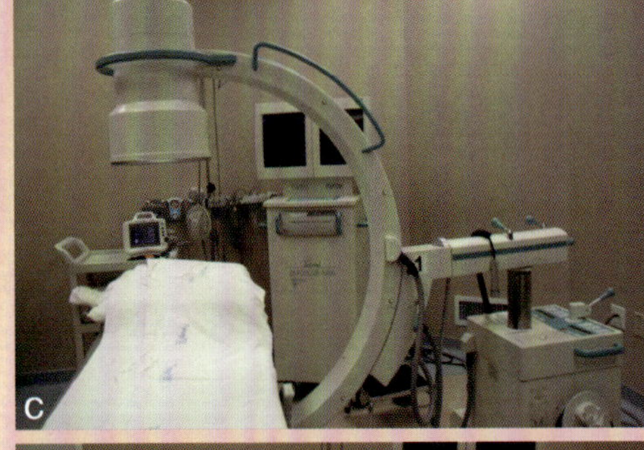 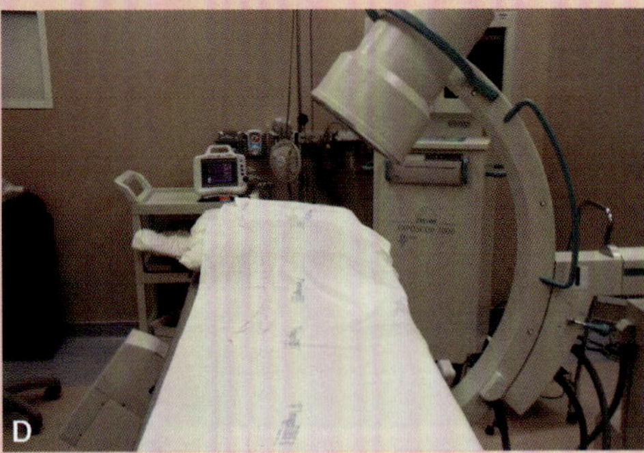 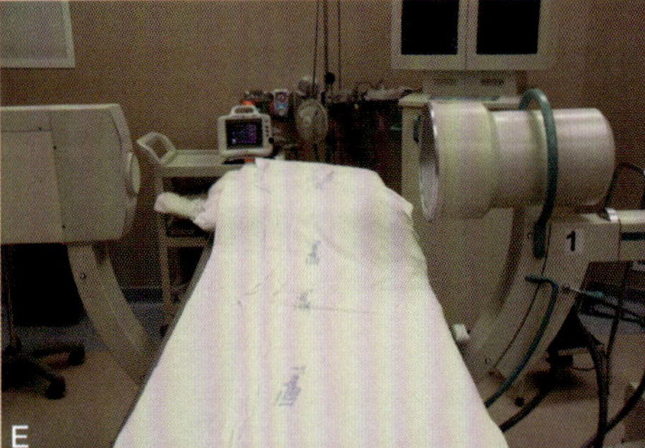		图 3.3（续）　C，0° 倾斜。D，右倾斜 45° E，90° 倾斜（侧位）。	

表 3.1　不同 C 形臂移动的定义以及本图解 * 中使用的术语（续）

移动	图/照片/示意图移动	描述	术语用于本图解
平移（也称为内/外平移、左/右平移或伸缩）	图 3.3F	C 形臂向患者的右侧或左侧平移。图 3.3F 以前后（前后）视图描述了这一点（0° 倾斜）。也可以使用 C 形臂以其他倾斜角度，包括侧视图，进行伸缩操作（90° 倾斜）。当处于侧卧位时，影像增强器朝向或远离患者的移动可以使图像放大或缩小。	C 形臂位于患者的右侧或左侧。
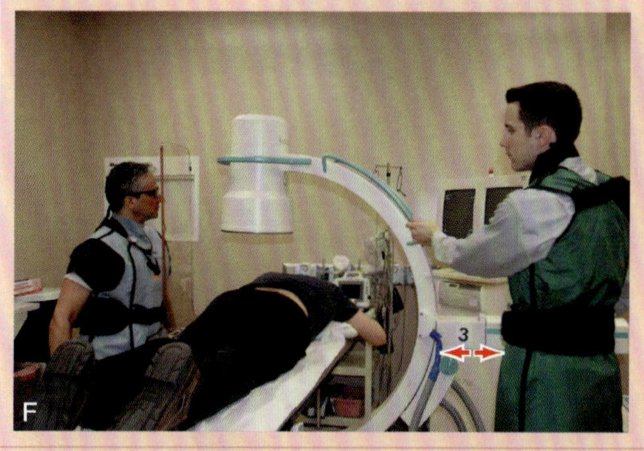 图 3.3（续）　F，X 线透视技术的伸缩运动。左箭头表示朝向介入者的伸缩运动，右箭头表示远离介入者的伸缩运动。			
头/脚平移		整个 C 形臂与患者平行移动，向上朝向头部或向下朝向脚部移动。C 形臂平移的方向取决于轮子所面向的方向。大多数机器可以锁定为一次只能在一个平面上平移。	C 形臂平移为头侧或尾侧。
向上和向下（天花板/地板升降）		C 形臂向天花板或地板移动。影像增强器向患者移动或远离患者，从而分别使图像放大或缩小。	C 形臂向上朝向天花板或向下朝向地板。
摇摆（旋转）	图 3.3G	摇摆技术涉及使用第三个轴平面。它通常在 C 形臂处于侧位时使用（即，90° 倾斜），C 形臂的影像增强器向下旋转，而球管向上旋转（反之亦然）。该技术的典型目标是将 X 射线束垂直于成像目标结构和/或针定位，也可用于分离图像上重叠的解剖结构或穿刺针。由于旋转轴实际上围绕 C 形臂底座（而不是患者），因此在摇摆移动之后，C 形臂通常需要平移回治疗部位。如果患者侧躺，这将产生与仰卧或俯卧位倾斜类似的相对于患者的移动（表 3.3）。	C 形臂摇摆式旋转可绕患者顺时针或逆时针旋转。
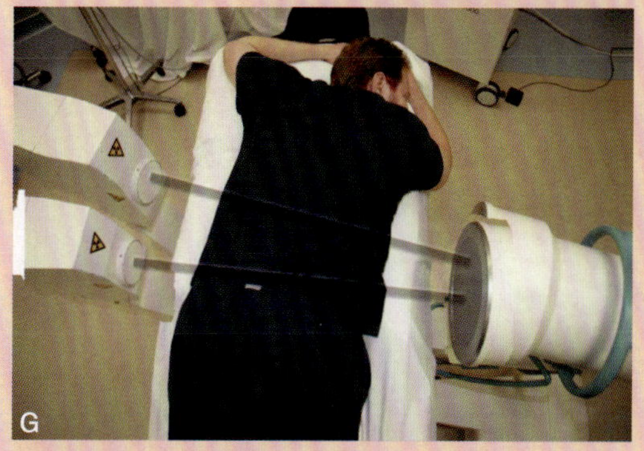 图 3.3（续）　G，X 线透视机摇摆，展示相当于患者 0° 和大约 20° 的顺时针摇摆。			

* 该术语基于影像增强器（ImInt，而不是球管）移动。

识别脊柱节段/确定节段水平（图 3.4～图 3.8）

颈椎

对于脊柱节段正常的患者，通过在前后位片（前后）中从颈胸交界处向头侧计数。或者在侧位或前后位下从 C_2/轴（齿状突）向下计数来确定节段。对于在斜位下进行的介入操作（即颈椎经椎间孔介入操作），通过定位最上方的椎间孔来确定节段，即 C_2～C_3 椎间孔，其中 C_3 脊神经从该椎间孔发出，然后向尾部计数。C_7 和 T_1 节段是过渡性脊椎，因此具有与颈椎和胸椎相关的中间特征。C_7 横突（TP）长于颈椎，但短于 T_1 横突。它看起来略微向下倾斜，其构造可以比作“短粗的拇指”。T_1 横突比 C_7 横突长，比胸椎横突宽，在上侧向上倾斜。

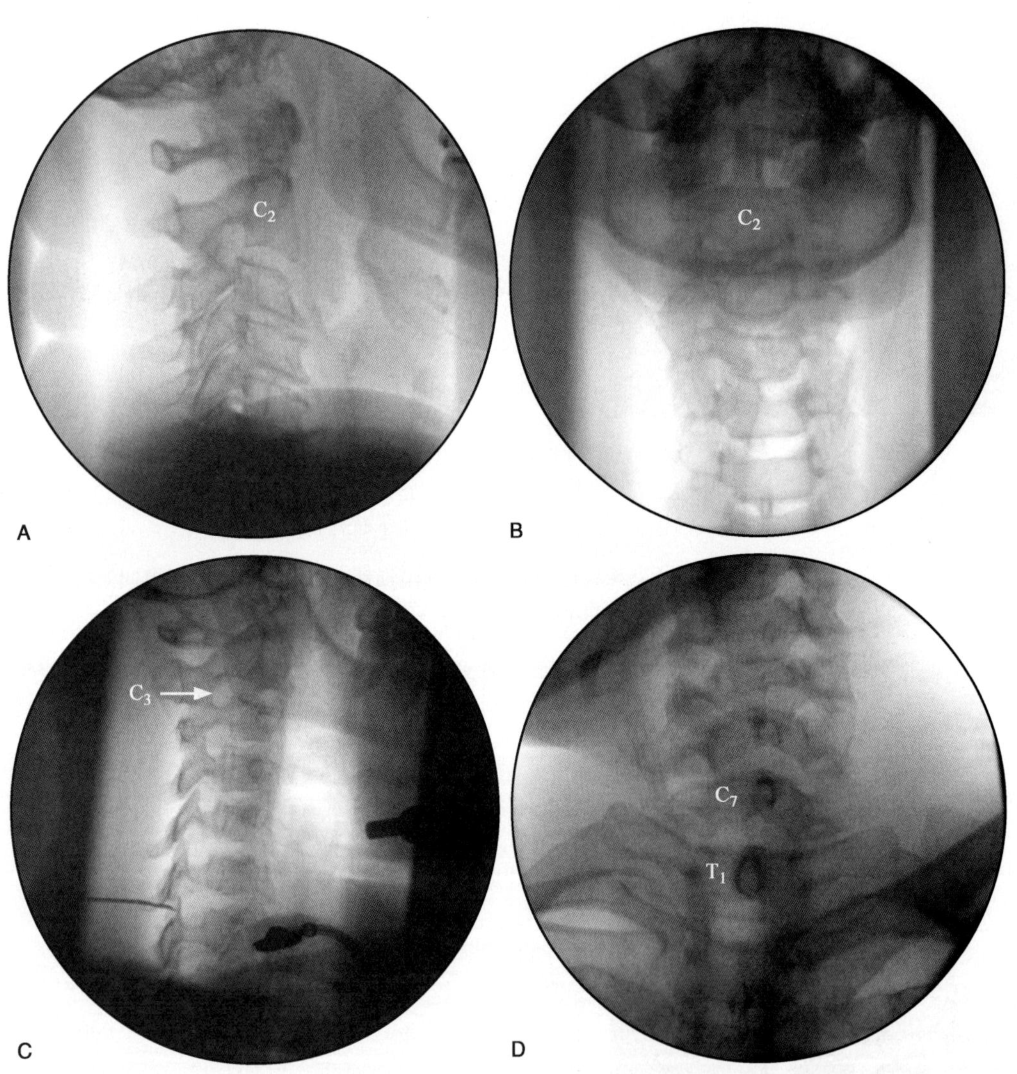

图 3.4 **A**，颈椎透视侧位视图，标注 C_2（轴）。请注意，C_2 的棘突是分叉的。**B**，颈椎透视前后位（前后）视图，标记为 C_2。**C**，透视颈椎椎间孔斜位视图以及 C_2～C_3 椎间孔；C_3 脊神经出口的位置被标记。请注意，颈椎最上端的椎间孔是 C_2～C_3（标记为“C_3”）。脊柱穿刺针接近 C_6～C_7 椎间孔，C_7 脊神经从此处发出。**D**，颈胸椎前后位透视视图，标记为 C_7 和 T_1。请注意，C_7 横突（TP）比其他颈椎横突要长，但比 T_1 横突短，并且略微向下倾斜。T_1 横突比 C_7 横突长，比胸椎横突宽，并在上端向上倾斜。

胸椎

对于脊柱分段正常的患者，通过从颈胸交界处计数尾部（图 3.4D）或从 T_{12} 计数头部（图 3.5）来确定 AP 视图中的水平。肋骨可以作为分段计数指南，但必须小心。有些患者可能有颈椎（额外）肋骨，或者可能缺乏明显的 T_{12} 肋骨，因此没有 12 根可靠、明显的肋骨作为标志。将最低胸肋骨与腰椎磁共振成像（MRI）结果关联时必须小心，因为它们通常是根据腰骶交界处进行解释/计数的（见图 3.5～图 3.7）。

腰骶椎

对于脊柱节段正常的患者，在前后位片上通过从 T_{12} 开始向尾侧计数（图 3.5A）或从腰骶部交界处开始向头侧计数（图 3.5B）来确定脊柱节段。如上所述，肋骨可作为脊柱节段计数标志但必须谨慎。有些患

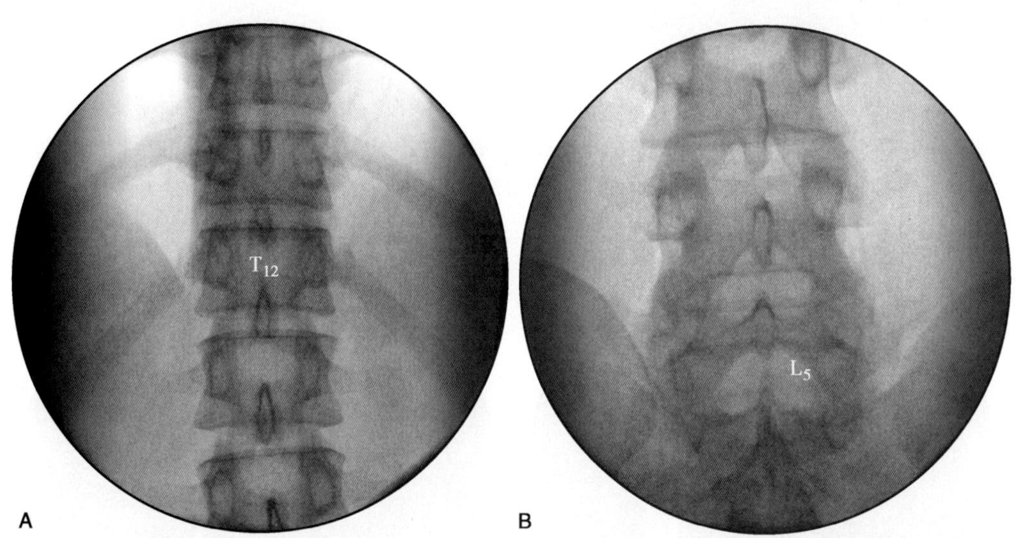

图 3.5　A，胸腰椎的前后位（前后）视图，并标注 T_{12}。B，腰骶椎的前后位（前后）视图，并标注 L_5。

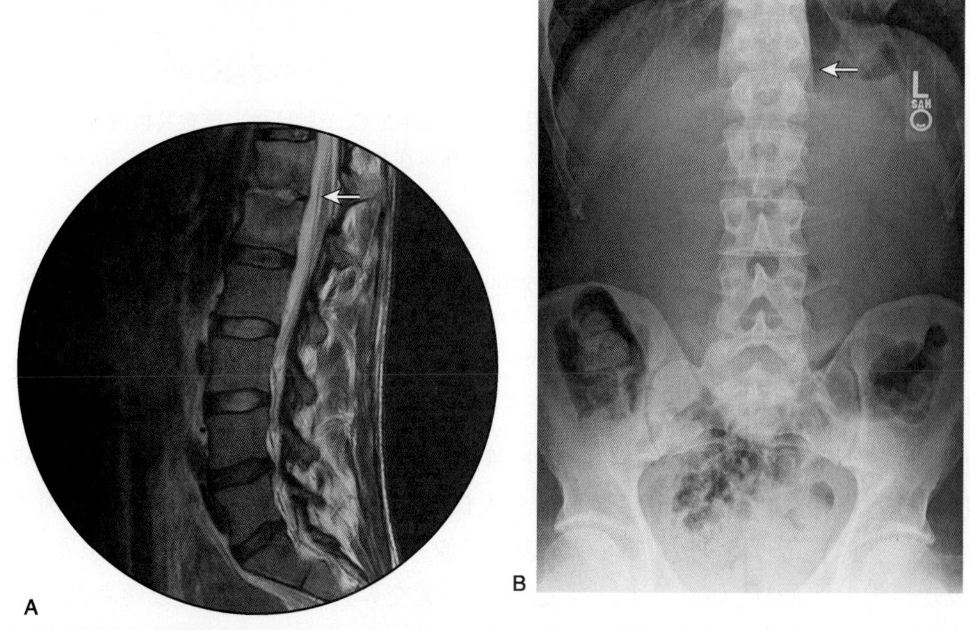

图 3.6　A，该患者在 T2 加权磁共振成像（MRI）中发现疑似"T_{12}～L_1"椎间盘炎。"T_{12}～L_1"节段（箭头）是根据从腰骶部交界处向上计数来确定的。B，前后位 X 线片，通过从腰骶部交界处向上计数，确定了相同的"T_{12}～L_1"节段（箭头），注意其与胸腰椎交界处的相对位置。

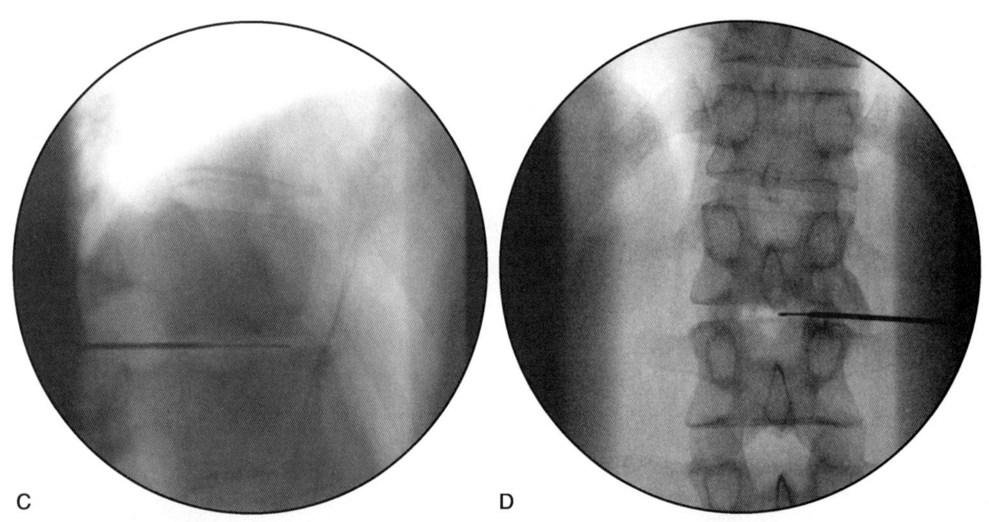

图 3.6（续） C，术中侧位透视；D，"T_{12}～L_1"椎间盘活检术中前后位透视。当我们在透视引导下进行活检时，我们将透视影像、X 线片影像与磁共振进行关联，同时从骶骨向上计数，并确认磁共振成像、X 线片和透视成像中看到的最窄椎间盘。值得注意的是，如果我们只从术中前后透视下的最低肋骨开始往下数，就有可能选错脊柱节段。

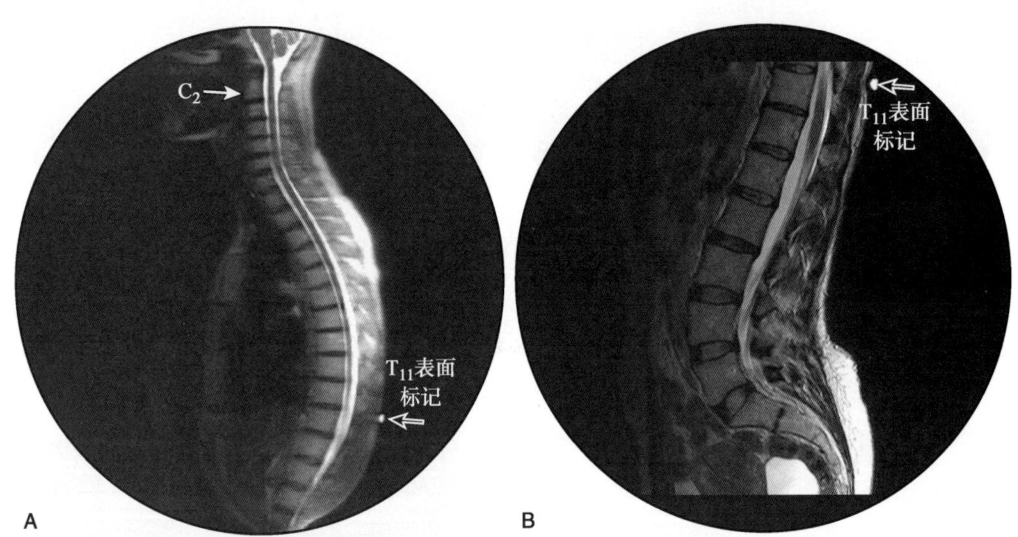

图 3.7　T2 加权磁共振成像（MRI）探查定位，其中包括用于确定正确的 C_2 节段计数。核磁共振成像扫描前在背侧皮肤上放置"标记"。A，颈胸段。注意 C_2 椎体节段（封闭箭头）。标记显示在 T_{11} 上背侧皮肤上（开放箭头）。B，胸腰椎节段。同样的标记用于协助向下计数至腰骶部交界处，以便明确计数。

者没有 12 根明显的肋骨作为标志。即使存在正常的 12 根肋骨的患者，也会出现错误的计数（图 3.6），这将在下一节介绍。

腰骶移行椎/非典型节段详述

在多达 15% 的人群中可能存在移行椎。移行椎通常被描述为第 1 骶椎节段的腰椎化或第 5 腰椎节段的骶椎化。极少数患者会有 6 个腰椎节段，有些人认为这些节段是腰椎化的 S_1 节段，因为通常没有描述 L_6 脊神经根。事实上，研究表明 L_6 节段确实表现得像 S_1 节段；在只有 4 个腰椎的患者中，最下部的腰椎节段 L_4 表现得像 L_5。同样，如上所述，一些患者的颈胸交界处、胸腰交界处或两者都可能出现节段异常。因此，如果怀疑有移行椎，建议进行核磁共振成像扫描，以便从 C_2 向尾部计数到腰骶部交界处。如果怀疑是腰骶部移行椎，应特别要求冠状位 T2 加权图像和/或包括 C_2 在内的检查图像（图 3.7），因为腰椎 MRI 可能不会常规包含这些图像。

归根结底，最重要的是将患者的临床症状与现有影像所显示的病理解剖相关联。随后，在介入操作过程中获得的透视图像也需要与可视的病理解剖相关联。展示的例子（图3.8）是一名有右侧 L_5 和/或 S_1 神经根症状的患者，磁共振成像显示其 S_1 腰椎化和 L_5～S_1 椎间盘突出（黄色箭头）。其目的是沿 S_1 神经根给药，将造影剂和药物注入至 L_5～S_1 椎间盘后部的上方。

我们强烈建议将侧位X线片、侧位透视图像和中线矢状位核磁共振图像关联起来，以便选择适当的脊柱节段。我们无论如何强调记录和传达与其他治疗医生和/或提供者使用的移行椎节段惯例的重要性都不为过。我们建议在术前查看相关的X线片和核磁共振成像，以免现场透视时产生不必要的辐射。通常情况下，医生会不必要地将注意力集中在腰椎编号上（即从 T_{12} 开始往尾计数和/或从骶骨开始往头计数），而不是我们建议的简单关联现有的影像（即矢状位核磁共振成像、侧位X线片及透视成像）。必须很好地沟通和记录移行椎的存在，以便所有治疗医生/操作人员使用相同的计数术语。

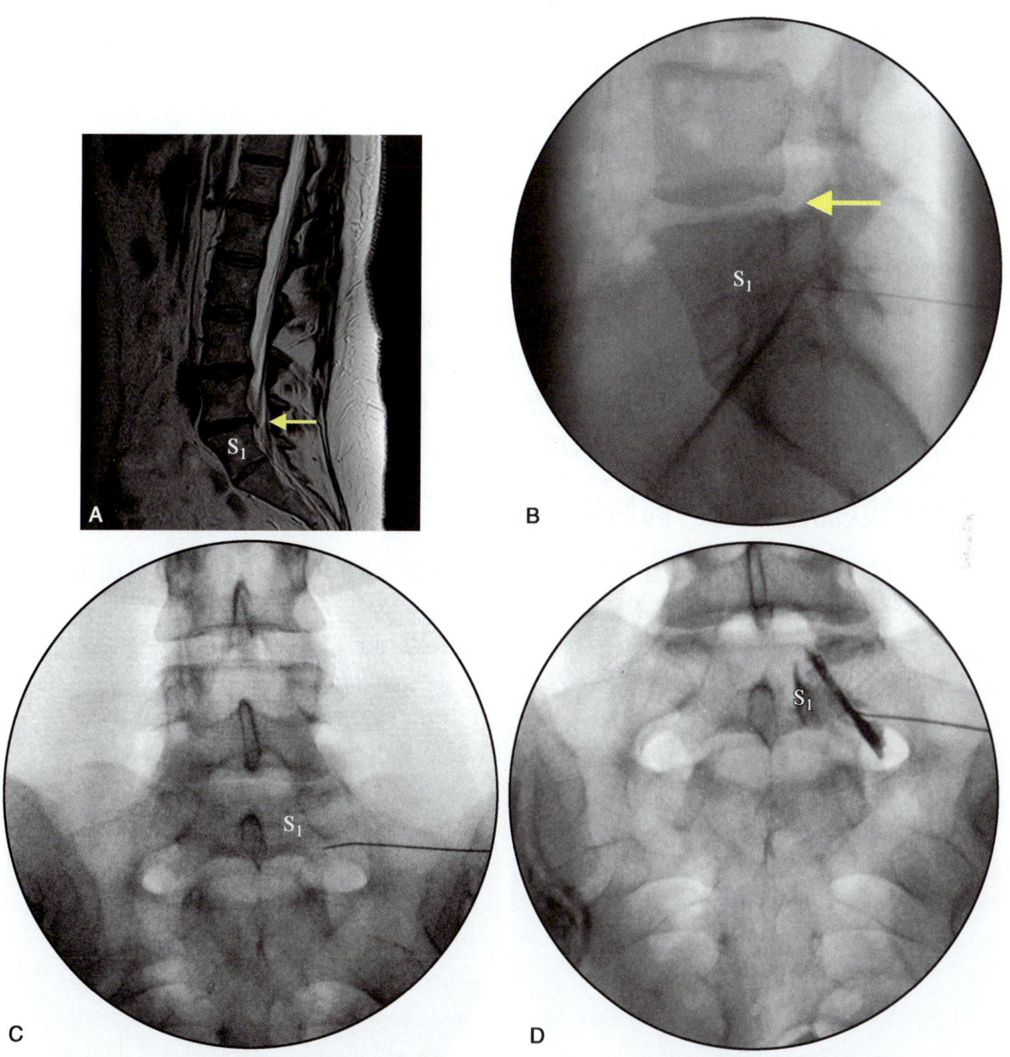

图3.8 A，一名存在移行椎（S_1 腰化）患者的 T_2 加权矢状位磁共振（MR）图像。在该病例中，黄色箭头表示相关病变，即 L_5～S_1 椎间盘突出物侵犯横行的 S_1 神经根。该患者的 S_1 分布区域有根性疼痛，将接受 S_1（S_1～S_2）经椎间孔硬膜外类固醇注射。B，同一患者 S_1 腰化移行椎的侧位透视图。针尖位于 S_1（S_1～S_2）椎间孔内，黄色箭头表示 L_5～S_1 椎间盘间隙。请注意，S_1（S_1～S_2）骶孔，因已腰化，与典型的腰椎节段相似。目的是沿着 S_1 神经根注射药物，将造影剂和药物注入 L_5～S_1 椎间盘后部的上方。如果没有核磁共振和透视影像的关联，缺乏经验的介入医生可能会弄错节段，可能没有到达预期的节段。C，前后位透视视图，同一针尖接近 S_1（S_1～S_2）孔。图中标注了 S_1 腰化的移行椎。D，前后位透视视图，造影剂显示出 S_1 神经根轮廓，并沿脊神经流出。

确认正确的节段：技术说明

如果介入医生在术前查看影像学检查后仍无法确定目标节段，则可在前后位片上将一根较小的"标记针"（如 25 或 27G、1.5 英寸的穿刺针）（1 英寸 =2.54cm）放置在被认为正确的节段上，然后再切换至侧位片，以确认是否处于正确节段。这样做时，如果目标节段被证明是错误的，介入医生可以最大限度地减少对患者的创伤。如果目标节段被证明是正确的，有利于介入医生在软组织通道进行麻醉，以便进行注射。

获得"真实的"前后视图

"治疗患者，而不是手术台"

由于正常解剖结构（如脊柱前凸、后凸等）、病理结构（如侧弯或旋转脊柱侧凸、畸形等）、患者在手术台上的位置或这些因素的某些组合，使得每个节段不一定与其他节段对齐。为了优化介入操作的效率和安全性，建议正确定位 C 形臂，以获得目标节段的"真实"的前后位视图。请注意，如果需要对 C 形臂进行倾斜调整以获得"真实的"前后位视图。那么根据几何学原理，也需要进行类似的调整才能获得"真实"的侧位视图（请参阅获得"真实"的侧位视图）。

侧位倾斜 C 形臂以优化"真实"的前后位视图

将 C 形臂影像增强器侧位倾斜，以获得相对于特定目标节段的"真实"前后位视图，棘突（SP）位于椎体中线，与每个椎弓根等距。还要注意的是，在"真实"的前后位视图中，棘突的左右皮质边界的骨密度一致。真实的前后位视图并不一定如 X 线屏上显示的那样呈 0° 倾斜。如果患者有多个节段需要治疗，最好在每个目标节段都获得一个"真实"的前后位视图（图 3.9）。

头尾倾斜 C 形臂以优化"真实"前后位视图

椎体终板周围被环形突起环绕，覆盖椎体的上、下水平面。对齐椎体的终板是实现术中获得清晰、直

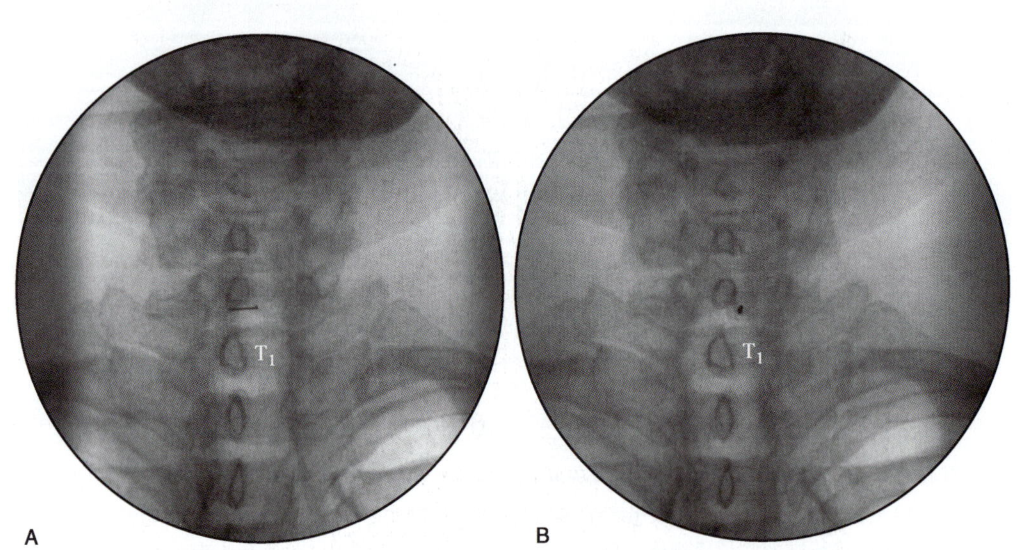

图 3.9　A，颈胸椎的前后位透视视图，标有 T_1 节段，针尖位于 C_7 椎板的下侧。注意 T_1 的棘突不在中心，因此 T_1 并不处于"真实"的前后位位置。B，通过将 C 形臂向左倾斜朝向 T_1 棘突，现在 T_1 棘突处于中心位置（棘突的左右皮质边界变得同样致密），这才是"真实"前后位位置。请注意，这也在一定程度上影响了 C_7，因为其棘突现在接近中线。但 C_7 仍不在"真实"前后位上。这是因为椎体之间是相互独立的，必须单独处理。

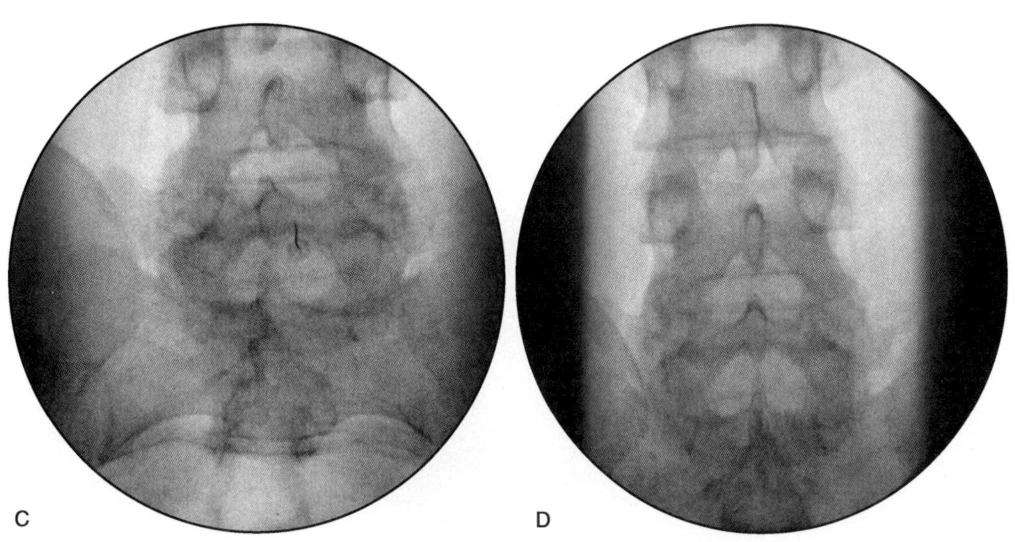

图 3.9（续） **C**，左侧脊柱的透视前后位图像，针尖位于 L_5 椎板。注意 L_5 的棘突不在中心（棘突左侧皮质边界比右侧更致密）；因此，L_5 并非处于"真实"的前后位位置。**D**，通过将 C 形臂向 L_5 棘突左侧倾斜，它现在位于中心位置（L_5 棘突的左右皮质边界同样致密），处于"真实"的前后位位置。在这种情况下，穿刺针已拔出。

接的目标区域视图的一项重要技能。例如，进行椎间盘造影术时，轨迹穿刺视图要求直接平行观察椎体终板。这种透视可通过 C 形臂的影像增强器的头侧或尾侧倾斜获得。在本例中，这种方法优化了下椎体的上终板，将其显示为一条水平实线而非椭圆形（图 3.10）。

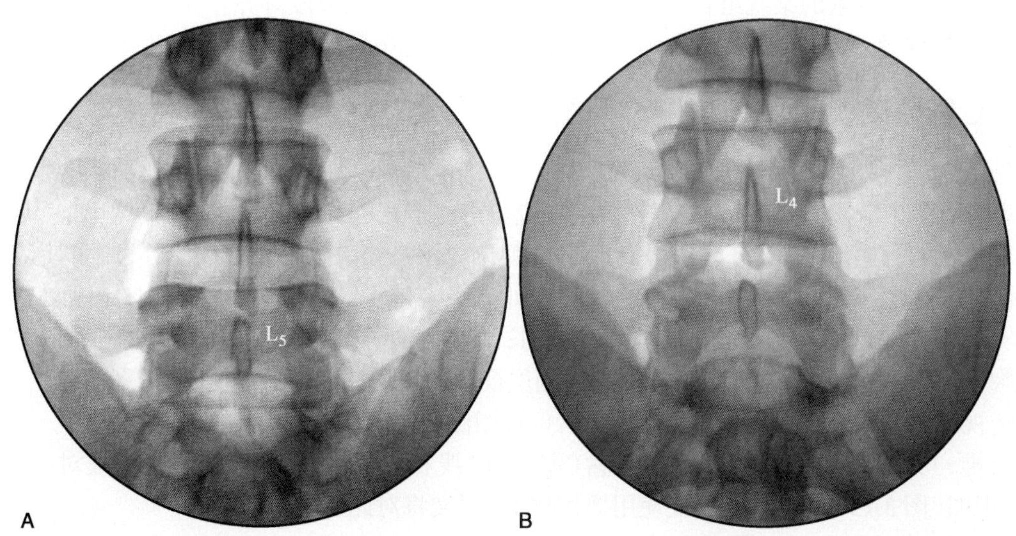

图 3.10 **A**，左侧脊柱前后位图像显示优先 L_5 上终板对齐。注意 L_5 下终板呈现椭圆形，因为椎体的上终板和下终板在解剖学上通常并不平行。L_4 的终板明显不平行，也呈现椭圆形。**B**，同一患者的前后位图像，C 形臂倾斜以对齐 L_4 的上终板。请注意 L_4 下终板呈现椭圆形，因为椎体的上、下终板在解剖学上通常是不平行。现在，L_5 的终板明显没有对齐，因为它们看起来是椭圆形的。

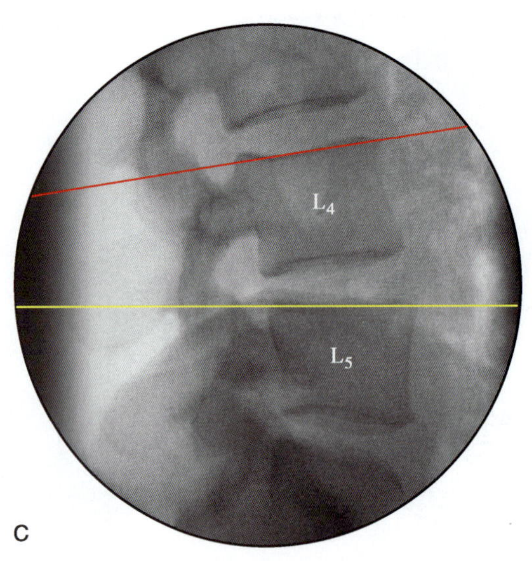

图 3.10（续） C，同一患者的侧位图，黄线代表射线束通过 L_5 上终板的投影（对应图 3.10A），红线代表射线束通过 L_4 上终板的投影（对应图 3.10B）。请注意，要使 L_4 与 L_5 的上终板对齐，必须倾斜 C 形臂。

获得“真实”侧位视图

如上所述，由于正常解剖结构（如脊柱前凸和后凸）、病理结构（如侧弯或旋转脊柱侧凸和畸形）、在手术台上的位置或这些因素的某些组合，使得每个节段不一定与其他节段对齐。为了优化介入操作的效率和安全性，应使用 C 形臂的倾斜和摇摆（旋转）功能来获得目标节段的“真实”侧位视图。

侧位倾斜 C 形臂以优化“真实”侧位视图

C 形臂侧位倾斜 90°，获得“真实”前后位视图。当 C 形臂倾斜无法获得角度时，可能需要侧向旋转手术台。当患者有多个节段需要治疗时，理想情况下应获得每个相应节段的“真实”侧位视图。

对于颈椎，可通过将侧柱对齐来获得“真实”的侧位视图。如果患者俯卧或仰卧，则可使用摇摆功能来实现，可能还需要将 C 形臂或介入手术台倾斜。如果患者处于侧卧位，则可通过头尾倾斜和偶尔的侧位倾斜来实现。有时必须单独对准每个节段（图 3.11；更多讨论请参阅第 4 章）。

对于胸椎，可通过将后肋骨对齐获得“真实”侧位视图。（图 3.12 和表 3.2）。

侧位透视视图是通过将 C 形臂从真实的前后位视图侧向倾斜 90° 所获取的。

对于腰椎，可通过在腰骶交界处重叠骨盆（髂耻骨）线和/或将每个腰椎节段的终板对齐来获得“真实”的侧位视图（图 3.13）。（也可能需要使用摇摆技术，下文将对此进行讨论）。

摇摆 C 形臂，优化”真实”侧位视图

C 形臂影像增强器也可以摇摆，以获得椎板终板对齐的“真实”侧位视图。（这类似于下一节所述的侧卧位的头侧或尾侧倾斜）。此外，C 形臂摇摆功能还可用于在 S_1 水平对齐骨盆（髂耻骨）线。如果患者有多个节段需要治疗，最好每次都能获得相应节段的“真实”侧位视图（图 3.14）。

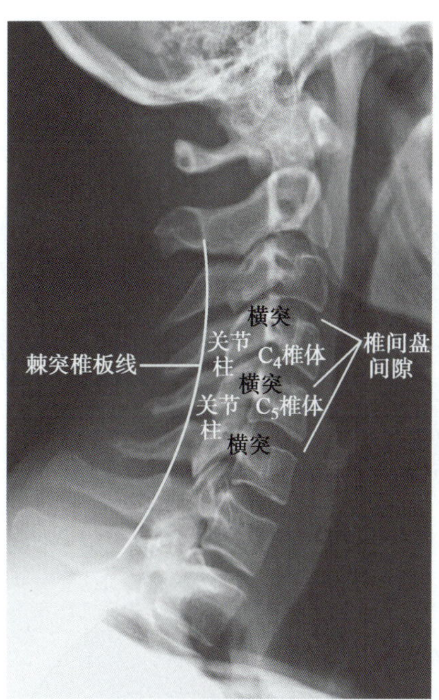

图 3.11　侧位 C 形臂脊柱 X 线透视，C_4 和 C_5 节段水平理想对齐。利用倾斜、摇摆和 / 或患者体位的细微变化来优化目标颈段。C_4 和 C_5 段经过优化，因为它们满足表 3-2 中所示的标准。相反，由于关节柱双边界以及关节柱后缘和棘突椎板线之间的距离减小，C_3、C_6 和 C_7 段不是理想侧向。

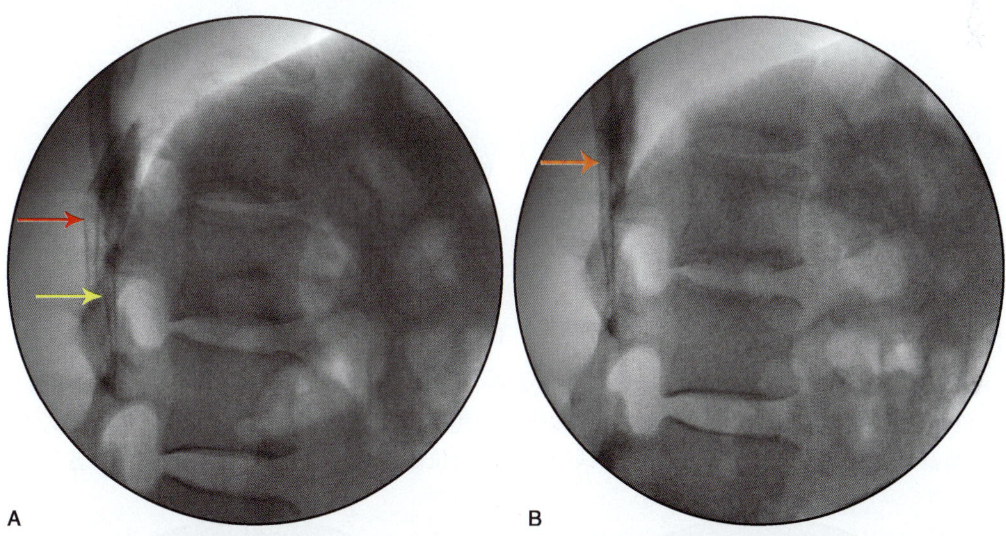

图 3.12　**A**，胸椎的侧位图像。注意棘突椎板线模糊不清，后肋骨（红色和黄色箭头）未重叠。**B**，通过侧位倾斜 C 形臂以重叠后肋骨（橙色箭头）获得的胸椎“真实”侧位图像。

表 3-2　理想的颈椎侧位标准（根据参考文献 4-SIS 指南修改）

- 椎间盘间隙清晰，没有重叠的骨骼阴影。
- 横突（TP）占据椎体（VB）的后上角。
- 关节柱（ArP）是重叠的（无双边界）。
- 关节柱将根管前后宽度细分约一半。
- 关节柱后缘和棘突椎板线之间距离最大。

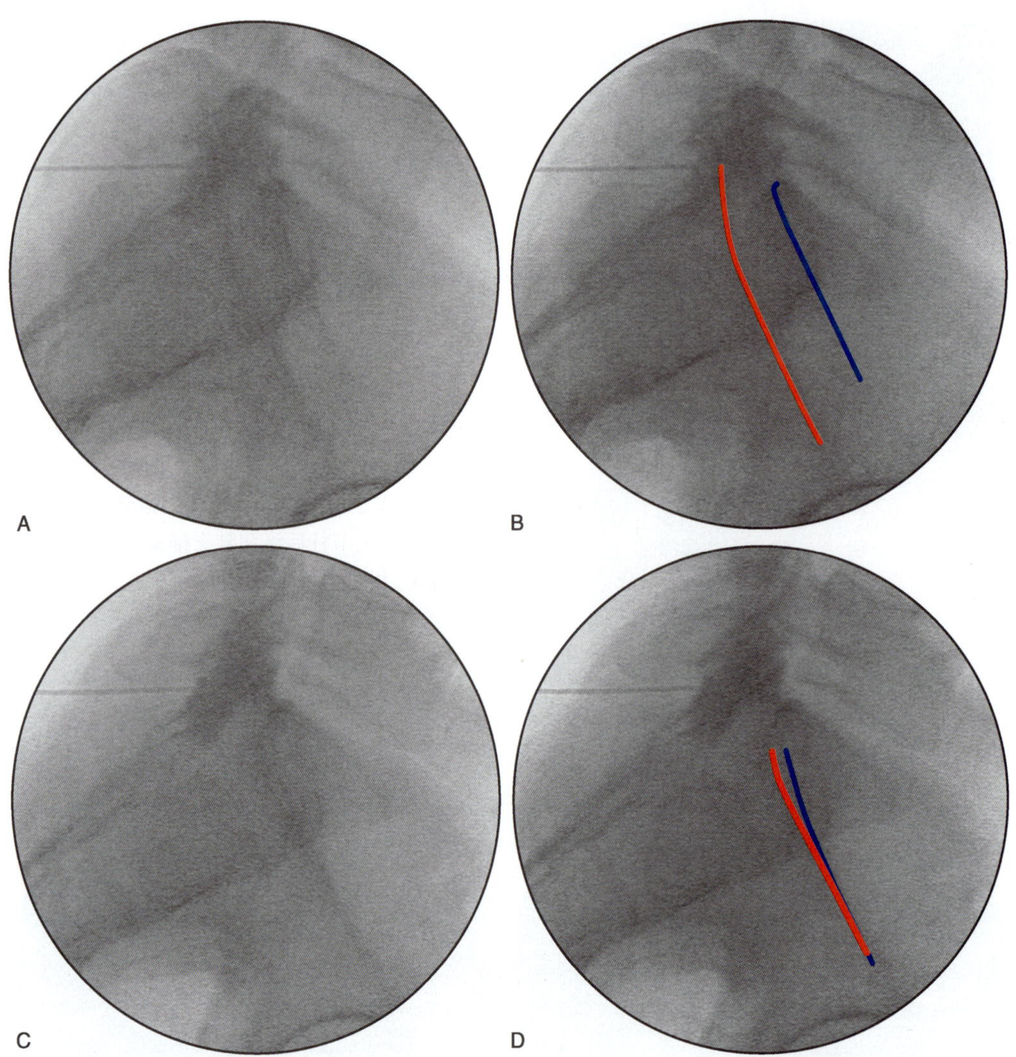

图 3.13 A，脊柱侧凸患者的透视侧位图像，骨盆（髂耻）线未在 S_1 椎段处对齐。B，同一患者的透视侧位图像，骨盆（髂耻）线以红色和蓝色勾勒出轮廓。对于腰椎，通过倾斜更难以确认“真实”侧位图像，因为标志不那么明显。C，在对于同一患者，C 形臂稍微倾斜一点，以获得 S_1 椎段骨盆（髂耻）线的“真实”侧位视图。D，重叠的骨盆（髂耻）线以蓝色和红色表示。

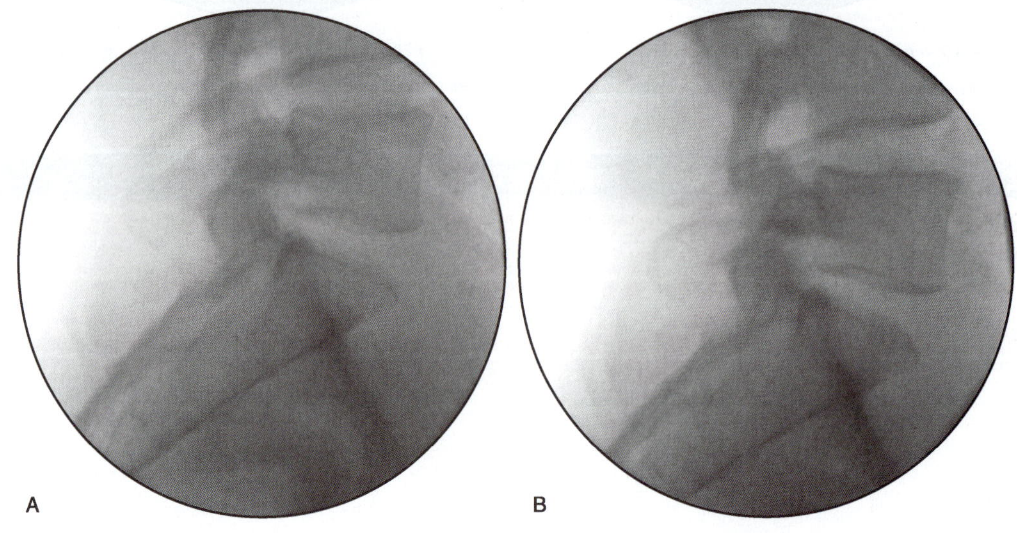

图 3.14 A，左侧脊柱的侧位透视图像，L_5 椎体的上终板和下终板对齐不良。注意 L_5 椎体上、下终板均呈椭圆形，骨盆（骶耻）线并非理想重叠。B，同一患者的侧位透视图像，使用 C 形臂摇摆动作，L_5 上终板优先对齐。在这种情况下，骨盆（骶耻）线的重叠效果理想，尽管不必要。

患者侧卧位

正如上一节提到的，当患者处于侧卧位（即颈椎后内侧支阻滞）时，使用相同的技术来优化 X 线透视图像。然而，当患者处于侧卧位时，C 形臂摇摆操作的效果与患者处于俯卧位或仰卧位时头尾倾斜的效果相同。保持倾斜时，头尾倾斜便成了摇摆操作（表 3.3，图 3.15）。

表 3.3　用于优化结构显现的 C 形臂移动 *

	C 形臂 左-右	C 形臂 头侧-尾侧	C 形臂 第三轴
俯卧或仰卧	倾斜	头尾倾斜	摇摆
侧卧	倾斜	摇摆	头尾倾斜

* 请注意，当患者侧卧时，倾斜和摇摆的使用会发生变化。

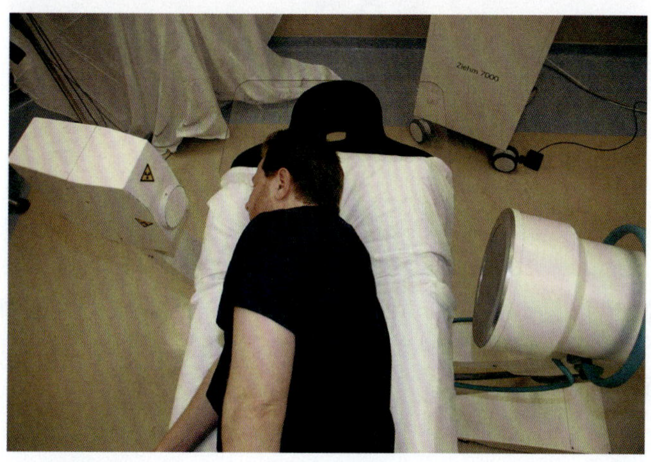

图 3.15　模拟患者侧卧位。请注意，C 形臂相对于患者处于前后位置。顺时针摇摆（如图所示）相当于俯卧位患者的尾侧倾斜（图 3.3B）（参见表 3.3）。

斜位视图

斜位视图可优化不同结构的显现。当我们优化颈椎椎间孔的显现时（瞄准或避开它们），我们会选择椎间孔斜位视图。当我们关注其他结构时，我们会描述同侧或对侧斜位（斜位）视图，这取决于影像增强器相对于结构的位置。

椎间孔斜位（颈椎）视图

除了标准视图（即“真实”的前后位和侧位视图）外，椎间孔斜位视图还提供了一个额外的方位，可用于指导或确认许多颈椎介入操作的进针位置。这些介入操作要么针对椎间孔（经椎间孔注射），要么避开椎间孔（神经切断术）（图 3.16～图 3.19）。无论患者处于仰卧、俯卧或侧卧位，都可以使用该视图。将透视射线束平行于椎间孔的倾斜方向（约 45°），即可获得椎间孔斜位视图。这种未被充分利用的技术可帮助观察颈椎关节突关节或关节柱，否则这些部位可能难以观察到（如被肩部遮挡）。椎间孔斜位视图的关键概念是，无论患者处于何种体位，都要将椎间孔定位在治疗侧的同侧。关节突关节及其相关的脊神经内侧支位于椎间孔的背侧。在图 3.17～图 3.19 中的示例中，模拟介入操作均在左侧进行，因此左侧椎间孔被显示出来。对于颈椎经椎间孔镜介入操作，头尾倾斜用于优化左侧椎间孔的显现。对于颈椎关节突关节介入操作，头尾倾斜用于优化关节突关节和关节柱的显现。

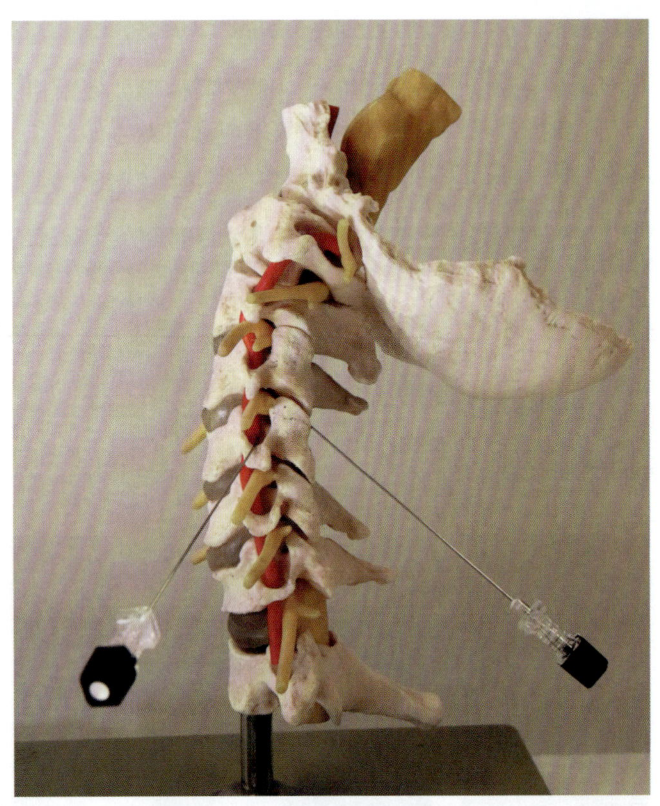

图 3.16　脊柱模型；图片右侧为后方。注意位于后方的左侧关节突关节与位于前方的左侧椎间孔的角度比较。关节突关节向尾部倾斜约 25° 至 35°。椎间孔的角度约为向头部倾斜 45°，同时向尾部倾斜 10° 至 25°。这些决定了理想观察关节突关节或椎间孔所需的头尾倾斜和/或侧位倾斜方向。

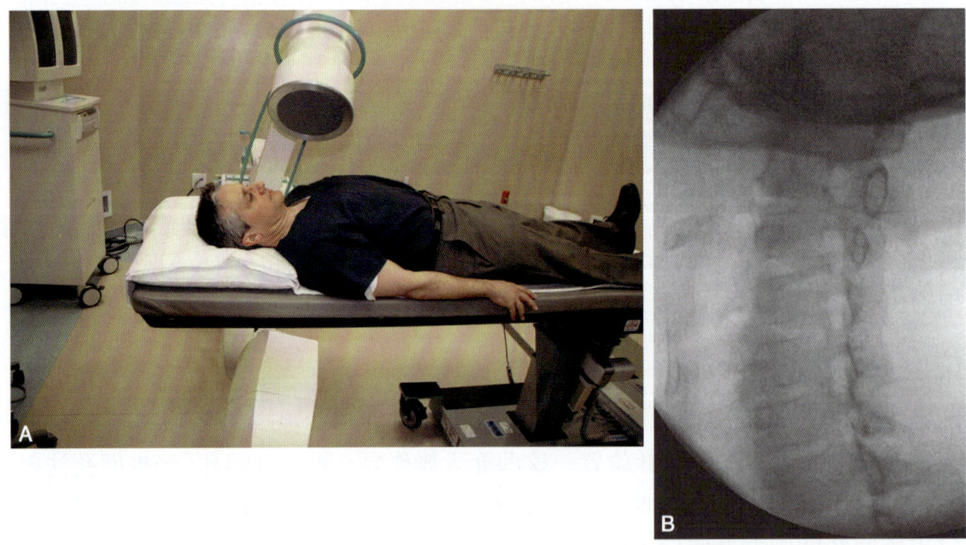

图 3.17　A，模拟患者处于仰卧位，将 C 形臂向同侧方向侧位倾斜 45°，以获得左侧椎间孔斜位视图。与颈椎经椎间孔硬膜外注射类固醇一样，为了优化该椎间孔的斜位视图的显现，影像增强器向尾部方向倾斜。B，与图 3.17A 相对应的透视图像。左侧颈椎椎间孔得到理想显示。该图像将用于颈椎经椎间孔注射。

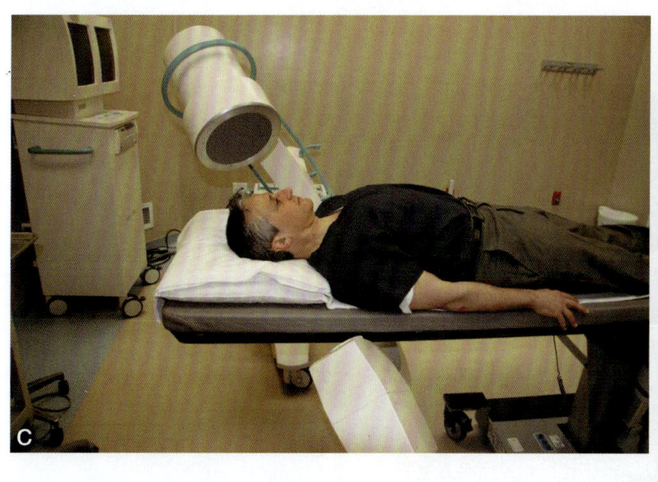

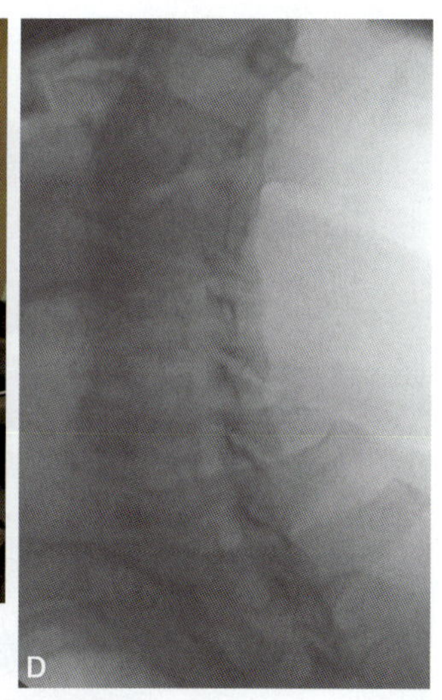

图 3.17（续） **C，**患者取仰卧位，将 C 形臂向同侧方向侧向倾斜 45°，以获得左侧椎间孔斜位视图。为了在该椎孔斜位视图上更好地观察关节突关节和关节柱，影像增强器向头侧倾斜。**D，**与图 3.17C 相对应的透视图像。左侧颈椎关节突关节和对应关节柱得到了理想显示。这种成像可用于颈椎关节突关节内或后内侧支介入操作。请注意，C 形臂相对于患者的设置（C）和透视成像（D）与图 3.18 和图 3.19 相似。

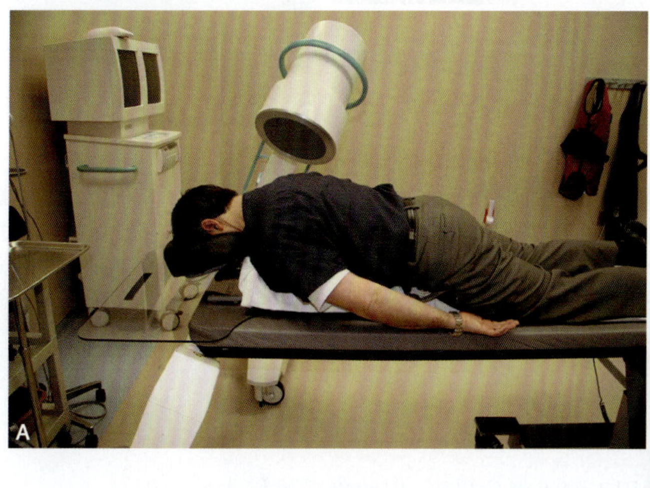

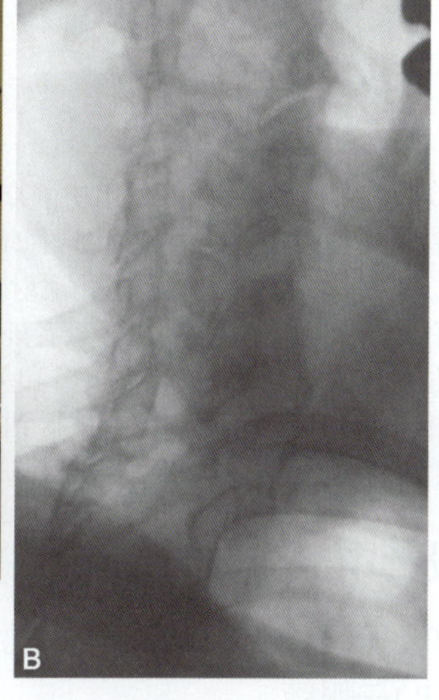

图 3.18　**A，**模拟患者俯卧位，C 形臂向对侧方向侧位倾斜 45°，以观察左侧椎间孔斜位视图。在这张图中，左侧关节突关节是目标（针尖未显示），C 形臂向右侧位倾斜。为了进一步优化左侧关节突关节在该对侧斜位/椎间孔视图中的可见度，影像增强器向尾部倾斜，与关节突关节和关节柱的方向一致。**B，**与图 3.18A 相对应的透视图像。左侧颈椎关节突关节和相关的关节柱得到了理想显示。这种成像可用于颈椎关节突关节内或后内侧支的介入操作。请注意，C 形臂相对于模拟患者的设置（A）和透视成像（B）与图 3.17 和图 3.19 中的相似。由于颈椎经椎间孔注射不采用俯卧位，因此我们没有展示俯卧位椎间孔斜位视图中椎间孔的理想显现效果。

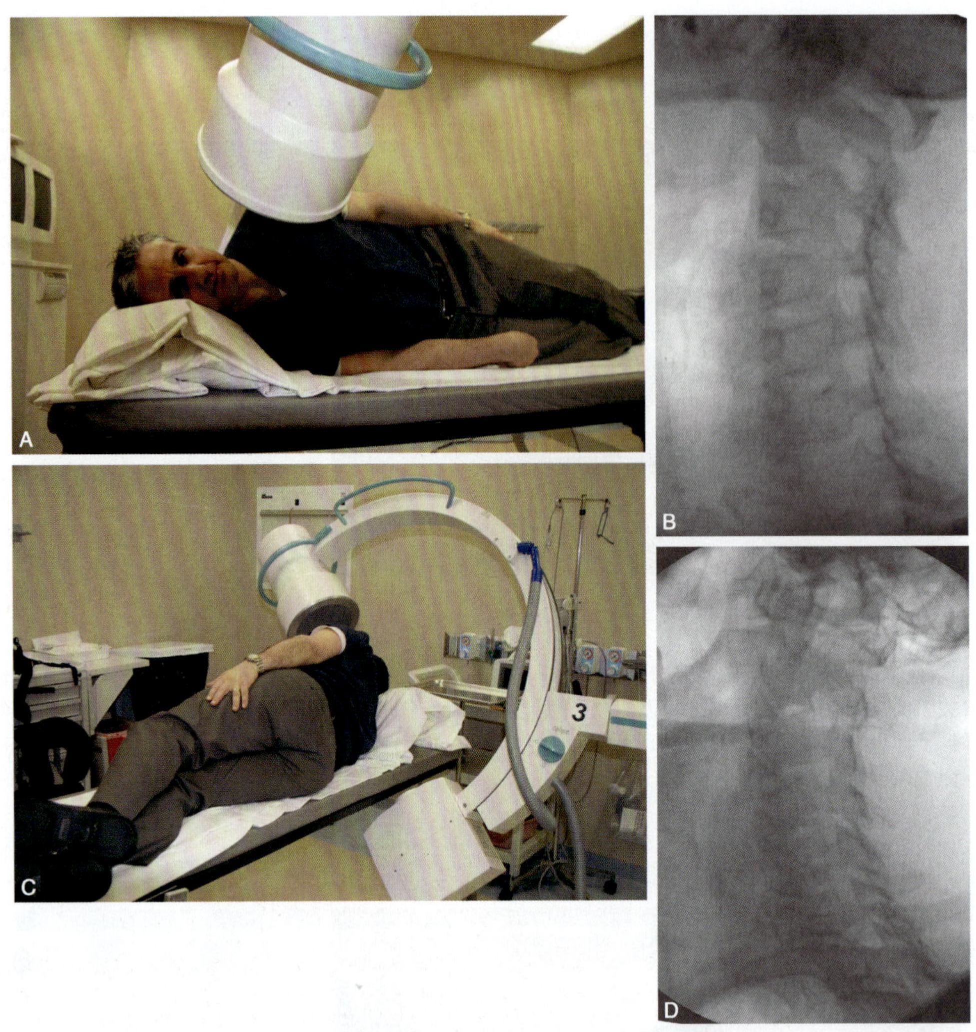

图 3.19　A，模拟患者处于右侧卧位用于治疗左侧，C 形臂向同侧侧位倾斜 45°，以获得左侧椎间孔斜位视图。为了进一步优化椎间孔斜位视图中椎间孔的显现，影像增强器向尾部方向倾斜。B，对应于图 3.19A 的透视图像。左侧颈椎间孔的显现效果理想。该成像可用于颈椎椎间孔注射，然而，这只是为了可以理想地显示椎间孔，我们不建议将这种患者体位用于颈椎经椎间孔硬膜外类固醇注射。C，患者处于右侧卧位，C 形臂向同侧侧位倾斜 45°，以获得左侧椎间孔斜位视图。为了优化同侧斜位 / 椎间孔视图中关节突关节和关节柱的显现，影像增强器可向头侧方向倾斜。D，对应于图 3.19C 的透视图像。左侧颈椎关节突关节和对应关节柱得到理想显现。该成像将用于颈椎关节突关节内或后内侧支介入操作。请注意，C 形臂相对于患者的设置（C）和 X 线透视机成像（D）与图 3.17 和图 3.18 中的类似。

腰椎斜投影中的“苏格兰狗”

图 3.20 展示了“苏格兰狗”，它经常用于腰椎斜位投影，以协助腰椎标志的识别。

- 椎弓根（P）—眼睛
- 横突（TP）—鼻子
- 峡部（PI）—颈部
- 下关节突（I 前后）—前腿和后腿
- 上关节突（S 前后）—耳
- 棘突（SP）—尾部
- 椎板—身体

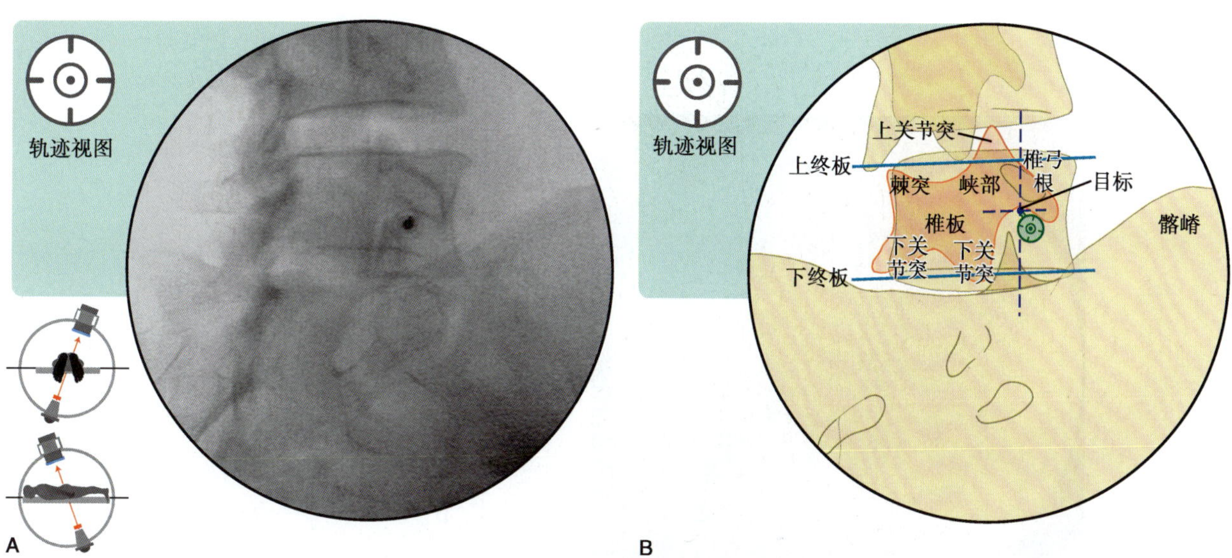

图3.20 腰椎斜位投影中的"苏格兰狗"，用于帮助识别透视腰椎标志。A，经椎间孔硬膜外类固醇注射针尖到位的透视图像（见第13章）。B，用"苏格兰狗"方式来识别相应的不透射线结构。请注意腰椎解剖标志是如何形成"苏格兰狗"轮廓和眼睛；横突（TP）—鼻子，峡部（PI）—脖子，下关节突（IAP）—前腿和后腿，上关节突（SAP）—耳朵，棘突（SP）—尾部，椎板（Lam）—身体，椎弓根（P）—眼睛。

对侧斜位视图显现椎板的腹侧

最好地观察到棘突椎板线是在侧位视图下。侧位视图可观察到椎板和棘突相交的交界处，但不能显示椎板的腹面，因为在该视图中椎板腹面被椎板本体所遮挡。在斜位视图中，可以看到椎板的横截面，显得密集且呈均匀的椭圆形。在该视图下可以清楚地看到每个椎板的腹侧和背侧皮质（图3.21～图3.24）。"真实"的斜位视图要求椎板的背侧和腹侧皮质密度相同（等密度）。腹侧椎板间线是连接椎板腹侧的一条线，背侧硬膜外间隙位于其正前方（图3.21）。

该视图主要用于腰椎、胸椎和颈椎椎板间硬膜外类固醇注射（ESIs）和脊髓电刺激电极的置入（见第12、18、20、25和26章）。图3.22、图3.23和图3.24分别显示了颈椎、胸椎和腰椎的斜位视图。

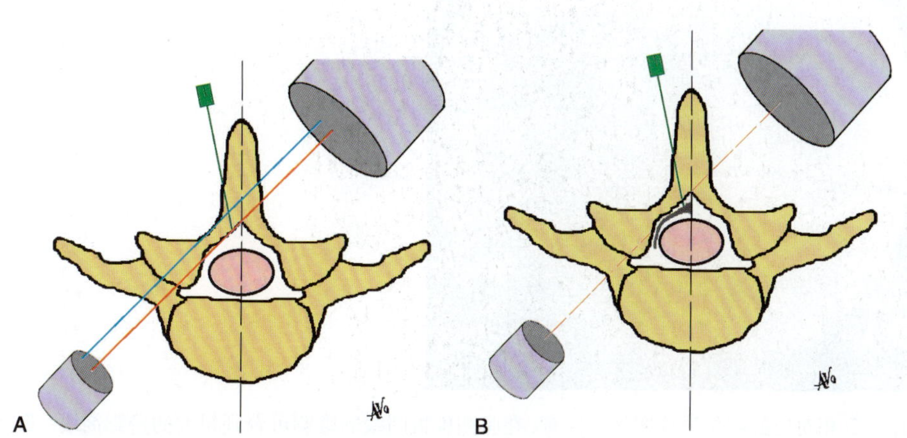

图3.21 A，在脊柱节段轴向视图下模拟椎板间硬膜外类固醇注射。C形臂斜置于针尖的对侧。椎间孔内的椭圆形代表脊髓和/或下降神经根周围的硬膜囊。透视射线束垂直于穿刺针，平行于对侧椎板，包括其腹侧（红线）。连接相邻腹侧椎板的线代表腹侧椎板间线（VILL）。蓝线代表椎板的背侧。B，小心地将针尖推进到腹侧椎板间线和黄韧带（图中未显示）之外的硬膜外腔。在针尖一侧的硬膜外腔可看到造影剂扩散（灰色），可以看到一条粗大的造影剂线。

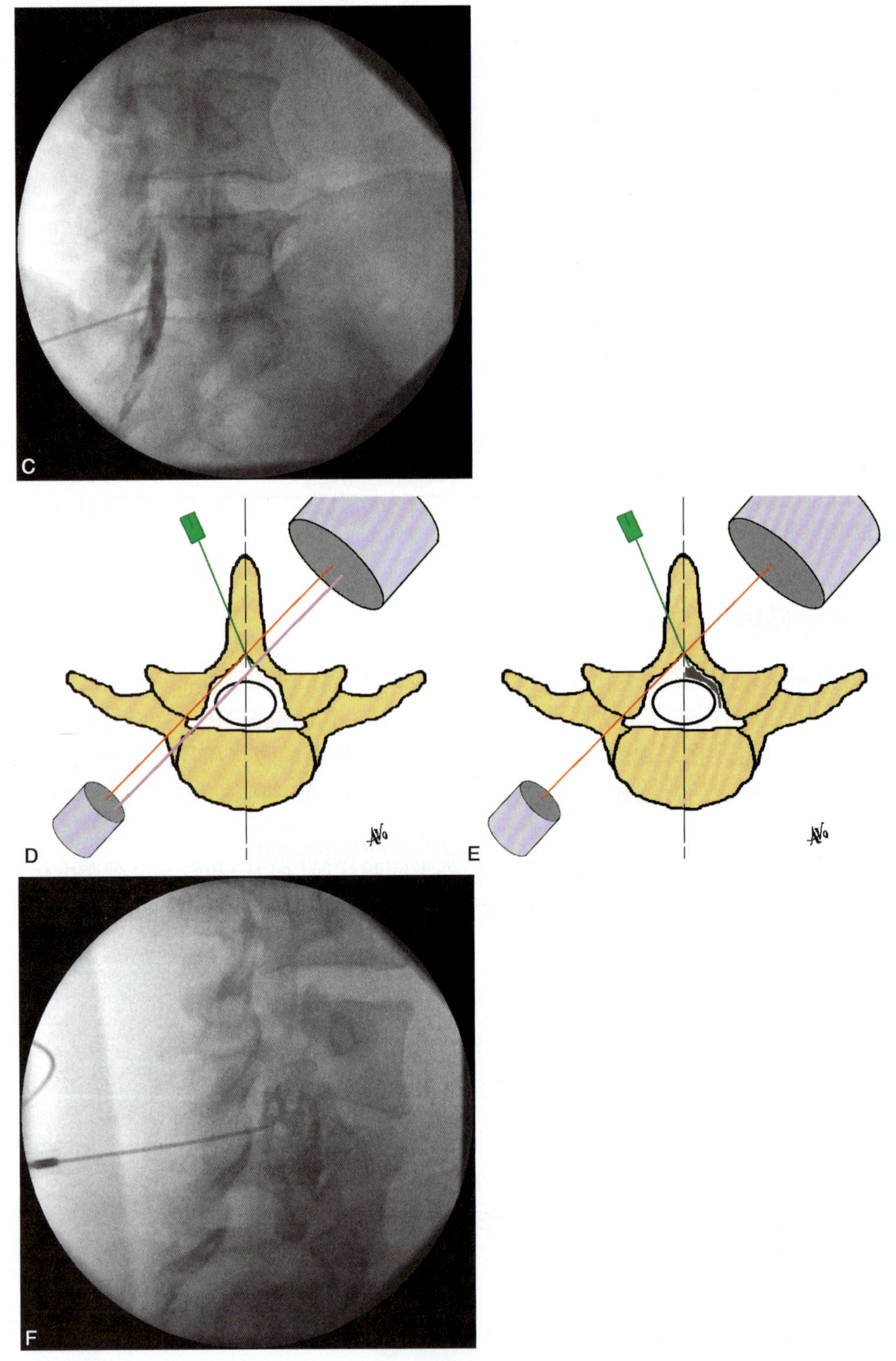

图 3.21（续） C，与 B 相对应的斜位透视图像。注意，在腹侧椎板间线的腹侧可看到粗大的造影剂线。D，如果针尖越过中线（无论是有意还是无意的），预示着也会越过可视的对侧腹侧椎板间线。但在这种情况下，可能会出现相对于腹侧椎板间线（红线）“过深”的情况。紫色线代表针尖的深度。E，针尖已穿过中线，造影剂扩散到穿刺针对面的硬膜外腔。可以看到无定形的造影剂显影。F，与 E 相对应的斜位透视下，注意在腹侧椎板间线的腹侧看到的无定形造影剂显影模式。在第 12 章（腰椎）、第 20 章（胸椎）和第 25 章（颈椎）可见更多椎板间硬膜外透视图像和造影剂显影模式。

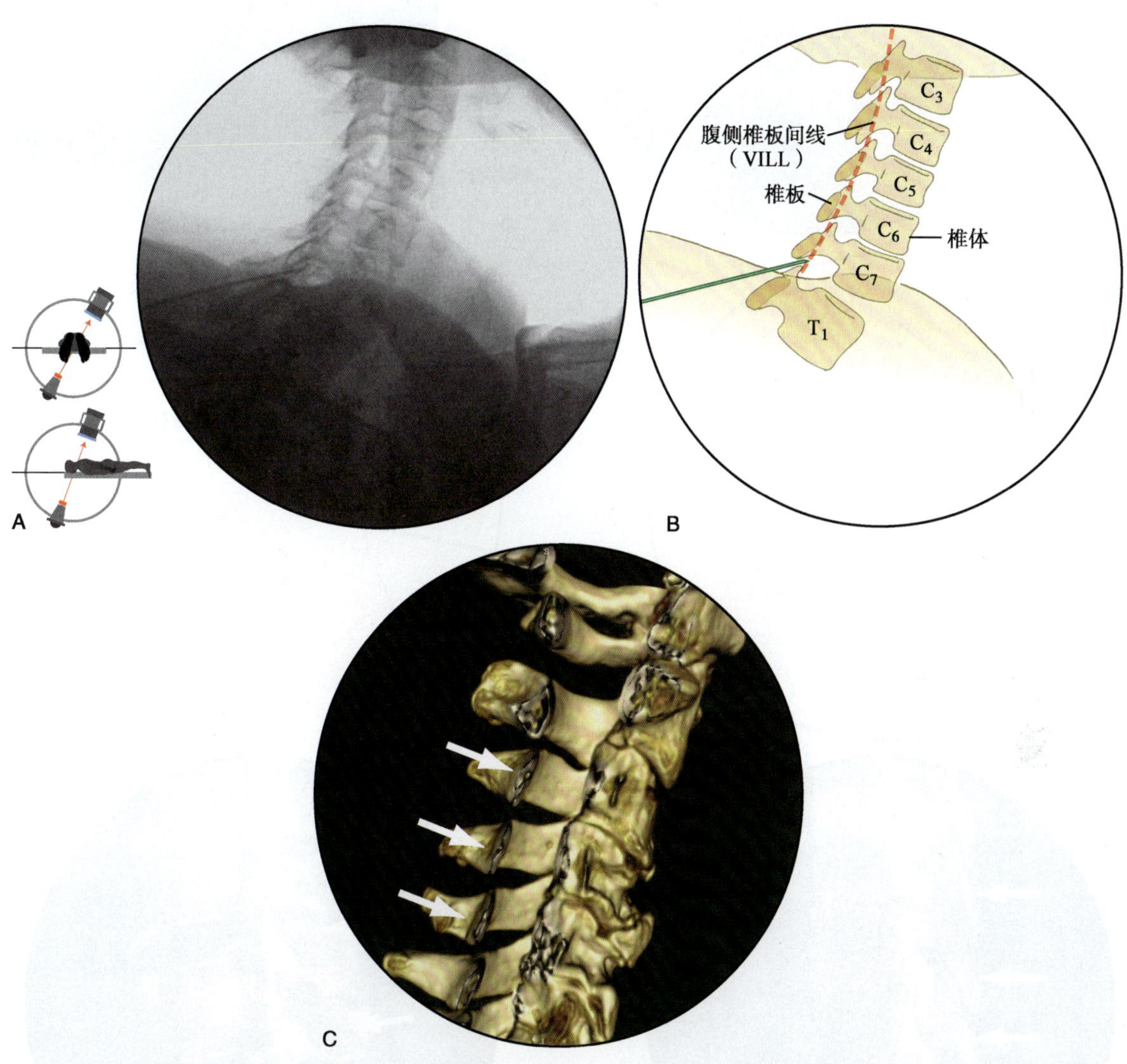

图 3.22 A，C_7～T_1 椎板间硬膜外类固醇注射时颈椎的对侧斜位透视视图。B，图 3.22A 中显示颈椎不透射线结构示意图。勾勒出的椭圆形结构代表椎板。注意穿刺针、椎板和腹侧椎板间线的关系。C，颈椎切面的 CT 扫描重建图。对侧斜位透视视图（图 3.22A）中显示的椭圆形椎板与 CT 扫描重建图中的椎板横截面（箭头）相对应。

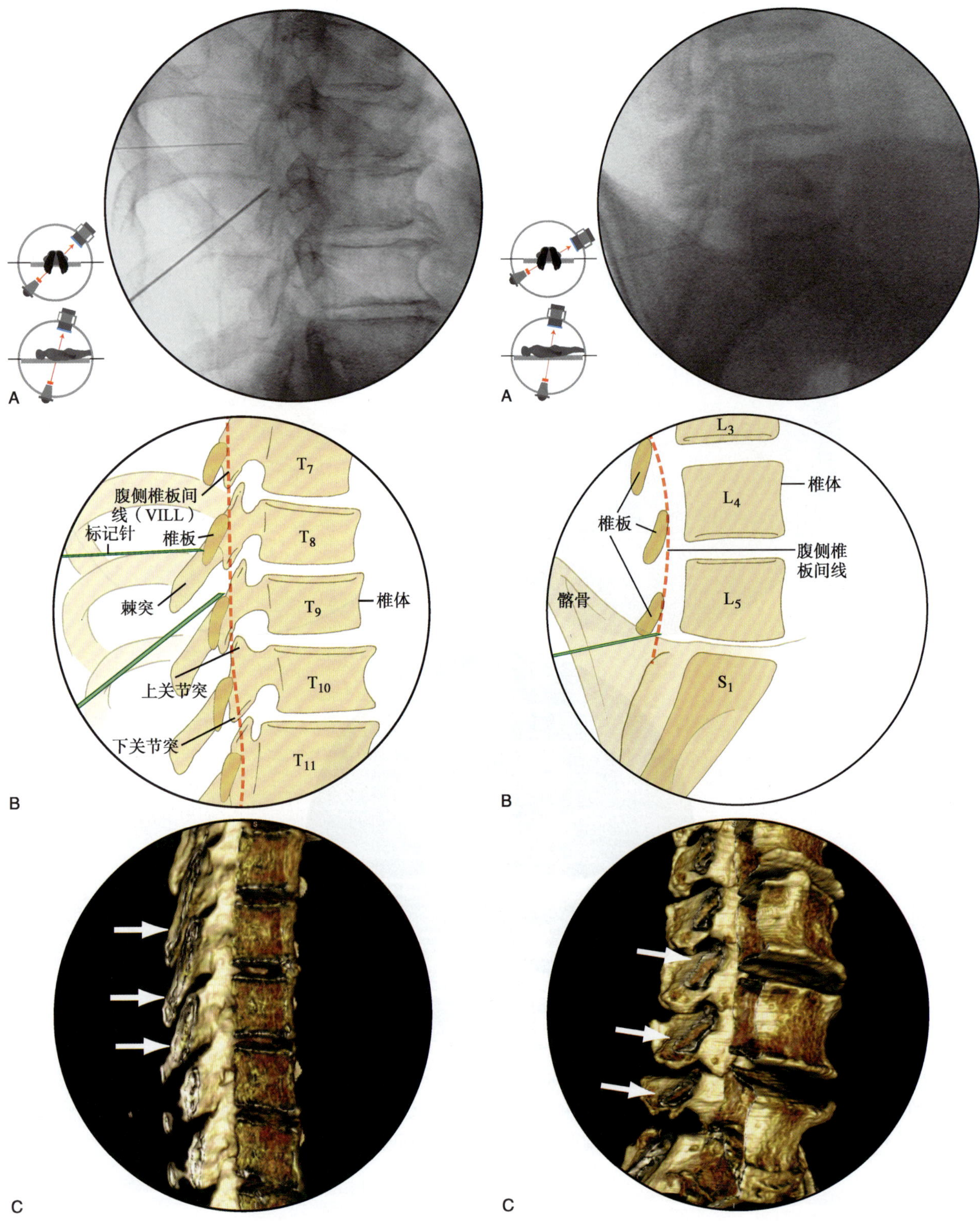

图 3.23　A，T_8～T_9 椎板间硬膜外类固醇注射时胸椎的对侧斜位透视视图。B，图 3.23A 中显示胸椎不透射线结构示意图。勾勒出的椭圆形结构代表椎板。注意穿刺针、椎板和腹侧椎板间线的关系。C，胸椎切面的 CT 断层扫描重建图。对侧斜位视透视图（图 3.23A）中显示的椭圆形椎板与 CT 扫描重建图中的椎板横截面相对应（箭头）。

图 3.24　A，L_5～S_1 椎间隙硬膜外类固醇注射时的腰骶部对侧斜位透视视图。B，图 3.24A 中显示腰骶部不透射线结构示意图。深色椭圆形结构代表椎板。请注意穿刺针、椎板和腹侧椎板间线的关系。C，腰椎切开后的 CT 扫描重建图。对侧斜位透视视图（图 3.24A）中显示的椭圆形椎板与 CT 重建图中的椎板横截面（箭头）相对应。

对侧斜位视图与侧位视图

大多数透视介入操作都采用多维视图。对于通常需要前后位和侧位视图的介入操作（例如，颈椎、胸椎和腰椎椎板间硬膜外类固醇注射以及颈椎和胸腰椎脊髓电刺激术），与传统的侧位视图相比，斜位视图具有明显的优势。

斜位视图能更好地观察到所需的解剖结构，通常比侧位或前后位视图的观察效果更好。在颈椎侧位视图中，下位颈椎节段可能会被肩部遮挡。在腰椎侧视图中，腰椎节段可能会被软组织遮挡。在胸椎前后位视图中，上、下椎板之间的间隙往往难以观察到。在所有这些情况下，斜位视图通常都能改善目标的可视性。

在侧位视图下，如果穿刺针的投影不在正中线上，针尖可能会看起来过深。在这种情况下，介入医生可以调整穿刺针方向、重新开始或使用斜位视图。

当针尖投影偏离中线时，斜位视图能更准确地将针尖与椎板腹侧关联起来，如使用旁侧方法进行椎板间硬膜外类固醇注射时（图 3.24）。值得注意的是，“真实”的斜位视图要求椎板的背侧和腹侧骨皮质的密度相同（等密度）。

在斜位视图中，如果穿刺针投影偏离中线，针尖似乎过深，但仍未到达目标部位。介入医生可将 C 形臂向对侧进一步倾斜，针尖似乎向后方移动到椎板的腹侧。如果穿刺针穿过中线位置，斜位视图上的针尖也会出现过深的假象。在这种情况下，介入医生可以将 C 形臂向针体一侧（远离针尖）的同侧倾斜，这样再次准确显示针尖与（现在的）对侧椎板腹侧的关联。

如果介入医生在前后位或侧位视图中难以识别或进入椎板间隙，斜位视图下可以显示针尖接近（或接触）上或下椎板间隙，同时还能提供清晰针刺深度的视觉反馈，从而有助于避免对患者造成不必要的针刺损伤。

优化穿刺轨迹

一旦脊柱节段确认和透视轨迹视图优化后，我们就会沿着透视射线束的轨迹（“沿着射线束”），将穿刺针穿过消毒和麻醉过的皮肤。如果穿刺针与这一轨迹不平行，图像将无法达到理想效果，需要在进一步推进穿刺针前校正穿刺轨迹（图 3.25）。

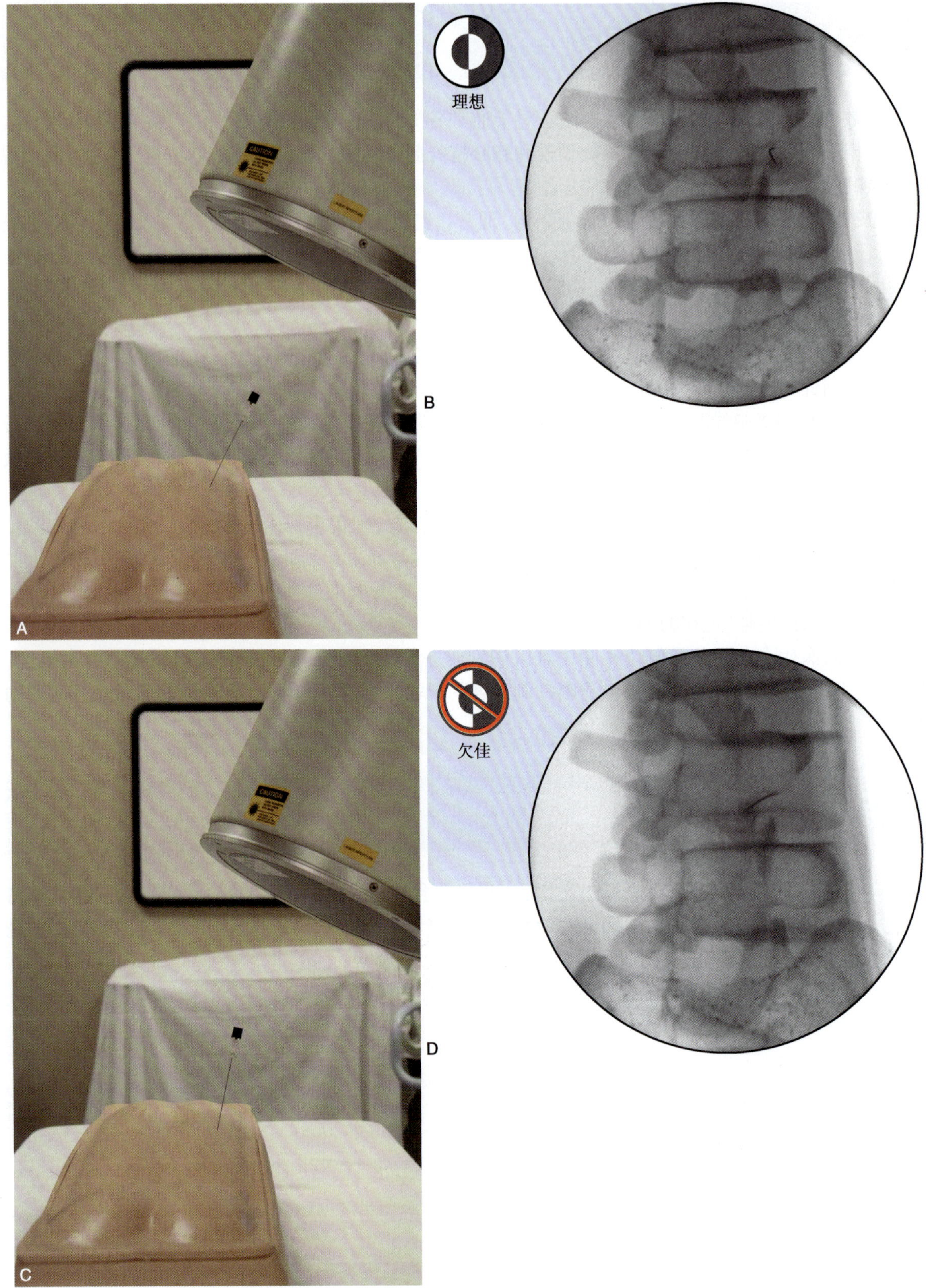

图 3.25　A，该图像显示，在模拟腰椎间孔硬膜外类固醇注射过程中，穿刺针轨迹与 C 形臂平行或“沿着射线束”。B，对应于图 3.25A 的透视图像。穿刺针轨迹朝向要到达的右侧 L_4 椎间孔空间与 C 形臂轨迹平行。注意针轴几乎看不见，因为它的方向与射线束平行。C，该图像显示穿刺针轨迹与 C 形臂不平行或“沿着射线束”。请注意，针毂相对于射线束向左倾斜。D，对应于图 3.25C 的透视图像。尽管初始针尖位于模拟的右侧 L_4 经椎间孔间隙，但如果不进行校正，该路径将导致针到达的目标点与预期目标点太远。请注意，针轴比在图 3.25B 中观察到的更明显，因为针的方向不平行于 C 形臂。

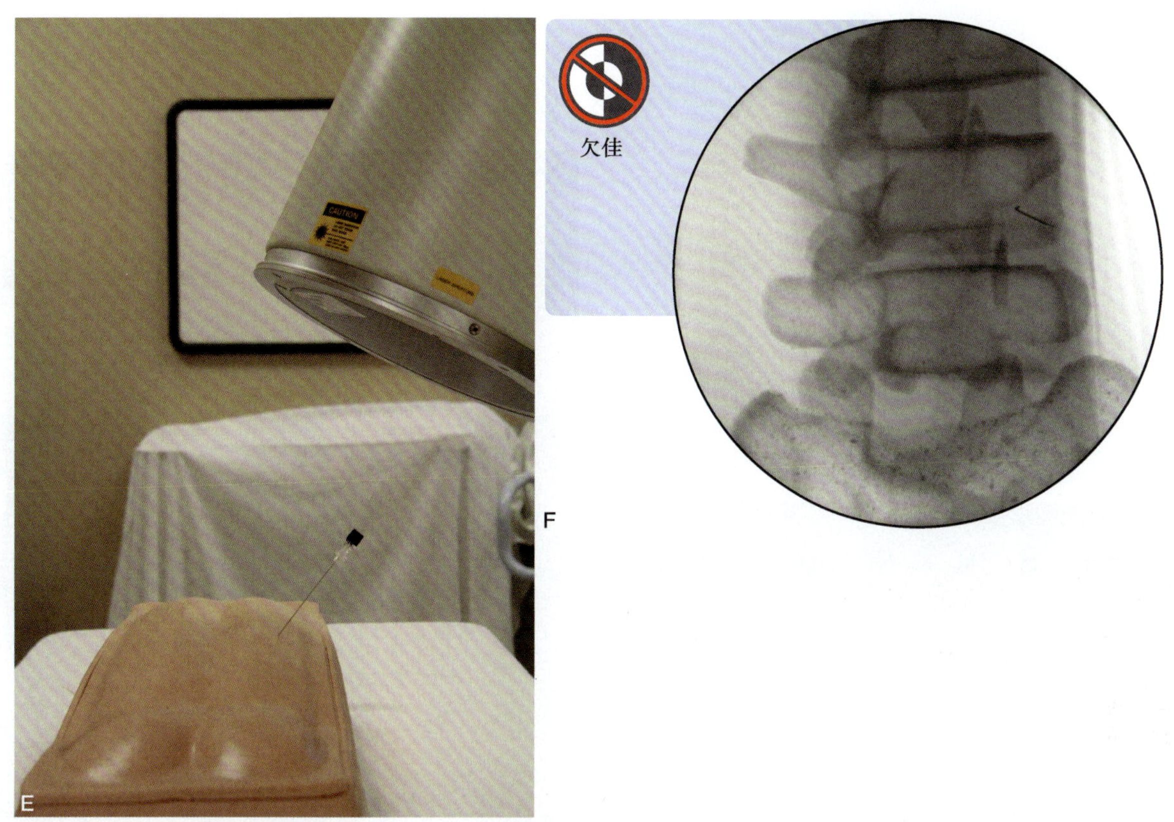

图 3.25（续） E，该图像显示针轨迹与 C 形臂不平行或“沿着射线束”。请注意，针毂相对于梁向右倾斜。F，对应于图 3.25E 的透视图像。尽管最初的针尖位于右侧 L_4 经椎间孔间隙，但如果不进行校正，该路径将导致目的地太靠内侧，要么接触骨结构（椎弓根、椎骨、椎板或 Z 形关节），要么存在硬膜下/鞘内穿透的风险。请注意，针轴比在图 3.25B 中观察到的更明显，因为针的方向不平行于射线束。

视差

视差被定义为由于不正确的视角而导致的物体位置、大小或形状的明显（但不是真实的）变化（图 3.26）。因此，视差是 X 线透视图像上物体的扭曲显示。视差的危险在于透视图像可能会歪曲解剖结构或针的真实位置。通过将感兴趣的对象（目标）放置在屏幕中心可以最小化视差。使用屏幕中间的目标有助于对齐图像。如图 3.26B 所示，X 线透视技术射线束从球管传播到影像增强器时呈锥形。射线束中间的物体看起来是“沿着射线束”，而边缘的物体由于边缘上的射线束角度而显得扭曲（图 3.27）。

放大

放大倍数增加了 X 线透视图像中所呈现的结构的表观尺寸。有两种实现放大的方法：电子放大和几何放大。电子放大是 C 形臂上的一项功能，可以通过控制面板启动。在许多 C 形臂上，电子放大会增加发射的辐射并减少细节。相反，几何放大倍数与结构距球管和影像增强器的距离有关。当影像增强器移近结构时（球管远离结构），视野增加，结构放大程度降低（图 3.26D）。当球管靠近结构时，视野会减小，结构会显得更加放大（图 3.26C）。由于距离球管更近，进入皮肤剂量和散射变得更大，从而增加了患者的辐射剂量并降低了图像质量。

“调整”斜位视图以获取理想穿刺轨迹

正如本书第 1 章所述，大多数介入操作通常不提供具体的角度。每个患者、每个节段，通常每侧的解剖结构都不相同。解剖结构决定了初始 C 形臂设置，而设置又决定了穿刺轨迹。不过，在某些情况下（如颈椎硬膜外类固醇注射的斜位和腰椎射频的同侧斜位透视），我们可能会建议一些起始角度。

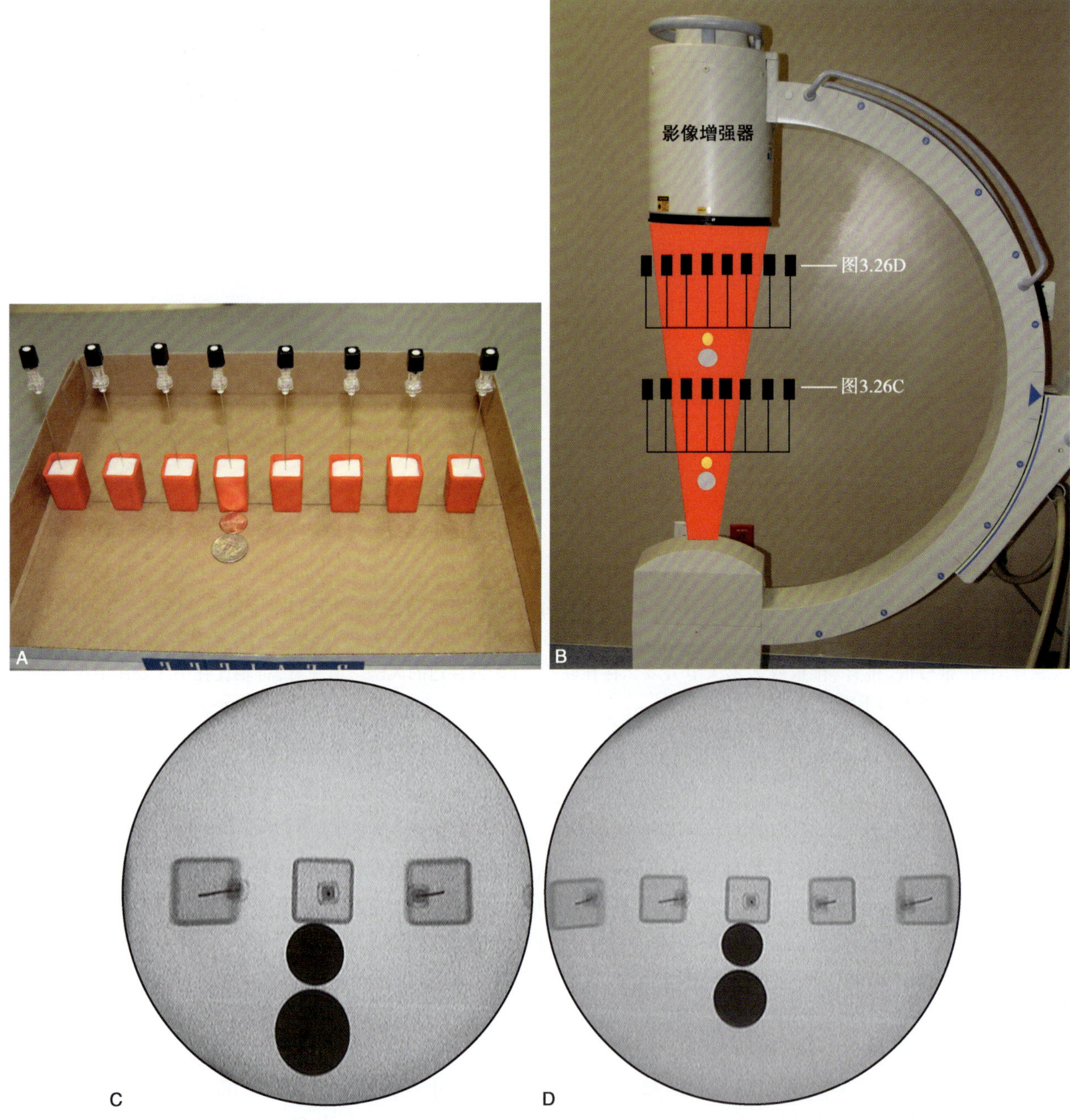

图 3.26　A，用于演示视差和放大倍率的八针模型。请注意，针彼此平行。显示 1 便士（铜）和 25 美分（银）以供尺寸参考。B，从球管到影像增强器（ImInt）的锥形 X 线透视技术射线束（红色）。八根针（黑色）和硬币（1 便士铜币、25 美分银币）的绘制也显示出当这些物体接近较大直径的影像增强器时放大倍数较小。请注意，只有中心的针和硬币仍然直接"沿着射线束"。C，同一模型的透视图像，如图 3.26A 所示。屏幕中央的指针出现在"射线束下方"，并显示适当的轨迹视图。然而，屏幕边缘处的针似乎与面向屏幕中部的针毂成一定角度接近，而实际上针和针毂都是彼此平行的。D，影像增强器和模型现在更接近，因此红色射线束中捕获了更多的针。由于可以看到更多的针，因此模型的 X 线透视图像的放大程度较小。此外，屏幕边缘处的针看起来与面向屏幕中部的针毂成一定角度接近，而实际上针和针毂都是彼此平行的。请注意，相对于图 3.26C 中的硬币，硬币的图像更小（放大程度较小）。

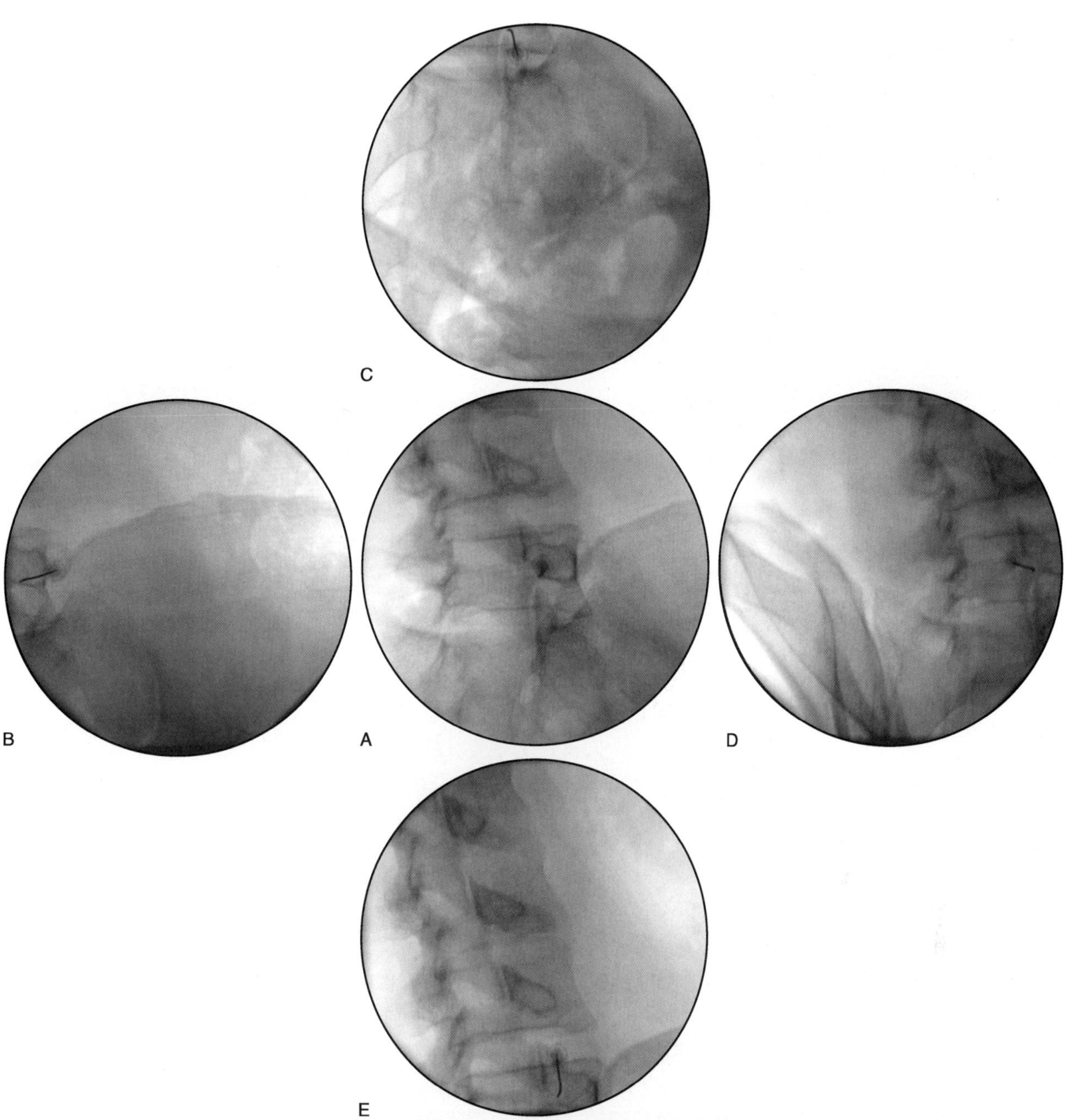

图 3.27　工作环境位于 X 线透视技术射线束中心(A)和每个边缘(B-E)的 X 线透视技术图像。请注意，每张照片都是通过仅相对于针平移 C 形臂而拍摄的，而没有改变 C 形臂的倾斜或倾斜方向。没有调整针位置。由于视差，针看起来从不同的角度接近患者。当针位于屏幕中心(A)时，成像最准确。

当介入医生试图规划理想的穿刺轨迹时，解剖对线的变化(如脊柱的前凸、后凸和畸形)可能给介入医生带来挑战。虽然在前后位视图中可以观察到理想图像，但当 C 形臂处于斜位视图时，该图像可能会欠佳。对解剖几何的了解将有助于介入医生安全、高效地获得理想轨迹视图，从而避免不必要的辐射照射，缩短患者的介入操作时间。

虽然很简单，但重要的是要了解头尾倾斜影像增强器会增加斜位视图下进针轨迹的头侧或尾侧矢量。对于脊柱侧弯患者，在斜位视图中接受轨迹视图的介入操作(即后内侧支阻滞、经椎间孔硬膜外类固醇注射和关节突关节注射)，理想的前后位视图可能无法显示到达目标的理想轨迹。可能需要额外的头倾或尾倾来补偿脊柱侧弯(图 3.28)。因而，获得理想轨迹视图所需的头尾倾斜和侧位倾斜不仅因节段而异，且因左右侧而异。

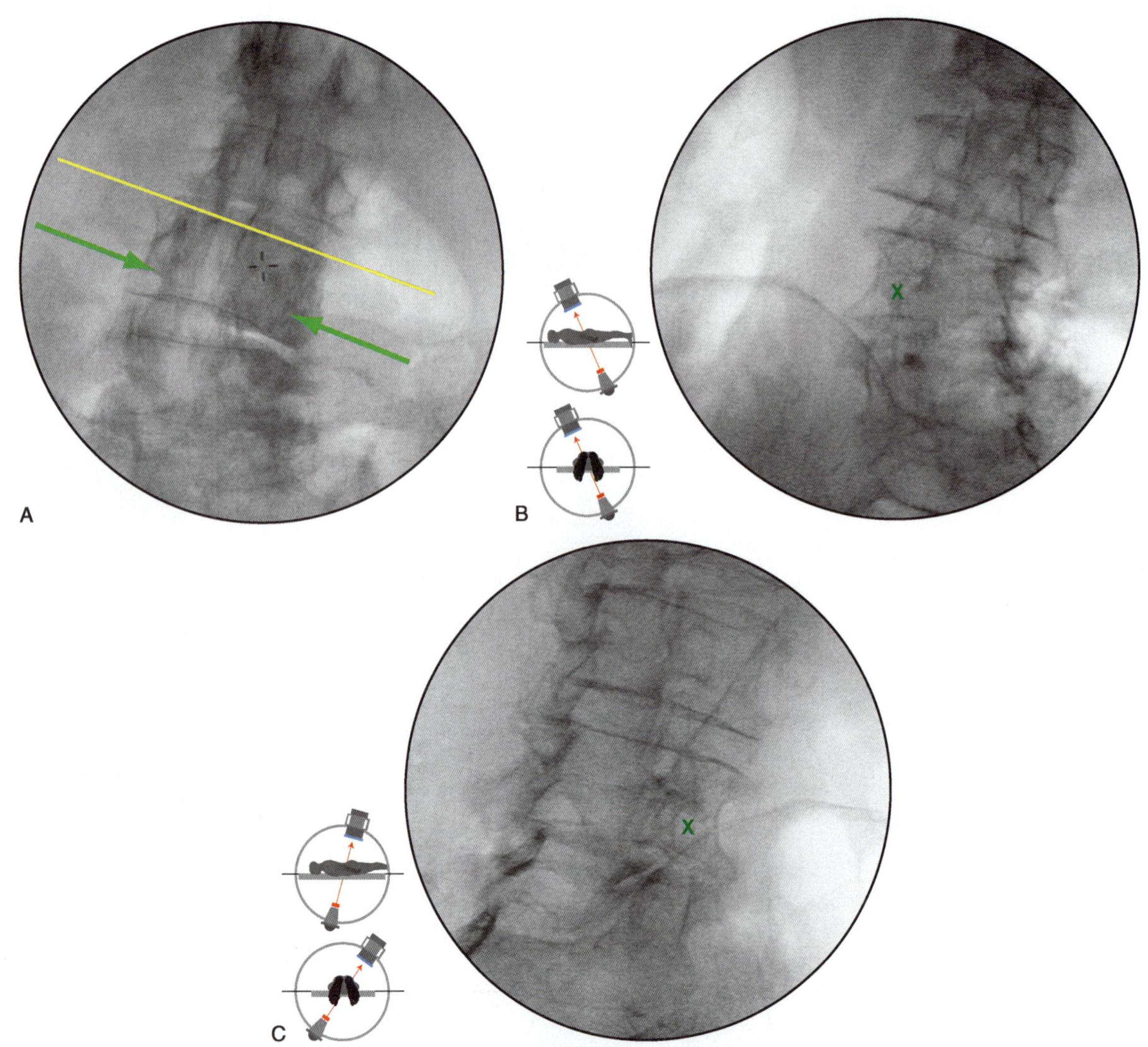

图 3.28　A，一例脊柱侧弯的前后位视图。黄线位于 L_4 上终板水平。绿色箭头表示使用斜位轨迹视图进行介入操作时的最终目标位置。请注意，每一侧的角度都不同，因此需要在各自的轨迹视图中采用独特的头尾倾斜和侧位倾斜。B 和 C，解剖决定 C 形臂初始设置。一名脊柱侧弯患者的斜视透视图像，绿色" X" 为轨迹目标，相关的头尾倾斜和侧位倾斜图标。B 图中的影像增强器侧位倾斜角度较小，向头部倾斜较多，而 C 图中的影像增强器使侧位倾斜角度较大，向尾侧倾斜较多。

区分重叠的浅表与深部或双侧结构

以下技术之一可用于区分重叠的浅表、深部、双侧结构：

1. 将 C 形臂向一个方向略微侧位倾斜，最靠近影像增强器的结构将朝相反方向旋转（图 3.29）。请注意，在进行需要区分同侧和对侧（或背侧和腹侧）结构的介入操作时，可以使用此技术（例如，颈椎后内侧支阻滞、经外侧入路的颈椎关节突关节内注射、经外侧入路的髋关节注射和骶髂关节注射）。

2. 当双侧结构相同时，可将其重叠在一起，医生就不必加以区分，如在侧位投影下观察到的颈椎关节突关节。

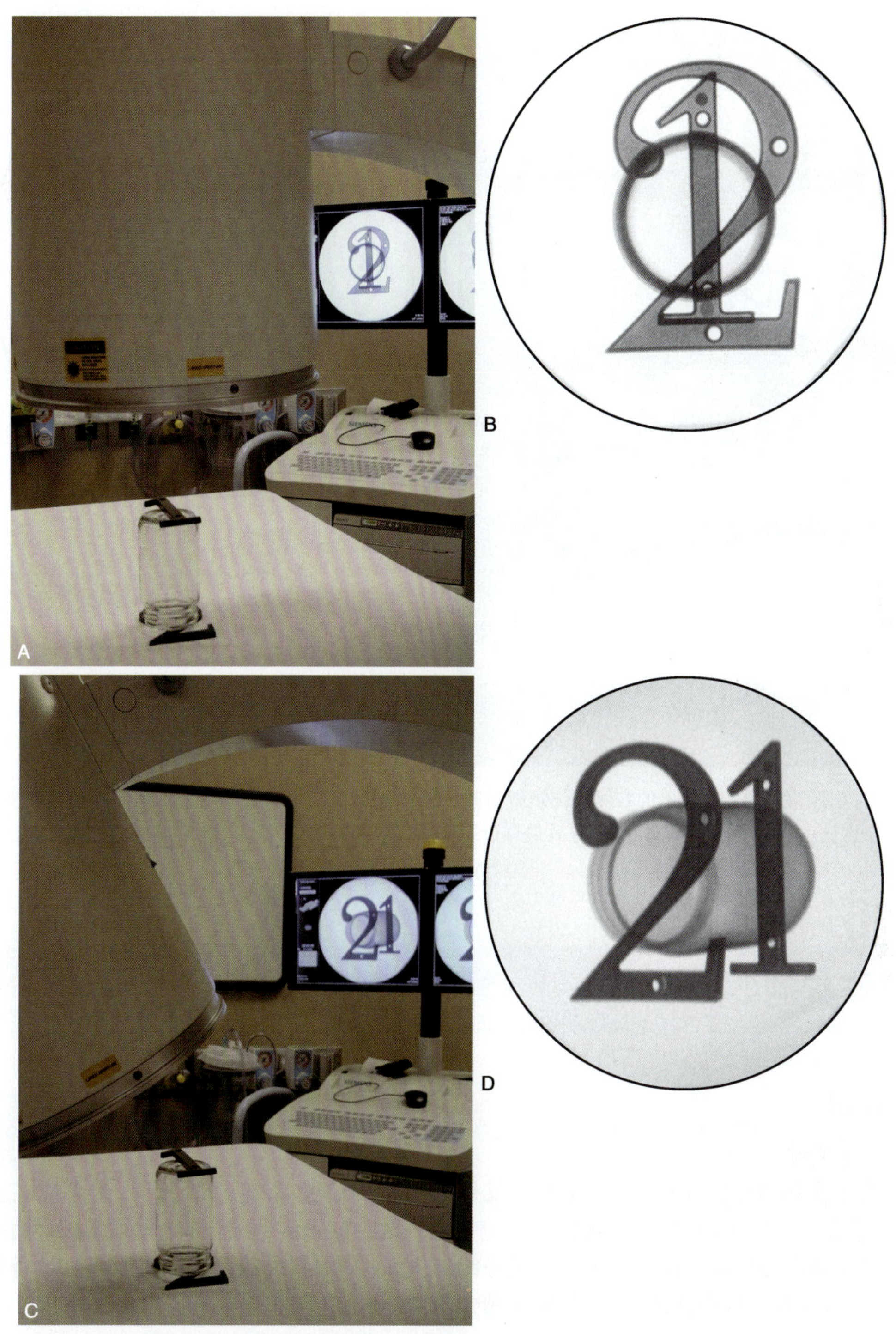

图 3.29　**A，**C 形臂前后对准两个大小相等的物体（即上面的数字 1，下面的数字 2），这两个物体重叠在一起，中间有一个玻璃瓶。**B，**与图 3.29A 相对应的透视前后位图像，显示两个物体重叠在一起。请注意，两个数字大小相等；但是，因为数字 1 更靠近影像增强器，它看上去较小（放大倍数较低）。**C，**C 形臂左侧侧位倾斜对准两个物体。**D，**与图 3.29C 相对应的两个物体的斜位透视视图。请注意，C 形臂朝一个方向（左侧）斜向排列，会导致最靠近影像增强器的物体（1 号）朝相反方向（右侧）移动。

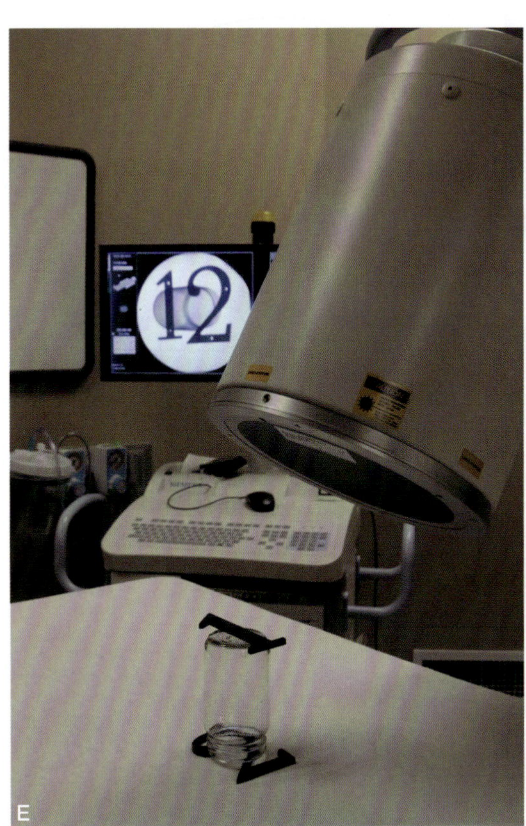

图 3.29(续) E，C 形臂在两个物体上的右侧侧位倾斜对齐。F，与图 3.29E 相对应的两个物体的斜位透视视图。请注意，当 C 形臂向一个方向（右侧）侧位倾斜对准，会导致最靠近影像增强器的物体（1 号）向相反方向（左侧）移动。

介入操作其他要点

优化工作环境

初始设置是关键！

这包括将工作环境设置在理想位置（不仅仅是 C 形臂的位置）。理想情况下，患者应在介入医生的前方，C 形臂应在介入医生的对侧，透视监视器应在介入医生能够看到的位置（无须笨拙地将头转过来）。我们还建议将无菌设备托盘放在介入医生的优势侧。例如，惯用右手的介入医生应将其设备托盘放在右侧，以防止在介入操作过程中交叉放置，污染无菌介入操作区域（图 3.30）。

双侧和多节段介入操作

双侧和/或多节段介入操作可能需要同时或按顺序放置多根穿刺针（如后内侧支阻滞/神经切断术、关节突关节注射）。因此，错误的进针顺序可能会影响介入操作视野。例如，如果患者平躺着时头偏向左侧，右利手的介入医生建议按照以下顺序放置穿刺针：从头侧到尾侧，从右侧到左侧（图 3.31 和图 3.32），从而将穿刺污染或自伤的风险降至最低。

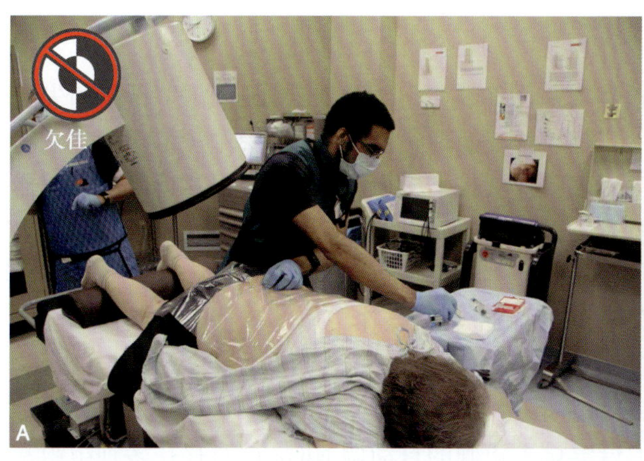

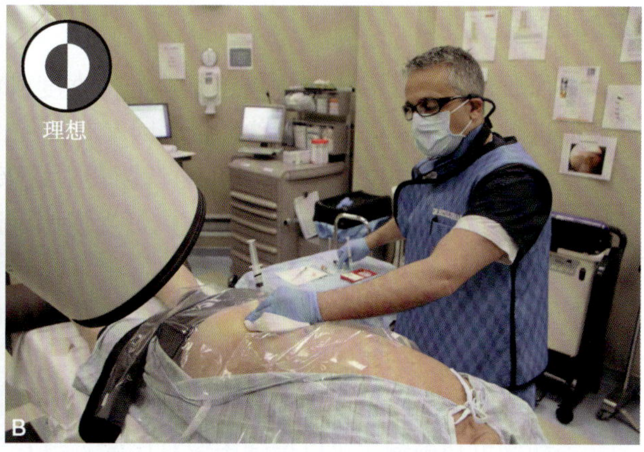

图 3.30　A，一位缺乏经验的惯用右手介入医生正在越过去拿左侧（非主导）一侧的物品。这样做可能需要笨拙地重新定位身体，并有自伤（例如针刺）或污染无菌物品的风险。B，经验丰富的惯用右手的介入医生会向右侧伸手拿东西，而不必笨拙地重新定位身体或交叉双臂，从而保证患者和自己的安全，并尽可能提高介入操作效率。

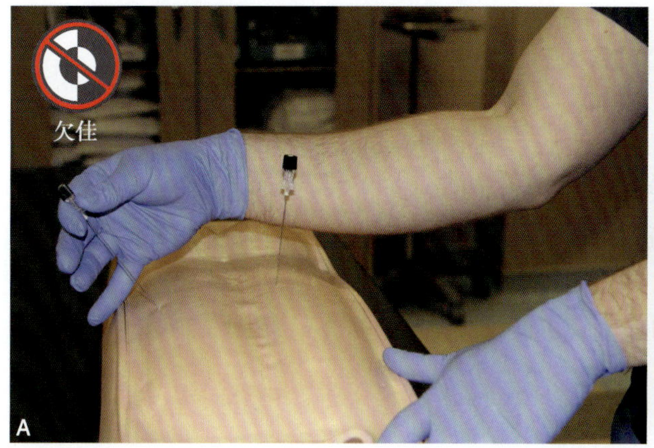

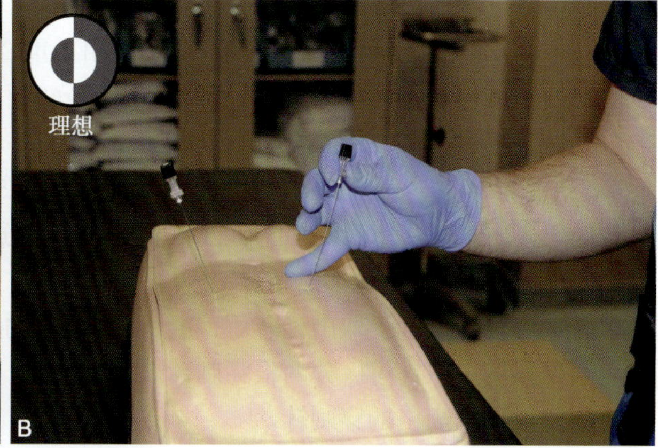

图 3.31　由惯用右手的介入医生执行双侧介入操作的图像，模拟患者的头部朝向图片的底部。A，介入医生将第一根针放在患者左侧，然后伸手过去将第二根针放置在患者的右侧。按照这个顺序，介入医生必须在最初放置的左针周围工作，这可能更具挑战性，并且可能污染无菌介入操作区域。B，介入医生将第一根针放置在模拟患者的右侧，然后将第二根针放置在患者的左侧。按照这个顺序，介入医生受到的挑战较小，并且避免污染无菌介入操作区域。

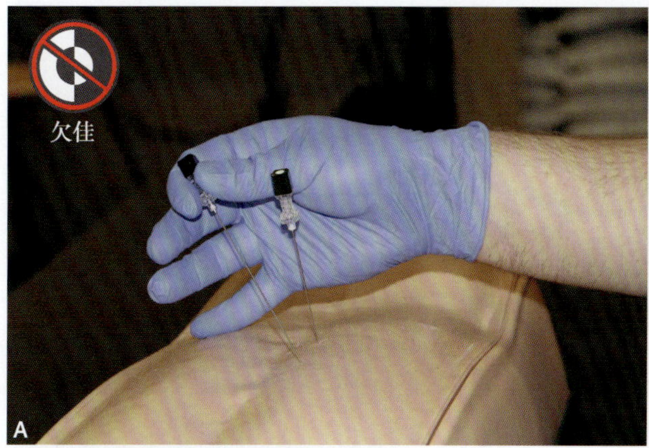

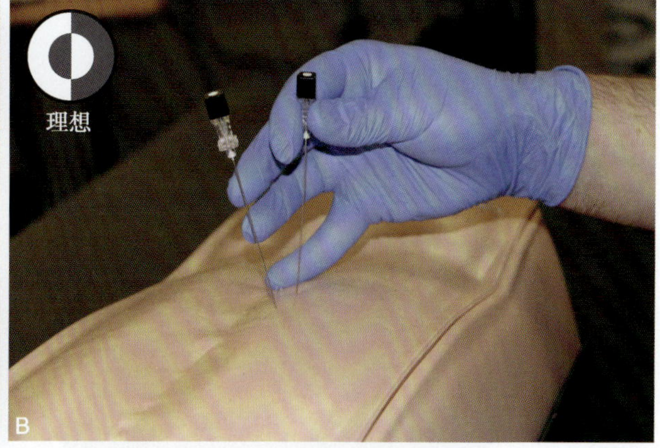

图 3.32　由惯用右手的介入医生执行的单侧多层次介入操作的图像，模拟患者的头部朝向图片的底端。A，介入医生将第一根针放置在尾侧，然后到达头侧放置第二根针。按照这个顺序，介入医生增加了在放置的针周围工作，多了不必要的潜在挑战，并且可能污染无菌介入操作区域。B，介入医生放置第一根针，然后向尾侧移动以放置第二根针。按照这个顺序，介入医生将避免在放置的针周围工作以及可能污染无菌介入操作区域，减少了不必要的挑战。请注意，对于双边多级介入操作，我们建议在转到左侧之前先在右侧执行相同的顺序。

提高图像质量

图像质量是指透视图像上解剖结构的保真度或精确度。图像质量可根据细节、对比度、噪点和失真等特征进行定性描述。决定图像质量的因素有多种，如图像制作/处理、主体因素和操作技术。可优化图像质量的技术因素包括（但不限于）：移除阻碍射线束的解剖结构、校准，将患者放置在更靠近影像增强器的位置、尽量减少患者的移动、调暗室内灯光或调整监视器上的对比度设置、使用手动曝光以及使用放大倍率。

物理移除阻挡目标的解剖结构对介入操作非常有用，如在颈椎介入操作中肩部遮挡下位颈椎节段或对侧膝关节遮挡所关注的膝关节（图 3.33）。

校准可以提高图像质量，减少患者和操作者受到的辐射量（图 3.34）。

手动调节功率输出可以增强图像对比度。当 C 形臂尝试不正确的自动调节时，这对存在多种组织密度的区域（如肠道气体）非常有用（原书表述，不理解）。自动调节设置有助于在屏幕上显示所有结构，但并不总能最优显示所关注的结构（图 3.35）。

重叠穿刺针的分离

为了在双侧介入操作过程中更好地观察相互重叠的穿刺针：

- 摇摆技术可很好将两个穿刺针分离并加以区分（图 3.36）。
- 右侧穿刺针可将凹口置于头侧（即斜面向上/向下弯曲），左侧穿刺针可将凹口置于尾侧（即斜面向下/向上弯曲）。若使用的是弯针，则可将右针的凹口朝向头侧（即斜面朝下/弯曲朝上），左针的凹口朝向尾侧（即斜面朝下/弯曲朝上），以帮助区分。这样在侧位视图下就可以区分穿刺针之间的重叠（图 3.37）。
- 将其中一根穿刺针上取出针芯后，它会比带针芯的穿刺针更能透过射线（更透亮）（图 3.37）。
- 一次仅移动一根针可区分两根穿刺针。
- 使用两种不同规格的穿刺针。

通过位移来识别所关注的穿刺针

在采用多根穿刺针的介入操作时（如多个后内侧支阻滞），可能会因邻近穿刺针的存在而导致针尖视线受阻。只需移开邻近的针毂，就能看到所关注的针尖（图 3.38 和图 3.39）。

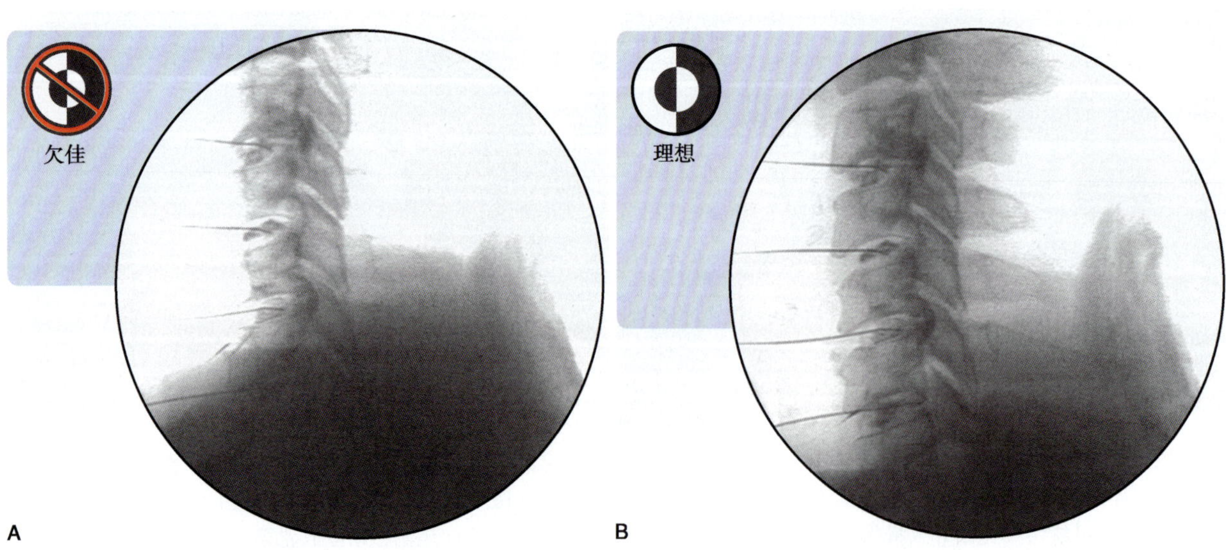

图 3.33　**A**，颈椎间盘造影期间的透视侧位图像。请注意，肩膀遮挡了下颈段和最下方的针。**B**，当肩膀放松并向下方拉动时，图像改善，可以看到下颈段和最下方的针。

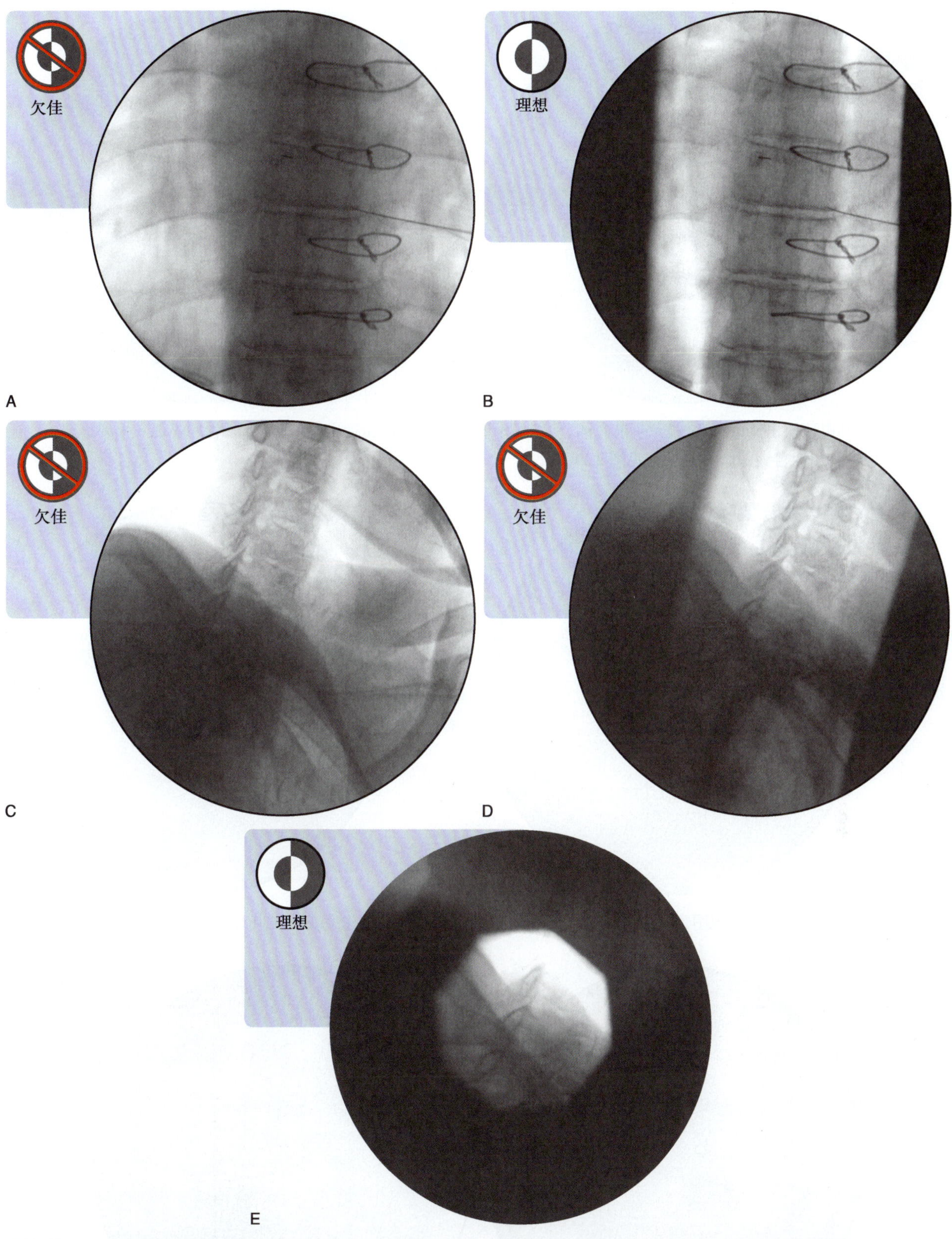

图 3.34　**A，** 无校准的透视图像。请注意，由于肺野和脊柱具有不同的密度，因此感兴趣的胸部目标的显现效果很差。**B，** 校准透视图像。请注意，可以更好地看到感兴趣的目标。通过校准和缩小可视区域，X 线透视技术的自动对比度功能提高了图像质量。该技术还减少了直接辐射和散射辐射。**C，** 透视 C_7～T_1 硬膜外类固醇注射（IL-ESI）对侧斜位（CLO）图像，无校准。针和目标的可视性很差。**D，** 具有线性校准的透视 C_7～T_1 硬膜外类固醇注射对侧斜位图像。由于组织密度不同，仅线性校准并不能充分改善这种情况下的针和目标显现。**E，** 具有虹膜（圆形）校准的 X 线 C_7～T_1 硬膜外类固醇注射对侧斜位图像，显示针和目标显现的显著改善。

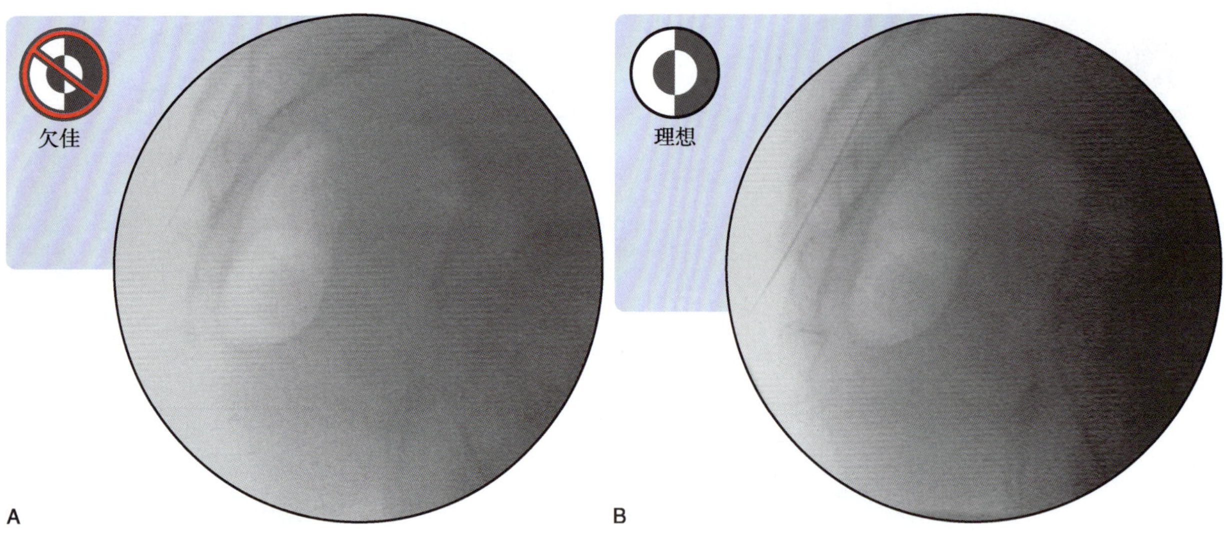

图 3.35 A，高电压输出。请注意，显示了前髋部，但未显示骶骨。B，低电压输出。请注意，骶骨的显现效果要好得多。通过校准可以进一步改善该图像（未显示；见图 3.34）。

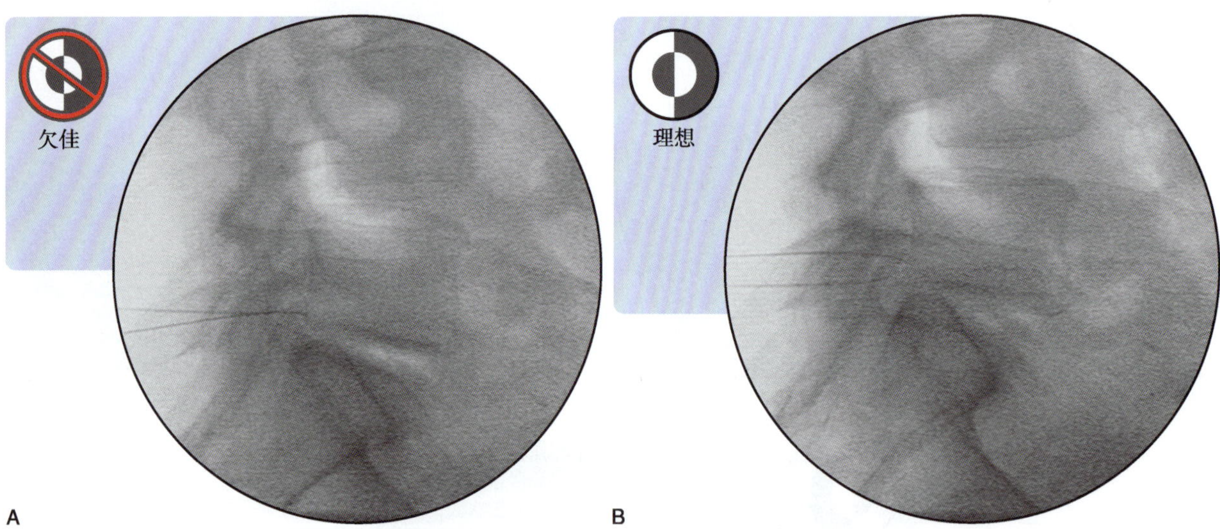

图 3.36 A，侧位透视图，两根针叠加。B，侧位透视图，使用摇摆操作改变射线束对准后，两个针尖分开。

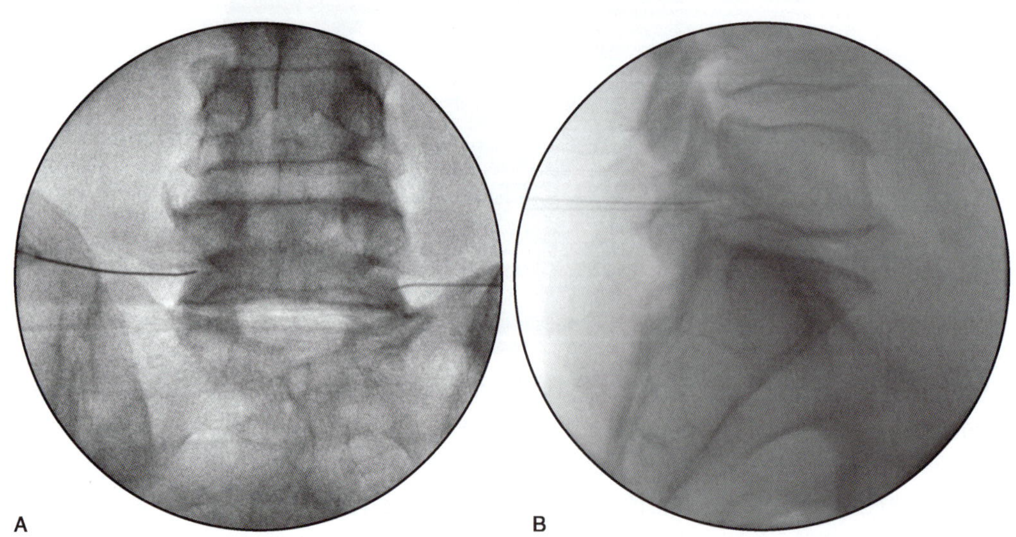

图 3.37 A，X 线透视技术前后位视图，右针向下弯曲，针芯已移除，左针向上弯曲，针芯在穿刺针内。B，侧位透视图，右侧未带针芯的针向下弯曲，左侧带针芯的针向上弯曲，以区分右侧针和左侧针。

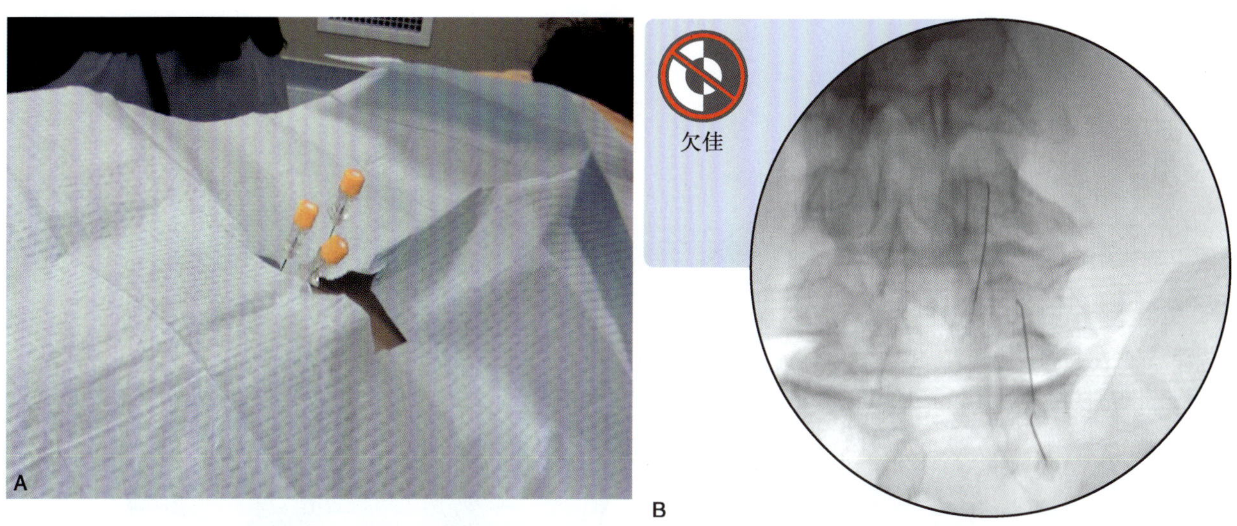

图 3.38　A，L_3 和 L_4 后内侧支及 L_5 背侧支阻滞的三针到位情况。B，相应的透视图像，以 L_5 背侧支为目标的针尖（底部）被 L_4（中间）针毂阻挡。以 L_4 后内侧支为目标的针毂阻挡了 L_5 的针尖。

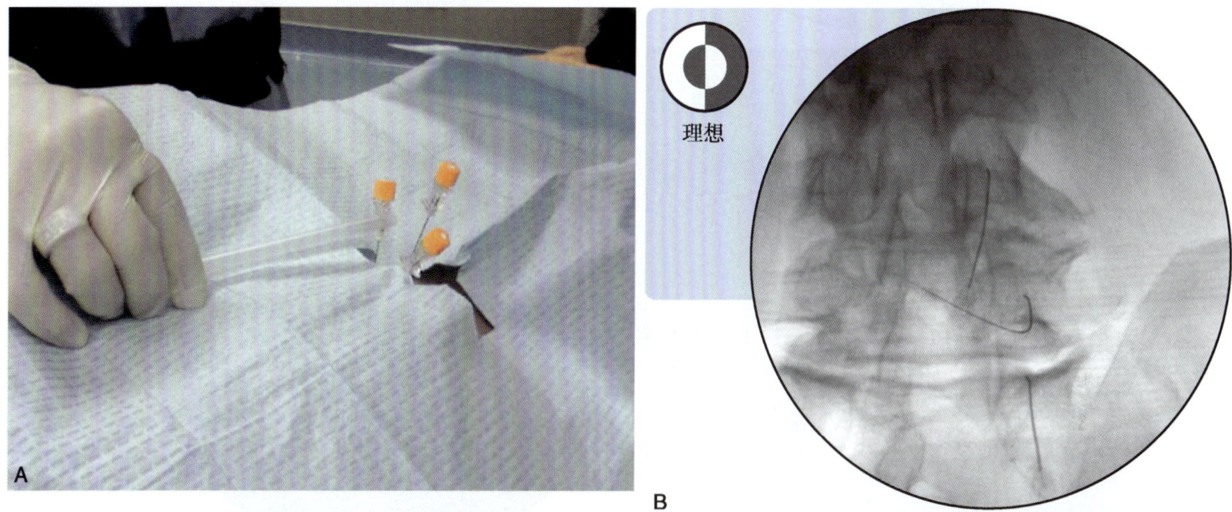

图 3.39　A，一种简单办法：使用可透射线的物体取代遮挡的穿刺针的针毂。B，取代遮挡的穿刺针的针毂后的透视图像。这样可以更好地观察到所关注的针尖（与图 3.38B 相比）。

"实时"造影剂显影和数字减影成像

注射造影剂时，踩住脚踏板的荧光侧（见图 3.3C），介入医生就能实时观察造影剂的扩散情况。这样做的一个具体优势是可以观察到血管吸收的情况，在实时造影剂扩散的过程中，血管吸收呈锯齿状，而在造影剂注射停止后，造影剂很快就会消失。稍后，介入医生还可以使用脚踏板的"快照"设置重新拍摄静态图像，以确认绢丝状血管显影已经消散。我们在本图解中展示了造影剂显影模式的静态和动态示例。

数字减影成像（DSI）是一种以数字方式减去当前图像或"遮罩"的技术。通过减去遮挡物，介入医生可以实时观察到新旧造影剂显影的区别，而不会看到重叠的不透射线结构，如骨骼或融合物。它的作用是在没有不透射线结构或先前放置的造影剂遮挡视线的情况下，使硬膜外腔、神经根沿线的造影剂扩散显现，或验证没有血管吸收。

图 3.40 和视频 3.1 展示了如何使用数字减影成像（DSI）在欠佳模式上观察到新造影剂，并将其减去。有关使用数字减影成像（DSI）的更多示例，请参见其他章节。

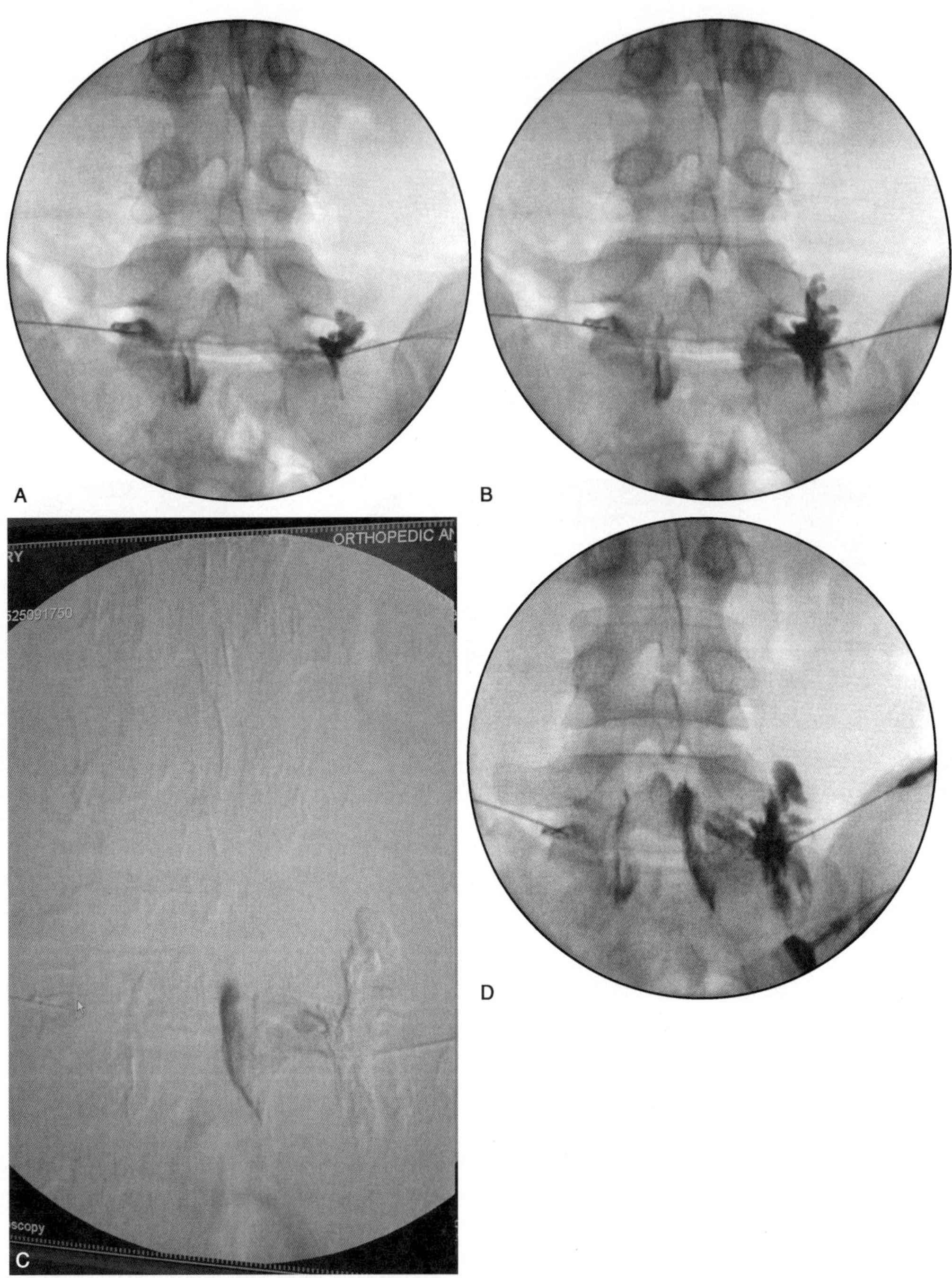

图 3.40 A，双侧 L_5 经椎间孔注射（硬膜外途径）的前后位视图，左侧显示理想硬膜外造影剂显影，而右侧显示欠佳造影剂显影（沿出神经根达到椎间孔外）。B，右侧穿刺针调整后，理想硬膜外造影剂显影（L_5 和 S_1 脊神经也是如此）。使用数字减影成像技术，可以更清晰地观察到右侧 L_5 神经根区域较新的造影剂显影，而不会受到之前造影剂或其他不透射线结构的阻碍（见视频 3.1）。C，视频 3.1 中的静态图片。D，经标准透视观察到的造影剂最终静态图像。

（陈亚军　路鹏程 译，吴文 校，毕胜 复校）

参考文献

1. Castellvi AE, Goldstein LA, Chan DP. Lumbosacral transitional vertebrae and their relationship with lumbar extradural defects. *Spine (Phila Pa 1976)*. 1984;9(5):493–495.
2. Kim YH, Lee PB, Lee CJ, Lee SC, Kim YC, Huh J. Dermatome variation of lumbosacral nerve roots in patients with transitional lumbosacral vertebrae. *Anesth Analg*. 2008;106(4):1279–1283.
3. Hanson EH, Mishra RK, Chang DS, et al. Sagittal whole-spine magnetic resonance imaging in 750 consecutive outpatients: accurate determination of the number of lumbar vertebral bodies. *J Neurosurg Spine*. 2010;12(1):47–55.
4. Bogduk ISIS. *Practice Guidelines for Spinal Diagnostic and Treatment Procedures*. 2nd ed. ; 2014.
5. Furman MB, Jasper NR, Lin HW. Fluoroscopic contralateral oblique view in interlaminar interventions: a technical note. *Pain Med*. 2012 Nov;13(11):13.
6. Gill JS, Aner M, Nagda JV, Keel JC, Simopoulos TT. Contralateral oblique view is superior to lateral view for interlaminar cervical and cervicothoracic epidural access. *Pain Med*. 2015 Jan;16(1):68–80.
7. Gill JS, Nagda JV, Aner MM, Keel JC, Simopoulos TT. Contralateral Oblique View Is Superior to the Lateral View for Lumbar Epidural Access. *Pain Med*. 2016 May;17(5):839–850.

第 4 章

超声技术和介入操作要点

Louis Torres, Nicholas H. Weber, Marko Bodor, Jonathan S. Kirschner, Paul S. Lin, 和 Michael B. Furman

导论

本章将对超声及其超声在介入操作中的应用做一基本介绍。我们将讨论几种提高图像质量和优化超声图像质量的方法，使其成为重要工具。也将回顾相关脊柱结构和标志的超声解剖学。在本图解中，我们将讨论“混合”技术，将超声和 X 线透视相结合，以提高安全性和精确度，最大限度地减少患者不适，并减少介入操作的辐射暴露。

超声设备

基本单元（图 4.1）

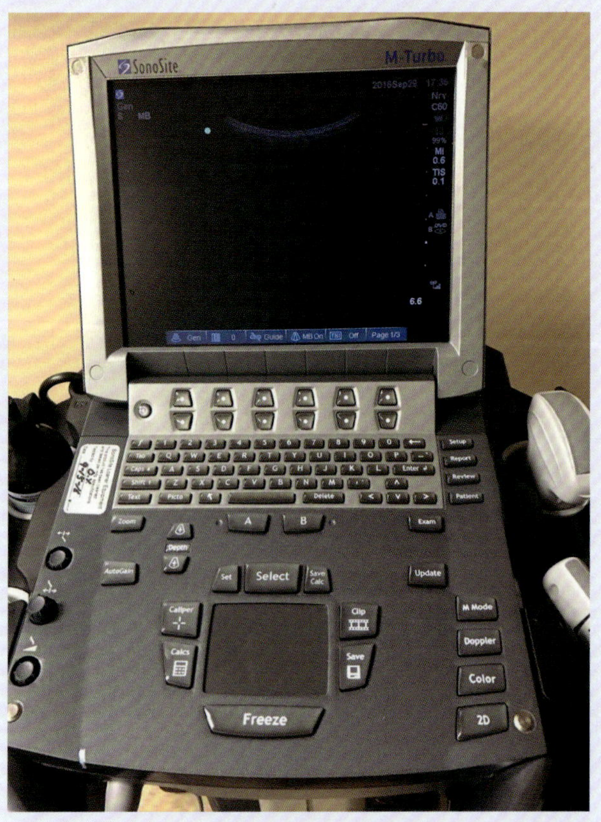

图 4.1　标准超声基本单元示例。

- 包括超声图像显示屏、键盘和控制转盘或按钮。
- 有些仪器提供触摸屏功能和键盘上的触控板。

探头

- 探头的选择根据注射类型和目标结构的深度而异。每次注射选择合适的探头可提高图像质量，利于引导穿刺针。

线阵探头(图 4.2)

- 频率：中高频(6～18MHz)。
- 理想用途：体型瘦/运动患者的颈部、肩部、臀部，以及浅中层深度的结构。

凸阵探头(图 4.3)

- 频率：低中频(2～6MHz)。
- 理想用途：体形中等/肥胖患者的腰椎、髋部、深层结构、需要宽视野时以及陡角(>45°)进针的入路。

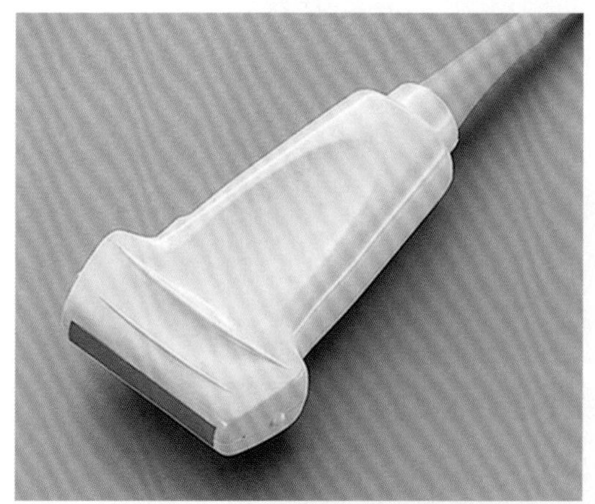

图 4.2 线阵探头示例。(©FUJIFILM SonoSite, Inc.，华盛顿州 Bothell)

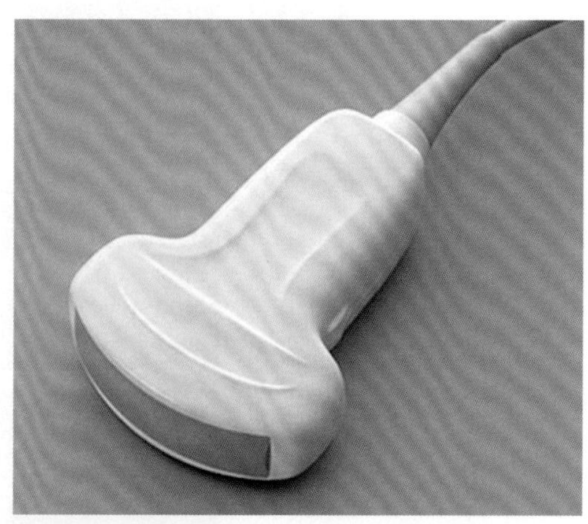

图 4.3 凸阵探头示例。(©FUJIFILM SonoSite, Inc.，华盛顿州博塞尔。)

靴形探头(图 4.4)

- 频率：高频(10～18MHz)。
- 理想用途：浅表关节突关节、肌腱和神经。

旋钮

- 超声旋钮、转盘和按钮。

图像/视频循环捕获

- 获取并保存静态图像以供查看和/或记录。
- 视频循环用于记录动态病理性图像(例如，髋部弹响)和/或介入操作细节(例如，囊肿抽吸或注射液扩散)。

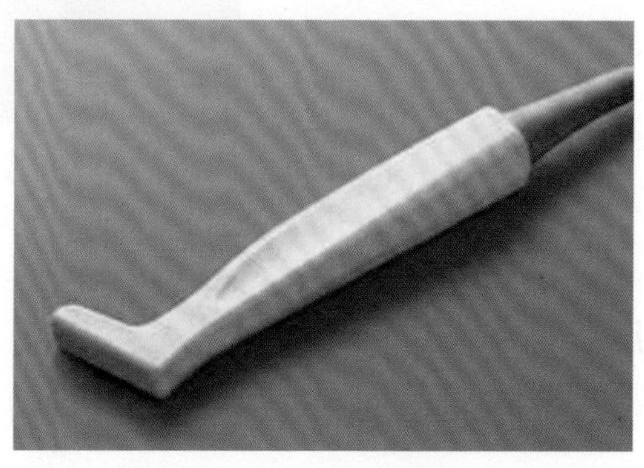

图 4.4 靴形探头示例。(©FUJIFILM SonoSite, Inc.，华盛顿州博塞尔。)

冻结

- 图像可以“冻结”以便立即评估，在此期间可以对屏幕上的结构进行标记、测量，如果使用双屏模式，则可以与对侧结构进行对比。
- 如果介入医生/超声医生看到一些有用的图像并想再次回看，冻结图像并向左滚动轨迹球或触摸板，常规回看最后5到10秒的扫描图像。

深度/频率（图4.5A，B）

- 较低频率探头和设置可以使超声声束穿透得更深，看到更深层的结构，虽然常以牺牲图像质量为代价。
- 更高频率设置和探头可以使人们更详细看到较表浅的结构，并且图像质量优良，但常以牺牲可视化更深结构为代价。
- 特定结构的深度（以cm或mm为单位）可以根据屏幕侧面的刻度进行估计，或者使用超声机标尺功能进行精确测量。

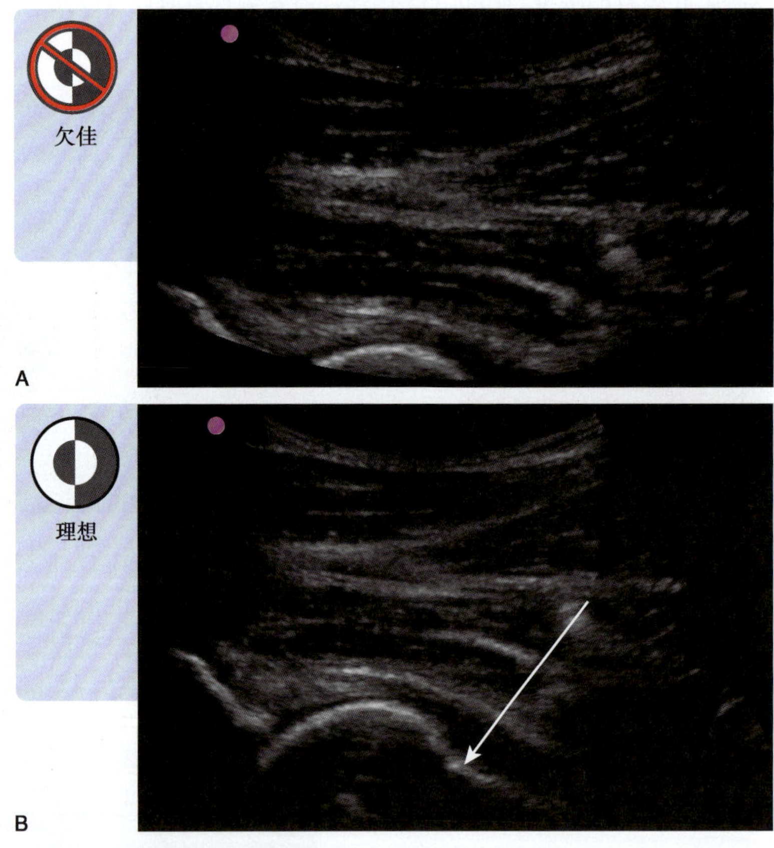

图4.5　髋关节超声：A，深度选择不足。B，深度选择更合适。请注意随着深度的增加，股骨头与股骨头/颈连接处（箭头）的可视化效果会更好。

标尺

- 标尺功能用于测量深度、长度和面积，估计进针长度和入针角度，用于诊疗神经肌腱增大及治疗反应。

增益（图4.6A，B）

- 通常使用拨盘调整屏幕的整体亮度。
- 有些设备具有滑动控件（也称为时间增益补偿[TGC]），可以调整不同深度的亮度。

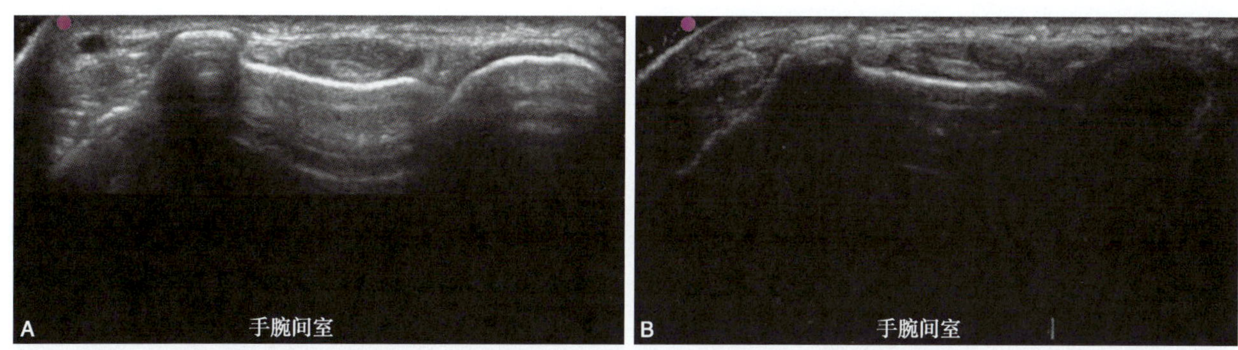

图4.6 A,选择更高的增益设置。注意明亮的皮质表面。B,较低增益。皮质表面较暗,周围组织也是如此。

彩色多普勒/能量多普勒(图4.7A、B)

- 突出显示血管结构和血流。
- 红色表示血流朝向探头,蓝色表示血流背向探头。
- 较浅的红色或蓝色表示较高的流速。
- 能量多普勒可指示任何方向的血流,并且可能比彩色多普勒更灵敏,具体取决于超声设备。
  - 可用于评估新生血管和炎症。
  - 可用于评估和/或确认注射液流动情况,特别是对于更深的结构。
- 双分屏功能有助于比较血管和肌骨结构。

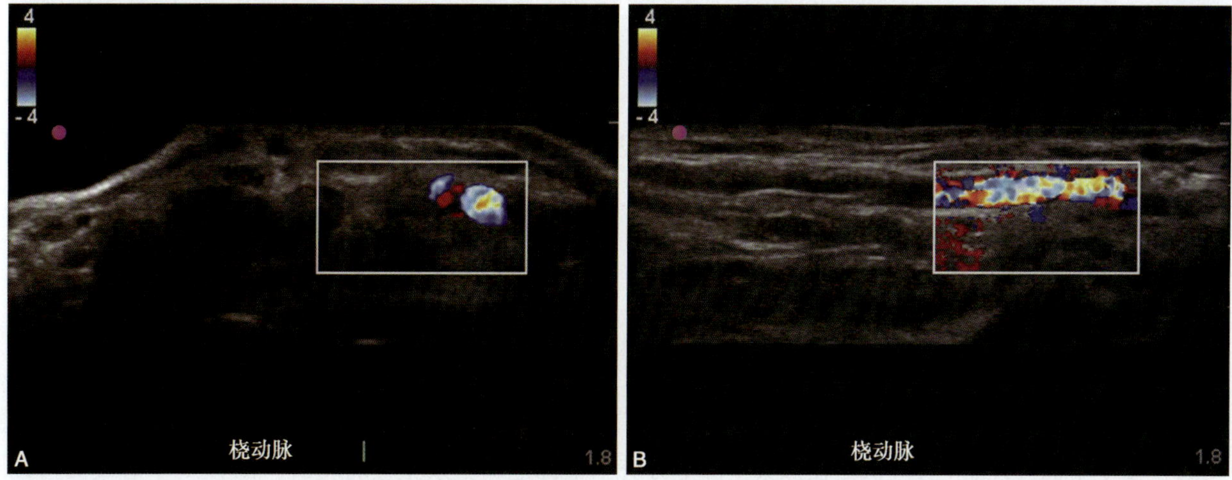

图4.7 A,短轴血管彩色多普勒血流示例,描绘为蓝色圆圈,表示远离探头流动的血管横截面。B,桡动脉长轴彩色多普勒血流示例。

图像放大(图4.8A、B)

- 放大目标区域以提高分辨率和可视化。

焦点区域(图4.8C, D)

- 焦点区域可以加强特定深度的图像质量。在某些设备上,可以使用旋钮或转盘调整聚焦区域的大小和位置,而另一些设备则将其设置在屏幕中间。为了进行适当的调整,了解所用机器的类型非常重要。对于聚焦区域设置在屏幕中间的机器,调整深度以使目标结构位于屏幕中间非常重要。

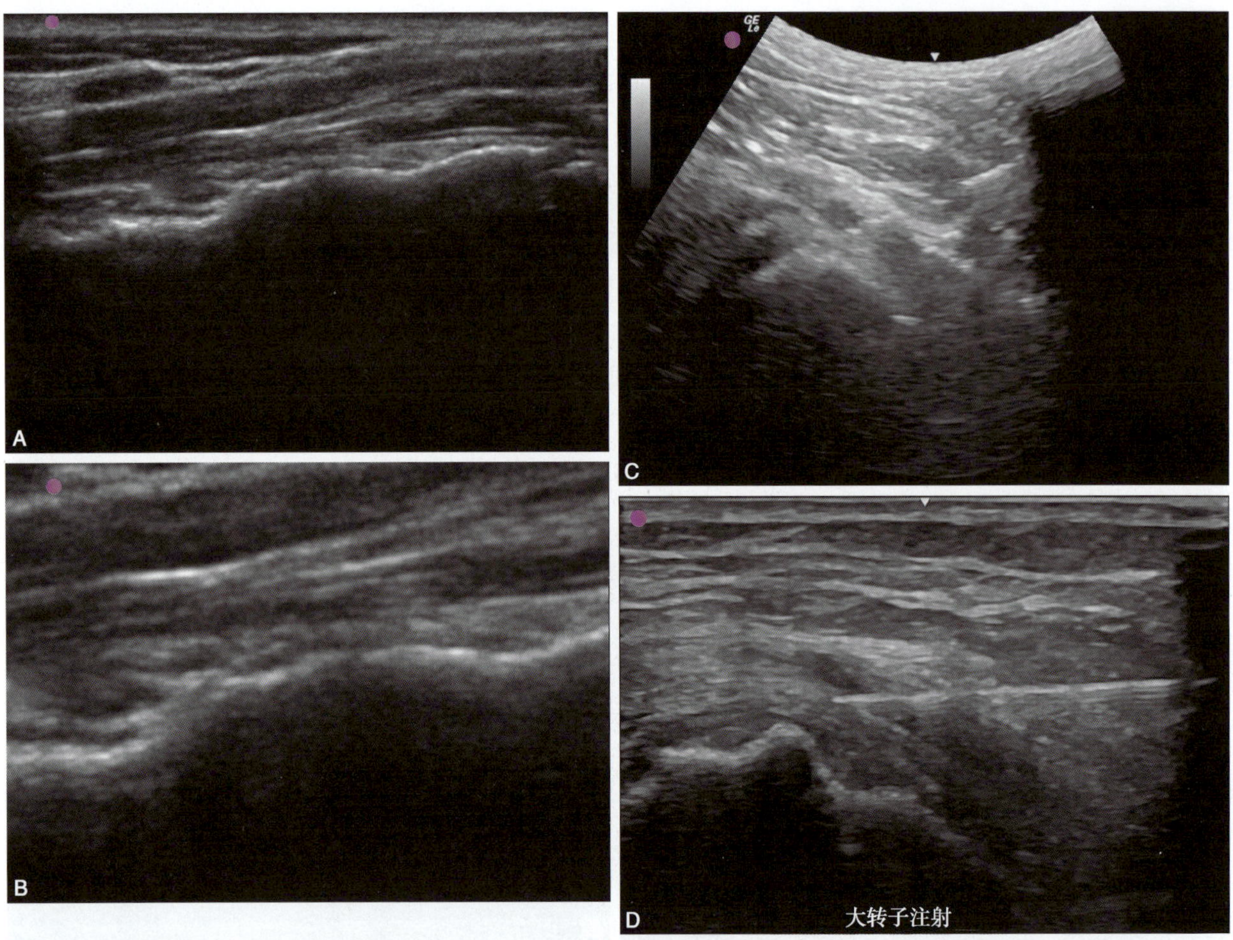

图 4.8 A，无缩放的标准图像。B，放大目标区域的图像。C，标准图像和 D，焦点区域的优化使用。

穿刺针增强/M 线穿刺针增强(图 4.9A)

- 穿刺针增强软件结合了超声声束偏转和其他功能，可以改善穿刺针的可视化。当大角度注射深层结构时，这将会是个有用的功能。

M 线(图 4.9B、C)

- 为了便于平面外注射，有些机器在探头中部下方有一个标记和一条相应的线，即“M 线”(中心线)，可以在屏幕上打开和关闭。位于标记下方的结构将在超声屏幕中间看到，并用“M 线”标记。

注意：能否清晰显示穿刺针，最重要取决于介入医生是否将穿刺针与探头和超声束恰好对齐。

扩展视野(图 4.9D)

- 这种方法可以使用户可视化解剖结构并沿其扫描获得重建图像，并形成该结构的全景视图。
- 创建平滑的全景图像可能很困难，因为探头的任何非线性运动都会产生“不稳定”的图像。

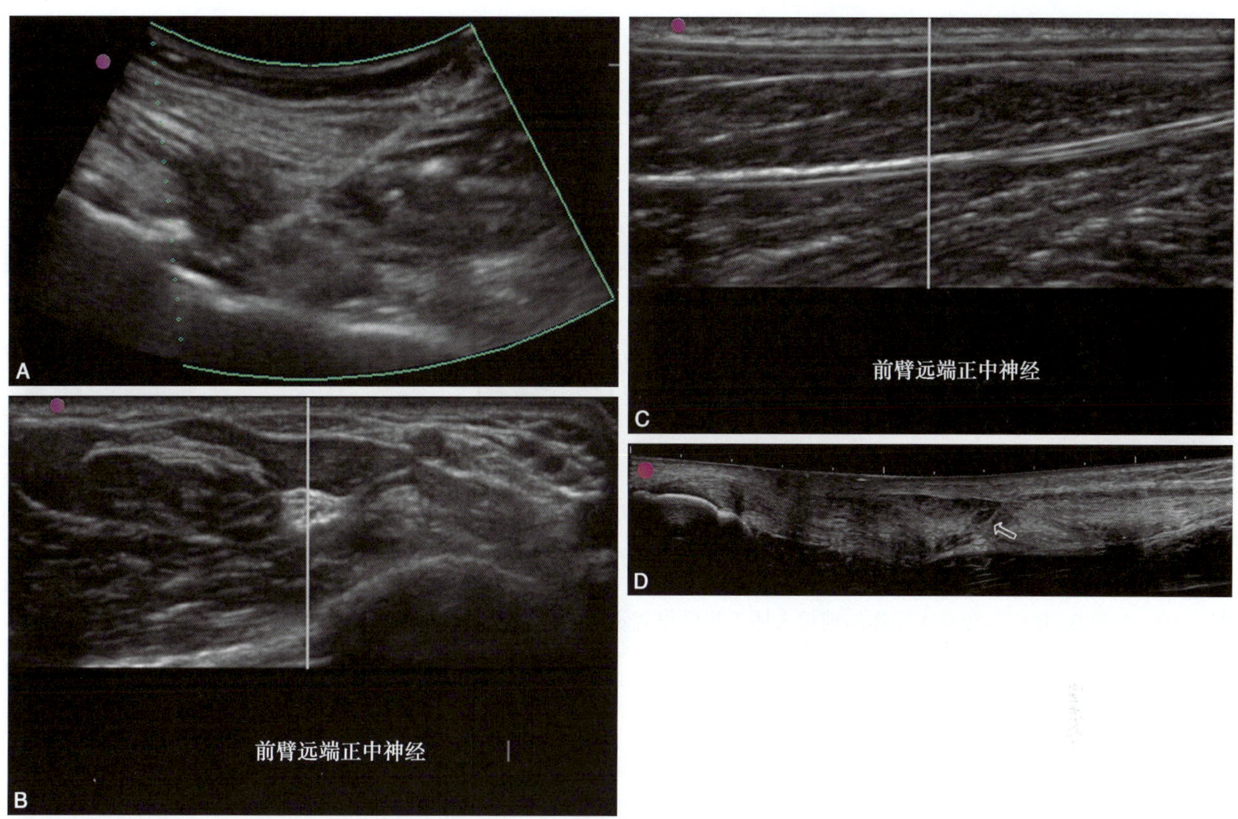

图 4.9　A，使用凸阵探头进行髋部注射穿刺针引导的示例。穿刺针来自右侧，几乎垂直于虚线所示的超声束，使用穿刺针增强软件操作。尽管图像不理想，但穿刺针的可视化得到了提高。B，M 线（中心线）此处用于将目标结构（神经）置于短轴的中心。C，M 线（中心线）在此用于指示长轴上探头覆盖区的中点。D，使用“扩展视野”可视化长轴跟腱断裂的示例（箭头）。

超声人体工程学

理想设置（图 4.10）

- 患者和超声设备彼此靠近放置，理想情况下患者位于介入医生和显示屏之间。
- 介入医生、超声探头和屏幕之间最好成直线或小角度。这有助于最大限度地减少操作者的无关运动，因为即使是最细微的运动也可能导致探头、穿刺针和目标没有对准。
- 助手可以帮助捕获图像、调节旋钮和处理用品，使介入医生能够专注于介入操作并保持无菌操作。
- 设备也可放置在患者与介入医生同一侧，以便更好地控制并减少对助手的依赖。
- 有关患者安全、体位和介入操作室设置的更多详细信息，请参阅第 5 章。

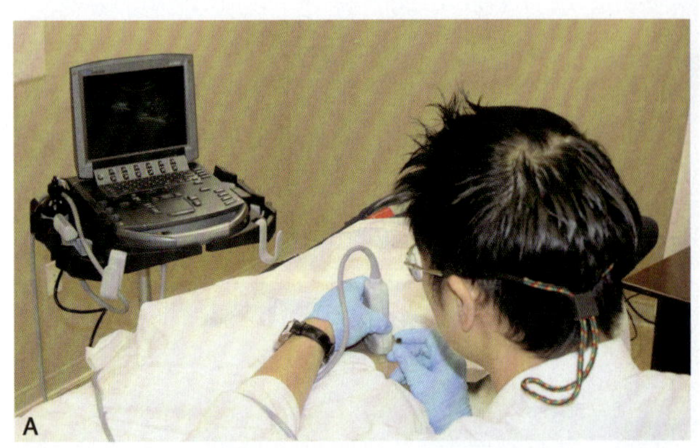

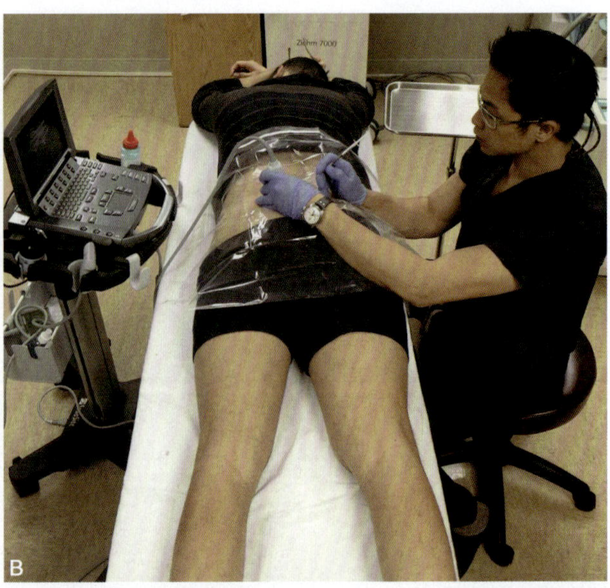

图 4.10　A 和 B，超声引导介入操作的理想人体工程学设置示例。注意医生对面超声屏幕的高度，即眼睛水平或以上，穿刺针轨迹和屏幕在同一直线视线中。

探头握持

正确的握持

■ 选项 1：牢牢握住探头，将手指和拇指环绕在探头的底部，并将手的底部和探头靠在患者身上（图 4.11）。

■ 选项 2：拇指、示指和中指握住探头。这些手指形成一个三脚架，这是一种稳定结构。剩余的无名指、小指以及探头本身形成第二个三脚架，可以稳定在人体的几乎任何结构上（图 4.12）。

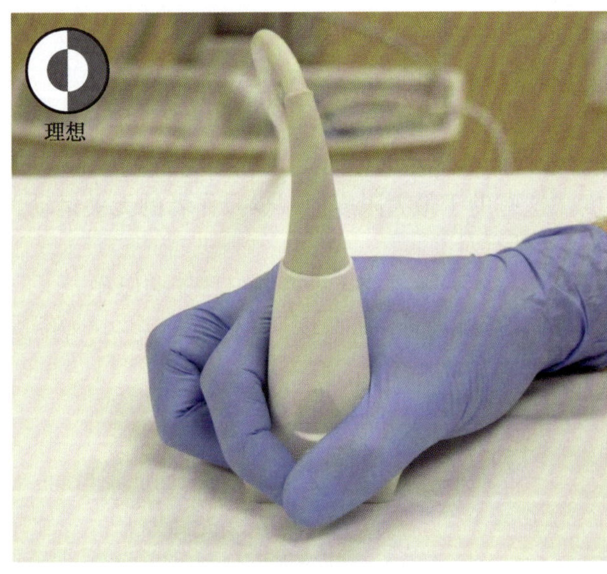

图 4.11　正确探头握持示例，松弛地握紧探头底部，小鱼际隆起靠在患者皮肤上，示指和拇指形成 C 形抓握。这种抓握可以最大限度地提高控制力并最大限度地减少手部紧张或疲劳。

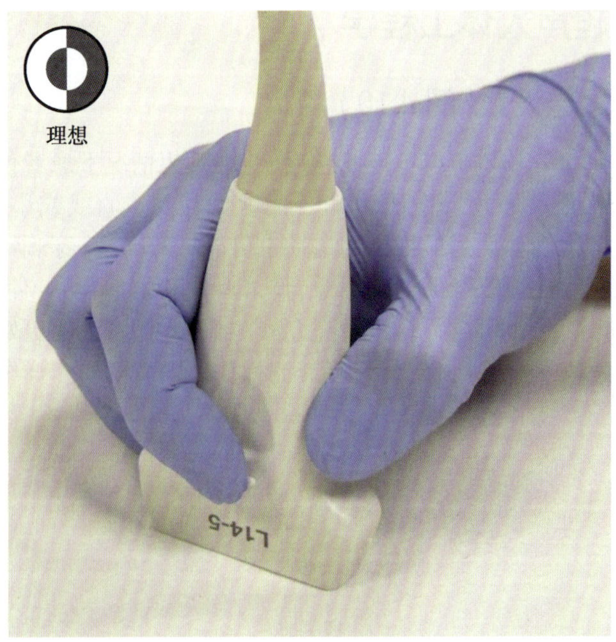

图 4.12　另一种正确探头握持的示例。

错误的握持(图 4.13)

- 手底部(或小指和无名指)与患者之间缺乏接触,导致超声探头滑动从而产生超声屏幕上的目标移动。
- 握持探头过紧可能会导致疲劳,从而使探头的细微移动和调整变得更加困难。

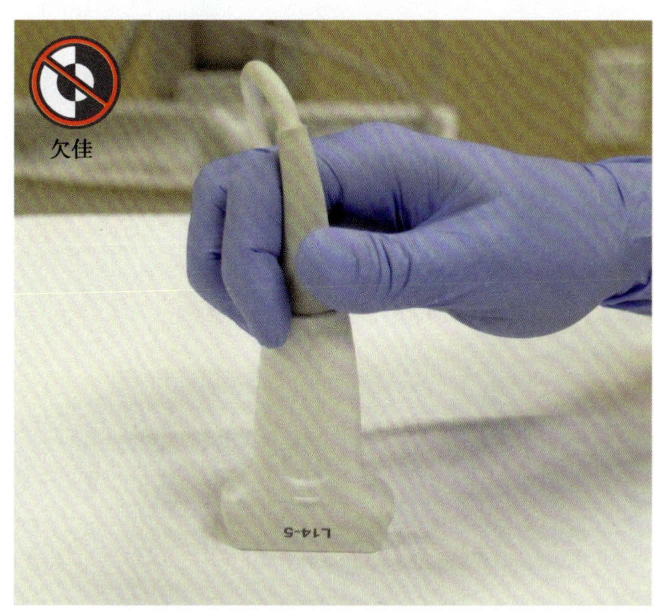

图 4.13　错误的探头握持示例。注意与患者接触较少以及探头握持松动。

超声探头移动

倾斜(摆动)(图 4.14)

- 将探头朝着其一条长边倾斜。

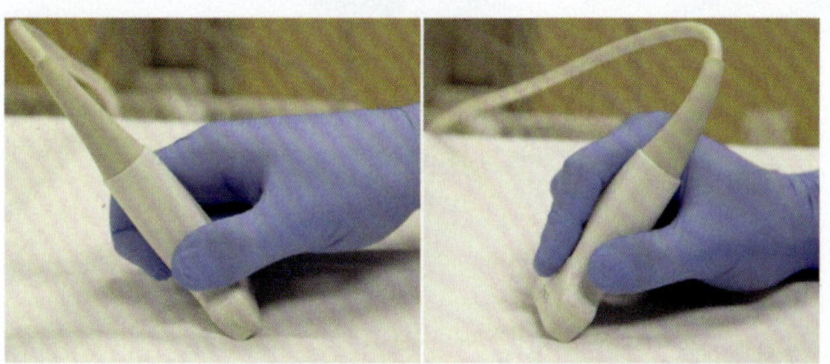

图 4.14　探头倾斜的展示。

平移(图 4.15)

- 沿着皮肤表面水平滑动探头

旋转(图 4.16)

- 绕其中心轴旋转探头。

头侧-尾侧/摇摆(图 4.17)

- 抬高或降低探头的一端。
- 该技术对于大角度注射将会非常有用,以帮助保持声束尽可能垂直于穿刺针,例如髋关节内注射。

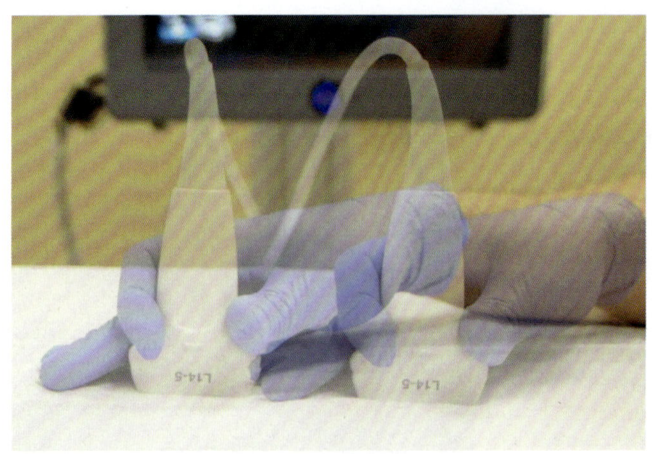

图 4.15 探头平移的示例。

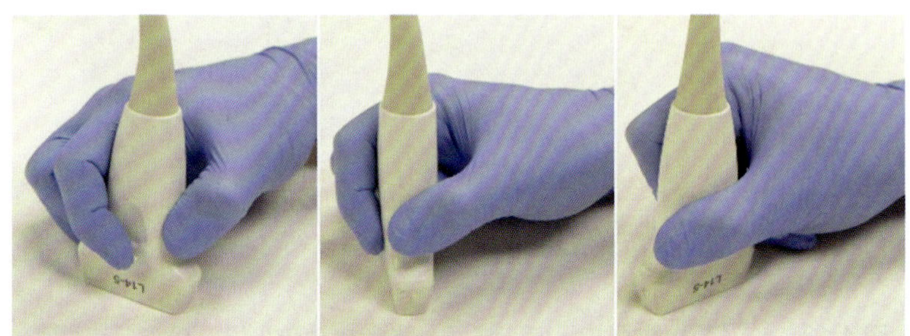

图 4.16 探头旋转的示例。

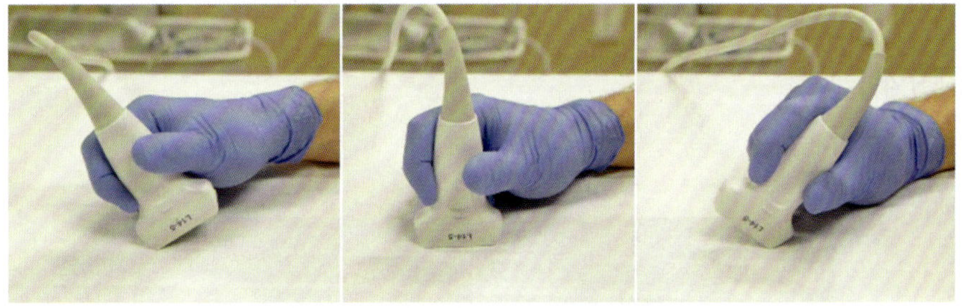

图 4.17 探头头侧-尾侧摇摆的展示。

探头压力的调整(图 4.18A、B)

- 改变探头压力可以明显改变图像。
- 不同的探头压力可用于评估结构的致密性。
- 改变探头压力可用于改变穿刺针的路径。
- 交替增加和减少探头压力会导致充满液体的结构(例如静脉、动脉和滑囊)收缩和扩张,易于识别。
- 探头压力过大会压迫下面的组织,可能导致疼痛或低估目标结构的深度。

超声触诊(图 4.19)

- 超声触诊是一种非常有用的技术,可用于确认肌骨疼痛源头。探头对疑似疼痛源头的可视化结构施加压力。与超声触诊一致的压痛将有助于定位疼痛源头,但必须通过评估邻近和可能的对侧结构来审慎判断。探头压力过大、超声触诊区域过宽或全身过敏的患者可能会出现假阳性。

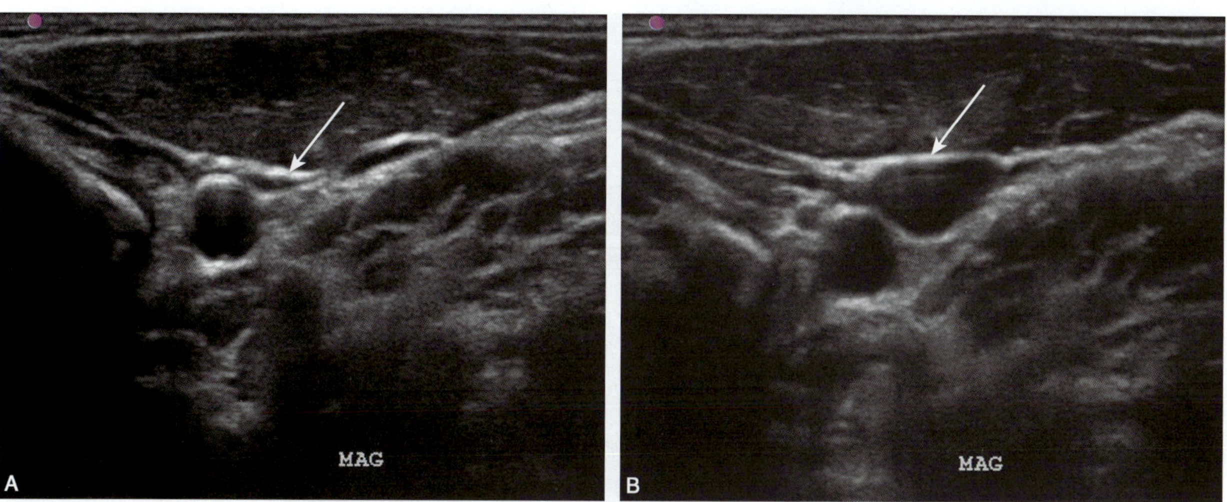

图 4.18　A，增加探头压力。注意屏幕中心较大血管的压缩（箭头），外形变扁（暗示静脉）和另一条血管外形没变（暗示动脉）。B，较轻的探头压力示例。请注意屏幕中央大血管（箭头所示）的压缩程度较小。

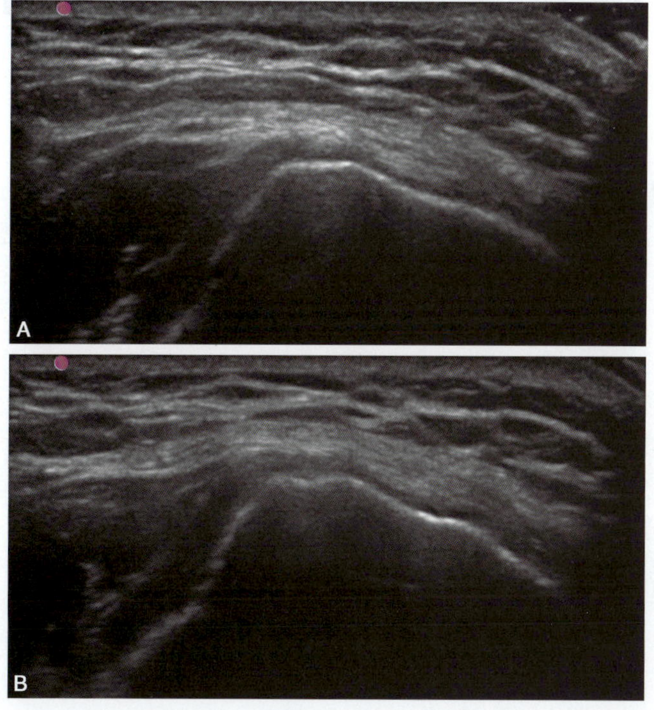

图 4.19　A，大转子、臀肌腱和周围滑囊的图像，无需超声触诊。B，超声触诊的图像。注意臀肌腱表面受压的软组织结构。患者描述了与此操作一致的压痛。

视图/路径的定义

轴

指超声探头相对于目标结构的方向。通过将探头原地旋转 90° 来获得短轴和长轴视图。

长轴（图 4.20A）

- 长轴将探头定位为与目标结构平行。
- 长轴视图，以手指屈肌腱为例，屏幕上显示了延伸的肌腱。

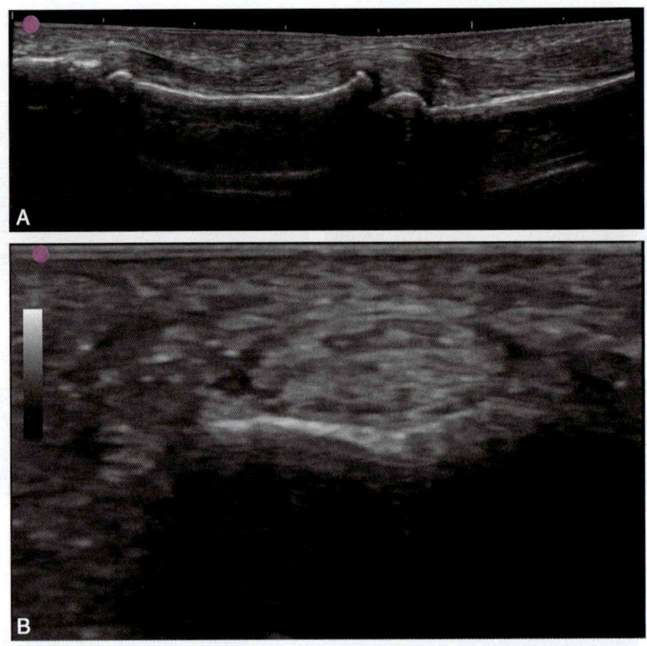

图 4.20 手指屈肌腱。A，长轴视图。B，短轴视图。

短轴(图 4.20B)

- 短轴将探头定位垂直于目标结构。
- 短轴视图，以手指屈肌腱为例。注意横截面图中看到的肌腱的圆形外观及致密的纤维结构。

平面

“平面”是指针道相对于超声探头的方向。

平面内(图 4.21A，B)

平面内被定义为针道平行于超声探头的方法。

理想情况下，整个穿刺针尤其是针尖，将以平面内方法可视化。如果完整的针道可视化很困难，则看到针尖是最重要的部分。

平面内进针优化

- 穿刺针插入探头的短边缘下方并穿过其长轴下方。
- 穿刺针必须与超声束处于同一平面内，超声束宽 0.5 至 1.0mm，并从探头长边中线下方发出。
- 穿刺针以相对较小的角度(10°～45°)推进，以加强可视化。
- 当针尖接近目标时，针尖和针体成一条连续的白线。
- 平面内注射技术是最精确和首选的方法，而且经常应用于更深的结构，除非明确需要平面外进针技术。
- 穿刺针增强和声束偏转模式，通过将超声以更大的入射角引导至穿刺针，并增加返回探头的声波反射来改善穿刺针的可视化。
- 将穿刺针的斜面朝上朝向探头有助于观察到针尖。

平面外(图 4.22A、B)

- 平面外定义为针道垂直于超声探头。
- 穿刺针插入探头长边缘下方，通常位于中间。

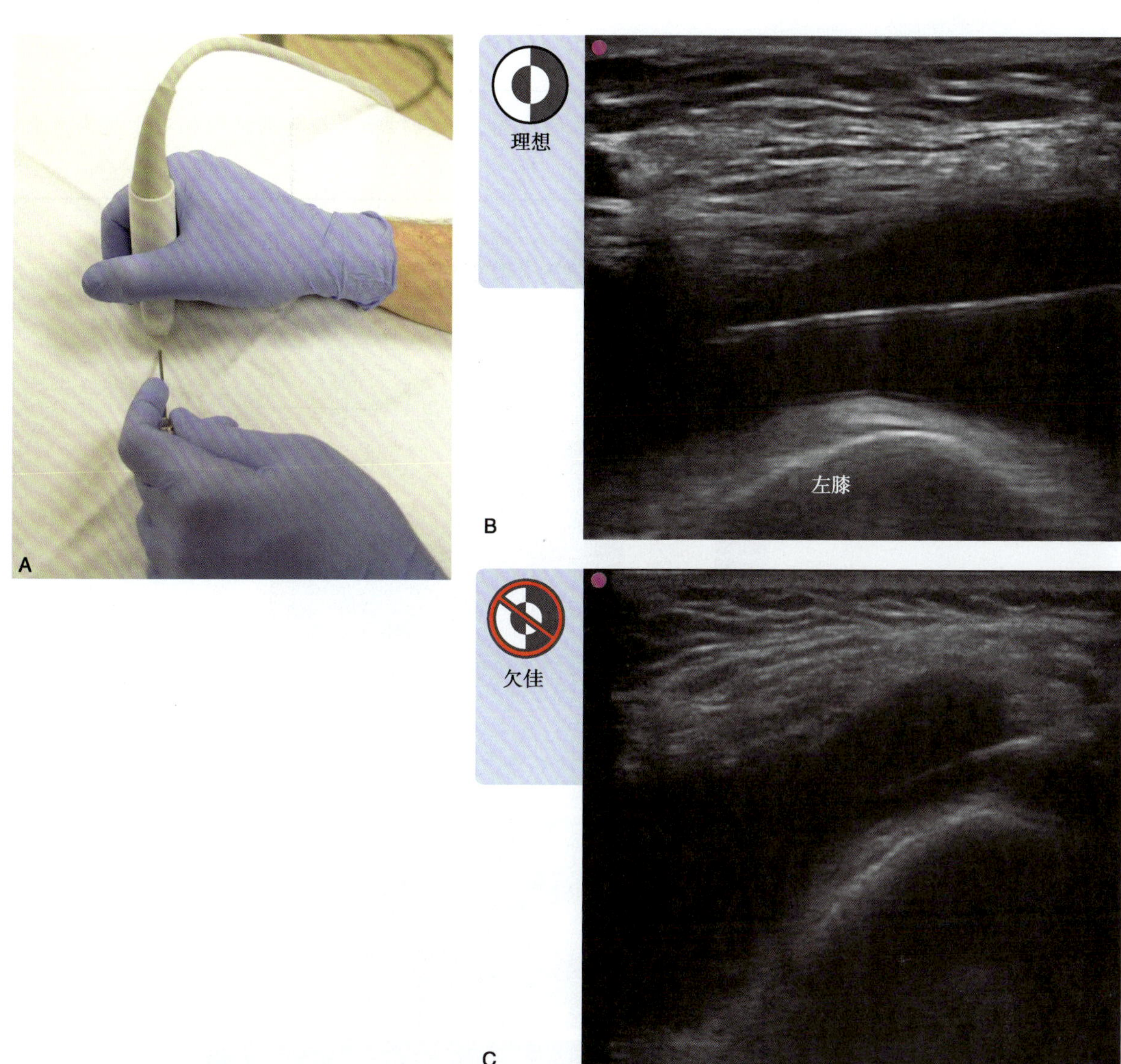

图4.21　A，平面内注射的理想入路。注意探头长边中线的穿刺针入口，与探头的方向平行。B，理想平面内膝关节注射的屏幕截图。注意穿刺针的整体可见。C，欠佳平面内注射的屏幕截图。注意由于角度过大的路径，导致穿刺针只有部分可见。

- 在横截面中看到穿刺针，呈白点或小椭圆形。
- 最适合浅表狭窄结构，例如肩锁关节。
- 穿刺针可以“向下推进”，直到达到所需的深度，这将在本章后面详细描述。
- M线或中心线（参见上面的描述）表示探头的中线。
- 当针尖位于射线束正下方时，旋转针尖有助于观察针尖斜面。

平面内和平面外是指穿刺针相对于超声声束/探头的方向。长轴短轴是指解剖结构相对于超声声束/探头的方向。

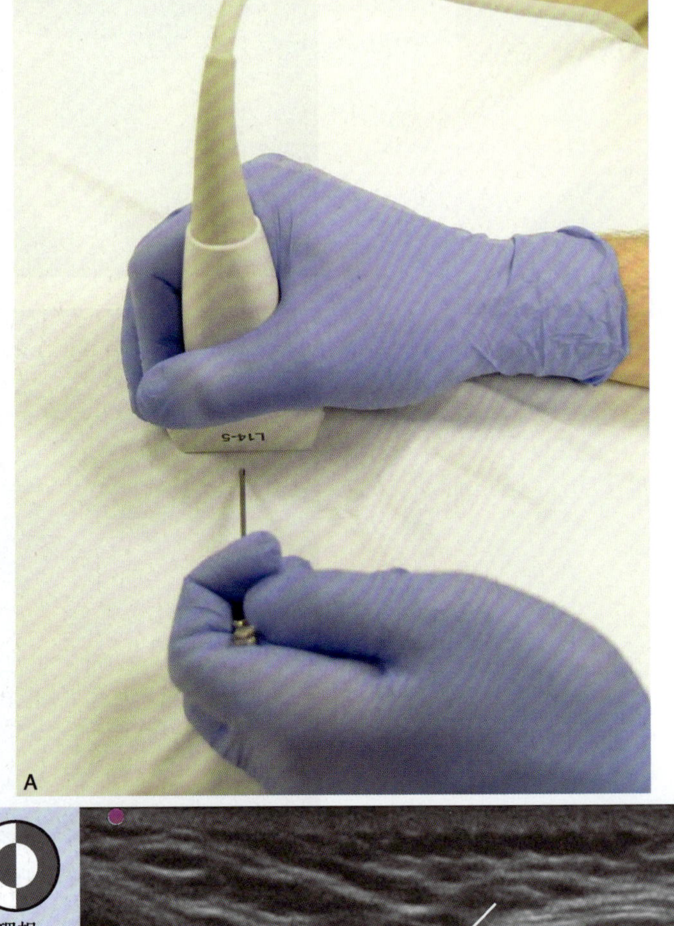

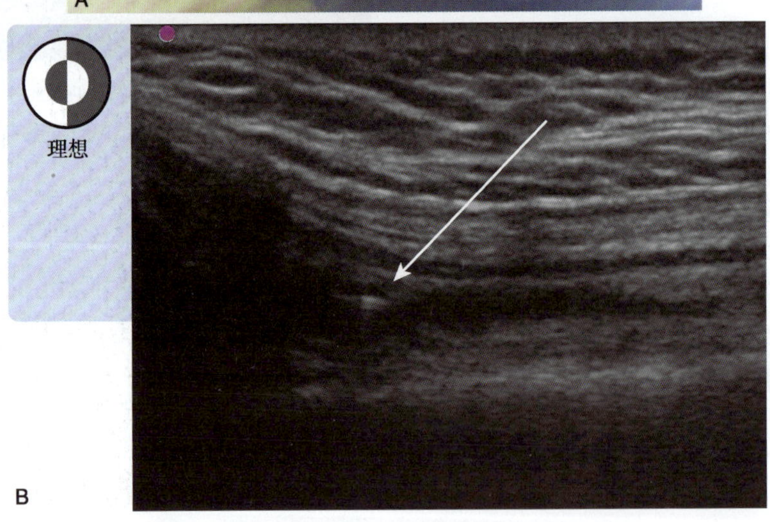

图 4.22　A，平面外注射的理想方法。B，平面外注射的屏幕截图。请注意屏幕左侧中心的白点，表明针尖(箭头)位于膝关节的髌上隐窝内(箭头)。

其他提示和技巧

耦合剂堆积/垫高（图 4.23A、B）

- 用于相邻结构阻挡平面内注射或影响针尖安全进入的情况。
- 也有助于平面内技术注射非常表浅的结构。
- 将无菌超声耦合剂堆积在目标区域上。
- 超声探头的一端放置在患者身上，另一端抬高，下面堆积无菌超声耦合剂。
- 针尖穿过耦合剂到达目标。
- 垫高技术允许穿刺针以相对于患者呈较大的角度进入，从而避开障碍物或易损结构，同时相对于探头呈较小的角度，可以较好地进行观察。

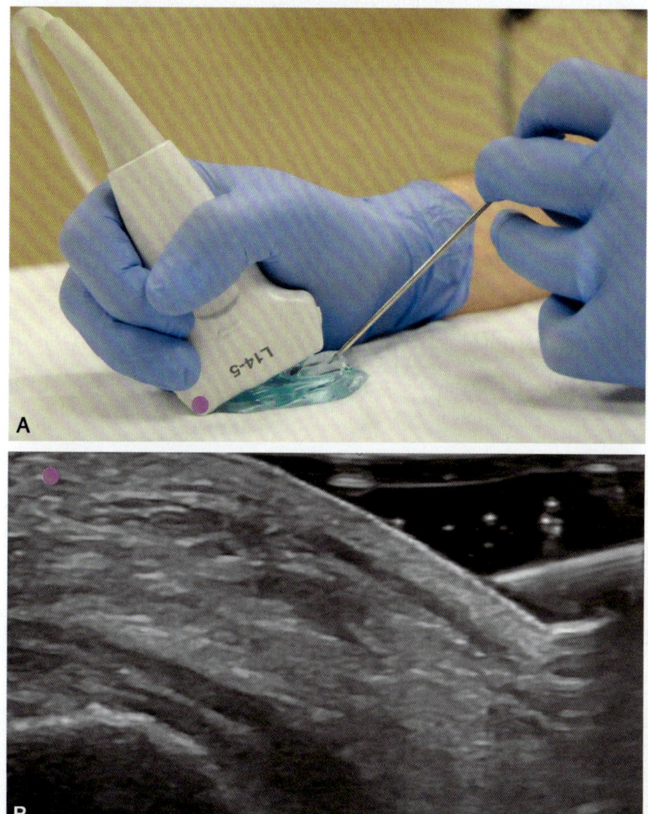

图 4.23　**A**，使用耦合剂堆积/垫高技术的进针示例。注意穿刺针在进入皮肤之前如何穿过耦合剂内探头边缘的下方。**B**，上述超声图像。

深度三角定位法

- 有助于最大限度地减少穿刺针穿过目标的次数，特别是对于平面外注射。
- 介入医生估计或测量到达目标的距离（参见深度/频率部分）。
- 如果穿刺针插入部位距离探头/超声束中间 3cm（因为等边直角或 45°–45°–90° 三角形的两侧边一样），则使用平面外 45° 角方法可达到 3cm 深度目标。
- 每次注射时，经验丰富的超声介入医生都知道或应用三角定位法原理。

“下行”技术（图 4.24）

- 用于平面外注射。

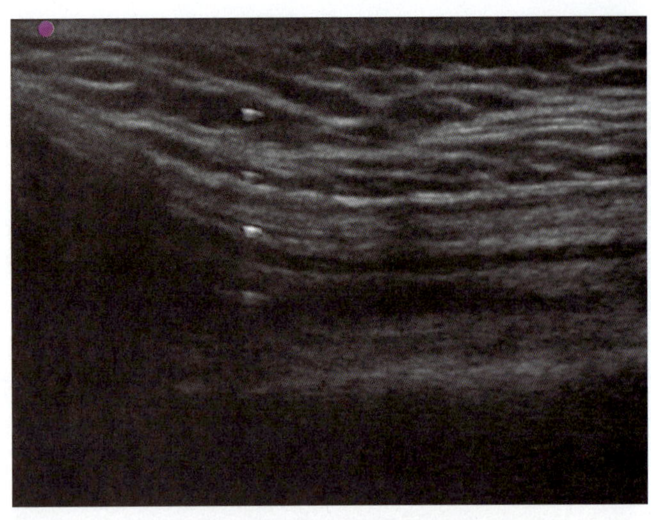

图 4.24 由不同进针深度的叠加图像创建的短轴视图中模拟下行技术。注意白点(表示针尖)较深的位置表明刺入深度逐渐增加。

- 当穿刺针停留在皮肤下方时，穿刺针会依次前进、后退和重新定向或“下行”到稍深的位置，直到到达目标。
- 一旦穿刺针出现在屏幕上(显示为亮白点)，它就不能进一步前进，因为在短轴视图中无法区分针尖和针体。
  - 当将穿刺针推进到超出最初在平面外可视化的位置时必须小心，因为无法知道针尖的真实位置/深度。
  - 一些介入医师采用三角定位法原理(见上文)，并能够在第一次尝试时达到或非常接近目标，从而不需要使用下行技术。

利用弯针的扫描技术(图 4.25)

- 针尖的突出弯曲有效地增加了其末端的直径。旋转时，效果类似于螺旋桨。
- 这会移动超声探头下方更广泛的组织，并且可以改善针尖的定位。
- 这也允许改进穿刺针的转向。
  - 斜面向上可以转向更深的结构。
  - 斜面向下可以转向更浅表的结构。

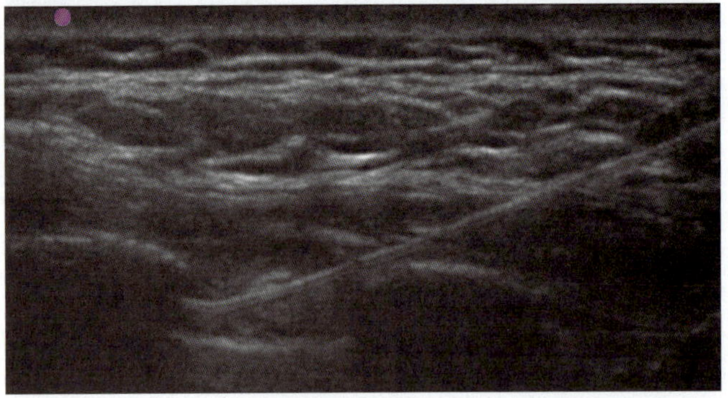

图 4.25 使用弯针来加强针尖转向目标结构。图示一根弯曲的针进入超声引导的肋间神经阻滞中的上肋骨。(第 2 章介绍了使用弯针斜面控制。)

水分离(图 4.26A、B)

- 注射局麻药和/或盐水可以清楚地识别针尖，并可用于沿着针路径分离组织界面。

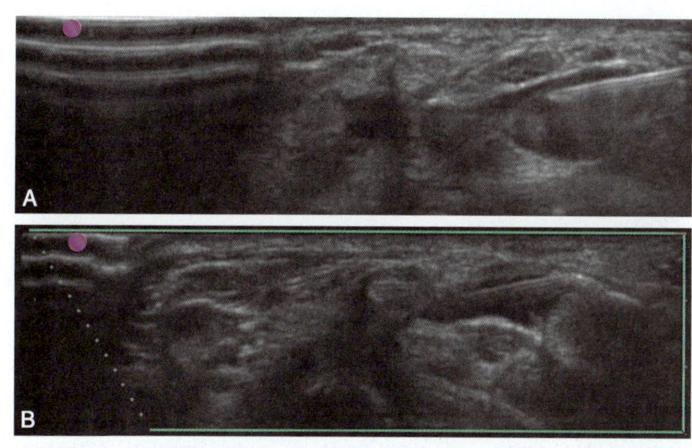

图 4.26　A，水分离过程中接近正中神经的穿刺针的图像。B，水分离过程中正中神经表面的穿刺针的图像。水分离用于分离组织，确认针尖位置，并将所关注结构（正中神经）与周围组织分离。

- 用于分离瘢痕阻滞和粘连结构、疼痛的神经或腱周新生血管，特别是跟腱周围。
- 尽管目前很受欢迎，但其有效性尚未得到证实。

震荡/抖动注射液作为空气造影剂（图 4.27A、B）

- 通过抖动将注射液与少量空气混合，产生回声微泡，起到超声造影剂的作用，可用于评估流入关节和其他腔隙的流量。

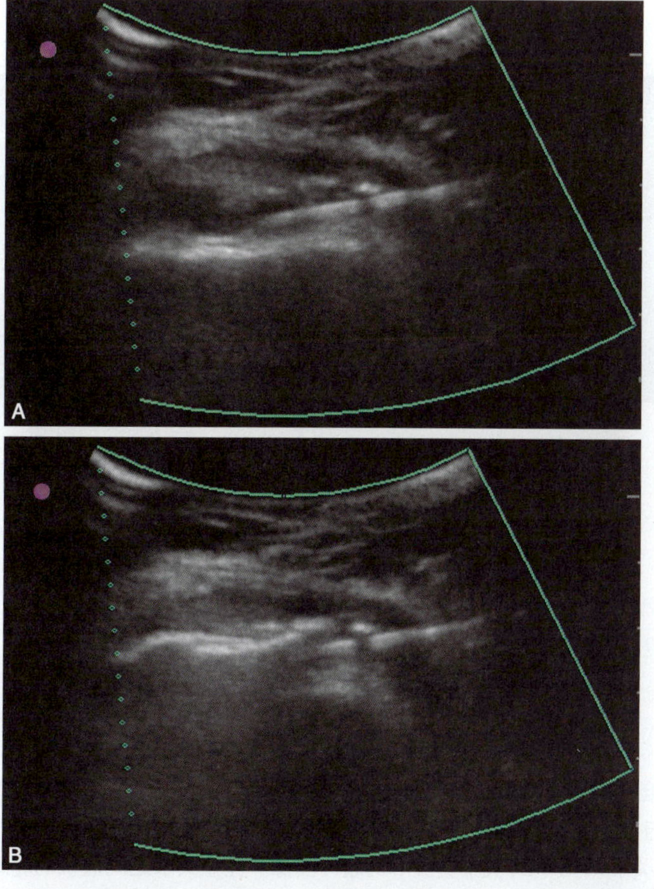

图 4.27　A，注射震荡注射液之前的超声图像。B，注射带有微泡的抖动注射液后的超声图像。请注意高回声信号和回声阴影深入其中。

■ 过多的空气(如过多的放射造影剂)会遮挡视野。

用超声确认解剖平面

颈椎超声解剖学(图 4.28～图 4.32)

方法 1：冠状切面视图——颈椎计数

■ 可以使用冠状位的线阵探头从颈部的侧面开始评估(图 4.28A)。

■ 探头可以向前移动，直到见到横突(图 4.28B)，向后移动，直到识别出关节突关节和关节囊(图 4.28C)。

■ 一旦关节柱和关节突关节清晰可见，套头向头侧平移以可视化识别 C_2～C_3 关节的解剖标志。紧邻

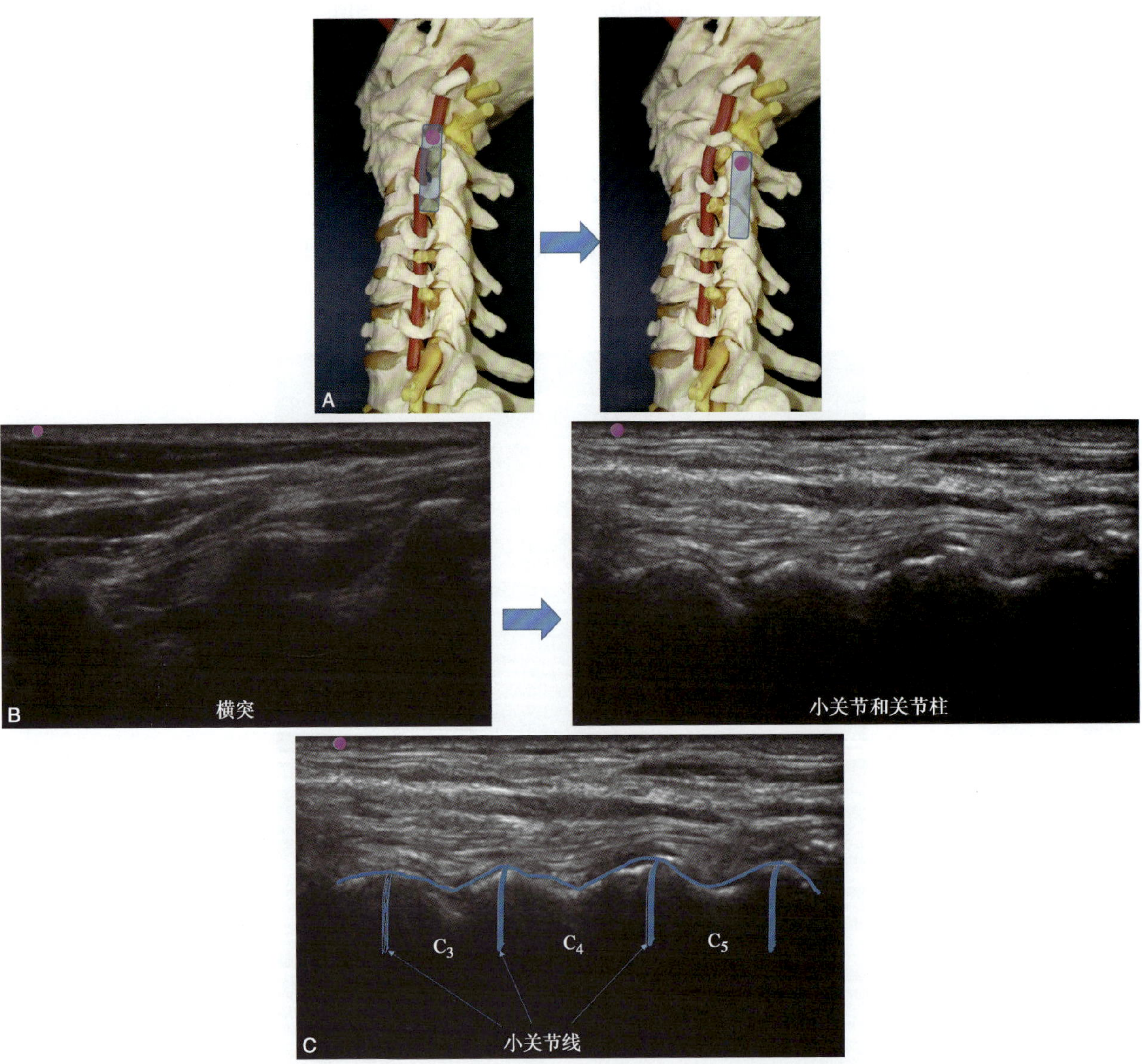

图 4.28　A，颈椎模型，展示超声探头(阴影矩形)在长轴侧颈椎上的初始位置(矢状切面视图)。识别矢状切面中的横突(另参见图 4.29B)，并向后平移以识别颈椎关节突关节。B，对应于图 4.29A 的超声图像。超声的初始位置应识别横突(左)。向后平移可见关节突关节(右)。C，关节突关节的超声图像。注意关节之间起伏的轮廓，形成“峰和谷”。“峰”是关节间隙开口的位置，有时可以识别关节突关节关节囊。“谷”是关节柱的中点(又称腰部)，在某些椎体可以观察到颈后内侧支神经。C_2～C_3 处的下降点位于屏幕左侧，无法很好地显示。

C_2～C_3关节突关节的头侧，会出现陡峭的下降，因为下一个关节（C_1～C_2）相对于其他关节突关节稍微偏中线和靠前。该骨性标志“脱落”可用作识别C_2和C_3椎骨的解剖标志（图4.29A）。此外，C_2椎体的前外侧显示有椎动脉，利用多普勒可以方便地识别C_2椎骨的这条重要血管。

- 使用凸阵探头进行后部评估可能会有所帮助，因为它可以让人们在一个广角视图中看到所有颈椎水平（图4.29B）。

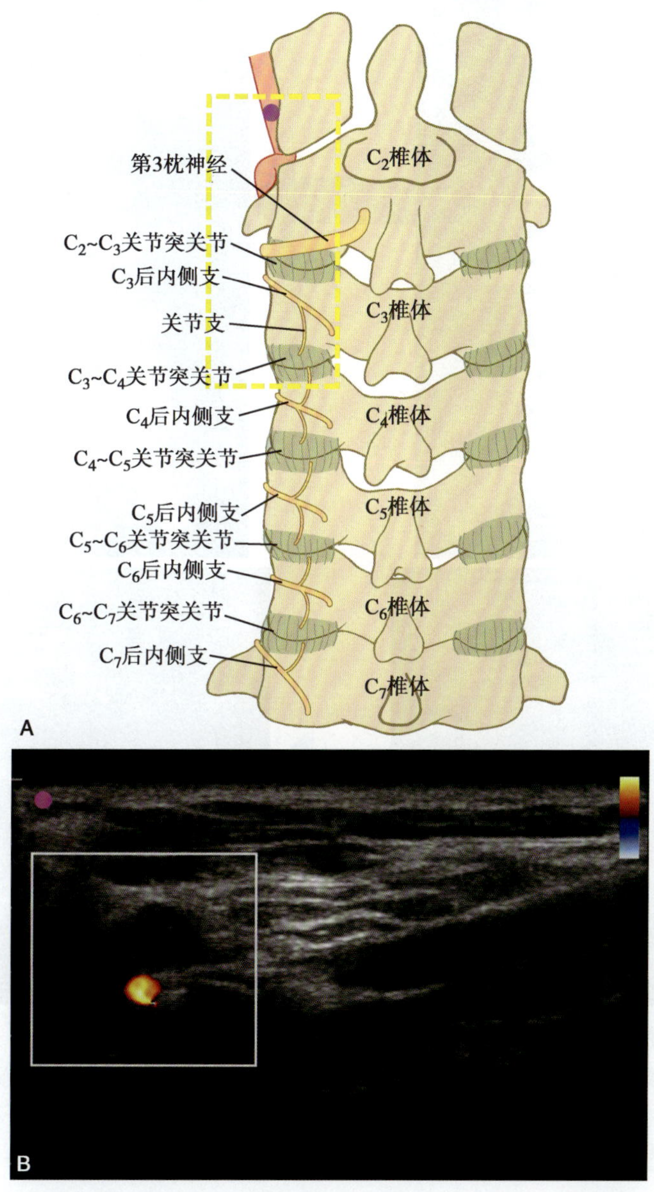

图4.29 **A**，超声探头置于后方的颈椎示意图。椎动脉沿颈椎前外侧上升，穿过C_6至C_3横突孔，之后向上外侧进入C_2横突孔，该孔位于矢状面。穿过C_2横突孔后，继续向后外侧穿过C_1横突孔（寰椎）。将多普勒仪放置在C_2椎体的头侧可以帮助可视化在C_2和C_1椎骨之间走行的椎动脉，从而有助于验证超声下的当前水平。**B**，启用多普勒功能并将焦点放在C_2椎骨头侧的解剖下降区域上，应识别椎动脉（红色）。当动脉从C_2横突孔走向C_1横突孔时，可能需要稍微向前平移，以便更好地观察动脉。

方法2：横切面视图-通过Chassaignac结节（C_6横突的突出前结节）识别C_6椎体

- 使用横切面视图，可以开始评估，探头在中线结构上向前移动，识别甲状腺、颈动脉和颈静脉（图4.30A）。
- 横向移动探头，可以看到椎体/颈椎间盘，然后是颈椎的横突（图4.30B）。C_2～C_6的横突是分叉的，有前结节和后结节，而C_7只有后结节。

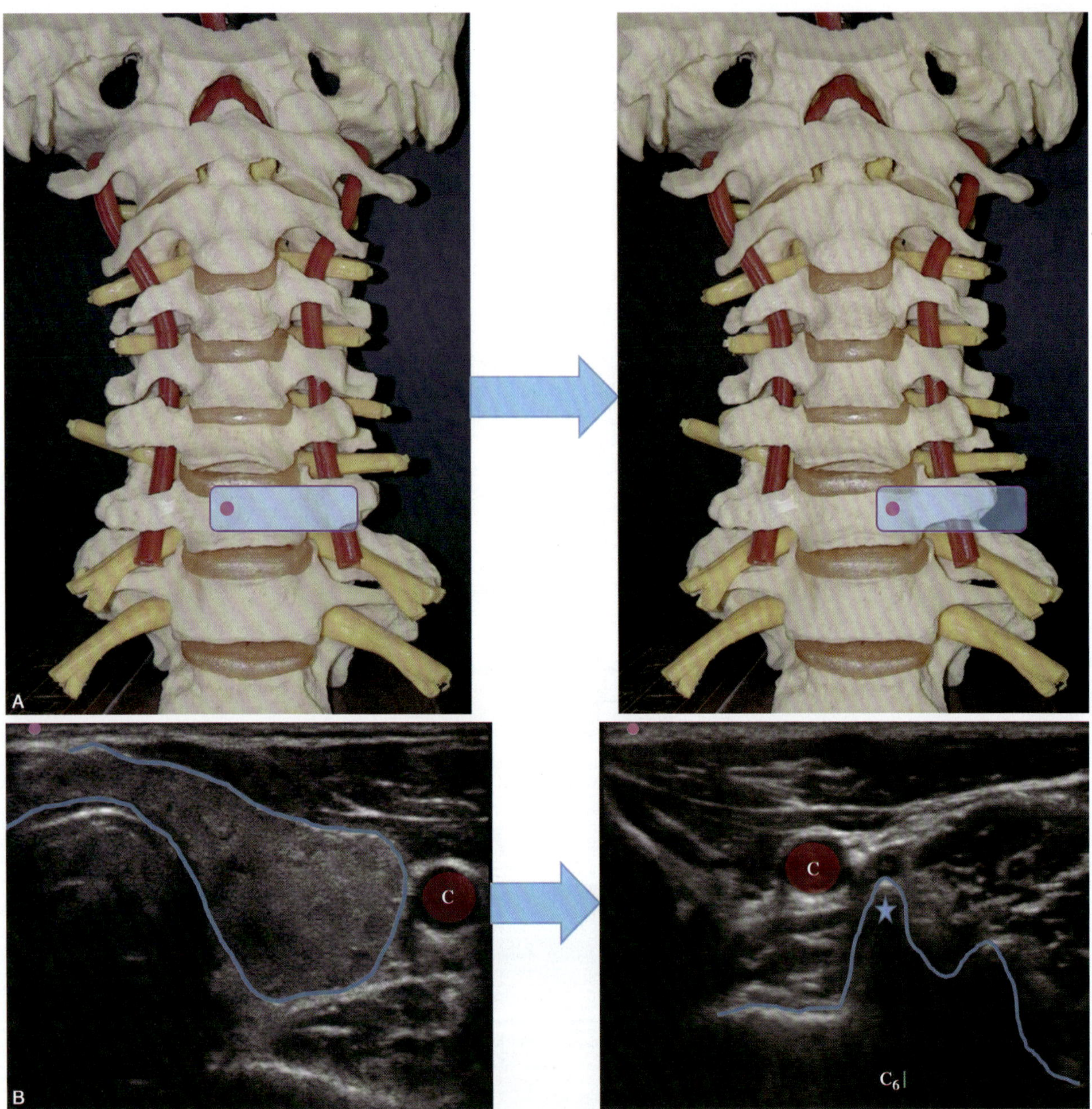

图 4.30　A，颈椎模型，展示超声探头（阴影矩形）在横切面平面（短轴）上颈前部的初始放置。从放置在甲状软骨喉部突出（即喉结）下方的任何位置开始，向下/尾部扫描，直到看到甲状腺（通常位于 C_6 或 C_7 椎骨的前面）。接下来，横向平移，直到看到横突。B，与上述描述相对应的超声图像。左图中，甲状腺以蓝色勾勒出轮廓。横向平移将显示横突；在本例中，右图显示的是 C_6 横突（蓝色轮廓）。蓝色星号标识了 C_6 椎体的突出前结节（Chassaignac 结节），这是帮助识别水平的重要标志。C，颈动脉。

- C_6 和 C_7 椎骨之间的这种解剖变化可用于在超声下识别当前椎骨水平，但更常见的解剖标志是 C_6 横突突出的前结节（图 4.31A）。
- C_6 横突突出的前结节被称为 Chassaignac 结节（又名颈动脉结节）。
- C_7 椎体也可以使用多普勒来识别，以可视化在该水平暴露的椎动脉。一般来说，椎动脉位于 C_7 横突的前面，当它上升时，它会深入进 C_6 椎骨的横突孔。然而，该水平的椎动脉存在解剖学差异，因为有时它位于 C_7 横突孔内。
- 通过使用这些解剖标志，人们可以确定当前的椎骨水平，并且探头可以向头侧移动，计数此后的每个水平（图 4.31B，C）。

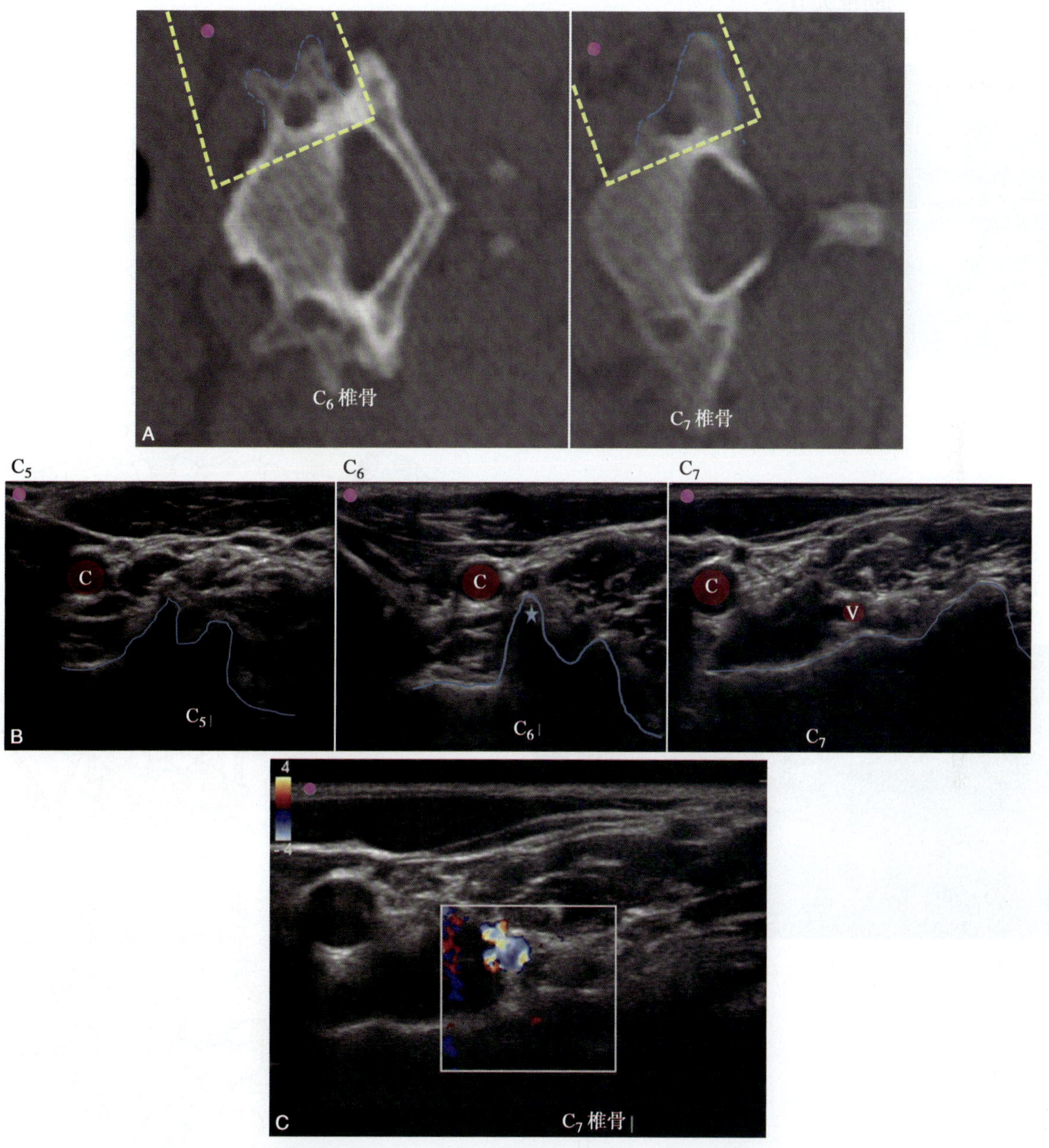

图 4.31　**A**，C_6 和 C_7 椎骨的 CT 扫描横切面比较。注意 C_6 椎骨的分叉横突（蓝色轮廓），而 C_7 只有后结节（蓝色轮廓）。另请注意，与 C_6 横突相比，C_7 横突的位置更靠后。黄色虚线矩形代表使用超声时的视野。**B**，比较 C_5、C_6 和 C_7 横突的超声图像。C_5 横突通常具有相对相等的前结节和后结节。与具有后结节的 C_7 相比，C_6 横突通常具有突出的前结节（用星号标记）。C_7 横突不是分叉的（只有后结节），椎动脉也在这个水平暴露。注意所有图片中颈动脉的位置，以及 C_7 椎骨水平处暴露的椎动脉（椎动脉不穿过 C_7 椎骨的横突孔，而是在大多数情况下位于后结节的前面）。**C**，动态多普勒的超声图像以显示暴露的椎动脉的位置。将其位置与位于左侧更靠前的较大颈动脉进行比较。

方法3：横切面视图-通过识别 T_1 横突与 C_7 横突来确定水平

- 评估也可以从颈部的侧面开始，识别 T_1 和 C_7 横突，并从该点开始从头侧开始计数。T_1 横突相对于 C_7 横突来说会更靠后。
- 通过先向头侧倾斜探头，然后向尾侧倾斜探头，可以识别 C_7 横突（图4.32A、B）以及 T_1 横突（图4.32C、D），还可能识别肋椎关节。

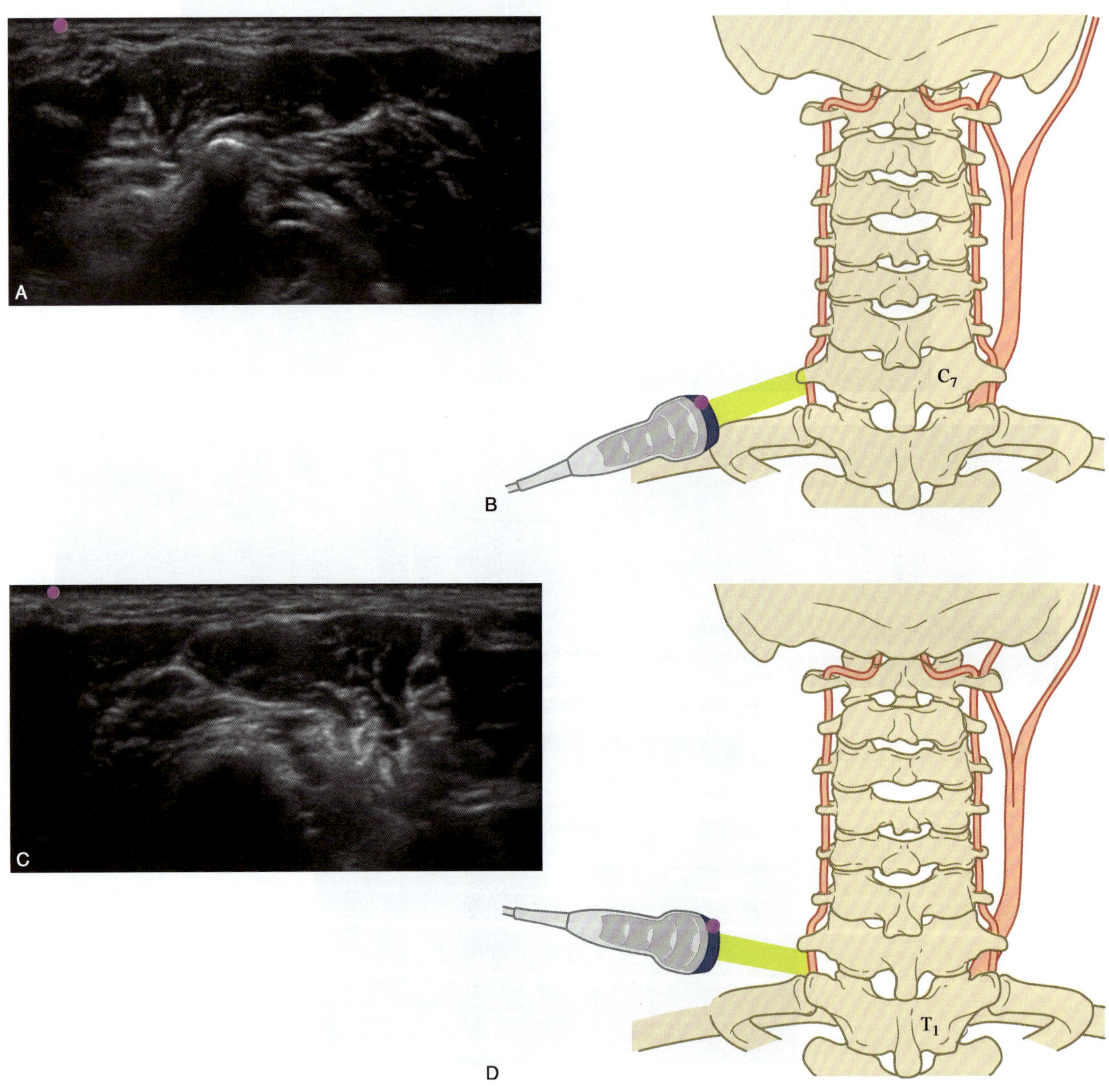

图4.32 A，C_7 椎体侧面至颈部的短轴超声图像。请注意与 T_1 椎骨相比，C_7 突出的横突（见图4.32C）。与 T_1 横突相比，它的位置也更靠前。一旦识别出 C_7 横突，尾部倾斜将显示 T_1 横突；在这些视图之间来回切换将有助于区分这些特征。B，与之前的图4.32A相对应的示意图表示，展示了易于识别的标志，包括横突、椎体和颈动脉。C，T_1 椎体侧面在颈部短轴上的超声图像（横切面视图）。T_1 横突并不那么突出，并且比 C_7 横突更靠后。D，对应于图4的示意图表示。图32C展示了如何通过简单地改变颈部短轴上的探头方向，改变探头的倾斜来看到 T_1 横突。

腰骶超声图像

横切面评估

检查可以从正中骶嵴开始，在观察 L_5 椎骨突出的棘突之前，先识别双侧 S_1 骶孔（最清晰的骶孔）。另请注意髂后上棘（PSIS）以及骶髂关节的上关节面（图 4.33）。

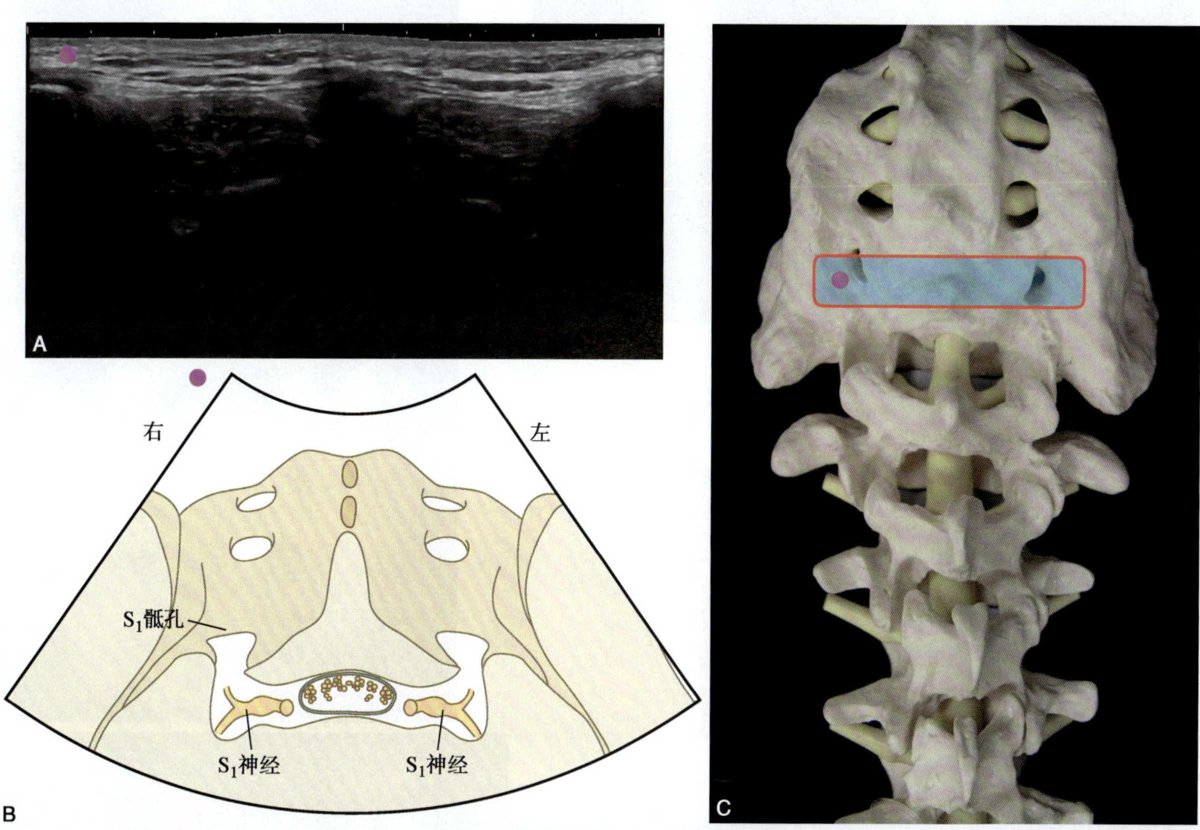

图 4.33　A，骶骨在 S_1 骶孔水平的短轴超声图像（横切面视图）。注意声波如何穿透骶孔，使它们更容易识别。需要调整探头的倾斜度来优化骶孔显示。B，与上图相对应的示意图表示，展示了可见的图标，例如棘突、骶髂关节上关节面以及髂后上棘。应特别注意超声无法清楚看到的重要结构的位置：本例中的 S_1 神经根、硬膜外腔和下行神经根。C，骨骼模型展示了凸阵探头的正确放置和方向。

为了对腰椎进行计数，可以将探头向头侧移动，直到识别出 L_5 的棘突，并且可以向头侧方向继续计数，直到识别出胸腰椎交界处。应始终使用相关 X 线片进行验证，尤其是移行椎；有关移行锥的更多论证，请参见第 3 章（图 4.34A 至 C）。

当棘突处于所需水平时，探头可以横向移动以识别关节突关节和横突。该视图可用于关节突关节注射或后内侧支阻滞（图 4.34D）。

回顾解剖结构，后内侧支神经位于上关节突和横突（L_1～L_4）或 S_1 上关节突和骶骨翼（L_5 背支）之间的骨切迹处。

腰椎的计数也可以在矢状切面中进行。该视图可以通过将探头置于矢状方向、直接位于棘突上方来获得。然后可以横向移动探头，直到识别出关节突关节和/或横突。骶骨用作计数的标志，因此，如果需要，可以向尾部移动探头，直到识别出骶骨。一旦识别出骶骨，就可以从头侧的该点开始计算相邻的横突（图 4.35A 至 C）。

探头可以从 S_1 骶孔向尾部移动，以可视化 S_2 骶孔以及髂后下棘和骶髂关节。通过超声进行的骶髂关节注射通常在 S_2 骶孔水平进行（参见第 10B 章）（图 4.36A 至 C）。

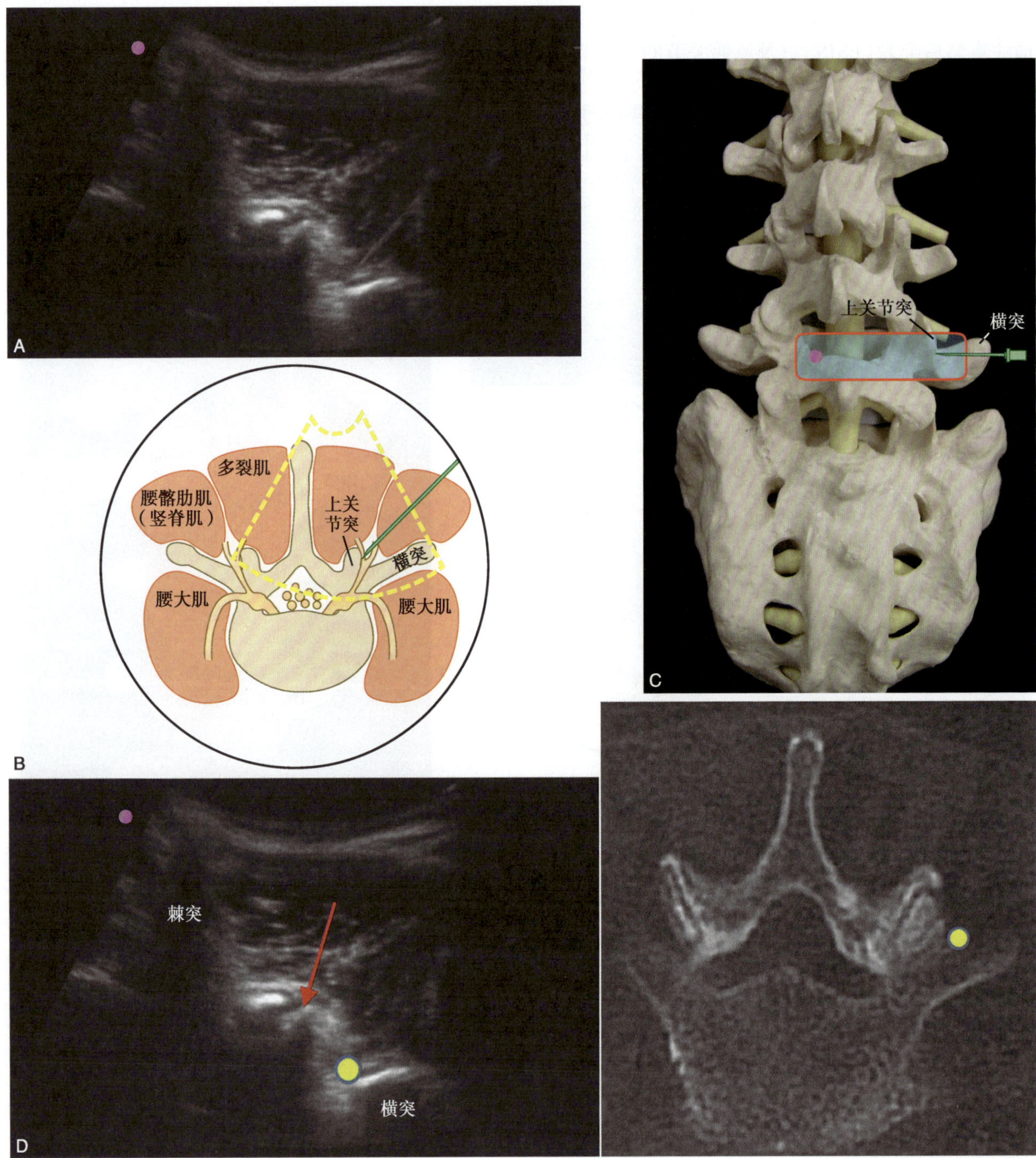

图 4.34　A，L_5 椎体后部短轴超声图像（横切面视图）。B，与上图相对应的示意图表示。应特别注意超声无法清晰看到的重要结构的位置：本例中为硬膜外腔和下行神经根。C，骨骼模型展示了图 4.35A 中所示超声图像的正确放置和方向。D，L_5 椎体后部的超声图像，包括棘突、（红色箭头）和横突。黄点代表下后内侧支的解剖位置，在本例中为 L_4 后内侧支。与超声图像相邻的是腰椎椎体的相应 CT 扫描图像。

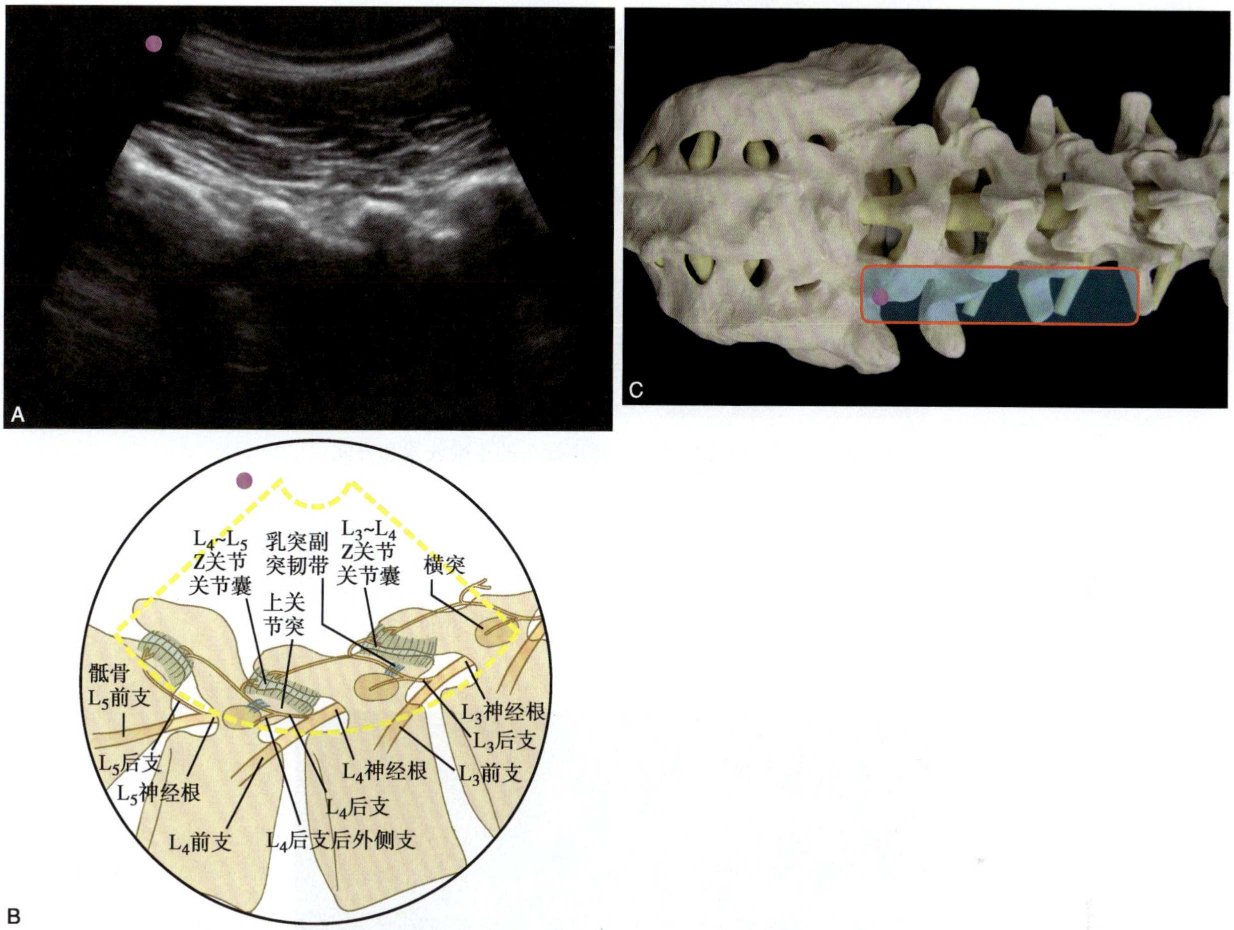

图 4.35　A，超声图像显示腰骶脊柱的长轴（矢状位视图），覆盖横突。横突可能看起来都很相似，但尝试识别骶骨翼，以便准确识别其他腰椎水平。B，与上图相对应的示意图表示，展示了通过超声无法清楚看到的重要结构，在这种情况下主要是神经根。C，骨骼模型展示超声探头的正确放置和方向。

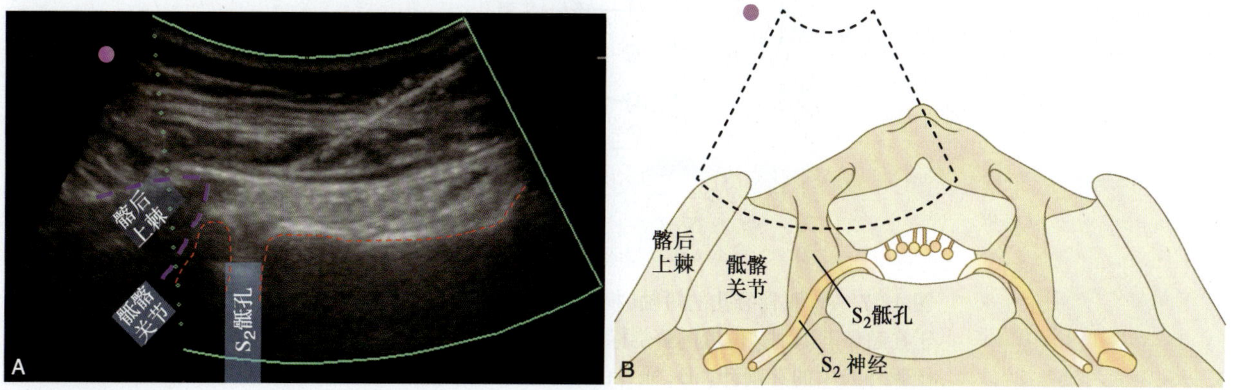

图 4.36　A，骶骨在 S_2 骶孔水平的短轴超声图像（横切面视图）。骶孔可以很容易地看到，因为它可被声波穿透。为了最好地优化骶孔，请倾斜探头，直到声波与骶孔对齐。骶髂关节和髂后下棘也可以在此水平可视化。B，与先前超声图像相对应的相关结构的示意图表示。

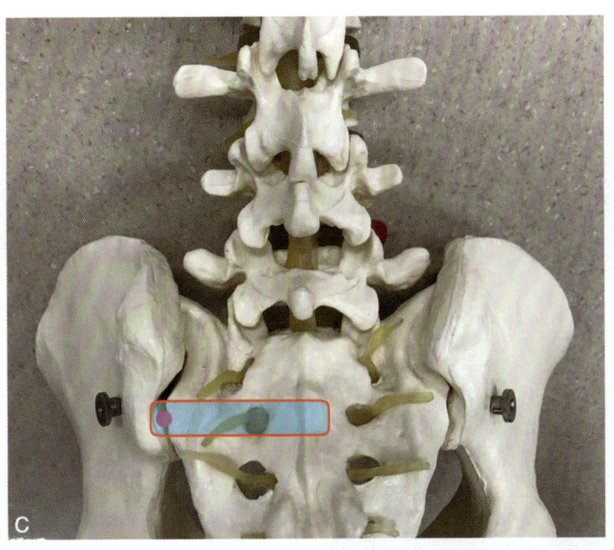

图 4.36（续） C，骨骼模型展示超声探头的正确放置和方向。

使用超声探头进一步尾部移动将显示骶骨裂孔和两个骶角，它们在裂孔的两侧背侧突出。骶骨裂孔是骶椎管的开口，与腰椎管和硬膜外腔连续。这是硬膜外注射的有用进针点（图 4.37）。

超声探头进一步向尾侧移动将显露骶尾椎间盘。这对于接近奇神经节非常有用。

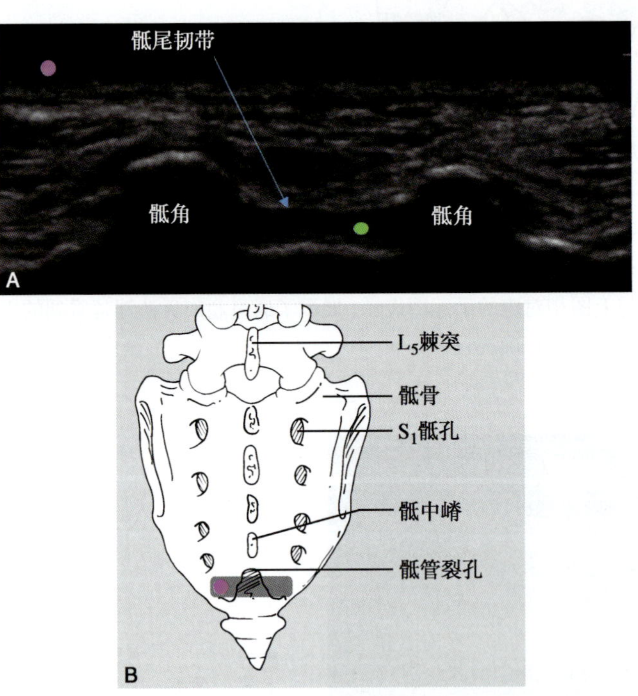

图 4.37 A，骶骨裂孔的短轴（横切面视图）超声图像以及有助于在超声下识别其位置的解剖标志。绿点代表在平面外看到的硬膜外腔中的穿刺针。B，骶骨的解剖图。矩形表示对应于图 4.37A 的超声探头的放置。第 7C 章包含有关超声引导骶管硬膜外类固醇注射的更多信息。

（郭永清 眭明红 译，向云 校，毕胜 复校）

第 5 章

优化患者安全和体位

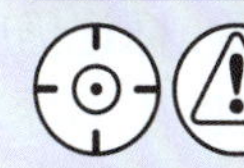
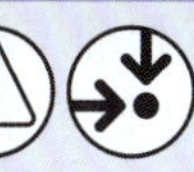
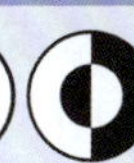
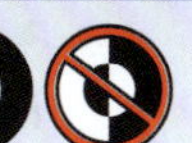

Sarah Hagerty，Nicholas H. Weber，Julie M. Grove，和 Michael B. Furman

"危险是我的中间名。"
AUSTIN 危险权力
"安全是我的中间名。"
Sarah 安全 Hagerty
Nicholas 安全 Weber
Julie 安全 Grove
Michael 安全 Furman

导论

设置是关键。

设置不仅涉及 X 线透视机和穿刺针定位，还涉及介入操作室、托盘和患者。应注意确保患者在任何介入操作期间处于舒适的位置，并设置介入操作室以优化安全性、效率和清晰的图像采集。

随着将患者满意度评分与支付联系起来的新举措，患者对介入治疗的感受也必须得到尊重。患者舒适度是介入治疗满意度的关键。简单的舒适性措施可以减轻患者的焦虑以及降低与体位相关的继发疼痛/伤害的风险。

介入治疗前

在介入治疗前，工作人员应检查以下图表：

- 确认申请的介入操作与上次就诊记录中的说明相符，包括哪一侧和节段。
- 识别潜在的不明介入操作问题，包括但不限于抗凝或抗血小板药物、凝血或其他医疗问题、过敏、移行椎、既往血管迷走事件和介入操作问题。

介入治疗中的安全

标记正确的介入操作侧（图 5.1）

- 联合委员会（JCI）通用协议[1]建议将脊柱介入操作部位标记通常放置在皮肤上。实际标记可能有所不同，但可以使用以下指南：

注：请参考本书的解剖学术语/缩略语。

- 该标志在整个组织中应该是明确且一致的。
- 美国骨科医师学会建议包含术者的姓名缩写[2]。
- 我们进一步建议，介入操作侧的标记应包含带有“L”或“R”和/或随附箭头。
- 如果是中线或双侧介入操作，例如椎板间硬膜外类固醇注射，还应包括出现主要症状的一侧（例如，左/右）。
- 备皮和铺巾后，标记仍应清晰可见。
- 图5.1显示了医生的姓名缩写、脊柱节段和介入操作侧。

- 在部位标记和备皮确认后，与患者确认细节可以提高介入操作准确性，缓解患者焦虑，并改善对安全环境的感知。

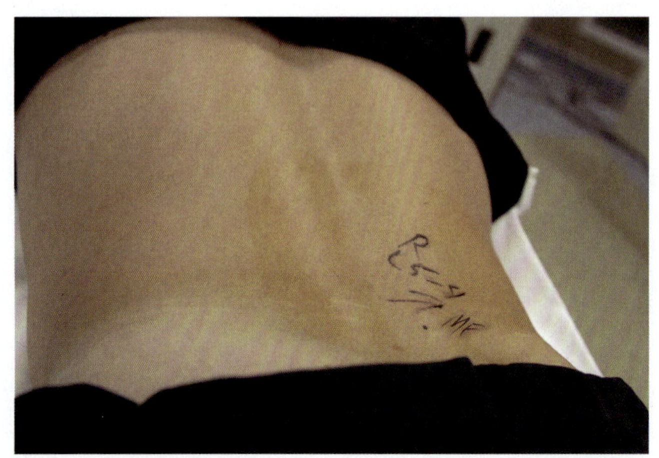

图5.1　为患者标记正确的介入操作部位，包括医生的姓名缩写、介入操作方式和介入操作侧。标记内容取决于当地规定。

介入操作暂停并核对/正确现场板书（图5.2）

- 患者和所有团队成员停止正在做的治疗并参与“暂停并核对”。患者口头说出自己的姓名和出生日期，并确认介入操作部位和节段。
- 在白板上设置视觉提醒，该白板在整个介入操作过程中都放在可见位置，并靠近X线透视机或超声屏幕，以不断提醒介入医生有关介入操作侧、节段和类型，以及任何其他相关因素，例如以下内容：
  - 对介入操作中通常使用的药物过敏（造影剂、抗生素、麻醉剂、乳胶等）
  - 如果要进行双侧或中线的介入操作，则标注症状较多的一侧
  - 实施介入操作的医生、在场护士和转诊医生的姓名（可选信息）
- 然而，人们应该避免在白板上放置过多的信息，因为这可能会导致对介入操作最重要信息的忽视。

C形臂的使用（图5.3）

- C形臂的设置应使得手术开始后更容易导航，并在需要时进行有效调整（图5.3A）。
- 一旦目标被识别，最好将伸缩装置设置在中立/中线位置（图5.3B）（有关右/左、内侧/外侧平移的更多详细信息，请参阅第3章）。
- 活塞杆处于任何极端位置（图5.3C）都不是最佳的，因为这使得微调更加困难。

监测生命体征

- 在整个过程中实时记录心率、血氧饱和度和其他生命体征。

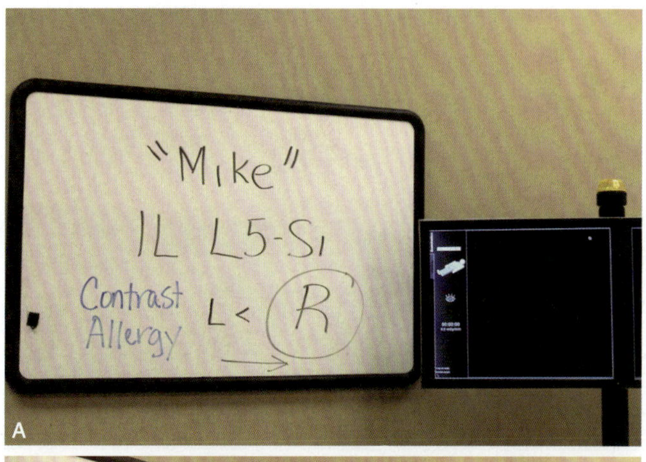

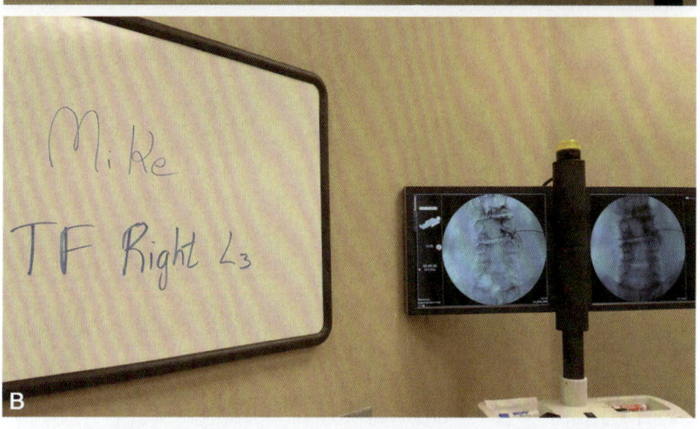

图 5.2　A，视觉提示白板示例，显示患者详细信息、遵循的介入操作以及其他重要的患者变异。B，位于 X 线透视机屏幕旁边的视觉提示白板（带有识别信息）的示例，以帮助患者暂停和持续的术中确认。将白板放在透视屏幕旁边可以提供实时视觉提醒，以避免错误的部位或错误的一侧手术。

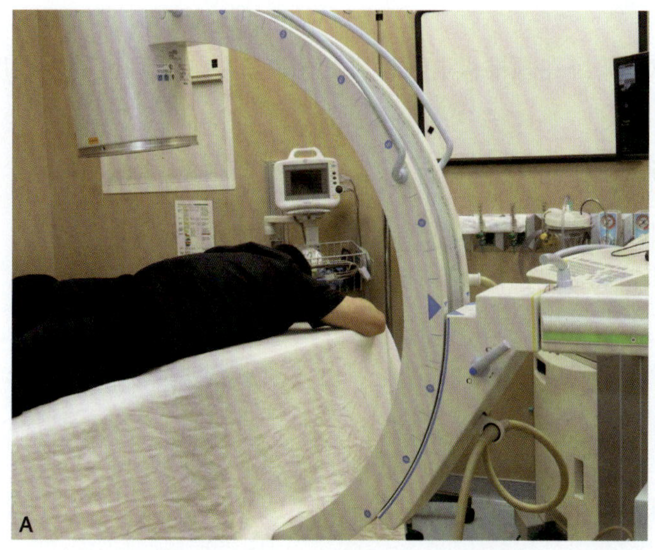

图 5.3　A，在模拟患者放置 C 形臂。

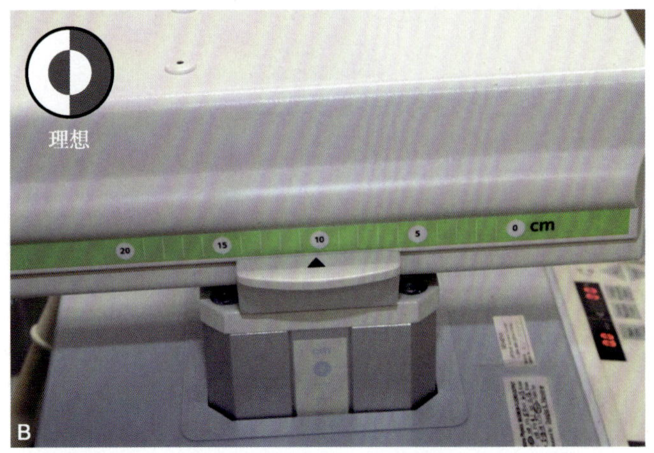

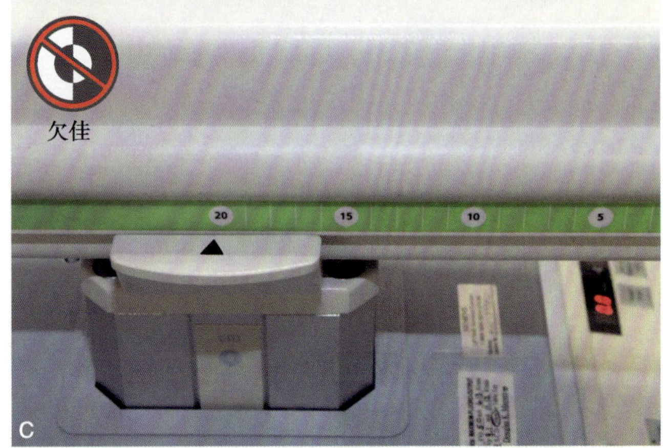

图 5.3（续） **B，**C 形臂放大图的理想伸缩装置的设置（处于中立位置）。这使得 C 形臂可以在介入操作过程中轻松移动进行微调（影像增强器的平移或伸缩运动，而无需将 C 形臂基座完全侧向移动）。**C，**开始介入操作时 C 形臂的位置欠佳。从任何一个位置的最末端开始，都会导致 C 形臂在介入操作过程中过度移动。

通过鼻插管补充 O_2

- 在颈椎手术期间，可以为俯卧在颈椎板上或仰卧的患者提供一定程度的舒适度，并用无菌手术巾部分覆盖其面部。

静脉镇静期间的病例监测

- 应使用心电图（ECG）监测血压、节律和心率以及 O_2 饱和度水平。
- 需要额外的专职护士来协助监测生命体征以及服用止痛和/或镇静药物。

患者舒适度

挤压球（图 5.4）

- 该手术可能会给患者带来压力或不适。在患者感到不适、针头移动、药物注射或焦虑时，挤压球会分散患者的注意力。

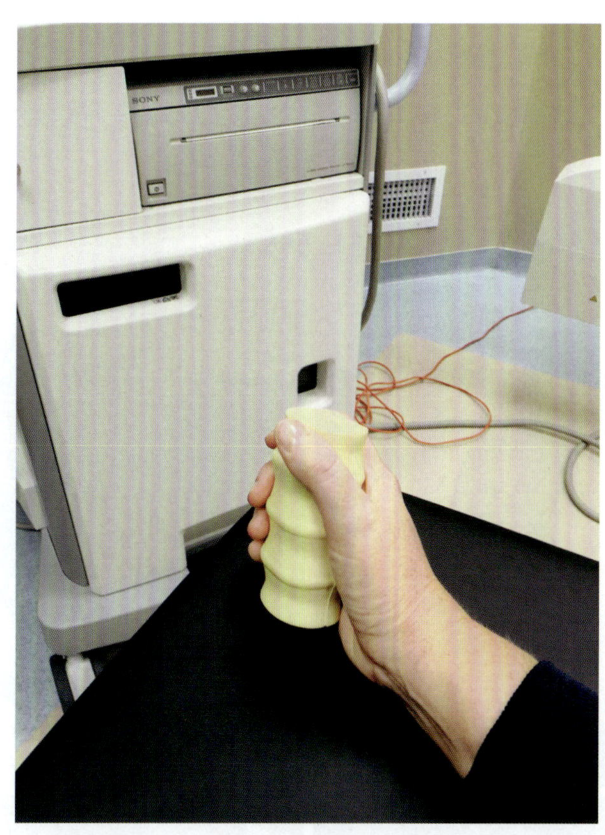

图 5.4 可挤压物体或球以减少术中的压力。

患者体位

俯卧位

- 用于大多数脊柱介入操作。
- 颈椎介入操作的理想体位包括在需要时放置颈椎板。患者前额的理想位置位于头枕顶部，下颌完全贴近胸部(图 5.5A)。这样可以使颈椎处于微屈的位置，同时尽量减少肩部后缩。患者双臂最好放在体侧(除非它们可能会遮挡图像)，放松并系上安全"提醒"带。
- 欠佳体位包括颈部没有屈曲或过度伸展(图 5.5B)。此外，如果患者双臂放在头部上方，可能会影响成像效果，尤其是在获取颈部对侧斜位或侧位图像时，因为肩部可能会重叠遮挡所关注的结构。
- 实际上，胸部介入操作具有相同的设置。然而，枕头放置得更靠前，使其位于患者胸部下方，枕头边缘靠近患者的肩部。在此体位下进行的介入操作包括胸椎板间和经椎间孔硬膜外类固醇注射、胸椎后内侧支阻滞和射频消融以及肋间神经阻滞。手臂的位置不会遮挡侧位成像。
- 欠佳体位是导致胸部外展或妨碍理想视野和/或介入操作效果的体位。
- 俯卧位用于腰椎椎板间硬膜外类固醇注射、经椎间孔硬膜外类固醇注射、腰椎关节突关节注射、腰椎后内侧支阻滞和射频消融、椎间盘造影和脊髓造影，以及脊髓电刺激试验。
- 理想体位包括在患者腹部下方放置两个枕头，以压平腰椎前凸(图 5.7A)。患者脚踝下方的枕头可以提供舒适感，同时还能减少腰椎旁肌肉的收缩，避免加剧腰椎前凸。可将患者的手臂放在腰上方并远离介入操作台，或将手臂放在头下也是不错的选择。
- 欠佳体位包括将枕头放置在肩部或头部下方，而不是腹部下方，这将导致腰椎过度前凸(图 5.5D)。
- 俯卧位也用于骶髂关节注射、骶管硬膜外类固醇注射和奇神经节阻滞。
- 理想体位包括将枕头放置在腹部和骨盆下方较低的位置，与臀部对齐，理想体位下双脚向内翻转，要求患者主动内旋髋部，以放松外旋肌。

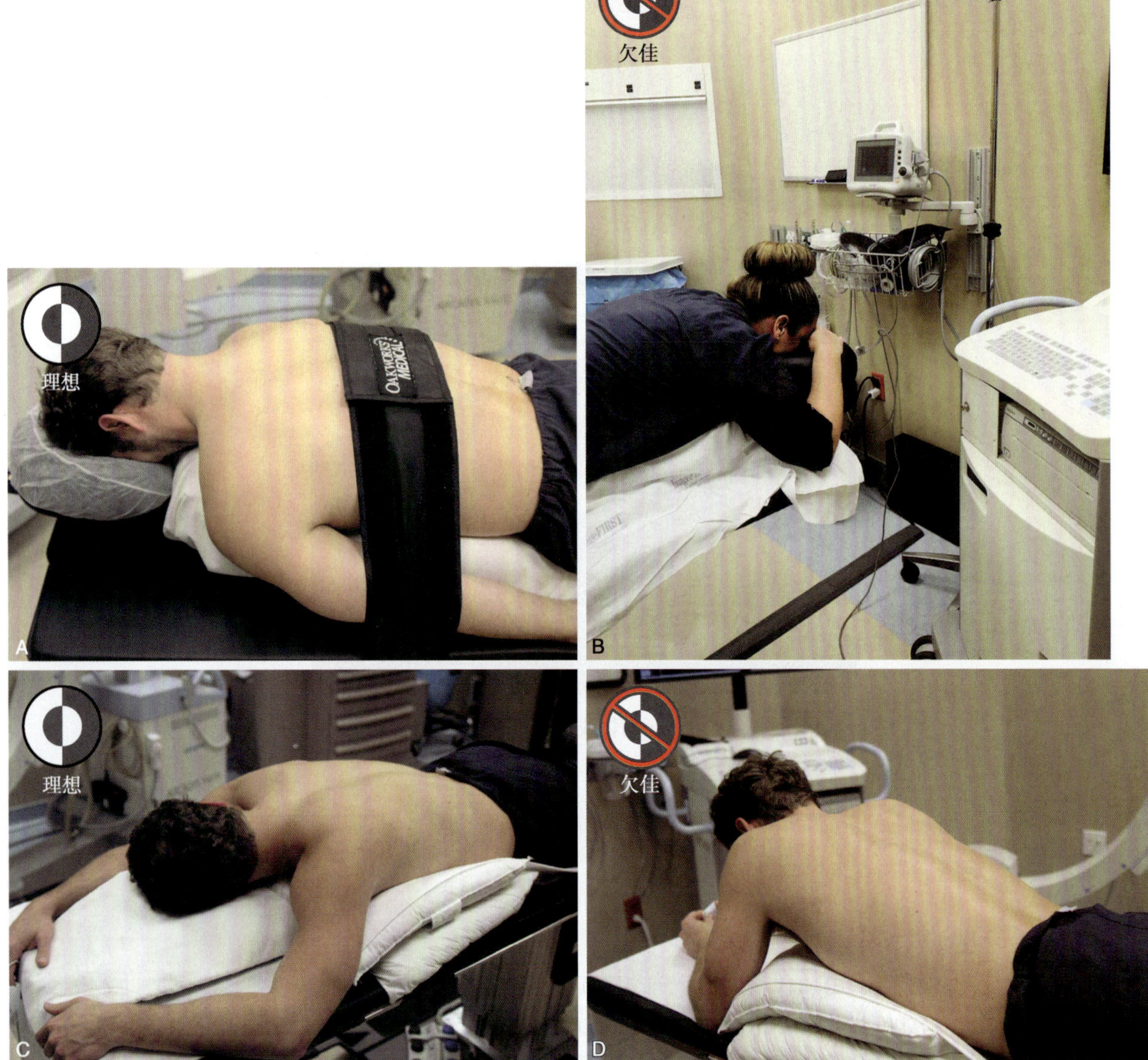

图 5.5　A，颈椎介入操作的理想体位是俯卧位。请注意，患者的颈伸肌群处于放松状态，上肢放在体侧。这使得颈椎显示无障碍，进针更容易，并提高了患者的耐受性。B，模拟欠佳的俯卧位下的颈椎介入操作体位。患者的颈部伸展，肩部阻挡了斜位或侧位成像，不能很好观察进针目标上方的皮肤。此外，颈伸肌被激活，使得进针和推进可能更具挑战性。C，患者的理想俯卧位，头部放松在枕头上，肘部无承重，这对于胸部或腰部介入操作都很重要。与图 5.5D 相比，这有助于防止脊旁肌收缩。D，腰椎介入操作时患者处于俯卧位的欠佳体位。注意患者是如何仰卧并用肘部支撑，导致腰部伸肌收缩。

- 欠佳体位包括将枕头放在患者头下，双脚朝外。

侧卧/侧卧

- 用于颈椎关节突关节注射或颈椎后内侧支阻滞。
- 理想体位包括放置颈枕，使颈部在屈曲、伸展和冠状平面中处于中立位置（防止侧弯）。利用三角楔块抵住患者的上胸椎，并将其固定在提醒带下方，可增加颈椎中立位的稳定性。将手臂放在患者身侧，手臂朝向介入操作台，夹在患者身体下方，肩部尽可能放松，处于下垂姿势。患者会自然地抬高肩部，尤其是直立的一侧，因此在医生设置介入操作时应告知并提醒他们避免此姿势（图 5.6A）。
- 欠佳成像如图 5.6B 所示。

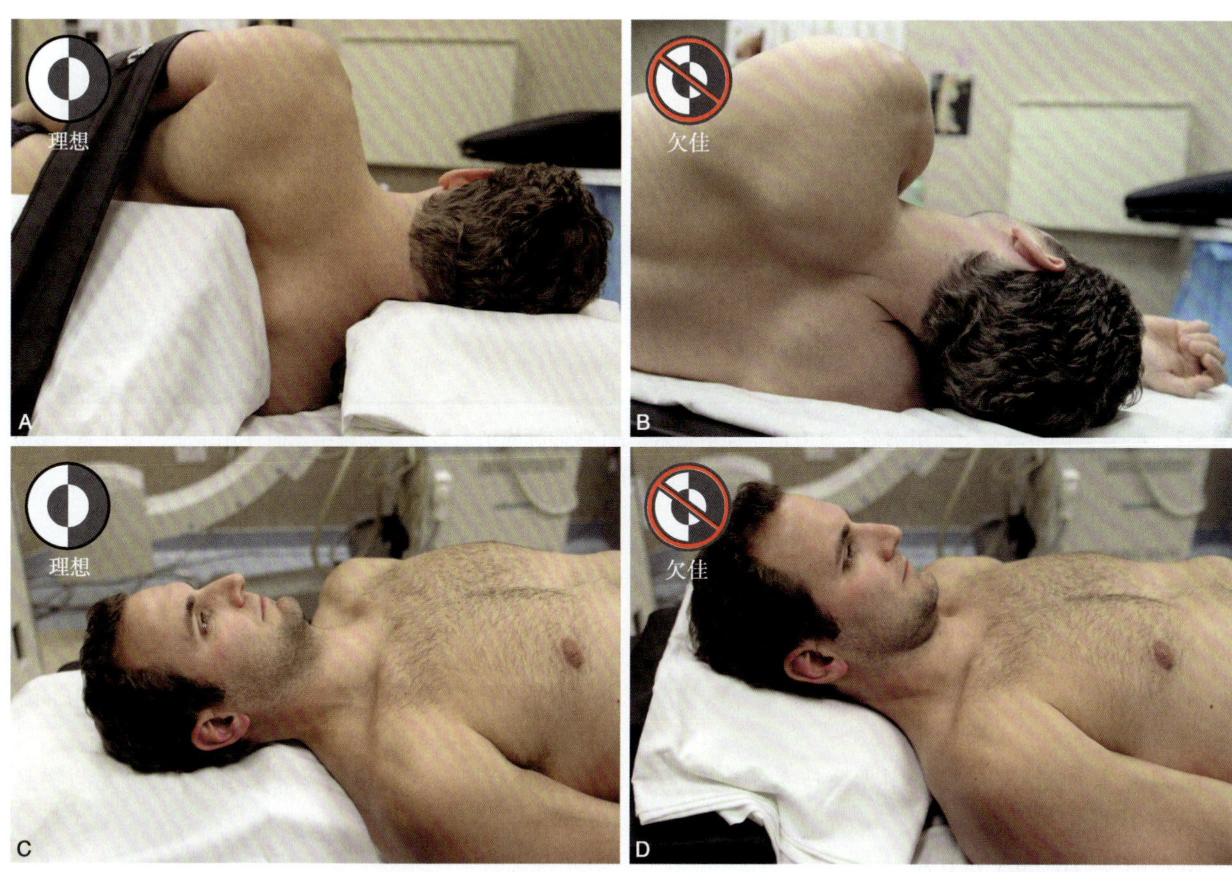

图 5.6　A，颈椎侧位介入操作的理想体位。请注意，颈椎处于中立位，没有侧弯、屈曲或伸展。B，侧卧位颈椎介入操作的欠佳体位，颈部侧弯且肩部抬高，难以获得理想视野和进针位置。C，颈椎介入操作的理想仰卧位。患者颈部放置一个小枕头，使颈椎处于中立位，使所有颈前肌放松。D，仰卧位颈椎介入操作的欠佳体位。患者的颈前肌屈曲，这使得进针具有挑战性。

- 侧卧位可在腰椎介入操作中用作腰椎板间硬膜外类固醇注射的替代方法。
- 它还可用于髋关节注射和超声引导下股骨大转子滑囊注射。

仰卧

- 仰卧位用于颈椎间孔硬膜外类固醇注射。它还可用于颈椎后内侧支阻滞、关节突关节注射和其他介入操作。
- 通过将患者的头部稍微转向介入操作的对侧，并以“抬颌”位置稍微伸展颈部来实现理想体位（图 5.6C）。
- 欠佳体位如图 5.6D 所示。请注意，颈部屈曲会牵动颈部屈肌，使介入操作更加困难并增加患者的不适。
- 对于处于俯卧位和仰卧位的患者，应使用安全“提醒”带（图 5.7A、B）。它有助于维持患者的初始姿势，并温和地“提醒”患者在手术过程中保持静止，不要污染介入操作区。请注意，如果将其放置在肘部远端，效果会更佳。

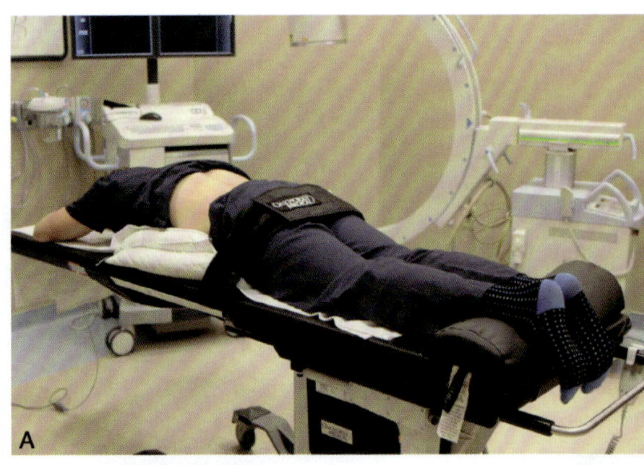

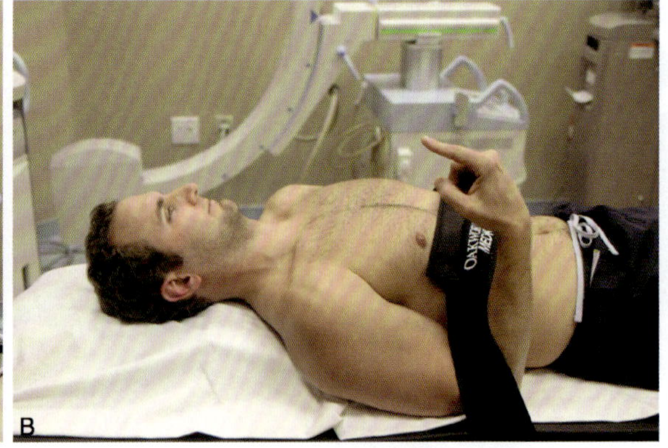

图 5.7 A，在俯卧患者身上使用绑带。这有助于保护患者。B，在仰卧模拟患者接受颈椎手术时使用带子。请注意，模拟患者无法将手臂移动到手术部位，并可能污染无菌区。理想情况下，将“提醒”带放置在肘部远端。

管理感染风险

确保正确的消毒步骤

- 介入操作医生应使用无菌手套和口罩。在某些情况下，房间内的所有医生和工作人员都必须佩戴帽子和口罩。
- 正确标识患者。
- 使用清洁剂或消毒剂，采用无菌技术备皮。应小心避免用无菌手套或准备溶液海绵接触非无菌物品（床单或床上用品）。
- 患者铺单（图 5.8A 和 B）。

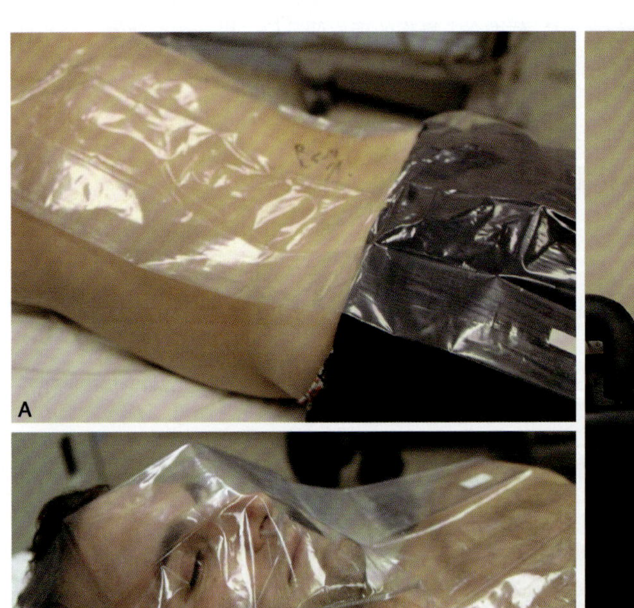

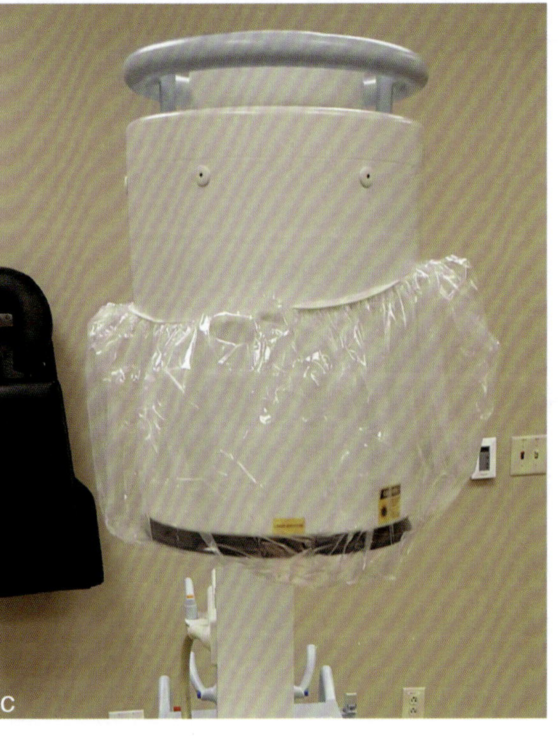

图 5.8 A，为俯卧患者进行腰椎手术时的铺单。B，为仰卧位患者进行颈椎手术铺单。C，放置在 C 形臂上的无菌盖。这对于对“较胖”的患者和/或使用较长针头的手术非常有用。它对于需要更严格无菌的介入操作（脊髓刺激器试验和椎间盘造影）也很有用。

- 如图所示，在影像增强器上使用无菌罩（图 5.8C）。

使用的消毒剂

- 酒精是一种公认的消毒剂；然而，它不应作为唯一的药剂使用，而应作为备皮操作的一部分。表 5.1 列出了最常用的消毒剂。

表 5.1　最常用的消毒剂

剂型	作用机制	起效速度	毒性
酒精	使蛋白质变性	最快	干燥、易挥发
氯己定	破坏细胞膜	中等	耳毒性、角膜炎
碘/碘伏	氧化	中等	皮肤吸收、皮肤刺激

超声引导介入操作

- 初步扫描完成后，首先用无菌清洁剂清洁患者皮肤，然后按照上述方法进行铺单。
- 准备介入操作时会使用无菌凝胶和超声探头套。探头套的替代品包括无菌手套或 TegaDerm 透明敷料。
- 超声探头在使用间隔应进行清洁和消毒。

托盘放置和穿刺针处理

- 穿刺针应位于泡沫塞中（图 5.9A）或背向执行医生的方向放置（图 5.9B）。
- 穿刺针不应散落在介入操作托盘上或面朝上放置在医生更容易被针刺伤的位置（图 5.9C、D 和 E）。

X 射线透视控制踏板

- 介入操作完成后，医生应将透视控制踏板移至介入操作台下或患者/工作人员不会踩下的位置（图 5.10A）。
- 如果不移动 X 射线透视控制踏板可能会导致其被意外踩下（图 5.10B），导致辐射增加，如透视屏幕过度曝光（白色）所示（图 5.10C）。

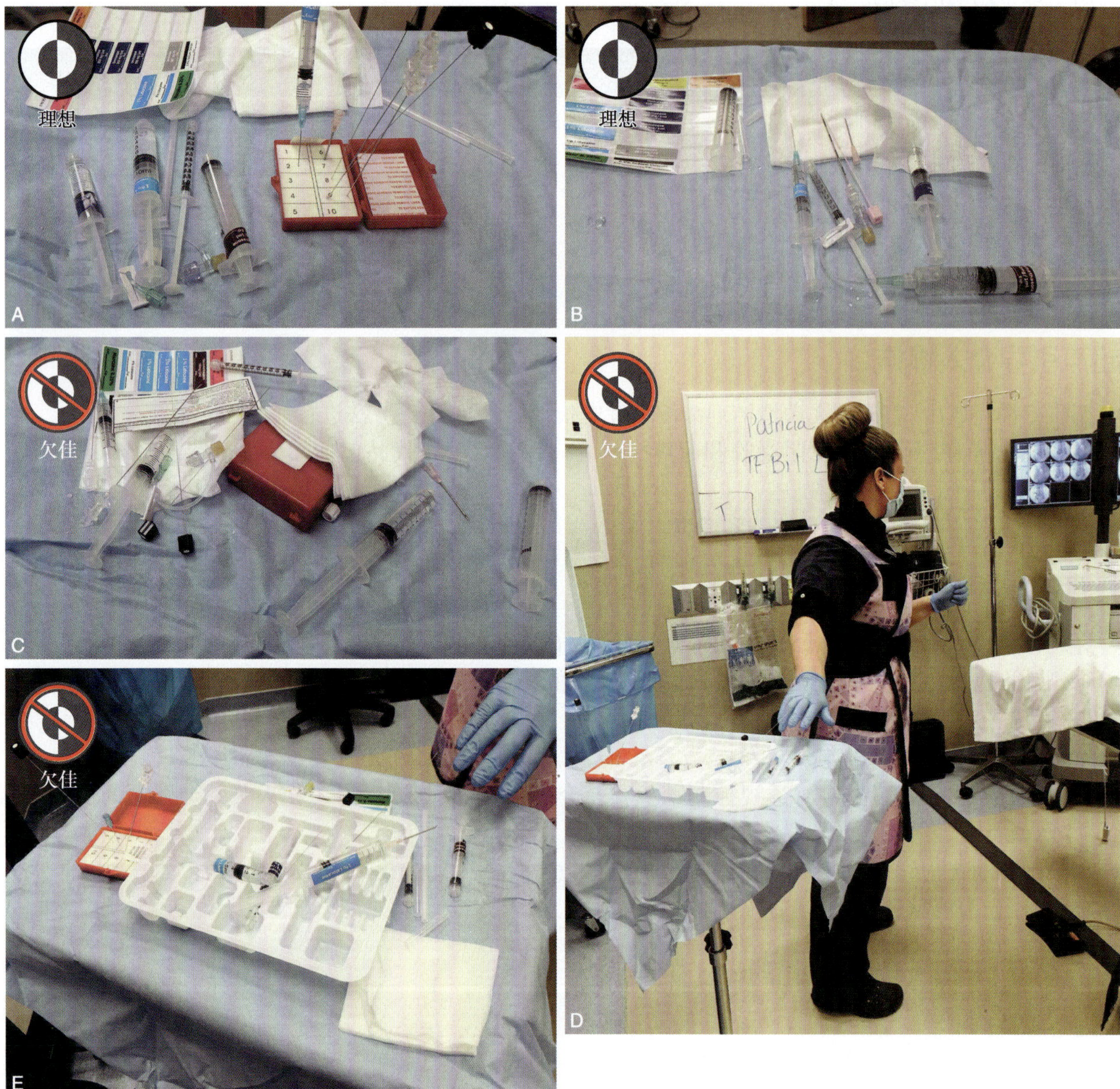

图 5.9　A，理想托盘放置，穿刺针位于泡沫块中。这提供了最安全的托盘环境，以防止无菌区外的针刺伤。B，理想托盘放置，针尖背向执行医生。这是将穿刺针放置在托盘上的另一种方法，也可以降低针刺的风险。将穿刺针放在纱布上还可以降低刺穿无菌托盘盖布、无意中污染现场的风险。C，错误放置的托盘，穿刺针散落。这种设置造成了一个不安全的环境，使医生因暴露针尖而面临更高的针刺风险。D，图片显示医生将针尖朝上伸向错误放置的托盘，增加了潜在的针刺风险。E，放大图片显示针尖朝上的错误放置的托盘，增加了潜在的针刺风险。

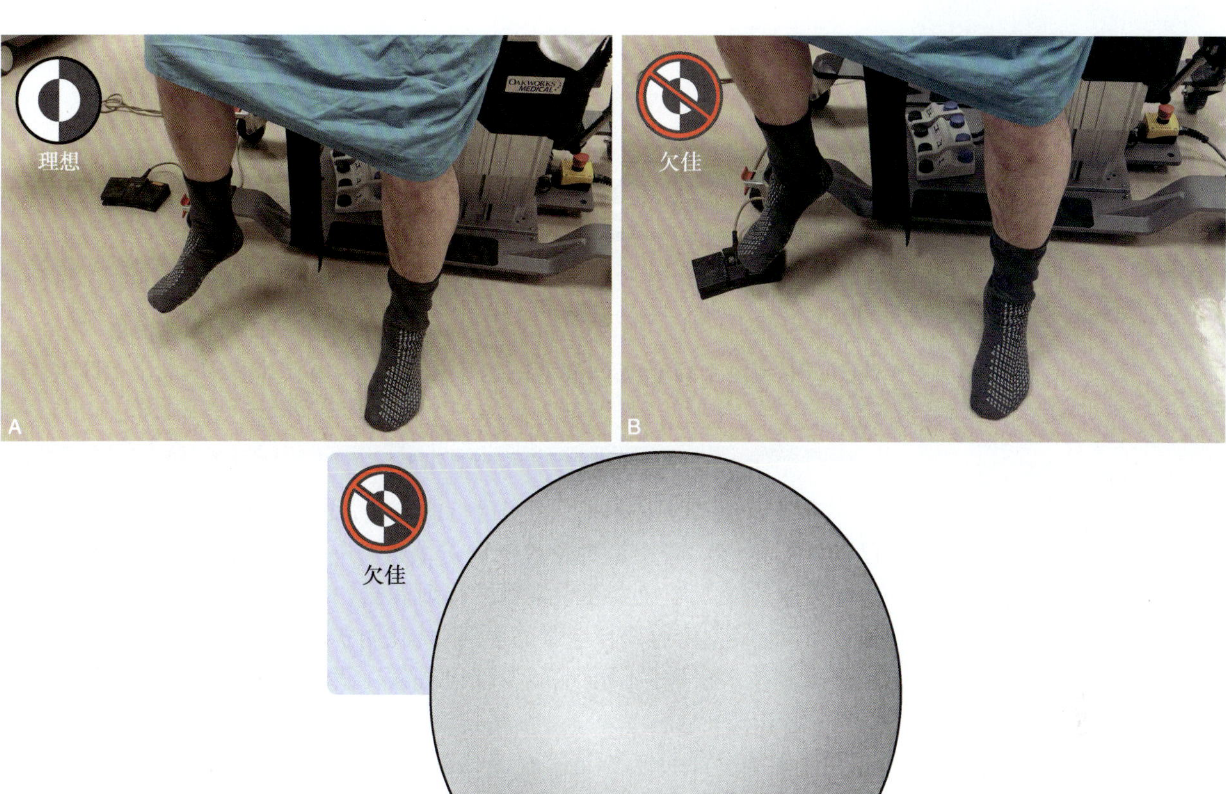

图 5.10 A，术前或术后 C 形臂踏板的理想放置：当患者上升到手术台或从手术台下降时，将其移动到手术台下方。注意踏板如何放置在桌子下方，以免患者意外踩到踏板而导致意外成像。B，术后放置欠佳的 C 形臂踏板，患者模拟无意中和不必要的辐射暴露。C，由于患者意外踩到踏板而触发的成像。

（郝利军 郑彭 译，吴文 校，毕胜 复校）

参考文献

1. http://www.jointcommission.org/assets/1/18/UP_Poster1.PDF.
2. https://www.aaos.org/uploadedFiles/PreProduction/About/Opinion_Statements/advistmt/1043%20Surgical%20Site%20and%20Procedure%20Confirmation.pdf.

建议读物

AIUM Practice Parameter for the Performance of Selected Ultrasound Guided Procedures. American Institute of Ultrasound in Medicine; 2014. http://www.aium.org/resources/guidelines/usguidedprocedures.pdf.

AST Standards of Practice for Skin Prep of the Surgical Patient. Association for Surgical Technologists; 2008. https://www.ast.org/uploadedFiles/Main_Site/Content/About_Us/Standard_Skin_Prep.pdf.

Centers for Disease Control and Prevention. *Guideline for Prevention of Surgical Site Infection, 1999*; 1999.

The Joint Commission Comprehensive Accreditation Manual for Hospitals. The Joint Commission. Oak Brook, Illinois. (July 1, 2016 edition). National Patient Safety Goal Chapter. https://e-dition.jcrinc.com/Frame.aspx.

第 6 章

辐射安全

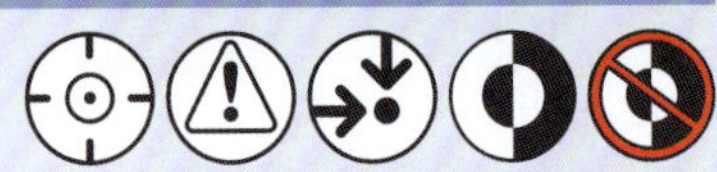

Kermit W. Fox，Leland Berkwits 和 Michael B. Furman

本章为介入医生提供了切实可行的方法，尽量减少患者、同事和我们自己的辐射暴露。即使是对介入操作习惯进行一两次看似微小的调整，也可以显著减少个人职业生涯中累积的辐射暴露。本章重点介绍如何通过限制暴露时间、最大化远离与球管的距离、优化防护的使用以及采用其他有用的暴露限制技术来最大限度地减少辐射暴露。我们还讨论了剂量计徽章结果的解读。

所有 C 形臂的位置（前-后、后-前和侧位）均参考俯卧位或仰卧位患者进行。请参阅第 3 章表 3.1，了解不同 C 形臂移动的定义以及本图解中使用的其他惯例。

背景

人体感官系统不能感知到 X 射线。X 射线与可见光的比较，可得出以下结论：

- X 射线是一种电离电磁辐射，其能量比可见光更高，可以穿透固体物体。
- 与可见光不同，X 射线无法被人体感官察觉，这可能会产生错误的安全感。
- 辐射的安全剂量没有下限。任何剂量的辐射都会产生一定程度的有害影响。
- X 射线照射（即使是大剂量的暴露）的影响可能要在照射后很长时间才会显现。
- 辐射暴露可能导致白内障、辐射灼伤和其他细胞水平永久性变化（例如癌症）。
- 在进行透视检查时，操作者应采用所有合理的方法以不断减少辐射剂量直至最低。该原则被称为 ALARA（合理实现最低剂量），是所有辐射安全计划的监管要求。

本章将介绍透视所采用的逻辑和合理方法，强调时间、距离和防护是保持 ALARA 剂量的三种主要技术。

注：请参考本书的解剖学术语 / 缩略语。

正确的C形臂操作：限制曝光时间

减少辐射暴露（即剂量）的最有效方法是限制透视时间。本章和本书其他地方将讨论如何实现此目的。

尽可能以脉冲模式操作C形臂。照射至患者身上的总剂量是单位时间内X射线输出和照射持续时间的结果（剂量=剂量率×时间）。通过调节X线透视机球管输出方式，减少球管输出速率和周期（球管工作时间），进而减少辐射暴露。

透视图像采取的默认模式通常被称为连续或常规模式。在连续模式下，X射线球管输出在图像采集期间持续运行，以30个图像/秒（相当于电影院中一般使用的30帧/秒）的速度采集图像。现代X线透视机可设置为以脉冲模式获取图像。脉冲模式使X射线球管间歇性工作，而不是持续运行，从而减少辐射暴露剂量。脉冲模式通常以1/30的速度完成（例如，1/2模式是每秒15幅图像，1/4模式是每秒8幅图像）。大多数现代X线透视机的速率通常可低至每秒1幅图像。

一项研究发现，将设置从自动曝光切换到脉冲和低剂量模式时，荧光时间减少了约50%，但图像质量会受到影响。[1]更高的帧/图像速率可提供更好的时间图像质量，但代价是更高的辐射量。通常情况下，较低的脉冲频率（每秒4～8次）可提供足够的时间分辨率。

随着经验的积累，介入医生将辨别何时使用特定透视仪上的各种可用模式（例如，连续模式透视可提供更高的时间分辨率，因此可能比脉冲模式更适合"实时"影像或"实时"注射下的造影剂显像）。鼓励介入医生探索不同的脉率，以确定哪种设置适合正在进行的介入操作。

在开始介入操作之前检查所有可用的影像，包括X射线、磁共振成像、计算机断层扫描［CT］等检查，减少术中辐射暴露。事先了解椎体畸形或脊柱滑脱的程度可以作为参考点，以确定介入操作节段。相比之下，实时脊柱节段计数和其他评估节段的实时扫描使用了有限的可避免的辐射暴露。

在获取图像前预测适当的C形臂位置可限制不必要的辐射暴露。例如，当设置特定轨迹或其他视图时，可以预期要获得某个节段的"真实"前后位视图。需要将C形臂适当头尾倾斜以匹配所关注节段的前凸或后凸（见图3.1）。同样，在发生任何暴露之前，C形臂需要侧位倾斜至预期角度。尽管在许多章节中都强调了头尾倾斜和侧位倾斜的必要性，但这些移动也可以组合起来以进一步减少辐射时间和暴露剂量。当设置从一种视图更改为另一种视图（例如，前后位切换至斜位）时，应目视检查和/或使用激光将透视仪正确对准目标结构的中心。

当所关注的解剖区域位于前后位视图的中心时，然后移动C形臂以获得斜位视图时，可视化结构会移动到与C形臂相反的一侧。将C形臂向倾斜的那一侧平移（活塞）可以节省X线透视曝光时间。此外，如果需要非典型角度来获得"真实前后位"，则预计相关的侧位图像将处于垂直角度。

如果有的话，使用X线透视机的激光束将穿刺针与射线束平行（图6.1）。有些C形臂配备有激光指示器，可指示与影像增强器中心的对准情况，从而估计射线束轨迹。这种激光功能的实际用途是协助确定皮肤穿刺位置并维持平行轨迹。建立轨迹视图并将目标置于透视区域中心后，激光便可确认与射线束轨迹平行。

在轨迹视图中进针时，穿刺针应平行于射线束（并垂直于影像增强器的平坦表面）。如若不是，请在**获取图像之前**调整穿刺针（图6.2和图6.3）。

执行多节段介入操作（例如，两个节段的经椎间孔硬膜外类固醇注射和三个节段的椎间盘造影）时，在检查多维成像之前，使用轨迹视图在所有节段均放置穿刺针。通过同时获取所有穿刺针的前后位和侧位图像，并在获取后续图像前重新定位所有穿刺针，与单独检查每个节段相比可以限制辐射暴露。

大多数X线透视机提供了5分钟的计时声音警告，以保持对总透视时间的了解。

在X射线曝光结束后，最后一幅图像的保持功能可以用数字方式"冻结"在监视器上。这使得操作者能够研究最后一幅图像并计划下一步的行动，而无需受到额外的辐射暴露。作者将此称为"脚离开踏板

[1] 1mSv=100mrem。

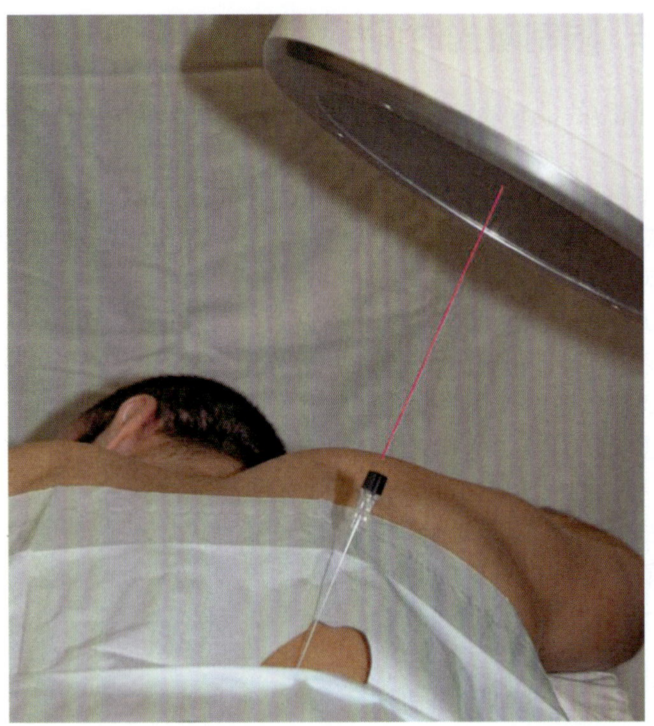

图 6.1　X 线透视机的激光束可用于定位在目标上，确定皮肤进针位置，并在进针过程中保持平行轨迹。

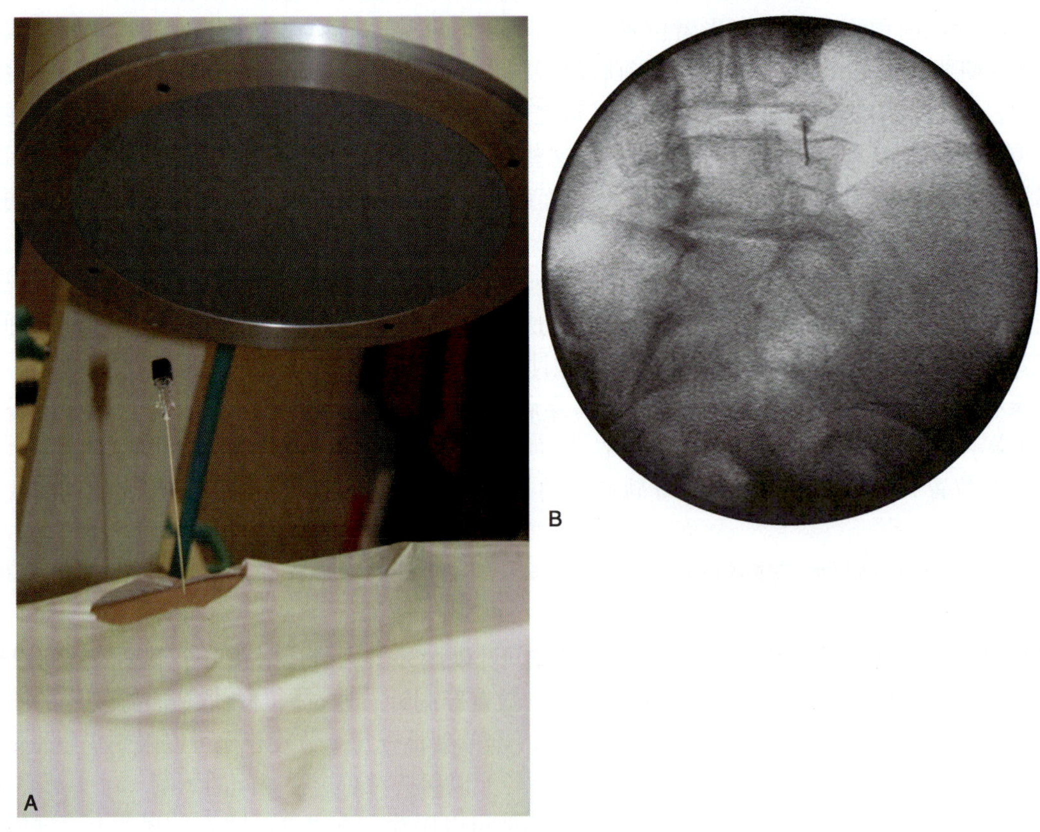

图 6.2　**A**，对于右侧 L_5 经椎间孔硬膜外类固醇注射，针的插入方向与光束不平行。注意针相对于影像增强器的位置。**B**，不必要的透视图像仅证实了该图 A 部分中明显的内容；在拍摄透视图像之前应进行校正。

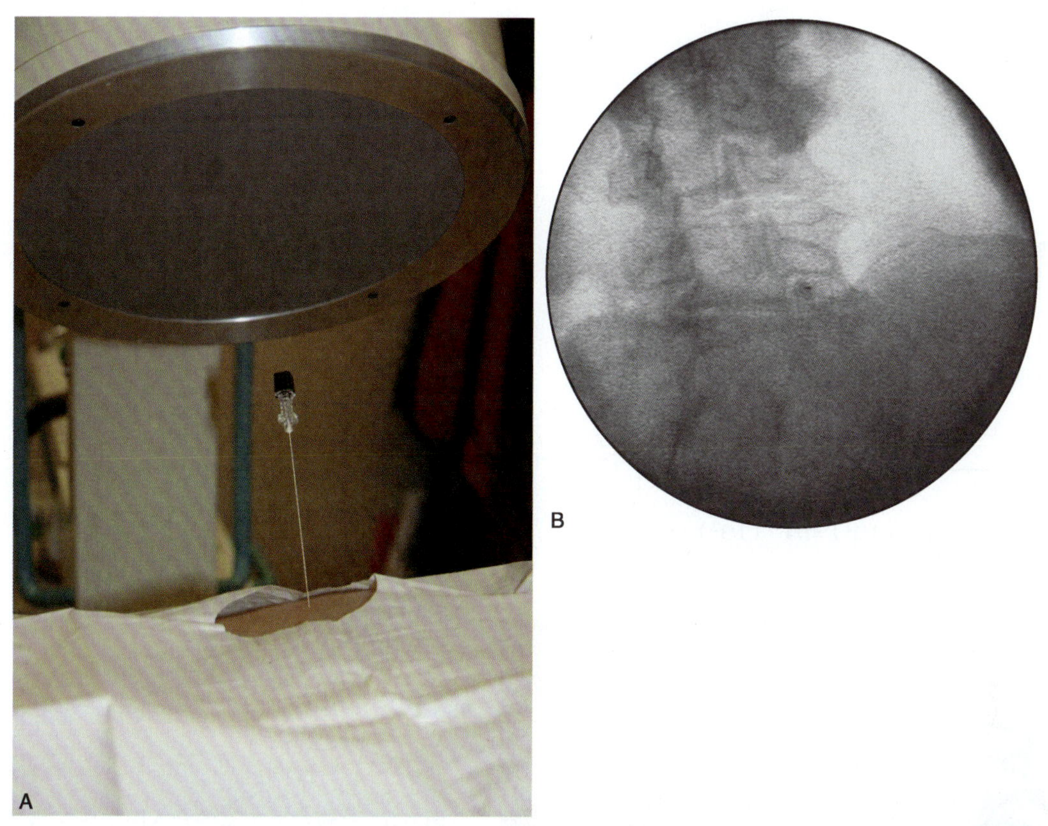

图 6.3　A，针现已调整完毕，看起来与射线束平行插入。B，X 线透视图像确认曝光平行于针，针毂和针成一直线（即"针毂图"；参见第 3 章）。

的思考"。作者首选的技术是保存最后一个图片并将其传输到第二台显示器上，然后再将 C 形臂调整到另一个平面（例如，从前后位过渡到侧位）。这使得操作者能够参考先前的成像平面，以更好地了解三维空间中穿刺针的位置（参见第 3 章）。

对于中胸段介入操作，可考虑使用小规格"标记"针（例如 25 号规格），以便在注射节段上提供视觉参考。这将避免在 C 形臂重新定位后反复确定脊柱节段。有关标记针使用示例，请参阅第 20 章（胸椎椎板间硬膜外类固醇注射）。

正确的 C 形臂操作：最大化距离

在整个介入操作过程中，保持操作者与球管的最大距离是最大限度减少累积辐射暴露的重要方法。这是基于平方反比定律（图 6.4～图 6.11）。操作人员职业辐射暴露的主要来源是来自于患者的散射辐射。操作者接收到的最大散射辐射是在侧位视图期间。应教育操作者不仅要最大化保持与球管的距离，还要在图像采集期间与患者保持距离。

虽然图像的放大可提供更好的可视化效果，但平方反比定律表明，这是以增加患者的辐射暴露和增加操作者的散射暴露为代价的。应尽力保持与患者和球管的距离（图 6.12～图 6.13）。

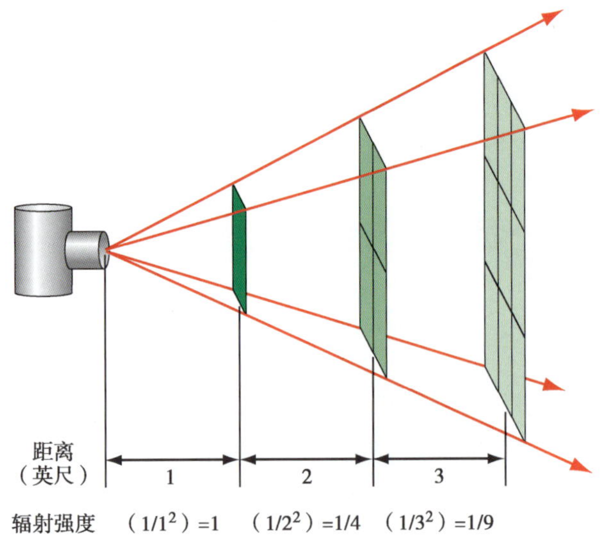

图 6.4　平方反比定律。随着球管距离的增加，辐射强度呈指数下降。

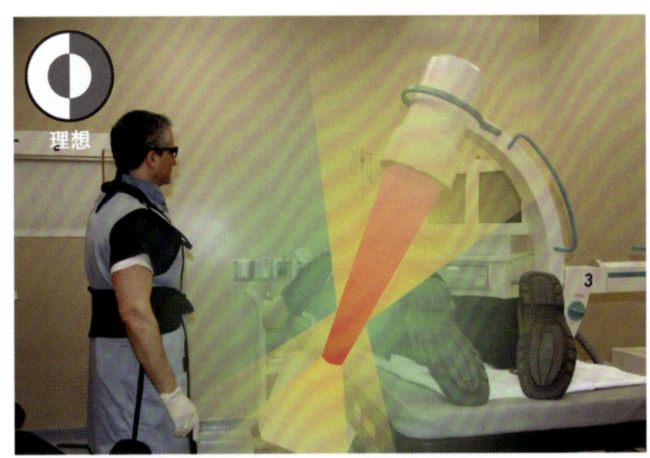

图 6.5　这位经验丰富的介入医生在 X 线图像采集前已离开患者和 X 射线源。该图和后续图的红色部分模拟直接 X 线透视机射线束，黄色部分模拟散射。我们的模拟无法正确描述患者吸收 X 射线的真实范围或体积或散射的真实数量和方向。

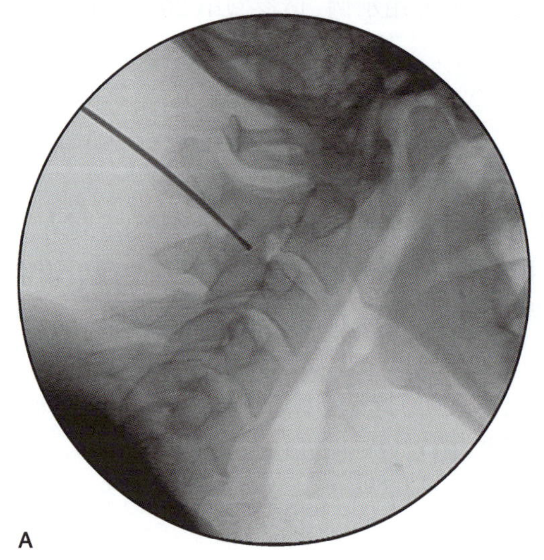

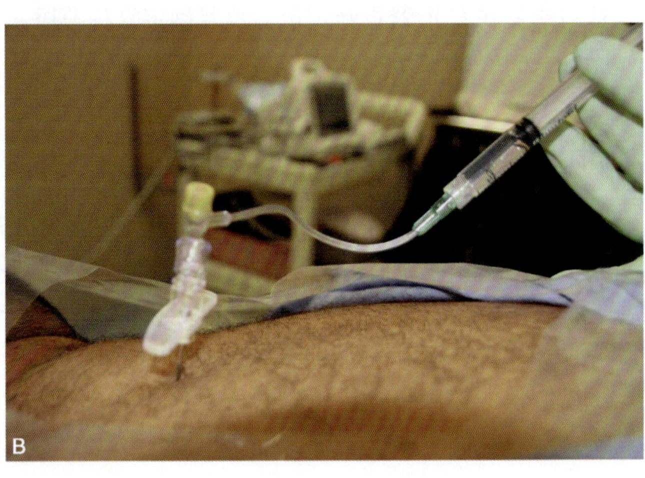

图 6.6　在使用实时透视和实时造影剂注射进行皮肤标记和目标定位期间，介入医生仍然可以通过使用较长的金属标记(A)和延长管(B 和 C)来将他或她的手保持在视野之外，从而最大限度地减少暴露。对于几乎所有静态图像，通过在曝光期间最大化与放射源的距离，可以进一步最小化辐射暴露。需要注意的是，金属标记物，特别是厚标记物(例如海绵棒)，可能会无意中增加患者的整体辐射暴露，因为 X 线透视机试图(在自动曝光设置下)通过增加高压输出来穿透标记物。建议介入医生检查他或她的个人 X 线透视机，看看在手术设置过程中是否发生这种情况。

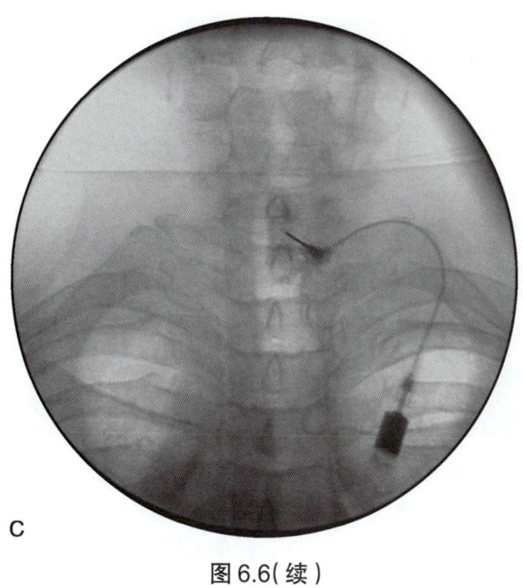

图 6.6（续）

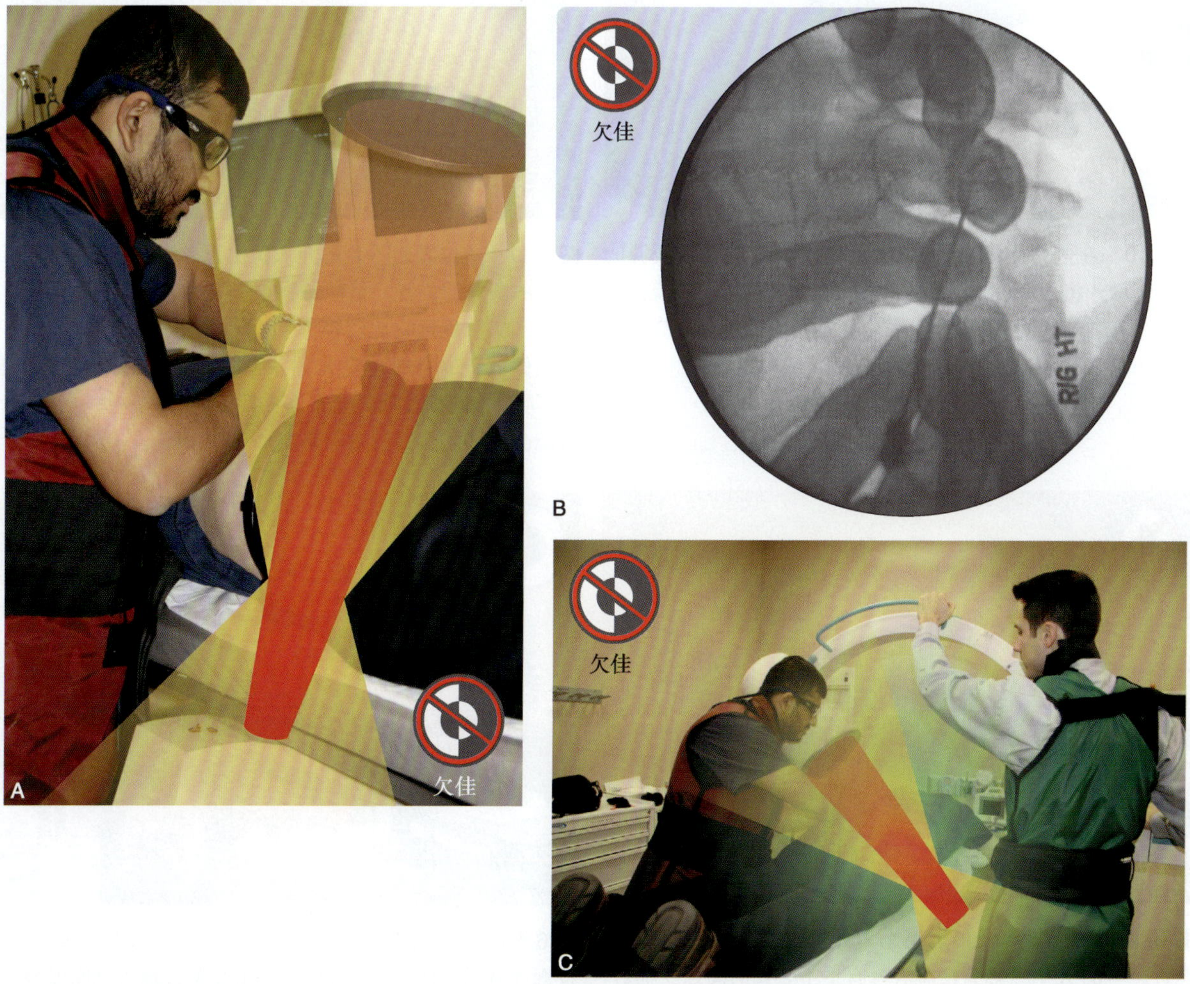

图 6.7　A，这位经验较少的介入医生在准备拍摄荧光图像时倚靠在 X 射线源上。B，他的手也被曝光了。C，当 C 形臂以倾斜角度操作时，X 射线源可以定位得更靠近介入医生（未显示）或 C 形臂操作员或技术人员（显示）。

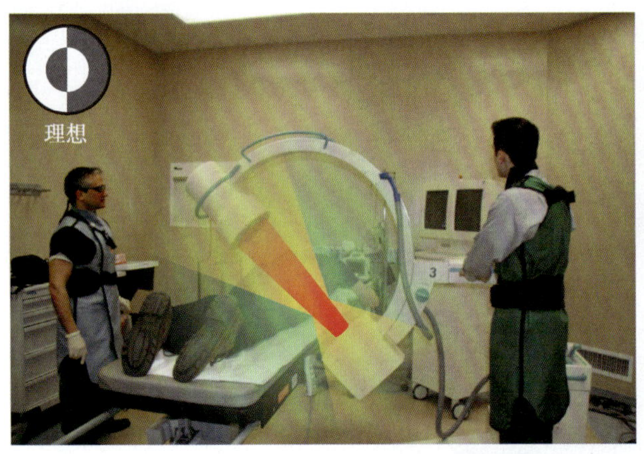

图 6.8　这位经验丰富的介入医生的位置是与患者保持最大距离。他指示操作员在拍照前锁定 C 形臂并远离 X 射线源。

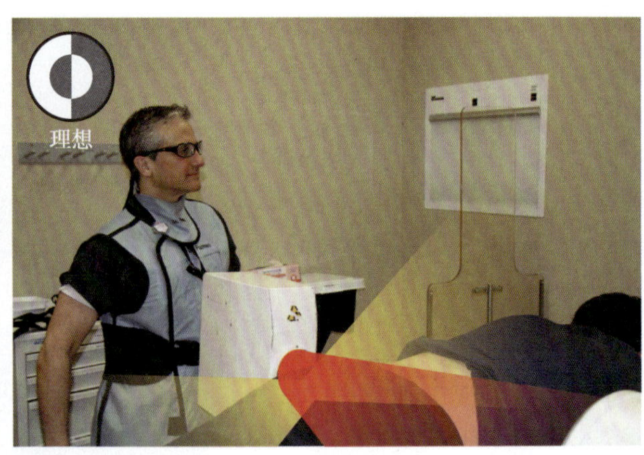

图 6.9　在拍摄任何照片之前，这位经验丰富的介入医生会小心地离开患者并站在 X 射线源后面。此位置最适合在拍摄侧面图像时避免散射（与图 6.10 比较）。

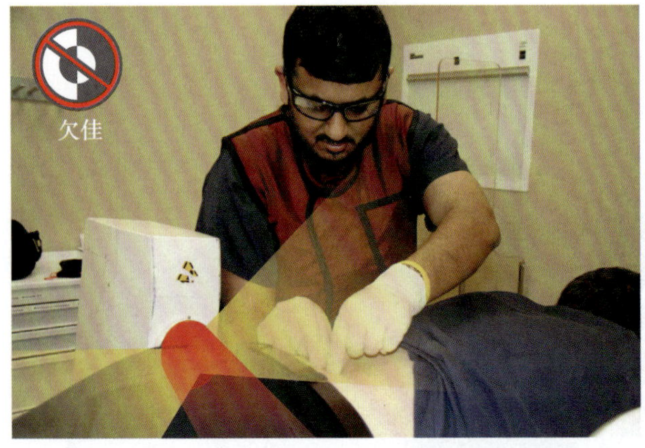

图 6.10　在进行侧位成像时，通常不会意识到 X 射线源的接近程度。将内部位置与图 6.9 中的位置进行比较。模拟的荧光束和散射表明，如果介入医生在拍摄侧面照片时靠近 X 射线源，他将受到更高的辐射暴露。

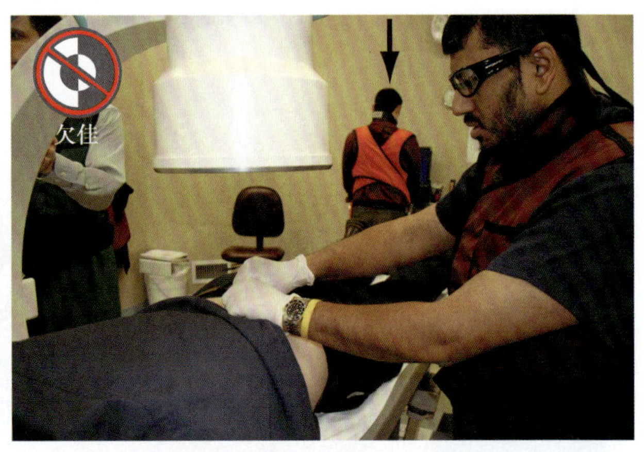

图 6.11　这位经验不足的介入医生正专注于他的手术，不知道他的队友的位置。请注意，他的队友（黑色箭头）穿着开放式铅围裙。虽然它比较轻，但它不能为大多数人提供任何保护当佩戴者的背部转向 X 射线源时，重要器官会受到影响。除了铅围裙带外，他完全暴露在辐射源下。一些辐射实际上可能会从围裙前部反射回来。

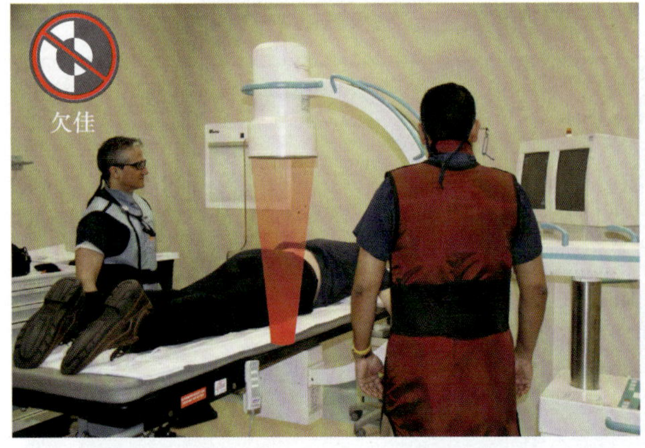

图 6.12　使影像增强器远离患者可以获得更放大的图像。靠近患者的 X 射线球管使患者暴露于不必要的高强度辐射，并使操作员暴露于增加的散射中。因此，许多 X 线透视机检查装置都配有垫片，以限制管子接近患者的距离。

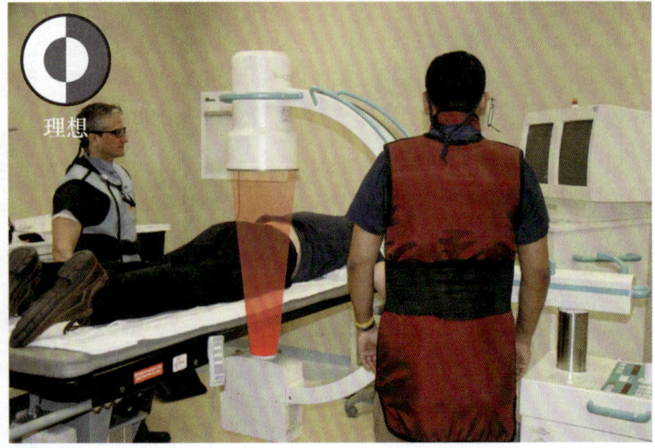

图 6.13　这位经验丰富的介入医生要求他的助手降低 C 形臂源或升高工作台，从而在患者和 X 射线球管之间保持一定的距离。请注意，他仍然在患者和影像增强器之间留有足够的工作空间。

正确的C形臂操作：防护

校准是一种在球管运行时的防护方式。校准使用球管外壳内的遥控铅屏蔽来减小球管的孔径，从而减少患者和操作者的暴露。典型的校准功能包括圆形校准（有时称为“光圈”或“锥形”校准）和线性校准（称为“叶形”校准）。通过校准球管包括相似密度的结构，可以提高图像质量并减少患者和操作者的暴露（这将在第3章、图3.33和图3.34中讨论）。

作为最后一道防线，适当的服装和防护罩可提供保护，从而限制敏感组织暴露于任何剩余的辐射（图6.14～图6.16）。台“裙”式防护罩还可用于减少操作者下半身暴露在背向散射辐射的照射。屏蔽患者也可以减少暴露，具体做法是通过使用防护材料来实现的，将患者放置在防护材料上，使防护材料位于球管和患者之间，从而阻挡患者直接暴露并减少操作者散射暴露。对于育龄患者，生殖器官防护物的放置不会严重遮挡介入操作视野，那么应仔细放置生殖器官防护物。如果遮挡物位于可视化视野的边缘，导致C形臂自动曝光过量，则校准可能有助于将遮挡区域排除在可视区域之外，并改善图像质量（图6.17）。研究表明，采用多重防护方法可以减少高达98.7%的辐射暴露。

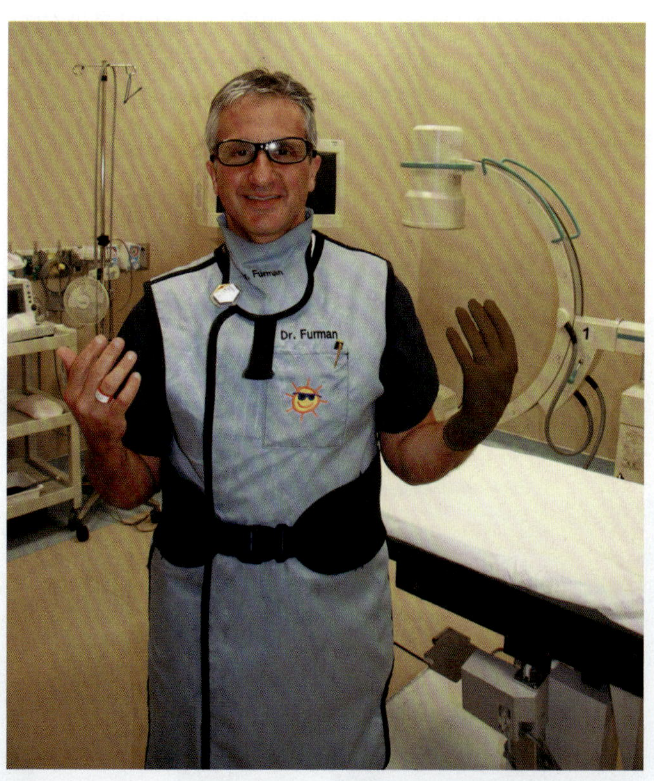

图6.14 适当的服装包括铅围裙、甲状腺防护罩、防护眼镜和衬铅手套（可选）。剂量计徽章和戒指可用于监测累积辐射暴露。剂量计徽章放置在显眼位置，通常靠近胸部，并且应居中或面向更靠近射线的一侧。同样，将戒指戴在距离射线束更近的手上。在这张图片中，已旋转戒指以便更好地观察。记录面应朝向球管，通常是手掌面。

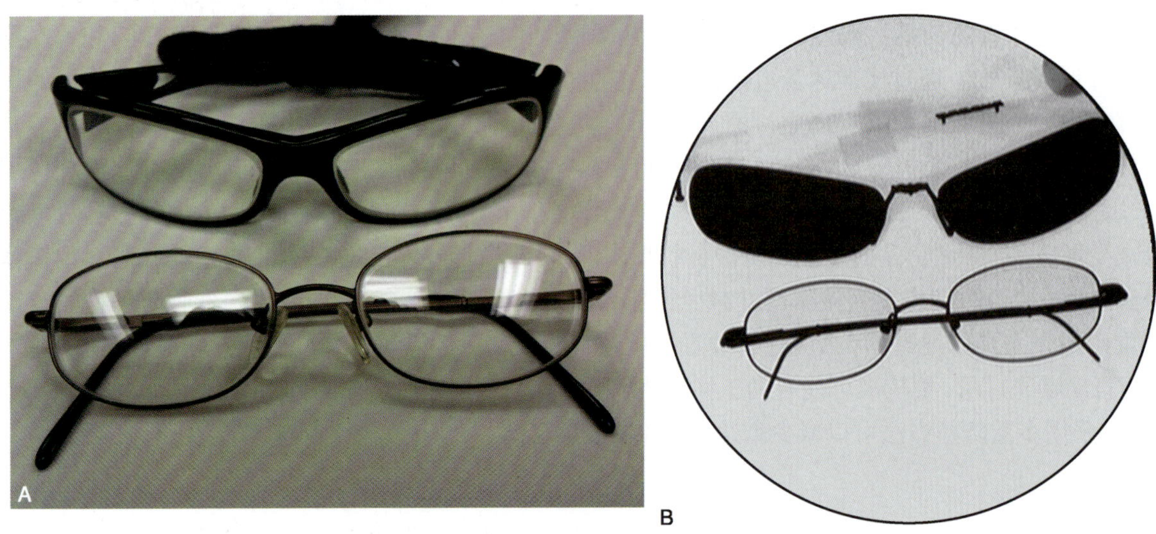

图 6.15 A，对于肉眼来说，铅浸渍或“防护”眼镜（上）和商用眼镜（下）之间几乎没有区别。B，当这些相同的玻璃被放置在荧光光束下时，防护的好处变得显而易见。防护眼镜的铅浸镜片看起来不透明，这表明 X 辐射几乎完全衰减。商用镜片的颜色几乎与背景相同，这表明它们允许近 100% 的辐射穿过而不会衰减。眼睛的建议辐射暴露阈值相对较低。白内障形成的理论风险（见表 6.1）表明必须佩戴适当的辐射防护眼镜。

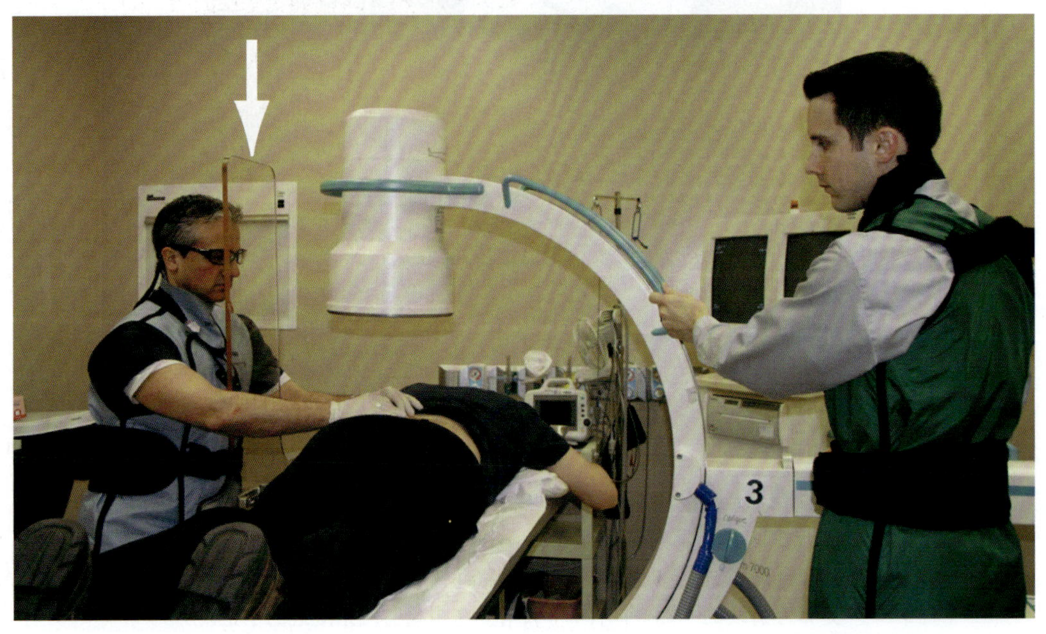

图 6.16 半透明辐射防护（白色箭头）提供额外的散射保护。即使有防护，医生的手仍然暴露在外，要求医生在获取任何图像之前注意将手移出视野。

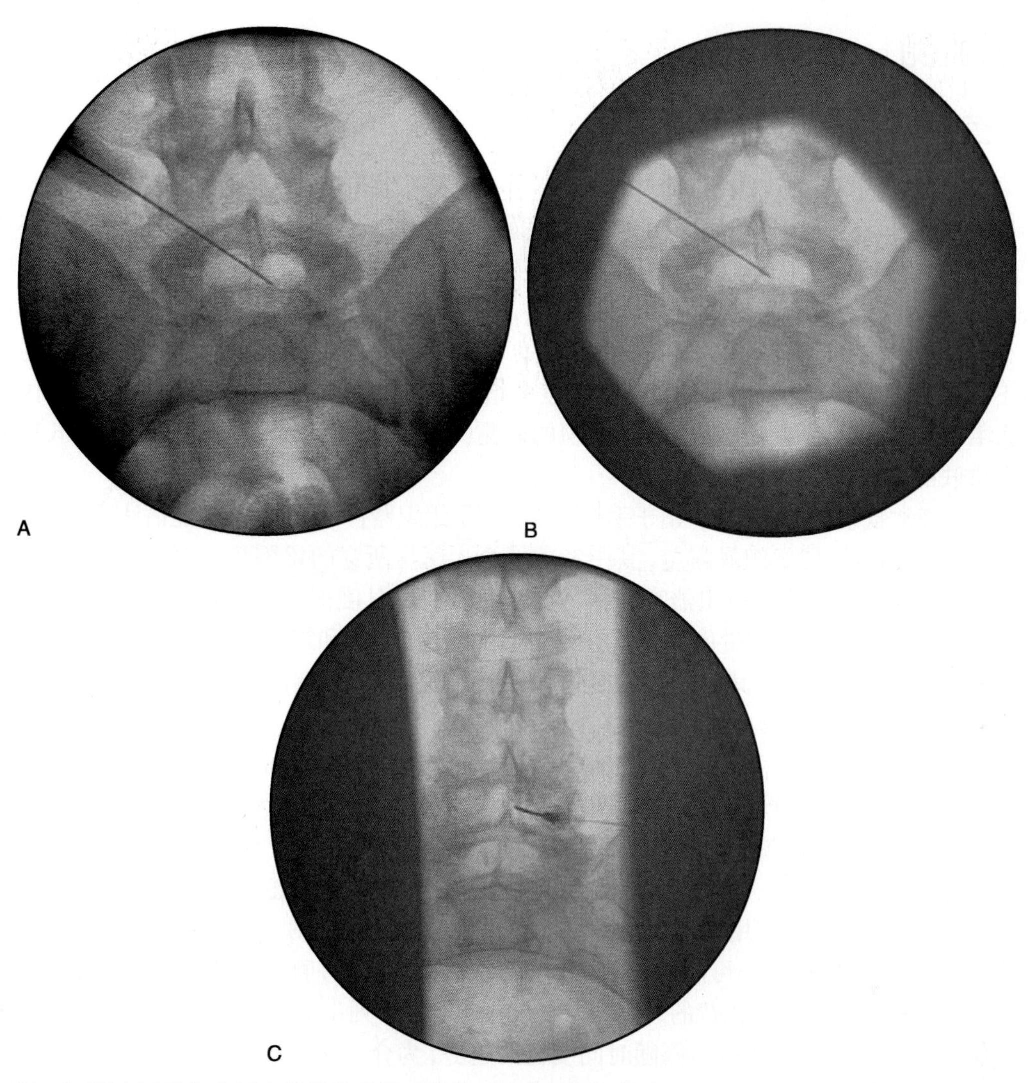

图6.17　**A,**图中显示介入医生的部分手掌正拿着一个金属标记物。通过使用**B,**(光圈校准)或**C,**(双侧校准),介入医生在实时透视注射造影剂时将手挡在射线束之外,从而限制辐射暴露。请注意该图片C部分中使用的延长管,这也使介入医生的手远离射线束。

限制辐射暴露的其他有用技术

尽可能使用低剂量模式。许多常规X线透视机能以各种剂量模式运行,顾名思义,每种模式允许每单位时间产生的X射线辐射剂量不同,其中低剂量模式在单位时间内产生通常称为"低剂量""中剂量"和"高剂量"。产生X射线辐射剂量最小。

使用与X线透视机自动曝光设置配合使用或补偿的策略。X线透视机默认为自动曝光调整。当X线透视机遇到组织密度的变化较大的时候(例如,胸椎的肺野和颈椎的肩部)时,它会错误地调整其辐射输出,从而可能导致图像质量差和辐射暴露波动。这些技术也会在第3章中讨论,因为它们通常也能优化图像质量。

以下策略用于调整或补偿自动曝光:

- 调整X线透视机位置并校准图像,使术野中仅可见密度相似的结构。
- 禁用自动曝光并调整至手动曝光,以便正确曝光所关注的结构。仅当其他策略无助于暴露时,才建议这样做(参见第3章)。

辐射暴露监测

监测介入医生和工作人员的辐射暴露

除了采用前面提到的措施以尽量减少辐射暴露外，介入医生和工作人员还应佩戴辐射剂量监测徽章和戒指。这些是用于监测累积辐射暴露的常见设备（见图 6.14）。当向医疗机构提供徽章和环形剂量计时，还需要提供“控制”剂量计来监测背景辐射。控制剂量计应放置在不靠近产生辐射设备的区域。在不使用徽章时，也可将其作为存放徽章的安全场所。所有在透视室工作的人员通常都会在胸部或颈部的铅防护服外佩戴辐射徽章。孕妇也可以在铅防护服下佩戴胎儿徽章，以监测胎儿可能受到的辐射。胎儿徽章由不同的过滤区域组成，用于估算不同深度的组织暴露量。深层组织暴露（样本报告中的“D”[图 6.18]）估算主要器官的暴露量。眼睛和浅层组织的监测（样本报告中分别为“E”和“S”[图 6.18]）分别估计晶状体和皮肤的暴露量。

介入医生也经常佩戴剂量测定环。由于手指不包含深层组织器官，因此此环仅能估计浅层组织暴露量。

“分配”是用于估算深层组织暴露量，其中考虑了介入医生所穿的铅围裙。穿着适当服装的假设（见图 6.14）可以更准确地估算深层组织器官暴露情况。通常使用月度剂量测定报告背面给出的公式计算。分配值通常列在衣领 或徽章测量值的正下方，该值用于年初至今和终身深层组织测量。由于外周皮肤被认为暴露于辐射，因此不计算其分配值。尽管许多介入医生佩戴浸铅镜片（见图 6.15），但眼睛仍被认为是暴露在辐射中的；因此也没有计算其分配值。

背景和偶然环境暴露被列为对照。当它们很小时，它们通常在报告中标记为“M”，这是基于控制徽章和分配值的。徽章和环形剂量计切勿佩戴在介入操作/临床区域之外，因为它们对温度、湿度和化学敏感。不佩戴时，剂量计应存放在干燥的室温环境中，远离潜在的辐射源。

剂量计通常每月更换一次。为确保暴露水平不超过既定的安全阈值（表 6.1），每月都会生成报告以供审查。对于深层组织，通常使用指定值来确定个体是否超出暴露限制。如果介入医生超过季度或年度阈值，他或她将被要求限制（甚至可能取消）他或她的介入操作时间，直到他或她的暴露水平合适。在解释报告时，必须考虑介入操作所花费的时间（通常不会在报告中列出）、剂量随时间的趋势以及监测设备（即剂量计）之间的任何差异。跟踪暴露随时间变化的趋势，为介入医生提供了如何通过改变技术来最大限度减少辐射的反馈信息（图 6.18 和专栏 6.1）。

请注意，这些数值（急性晶状体混浊除外）是在假设持续暴露的情况下确定的。暴露强度值与累积暴露值同样重要。例如，介入医生在 6 个月内接触超过推荐年剂量的一半，将被视为超出了推荐限值。同样的原则也适用于每月、每周甚至每天的暴露。

最后，考虑到患者暴露于辐射的频率相对较低，长期剂量/累积暴露不被认为是一个重大问题。过量辐射暴露事件的已报告的发生率，几乎所有潜在的急性暴露效应都与皮肤相关（表 6.2）。

表 6.1 年度辐射暴露限值*

全身、造血器官和性腺（即深层组织）	5 000mrem/年
眼睛的晶状体和甲状腺 辐射引起的晶状体混浊 辐射引起的白内障	15 000mrem/年 急性剂量＞1 000mrem 急性剂量＞5 000mrem
未知的慢性剂量阈值	—
四肢和皮肤（即浅层组织）	50 000mrem/年
胎儿	500mrem/妊娠期
公共区域（即偶然的环境/背景暴露）	100mrem/年
累积剂量（一生）	1 000mrem × 年龄（岁）

*基于美国核管理委员会条例，联邦法规第 10 章第 20 部分，该条例已被许多州采用。某些州和其他监管机构可能遵守不同的限制。

姓名	编号	性别	监测器运用	相当剂量（毫仑）									
				2010年7月			年总剂量			一生的总剂量			起始日期
				D	E	S	D	E	S	D	E	S	
Zoff, Han M.D.	1234	M	领环	75	125	125	450	925	900	8 750	18 500	17 700	9~00
			手环			120			850			16 500	
			指定位置	23			140			2 630			
Newhear, Eym M.D.	9999	M	领环	350	675	685	8 800	10 500	10 300	8 800	10 500	10 300	1~10
			手环			717			11 100			11 100	
			指定位置	105			2 640			2 640			
Tyme, Par M.D.	1225	F	领环	150	185	200	850	1 350	1 400	3 400	5 100	5 450	7~08
			手环			NR*			NR*			NR*	
			指定位置	45			255			1 050			
对照			领环	M	M	M	6	12	12	120	200	210	9~00

*NR=不可报告

图 6.18　每月辐射剂量测定报告样本（1Gy=100Rad=100Rem）。

专栏 6.1　辐射剂量测定报告解读

1. Han Zoff 医生是一位经验丰富的医生，其辐射暴露水平始终如一。他每月的阅读水平（即阅读量）与他今年迄今（7 个月）的阅读量（绿色圆圈）相匹配。他的指环读数类似于他的浅组织（即衣领/徽章）读数，这意味着他的手与射线束保持适当的距离。
2. Eym Newhear 医生是一位经验不足的医生，他 7 月份的读数低于他今年迄今的读数预测。这可能是由于手术室时间较少，或者他可能与射线束保持了更合适的距离。他的指环读数高于衣领/徽章读数（蓝色圆圈），这表明他的手距离射线束太近。他今年迄今的深层组织暴露非常高，分配值接近暴露极限，他的眼睛暴露也接近暴露极限。他的年中读数已经超过了年度限额的 50%。他可能需要减少手术室时间。
3. Par Tyme 博士只工作一半时间。因此，她七月份的读数相对较低。无法估计她相对于射束的距离，因为她的指环信息不可用（橙色圆圈）。

表 6.2　X 线透视对皮肤的潜在影响

影响	单剂量（mrem）	发病	顶峰
早期短暂性红斑	200 000	小时	约 24 小时
红斑	600 000	10 天	约 2 周
干燥脱皮	1 000 000	约 4 周	约 5 周
真皮萎缩	1 000 000	>14 周	—
真皮坏死	1 800 000	>10 周	—
继发溃疡	2 000 000	>6 周	—
皮肤癌	未知		

监测患者辐射暴露

透视介入操作时间或“透视时间”历来用于估算患者的介入操作辐射暴露。仅凭透视时间并不能解释射线束强度或射线束校准的变化，而其恰好可减少辐射暴露。例如，如果两名接受相同介入操作的患者，一般最终需要相同的透射时间，人们可能会认为他们会受到相似的辐射照射。然而，如果其中一名患者是病态肥胖，他或她可能需要大量使用高剂量透视（即“增强“照射）来获得合适的图像质量。虽然由于球管输出率较高，两名患者的透视时间相似，但肥胖患者的总透视剂量更大。因此，读者必须明白，照射时间的长短不能用来测量或比较患者所受的总辐射剂量。

由于暴露时间并不能真正代表患者所接受的电离辐射剂量，因此人们开发了其他更准确的方法来估算患者所接受的剂量。其中包括空气比释动能（KERMA）和剂量面积乘积（DAP）。

辐射剂量计报告通常以毫雷姆（mrem）为单位列出暴露量（见图 6.18）。由于格雷（Gy）是吸收辐射剂量的国际单位制（SI）标准，因此鼓励介入医生熟悉这两个单位及其换算（见图 6.18 标题）。KERMA 是特定空间点的辐射浓度的测量，因此它考虑到了射线束能量的变化（例如，千伏和毫安的变化）。实际上，KERMA 在给定的空气空间中单位质量（千克）释放的电离辐射能量（焦耳），用焦耳/千克（J/kg）单位表示；这相当于用于表示吸收剂量的单位，称为格雷（Gray）。尽管透视仪不包括可直接测量 KERMA 的实际电离室，但现代荧光透视仪通常包括可用于估算这一测量值的软件。

DAP 以 rad/cm^2 为单位，包含射线束校准器的开口面积，代表了对患者暴露的估算。在估算患者暴露时，DAP 考虑到了高剂量透视的使用；这已被纳入许多较新的透视设备中。

必须了解的是，DAP 和 KERMA 均未考虑球管与患者的距离。此外，它们不量化单个组织（例如骨骼、脂肪、肌肉）的辐射暴露。关于此主题的进一步讨论超出了本图解的范围。请参阅建议阅读列表以获取更多信息。

量化患者辐射暴露："真实世界"的视角

介入医生经常表达的担忧是：我阅读了所有有关 mrem、Gy 和组织暴露的文章，但我的患者（以及我的许多非介入医生同事）不理解这些术语。当他们问我介入操作过程中会受到多少辐射时，我不知道该怎么回答。我如何才能用患者能够理解的术语来量化潜在的暴露？"

我们假设该介入操作是两个节段（或双侧）腰椎 TFESI，曝光时间为 40 秒。

- 40 秒腰椎经椎间孔硬膜外类固醇注射的暴露量约为 0.93mSv
- 胸部 X 线检查的曝光量约为 0.1mSv
- 胸部 CT 的暴露量约为 8mSv

典型的两个节段的腰椎经椎间孔硬膜外类固醇注射的辐射暴露量与 10 次胸部 X 线检查或胸部 CT 的十分之一大致相同（即 100 次胸部 X 光检查等于 1 次胸部 CT）检查。

尽管这种解释对于医疗保健专业人员来说已经足够了，但下面提供了一些有用的类比以供与患者讨论：具有 40 秒曝光时间的两个节段的（或双侧）腰椎经椎间孔硬膜外类固醇注射的辐射暴露相当于以下示例：

- 乘坐喷气式飞机在 38 000 英尺（典型国际飞行高度）飞行 3 小时（约 0.3mSv/hr）
- 驾驶汽车行驶 400 英里
- 3 个月期间的正常背景辐射暴露（约 0.01mSv/天或 1mrem/天）

（张强　谢荣 译，吴文 校，毕胜 复校）

建议读物

Brateman L. Radiation safety considerations for diagnostic radiology personnel. *Radiographics*. 1999;19(4):1037–1055.

Bushong SC. *Radiologic Science for Technologists*. 6th ed. St. Louis, MO: Mosby; 1997.

Goodman BS, Carnel CT, Mallempati S, Agarwal P. Reduction in average fluoroscopic exposure times for interventional spinal procedures through the use of pulsed and low-dose image settings. *Am J Phys Med Rehabil*. 2011;90(11):908–912.

Hernandez RJ, Goodsitt MM. Reduction of radiation dose in pediatric patients using pulsed fluoroscopy. *AJR Am J Roentgenol*. 1996;167(5):1247–1253.

Kim S, Toncheva G, Anderson-Evans C, Huh BK, Gray L, Yoshizumi T. Kerma area product method for effective dose estimation during lumbar epidural steroid injection procedures: phantom study. *AJR Am J Roentgenol*. 2009;192(6):1726–1730.

Koenig TR, Wolff D, Mettler FA, Wagner LK. Skin injuries from fluoroscopically guided procedures: part 1, characteristics of radiation injury. *AJR Am J Roentgenol*. 2001;177(1):3–11.

Luchs JS, Rosioreanu A, Gregorius D, Venkataramanan N, Koehler V, Ortiz AO. Radiation safety during spine interventions. *J Vasc Interv Radiol*. 2005;16(1):107–111.

Rogers LF. Serious business: radiation safety and radiation protection. *AJR Am J Roentgenol*. 2001;177(1):1.

Wagner LK, Eifel PJ, Geise RA. Potential biologic effects following high X-ray dose interventional procedures. *J Vasc Interv Radiol*. 1994;5(1):71–84.

Windsor RE, Michels MG. Radiation safety-theory and practical concerns. In: Slipman CW, ed. *Interventional spine: an algorighmic approach*. Philadephia: Saunders; 2008:229–238.

第 7 章

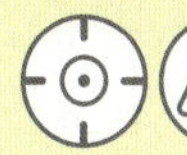

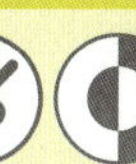
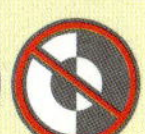

骶管硬膜外类固醇注射

骶管硬膜外类固醇注射是治疗腰椎和骶椎疼痛最早的介入技术之一。该技术适用于因腰骶部病变导致的伴或不伴轴性疼痛的神经根症状。对于之前腰椎实施过手术或解剖结构复杂而无法经椎间孔入路到达硬膜外的患者来说，经骶管入路可能是进入硬膜外腔的更好方法。

该操作没有选择性；高达 10ml 的注射容量被用于上腰椎节段治疗。当然，容量越大，药物的浓度就会越低，患者越容易出现各种不适。注射容量可以在观察造影剂相对目标结构的扩散后决定。有时，为使低容量、高浓度的治疗药物集中到达某些位置（如手术瘢痕区以外或退行性脊柱区），需借助置入导管来实现这一目的。

本章将介绍以下三种技术：

- 骶管硬膜外类固醇注射，浅角穿刺技术。
- 骶管硬膜外类固醇注射，陡角穿刺技术。
- 骶管硬膜外类固醇注射，超声引导下穿刺技术。

在本章节中介绍的浅角和陡角穿刺技术，穿刺中通过透视前后位来确保穿刺针位于中线；侧位透视用于确保穿刺针进入骶管裂孔，避免穿刺过深进入腹腔或者过浅进入背侧浅层。

参考文献

1. Sekiguchi M, Yabuki S, Satoh K, Kikuchi S. An anatomic study of the sacral hiatus: a basis for successful caudal epidural block. *Clin J Pain*. 2004;20:51–54.

建议读物

Aggarwal A, Aggarwal A, Harjeet, Sahni D. Morphometry of sacral hiatus and its clinical relevance in caudal epidural block. *Surg Radiol Anat*. 2009;31(10):793–800.

Black MG. Anatomic reasons for caudal anesthesia failure. *Anesth Analg (Cleve)*. 1949;28(1):33–39.

Botwin K, Brown LA, Fishman M, Sanjiv R. Fluoroscopically guided caudad epidural steroid injections in degenerative lumbar spinal stenosis. *Pain Physician*. 2007;10:547–558.

Manchikanti L, Cash KA, Pampati V, McManus CD, Damron KS. Evaluation of fluoroscopically guided caudad epidural injections. *Pain Physician*. 2004;7(1):81–92.

Narouze Samer N. *Atlas of Ultrasound-Guided Procedures in Interventional Pain Management*. London: Springer: New York Dordrecht Heidelberg; 2011.

Senoglu N, Senoglu M, Oksuz H, et al. Landmarks of the sacral hiatus for caudal epidural blocks: an anatomical study. *Br J Anaesth*. 2005;95(5):692–695.

Willis R. Caudal epidural blockade. In: Cousins MJ, Bridenbaugh PO, eds. *Neural Blockade in Clinical Anesthesia and Management of Pain*. 2nd ed. Lippincott; 1988:361–383.

注：请参考本书的解剖学术语/缩略语。

第 7A 章

骶管硬膜外类固醇注射——浅角穿刺技术：透视引导

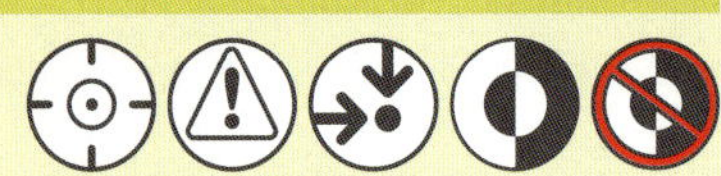

Justin J. Petrolla 和 Michael B. Furman

与本书介绍的大多数透视引导技术不同的是，此入路没有特定的穿刺轨迹。需要通过触诊骶管裂孔并结合影像学来确定骶管的位置，以明确进针点，该技术可以向上方穿刺，因此可以通过一个直径较大的导管来引导另一导管。通过前后位和侧位透视来避免针尖过高，导致向头侧超过 S_3 水平。

穿刺轨迹视图（图 7A.1）

该技术没有专门穿刺轨迹视图。

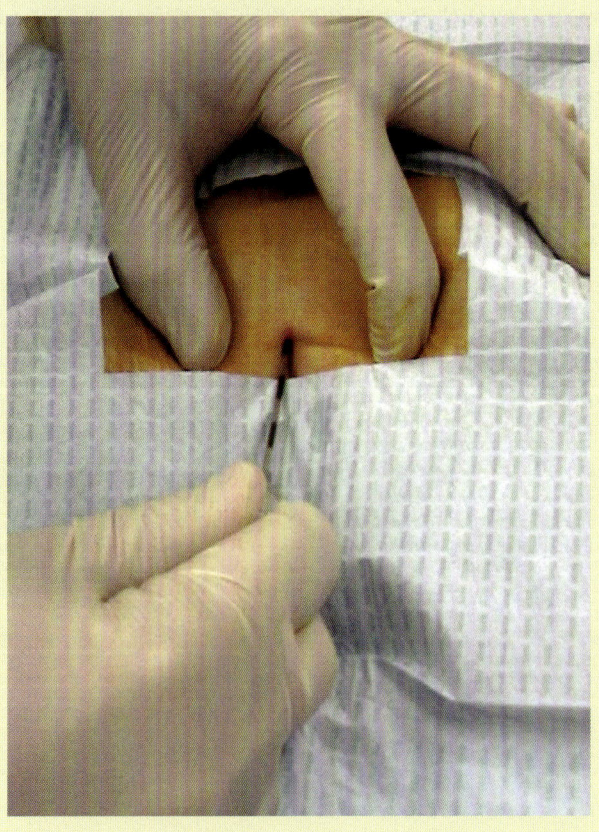

图 7A.1 触摸骶管裂孔后，穿刺针以较小角度进入裂孔。

注：请参考本书的解剖学术语/缩略语。

触诊

操作医生必须佩戴无菌手套触诊来确定骶管裂孔，因为这是穿刺进针点。虽然骶管裂孔可以用透视定位（这里没有显示），我们仍建议进行触诊确认。对于肥胖患者，骶角和骶管裂孔可能无法触及，在侧位透视视图（或使用超声引导时）可在骶骨中线放置一把血管钳，以帮助确定进针点和穿刺轨迹。

初次进针注意事项

- 注意穿刺针进入骶管裂孔的角度。
- 必须小心，确保穿刺针进入骶管裂孔。
- 穿刺针在不超过 45° 时，才能准确进入骶管裂孔。
- 如果进针角度过陡，穿刺针可能会穿过骶骨。
- 进针角度过陡是初次操作者常见的错误。

多维成像中的理想穿刺针位置（图 7A.2）

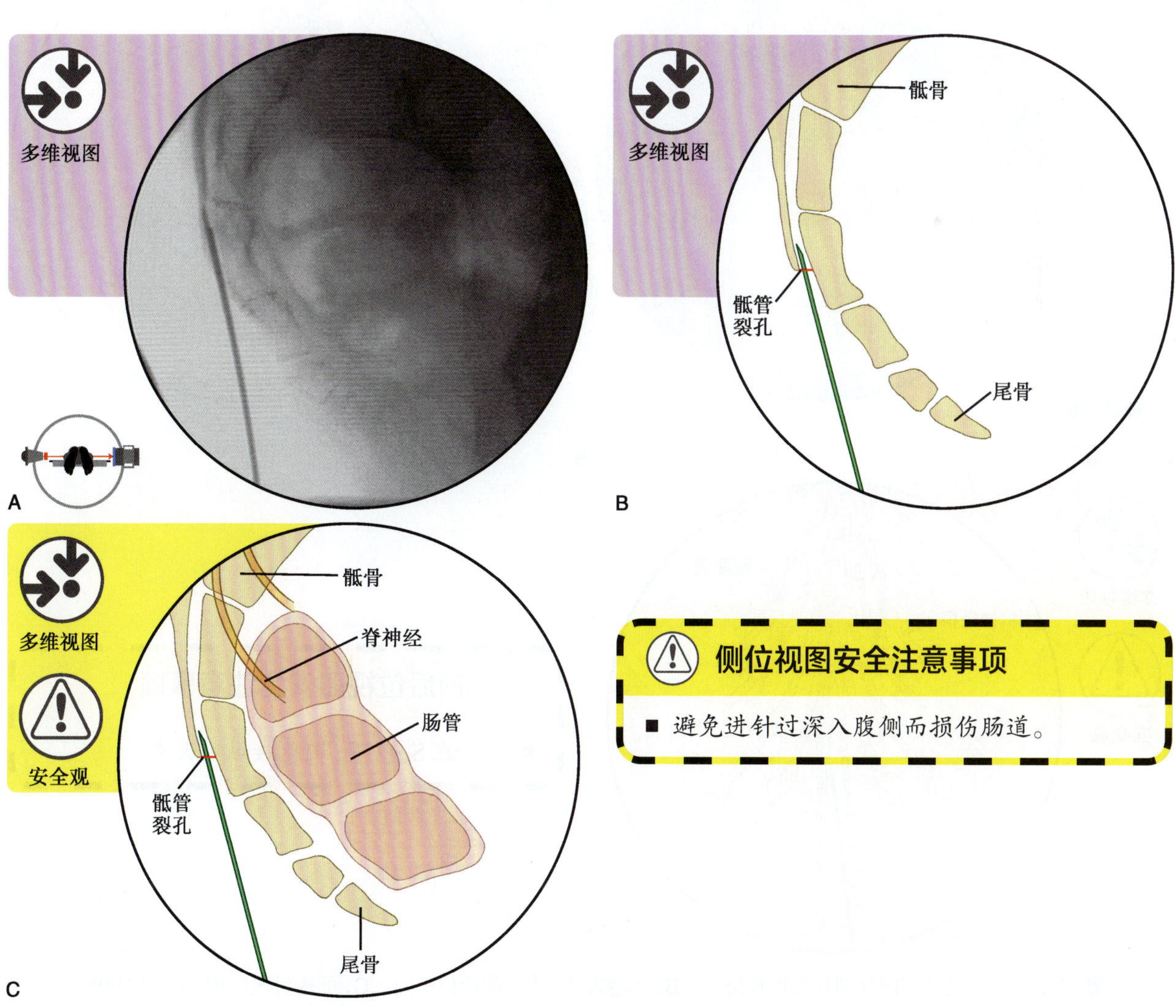

侧位视图安全注意事项

- 避免进针过深入腹侧而损伤肠道。

图 7A.2　A，针位于骶管裂孔处时的侧位透视视图。B，不透射线结构，侧位视图。C，可透射线结构，侧位视图。

第二部分

侧位视图中的理想针位

侧位视图可获得穿刺针角度与骶管裂孔及骶尾部骨膜的相应关系，利用标准的侧位视图可获得更好的视图。

前后位视图中的理想穿刺针位置(图 7A.3)

在侧位视图中确认针位于硬膜外腔中后，将 C 形臂重新定位回“真正前后位”后。向前进针使穿刺针位于中线或者稍偏向患者症状较重的一侧。针尖的理想位置不超过 S_3 节段，以避免接触或刺穿硬膜囊。

前后位视图注意点

- 靠近中线，以确保穿刺针位于硬膜外间隙。
- 针尖可以偏向症状较重的一侧。

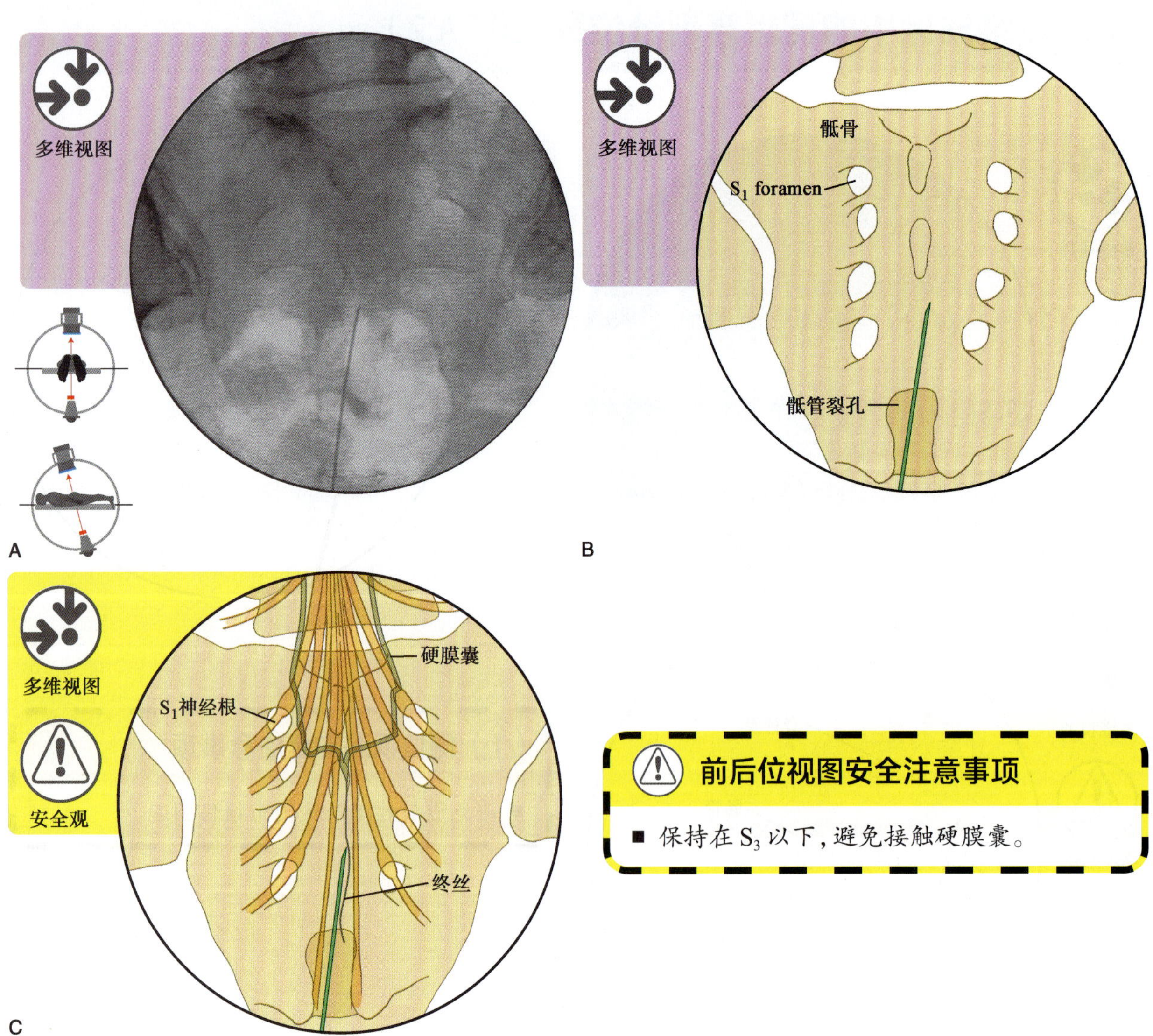

图 7A.3　A，前后位视图穿刺针的理想位置。B，不透射线结构，前后位视图。C，可透射线结构，前后位视图。

理想视图(图 7A.4)

- 造影剂应更局限于有症状的一侧。
- 硬膜外脂肪显示不规则。
- 造影剂应扩散到头侧和尾侧两个或两个以上的节段。然而，对于存在椎管狭窄或者手术瘢痕的情况下，造影剂的扩散会受到限制。

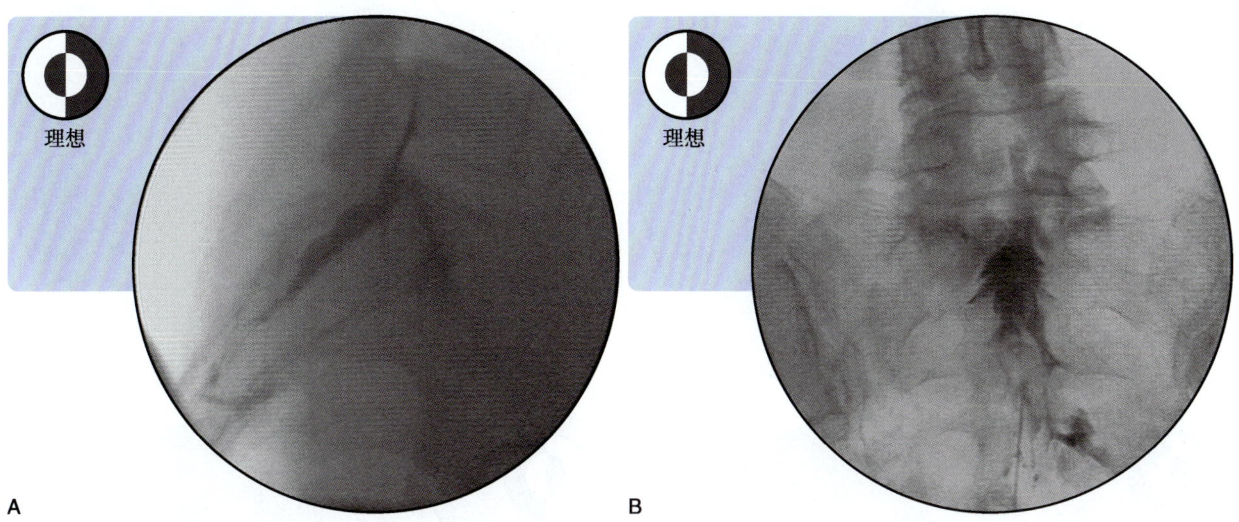

图 7A.4　A，骶管硬膜外注射 3ml 类固醇和造影剂的侧位视图。B，骶管硬膜外注射 3ml 类固醇和造影剂的前后位视图。

使用导管进行骶管硬膜外类固醇注射(图 7A.5 和图 7A.6)

有时，需要将导管置入手术瘢痕、手术部位、严重脊椎退行性变及相关中央管或椎间孔狭窄区域的头侧。导管必须"漂移"或推进超过手术或退行性变化区域。手术部位的粘连、狭窄会对导管置入造成一些困难。

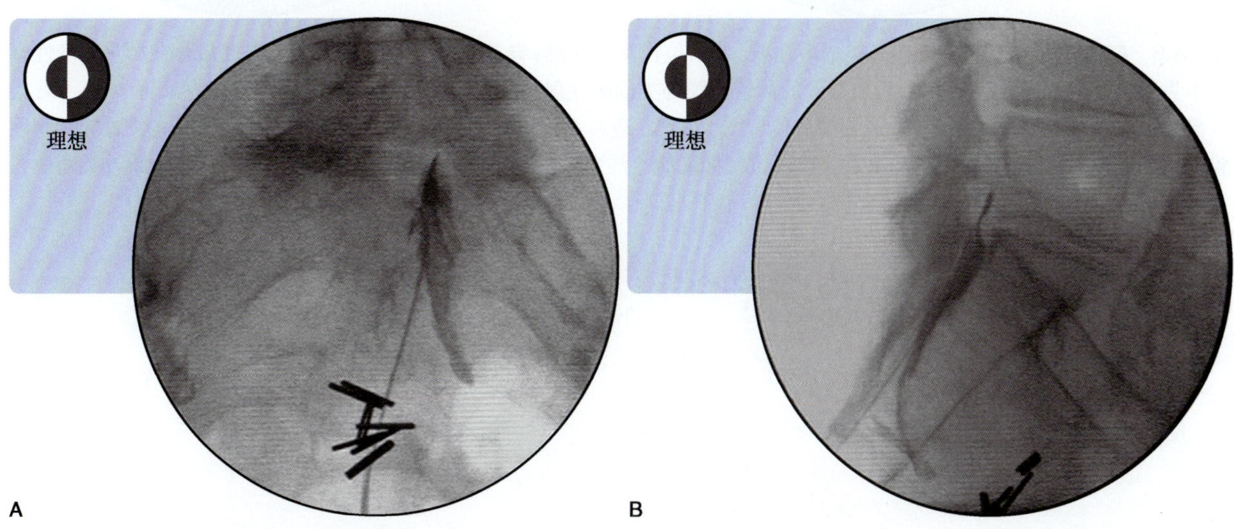

图 7A.5　A，置入导管的骶管硬膜外类固醇注射，前后位视图。注意：导管穿过穿刺针针尖及 L_5/S_1 节段手术区域。B，置入导管的骶管硬膜外类固醇注射，侧位视图。注意：导管穿过穿刺针尖端及 L_5/S_1 节段手术区域。

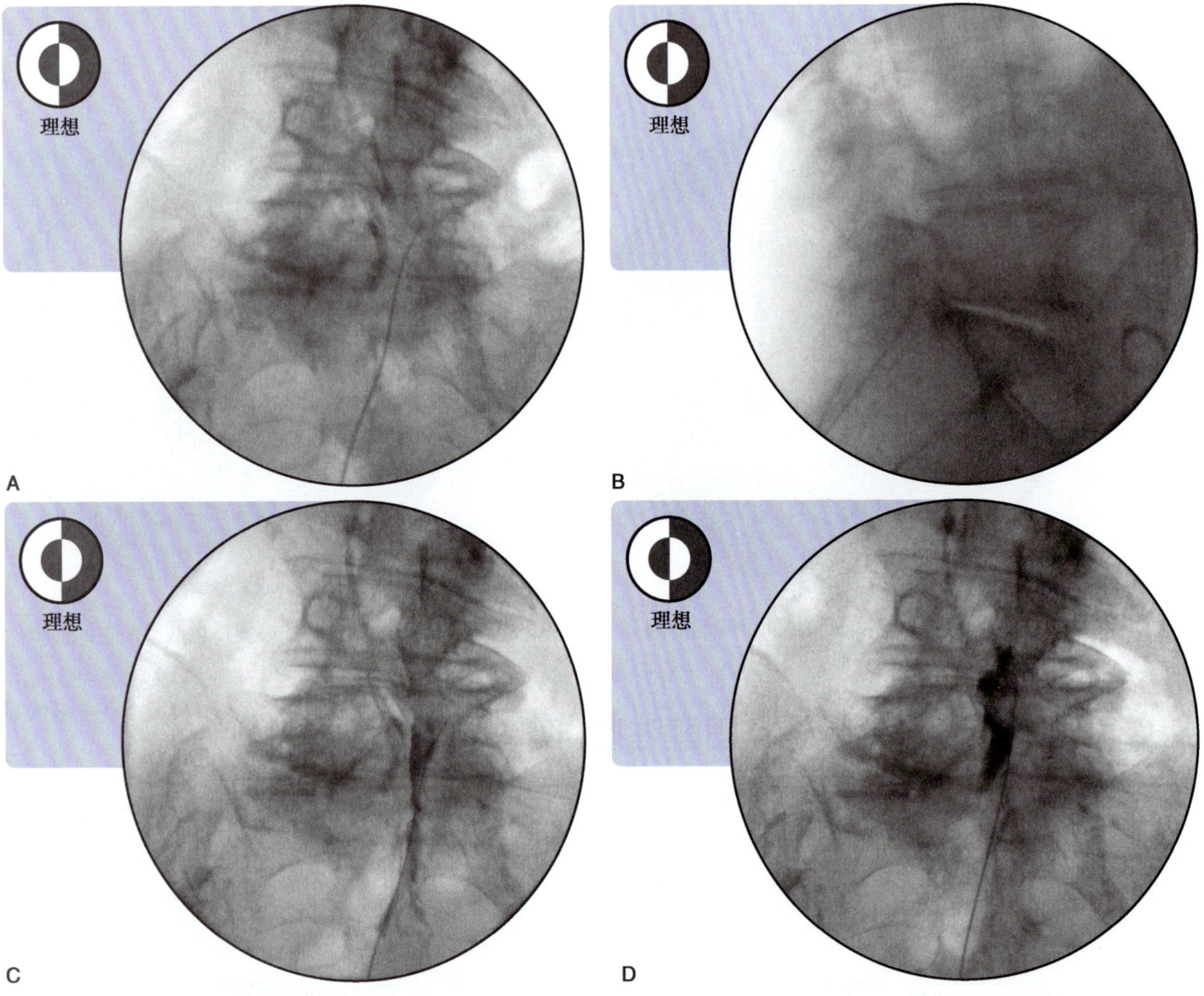

图 7A.6　A，置入导管的骶管硬膜外类固醇注射，前后位视图。注意：导管向头侧到达 L_5 节段，该区域存在严重退变性脊椎中央管狭窄和椎间孔狭窄。B，置入导管的骶管硬膜外类固醇注射，侧位视图。注意：导管已经穿过穿刺针尖部。C，置入导管的骶管硬膜外类固醇注射，造影前后位视图。注意：造影剂集中导管远端区域。D，置入导管于更高位置的骶管硬膜外类固醇注射，前后位视图。向上置入以覆盖目标区域。注意：如果加入合适的药物，置入导管的骶管硬膜外类固醇注射技术也可用于松解粘连。

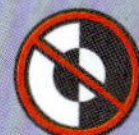 欠佳穿刺针放置位置和图像（图 7A.7～图 7A.9）

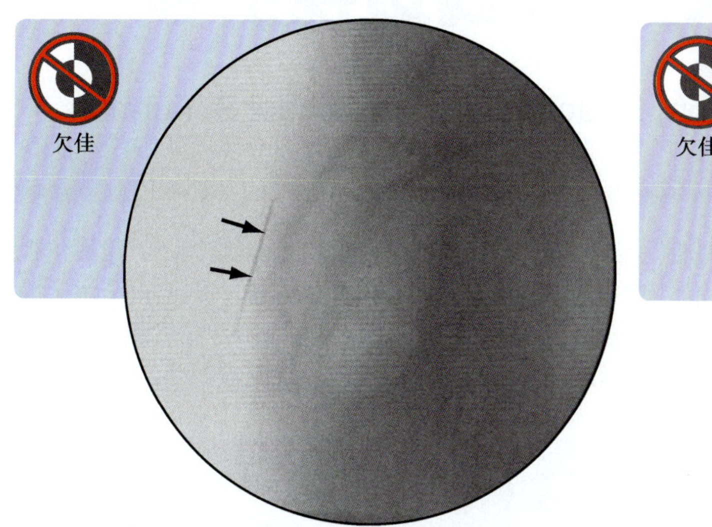

图 7A.7　穿刺针位置太浅，位于骶骨背面。

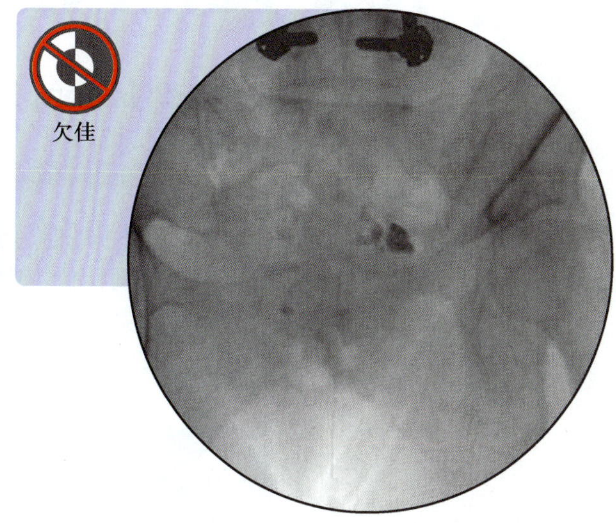

图 7A.8　注意：尽管穿刺针位置正确，但无近端造影剂扩散。

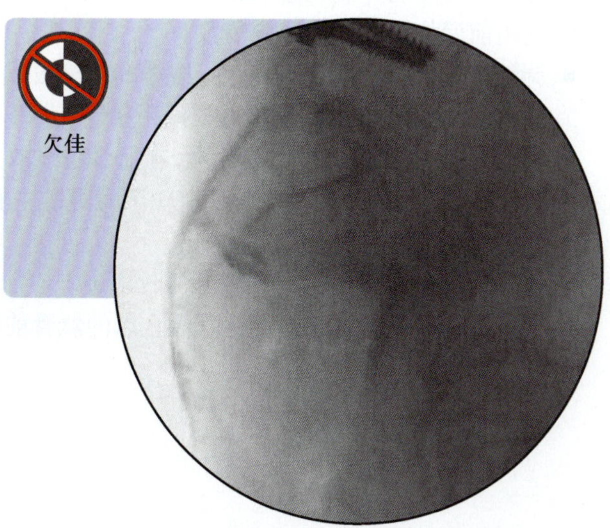

图 7A.9　注意：尽管穿刺针位于硬膜外间隙，但造影剂从骶孔的扩散不理想，这种情况需要将导管置入更高的节段。

（金成春 译，马辉 校，毕胜 复校）

第 7B 章

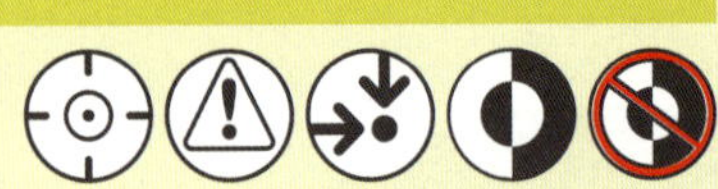

骶管硬膜外类固醇注射——陡角入路：X 线透视引导

Denise Norton，Isaac Cohen，和 Michael B. Furman

在该技术中，前后位视图既是穿刺轨迹视图，也是多维视图。前后位视图可确保穿刺针位于中线位置，并避免向头侧置入过深。侧位视图用于确认穿刺针针尖深度是否合适，证实针尖位于骶管内，而不是穿出骶管。造影剂剂量可以通过观察造影剂目标结构向头侧扩散的情况进行确定。

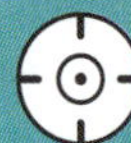 穿刺轨迹视图（图 7B.1）

 穿刺轨迹视图也是多维视图

- 前后位视图既穿刺轨迹视图
- 使用前后位视图确认穿刺节段。
- 调整 C 形臂（头尾倾斜），使 L_5 椎体的上终板成一线，同时旋转 C 形臂（斜向）使 L_5 棘突与 L_5 两侧椎弓根间距相等，获得真正的前后位视图。
- 利用 L_5 棘突和骶骨中线为参考，在骶骨中线放置金属标记。
- 向尾端移动 C 形臂，使骶骨切迹位于视野的中心位置，骶骨切迹的顶点一般位于 S_4 节段中线上。
- 将穿刺针沿 X 线投射方向置入骶骨切迹。
- 穿刺针将穿过骶尾韧带到达骨性止点的骶骨前缘。

注：请参考本书的解剖学术语/缩略语。

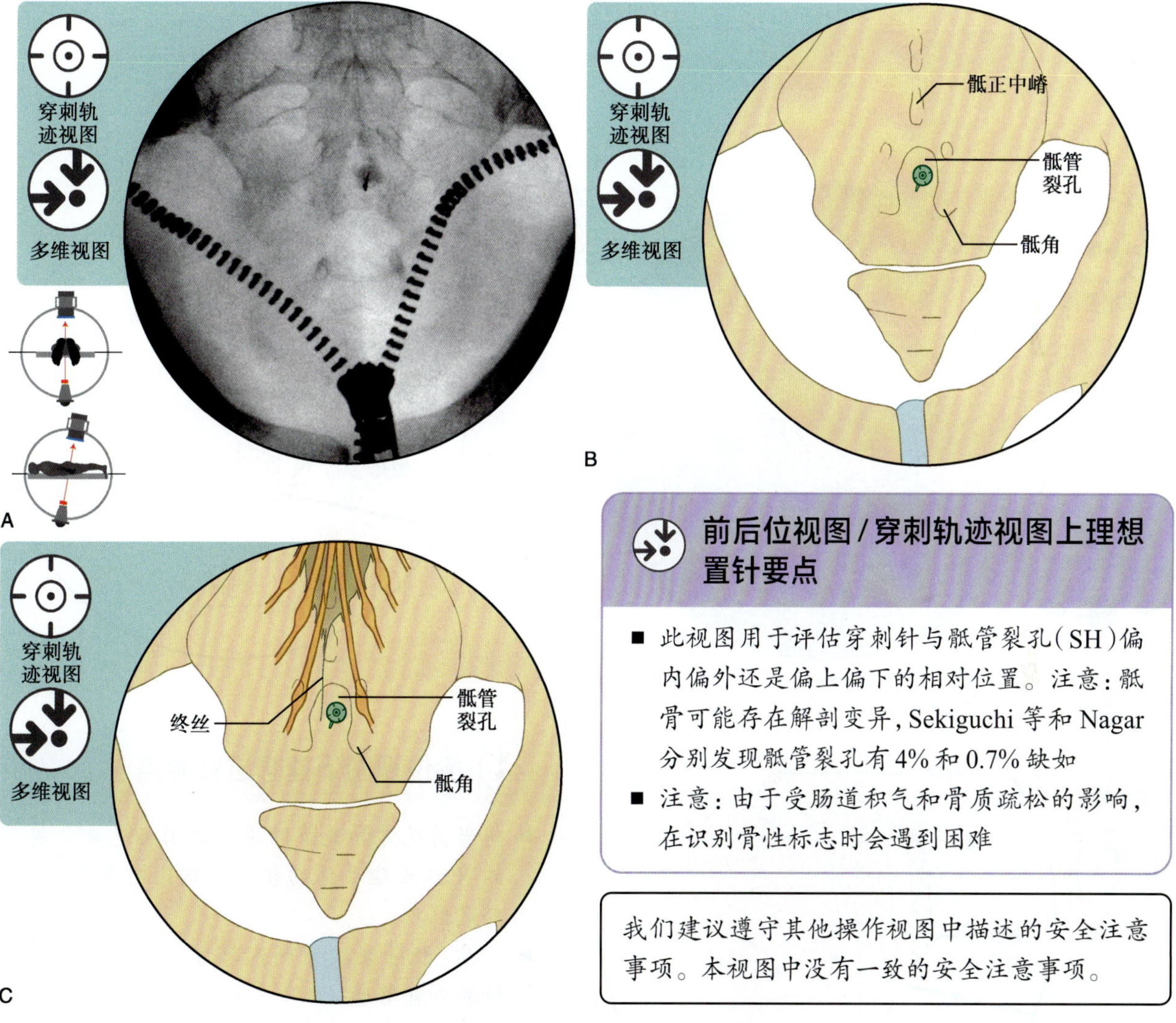

前后位视图/穿刺轨迹视图上理想置针要点

- 此视图用于评估穿刺针与骶管裂孔（SH）偏内偏外还是偏上偏下的相对位置。注意：骶骨可能存在解剖变异，Sekiguchi 等和 Nagar 分别发现骶管裂孔有 4% 和 0.7% 缺如
- 注意：由于受肠道积气和骨质疏松的影响，在识别骨性标志时会遇到困难

我们建议遵守其他操作视图中描述的安全注意事项。本视图中没有一致的安全注意事项。

图 7B.1　**A**，穿刺针位于骶管裂孔硬膜外腔内的轨迹 X 线透视视图。**B**，不透射线结构，前后位/穿刺轨迹视图。**C**，可透射线结构，前后位/穿刺轨迹视图。

多维视图中穿刺针的理想位置(图 7B.2)

- 在前后位和侧位视图下进针。
- C 形臂保持在前后位穿刺轨迹视图，直到穿刺针到达目标位置。一旦到达目标位置，通过侧位视图确认穿刺针在骶管内的正确位置。
- 在实时透视下注入造影剂。(见如下“理想针位”。)
- 返回前后位视图，确认造影剂向头侧扩散。

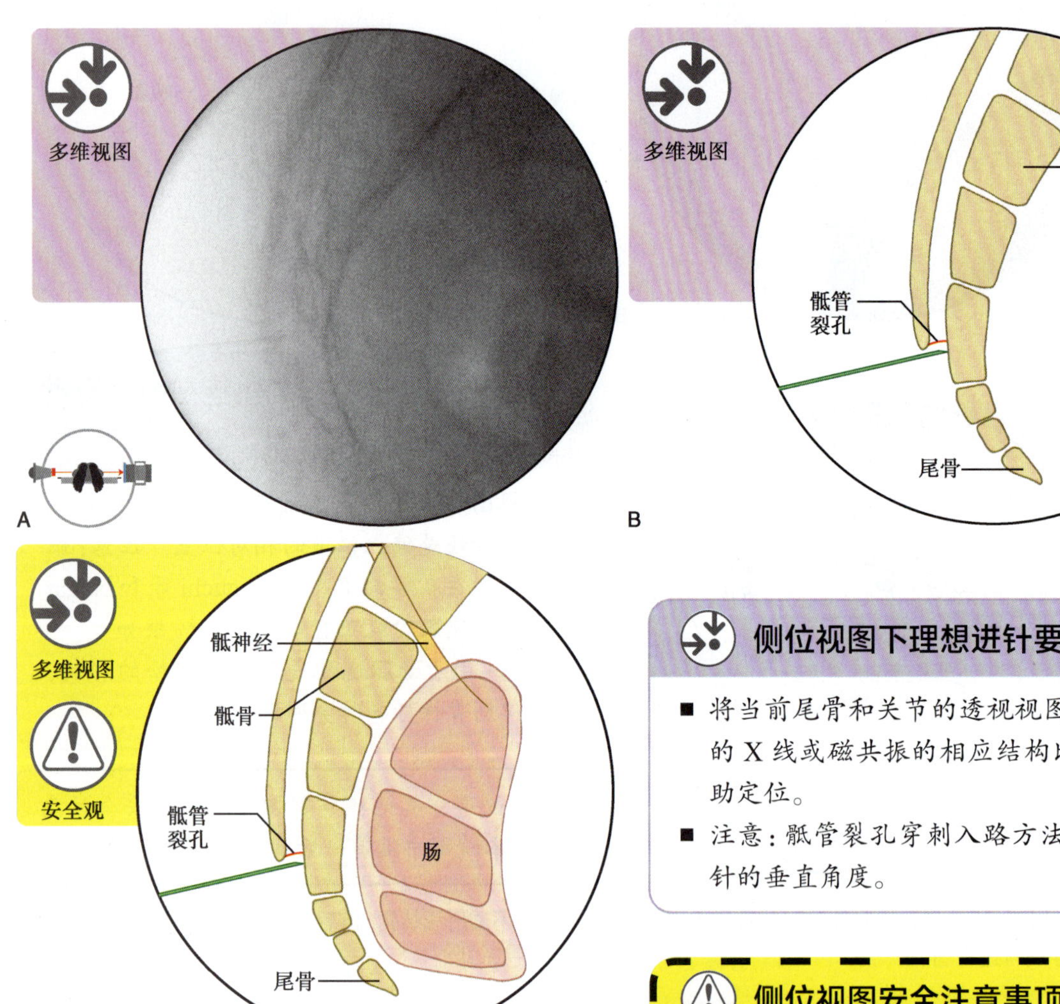

图 7B.2　A，穿刺针在骶管裂孔内硬膜外间隙的侧位透视视图。B，侧位视图中，不透射线结构。C，侧位视图中，可透射线结构。

侧位视图下理想进针要点

- 将当前尾骨和关节的透视视图与患者之前的 X 线或磁共振的相应结构比对参考，帮助定位。
- 注意：骶管裂孔穿刺入路方法时所需穿刺针的垂直角度。

侧位视图安全注意事项

- 侧位视图确认穿刺针不能太靠近腹侧，否则可能损伤腹部脏器。

理想视图（图 7B.3）

- 造影剂应向头侧扩散 2 个及以上节段。但是，对于椎管狭窄或以前实施过手术的情况，扩散范围会受到影响。
- 显示出不规则硬膜外脂肪视图。

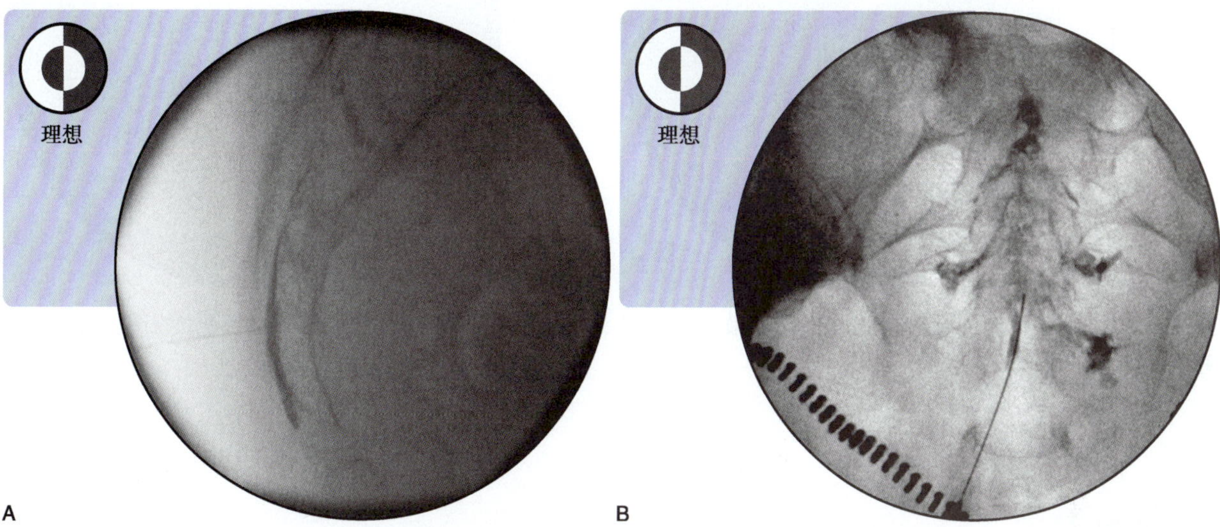

图 7B.3　A，侧位视图显示骶管硬膜外内含造影剂的类固醇注射。B，前后位视图显示骶管硬膜外内含造影剂的类固醇注射。

第二部分

欠佳穿刺针放置位置和视图

- 该入路可能导致造影剂无法向头侧充分扩散。
- 图 7B.4 显示造影剂主要沿 S_3 右侧神经根腹侧支扩散，并未到达头侧 S_2 节段。

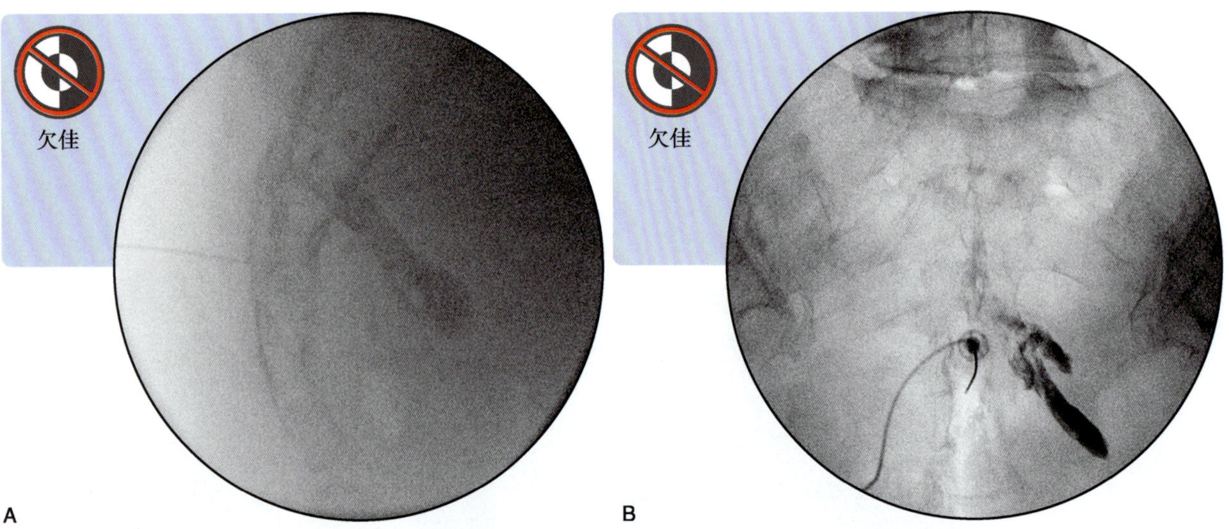

图 7B.4　造影剂主要沿 S_3 右侧神经根腹侧支扩散，并未到达头侧 S_2 节段的欠佳 X 线透视视图。**A**，侧位视图。**B**，前后位视图。

（马婷婷　译，马辉　校，毕胜　复校）

参考文献

1. Sekiguchi M, Yabuki S, Satoh K, Kikuchi S. An anatomic study of the sacral hiatus: a basis for successful caudal epidural block. *Clin J Pain*. 2004;20(1):51–54.
2. Nagar SK. A study of sacral hiatus in dry human sacra. *J Anat Soc India*. 2004;53(2):18–21.

第 7C 章

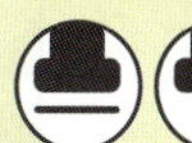
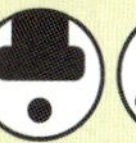

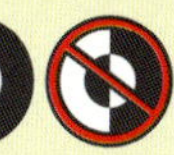

骶管硬膜外类固醇注射：超声引导

Denise Norton，Paul S. Lin，和 Michael B. Furman

该方法使用超声辨识骶角，采用平面内技术实时引导穿刺针至硬膜外间隙。该图像类似于 X 线透视侧位视图，但是没有辐射。

平面内技术（图 7C.1）

- 患者俯卧位，骨盆下垫置枕头，便于观察解剖结构。
- 超声显示器置入术者对侧，同时与超声探头一致（参见图 7C.1A 和第 4 章）。
- 后部脂肪组织较多的患者使用凸阵探头，而后部脂肪组织较少的患者可使用凝胶垫。（未显示）。
- 如果皮肤软组织遮挡超声探头，可用胶带将臀部向两侧拉开，获得合适的进针区域。
- 穿刺前先将穿刺部位皮肤捏起来。
- 戴无菌手套触摸骶管裂孔，此为脊柱注射的穿刺进针点。在放置超声探头之前应先触诊骶管裂孔。
- 用超声探头短轴扫描骶骨的中线和近骶管裂孔处，并向远端追踪两个骶角。骶角表现为两个高回声的倒 U 形结构。图像中心的低回声区域是骶管裂孔，边缘的两个高回声带，上方是骶尾韧带，下方是骶骨背面。
- 将探头旋转 90°，使用长轴扫描骶骨，可视骶骨和骶管。
- 使用平面内技术将脊椎穿刺针从尾部向头部刺入骶管硬膜外腔。穿破骶尾韧带时会有“突破感”。
- 在长轴和短轴切面上扫描骶管裂孔的位置，确认穿刺针沿着脊柱中线行进。可调整穿刺针尖斜面朝向，使注射药液流向症状较重的一侧。
- 开始进针时，可以在短轴平面外引导下完成，然后将探头旋转 90°，在长轴平面内确认穿刺针位置后再进行穿刺。
- 一旦穿刺针进入骶管硬膜外腔内，超声无法继续显示穿刺针。

注：请参考本书的解剖学术语/缩略语。

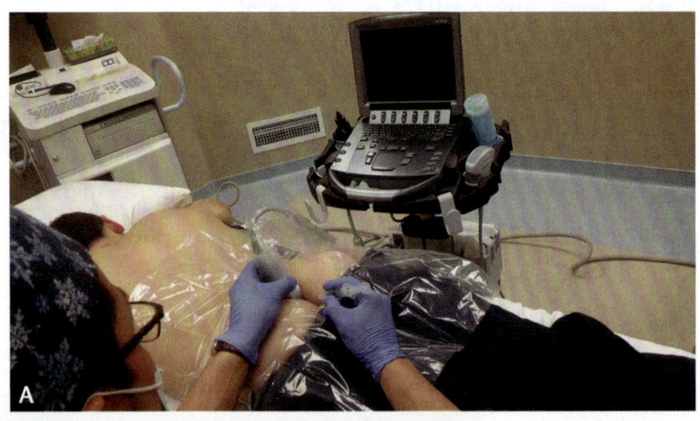

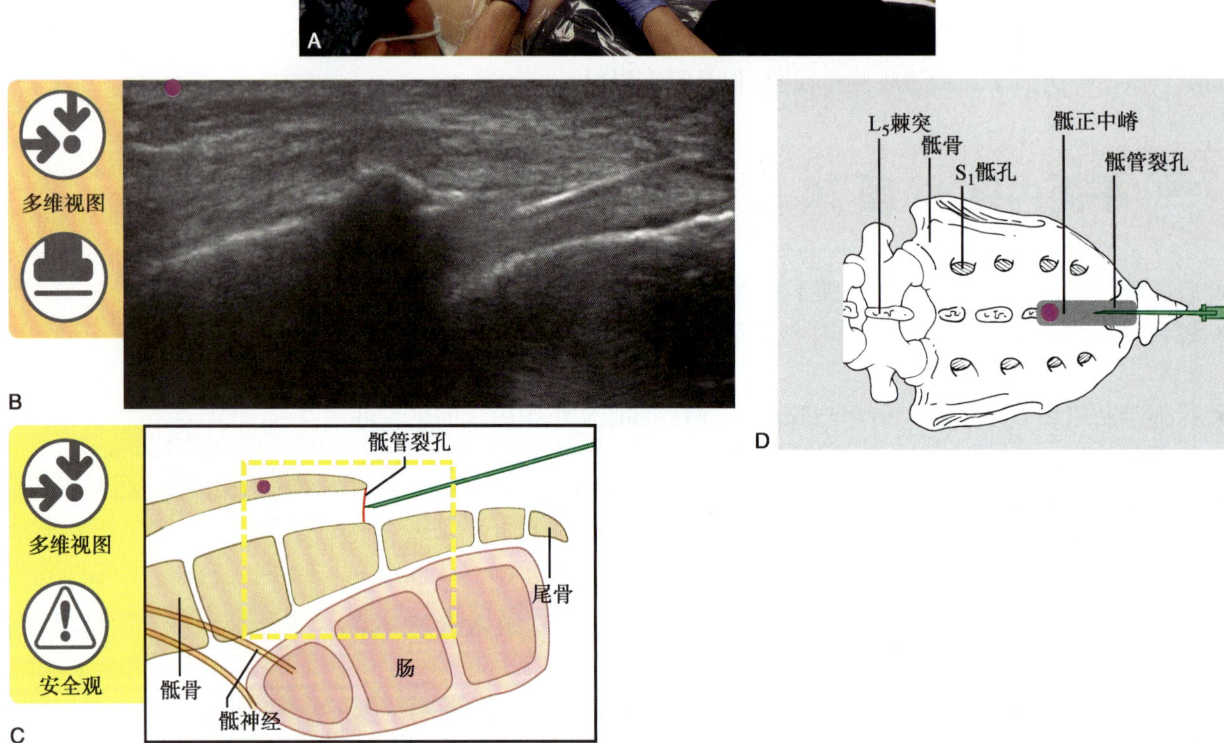

图 7C.1 A，注射操作间和操作者的设置。B，穿刺针位于骶骨硬膜外的平面内或长轴的超声图像。C，X 射线结构示意图，黄色虚线表示在图 7C.1A 中看到的超声图像的边界。注意：粉色表示的肠道，超声下不显示。D，骨骼及探头。平面内或长轴扫描时超声探头的正确放置位置。

平面内技术安全注意事项

- 进针角度太大，穿刺针不易向上进入骶管，这是初学者常见错误。
- 过大的进针角度更有可能穿过骶骨进入内脏。
- 使针尖位于 S_3 节段以下，以避免刺穿硬膜。

平面外确认（图 7C.2）

- 利用平面内技术将穿刺针置入硬膜外后，将探头旋转 90°，利用平面外短轴扫描确认针尖在硬膜外的位置。
- 结合临床治疗要求，该图像有助于确保穿刺针尖位于中线或患侧。

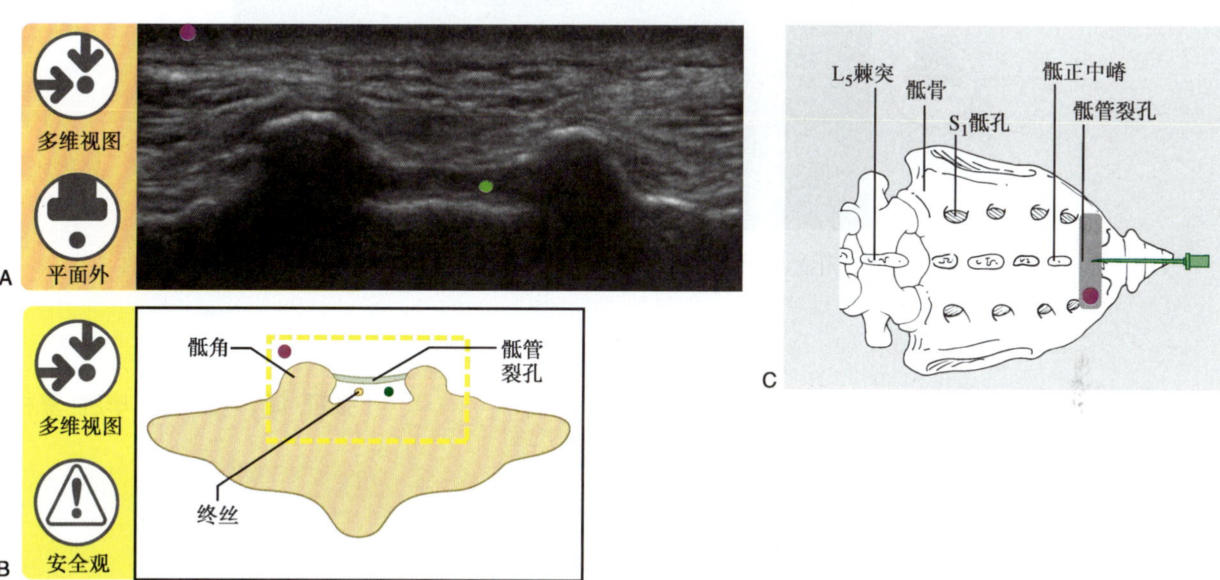

图 7C.2 A，脊柱穿刺针在骶管硬膜外间隙的短轴、平面外的超声图像。B，相关结构示意图，黄色虚线表示图 A 所示的图像边界。注意：骶管内的黄色点代表终丝，在超声下不显示。C，骨骼及探头。平面外或短轴扫描时的超声探讨正确放置位置。

平面外技术安全注意事项

- 安全注意事项与平面内技术相同

理想图像

- 通过 X 线透视造影实时确认穿刺针在硬膜外间隙的位置。
- 理想情况下，造影剂应更多集中于患侧。
- 显示出不规则的硬膜外脂肪图像。
- 造影剂应向头侧扩散至症状节段。然而，对于椎管狭窄或以前实施过手术的患者，扩散范围会受到限制。

有关理想和欠佳的 X 透视下引导视图，请参阅 7A 部分，骶管硬膜外类固醇注射-浅角入路。

欠佳图像(图 7C.3)

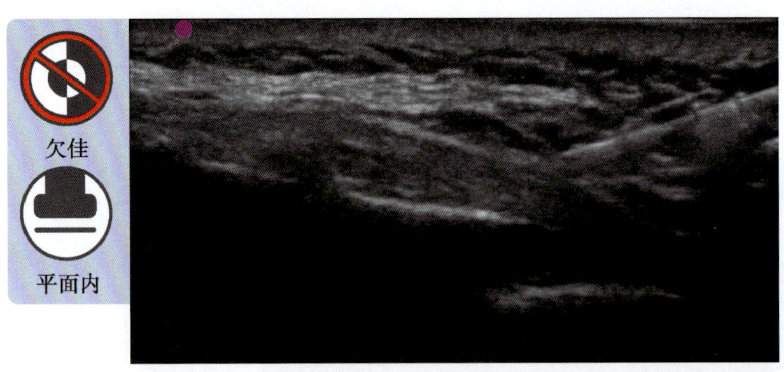

图 7C.3 进针角度过浅的超声图像。如果不调整穿刺角度,穿刺针无法到达硬膜外间隙。

(张哲 译,马辉 校,毕胜 复校)

第8章

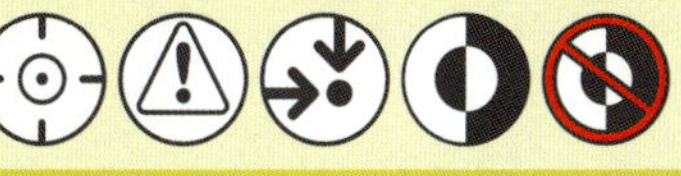

奇神经节注射

奇神经节(即 Walther 神经节)是交感神经系统所有神经节中位置最靠下的。它是唯一的一个独立分布在中线上的交感神经节(而不是像左右椎旁神经节那样成对出现)。奇神经节位于直肠后间隙尾骨中上部或下骶骨的前面。

奇神经节与骨盆区域“交感神经保持”的疼痛有关。据报道,奇神经节注射可有效缓解由盆腔内恶性病变(例如前列腺癌、宫颈癌和结肠癌)或非恶性病变(例如尾骨痛和慢性直肠疼痛)引起的骨盆和会阴区疼痛。在行奇神经节注射之前,应评估疼痛的潜在原因,需筛查潜在的盆腔恶性肿瘤以及胃肠道、妇科或泌尿系统功能障碍。

本章节分别介绍了通过骶尾椎或尾骨椎间隙到达奇神经节。尾骨旁入路和肛尾入路也将在X线透视引导章节中做简要概述。介入医生可以根据骨关节炎的严重程度或椎间盘退变的程度来选择何种操作入路。

参考文献

1. Plancarte R, Amescua C, Patt RB, Allende S. Presacral blockade of the ganglion of Walther (ganglion impar). *Anesthesiology*. 1990;73(3A):A751.
2. Toshniwal GR, Dureja GP, Prashanth SM. Transsacrococcygeal approach to ganglion impar block for management of chronic perineal pain: a prospective observational study. *Pain Physician*. 2007;10(5):661–666.
3. Foye PM, Patel SL. Paracoccygeal corkscrew approach to ganglion impar injections for tailbone pain. *Pain Pract*. 2009;9(4):317–321.

注:请参考本书的解剖学术语/缩略语。

第 8A 章

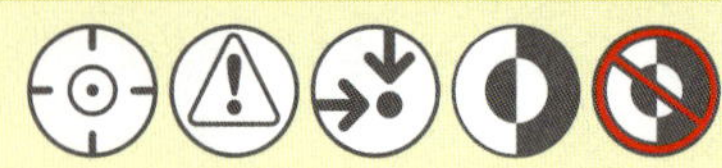

奇神经节注射：X 线透视引导

Patrick M. Foye，Jonathan S. Kirschner 和 Michael B. Furman

重要安全提示：避免操作不当导致肠损伤。在前后位（AP）视图上避免穿刺路径太靠外，侧位视图上避免穿刺路径太靠腹侧。此外，可以利用阻力消失技术来保证安全通过腹侧骶尾椎间盘。

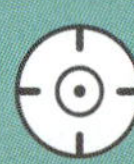 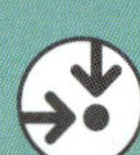

穿刺轨迹视图：穿刺轨迹/前后位视图也是多维视图

- 在侧位视图上，标记任何可见标志（例如，尾角、骶尾骨关节或任何尾骨内关节）来**确认节段**，通过这些标志物可以规划入路。用皮肤记号笔或金属笔标记该部位。以展示阻滞的上下起始位置。
- 然后将 C 型臂移至前后位位置，并将针插入中线预定的上下位置，进针深度足以使针在皮肤中固定，并保持"沿着射线束"的垂直轨迹针位置。
- **图像增强器向头侧或尾侧倾斜**，以"对齐"椎间隙以便进入（图 8A.1）。

注：请参考本书的解剖学术语/缩略语。

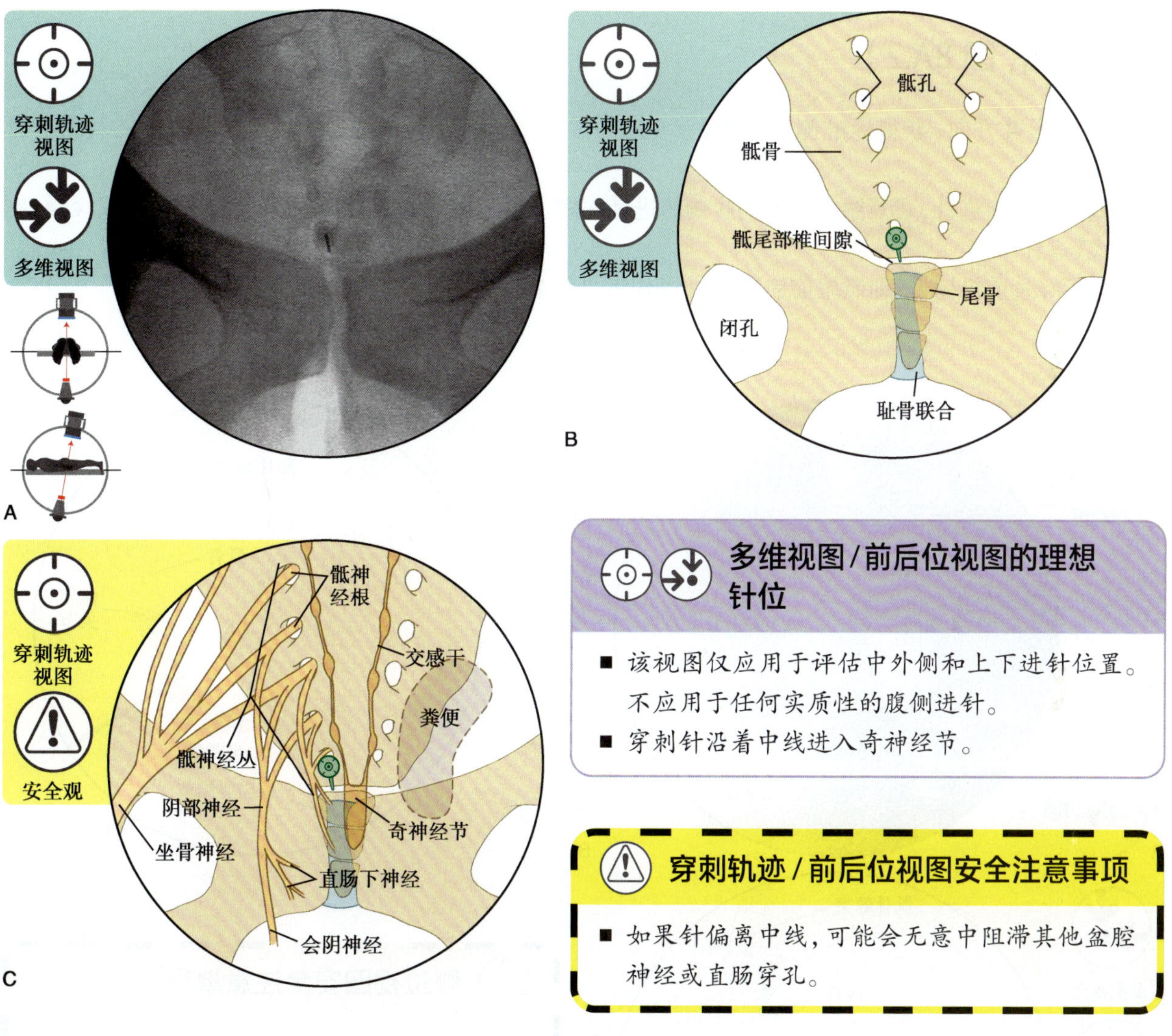

图 8A.1　A，穿刺轨迹视图的透视图像，针尖位于骶尾部交界处，并通过椎间盘中心进入。B，不透射线结构（穿刺轨迹前后位视图）。C，可透射线结构（穿刺轨迹前后位视图）。

第二部分

多维视图中的理想进针位

- 进针的两个透视视图是前后位视图和侧位视图。
- 在整个手术过程中，C 形臂可以保持在侧位视图中，除了在确认针尖位置、造影剂扩散或两者是否在适当的中线位置时需要用前后位视图。如果侧位视图显示造影剂扩散不理想或不典型，则前后位视图尤其有用。

侧位视图（图 8A.2）

- 调整 C 形臂方向，获得标准侧位视图（参见第 3 章）。这对于评估针尖与前尾骨线附近的关系非常重要。
- 在侧位视图中进针，可观察由背侧到腹侧的进针深度。对于狭窄的椎间隙，可采用旋转进针或缓慢“螺旋式”进针。
- 当针尖穿过前纵韧带（即骶尾前韧带）时，操作者可能会感觉到轻微的阻力变化。

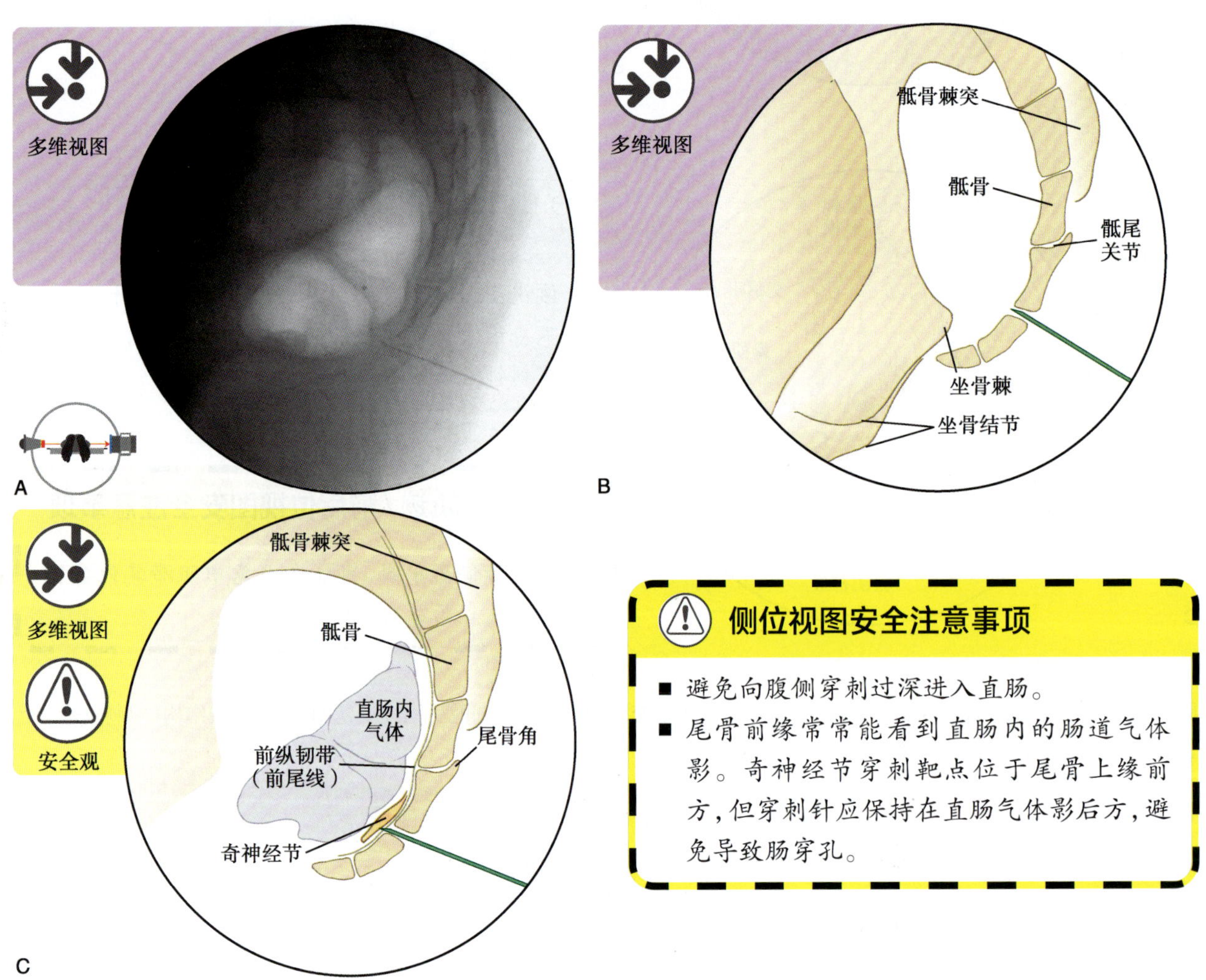

侧位视图安全注意事项

- 避免向腹侧穿刺过深进入直肠。
- 尾骨前缘常常能看到直肠内的肠道气体影。奇神经节穿刺靶点位于尾骨上缘前方，但穿刺针应保持在直肠气体影后方，避免导致肠穿孔。

图 8A.2　A，侧位透视图上理想的进针位置。B，侧位视图下不透射线结构。C，侧位视图下可透射线结构。

侧位透视视图理想穿刺位置要点提示

- 预先仔细阅读患者以前作为诊断用的 X 线片或 MRI，并与操作时的骶尾骨或骶尾关节透视视图对比参考，对于穿刺定位很有帮助。
- 有时可以通过尾骨角帮助定位骶尾关节，尾骨角位于第 1 尾骨背侧的头端。这些尾骨角指向骶角，从第 5 骶骨向下成角。
- 采用尾骨间入路穿刺奇神经节最容易，因为初始进针点与关节间隙相一致。

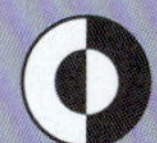

理想视图（图 8A.3）

侧位视图

- 造影剂应分布在直肠气体影的背侧，尾骨前方。

前后位视图

- 造影剂分布应位于中线。当针尖位于尾骨腹侧前方时（如侧位视图所示），以及当针尖位于中线（如前后位视图中所示）时，则在实时造影剂注射期间使用侧位视图。然后可以使用前后位视图来确认造影剂分布是否位于中线。

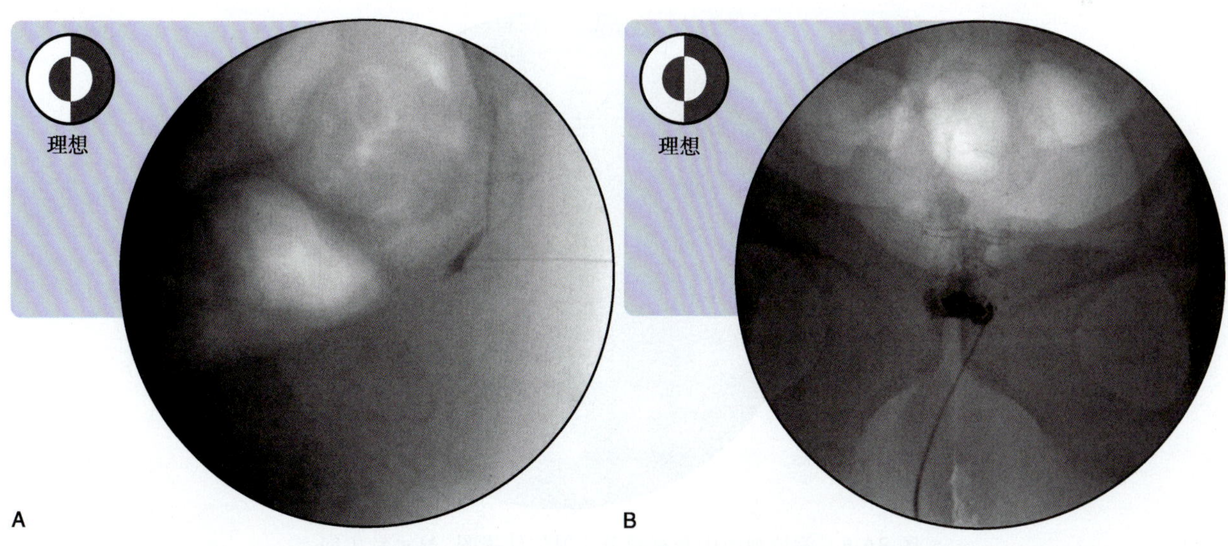

图 8A.3 A，奇神经节注射的侧位透视图像，造影剂正好分布在尾骨前方。B，奇神经节注射的前后位透视图像，造影剂分布在尾骨中线上。耻骨以及直肠内的气体和粪便部分遮挡了视野。

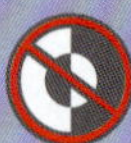

欠佳视图(图 8A.4～图 8A.9)

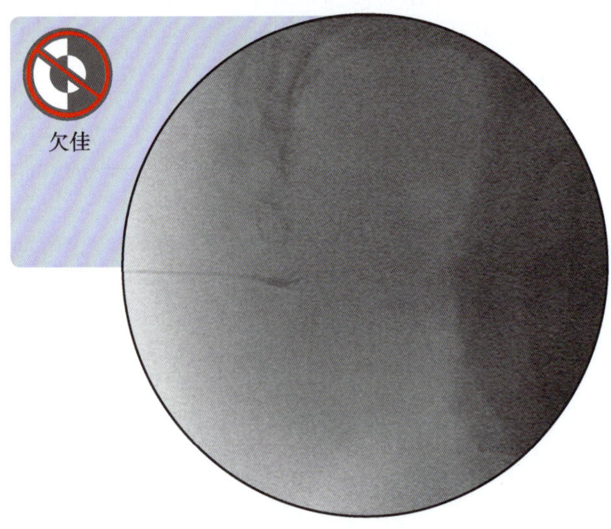

图 8A.4 侧位视图中奇神经节注射欠佳视图，显示针尖进针深度不够，仍位于尾骨椎间盘内。

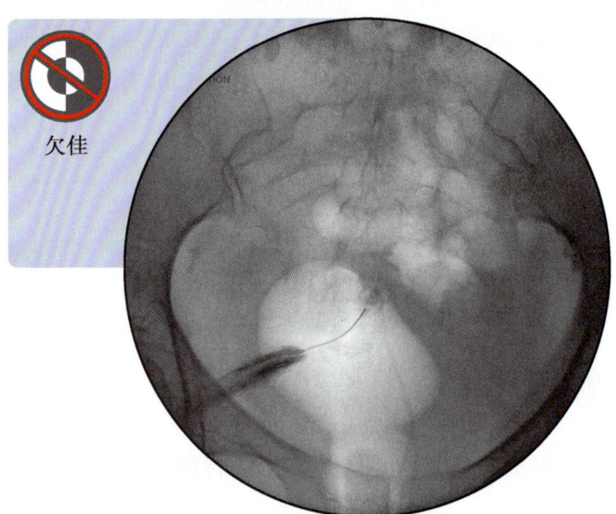

图 8A.5 前后位视图中奇神经节注射欠佳视图，显示针尖向侧方偏移过大。最大可能穿刺针进入尾椎椎间隙后向侧方偏移(而不是在尾骨中线上)。由此可见，尽管穿刺针针体大概在中线上，但是针尖可能已经向侧方过多偏移。造影剂分布可进一步确认穿刺位置的偏移情况，可见造影剂显影单侧盆底肌的轮廓，而非位于尾骨中线。

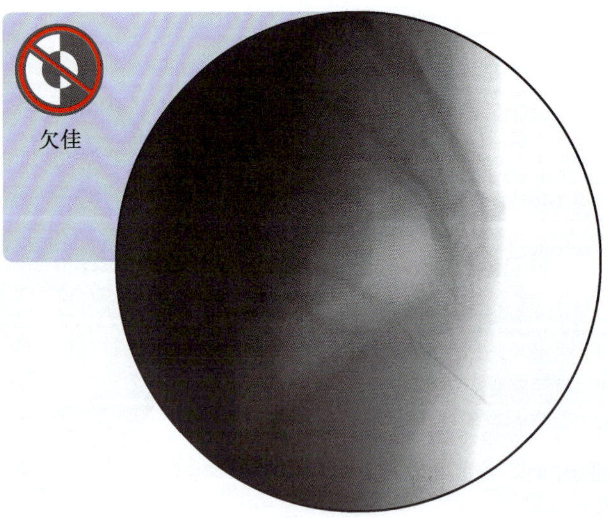

图 8A.6 侧位视图中奇神经节注射欠佳视图，显示针尖向前移动过远，可能会刺穿直肠。

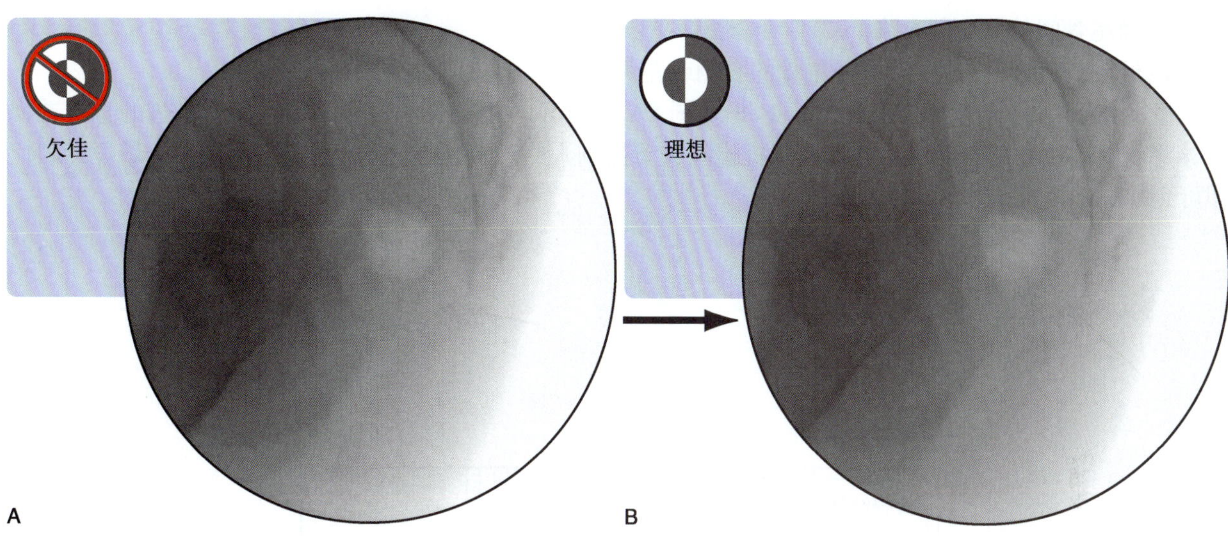

图 8A.7　A，穿刺针位于 Cx_1～Cx_2 椎间隙（即尾骨节段 1 和 2 之间）的欠佳透视视图。穿刺轨迹视图像显示穿刺针能容易地穿过关节空间的后部，但是继续向前穿过关节间隙的前部将会出现困难。B，穿刺针位于 Cx_1～Cx_2 关节间隙理想位置的透视视图。请注意，穿刺轨迹已根据上一张图像进行了修改，因此穿刺针可直接穿过尾椎间隙，到达椎间盘前方。

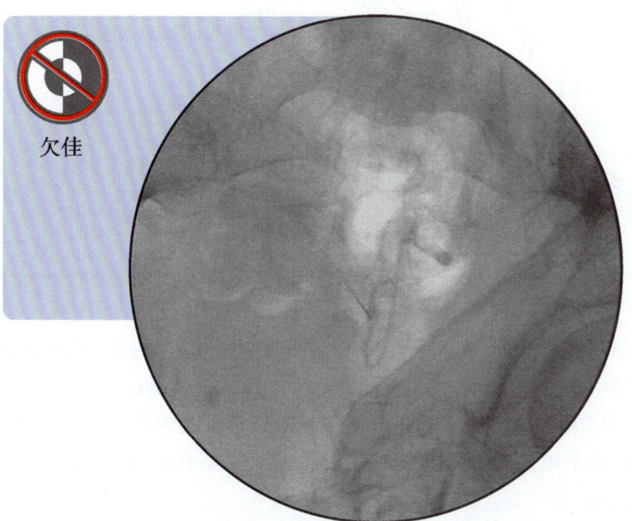

图 8A.8　前后位透视的视图显示骶尾骨前方存在血管影，而非期望的造影剂扩散影。请注意，这不是“标准的”前后位视图，而是存在一定程度的倾斜，根据图像下侧的髋关节和坐骨的不对称可判断。

补充方法及说明

进行奇神经节注射时，有四种主要解剖途径：

1. 经尾骨韧带穿刺入路(即，肛门上方和尾骨下方)
2. 经骶尾关节穿刺入路
3. 经尾骨间关节穿刺入路
4. 经尾骨旁穿刺入路(即紧邻尾骨的右侧或左侧)

概述如下，图 8A.9 演示了方法 1、2 和 3，图 8A.10 显示了经尾骨旁穿刺入路。前面描述的直接透视引导穿刺轨迹技术适合经骶尾关节或尾椎椎间关节穿刺入路。上述方法安全有效，并且可选最短穿刺针即可到达穿刺靶点。

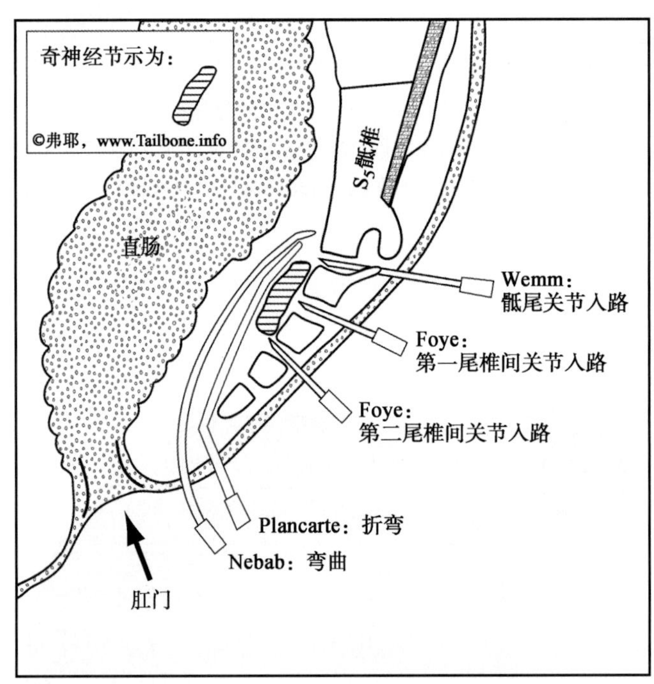

图 8A.9 几种奇神经节穿刺技术，以及发表这些技术的医生的注释。早期是使用折弯的(Plancarte)或弯曲的(Nebab)穿刺针经肛尾韧带进针。最近的穿刺路径包括将针插入骶尾关节(SJC，Wemm)、第一尾椎间关节(1st ICJ，Foye)或第二尾椎间关节(2nd ICJ，Foye)。从图中可以看出，下直肠被绘制得比其真实的解剖位置更靠前，而真实的解剖位置恰好位于尾骨的前面。(经许可转载。图片 © Patrick M.Foye，医学博士允许。www.tailbone.info)。

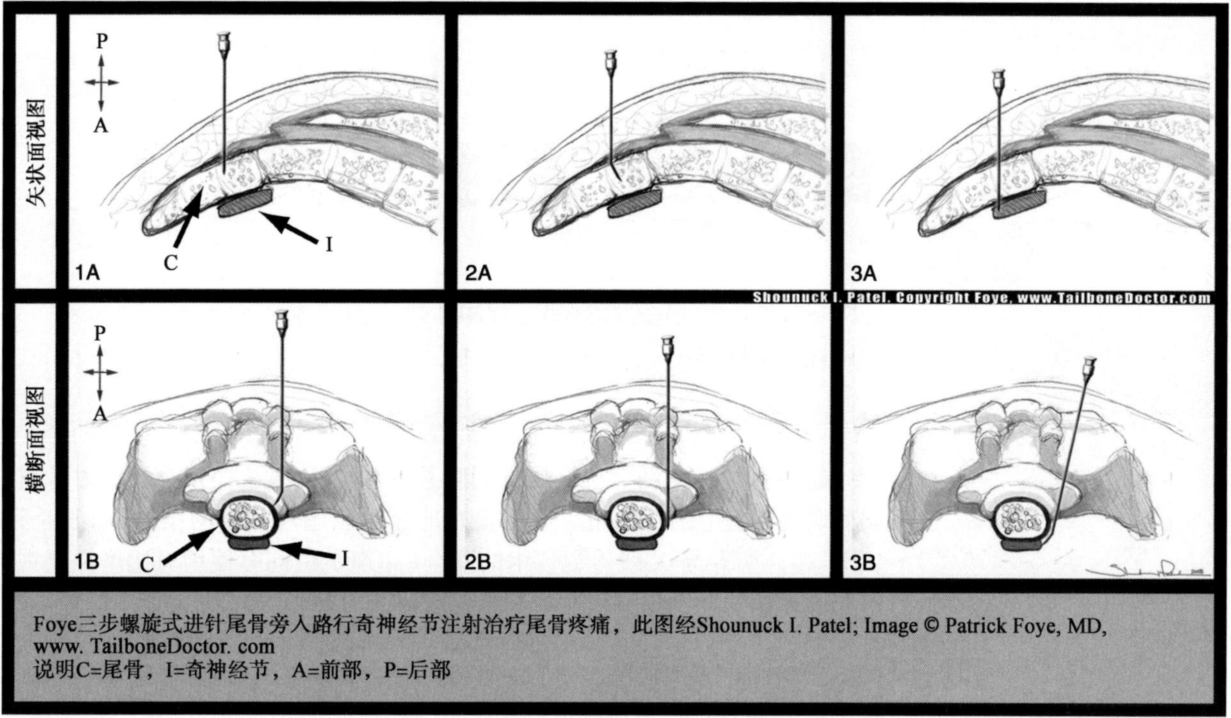

图 8A.10　Foye 采用三步螺旋式进针尾骨旁入路行奇神经节注射。由于尾骨旁入路不太常用(部分原因是其在技术上要难于其他入路)，因此本书中不做详细讨论。A，前部；C、尾骨；I、奇神经节；P，后部。(经许可转载，由 Shounuck I. Patel 绘制。图片 © Patrick M. Foye，医学博士。www. tailbonedoctor. com)。

(王一 译，马辉 校，毕胜 复校)

参考文献

1. Foye PM, Patel SI. Paracocygeal corkscrew approach to ganglion impar injections for tailbone pain. *Pain Pract*. 2009;9(4):317–321.

第 8B 章

奇神经节注射：超声引导

Christopher Bednarek，Paul S. Lin，和
Michael B. Furman

超声引导可帮助定位骶尾椎间隙并减少与 X 线透视相关的辐射暴露。尽管具有上述优点，但超声不能很好地显示骶尾骨前方的结构（特别是针尖）。超声引导与 X 线透视技术的联合（超声定位同时使用对比增强透视）可更好地识别并避免穿破血管和损伤脏器结构，从而提高安全性。

平面外技术

- 患者采取适当的俯卧位（图 8B.1）。
- 必要时，可考虑将臀部拉向侧方，增加超声探头与皮肤的接触。
- 在放置超声换能器前触诊骶正中嵴。
- 将探头置于中线，长轴在骶正中嵴上，并沿着中线骨性结构向下平移，经过尾部硬膜外间隙，直到看清骶尾椎和尾椎椎间隙。
- 将探头长轴平行对齐骶骨，使用平面外技术将脊椎针插入骶尾椎间隙（图 8B.2A～C）。
- 可利用阻力消失技术安全地通过骶尾部腹侧椎间盘。

注：请参考本书的解剖学术语/缩略语。

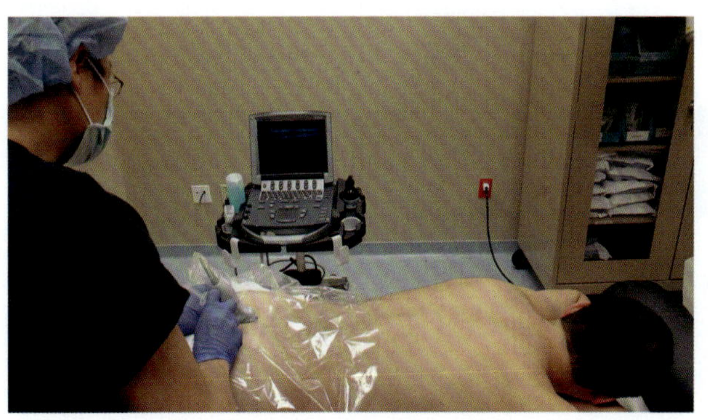

图 8B.1　俯卧位。

平面外技术安全注意事项

- 如果穿刺角度与椎间盘不平行，穿刺针可能会触及骨性结构，无法到达奇神经节。
- 在骶尾椎间隙前方的部位，穿刺针无法在超声下准确的显影。建议行 X 线透视侧位视图，可更好的观察进针深度，从而避免损伤腹侧的肠管。

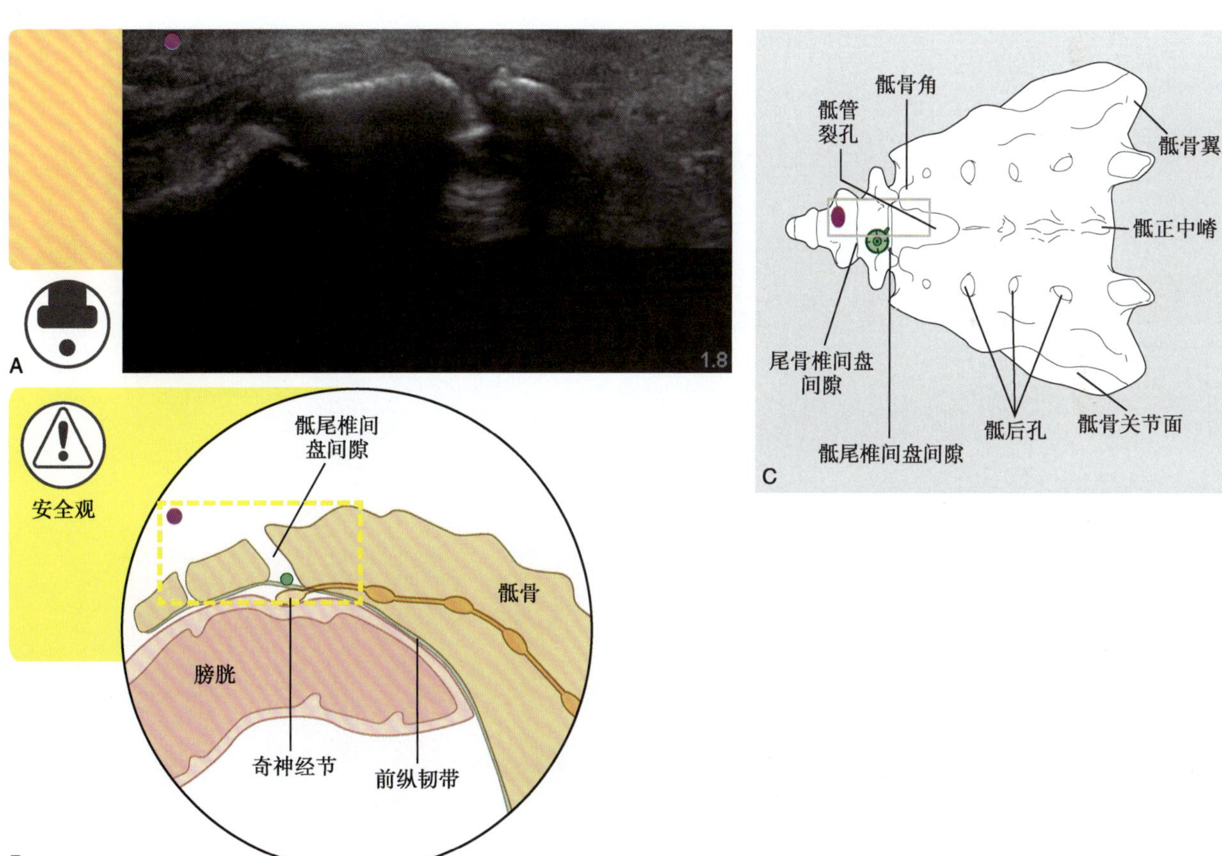

图 8B.2　A，长轴方向骶尾椎间盘间隙内脊椎针放置的超声图像。B，相关可透射线结构的示意图。黄色虚线代表图 1A 中超声图像的边界。注意此时的穿刺针尚未到达腹侧的前纵韧带奇神经节的位置。此外，需注意超声无法看到胃肠道和直肠。建议使用 X 线透视侧位图更好地观察进针深度，避免损伤位于腹侧的肠管。C，骨骼与探头演示了长轴确认的合适位置。

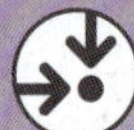

多维视图

- 奇神经节穿刺时通常不会行平面内和多维视图确认。

理想和欠佳图像

有关理想和欠佳X线透视引导视图，请参阅第8A章，奇神经节注射：X线透视引导。

（王一 译，马辉 校，毕胜 复校）

参考文献

1. Domingo-Rufes T, Bong DA, Mayoral V, Ortega-Romero A, Miguel-Pérez M, Sabaté A. Ultrasound-guided pain interventions in the pelvis and the sacral spine. *Tech Reg Anesth Pain Manag*. 2013;17(3):107–130.
2. Johnston PJ, Michálek P. Blockade of the ganglion impar (walther), using ultrasound and a loss of resistance technique. *Prague Med Rep*. 2012;113(1):53–57.

第 9 章

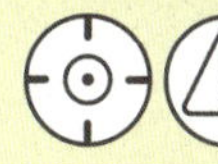

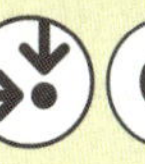
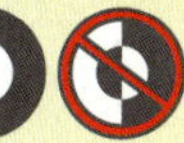

骶骨不完全骨折修复/骶骨成形术

Michael E. Frey 和 Michael B. Furman

骶骨不完全骨折是腰痛的常见原因。由于容易被临床忽略，它们常常被误诊。这些骨折通常是对脆弱骨骼施加生理性压力所导致的。1982 年，骨质疏松自发性骶骨骨折被首次报道。其临床表现为背部和/或臀部疼痛，伴有或不伴有下肢疼痛。

骶骨不完全骨折的传统治疗方案包括一定时间内的卧床休息、部分负重和早期活动。骨盆不完全骨折的患者中，1 年中的死亡率为 14.3%，50% 患者无法恢复到患病之前的功能水平。尽管骶骨不完全骨折可以自然痊愈，但积极的治疗会使因骶骨不完全骨折而丧失能力的患者受益。

经皮向骨折椎体注射聚甲基丙烯酸甲酯（PMA）（即椎体成形术）可以安全并有效的应用于骨质疏松性压缩骨折的疼痛治疗。将合成骨水泥注入骨折的骶骨（即骶骨成形术），可以治疗持续性症状和功能障碍。

多篇文章记录了骶骨成形术的功效，其中包括两项大型前瞻性研究。骶骨成形术是治疗骶骨不完全骨折的一种安全有效的治疗方法。它可以很快改善患者症状，术后出院前疼痛减轻 50% 以上。疼痛减轻主要发生在治疗后的前 3 个月内，并持续到治疗后 12 个月。

该手术的并发症包括（但不限于）出血、感染、肠穿孔、骨水泥栓塞和神经炎。遵循本章介绍的技术中提到的操作安全注意事项和相关操作图像可使肠穿孔和神经炎的并发症降至最低。

穿刺轨迹视图

在获得穿刺轨迹视图之前，先于前后位视图上确认穿刺节段。

- 将 X 线透视机从治疗侧向对侧倾斜，使骶髂关节内外重叠。这可能需要向对侧倾斜 5°～25°。如果髂嵴阻挡穿刺路径，同时需要向尾侧或头侧倾斜 0°～25°。
- 针尖靶点位于骶后孔外侧面和骶髂关节连线的中点。
- 首先使用 18G 针刺入皮肤，再使用木槌轻轻将 13G/11G 套管针置入骨膜。
- 因为这是穿刺轨迹视图，所以进针位置应平行于 C 形臂 X 线（图 9.1）。

注：请参考本书的解剖学术语/缩略语。

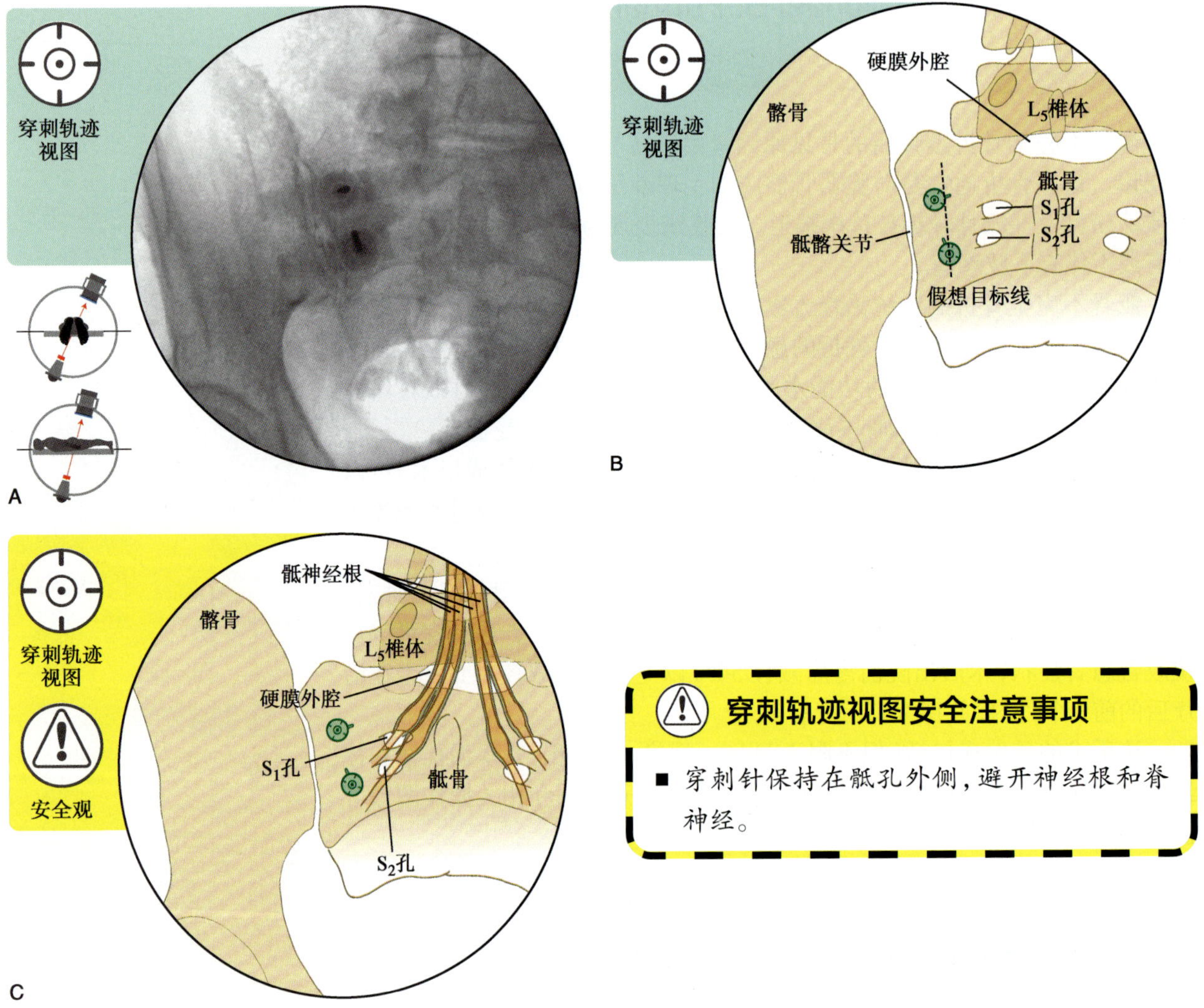

图 9.1　A，S_1 和 S_2 的穿刺针轨迹视图。X 线透视机从正在治疗的一侧向对侧倾斜，直到骶髂关节对齐。这可能需要向对侧倾斜 5°～25°。如果髂嵴阻挡穿刺路径，则需要向尾侧或头侧倾斜 0°～25°。B，穿刺轨迹中不透射线结构。C，穿刺轨迹中可透射线结构。

多维视图中的理想针位

在置入 PMA 之前，使用前后位和侧位视图确认套管针的位置。

侧位视图中的理想针位（图 9.2）

检查侧位视图以确认针尖位于 S_1 和 S_2 椎体内，而不是位于它们的腹侧。调整 C 形臂的方向应能获得标准的侧位视图（参见第 3 章）。

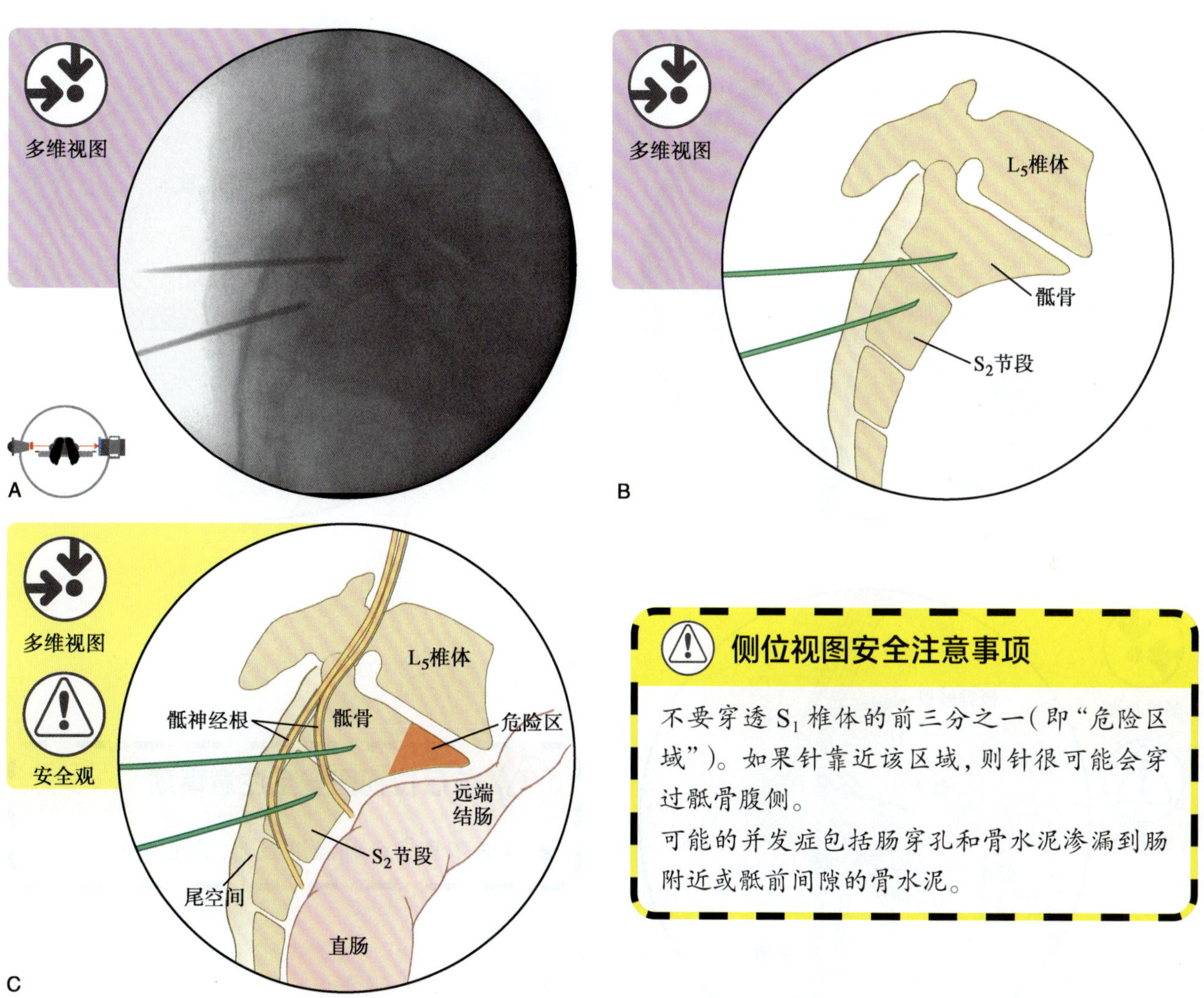

侧位视图安全注意事项

不要穿透 S_1 椎体的前三分之一（即“危险区域”）。如果针靠近该区域，则针很可能会穿过骶骨腹侧。

可能的并发症包括肠穿孔和骨水泥渗漏到肠附近或骶前间隙的骨水泥。

图 9.2　A，S_1 置入穿刺针的侧位透视图。在连续侧位透视视图监视下慢慢将套管针推进到骶骨中 1/3 处。B，侧位视图中不透射线结构。C，侧位视图中可透射线结构。该视图用于监测向腹侧进针的深度。前后（AP）视图（见图 9.1）用于确认套管针位于神经的侧方。

前后视图中的理想针位(图 9.3)

将 C 形臂调回到前后位，准确显示骶孔，并确认针尖的位置。有些医生会在 S_1 神经根处注射造影剂，以便观察神经根的位置。

在 S_2 处重复相同的过程。对于大多数患者来说，将针放置在 S_1 和 S_2 段就足够了。

根据磁共振成像、计算机断层扫描或骨扫描结果的评估骨折程度，可能需要在 S_3 和 S_4 重复该过程。

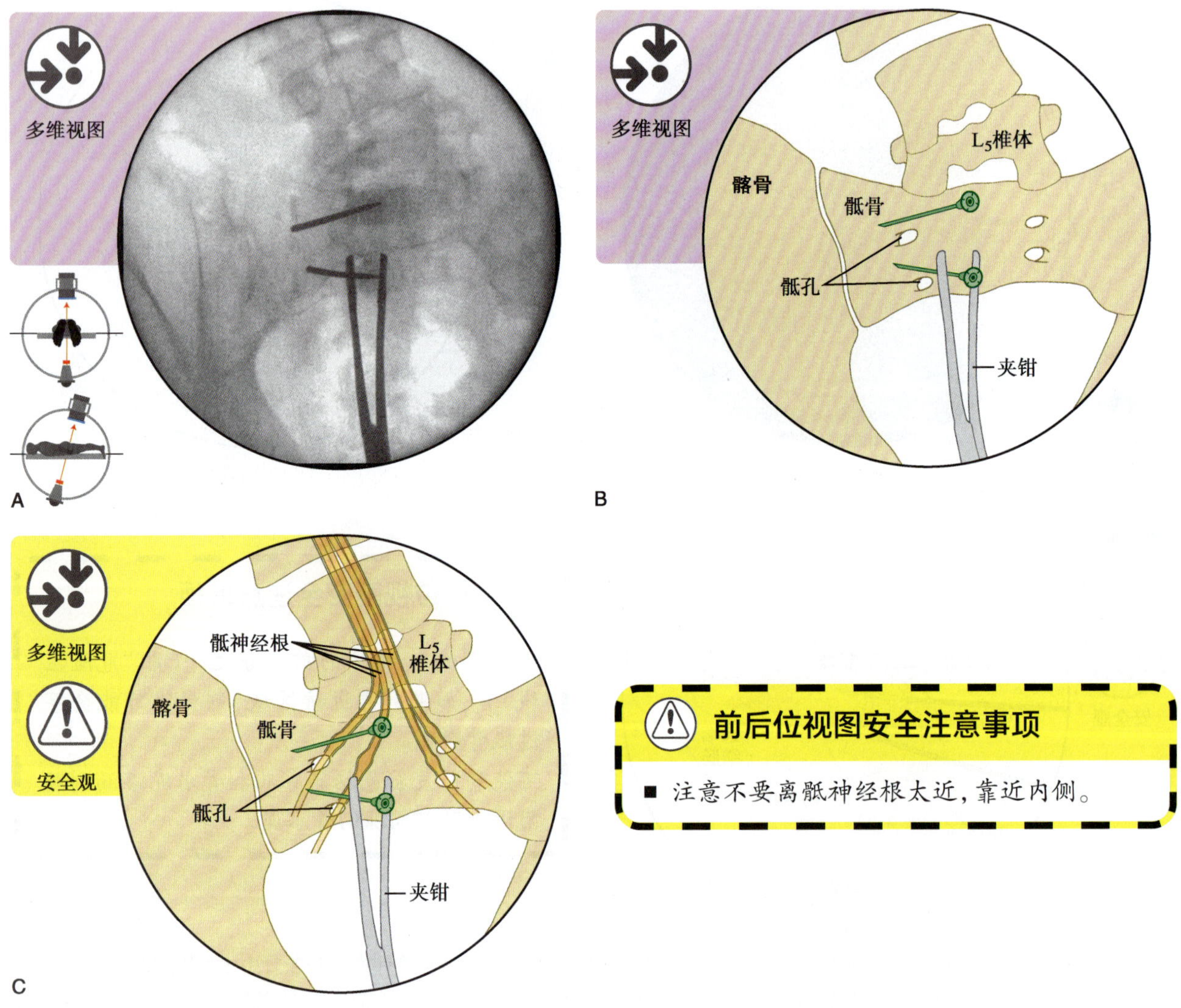

图 9.3 A，置入穿刺针的前后位透视图。B，前后位视图中不透射线结构。C，前后位视图中可透射线结构。尽管 S_2 套管针前后位视图上看起来靠近 S_1 腹侧的神经，但侧位视图上(图 9.2)确认了腹侧深度和安全性。

理想骨水泥形态

注射骨水泥时，首先使用前后位透视下缓慢注射，观察骨水泥向神经根的内侧扩散。有些医生可能想先沿着骶神经根注射造影剂，但这可能会影响骨水泥的正确置入。骨水泥填充 S_1 和 S_2 节段的大部分承重位置。首先考虑注入 S_2 段，因为大部分骨水泥既向下流入骶骨下部，又向上流向 S_1 段。由于脊柱前凸，当患者俯卧时，骶骨位于尾侧。在每个骶翼中注入大约 5 至 10ml 的骨水泥。与所有类似技术一样，过程中使用多维视图来监测骨水泥的扩散。这是通过交替侧位视图和前后视图（图 9.4）或通过双平面透视（如果可用）来完成的。

理想的骨水泥形态图为骨水泥进入大部分骶翼。目标是达到骶翼的安全理想填充。

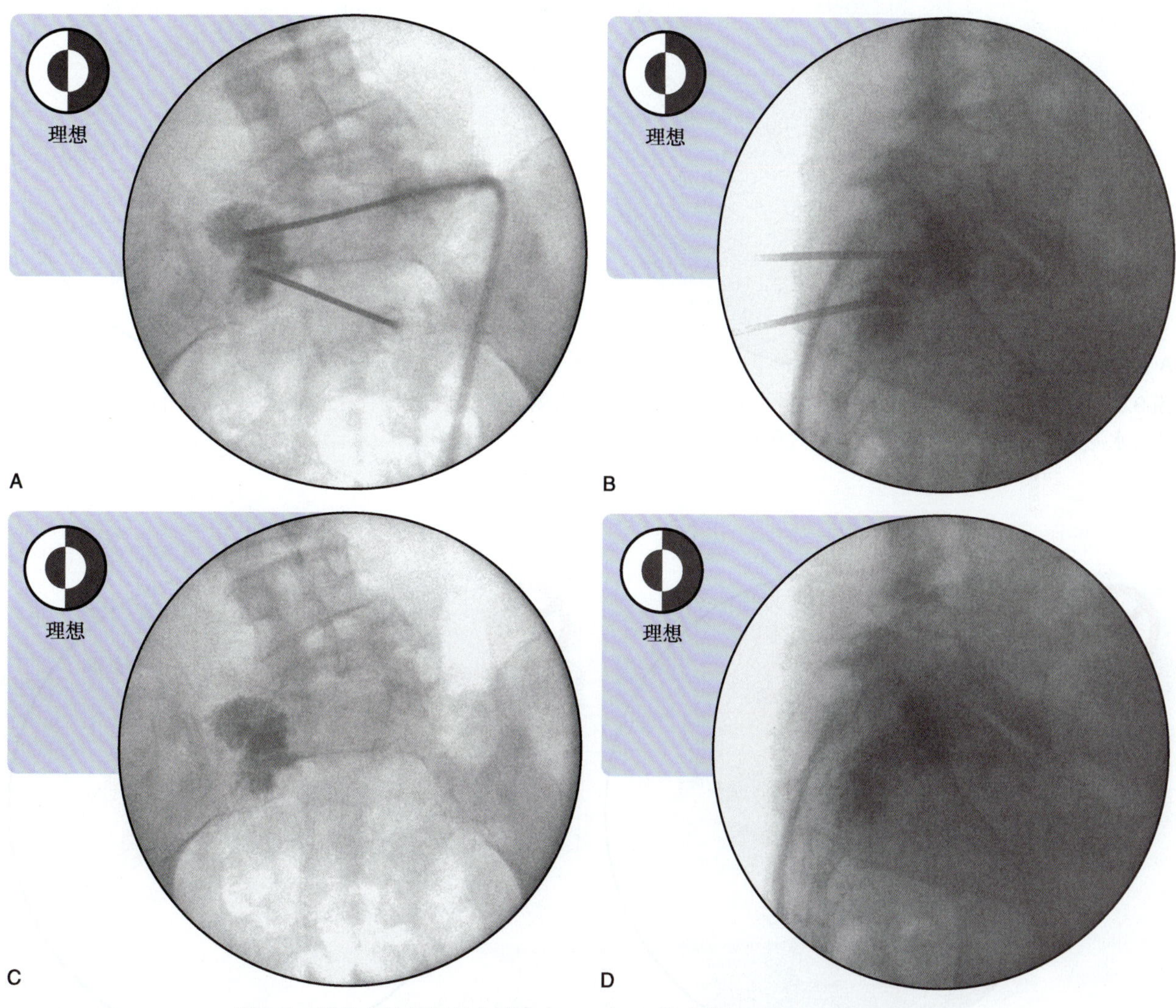

图 9.4　骶骨内的理想骨水泥形态。A 和 B，带套管针。C 和 D，无套管针。

欠佳骨水泥形态

当过多的骨水泥渗漏到骶骨外时（即，太靠近内侧渗漏到神经根或太靠前近腹侧渗漏到骶前间隙），就会出现欠佳的骨水泥形态。每个节段注射约 3 至 4ml 的少量骨水泥可以降低这些发生率（图 9.5）。骨水泥不应穿过骶孔，否则可能会危害、刺激或损害骶神经根（图 9.6）。

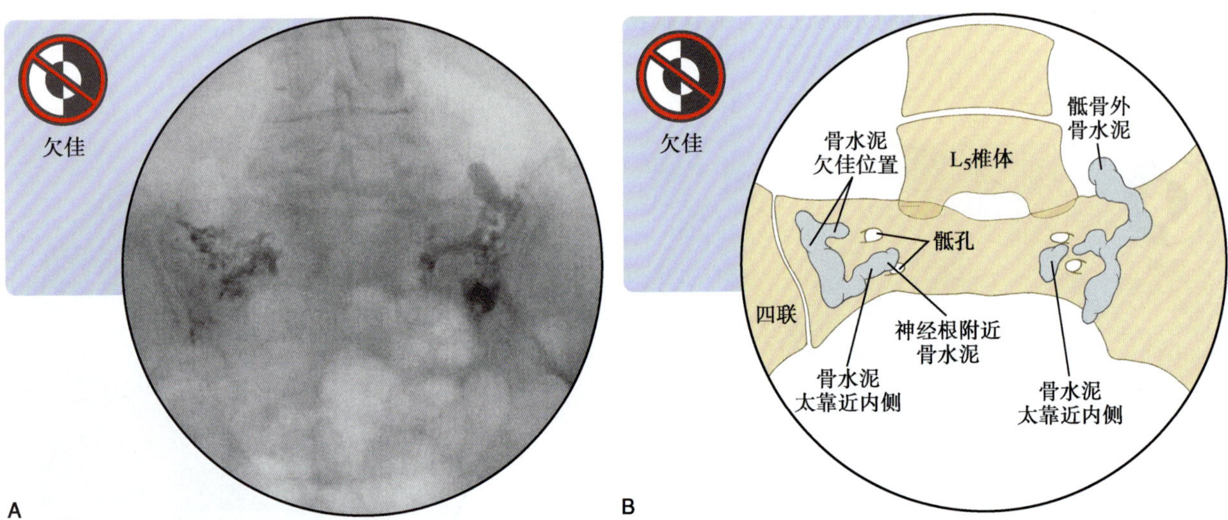

图 9.5 A 和 B，双侧骶翼中注入 3ml 的骨水泥形态。在患者的右侧，骶骨的上外侧有骨水泥渗漏到骶骨外部，而且由于两侧骨水泥都太靠近内侧，导致骨水泥穿过骶孔。

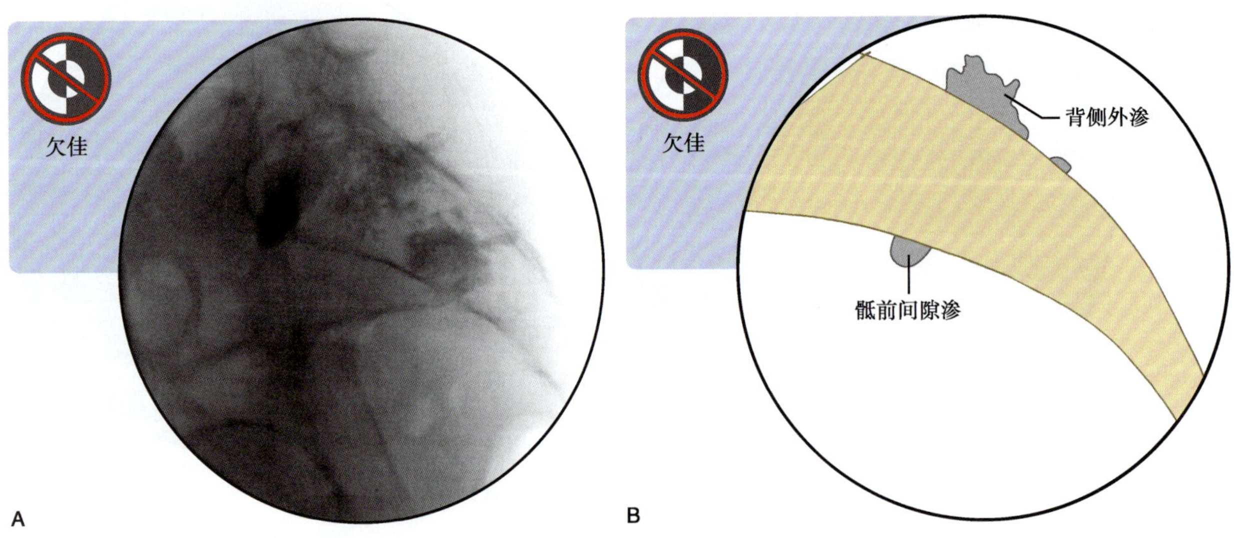

图 9.6 A，侧位透视图显示骶骨成形术后聚甲基丙烯酸甲酯（PMA）填充欠佳。PMA 渗漏到骶前间隙。在 S_2 处，还有少量从骶骨背侧渗漏出来。B，透视图像 A 的示意图。

（薛纯纯 译，马辉 校，毕胜 复校）

参考文献

1. Lourie H. Spontaneous osteoporotic fracture of the sacrum. An unrecognized syndrome of the elderly. *JAMA*. 1982;248(6):715–717.
2. Weber M, Hasler P, Gerber H. Insufficiency fractures of the sacrum. Twenty cases and review of the literature. *Spine*. 1993;16(16):2507–2512.
3. Gotis-Graham I, McGuigan L, Diamond T, et al. Sacral insufficiency fractures in the elderly. *J Bone Joint Surg Br.* 1994;76(6):882–886.
4. Grasland A, Pouchot J, Mathieu A, Paycha F, Vinceneux P. Sacral insufficiency fractures, an easily overlooked cause of back pain in elderly women. *Arch Intern Med*. 1996;156(6):668–674.
5. Babayev M, Lachmann E, Nagler W. The controversy surrounding sacral insufficiency fractures: to ambulate or not to ambulate? *Am J Phys Med Rehabil*. 2000;79(4):404–409.
6. Geerts WH, Code KI, Jay RM, Chen E, Szalai JP. A prospective study of venous thromboembolism after major trauma. *N Engl J Med*. 1994;331(24):1601–1606.
7. Buerger PM, Peoples JB, Lemmon GW, McCarthy MC. Risk of pulmonary emboli in patients with pelvic fractures. *Am Surg*. 1993;59(8):505–508.
8. Harper CM, Lyles YM. Physiology and complications of bed rest. *J Am Geriatr Soc*. 1988;36(11):1047–1054.
9. Taillandier J, Langue F, Alemanni M, Taillandier-Heriche E. Mortality and functional outcomes of pelvic insufficiency fractures in older patients. *Joint Bone Spine*. 2003;70(4):287–289.
10. Lin J, Lachmann E, Nagler W. Sacral insufficiency fractures: a report of two cases and a review of the literature. *J Womens Health Gend Based Med*. 2001;10(7):699–705.
11. Jensen ME, Evans AJ, Mathis JM, Kallmes DF, Cloft HJ, Dion JE. Percutaneous polymethylmethacrylate vertebroplasty in the treatment of osteoporotic vertebral compression fractures: technical aspects. *AJNR Am J Neuroradiol*. 1997:18(10):1897–1904.
12. Evans AJ, Jensen ME, Kip KE, et al. Vertebral compression fractures: pain reduction and improvement in functional mobility after percutaneous polymethylmethacrylate vertebroplasty. A retrospective report of 245 cases. *Radiology*. 2003;226(2):366–372.
13. Grados F, Depriester C, Cayrolle G, Hardy N, Deramond H, Fardellone P. Long-term observations of vertebral osteoporotic fractures treated by percutaneous vertebroplasty. *Rheumatology*. 2000;39(12):1410–1414.
14. Barr JD, Barr MS, Lemley TJ, McCann RM. Percutaneous vertebroplasty for pain relief and spinal stabilization. *Spine*. 2000;25(8):923–928.
15. Dehdashti AR, Martin JB, Jean B, Rüfenacht DA. PMMA cementoplasty in symptomatic metastatic lesions of the S1 vertebral body. *Cardiovasc Intervent Radiol*. 2000;23(3):235.
16. Marcy PY, Palussière J, Descamps B, et al. Percutaneous cementoplasty for pelvic bone metastasis. *Support Care Cancer*. 2000;8(6):510.
17. Garant M. Sacroplasty: a new treatment for sacral insufficiency fracture. *J Vasc Interv Radiol*. 2002;13(12):1265–1267.
18. Pommersheim W, Huang-Hellinger F, Baker M, Morris P. Sacroplasty: a treatment for sacral insufficiency fractures. Case report. *AJNR Am J Neuroradiol*. 2003;24(5):1003–1007.
19. Butler CL, Given CA 2nd, Michel SJ, Tibbs PA. Percutaneous sacroplasty for the treatment of sacral insufficiency fractures. *AJR Am J Roentgenol*. 2005;184(6):1956–1959.
20. Frey ME, DePalma M, Cifu D, Bhagia SM, Carne W, Daitch JS. Percutaneous sacroplasty for osteoporotic sacral insufficiency fractures: a prospective, multicenter study, observational pilot study. *Spine J*. 2008;8(2):367–373.
21. Frey ME, DePalma M, Cifu D, Bhagia SM, Daitch JS. Efficacy and safety of percutaneous sacroplasty for painful osteoporotic sacral insufficiency fractures: a prospective, multicenter study. *Spine*. 2007;32(15):635–1640.
22. Betts A. Sacral vertebral augmentation: confirmation of fluoroscopic landmarks by open dissection. *Pain Physician*. 2008;11(1):57–65.

建议读物

Cordner H, Frey ME. *Percutaneous Sacroplasty. Atlas of Pain Medicine Procedures*. New York: McGraw Hill; 2015:P221–P226.

第 10 章

骶髂关节内注射

骶髂关节内(SIJ)注射是相对安全的介入操作。虽然在穿刺过程中没有特别需要避免的重要结构,但应注意不要进针过深,穿破腹侧关节囊进入盆腔。本章节将介绍透视引导和超声引导两种方法。

骶髂关节是一个耳形关节,具有关节囊和滑液。骶侧有透明软骨,髂骨侧有纤维软骨。骶髂关节的确切神经支配仍然存在争议。一些学者认为关节的前后面均受神经支配。然而,也有学者认为神经支配完全位于骶背支外侧分支的后部。

骶髂关节疼痛诊断需结合患者病史和体格检查,并且可通过诊断性关节内注射帮助确诊。迄今为止,还没有可靠的影像学研究或体格检查方法来准确诊断骶髂关节功能紊乱。

研究表明,骶髂关节关节囊的实际容积不超过 2ml。注射量明显过大,将大大降低该操作的特异性。由于骶髂关节可能存在关节囊缺损,关节内阻滞的敏感性和特异性受到质疑。骨间韧带或背侧骶韧带都可能是骶髂关节疼痛的致痛源,关节内注射对其治疗无效。研究表明,虽然多部位、多深度的骶侧支阻滞不会阻滞骶髂关节,但它们可能是评估关节外骶髂关节疼痛的有效方法。

参考文献

1. Ikeda R. Innervation of the sacroiliac joint—macroscopic and histological studies. *J Nippon Med Sch*. 1991;58(5):587–596.
2. Solonen KA. The sacroiliac joint in light of anatomical, roentgenological, and clinical studies. *Acta Orthop Scand*. 1957;27:1–127.
3. Fortin JD, Kissling RO, O'Conner BL, Vilensky JA. Sacroiliac joint innervation and pain. *Am J Orthop*. 1999;12(8):687–690.
4. Grob KR, Neuhuber WL, Kissling RO. Innervation of the sacroiliac joint of the human. *Z Rheumatol*. 1995;54(2):117–122.
5. Bogduk N, ed. *Sacroiliac joint access. Practice Guidelines for Spinal Diagnostic and Treatment Procedures*. San Francisco, CA: International Spine Intervention Society; 2013;533–555.
6. Fortin JD, Dwyer AP, West S, Pier J. Sacroiliac joint: pain referral maps upon applying a new injection/arthrography technique—Part I: asymptomatic volunteers. *Spine*. 1994;19(13): 1475–1482.
7. Schwarzer AC, Aprill CN, Bogduk N. The sacroiliac joint in chronic low back pain. *Spine*. 1995;20(1): 31–37.
8. Fortin JD, Washington WJ, Falco JF. Three pathways between the sacroiliac joint and neural structures. *AJNR Am J Neuroradiol*. 1999;20(8):1429–1434.
9. Dreyfuss P, Henning T, Malladi N, Goldstein B, Bogduk N. The ability of multi-site, multi-depth sacral lateral branch blocks to anesthetize the sacroiliac joint complex. *Pain Medicine*. 2009;10(4):679–688.

注:请参考本书的解剖学术语/缩略语。

建议读物

Centano CJ. How to obtain an SI joint arthrogram 90% of the time in 30 seconds or less. *Pain Physician*. 2006;9(2):159.

Dreyfuss P, Michaelsen M, Pauza K, McLarty J, Bogduk N. The value of medical history and physical examination in diagnosing sacroiliac joint pain. *Spine (Phila Pa 1976)*. 1996;21(22):2594–2602.

Fortin JD, Sehgal N. In: Lennard T, ed. *Pain Procedures in Clinical Practice*. 2nd ed. Philadelphia: Hanley & Belfus; 2000:265–275.

Schwarzer AC, Aprill CN, Bogduk N. The sacroiliac joint in chronic low back pain. *Spine (Phila Pa 1976)*. 1995;20(1):31–37.

Slipman CW, Sterenfeld EB, Chou LH, Herzog R, Vresilovic E. The predictive value of provocative sacroiliac joint stress maneuvers in the diagnosis of sacroiliac joint syndrome. *Arch Phys Med Rehabil*. 1998;79(3):288–292.

第 10A 章

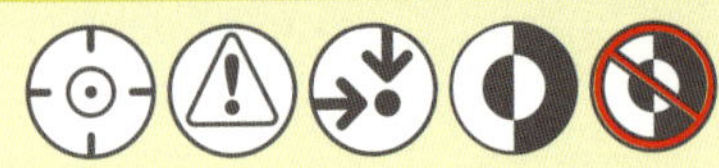

骶髂关节内注射——后入路，下入路：透视引导

Leland Berkwits，Gautam Kothari，John P. Batson，Ⅲ，和 Michael B. Furman

与其他正交/多平面成像（即前后位和侧位）介入操作不同，此处使用的典型视图是前后位视图和斜位视图，可更好地显示骶髂关节（SIJ）。骶髂关节注射的临床效果取决于关节内药物的扩散；因此，便于确认关节内药物扩散的理想与否，使用不透射线造影剂至关重要。[1]

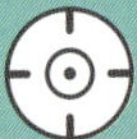

穿刺轨迹视图

穿刺轨迹视图也是多维视图

将 C 形臂向头侧倾斜约 10° 至 15°，延长关节后平面并提高目标透明度。

- 倾斜 C 形臂，从同侧倾斜 5° 至 10° 开始。
- 在实时透视下，将 C 形臂移动到对侧倾斜 10° 至 20°。实时 X 线透视引导证实关节面的表面可见，如第 3 章图 3.29 中所述。
- 留意骶髂关节下部的理想“超透明”区域。当出现“超透明”区域时，停止旋转 C 形臂。
  - 进针靶点是内侧关节间隙的下方；对应骶髂关节的后部。实时 X 线透视引导确认内侧关节间隙位于最后方和表面。
  - 因为这是穿刺轨迹视图，进针点和轨迹应平行于 C 形臂射线束（图 10A.1）。

穿刺轨迹视图中定位要点

- 穿刺针刺入骶髂关节的内侧，距关节下方 1 至 2cm。
- 针尖在此位置前进，直到感觉到它牢固地进入关节内。遇到骨膜时需旋转针尖，同时轻轻施加压力，以使针进一步进入关节。

注：请参考本书的解剖学术语/缩略语。

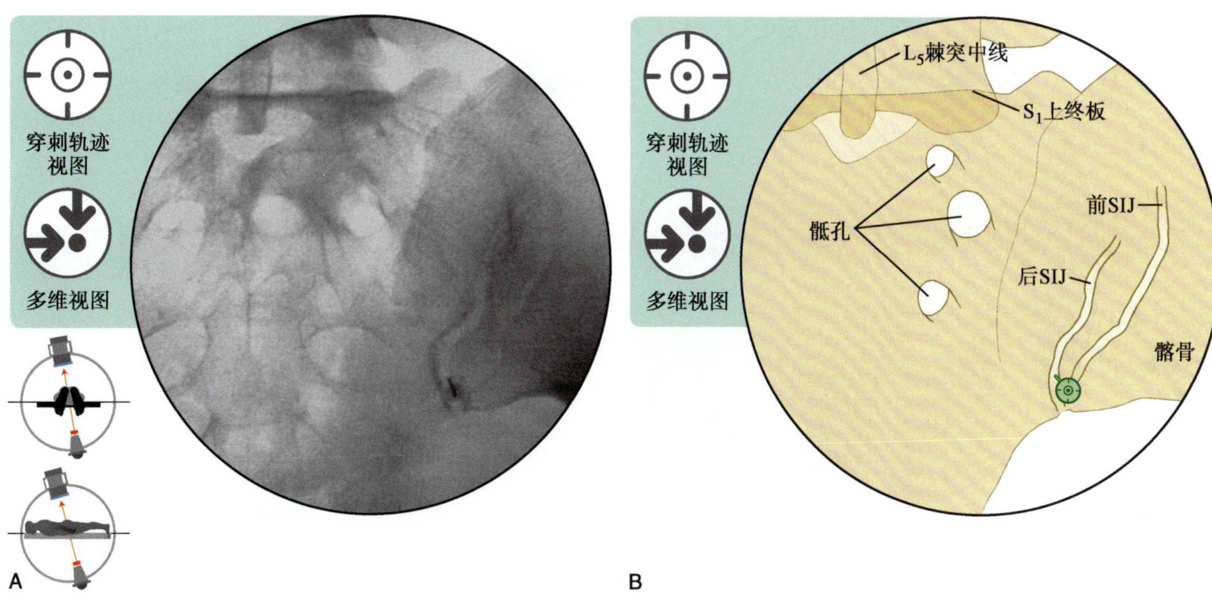

图 10A.1　A，针位于下骶髂关节内侧位置时穿刺轨迹视图的透视图像。B，不透射线结构，穿刺轨迹视图。

> 我们建议遵守其他视图中描述的安全注意事项。这个视图中没有一致的安全考虑。

多维视图中的理想针位（图 10A.2 和图 10A.3）

穿刺轨迹视图也是多维视图

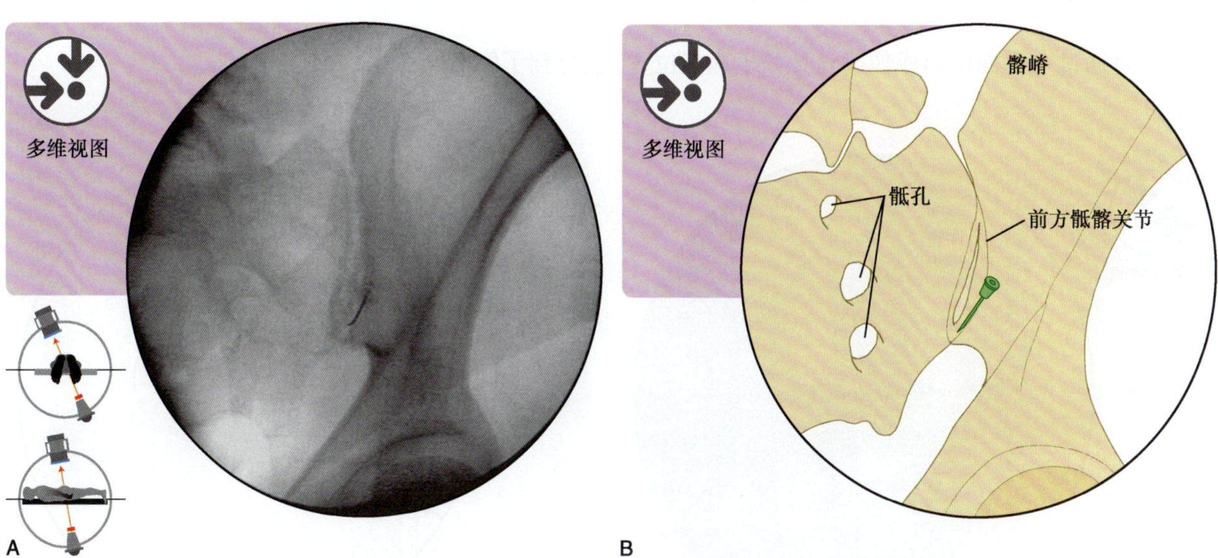

图 10A.2　A，透视对侧斜位视图。B，不透射线结构，对侧斜位。

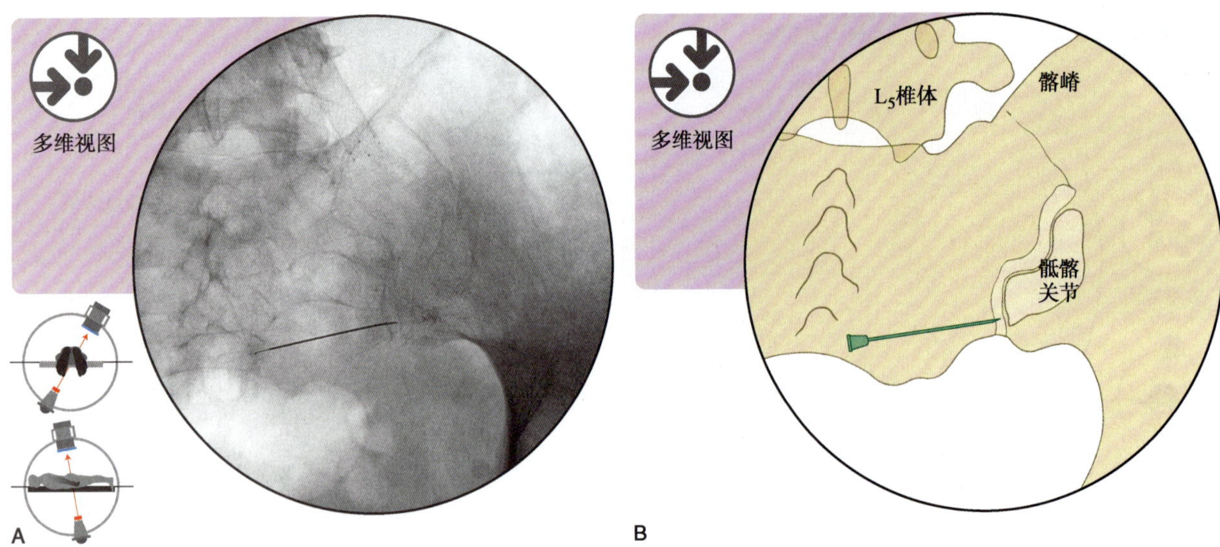

图 10A.3 A，X 线透视同侧斜位视图有助于在针接近骶髂关节时观察进针轨迹。当针位于内侧关节线和外侧关节线之间时，表明针已进入关节。B，不透射线结构，同侧斜位。

多维成像要点

- 在骶髂关节内注射时，多维成像将有助于判定针刺入关节的深度。C 形臂位于同侧约 15° 倾斜处，以观察针进入关节线的情况。
- 在同侧斜位视图中，当观察到针进到内侧和外侧关节边缘之间的间隙时，表明针已进入关节。
- C 形臂向同侧和对侧移动可进一步确认关节内针的位置，以确保可以从不同角度看到关节间隙内针的位置。

侧位视图中的理想针定位(图 10A.4)

一旦通过多平面倾斜成像确认针处于理想位置，就得到了侧面图像。

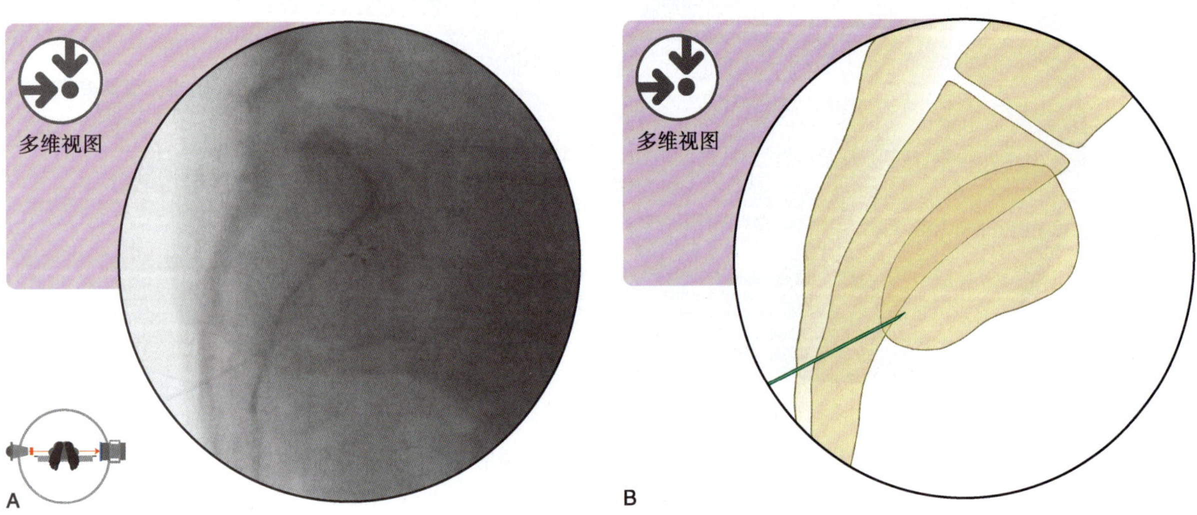

图 10A.4 A，具有理想针位置的透视侧位视图。B，不透射线结构，侧位视图。

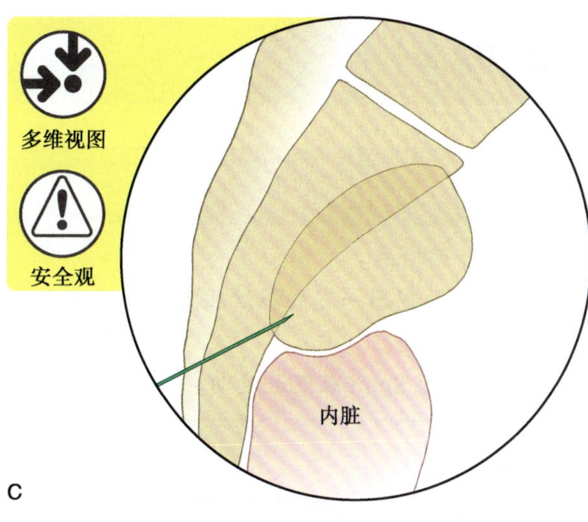

图 10A.4（续）　C，可透射线结构，侧位视图。

安全注意事项

- 骶髂关节内注射的侧位视图可作为安全视图，以确保针尖不会向腹侧进针过远以致损伤脏器（例如膀胱和肠）。
- 请注意图 10A.4 所示的侧位视图中针的高角进针路径。可采取低角度进针路径。然而，避免向腹侧进针过远，太靠近脏器。
- 注射治疗后应密切监测患者是否有任何相关的腿部无力或走路不稳。即使造影剂扩散得很理想并且药液注射剂量也合适，一些类固醇/麻醉剂也可能会突破关节囊，从腹侧到达骶神经丛，从背侧到达骶孔，在 L_5 上方或在坐骨神经下方扩散。[2]

骶髂关节的横断面磁共振成像

图 10A.5 所示为骨盆的横断面磁共振成像（MRI）。图像显示了骶髂关节的内侧，它对应于关节的后侧面，在俯卧时是骶髂关节最浅且最容易接近的部分。因此，必须以关节的内侧为靶点，以此为理想的关节入路。

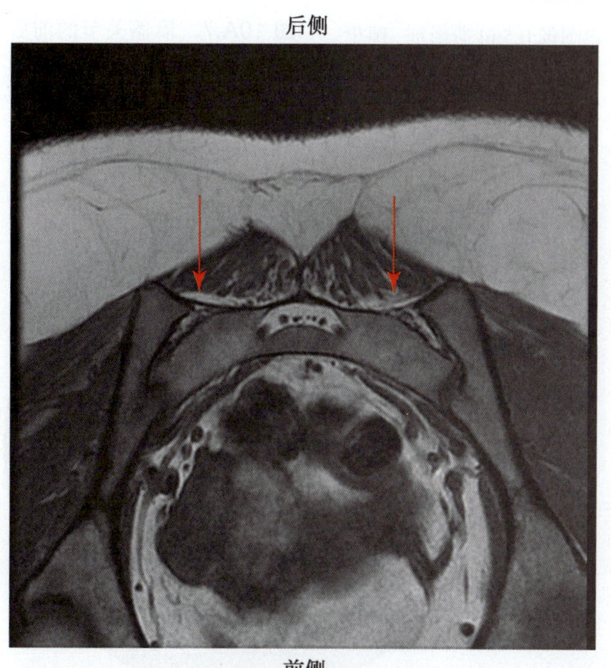

图 10A.5　骨盆的横断面视图显示患者处于俯卧位时典型的骶髂关节内（SI）关节方向。请注意，关节位于对侧斜面内。关节的内侧（箭头）位于关节外侧的背侧，因此在俯卧患者中更浅且更容易接近。

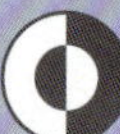

理想图像(图 10A.6、图 10A.7 和图 10A.8)

理想图像

- 可观察到理想的造影剂扩散形态，勾画出骶髂关节的内侧和外侧轮廓。
- 注射造影剂时如遇到注射阻力，则旋转针尖(即斜角)同时保持注射器一定的推注压力可以促进造影剂的流动。
- 如果通过转动针尖，仍有注射阻力，可通过将针尖撤回或前进 1 至 2mm 来促进流动。

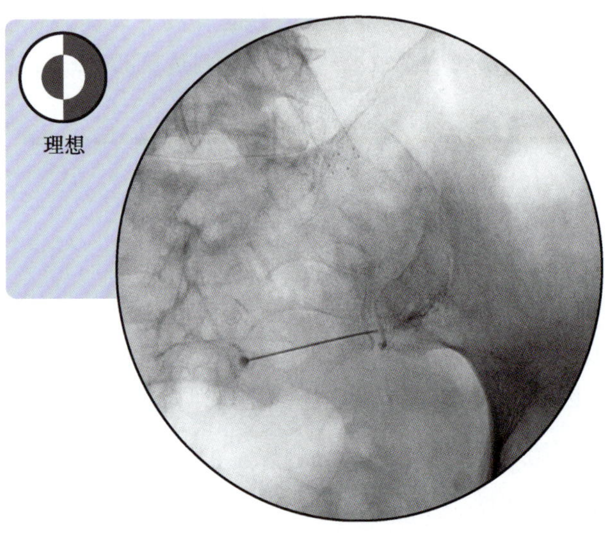

图 10A.6　骶髂关节的同侧倾斜图像 0.5ml 造影剂，理想。

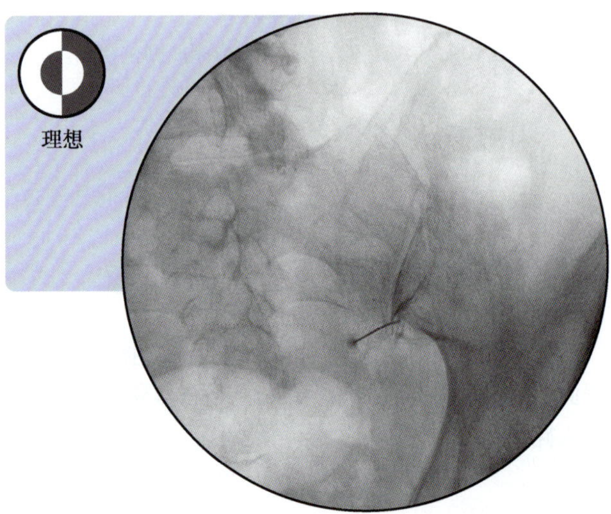

图 10A.7　骶髂关节的前后(AP)位图像如图 10A.6 所示，0.5ml，理想。通常可以在整个关节中看到造影剂显影为一条细线。

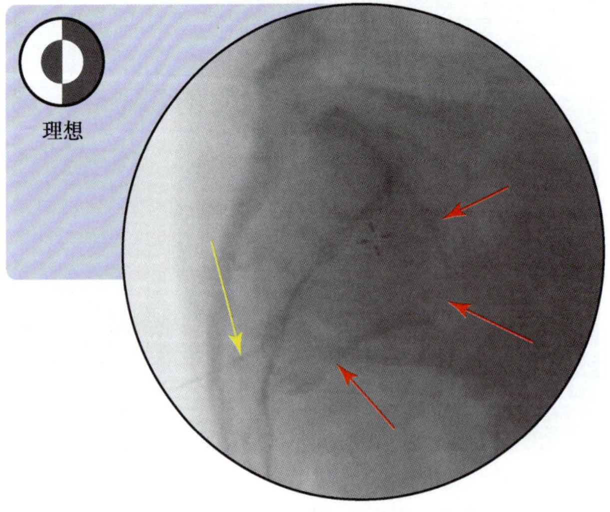

图 10A.8　骶髂关节中针的侧位图像(黄色箭头)，0.5ml(红色箭头)，理想。

欠佳图像（图 10A.9、图 10A.10 和图 10A.11）

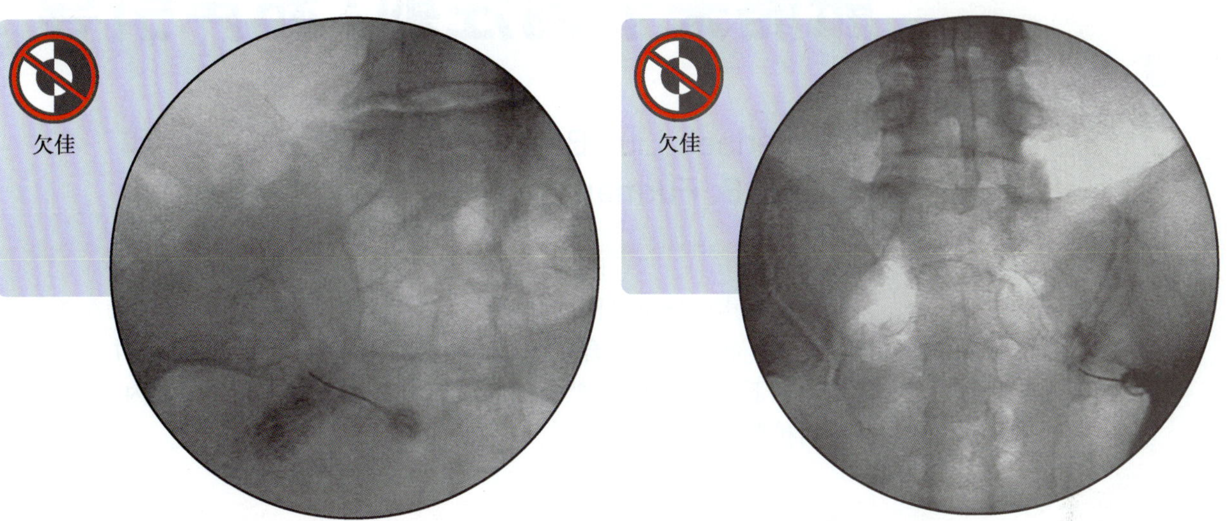

图 10A.9　骶髂关节内注射不理想。可以看到造影剂聚集在关节腔外。

图 10A.10　骶髂关节内注射不理想。在关节间隙内或关节的中外侧轮廓内看不到造影剂。

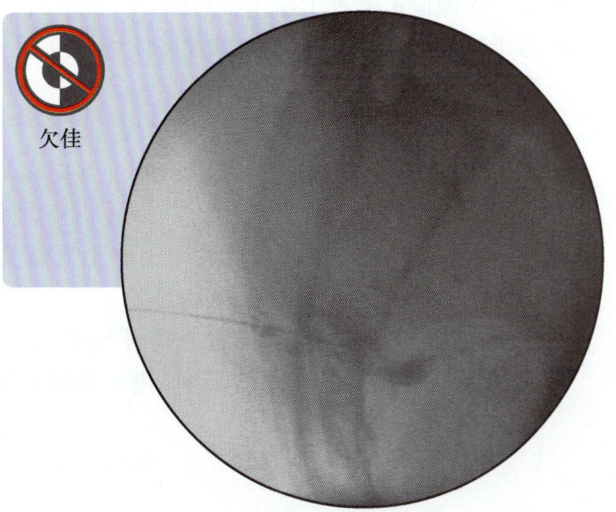

图 10A.11　侧位视图中骶髂关节内注射效果不理想。关节的腹侧和背侧有造影剂显影。

（马振江　译，马辉　校，毕胜　复校）

参考文献

1. Bogduk N, ed. *Sacroiliac Joint Access. Practice Guidelines for Spinal Diagnostic and Treatment Procedures*, 2 ed. San Francisco, CA: International Spine Intervention Society; 2014;533–555.
2. Fortin JD, Washington WJ, Falco JF. Three pathways between the sacroiliac joint and neural structures. *AJNR Am J Neuroradiol*. 1999;20(8):1429–1434.

第 10B 章

骶髂关节内注射：超声引导

Amir Tahaei、Lius Baez-Cabrera、Paul S. Lin 和 Michael B. Furman

由于超声引导下平面内穿刺技术，穿刺针全程可视，所以本章在此介绍该项技术。我们推荐联合使用超声引导和 X 线透视技术进行操作。首先在超声引导下置入穿刺针，然后用 X 线透视确认造影剂在关节腔内，而不是在血管内扩散。

 平面内技术（图 10B.1）

- 患者取俯卧位，骨盆下垫枕，便于观察解剖结构。
- 超声图像显示器置于操作者对侧，并与超声探头对应（图 10B.1D）。
- 对于后部脂肪组织较多的患者可使用凸阵探头，对于脂肪组织较少的患者可使用凝胶垫和线阵探头。
- 针尖轻微弯曲可能有助于进入关节腔。
- 将超声探头放置在髂后上棘（PSIS）上并向内侧平移以识别 S_1 骶孔（见图 4.33）。
- 然后，将超声探头从髂后上棘向下移至骶髂关节下部，位于 S_2 骶孔外侧的凹陷处/关节囊（图 10B.1A、B）。
- 平面内从内侧向外侧进针，注意避开 S_2 骶孔。
- 通过 X 线透视实时注入造影剂，进一步确认穿刺针位于骶髂关节内（图 10B.2）。

注：请参考本书的解剖学术语/缩略语。

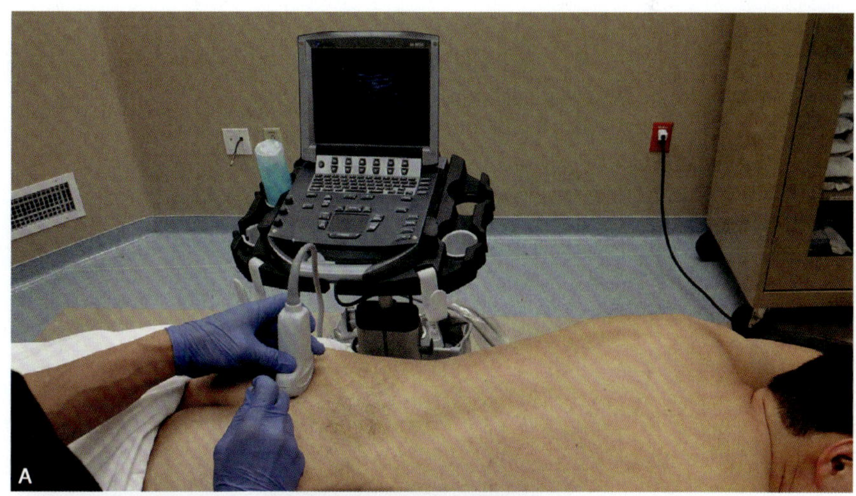

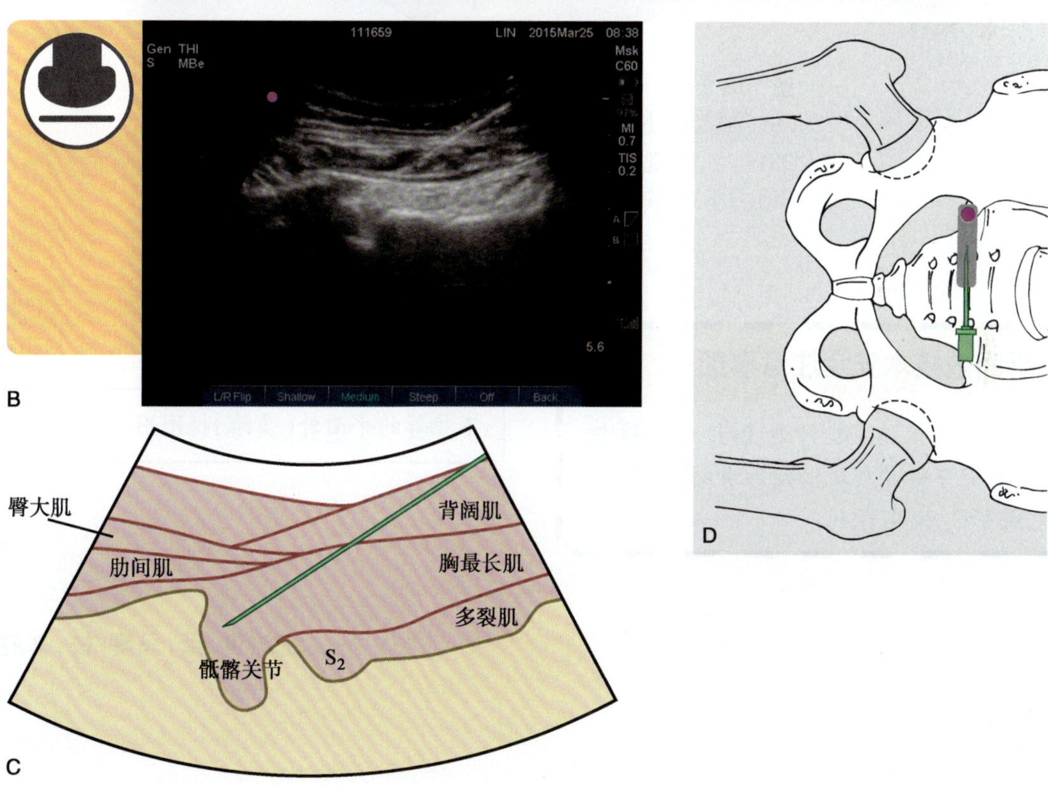

图 10B.1　A，注射室、操作者、超声探头和超声设备的推荐布局。B，骶髂关节内（SIJ）穿刺骨性标志（白色）的超声图像。C，与 B 相对应的解剖结构示意图，包括带有穿刺针的 SI 节段骨性标志（SI 关节隐窝/囊和 S_2 孔）。D，在骨骼上超声探头的正确放置位置。

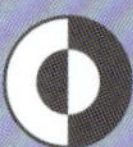

理想视图(图 10B.2)

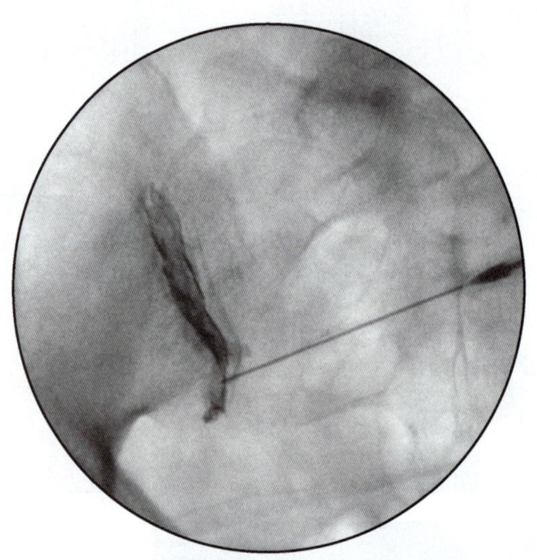

图 10B.2 超声引导骶髂关节 注射后骶髂关节内(SIJ)造影 X 线透视图像。造影剂应从头侧扩散到 PSIS。然而,造影剂的扩散可能多样化。请注意,超声引导下穿刺针轨迹比 X 线透视引导时更靠内侧。

平面内技术安全注意事项

- 为避免内脏损伤,进针避免太靠近腹侧和/或不能穿破骨质疏松症患者的骨质。
- 避免误穿 S_1 和 S_2 骶孔。

不推荐的平面外(多维)视图用于此操作过程。

(王培良 译,马辉 校,毕胜 复校)

经 S_1 椎间孔硬膜外类固醇注射

第 11 章

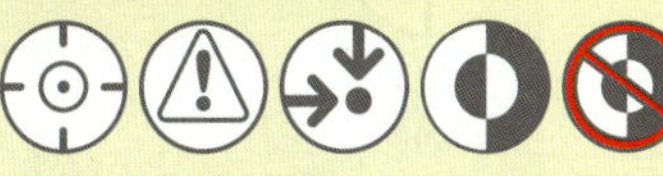

Jonathan B. Stone, Leland Berkwits, Luis Baez-Cabrera, 和 Michael B. Furman

经椎间孔硬膜外类固醇注射是将药液注射至硬膜外腔、纤维环后部和神经根袖的腹侧。

穿刺轨迹视图

在获取穿刺轨迹视图（参见第 1 章）之前，通过前后位视图确认穿刺节段。

将 X 射线透视机向头侧倾斜（图 11.1）。

- 通过将 X 射线束向头侧倾斜，使 S_1 上终板呈一直线以优化显示 S_1 骶后孔。这也是取得理想视角的开端。

向同侧倾斜 X 射线透视机。

- 穿刺针的靶点为 S_1 骶后孔，恰好在 S_1 椎弓根下方。
- 向同侧倾斜的视图可以更好地显示 S_1 骶后孔。理想的透视效果取决于解剖结构，有些病人则不需要倾斜视图来获得清晰的显示效果。有时 X 线透视机向头侧倾斜少许也可能有助于显示 S_1 骶后孔。
- 穿刺针针尖最好位于 S_1 骶后孔的上外侧，因为神经根在 S_1 骶后孔下外侧走行。
- 由于 X 线透视射线束向头侧倾斜，S_1 骶前孔可能与 S_2 骶后孔重叠。

穿刺时，穿刺针长轴与 X 线透视射线束平行

注：请参考本书的解剖学术语/缩略语。

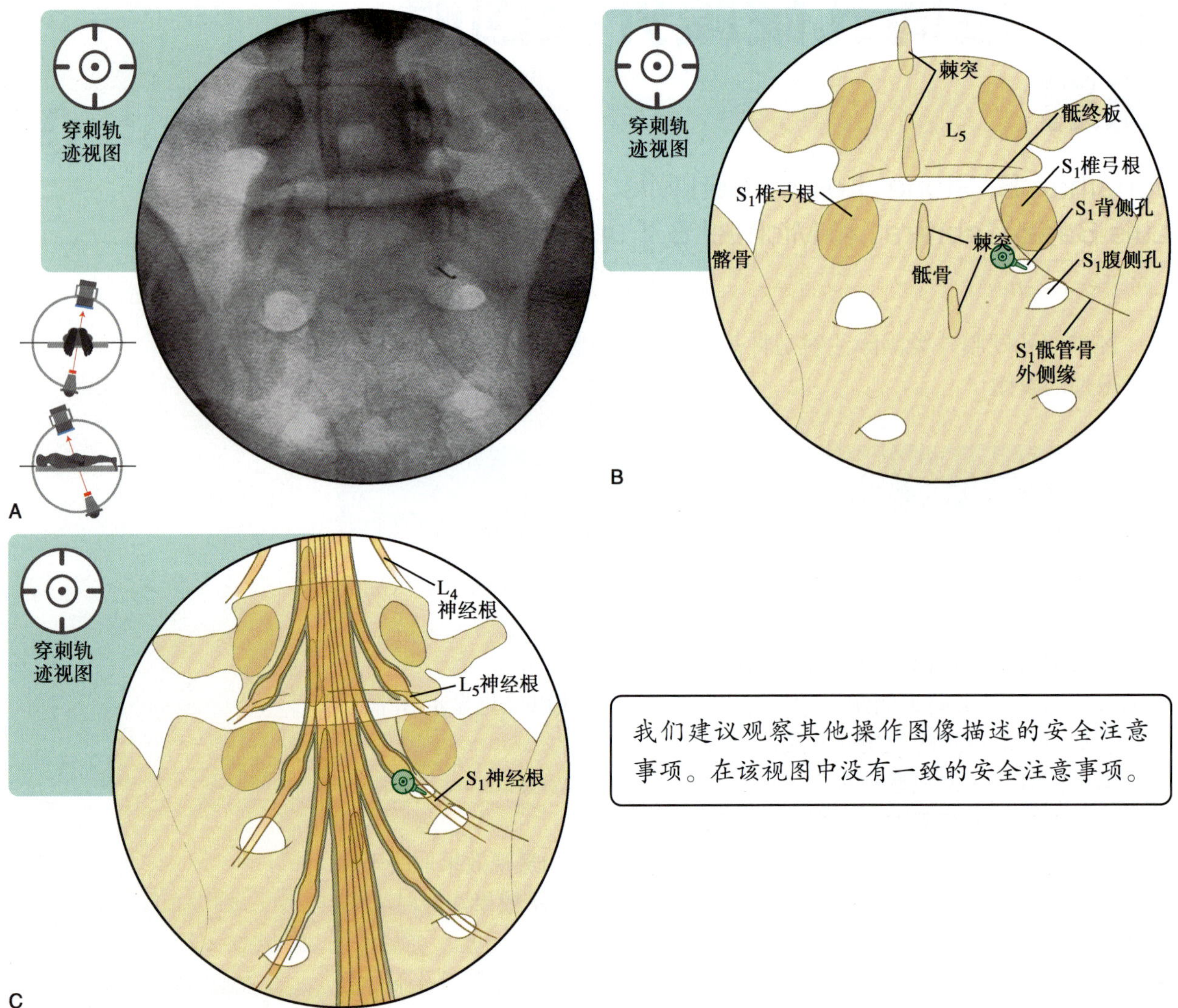

图 11.1　A，穿刺针位于右侧 S_1 骶后孔的轨迹视图。注意识别 S_1 骶后孔位于 S_1 椎管外侧骨性边界和 S_1 椎弓根以下。B，穿刺轨迹视图中不透射线结构。C，穿刺轨迹视图中可透射线结构。

多维成像中的理想针位置

前后视图的理想穿刺针定位（图 11.2）

当穿刺针在穿刺轨迹视图中放置好后，倾斜 C 形臂至标准前后位视图。

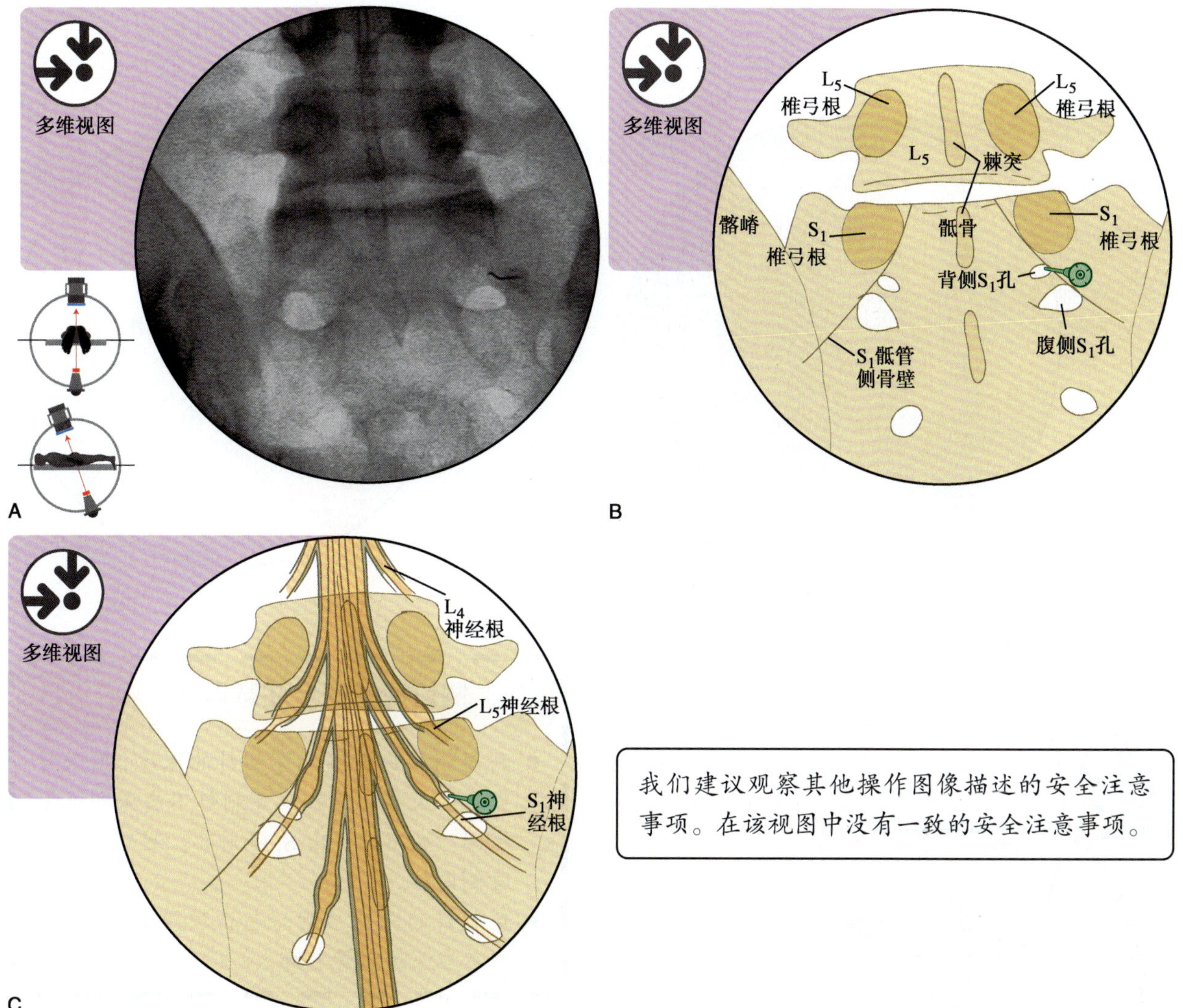

图 11.2　A，穿刺针处于理想位置的标准前后位视。B，前后位视图中的不透射线结构。C，前后位透视视图中的可透射线结构。

侧位视图的理想针定位（图 11.3）

- 在穿刺轨迹透视图中，当穿刺针位于 S_1 骶后孔时，并在前后位视图中确认后，利用侧位视图确认进针深度。这一步是真正的安全视图。
- 调整 C 形臂的方向以获得标准的侧位视图（参见第 3 章）。
- 在理想的侧位视图中，髂耻线是一条直线，而不是两条单独的线。反复调整 C 形臂透视方向可以获得理想显示（参见第 3 章）。
- 穿刺针逐渐从 S_1 骶后孔周围骨膜移入骶后孔，可用来评估进针的深度。然后用侧位视图确认针尖相对于骶管的位置。

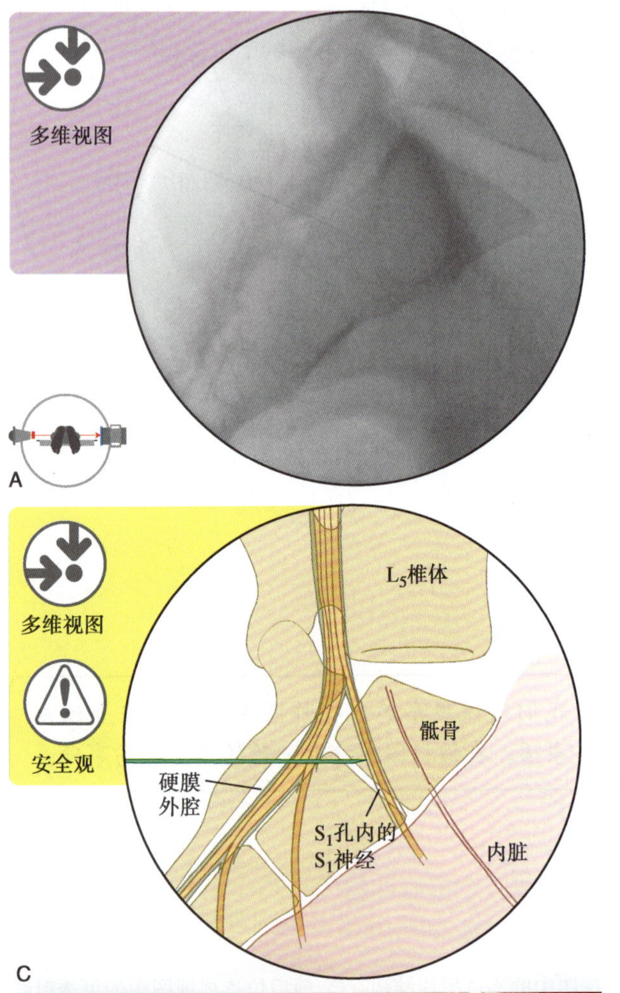

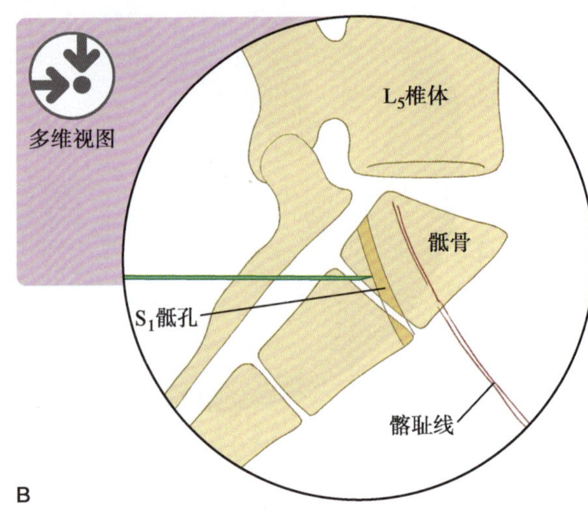

侧位视图安全注意事项

- 利用侧位视图确认穿刺针的深度，确保针尖不会太靠近腹侧。穿刺针不应深到骶管底部。也不应穿出 S_1 骶前孔。避开骶骨的腹侧内脏。
- 穿刺针的深度应刚好超出硬膜外腔腹侧，但不应深达骶管底部。

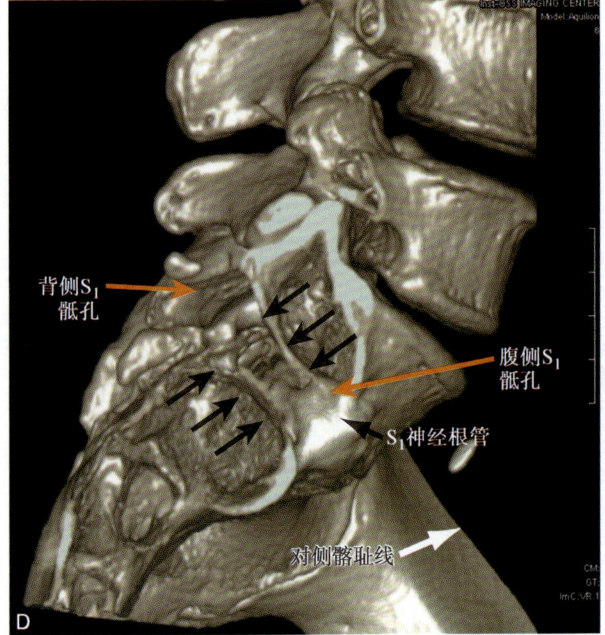

图 11.3　A，经 S_1 椎间孔注射穿刺针理想位置的侧位视图。B，侧位透视视图中不透射线结构。骶管腹侧不透射线的弧形结构为 S_1 神经根管底的骨性结构。C，侧位片中透射线结构。D，三维矢状位重建 CT 显示同侧的 S_1 神经根管（黑箭头）和对侧的髂耻线。

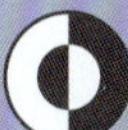

理想图像（图 11.4、图 11.5 和图 11.6）

理想图像

- 理想的造影剂流动应能显示出脊神经和神经根袖的轮廓，并扩散至 S_1 椎弓根内侧的硬膜外间隙和可疑病变部位。
- 在实时透视监控下注射造影剂以确认非血管内注射。
- 有时尽管造影显示无血管内扩散，但血液仍会回渗到针管中。这种情况下，我们假定发生了血管内注射。

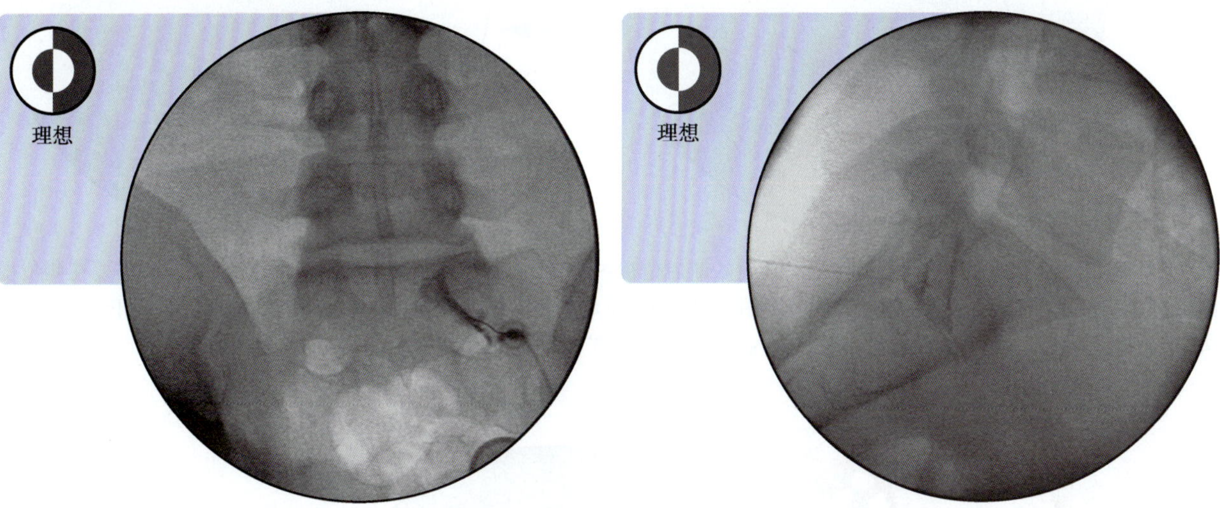

图 11.4　右侧 S_1 经椎间孔注射 0.5ml 造影剂的前后位透视图像。

图 11.5　右侧 S_1 经椎间孔注射 0.5ml 造影剂的侧位透视图像。

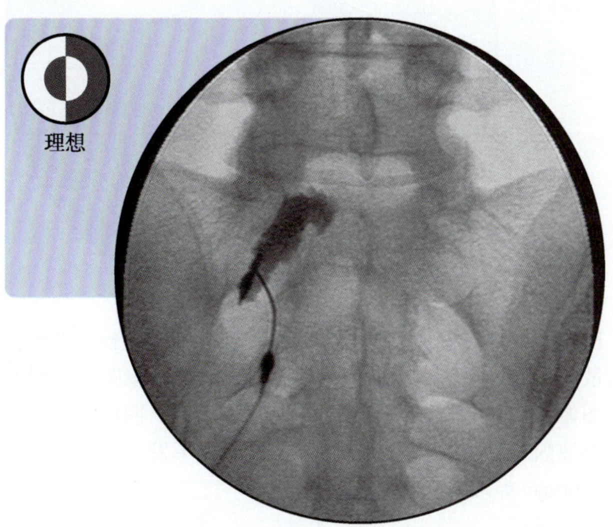

图 11.6　左 S_1 经椎间孔硬膜外类固醇注射 2.5ml 造影剂。

欠佳图像(图 11.7 和图 11.8)

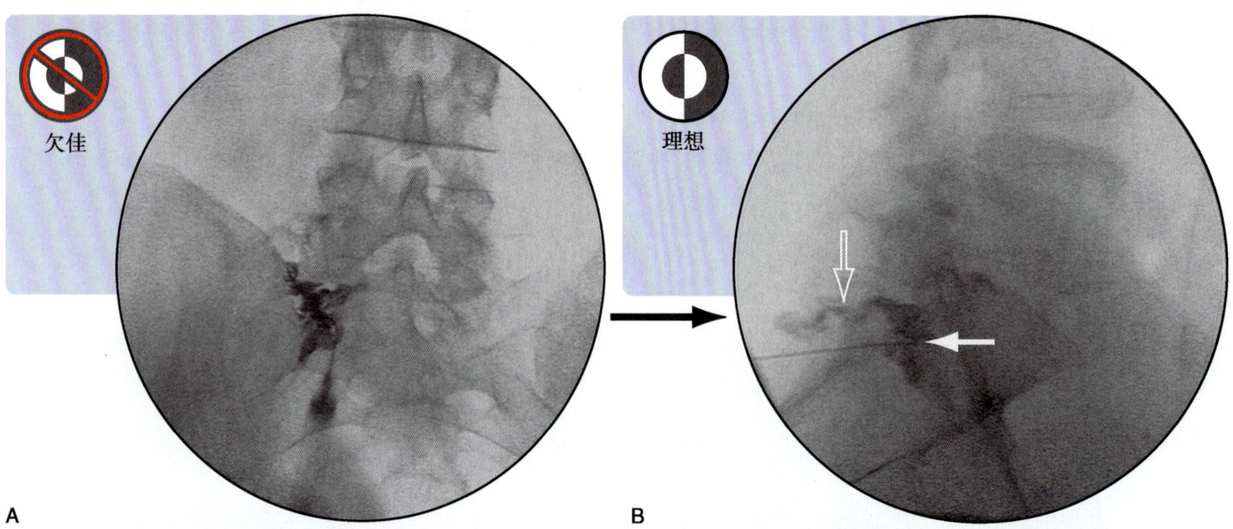

图 11.7 A, 经左侧 S_1 椎间孔硬膜外类固醇注射的前后位视图,造影剂扩散不理想。穿刺针可能太偏背侧,需要在侧位视图下将穿刺针更偏腹侧一些。**B,** 在该侧位视图中,穿刺针重新调整到更偏腹侧,得到良好的造影剂的扩散形态(实心箭头)。空心箭头所示为开始时的至背部软组织内的欠佳造影剂扩散。

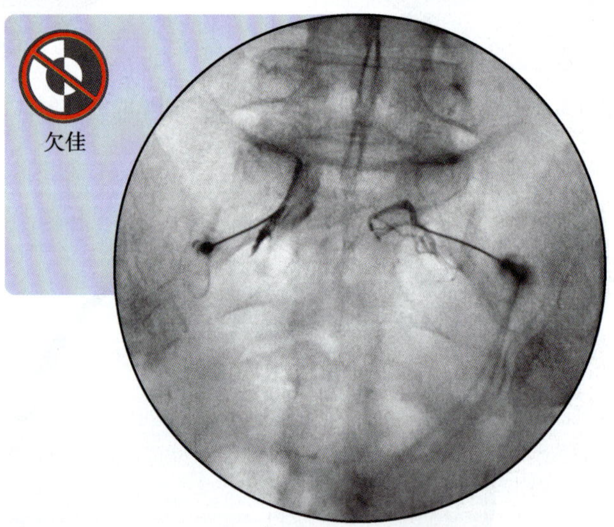

图 11.8 该透视视图显示造影剂沿左侧 S_1 神经根管理想扩散,而右侧造影剂则沿 S_1 节段的血管扩散。该图像为静态图像,但在实时透视下,造影剂会迅速消散。回抽时针内无血液闪现或射器无血液回流并不能确保不发生血管内注射(Furman 等人,2000)。

(李凤宁 译,马辉 校,毕胜 复校)

参考文献

1. Derby R, Kine G, Saal JA, et al. Response to steroid and duration of radicular pain as predictors of surgical outcome. *Spine (Phila Pa 1976)*. 1992;17(6):S176–S183.
2. Derby R, Bogduk N, Kine G. Precision percutaneous blocking procedures for localization of spinal pain. Part 2. The lumbar neuraxial compartment. *Pain Digest*. 1993;3:175–188.
3. Furman MB, O'Brien EM, Zgleszewski TM. Incidence of intravascular penetration in transforaminal lumbosacral epidural steroid injections. *Spine (Phila Pa 1976)*. 2000;25(20):2628–2632.
4. Bogduk N, ed. *International Spinal Intervention Society practice guidelines for spinal diagnostic and treatment procedures: lumbar spinal nerve blocks*. San Francisco, CA: International Spine Intervention Society; 2004.

建议读物

Furman MB, Butler SP, Kim RE, Mehta AR, Simon JI, Patel R, Lee TS, Reeves RS. Injectate volumes needed to reach specific landmarks in S1 transforaminal epidural injections. *Pain Med*. 2012 Oct;13(10):1265–1274.

参考文献

第12章

腰椎经椎板间硬膜外类固醇注射：旁正中入路

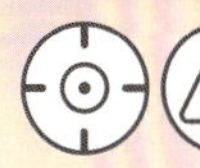

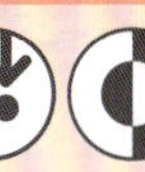
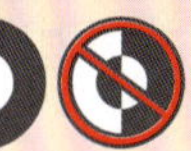

Amir S. Tahaei, Scott J. Davidoff, 和
Michael B. Furman

腰椎经椎板间硬膜外注射通常用于治疗各种脊柱源性疼痛疾病。该技术专门用于治疗因腰骶部病因导致伴有或不伴有轴性疼痛的神经根症状。由于经椎板间硬膜外注射比经椎间孔注射其注射液分散面积更大，因此这种类型的注射通常用于双侧或多节段症状。

通过本文描述的方法，采用穿刺轨迹视图定位穿刺针位置同时使用多平面成像监测穿刺过程。强调通过安全使用对侧斜位和/或侧位视图通过观察椎板间腹侧线或棘突线确认针尖深度。

在穿刺针进入椎板间隙时，对侧斜位视图优于侧位视图。正如第3章所讨论的，对侧斜位视图的作用尤其优于侧位图。

由于深度是通过上述某一个"安全观"评估的，因此没有必要使用"椎板触离"技术。一旦通过多维视图确认针尖位置，就可以使用经典的阻力消失技术，将针穿过黄韧带进入硬膜外腔。阻力消失技术需要黄韧带来确认硬膜外腔。椎板切除术后黄韧带缺失将妨碍硬膜外腔的准确定位并增加鞘内注射的可能性。此外，脊柱滑脱和严重中央椎管狭窄的存在也会增加鞘内注射的风险。在这些情况下，应考虑其他穿刺路径（经椎间孔入路，采用或不用导管的骶管入路，或者使用高于或低于目标节段的未经手术节段的椎板间入路）。

对于主要有单侧或不对称疼痛的患者，应在患侧进行注射。如果是单侧造影剂显影，对于双侧症状的患者，应考虑将针尖位置调整到对侧，或进行双侧硬膜外腔注射，使药物充分覆盖。

为了更好帮助辨别，我们将针对硬膜外、硬膜下和鞘内注射扩散形态示例进行讨论。在第14章椎管造影术还提供了更多的扩散形态。

注：请参考本书的解剖学术语/缩略语。

穿刺轨迹视图

（通过前后位视图）确定椎体节段

将影像增强器向尾部倾斜，充分暴露目标节段椎间隙，有利于穿刺针进入相邻椎板间隙内。（图 12.1）。

然后，C 形臂转向症状更严重的一侧（即本例中的左侧）倾斜约 5°～10°。通过该角度穿刺进入，针靶点为上下棘突间隙两侧的椎板间隙（即中线）。

因为这是穿刺轨迹视图，所以针应平行于射线束进针。

关于穿刺轨迹视图中定位要点

- 采用这种方法，针尖直接放置在椎板间，而不是先触及椎板。
- 尾部倾斜用于充分暴露显示椎间隙（而不是将终板对齐在一直线）。尾部倾斜还建立了进入相邻椎板之间的理想轨迹角度。

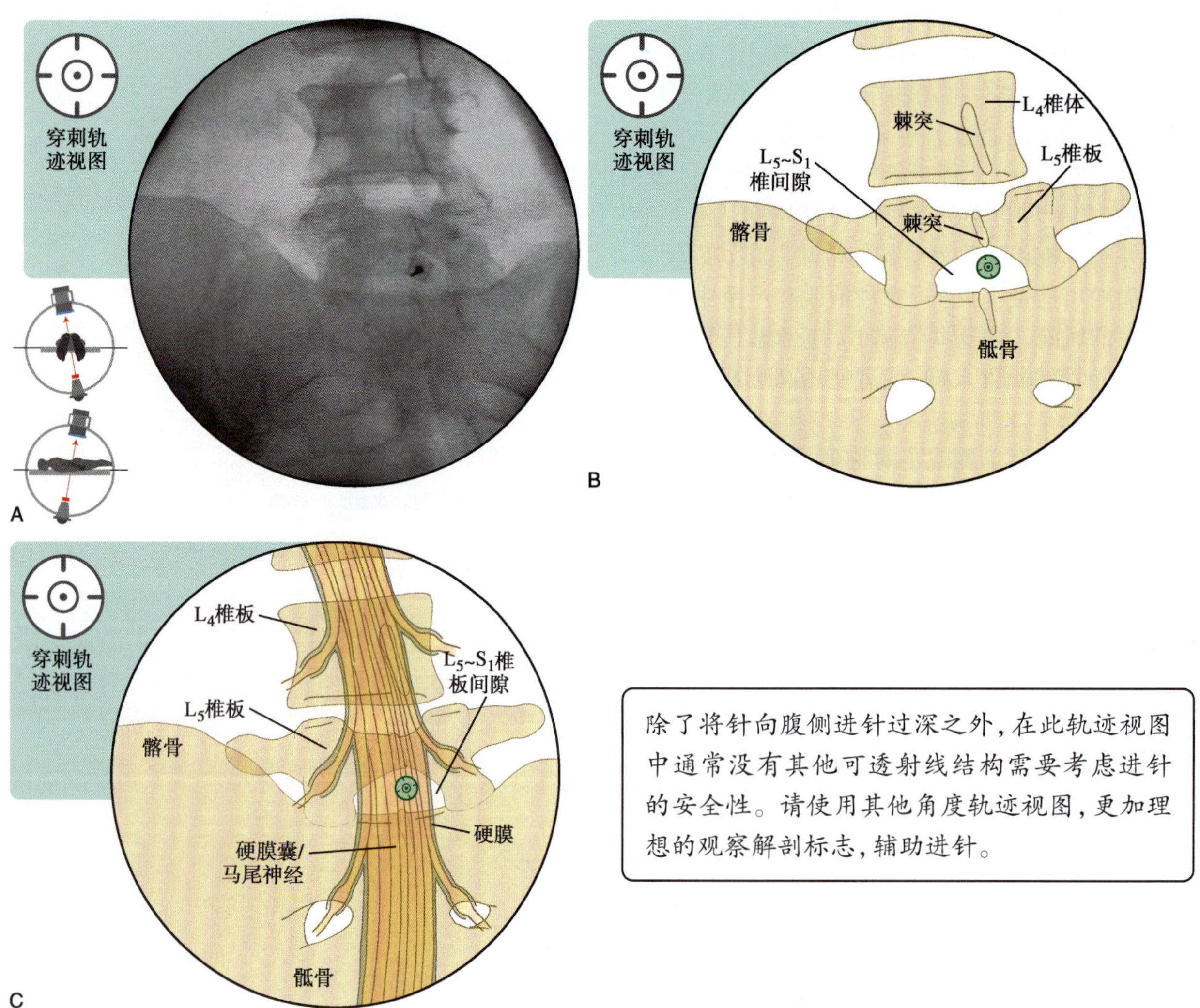

除了将针向腹侧进针过深之外，在此轨迹视图中通常没有其他可透射线结构需要考虑进针的安全性。请使用其他角度轨迹视图，更加理想的观察解剖标志，辅助进针。

图 12.1　A，穿刺针位于 L_5～S_1 椎板间偏左侧的轨迹视图。B，前后位视图中不透射线结构。C，前后位视图中可透射线结构。

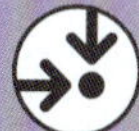

多维视图中的理想进针靶点

前后位视图中的理想进针靶点（图 12.2）

在穿刺轨迹视图中针穿刺到位后，将 C 形臂旋转至“真正”前后位视图。

前后位视图要点

- 该视图仅用于评估中外侧和上下侧的针位置；它不应用于任何实质性的腹侧进针。
- 理想情况下，将针尖放在患者症状较严重的一侧。

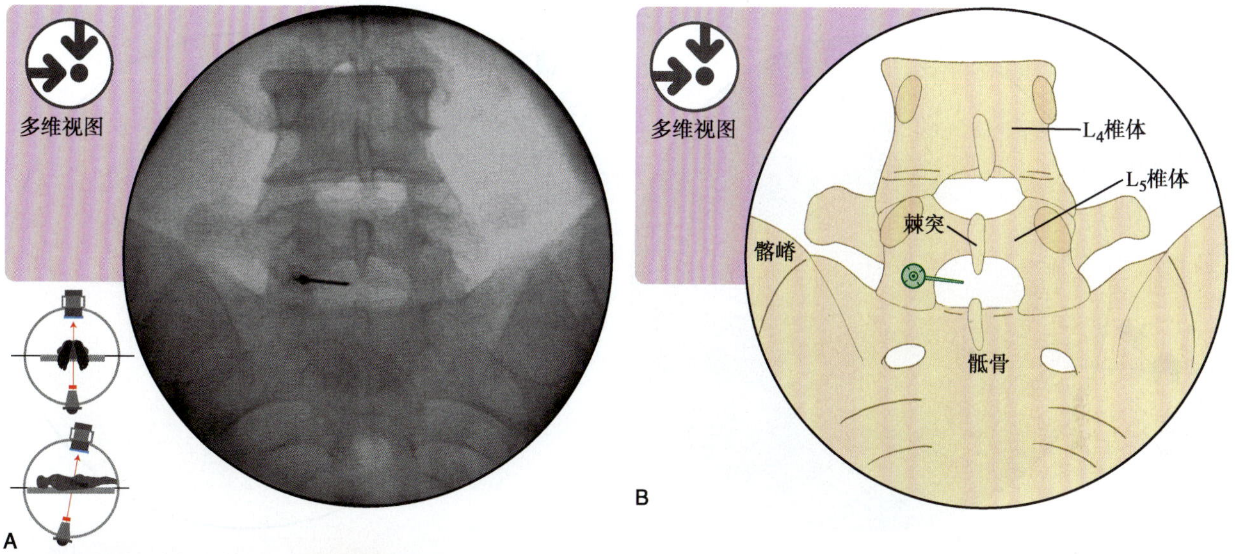

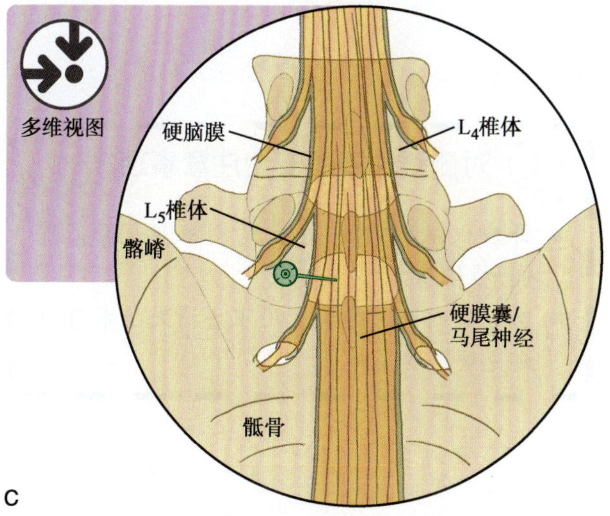

除了将针向腹侧进针过深之外，在此轨迹视图中通常没有其他可透射线结构需要考虑进针的安全性。请使用其他角度的轨迹视图，更加理想地观察解剖标志，辅助进针。

图 12.2　A，具有理想进针位置的前后位透视视图。B，前后位视图中不透射线结构。C，前后位视图中可透射线结构。

对侧斜位视图中的理想进针靶点（图 12.3）

- 当针接近中线目标时，如轨迹视图和前后位视图所示，获得针尖对侧的倾斜视图。
- C 形臂的方向应能获得对侧斜位视图（参见第 3 章）。这对于评估针尖与椎板间腹侧线的接近程度非常重要。

关于理想针靶点的要点

- 多数在对侧斜位视图或侧位视图中进针，因为在此视图其背腹深度是可视的。
- 当针接近椎板腹侧（即椎板间腹侧线）时，使用阻力消失技术继续进针。
- 在进针过程中，医生可能会根据需要进行前后位视图，以确保针保持靠近中线（但仍位于症状最严重的一侧）。
- 多维视图确认到达硬膜外后，使用阻力消失技术和实时造影剂注射进行进一步确认。

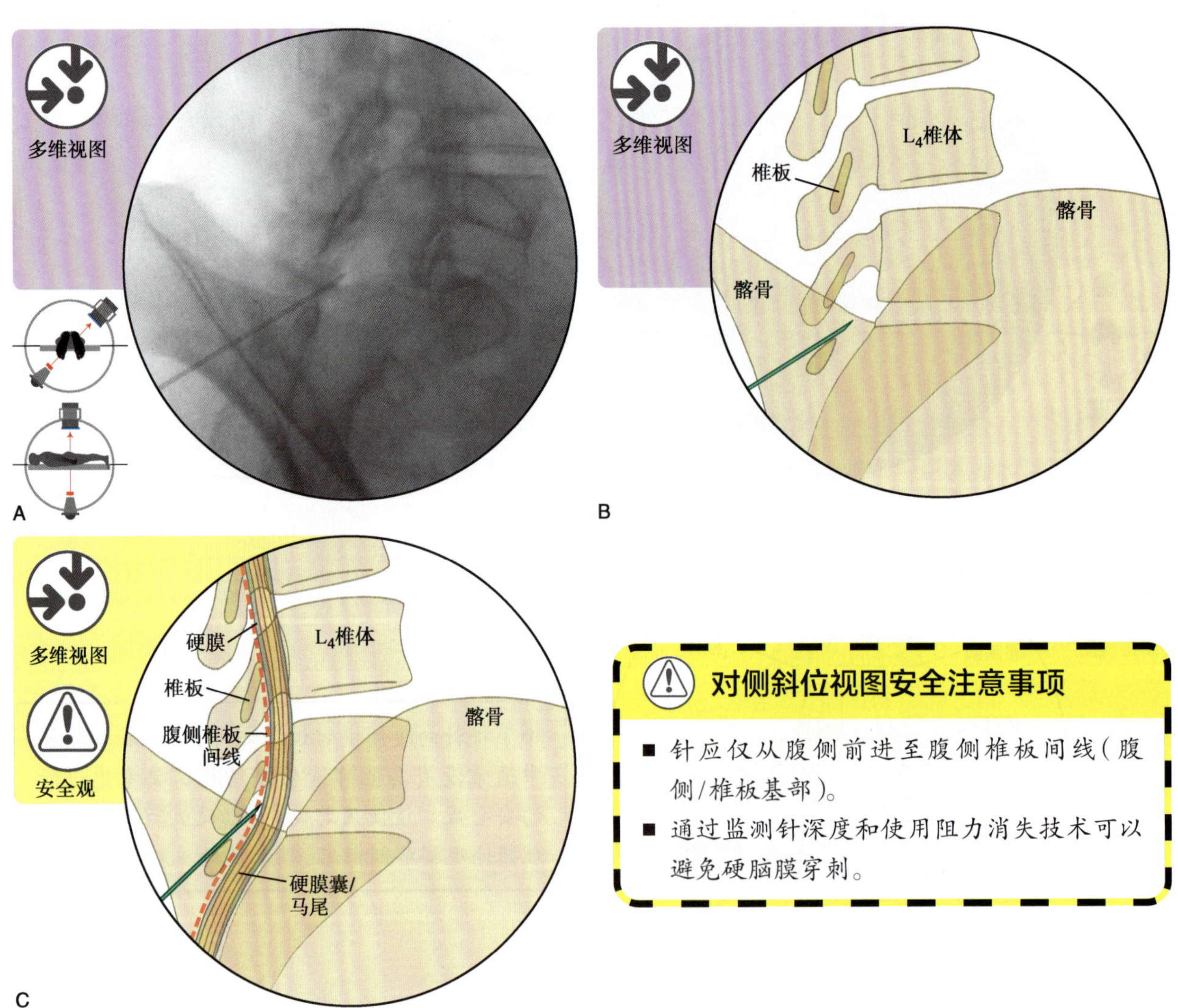

对侧斜位视图安全注意事项

- 针应仅从腹侧前进至腹侧椎板间线（腹侧/椎板基部）。
- 通过监测针深度和使用阻力消失技术可以避免硬脑膜穿刺。

图 12.3 A，理想进针靶点的对侧斜位透视视图。B，对侧斜视图中不透射线结构。C，对侧斜视图中可透射线结构。

侧位视图中的理想进针靶点（图 12.4）

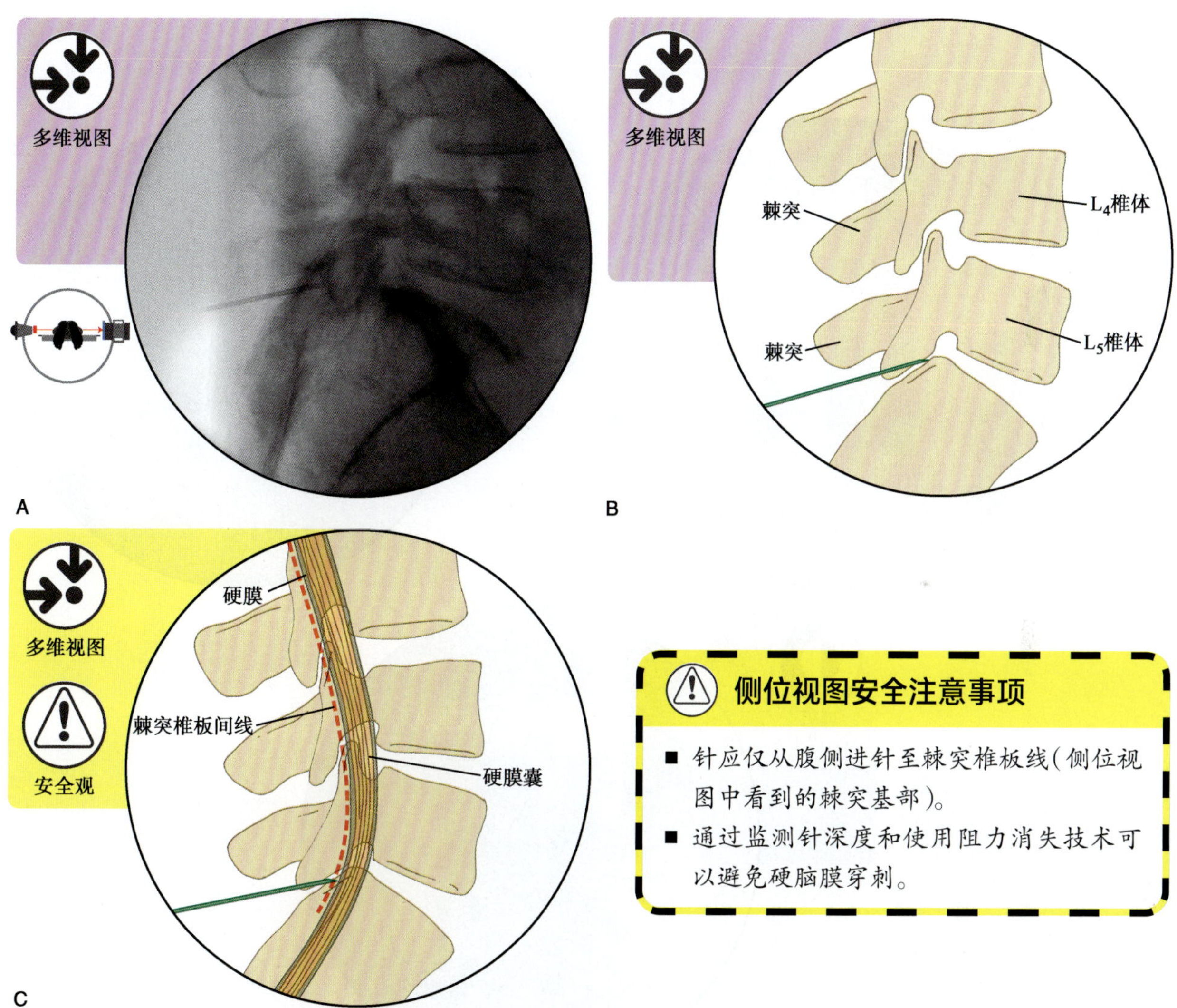

> **侧位视图安全注意事项**
>
> - 针应仅从腹侧进针至棘突椎板线（侧位视图中看到的棘突基部）。
> - 通过监测针深度和使用阻力消失技术可以避免硬脑膜穿刺。

图 12.4 A，具有理想针位置的透视侧位视图。B，侧位视图中不透射线结构。C，侧位视图中可透射线结构。

理想图像(图 12.5～图 12.6)

- 在获得阻力消失并使用多维视图确认针尖位置后，实时监测观察造影剂扩散位置。
- 造影剂显影通常薄厚不均，硬膜外脂肪泡通常在前后位视图中可见，并且在侧位视图和/或对侧斜位视图中棘突椎板线腹侧可见到造影剂扩散(表 12.1)。
- 有关对侧斜位视图和侧位视图中造影剂扩散形态的进一步描述，请参阅第 3 章。

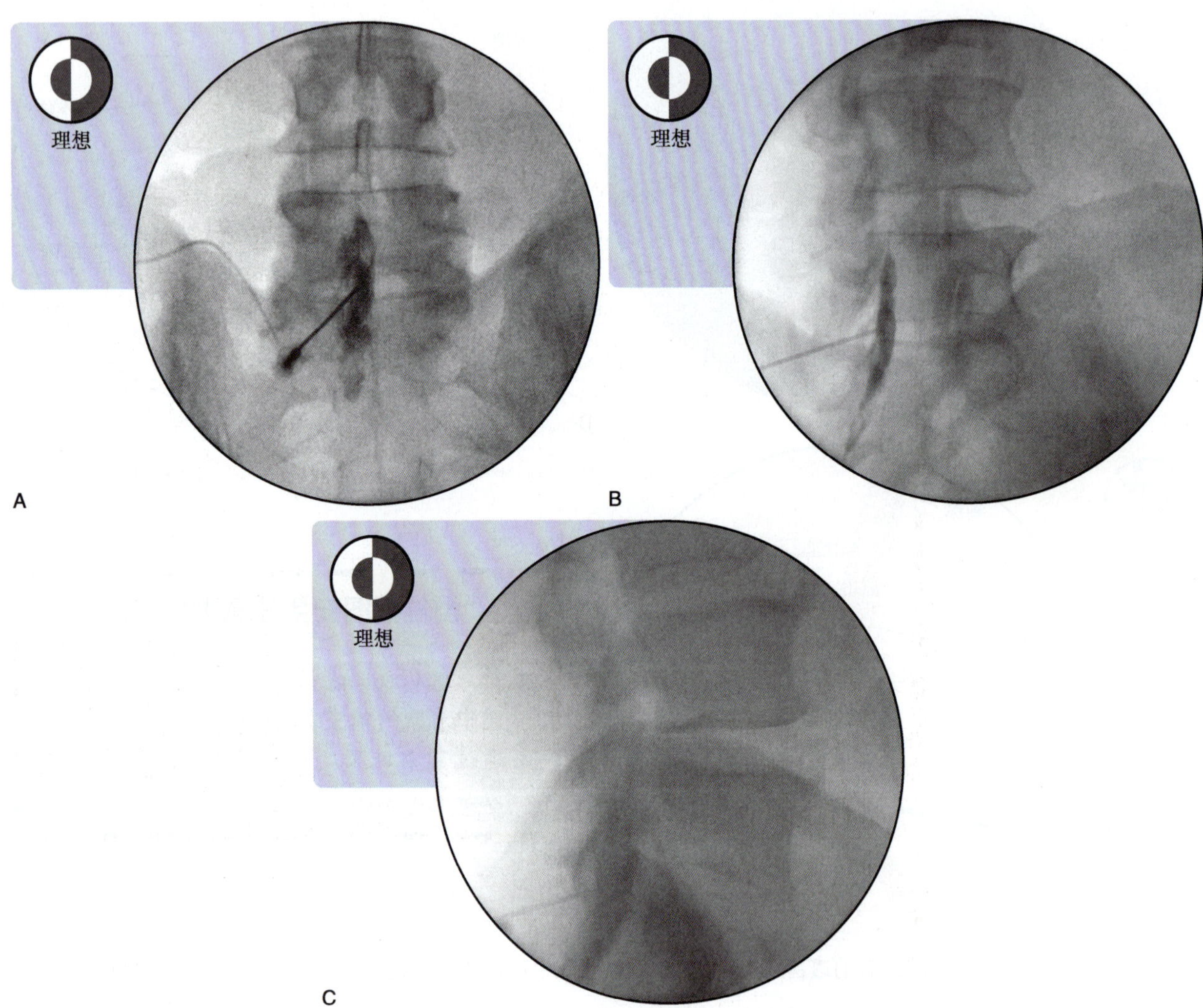

图 12.5　A，腰椎板间硬膜外注射 0.5ml 造影剂的前后位透视视图，造影剂扩散形态是不对称的。B，腰椎板间硬膜外注射 0.5ml 造影剂的对侧斜位透视视图。理想造影剂扩散形态为腹侧椎板间线(VILL)的腹侧。C，腰椎板间硬膜外注射 0.5ml 造影剂的侧位透视视图。理想的造影剂扩散形态为棘突椎板线腹侧的线性形态(表 12.1)。

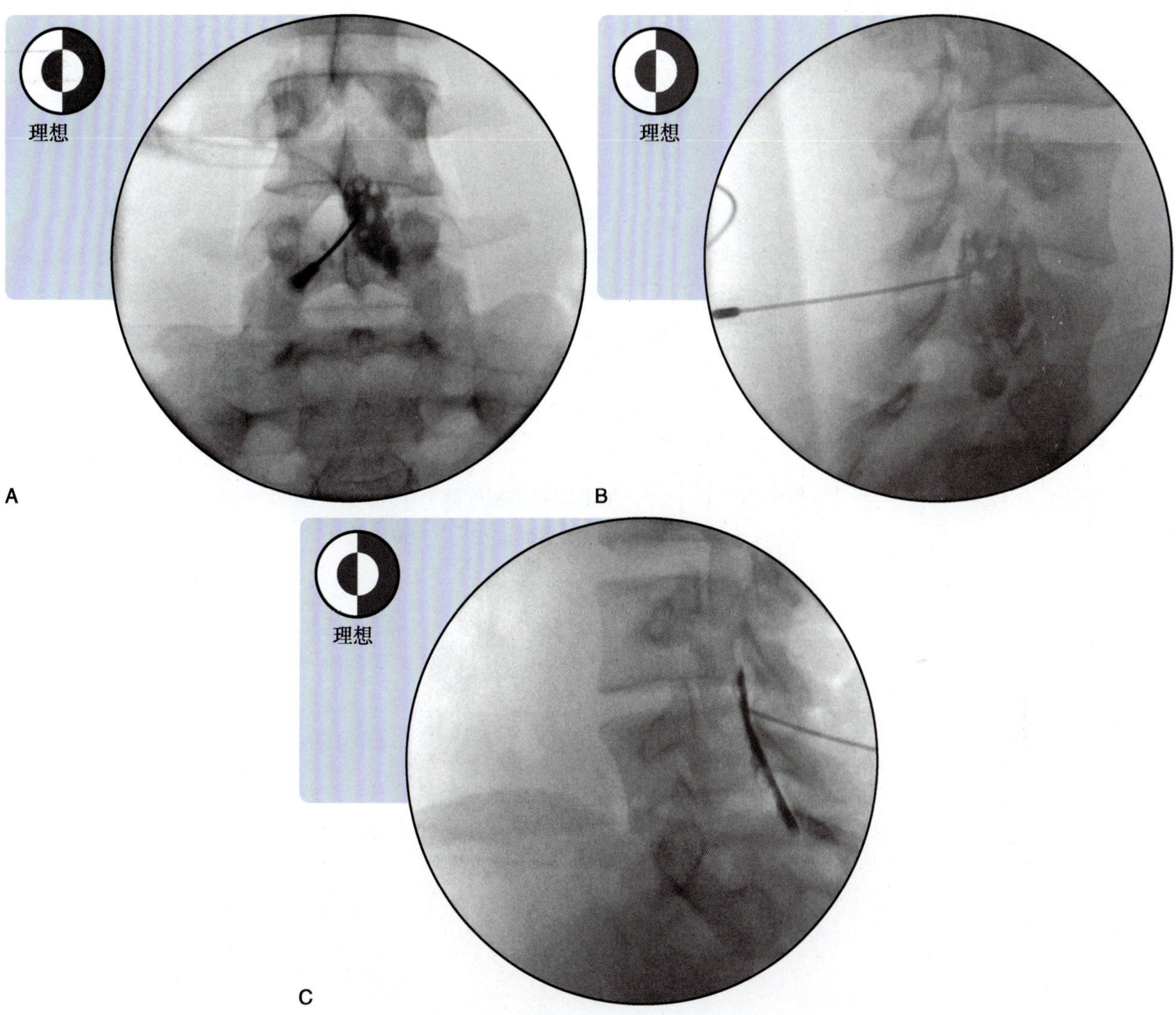

图 12.6　这些是“理想”右侧造影剂扩散形态，但如果患者的症状和进针靶点位于左侧，则将被视为“欠佳”。**A**，前后位视图下造影剂在右侧扩散显示针尖已越过中线，为单侧扩散（患者症状在对侧）。**B**，左侧 L_4～L_5 椎板间硬膜外类固醇注射，C 形臂向右倾斜（针尖同侧）。请注意，对侧斜位视图上造影剂形态模糊不清，需结合前后位视图，表明针尖已穿过中线。**C**，同一患者在 C 形臂向左倾斜后的线性造影剂形态（进针路径同侧，但穿过中线的针尖对侧）。这证实了针已经穿过中线，但仍然存在于硬膜外腔中。如果患者的症状是左侧，您需要考虑将针尖重新调整回预期的左侧。请参见图 3.20 的示意图和讨论，它们将阐明这些对侧斜位下造影剂扩散形态。

表 12.1 在不同透视视图中造影剂扩散形态特征："注射时会发生什么"

	示例图	前后位特征	斜位特性	侧位特征	潜在的注射效果
硬膜外麻醉（理想）	11.4 至 11.6 14.10（CT） 12.5 13A.4 至 13A.9 13B.4 至 13B.8 20.5 至 25.7 21.4 25.5 27.4 至 27.6	空泡化 不对称 接触内侧椎弓根（特别是经椎间孔硬膜外注射）	针尖在对侧时，造影剂沿着腹侧椎板间线，紧邻椎体	沿着棘突椎板线的腹侧均匀线性分布；腹侧造影剂均匀接触椎体	好转
蛛网膜下腔（鞘内）	12.7 14.4 至 14.8 14.9（CT）	沙漏形状 越过中线 对称且不接触内侧椎弓根	模糊的背侧液-液（脑脊液-造影剂）层次，病人俯卧位导致造影剂明显向腹侧扩散；造影剂不接触腹侧椎板间线	模糊的背侧液-液（脑脊液-造影剂）层次，因病人俯卧位，造影剂明显向腹侧扩散；造影剂不接触椎体	脊柱源性头痛、注射痛，可能导致高位感觉和/或运动神经阻滞
筋膜/软组织	12.8	局部的	局部腹侧椎板间线背侧造影	局部棘突椎板线的背侧造影	无好转
硬膜下（硬膜内）	12.9	窄柱形-不对称或单侧；造影剂不接触内侧椎弓根	造影剂不接触腹侧椎板间线	狭长的线性柱状体向头侧延伸； 造影剂向 背侧或腹侧扩散，但是不接触椎体	注射痛，可造成高位感觉和/或运动阻滞
硬膜下（硬膜内）硬膜边界层	14.10	对称的双侧；造影剂靠近内侧椎弓根，但不进椎间孔。 "电车轨道"	造影剂靠近腹侧椎板间线	狭长-线性柱向头侧延伸 造影剂可向背侧和腹侧扩散，但始终接触-椎体。"电车轨道"	高位感觉和/或运动阻滞

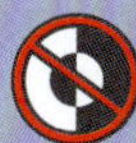

欠佳图像（图 12.7～图 12.9）

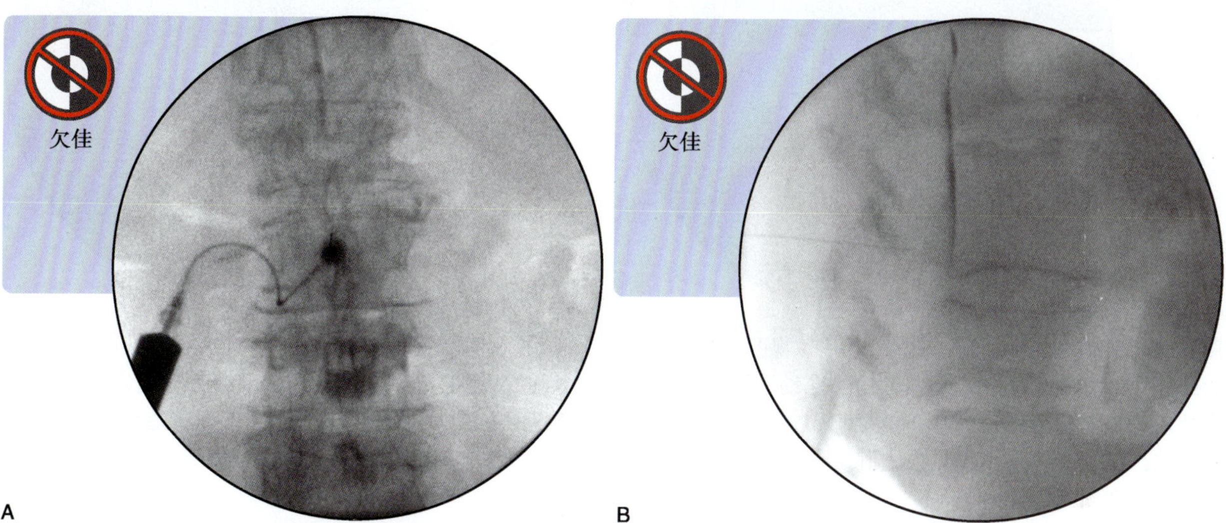

图 12.7　A，前后位视图中欠佳的腰椎板间硬膜外类固醇注射（ESI；鞘内/蛛网膜下腔造影剂扩散形态）。这实际上是从一例小容积造影剂的脊髓造影中获取的图像。注意近乎完美的对称性扩散，越过中线，勾勒出鞘囊和出走神经的“沙漏”形状。未观察到不规则或空泡化的硬膜外脂肪。较淡的造影剂扩散形态。实时射线透视显示造影剂向头端快速扩散。请注意，较大容积的造影剂-将显示硬膜囊轮廓的侧面与椎弓根之间的硬膜外间隙较薄，如第 14 章所示。B，侧面视图中腰椎板间欠佳的 ESI。这实际上是取自造影剂体积较小的脊髓造影的图像。针已从腹侧推进到鞘内（蛛网膜下腔）空间。注意该患者处于俯卧位时，造影剂沿腹侧鞘囊重力汇集的明显腹侧边缘以及模糊的、更背侧的（脑脊液-造影剂）液-液界面。请注意，硬膜囊轮廓的腹侧与椎体之间有一个薄的硬膜外间隙。有关其他鞘内/蛛网膜下腔血流模式，请参阅第 14 章。

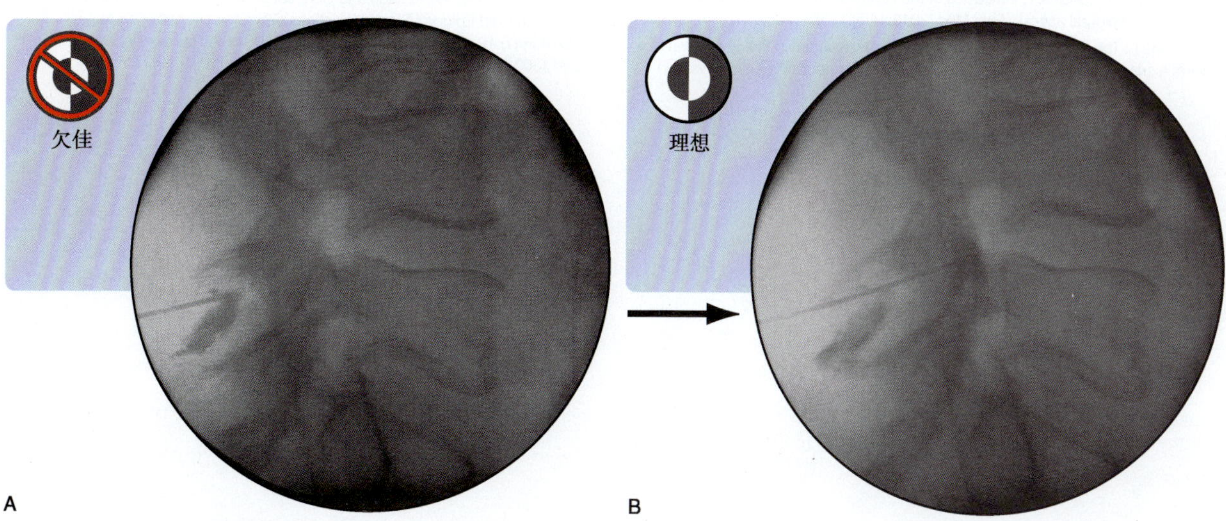

图 12.8　A，腰椎板间硬膜外类固醇注射（ESI）的侧位视图，背侧针放置效果欠佳。针位于脊柱椎板线背侧的软组织/筋膜中。注意造影剂的后部“溢出”；当操作者遇到假性阻力消失后，可能会发生这种情况。B，侧位视图中理想腰椎板间 ESI。穿刺针向腹侧推进，直到发生真正的阻力消失，之后即可看到理想视图；这表明针尖处于硬膜外腔中的正确位置。

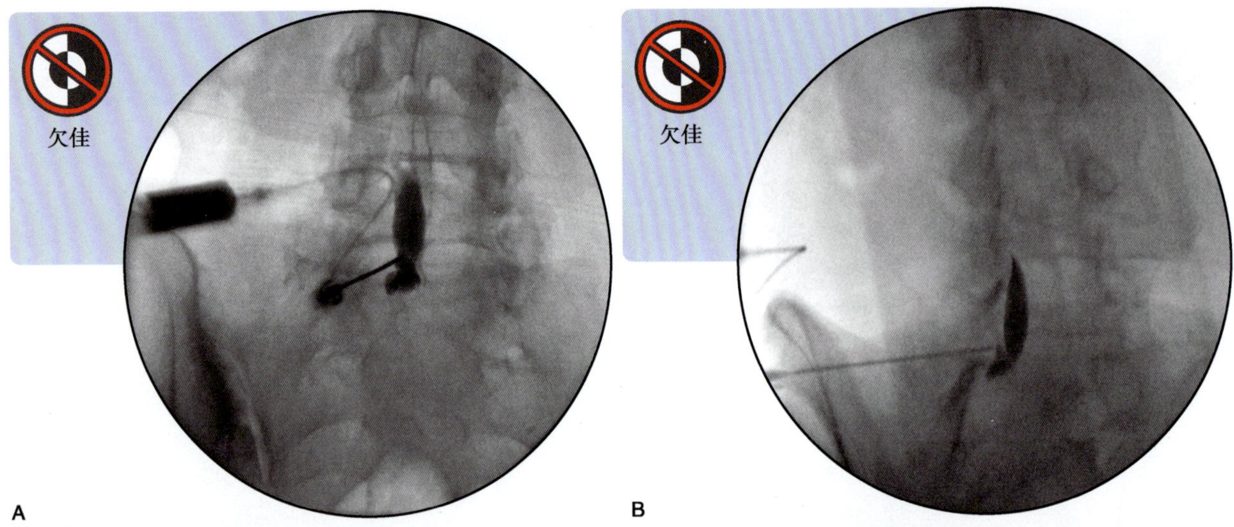

图 12.9 造影剂在硬膜下形态。A，前后位视图中显示效果欠佳的腰椎板间硬膜外类固醇注射(ESI)。注意造影剂呈现出轮廓分明的，不对称、柱状、不扩散的硬膜下图像。未观察到硬膜外的不规则脂肪图像。B，对侧斜位视图中位置欠佳的腰椎椎板间 ESI。针尖位于硬膜下(硬膜内)空间。注意清晰显示的硬膜下(硬膜内)造影剂图像，没有看到造影剂扩散到硬膜外腔，或者没有观察到与鞘内注射一致的腹侧及弥漫性造影剂扩散图像。VILL 腹侧可见一条造影剂充盈的细线，代表硬膜外腔。

（李凤宁 译，马辉 校，毕胜 复校）

建议读物

Bogduk N. Epidural steroids for low back pain and sciatica. *Pain Digest*. 1999;9:226–227.

Furman MB, Jasper NR, Lin HT. Fluoroscopic contralateral oblique view in interlaminar interventions: a technical note. *Pain Med*. 2012;13(11):1389–1396.

Furman MB, Jasper NR, Lin HT. In response to "Intricacies of the contralateral oblique view for interlaminar epidural access." *Pain Med*. 2013;14(8):1267–1268.

Gill J, Aner M, Simopoulos T. Intricacies of the contralateral oblique view for interlaminar epidural access. *Pain Med*. 2013;14(8):1265–1266.

Manchikanti L. The growth of interventional pain management in the new millennium: a critical analysis of utilization in the medicare population. *Pain Physician*. 2004;7(4):465–482.

Parr AT, Diwan S, Abdi S. Lumbar interlaminar epidural steroid injections in managing chronic back and lower extremity pain: a systematic review. *Pain Physician*. 2009;12(1):163–188.

Rydevik BL. The effects of compression on the physiology of nerve roots. *J Manipulative Physiol Ther*. 1992;15(1):62–66.

Furman MB, Cuneo AA. Image and Contrast Flow Pattern Interpretation for Attempted Epidural Steroid Injections. *Phys Med Rehabil Clin N Am*. 2018;29(1):19–33. doi: 10.1016/j.pmr.2017.08.003. Review. PubMed PMID: 29173662.

第 13 章

腰椎间孔硬膜外类固醇注射

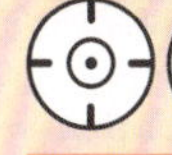

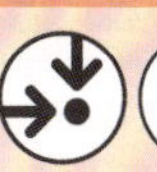
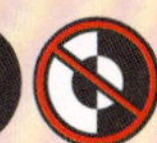

经椎间孔硬膜外类固醇注射的目标是将注射液输送至硬膜外腔腹侧。[1,2] 药物被注射在与患者的临床和放射学表现在解剖学上相关的可疑病变部位。由于注射是为了达到治疗目的，因此药物应在椎间盘/硬膜囊界面处向腹侧扩散，在椎弓根周围向内侧扩散，并进入硬膜外腔，覆盖出椎间孔的脊神经。

用于描述该介入治疗的其他术语（脊神经根阻滞、选择性神经根阻滞和节段神经根阻滞）暗示了该介入治疗的诊断价值；然而，有文献对此提出了质疑。[1,3-10]

安全注意事项

避开 Adamkiewicz 动脉（即前大根动脉或 ARM），它为脊髓提供从 T8 到髓圆锥的血管供应。

- ARM 最常通过 T_{12} 至 L_3 神经孔进入神经管，但 ARM 或根髓供给动脉可能存在于任何节段水平。
- 避免将针推进到神经孔的底部，以尽量减少在 L_3 或 L_3 以上水平穿刺 Adamkiewicz 动脉的风险。[13,26,29]
- 解剖学研究表明 ARM 进入左侧的发生率为 78% 至 82%。
- ARM 入口的水平和侧面存在高度的解剖变异。[13,26,29]

注：请参考本书的解剖学术语/缩略语。

参考文献

1. Derby R, Kine G, Saal JA, et al. Response to steroid and duration of radicular pain as predictors of surgical outcome. *Spine (Phila Pa 1976)*. 1992;17(suppl 6):S176–S183.
2. Derby R, Bogduk N, Kine G. Precision percutaneous blocking procedures for localization of spinal pain. Part 2. The lumbar neuraxial compartment. *Pain Digest*. 1993;3:175–188.
3. Castro WHM, Gronemeyer D, Jerosch J, et al. How reliable is lumbar nerve root sheath infiltration? *Eur Spine J*. 1994;3(5):255–257.
4. Wolff AP, Groen GJ, Crul BJP. Diagnostic lumbosacral segmental nerve blocks with local anesthetics: a prospective double-blind study on the variability and interpretation of segmental effects. *Reg Anesth Pain Med*. 2001;26(2):147–155.
5. Furman MB, O'Brien EM. Is it really possible to do a selective nerve root block? *Pain*. 2000;85:526.
6. Wolff AP, Gerbrand GJ, Wilder-Smith OH. Influence of needle position on lumbar segmental nerve root block selectivity. *Reg Anesth Pain Med*. 2006;31(6):523–530.
7. Groen GJ, Baljet B, Drukker J. Nerves and nerve plexuses of the human vertebral column. *Am J Anat*. 1990;188(3):282–296.
8. Kuslich SD, Ulstrom CL, Michael CJ. The tissue origin of low back pain and sciatica: a report of pain response to tissue stimulation during operations on the lumbar spine using local anesthesia. *Orthop Clin North Am*. 1991;22(2):181–187.
9. Botwin K, Natalicchio J, Brown LA. Epidurography contrast patterns with fluoroscopic guided lumbar transforaminal epidural injections: a prospective evaluation. *Pain Physician*. 2004;7(2):211–215.
10. Furman MB, Lee TS, Mehta A, et al. Contrast flow selectivity during transforaminal lumbosacral epidural steroid injections. *Pain Physician*. 2008;11(6):855–861.
11. Furman MB, Mehta AR, Kim RE, et al. Injectate volumes needed to reach specific landmarks in lumbar transforaminal epidural injections. *PM R*. 2010;2(7):625–635.
12. Bogduk N, April CN, Derby R. Epidural steroid injections. In: White AH, Schofferman JA, eds. *Spine Care: Diagnosis and Treatment*. St. Louis: Mosby-Year Book; 1995:322–343.
13. Glaser SE, Shah RV. Root cause analysis of paraplegia following transforaminal epidural steroid injections: the 'unsafe' triangle. *Pain Physician*. 2010;13(3):237–244.
14. Kennedy DJ, Dreyfuss P, Aprill CN, Bogduk N. Paraplegia following image-guided transforaminal lumbar spine epidural steroid injection: two case reports. *Pain Med*. 2009;10(8):1389–1394.
15. El-Yahchouchi C, Geske JR, Carter RE, et al. The noninferiority of the nonparticulate steroid dexamethasone vs the particulate steroids betamethasone and triamcinolone in lumbar transforaminal epidural steroid injections. *Pain Med*. 2013;14(11):1650–1657.
16. Kennedy DJ, Plastaras C, Casey E, et al. Comparative effectiveness of lumbar transforaminal epidural steroid injections with particulate versus nonparticulate corticosteroids for lumbar radicular pain due to intervertebral disc herniation: a prospective, randomized, double-blind trial. *Pain Med*. 2014;15(4):548–555.
17. Bogduk N, ed. *Practice Guidelines for Spinal Diagnostic and Treatment Procedures, Lumbar Transforaminal Access*. San Francisco, CA: International Spine Intervention Society; 2013:377442.
18. Shah RV, Merritt W, Collins D, Racz GB. Targeting the spinal nerve via a double-needle, transforaminal approach in failed back surgery syndrome: demonstration of a technique. *Pain Physician*. 2004;7(1):93–97.
19. Jasper JF. Lumbar retrodiscal transforaminal injection. *Pain Physician*. 2007;10:501–510.
20. Zhu J, Falco FJ, Formoso F, Onyewu CO, Irwin FL. Alternative approach for lumbar transforaminal epidural steroid injections. *Pain Physician*. 2011;14(4):331–341.
21. Simon JI, McAuliffe M, Smoger D. Location of Radicular Spinal Arteries in the Lumbar Spine from Analysis of CT Angiograms of the Abdomen and Pelvis. *Pain Med*. 2016;17(1):46–51.
22. Simon JI, McAuliffe M, Parekh NN, Petrolla J, Furman MB. Intravascular Penetration Following Lumbar Transforaminal Epidural Injections Using the Infraneural Technique. *Pain Med*. 2015;16(8):1647–1649.
23. Lee JW, Kim SH, Choi JY, et al. Transforaminal epidural steroid injection for lumbosacral radiculopathy: preganglionic versus conventional approach. *Korean J Radiol*. 2006;7(2):139–144.
24. Jeong HS, Lee JW, Kim SH, et al. Effectiveness of transforaminal epidural steroid injection by using a preganglionic approach: a prospective randomized controlled study. *Radiology*. 2007;245(2):584–590.
25. Levi D, Horn S, Corcoran S. The Incidence of Intradiscal, Intrathecal, and Intravascular Flow During the Performance of Retrodiscal (Infraneural) Approach for Lumbar Transforaminal Epidural Steroid Injections. *Pain Med*. 2016;17(8):1416–1422.
26. Murthy NS, Maus TP, Behrns CL. Intraforaminal location of the great anterior radiculomedullary artery (artery of Adamkiewicz): a retrospective review. *Pain Med*. 2010;11(12):1756–1764.
27. Charles YP, Barbe B, Beaujeux R, Boujan F, Steib JP. Relevance of the anatomical location of the Adamkiewicz artery in spine surgery. *Surg Radiol Anat*. 2011;33(1):3–9.
28. Bley TA, Duffek CC, François CJ, et al. Presurgical localization of the artery of Adamkiewicz with time-resolved 3.0-T MR angiography. *Radiology*. 2010;255(3):873–881.
29. Kroszczynski AC, Kohan K, Kurowski M, Olson TR, Downie SA. Intraforaminal location of thoracolumbar anterior medullary arteries. *Pain Med*. 2013;14(6):808–812.

第三部分

腰椎间孔硬膜外类固醇注射——神经上(传统)入路:X 线透视引导

第 13A 章

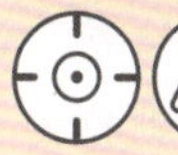  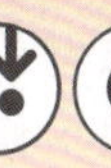 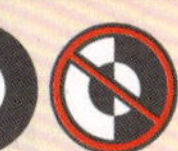

Leland Berkwits、Simon J. Shapiro、Scott J. Davidoff、Charles J. Buttaci 和 Michael B. Furman

传统上,经椎间孔方法进行硬膜外类固醇注射是通过神经上(椎弓根下或神经后)进针位置完成的。目标位于"安全三角"内,在该位置仅以最小的鞘内注射或神经损伤风险完成腰椎的经椎间孔注射。[11,12] 本章中描述的入路不同于其他章节描述的椎弓根下入路,[15] 因为针没有完全前进到椎体的腹侧。理论上,避开椎体可以减少血管注射的可能性,但血管危象仍然可能发生。尽管并发症很少见,但这种方法已报可能导致道圆锥梗死。[13,14] 灾难性事件的原因被认为是由于皮质类固醇颗粒进入脊髓和/或脑动脉供应引起的栓塞。[13,14] 因此,我们强烈建议考虑使用无颗粒的类固醇,因为其"非劣效性"已被证明。[15,16]

穿刺轨迹视图

- **确认节段(参见第 1 章)。**
- 向头侧或尾侧倾斜 X 线透视机,与进行注射的椎骨相对应的上终板(SEP)对齐。SEP 应显示为一条直线(图 13A.1),而不是椭圆形结构,表明 X 线透视机射线与上终板(SEP)对齐。
- 优先与 SEP 而不是下终板(IEP)对齐,将有利于观察从下到上的针轨迹(最终针尖位置更有可能瞄准神经上位置)。
- 将 X 线透视机向同侧倾斜,以便准确显示靶点,从而获得神经上穿刺针穿刺的理想轨迹,并且避开脊神经(SN)(见图 13A.1)。
- 请注意以下构成"苏格兰狗"的解剖标志:椎弓根(P)=眼睛、横突(TP)=鼻子、关节间部(PI)=颈部、下关节突(IAP)=前腿和后腿、上关节突(SAP)=耳朵,棘突(SP)=尾巴,椎板(Lam)=身体。
- 进针靶点地正好位于"苏格兰狗"的"下颌"下方(即,邻近椎弓的峡部且位于椎弓根下方),其中没有骨性结构(SAP、TP、Lam、PI)阻挡穿刺。
- 避免将针向内侧推进过深,以防止刺穿硬脊膜鞘。
- 最终针尖刺入更内侧的话,就需要进入更加倾斜的入路。
- 确定到达靶点位置的直接路径。
- **将针平行于透视射线穿刺。**

注:请参考本书的解剖学术语/缩略语。

穿刺轨迹视图设置要点(更多图表参见第13D章)

- 向同侧倾斜直至没有骨性结构(上关节突、横突、椎板、椎弓峡部)阻碍"苏格兰狗""下巴"下面的目标。
- 更多倾斜的穿刺轨迹将导致(在前后位视图中)更内侧的最终针尖位置和(在侧位视图中)更少的腹侧最终针尖位置。该入路可利于进入椎间孔狭窄患者的椎间孔。
- 更少倾斜的穿刺轨迹将导致(在前后位视图中)更少的内侧最终针尖位置和(侧位视图中)更腹侧的最终针尖位置。
- 在侧弯的脊柱中,将上终板对齐不一定得到理想的穿刺针进针轨迹。也许需要通过调整X线透视机的头侧或尾侧倾斜来理想观察上终板,用以"调整"穿刺针进针轨迹(参见第3章,"调整"斜位视图以获得理想进针轨迹,图3.27A～C)。
- 对于L5,髂嵴可能阻碍清晰的进针轨迹。将C形臂调整到更头侧倾斜和/或减小侧面倾斜角度,直到获得无障碍的穿刺轨迹。

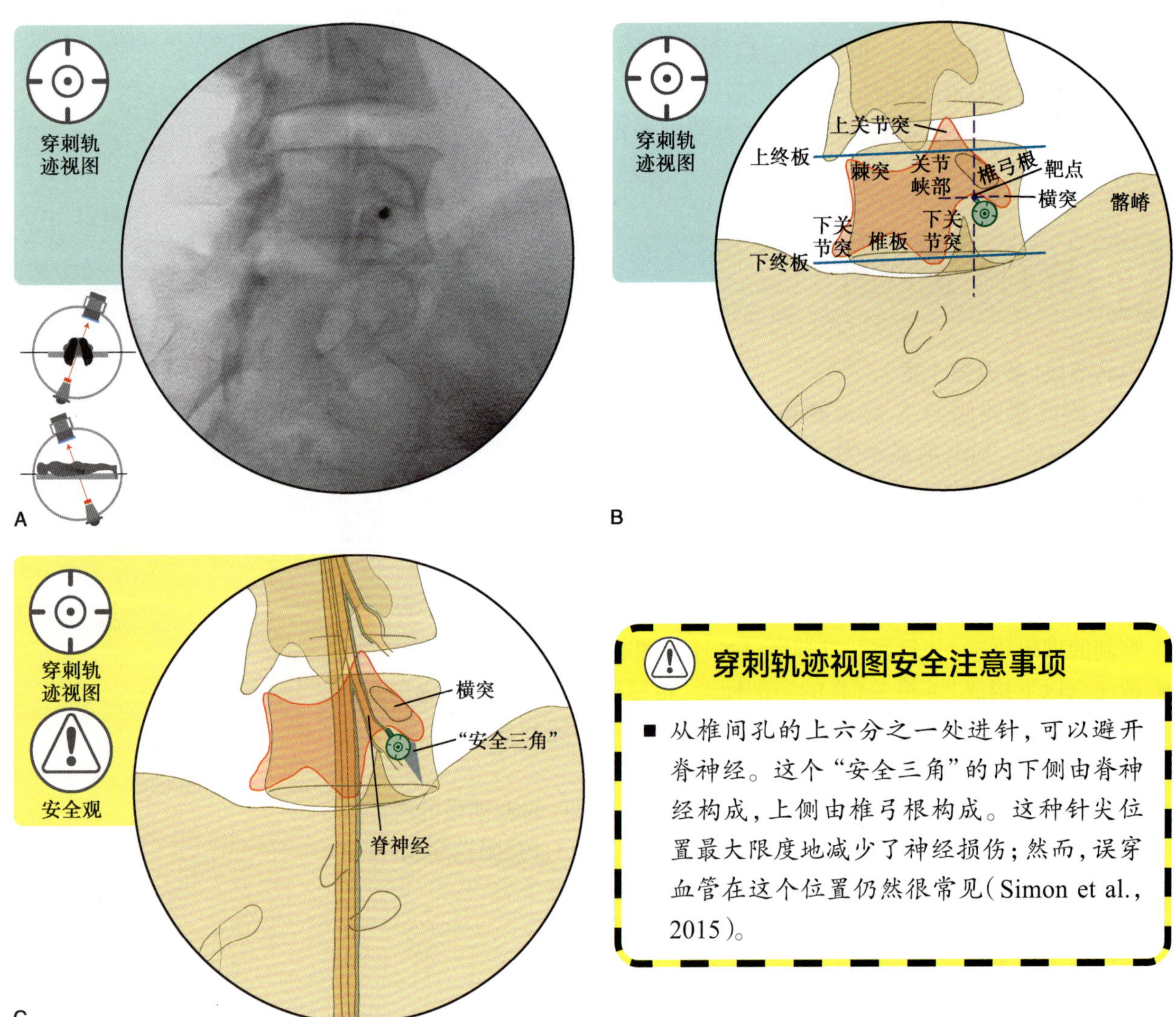

穿刺轨迹视图安全注意事项

- 从椎间孔的上六分之一处进针,可以避开脊神经。这个"安全三角"的内下侧由脊神经构成,上侧由椎弓根构成。这种针尖位置最大限度地减少了神经损伤;然而,误穿血管在这个位置仍然很常见(Simon et al., 2015)。

图13A.1 A,针到位时穿刺轨迹视图的透视图像。B,不透射线结构,穿刺轨迹视图。注意"Scotty Dog":P=眼睛,TP=鼻子,PI=脖子,IAP=前腿和后腿,SAP=耳朵,SP=尾巴,Lam=身体。C,可透射线结构。注意"安全三角形",其内侧由SN形成,上方由P形成。

多维视图的理想针位

请参见第 13D 章：腰椎经椎间孔硬膜外类固醇注射：针定位图。

前后位视图中的理想进针定位

- 上、下终板通过调整 X 线透视机射线束的头侧或尾侧倾斜来优化。
- 棘突位于中线，双侧椎弓根与中线等距（图 13A.2）。

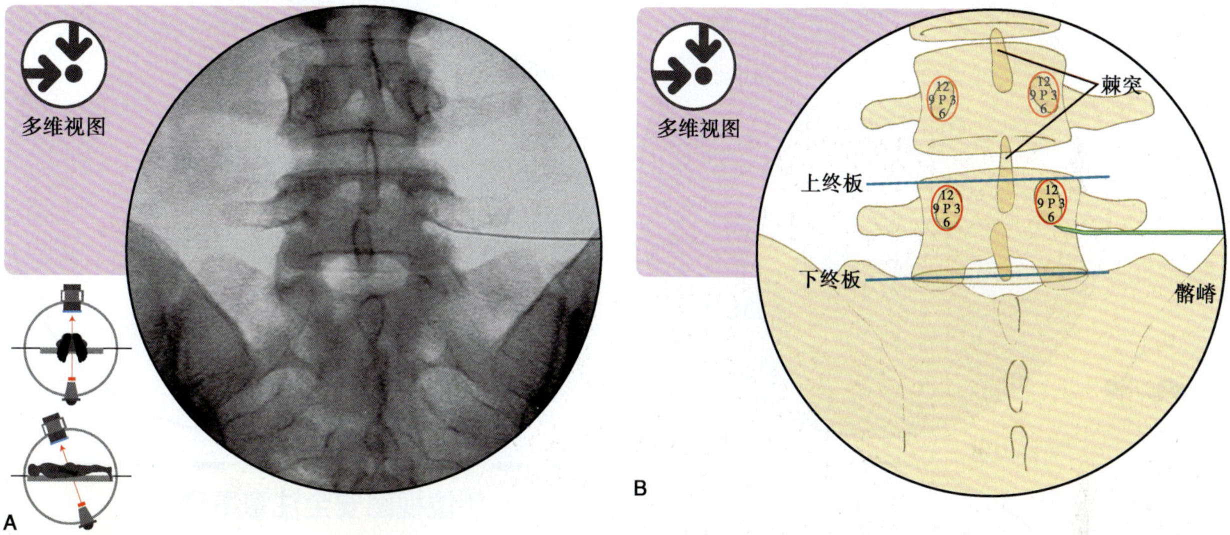

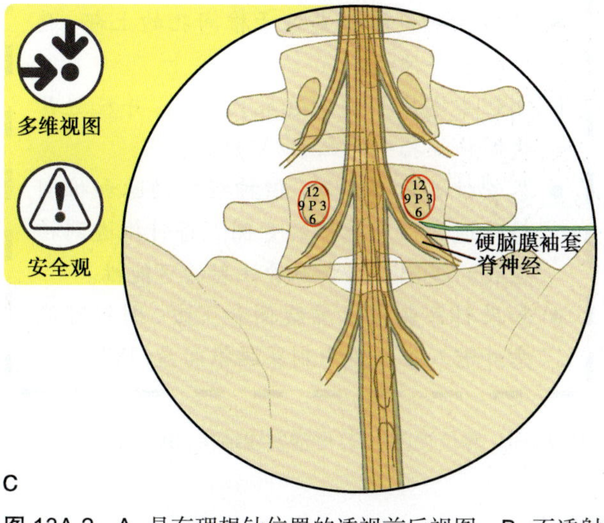

前后位视图安全注意事项

- 不能推进针尖超过椎弓根中线（椎弓根下部 6 点钟位置），避免刺破硬脑膜。脊神经和硬脑膜袖套（DS）位于该点的内侧。
- 将针尖置于神经上的“安全三角”内（上方是椎弓根，内下方是脊神经）有助于避免穿刺脊神经，[17] 但在该位置仍可能会遇到血管结构。

图 13A.2　A，具有理想针位置的透视前后视图。B，不透射线结构，前后位视图。C，可透射线结构，前后位视图。注意上方由椎弓根（P）和下方内侧的脊神经（SN）创建的神经上“安全三角形”。

侧面视图理想针位

- 调整患者或摇摆 X 线透视机，通过优化 SEP 和 IEP 的视图来确认理想的侧位视图。（图 13A.3）。
- 如果在侧位片上进针或退针，应再拍一张正位片，以确认进针未向内侧推进至椎弓根下 6 点钟位置。

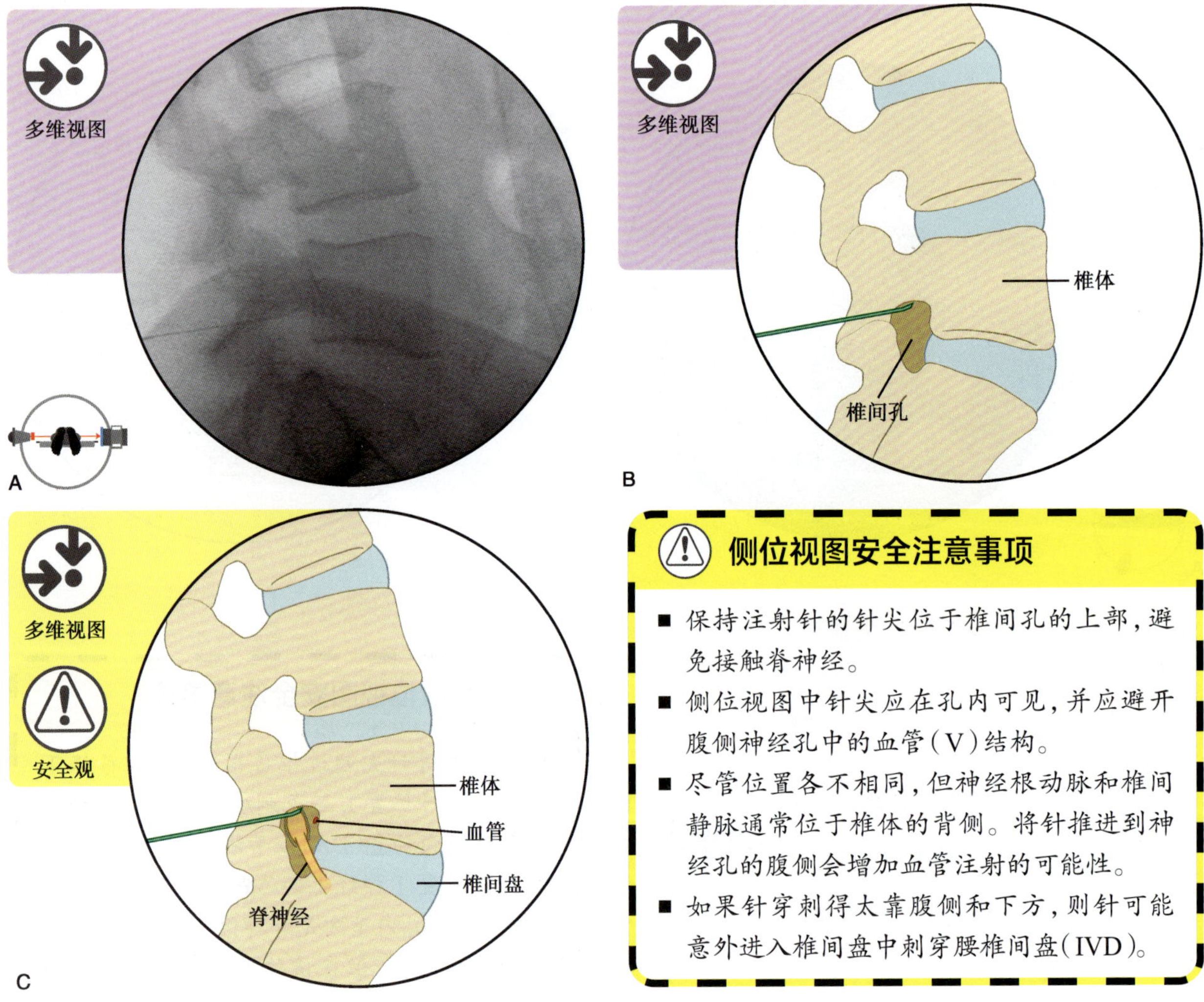

侧位视图安全注意事项

- 保持注射针的针尖位于椎间孔的上部，避免接触脊神经。
- 侧位视图中针尖应在孔内可见，并应避开腹侧神经孔中的血管（V）结构。
- 尽管位置各不相同，但神经根动脉和椎间静脉通常位于椎体的背侧。将针推进到神经孔的腹侧会增加血管注射的可能性。
- 如果针穿刺得太靠腹侧和下方，则针可能意外进入椎间盘中刺穿腰椎间盘（IVD）。

图 13A.3　A，具有理想针位置的透视侧位视图。B，不透射线结构，侧位视图。C，可透射线结构，侧位视图。

理想视图

理想的造影剂分布应勾勒出脊神经和神经根鞘，然后流入疑似病变部位椎弓根内侧的硬膜外腔(图 13A.4～图 13A.9)：

- 对于中央突出的椎间盘，造影剂应达到疑似病变椎间盘的节段水平。
- 对于椎间孔突出的椎间盘或椎间孔狭窄，理想情况下造影剂应该覆盖该病变的椎间孔。

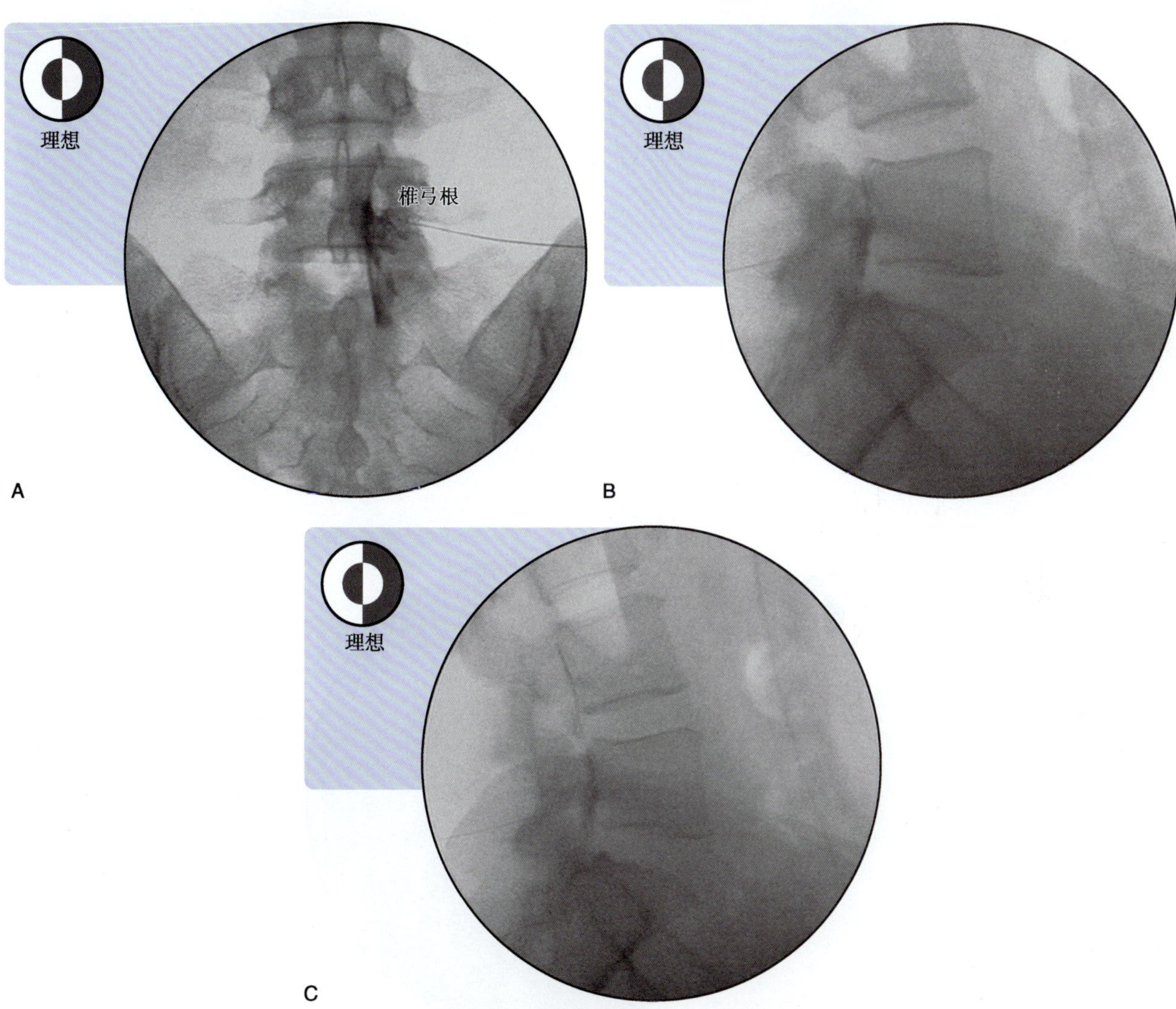

图 13A.4　A，右侧 L_5 经椎间孔硬膜外类固醇注射 1ml 造影剂的前后位透视图像。B，右侧 L_5 经椎间孔硬膜外类固醇注射 1ml 造影剂的侧位透视图像。C，在原始造影剂注射几分钟后拍摄的相同右侧 L_5 经椎间孔硬膜外类固醇注射的侧位透视图像。注意造影剂如何在硬膜外腔内向头侧扩散。

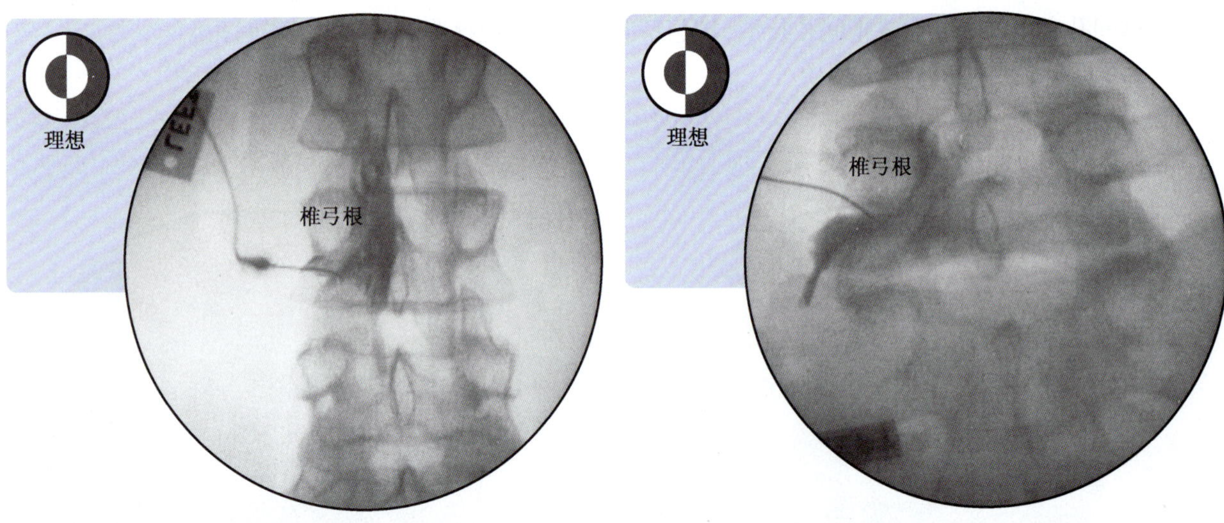

图 13A.5　请注意该患者硬膜外腔内造影剂的向上扩散比向下扩散明显。

图 13A.6　对比勾勒出位于出口的 L_5 脊神经。它在椎弓根周围向内侧扩散，然后沿着硬膜外腔内向上扩散。

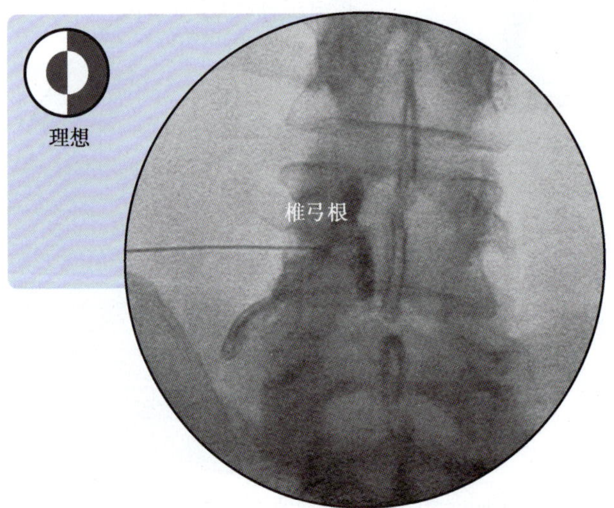

图 13A.7　注意硬膜外腔内造影剂的上下扩散。

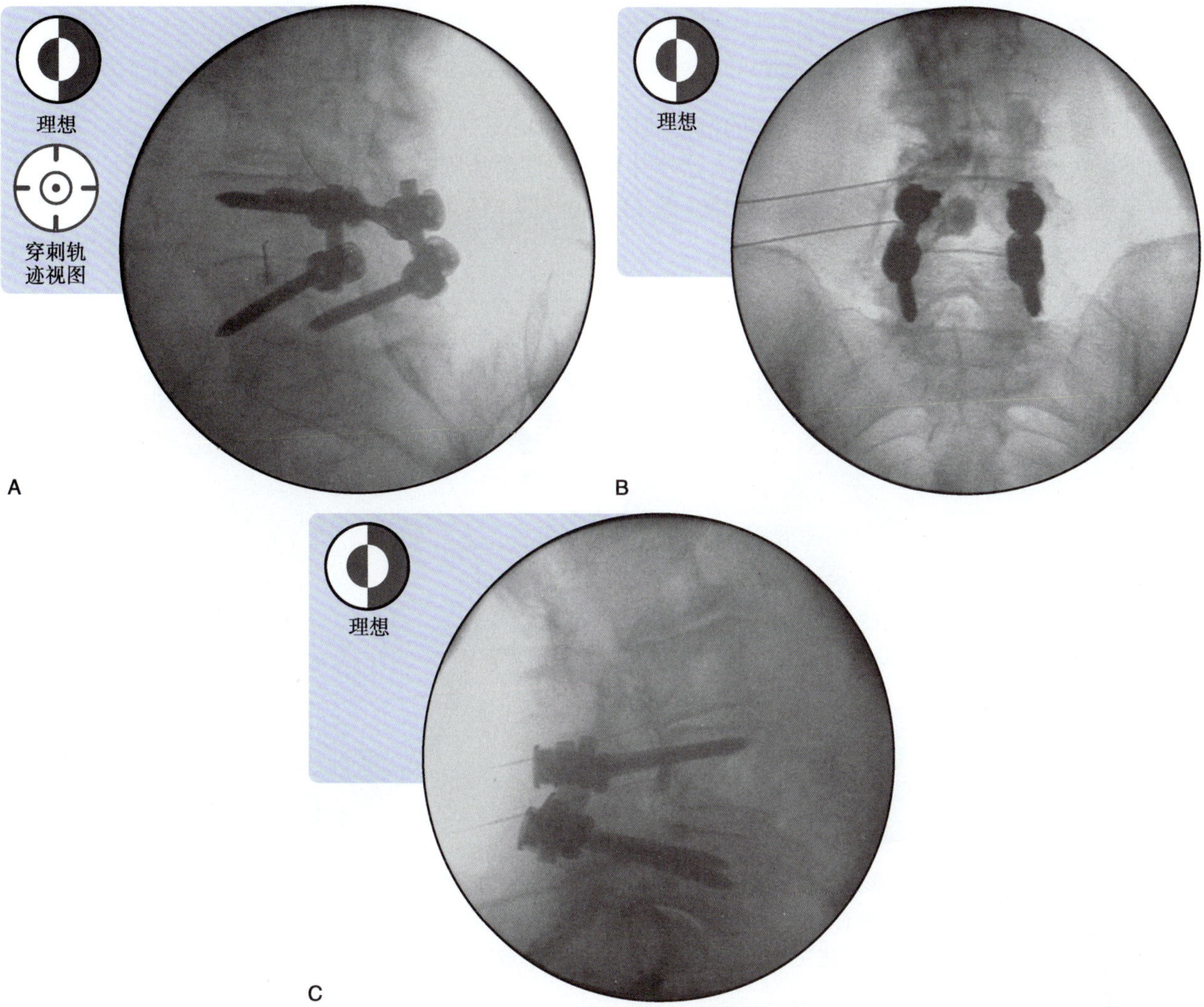

理想

穿刺轨迹视图

A

理想

B

理想

C

图 13A.8　A，对于具有内固定或融合钉(在本例中为 L_4～L_5 融合)的患者，使用更倾斜的轨迹穿刺(如左侧 L_4 水平所示)，以获得更从外侧到内侧的轨迹。目标保留在椎弓根下方。这个角度允许针在进入孔时从腹侧绕过阻碍的融合钉。请注意 L_4(下方)的轨迹比 L_3 级别的轨迹更加倾斜。B，带有造影剂的前后位视图显示 L_4 处椎弓根内侧的造影剂扩散并进入硬膜外腔。C，侧位视图显示针进入到融合钉的腹侧，造影剂流入在硬膜外腔中。

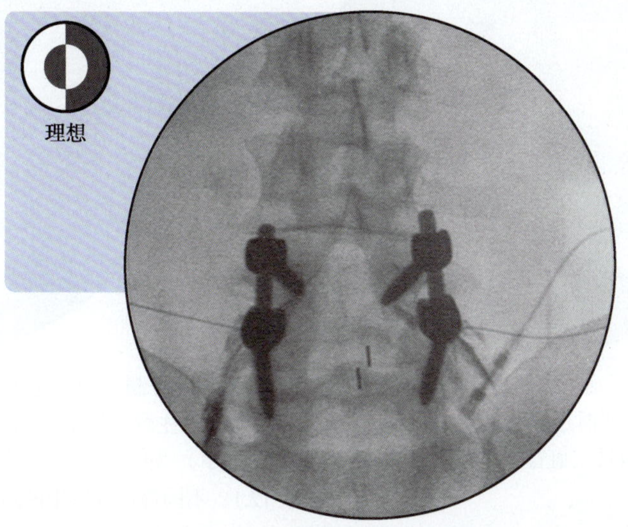

图 13A.9　前后位视图显示 L_4 双侧椎弓根内侧和硬膜外腔内有造影剂。

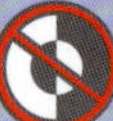

欠佳视图

- 避免任何不能理想地勾勒出目标结构的造影剂扩散形态。
- 如果无法避免造影剂入血，则应终止介入治疗并且不应注射类固醇。
- 避免硬膜穿刺和鞘内或硬膜下造影剂扩散（图 13A.10～图 13A.16）。请参阅表 12.1：不同透视投影中的造影剂分布特征— “注射时会发生什么”。

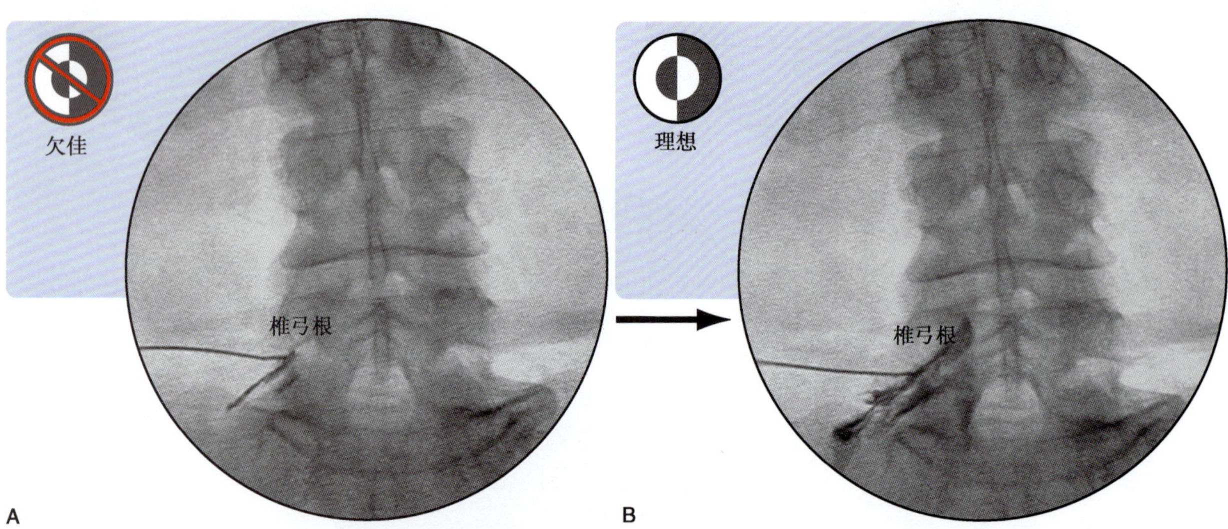

图 13A.10 A，前后视图显示造影剂仅限于出口的脊神经。穿刺针应重新定位，以便造影剂扩散于椎弓根（P）内侧并进入硬膜外腔。如图 10.10A 所示，这种对比扩散形态类似于“选择性”脊神经阻滞或腹侧支阻滞，因为造影剂不流入硬膜外腔。B，将针重新定位在内侧后，该前后位透视图像显示了治疗过程的理想造影剂扩散形态。

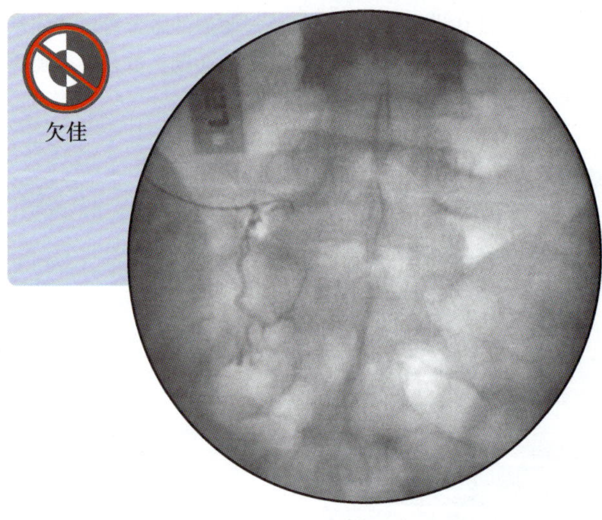

图 13A.11 该透视图像显示了血管内的造影剂扩散。尽管上面的图像是静态的，但当在实时透视下观察时，造影剂影像迅速消失。如果造影剂扩散进入血管持续存在，则不应注射类固醇并终止介入治疗。

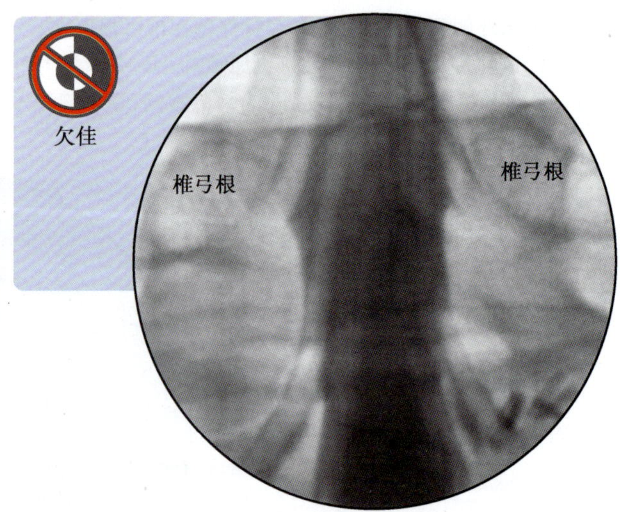

图 13A.12 脊髓造影。这张脊髓造影显示了鞘内造影剂的扩散形态。注意造影剂如何填充椎弓根 6 点钟位置内侧的硬脑膜（P）。如需进一步讨论和造影剂扩散的比较，请参阅表 12.1。不同透视投影中的造影剂形态特征。

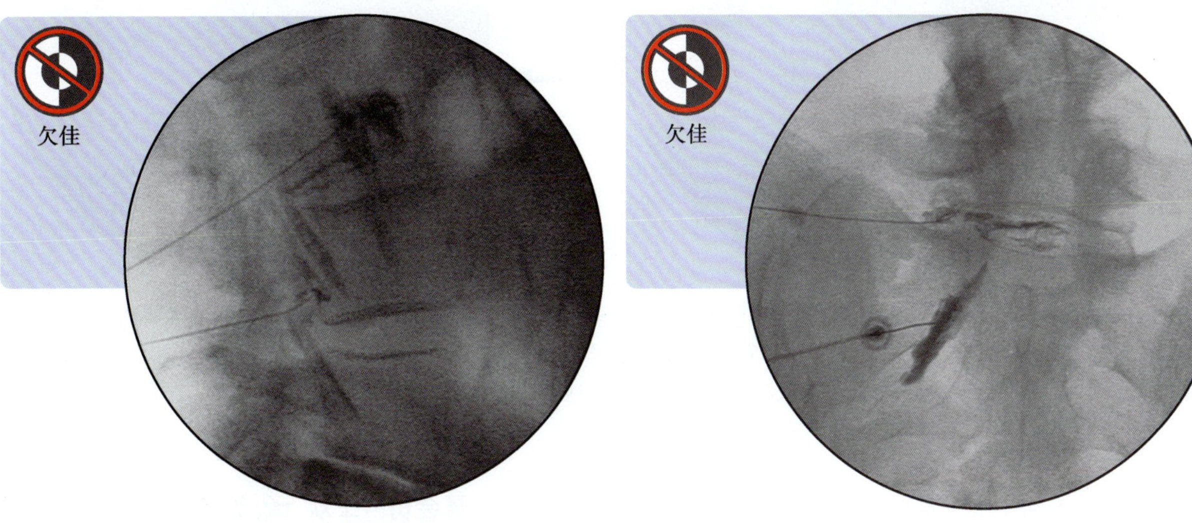

图 13A.13　两个节段（L_3 和 L_4）经椎间孔硬膜外类固醇注射的侧位视图显示针尖穿刺在上（L_3）水平的椎间孔腹侧，并伴有相关的欠佳的非硬膜外造影。

图 13A.14　在 L_5 水平经椎间孔注射的穿刺针穿刺得太低（即"孔内低位"），随后又前进到腹侧。在椎间盘内可见造影剂。

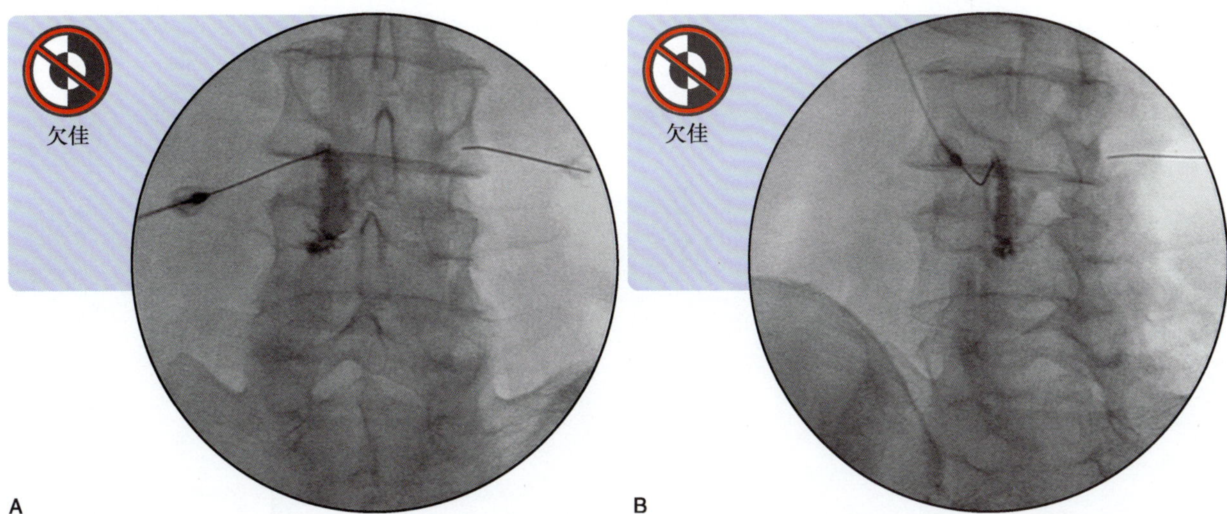

图 13A.15　A，对于关节突关节（Z-关节）肥大的患者，内侧进针可能会导致意外的 Z-关节注射，本图显示经 L_3 左侧椎间孔注射造影剂的前后视图。当造影剂扩散与此处显示的模式类似时，应当怀疑 Z-关节注射。B，当怀疑 Z-关节注射穿刺时，通过同侧斜位视图进行确认，以更好地观察造影剂在 Z-关节的填充情况。必须回撤穿刺针并在椎弓根下方和腹侧（更深）更上方（有时是侧方）重新定向，以绕过 Z-关节并进入椎间孔。

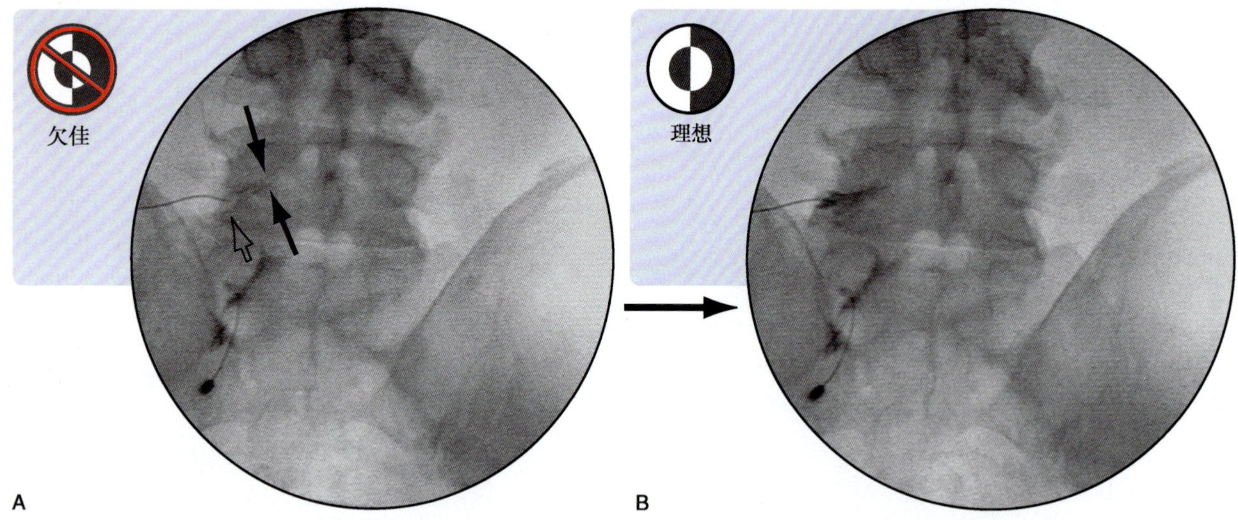

图 13A.16　A，左侧 L_5 和 S_1 经椎间孔硬膜外类固醇注射的前后视图。请注意，L_5 造影剂扩散形态显示了痛性神经内注射后的“火车轨道”（黑色箭头）。对比也勾勒出了背根神经节（空心箭头）。不建议在针尖重新定位之前进一步注射。B，稍微回撤位于 L_5 水平的穿刺针，并确认神经周围注射后，可以更舒适地推注注射液。

（付婷　聂会勇　王欢 译，顾楠 校，毕胜 复校）

参考文献

1. Simon JI, McAuliffe M, Parekh NN, Petrolla J, Furman MB. Intravascular penetration following lumbar transforaminal epidural injections using the infraneural technique. *Pain Med*. 2015 Aug;16(8):1647–1649.

腰椎间孔硬膜外类固醇注射——神经上双针技术：透视引导

第 13B 章

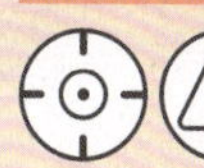

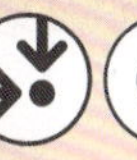
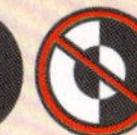

Dallas Kingsbury，Gregory Lutz，Jonathan S. Kirschner，和 Michael B. Furman

双针（又称两针）入路是用于进入椎间盘内空间的常用方法，但也可用于进行神经上和神经下经椎间孔硬膜外注射。该入路的一个优点是增加了绕过障碍物（金属、骨赘、融合钉等）到达目标区域的可操作性，因为通过导引针尖端的适当弯曲穿刺针可以在很少的腹侧运动的情况下向内侧驱动。导引针尖端创建了一个新的穿刺轨迹点，从该点可以在目标深度实现更极端的针尖方向调整。我们将描述导引针穿刺轨迹和多维视图以及神经上穿刺针穿刺的多维视图。尽管并未在本图谱中展示，双针入路也可用于神经下穿刺针穿刺。

第一阶段：导引针穿刺

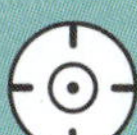

穿刺轨迹视图

- **确认节段（参见第 1 章）。**
- 倾斜 X 线透视机头侧或尾侧以对齐相应的上终板（SEP），如第 13A 章（神经上方法）中所述。
  - 将 X 线透视机向同侧倾斜。
  - 目标导引针起始点位于椎弓根的外侧面和横突之间【如果执行 L_1～L_4 经椎间孔硬膜外类固醇注射（TF-ESI）或在 L_5 横突和骶翼之间（如果执行 L_5 TF-ESI）】目标应具有清晰、无障碍的路径，且并不受骨性结构的遮挡（见图 13B.1A 和 B）。
  - 将导引针平行于透视射线束穿刺，在椎旁肌肉组织中获得支撑，然后转为前后位视图。

注：请参考本书的解剖学术语/缩略语。

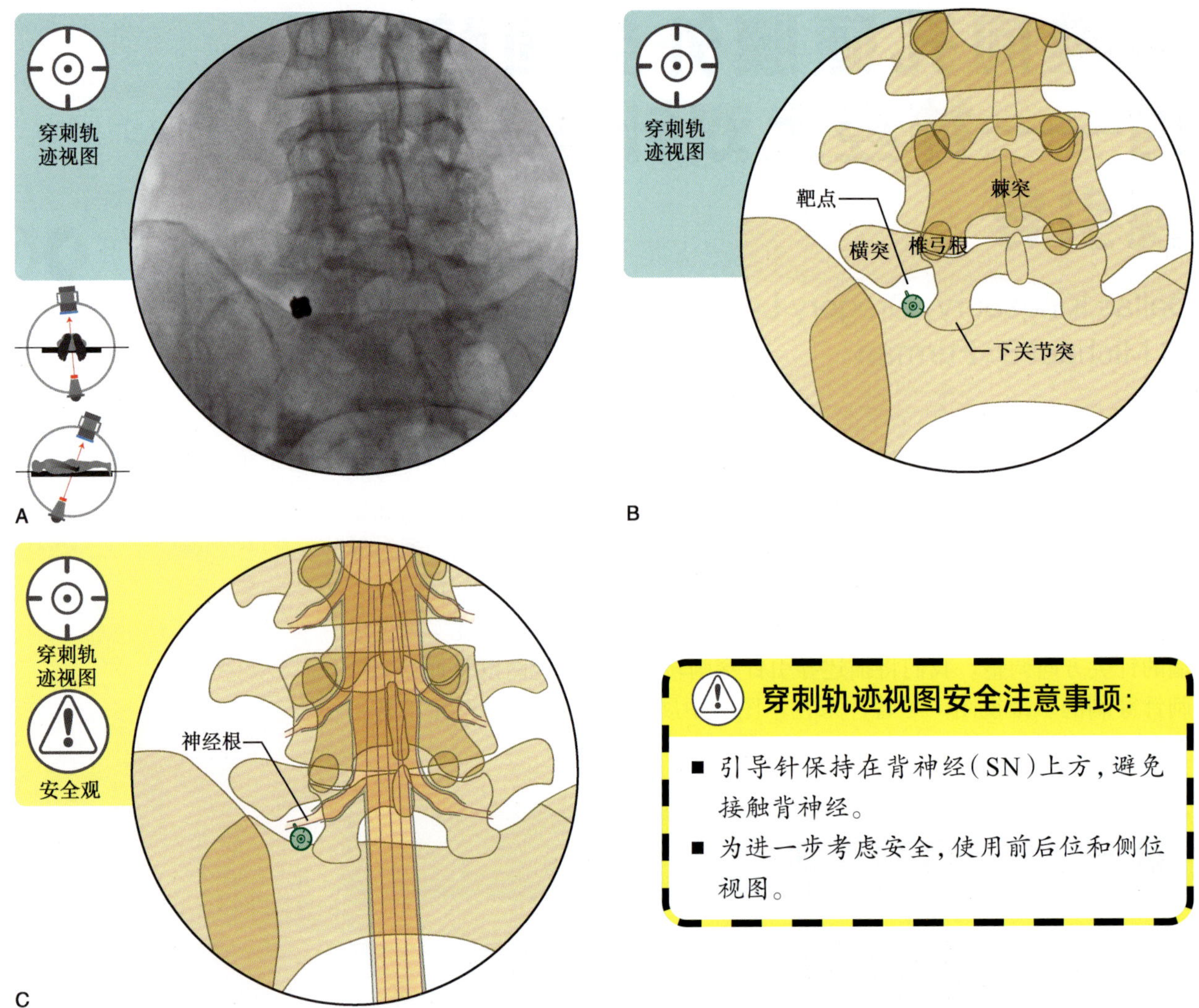

图 13B.1 A,导引针就位时穿刺轨迹的透视图像。B,不透射线结构。C,可透射线结构。

多维视图中的理想刺针位(导引针穿刺)

请参阅第 13D 章:腰椎经椎间孔硬膜外类固醇注射-针定位/故障排除图。

前后位视图中的理想针定位(导引针穿刺)

- 通过调整 X 线透视机射线束的头侧或尾侧倾斜来优化上终板 SEP 和下终板(IEP)。以棘突为中线,双椎弓根与中线等距(见第 3 章)。
- 将导引针(图 13B.2A 至 2C)推进到位于椎弓根外侧和下方的位置。
  - 重要的是,导引针不要超出这两个边界中的任何一个,以便为穿刺针正确进入椎间孔内留出足够的距离。
  - 导引针靶点是使导引针尖端保持在最终穿刺针位置的尾侧、外侧和背侧。
- 一旦导引针到达该目标点,就进入第二阶段:推进穿刺针穿刺。

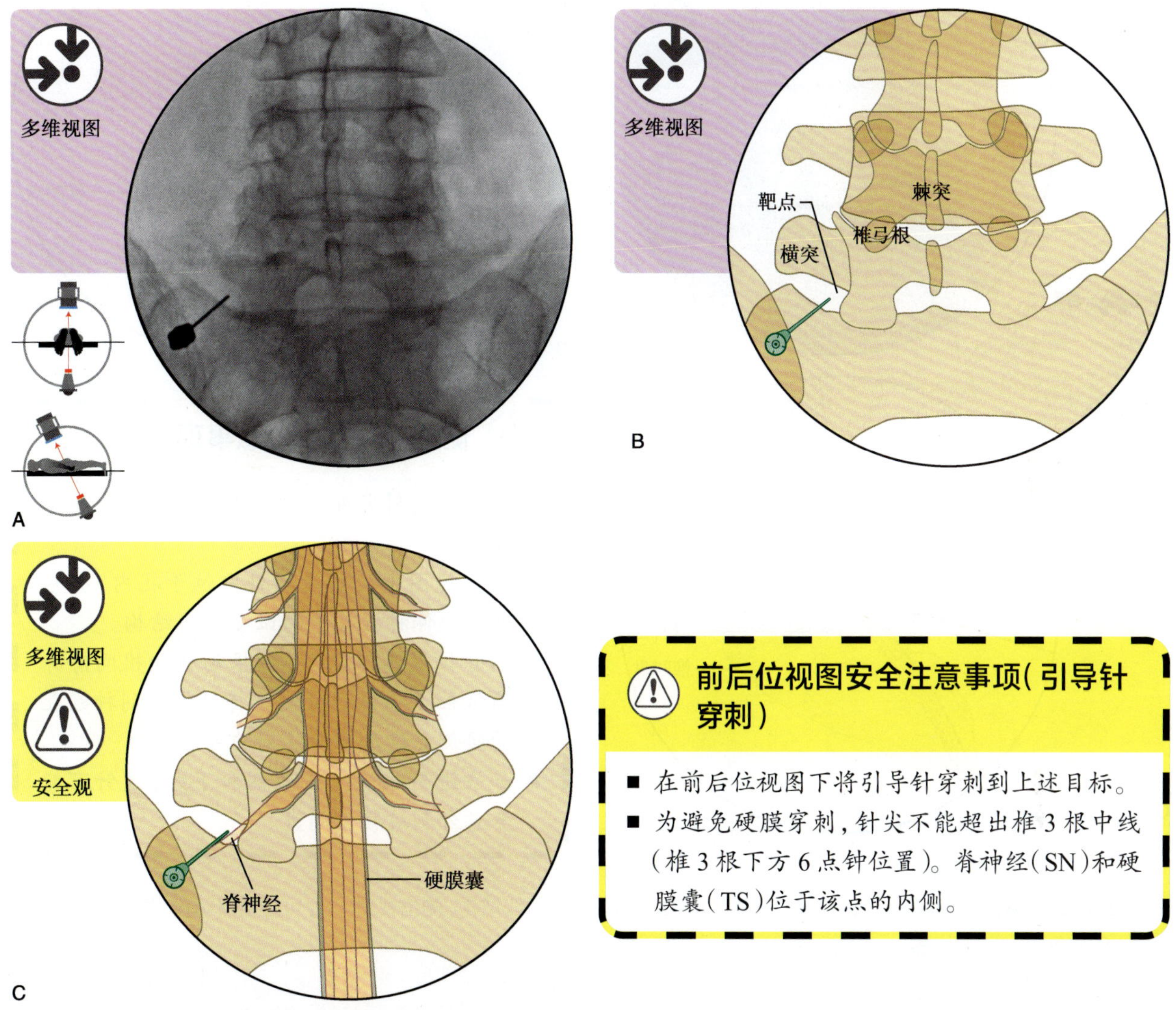

前后位视图安全注意事项（引导针穿刺）

- 在前后位视图下将引导针穿刺到上述目标。
- 为避免硬膜穿刺，针尖不能超出椎 3 根中线（椎 3 根下方 6 点钟位置）。脊神经（SN）和硬膜囊（TS）位于该点的内侧。

图 13B.2　A，透视前后位视图，显示理想的导引针位置。B，不透射线结构，前后位视图。C，可透射线结构，前后位视图。

侧位视图中的理想穿刺针定位（导引针穿刺）

- 通过优化 SEP 和 IEP 确认射线束垂直于目标脊柱节段。
- 恰当安置患者或透视机（即调整透视机达到理想效果）。
- 导引针应位于目标神经孔后面的背侧（图 13B.3A 至 3C）。

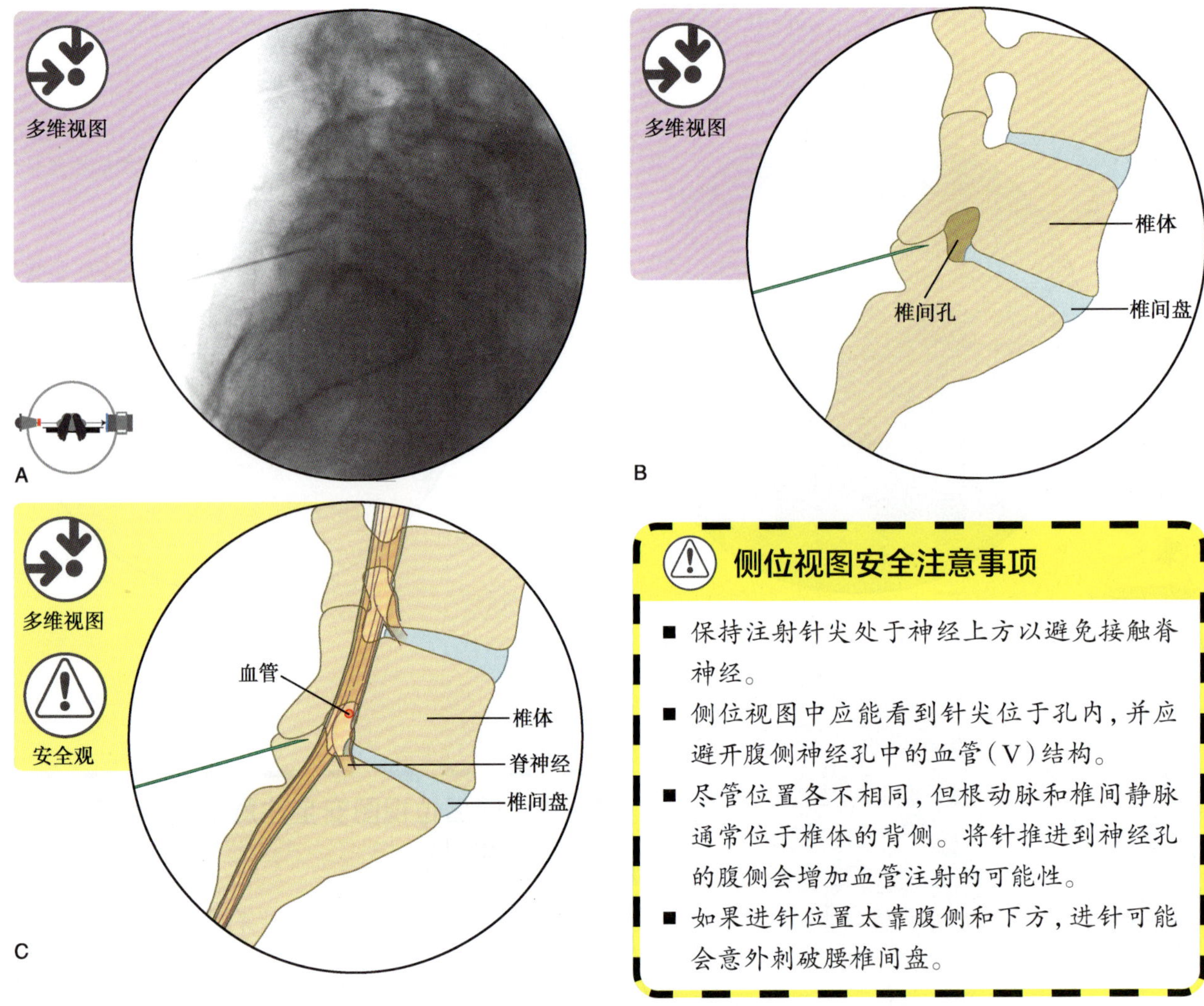

图 13B.3　A，具有理想导引针位置的透视侧位视图。B，不透射线结构，侧位视图。C，可透射线结构，侧位视图。

第二阶段：穿刺针进针

多维视图中的理想针位（穿刺针进针）

前后视图中的理想针位（穿刺针进针）

- 根据从导引针尖端侧向侧位和背向到穿刺针靶点位置的大致距离，适度弯曲穿刺针。请参阅图 2 和 3 所示的曲度。图 17B.3A 至 E。使用 18G 导引针和 22G 穿刺针组合或 20G 导引针和 25G 穿刺针组合。
  - 弯曲程度越大，穿刺针向腹侧移动的距离就越小，而向内侧移动的距离就越多。
  - 弯曲程度越小，穿刺针将偏向于腹侧且越向内侧。

- 在 AP 视图中，将穿刺针穿过导引针，直到尖端刚好穿过导引针的斜面开口。检查点胶片以评估穿刺针的初始轨迹。
- 通过在导引针内旋转穿刺针来调整其穿刺轨迹，并向上和向内趋向靶点位置，如先前针对单针神经上方法中的 AP 视图所述（图 13B.4A 至 4C）。
    - 穿刺针尖不应向内侧超出椎弓根中线（6 点钟位置），以避免刺破硬脊膜。

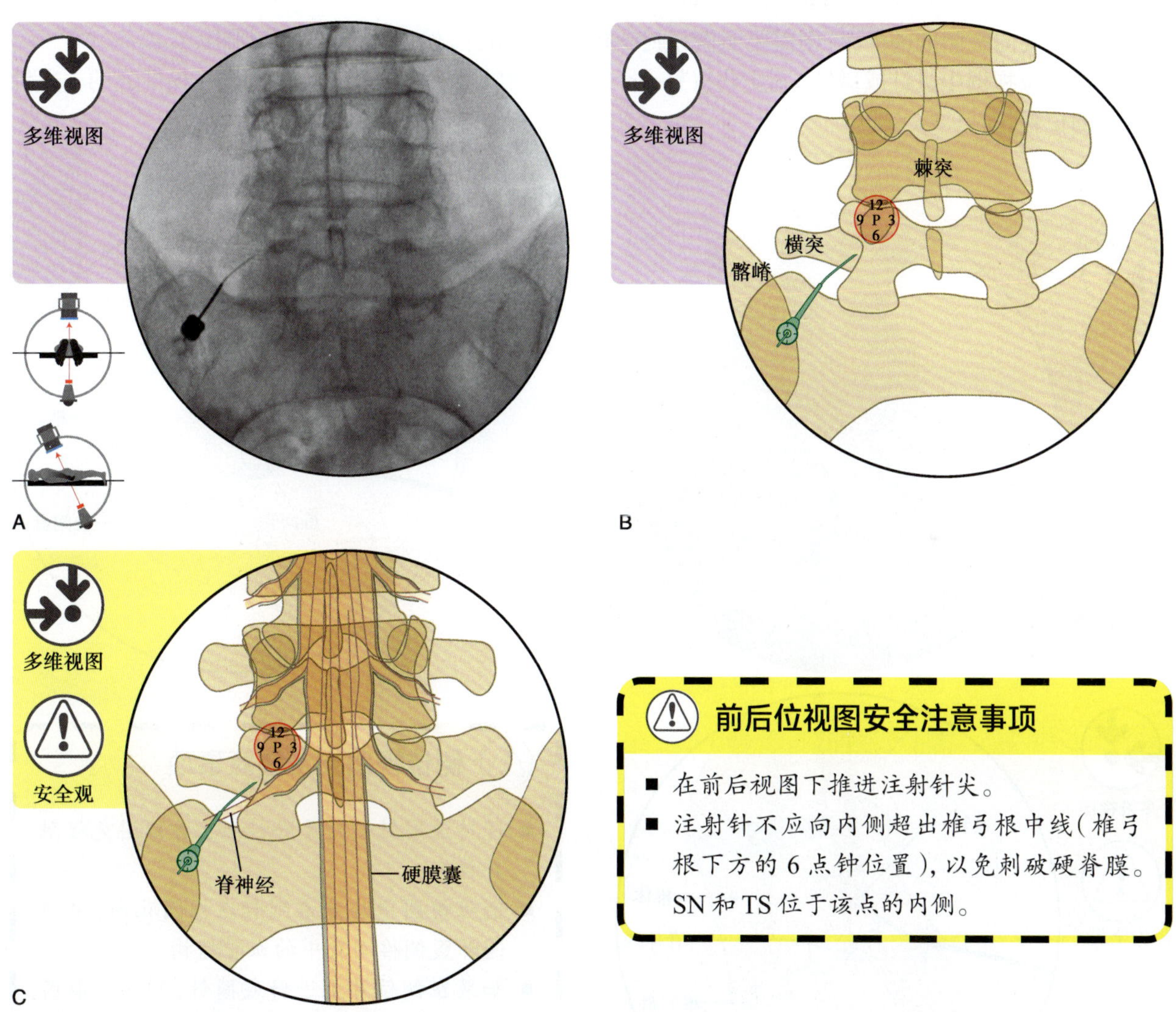

图 13B.4　A，具有理想的穿刺针位置的透视前后视图。B，不透射线结构，前后位视图。C，可透射线结构，前后位视图。P，椎弓根。

侧位视图中的理想针定位(注射针穿刺)

- 通过优化 SEP 和 IEP 的视图来确认真实的侧位视图。调整患者或摇动 X 线透视机(图 13A.3)。
  - 穿刺针的靶点与先前在单针神经上方法中的侧位视图所描述的相同(图 13B.5A 至 5C)。
  - 通过保持穿刺针在神经之上来避免接触脊神经(SN)。
  - 通过稍微回撤穿刺针,在导引针内旋转,然后沿所需方向推进,从而调整头/尾方向。
  - 请记住穿刺针的弯曲度。
  - 这是一个验证性的视图。使用这种入路,当在侧位视图中前进时,穿刺针可以比期望的更偏向内侧。
  - 如果需要向腹侧推进更深,则需要回撤穿刺针并推进导引针,然后重新推进穿刺针。
- 如果在侧位视图中进针或撤针,则应获得另一个前后视图以确认进针没有推进到椎弓根下方的 6 点钟内侧的位置。

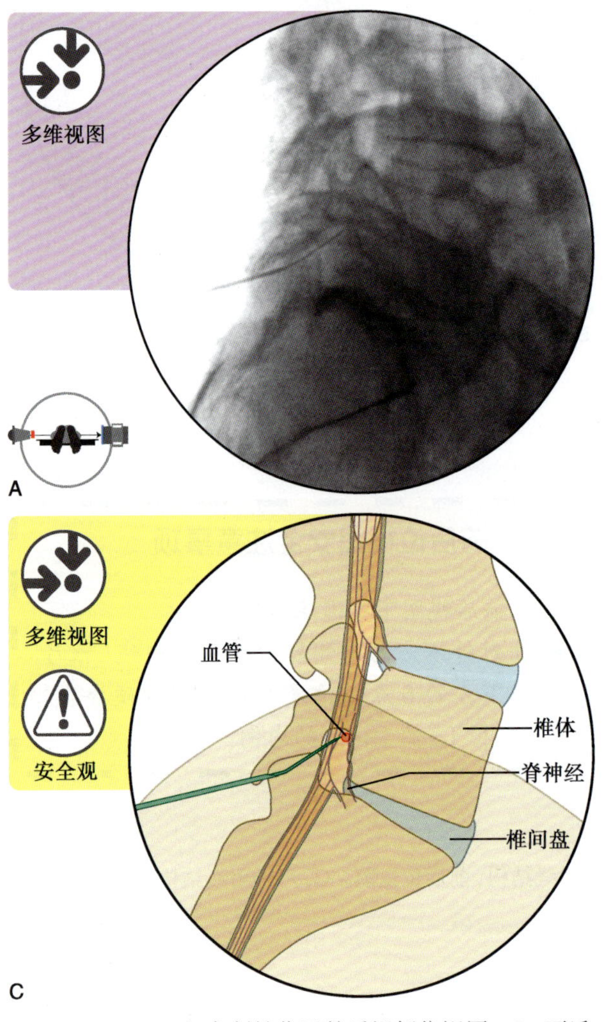

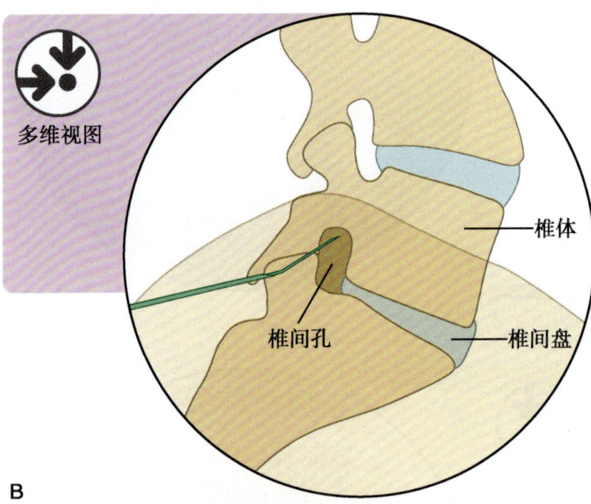

图 13B.5　A,理想穿刺针位置的透视侧位视图。B,不透射线结构,侧位视图。C,可透射线结构,侧位视图。

侧位视图安全注意事项

- 保持注射针尖处于脊神经上方以避免接触脊神经。
- 侧位视图中应能看到针在椎间孔内,并应避开腹侧椎间孔中的血管结构。
- 如果在侧位片上进针或撤针,则应获取另一个正位片以确认进针没有进入椎弓根下方的 6 点钟内侧位置。
- 尽管位置存在变异,但根动脉和椎间静脉通常位于椎体的背侧。将针推进到椎间孔的腹侧壁,会增加血管内注射的可能性。
- 如果穿刺针穿刺得太靠腹侧和下方,则穿刺针可能会无意中刺穿腰椎间盘(IVD)。

理想视图(图 13B.6～图 13B.8)

■ 理想的造影剂扩散应勾勒出脊神经(SN)和神经根袖，然后流入椎弓根内侧的硬膜外腔，到达可疑的病变部位。

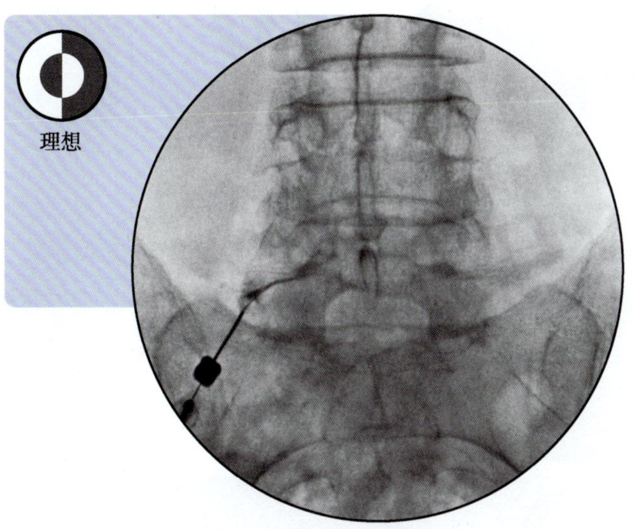

图 13B.6 左 L_5 经椎间孔硬膜外类固醇注射 1ml 造影剂的前后位透视图像。

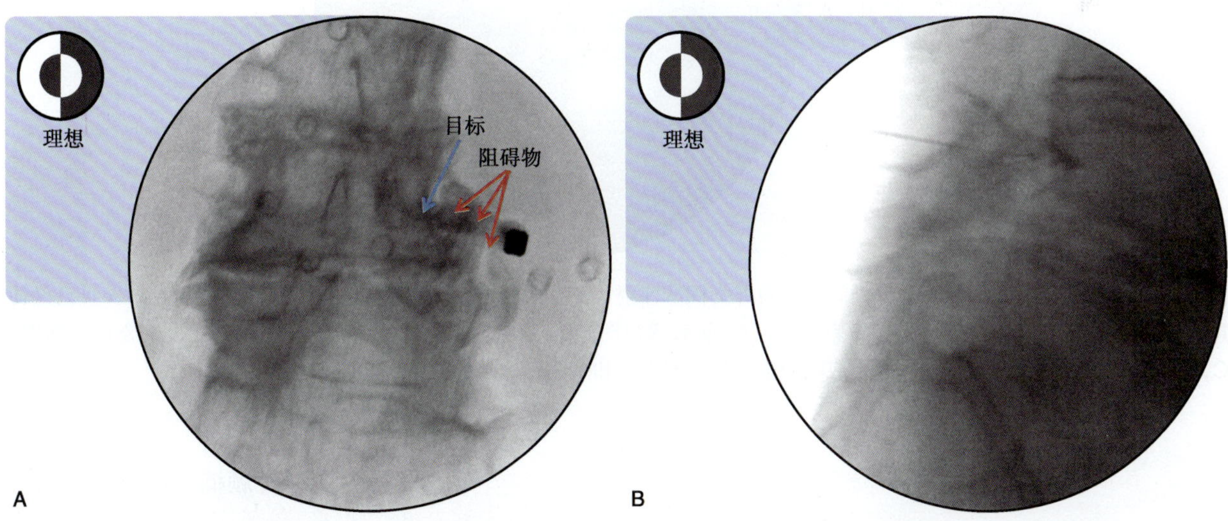

图 13B.7 A，右侧 L_4 经椎间孔硬膜外类固醇注射 1.0ml 造影剂的前后位透视图像。蓝色箭头显示目标针位置位于椎弓根下方 6 点钟位置。红色箭头勾勒出右侧 L_4～L_5 关节突关节骨赘的上外侧边缘，阻碍了标准倾斜单针入路的路径。B，相同注射后对比的侧位透视图像。

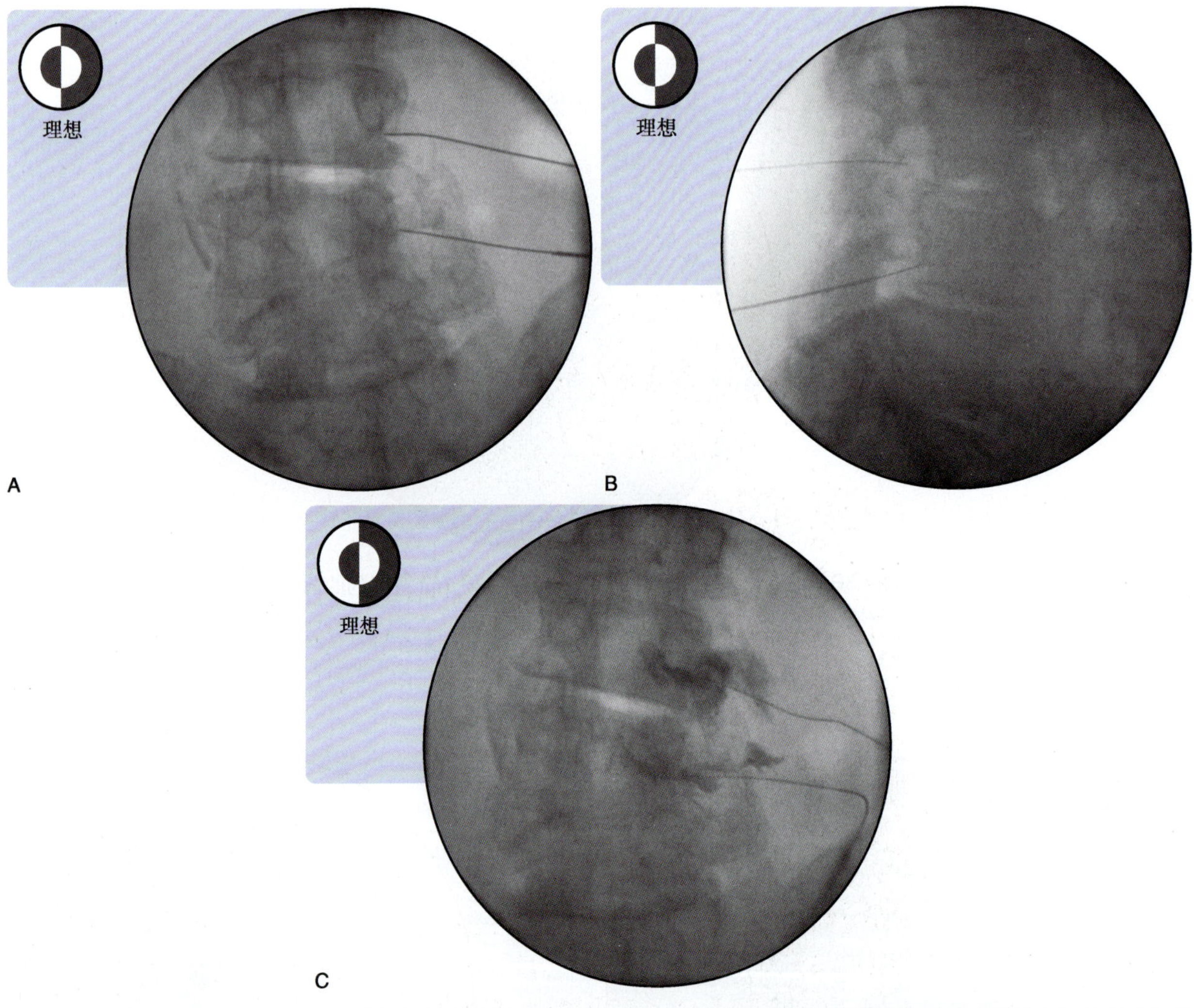

图 13B.8　使用双针入路进行 L_4 经椎间孔硬膜外类固醇注射（TF-ESI）。在 L_4 水平，右侧有一个大的融合钉，并且已经使用双针入路将穿刺针尖导航至骨性障碍内侧。A，前后透视图。B，侧面透视图。请注意，穿刺针已穿过融合钉的前面。C，注射后前后位 X 线透视机视图显示成功的造影剂流向内侧和头侧到达椎弓根。L_3 TF-ESI 采用单针入路。

（聂会勇 译，顾楠 校，毕胜 复校）

腰椎间孔硬膜外类固醇注射——神经下入路：透视引导

第 13C 章

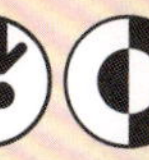
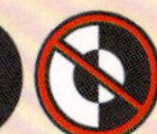

Christopher Bednarek，Justin J. Petrolla，和
Michael B. Furman

神经下入路

一些作者认为，将转化硬膜外类固醇穿刺针穿刺在神经下、椎间孔的下侧（即 Kambin 三角），理论上是一种更安全的方法，因为在椎间孔下方遇到根动脉的可能性可能较小。然而，该区域也显示出有血管分布。这种替代性经椎间孔注射称为神经下入路（也称为椎间盘后或节前），其针尖位于椎间孔的下三分之一或“孔的低位”。

该入路可以用来代替传统的神经上入路，或者当解剖结构的改变危及安全注射时。该入路被描述为椎间盘后入路，因为在椎间盘后部纤维环的后方。由于靠近椎间盘，误入椎间盘注射并不罕见。一些作者将神经下入路描述为节前入路，因为针尖位于沿走行神经根的背根神经节（DRG）附近。神经下入路可能有利于在与中央突出的椎间盘相同的椎间盘水平处注射神经，因为当神经根向下穿过中央突出的椎间盘时，注射液往往沿着神经根流动。

值得注意的是，神经下注射的初始穿刺轨迹与腰椎间盘造影中使用的轨迹相似。

穿刺轨迹视图

- 在获得穿刺轨迹视图之前确认节段水平（使用前后视图）。
- 倾斜 X 线透视机以优化终板可视化。
  - 尾部或头侧倾斜用于对齐相邻腰椎的上终板（SEP）和下终板（IEP）。（优先排列低于目标的 SEP。）
- 将 X 线透视机向同侧倾斜（图 13C.1）：
  - 然后将 C 形臂向有症状的一侧倾斜，使上关节突（SAP）平分上椎体（VB）的 IEP。目标是下级 VB 的 SAP 和 SEP 的交界处。
  - 此设置类似于腰骶椎间盘造影术（请参阅第 17 章）。
  - 这是穿刺轨迹视图；进针应平行于 C 形臂角度。

注：请参考本书的解剖学术语/缩略语。

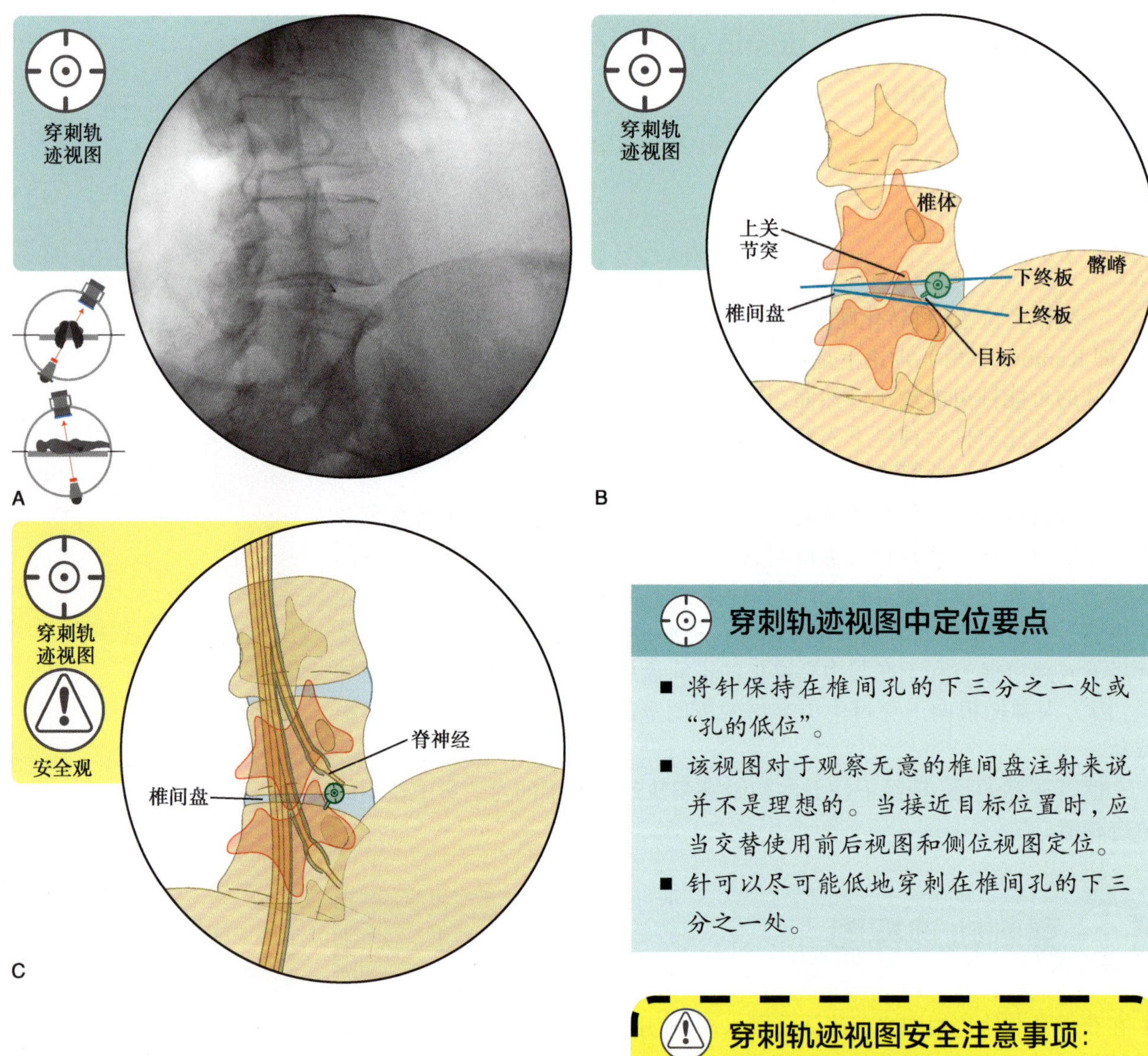

穿刺轨迹视图中定位要点

- 将针保持在椎间孔的下三分之一处或“孔的低位”。
- 该视图对于观察无意的椎间盘注射来说并不是理想的。当接近目标位置时，应当交替使用前后视图和侧位视图定位。
- 针可以尽可能低地穿刺在椎间孔的下三分之一处。

穿刺轨迹视图安全注意事项：

- 穿刺针保持低位（即椎间孔下1/3）以避免触及背神经。

图13C.1　A，理想针位时穿刺轨迹视图的透视图像。B，不透射线结构，穿刺轨迹视图。C，可透射线结构，穿刺轨迹视图。

多维视图的理想针位

请参阅第 13D 章：腰椎经椎间孔硬膜外类固醇注射-针定位/解决问题图。

前后位视图的理想针位（图 13C.2）

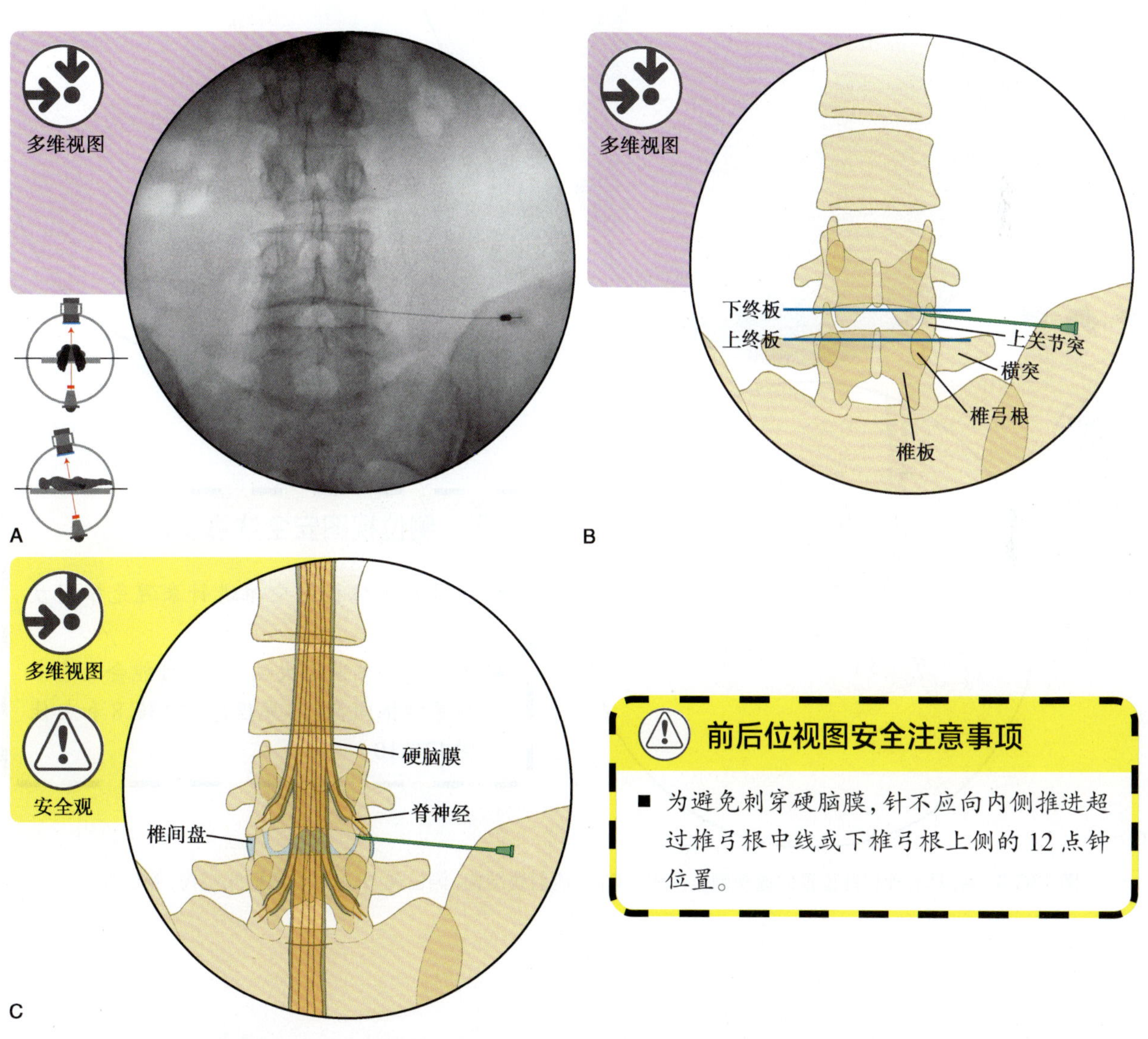

前后位视图安全注意事项

- 为避免刺穿硬脑膜，针不应向内侧推进超过椎弓根中线或下椎弓根上侧的 12 点钟位置。

图 13C.2 A，具有理想针位置的透视前后视图。B，不透射线结构，前后视图。C，可透射线结构，前后视图。

侧位视图的理想针位(图 13C.3)

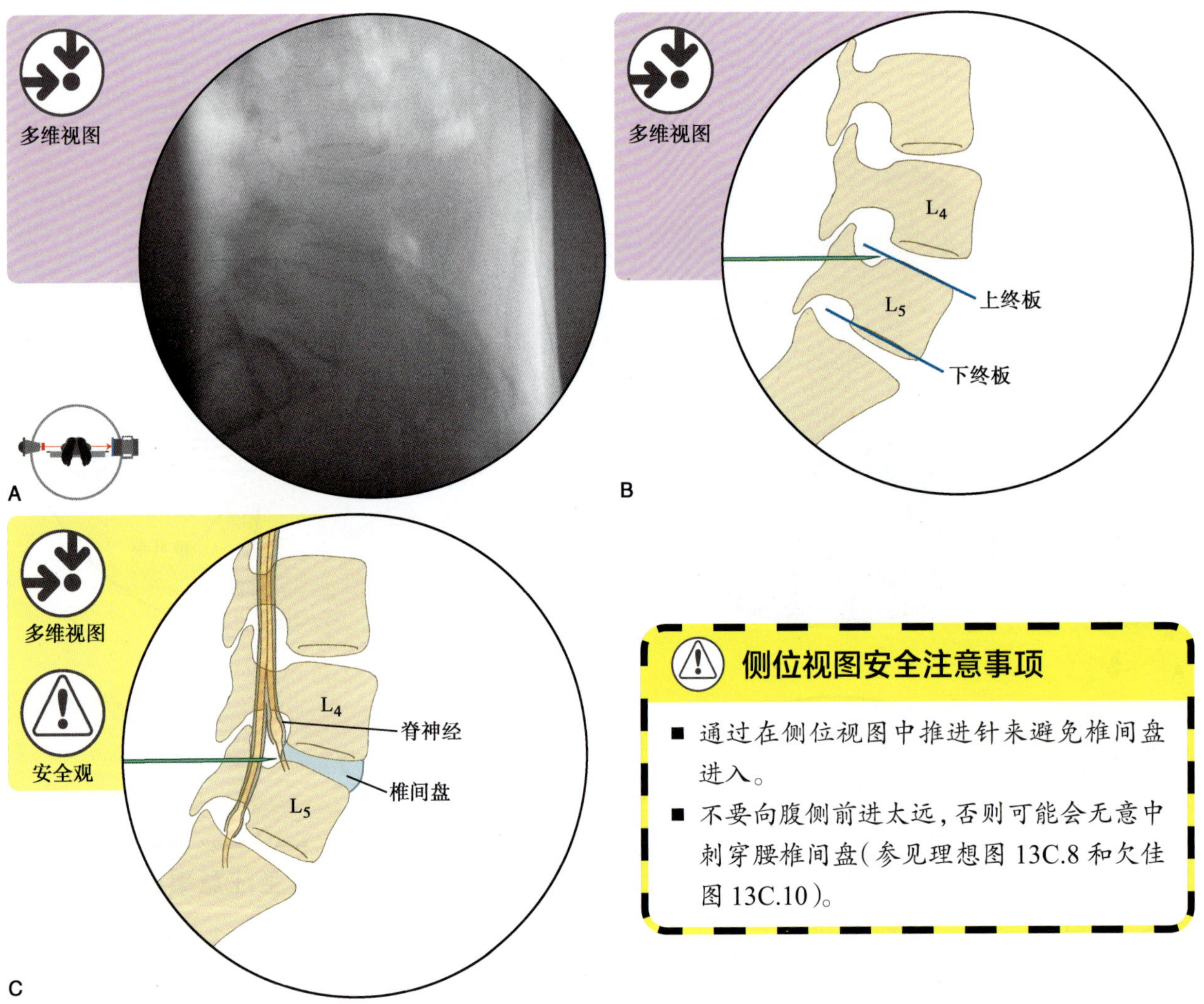

侧位视图安全注意事项

- 通过在侧位视图中推进针来避免椎间盘进入。
- 不要向腹侧前进太远,否则可能会无意中刺穿腰椎间盘(参见理想图 13C.8 和欠佳图 13C.10)。

图 13C.3 A,具有理想针位置的透视侧位视图。B,不透射线结构,侧位视图。C,可透射线结构,侧位视图。

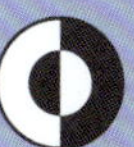

理想视图（图 13C.4～图 13C.8）

可以观察到不同的理想造影剂形态。

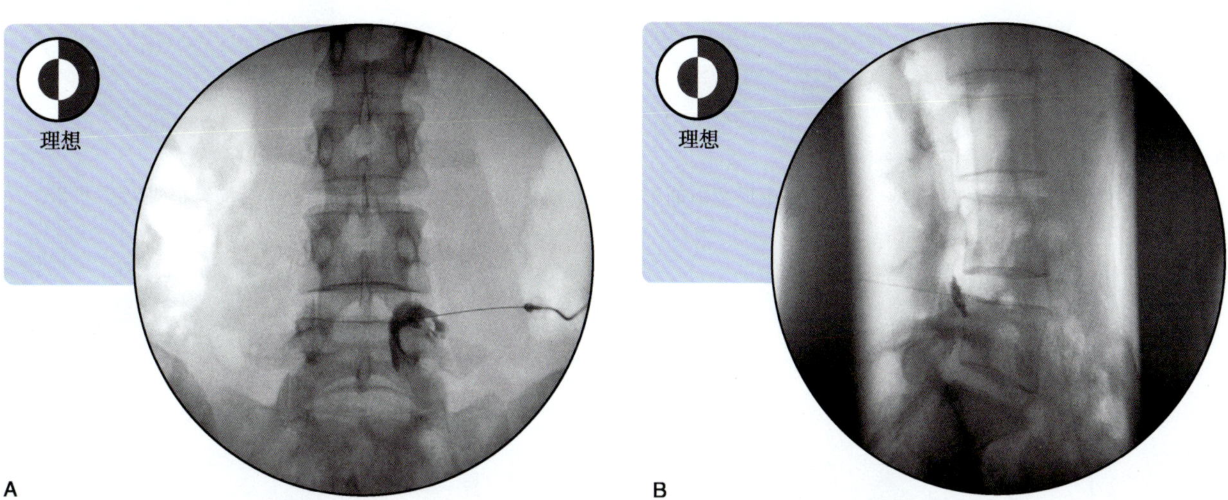

图 13C.4　**A**，腰椎间孔注射 1.5ml 造影剂的前后位透视图像，产生马鞍形造影图案。**B**，腰椎间孔注射 1.5ml 造影剂的侧位透视图像。

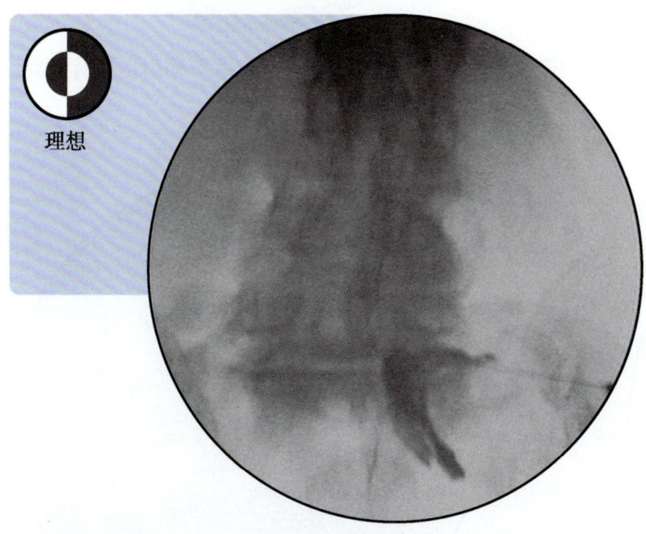

图 13C.5　椎弓根内侧扩散的理想形态。通常，造影剂会向下延伸。请注意，注射液沿着神经流动，因为它沿着椎间盘向下内侧扩散。

理想视图

- 神经下入路有利于沿神经注射，因为神经向下穿过中央突出的椎间盘。
- 这种入路可能更多的向后覆盖到纤维环，但在椎间孔覆盖较少。[19]

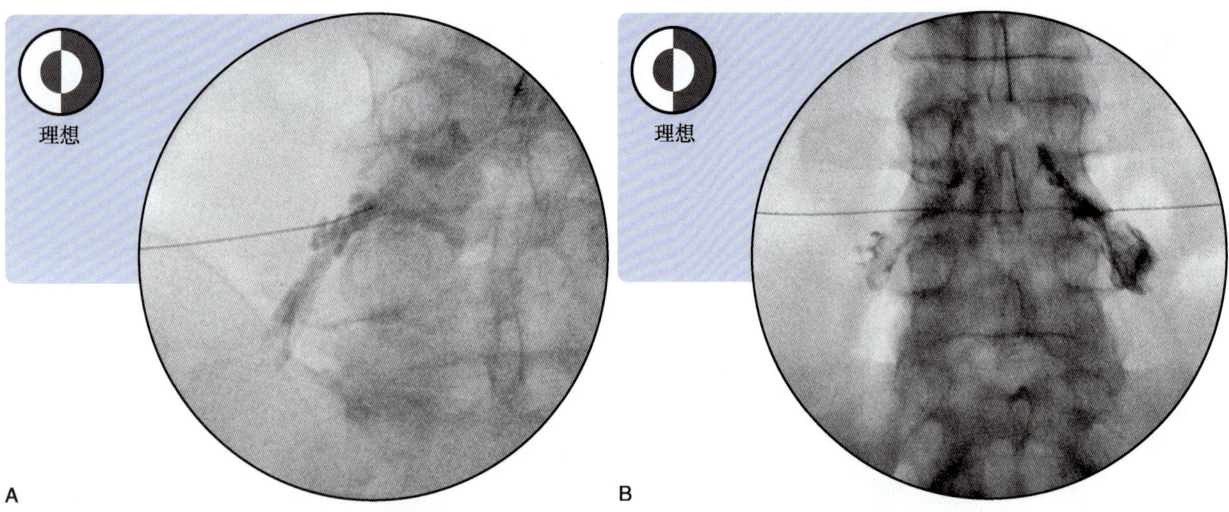

图 13C.6 A，左 L_4 经椎间孔神经下注射：扇形造影剂形态。B，双侧 L_4 经椎间孔神经下注射：沿神经根"腋窝"扩散。

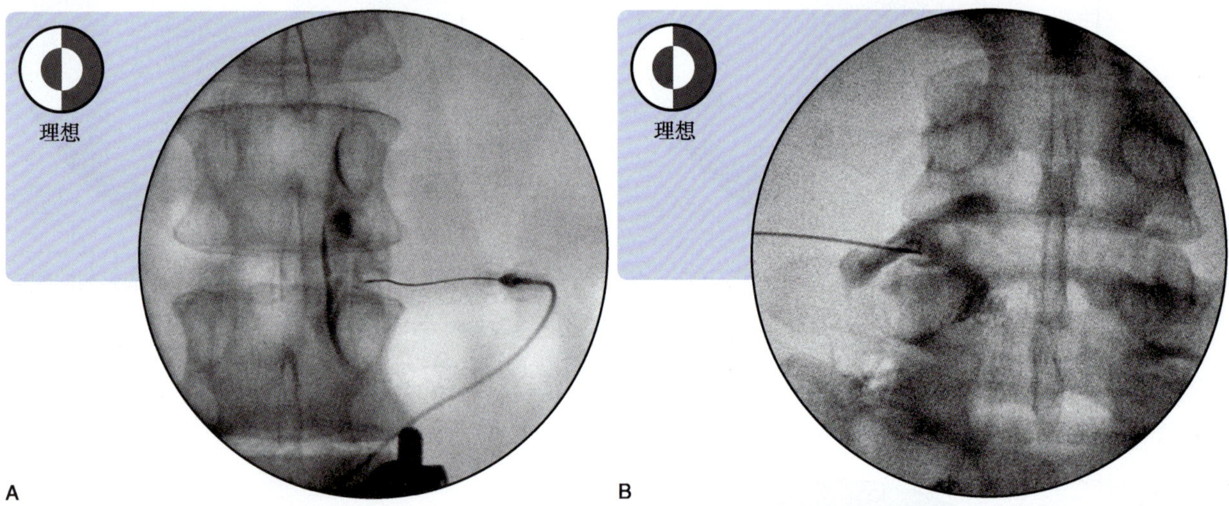

图 13C.7 A，L_5/S_1 融合上方的右 L_3 经椎间孔神经下注射：线性侧隐窝造影剂扩散，向上和向下扩散勾勒出出孔脊神经。B，左 L_4 经椎间孔硬膜外注射：腋窝和马鞍形对比图案的组合。

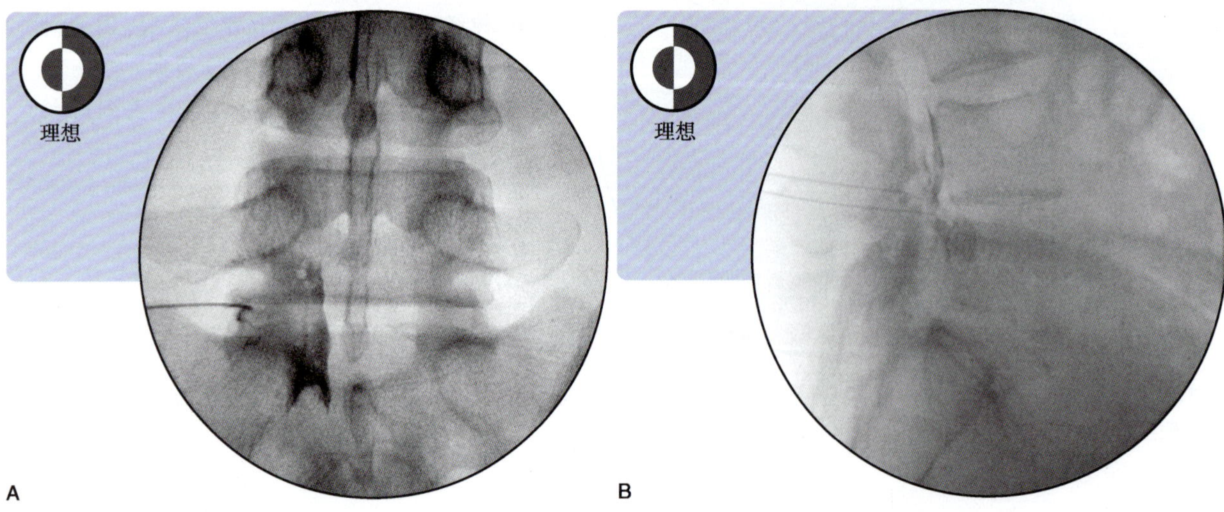

图 13C.8 这种对比流动模式勾画出椎间盘向后进入硬膜外腔的轮廓。A，左侧 L_5 经椎间孔神经下注射的前后视图。B，同一患者的侧位视图，穿刺第二根针进行双侧 L_5 经椎间孔神经内注射（骶 1 腰化）。请注意 B 中椎间盘如何向后延伸超出背椎体。如果针尖穿刺在更靠腹侧的位置，则更有可能进行椎间盘内注射（参见欠佳图 13.10A 和 B）。

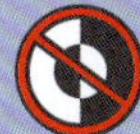

欠佳图像（图 13C.9 和图 13C.10）

避免无意的、欠佳的椎间盘内注射的建议：

1. 检查术前矢状位图像以确定是否存在椎间盘下方突出。

2. 将矢状面 MRI 或 CT 与透视侧位图像相关联，以估计椎间盘的后方位置，并避免过于向腹侧进入椎间盘。

3. 确保您有真正的侧位透视（参见第 3 章）。否则，您可能会低估针尖的真实深度。

4. 监测进针和/或注射的阻力。针穿过孔的下部的阻力是由于纤维环或紧贴沿 SAP 的进针入路造成的。

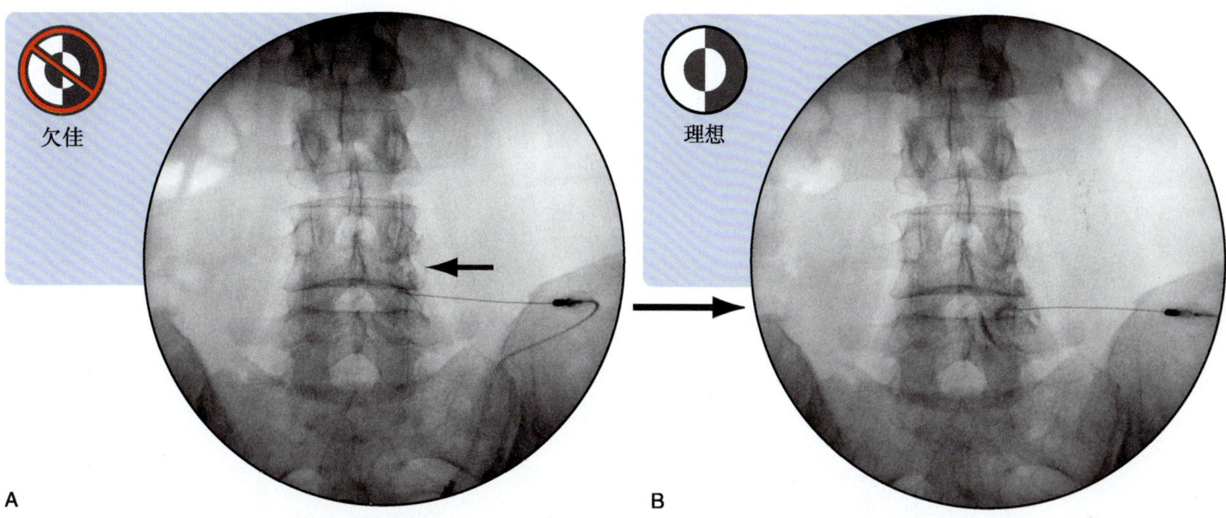

图 13C.9　A，具有血管摄取的前后位透视图像（箭头）。B，使用重新定位的针的前后位透视图像，现在可以看到具有理想造影剂扩散形态。

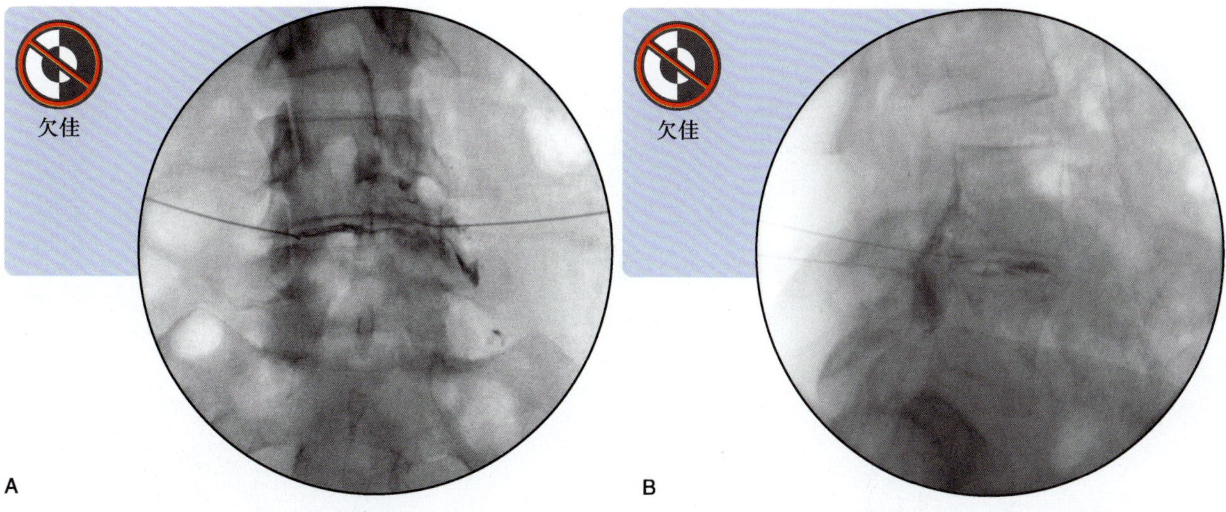

图 13C.10　A，椎间盘可能比预期更靠后（参见理想视图 13C.8）。无意的椎间盘内注射造影剂的前后位透视图像。B，无意中椎间盘内注射造影剂的侧位透视图像。

（王武涛 译，顾楠 校，毕胜 复校）

建议读物

Jasper JF. Lumbar retrodiscal transforaminal injection. *Pain Physician*. 2007;10(3):501–510.

Lee JW, Kim SH, Choi JY, et al. Transforiminal spidural steroid injection for lumbosacral radiculopat;hy: preganglionic versus conventional approach. *KOrean J Radiol*. 2006;7(2):139–144.

Jeong HS, Lee JW, Kim SH, et al. Effectiveness of transforaminal epidural steroid injection by using a preganglionic approach: a prospective randomized controlled studyl Radiology 2007;245(2):584–590.

腰椎间孔硬膜外类固醇注射：针定位图

第13D章

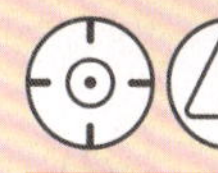 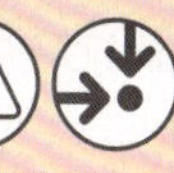 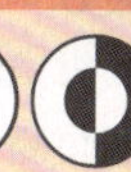 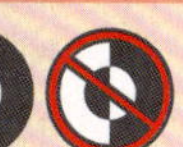

Luis Baez-Cabrera 和 Michael B. Furman

结合相关的矫正和临床要点，使用前后位和侧位透视图来三角测量/计算轴向针尖位置。这些图展示了神经上入路。然而，这些概念同样适用于神经下/椎间盘后入路。

	前后(AP)视图：绿色箭头位置决定右/左针尖位置	侧位视图：红色箭头位置决定前/后针尖位置	计划好的轴位视图：蓝色箭头表示俯卧患者的针尖位置	矫正/临床要点
方向	左　右	后　前	左　右	
理想入路 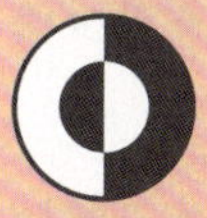	椎弓根6点钟方向的针尖 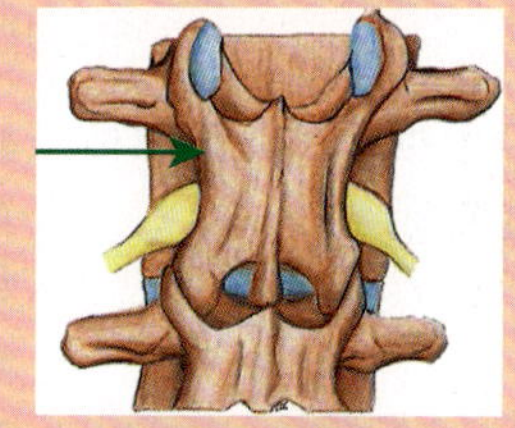	针尖位于椎间孔上方，未完全接触椎体 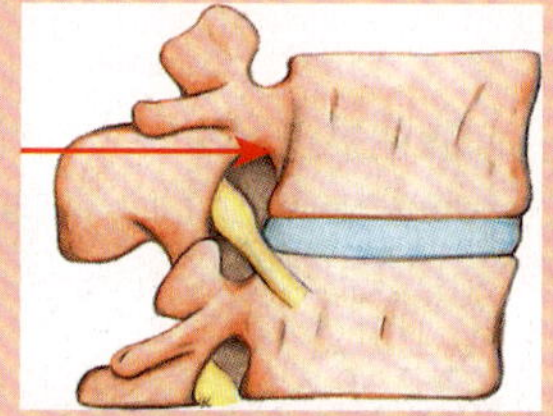	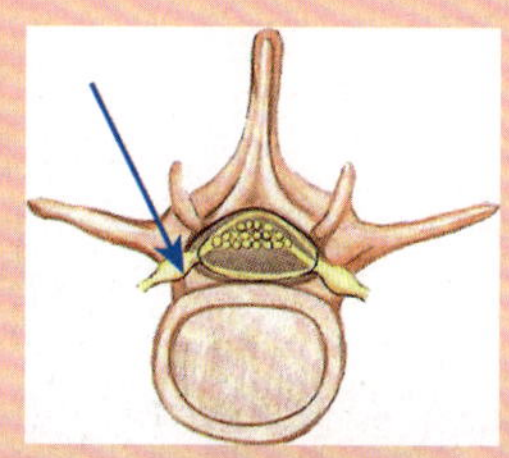	理想位置；无须调整
场景A 针太偏腹侧，不够内侧 	针尖不够内侧 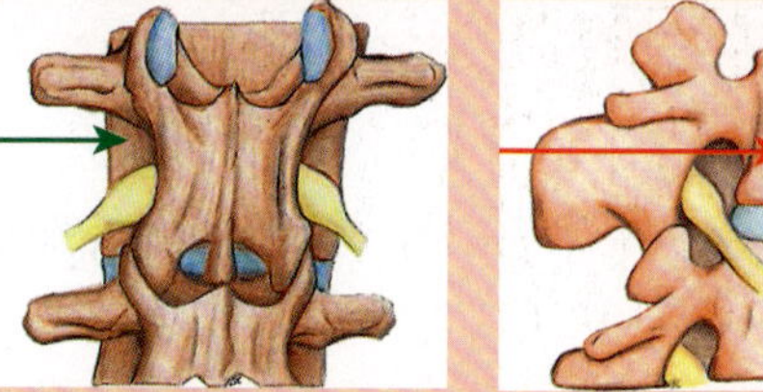	针尖向前太向腹侧	针被注意到位于椎体的后部和外侧 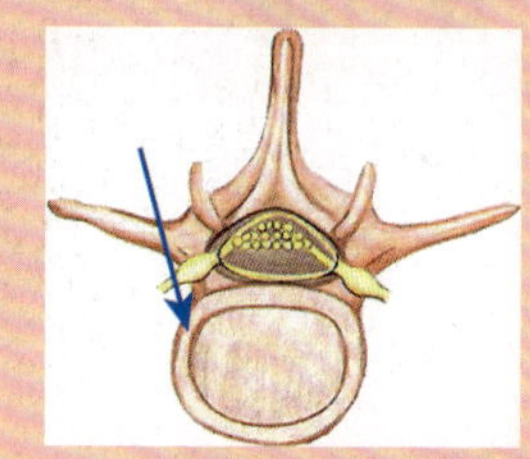	从前后视图来看，针需要更靠内侧 初始设置不够倾斜。经常检查多维成像 重新开始或回撤并瞄准更内侧

注：请参考本书的解剖学术语/缩略语。

	前后(AP)视图：绿色箭头位置决定右/左针尖位置	侧位视图：红色箭头位置决定前/后针尖位置	计划好的轴位视图：蓝色箭头表示俯卧患者的针尖位置	矫正/临床要点
方向	左　右	后　前	左　右	
场景B 针太靠内侧且不够腹侧	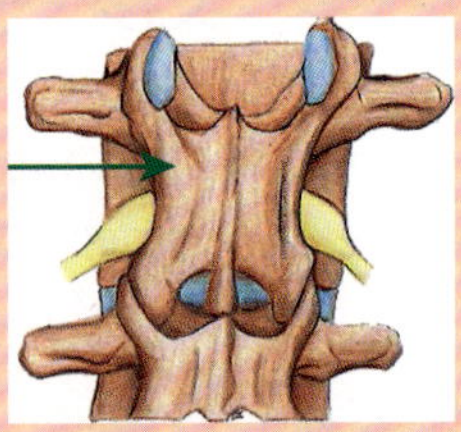	常见错误一由于接触骨膜而无法前进 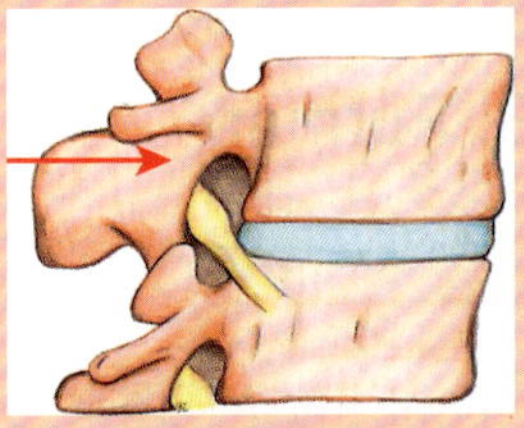	注意到针位于后方骨骼间 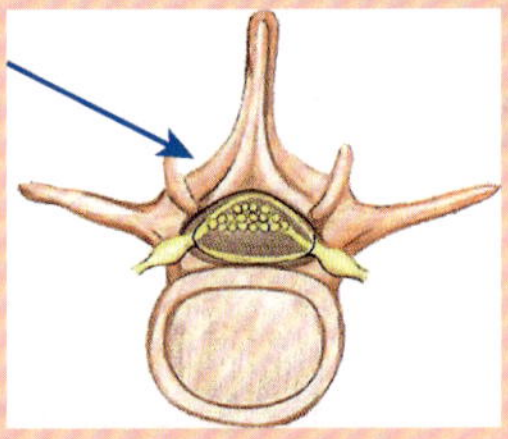	穿刺轨迹需要更少偏向内侧和更多偏向腹侧 最初的设置太倾斜了 频繁检查多维成像 重新开始或回撤并瞄准更少偏向内侧和更多偏向腹侧
场景C 针太偏向内侧且不够偏向腹侧(进针位置比上面更偏腹侧)	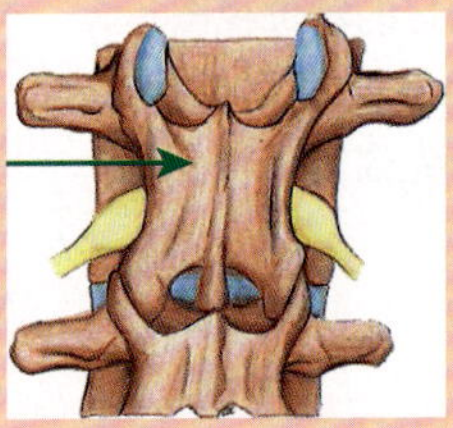	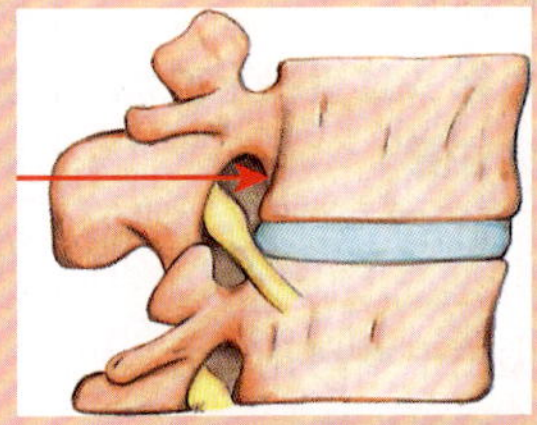	针接近椎管，过早太靠近内侧 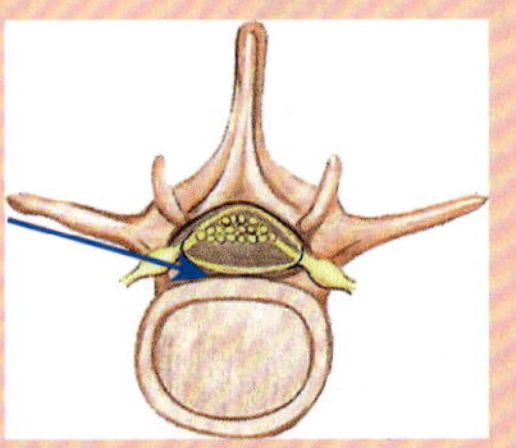	向内侧推进可能会刺破硬膜囊 最初的设置太向内倾斜了 穿刺轨迹需要减少偏向内侧。频繁检查多维成像 重新开始或回撤针并瞄准更少偏向内侧
场景D 针向腹侧太深	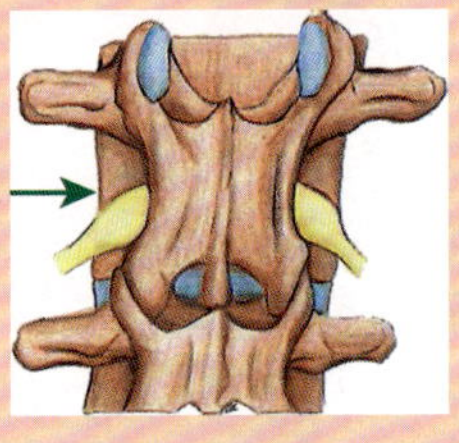	针尖向腹侧推进过深 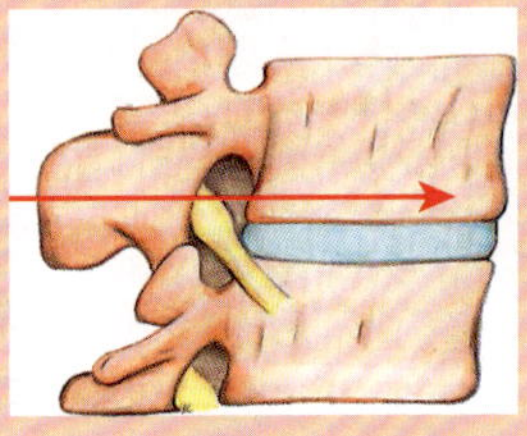	针位于椎体的侧面和椎间孔的前面 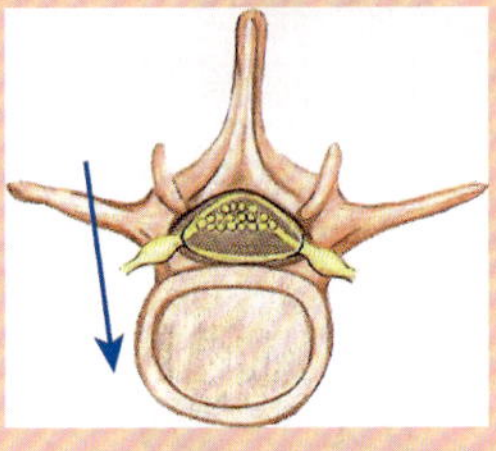	初始设置不够倾斜 频繁检查多维成像 重新开始或回撤并瞄准更多偏向内侧和更少偏向腹侧

(舒雅　译，顾楠　校，毕胜　复校)

第 14 章

腰椎脊髓造影

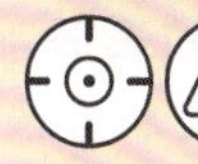  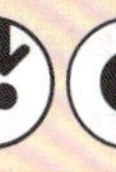 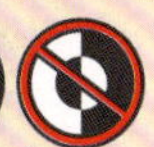

Sarah E. Hagerty, Brian D. Steinmetz, 和
Michael B. Furman

腰椎脊髓造影是一项用于评估椎管和椎间孔狭窄、骨病变和脊髓压迫的放射学检查。对于无法接受磁共振成像(MRI)的患者来说,这也是一种相当可靠的替代方案。尽管 MRI 是评估椎间盘病变、软组织和神经压迫的首选,但计算机断层扫描(CT)脊髓造影仍是诊断检查的一种选择。既往因手术或创伤植入体内的金属可能会导致 MRI 成像出现伪影,从而影响椎管内的图像质量,而这种情况下 CT 脊髓造影可以更好地显示椎管内的图像,同时,CT 还可以更容易识别椎弓根螺钉等内固定,以更好地评估骨溶解情况。此外,CT 脊髓造影经常被外科医生用作术前影像学检查以制定手术计划,有时甚至作为首选检查。

进行脊髓造影时需采取严格的无菌预防措施和技术,对于减少头痛、出血、发热、脑膜炎、精神状态改变和癫痫发作等不良反应至关重要。最常见的并发症是低颅压头痛,发病率从 32% 到 70% 不等,可能需要静脉补液或血补丁(少量自体血硬膜外注射)进行治疗。

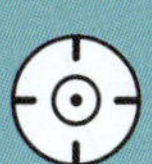 穿刺轨迹视图:穿刺轨迹/前后位视图和多维视图

- 患者应采取俯卧位,骨盆下方垫枕头,目的是减少腰椎前凸。
- **查看现有检查以评估椎管狭窄、既往手术和内固定情况,以便选择合适的进针节段。**
- **确认节段**(在前后位[AP]视图下)。为避免脊髓损伤,最好从脊髓圆锥下方进入,通常在 L_2~L_3 间隙或以下水平穿刺。如果已行 MRI 检查,则有助于确认水平。由于穿刺靶点是鞘内,因此通常可以选择从先前椎板切除的节段进行穿刺(与腰椎硬膜外注射的方法不同)。
- 选择椎体水平而不是椎间盘水平穿刺进入椎间隙。如果所选椎间隙处存在明显的椎间盘突出和/或椎管狭窄,则鞘膜囊会变窄,导致穿刺针进入鞘内更加困难,从而增加了患者的痛苦(见图 14.5 和图 14.10)。
- 将影像增强器向尾侧或头侧倾斜,使穿刺水平椎板间隙显影最大化,更有利于穿刺针进入两个相邻椎板之间的椎间隙。示意图中我们展示了最小

注:请参考本书的解剖学术语/缩略语。

的穿刺倾斜角度。然而，拍摄初始穿刺轨迹视图时，影像增强器可以向右或向左倾斜 5° 至 10°。穿刺针应尽量平行于透视射线束，且向中线方向推进（图 14.1A）。

前后位/穿刺轨迹视图中定位要点

- 在椎板完整的情况下，初始透视可以是正前后位或稍侧倾前后位，类似于椎板间硬膜外类固醇注射。
- 由于造影剂比脑脊液（CSF）密度更大，因此在手术过程中根据需要成像的目标部位采用 Trendelenburg 体位（头低脚高）或反 Trendelenburg 体位，以有利于造影剂能够停留在腰椎或向头侧流向颈椎（见图 14.7B）。
- 优选使用较小孔径的脊椎穿刺针（22 或 25G），以降低出血和术后头痛的风险。
- 穿刺针靶点为椎体而不是椎间盘空间。
- 如果在穿刺过程中引起神经根性感觉异常或疼痛，则应重新调整穿刺方向。然而，在注射造影剂时，可能会出现轻微的神经根压迫症状。
- **穿刺针应保持向脊柱中线方向穿刺。**
- 该视图仅应用于评估穿刺针在内外侧和上下侧方向位置；而不用于评估任何实质性的腹侧向进针。
- 为了确定穿刺针的深度，应获得对侧斜视图和/或侧位视图。

除了可能向腹侧进针太深之外，该穿刺轨迹视图不需要考量其他的穿刺相关的安全性因素。请在穿刺时使用其他角度的视图以更好地显示相应的解剖标志。

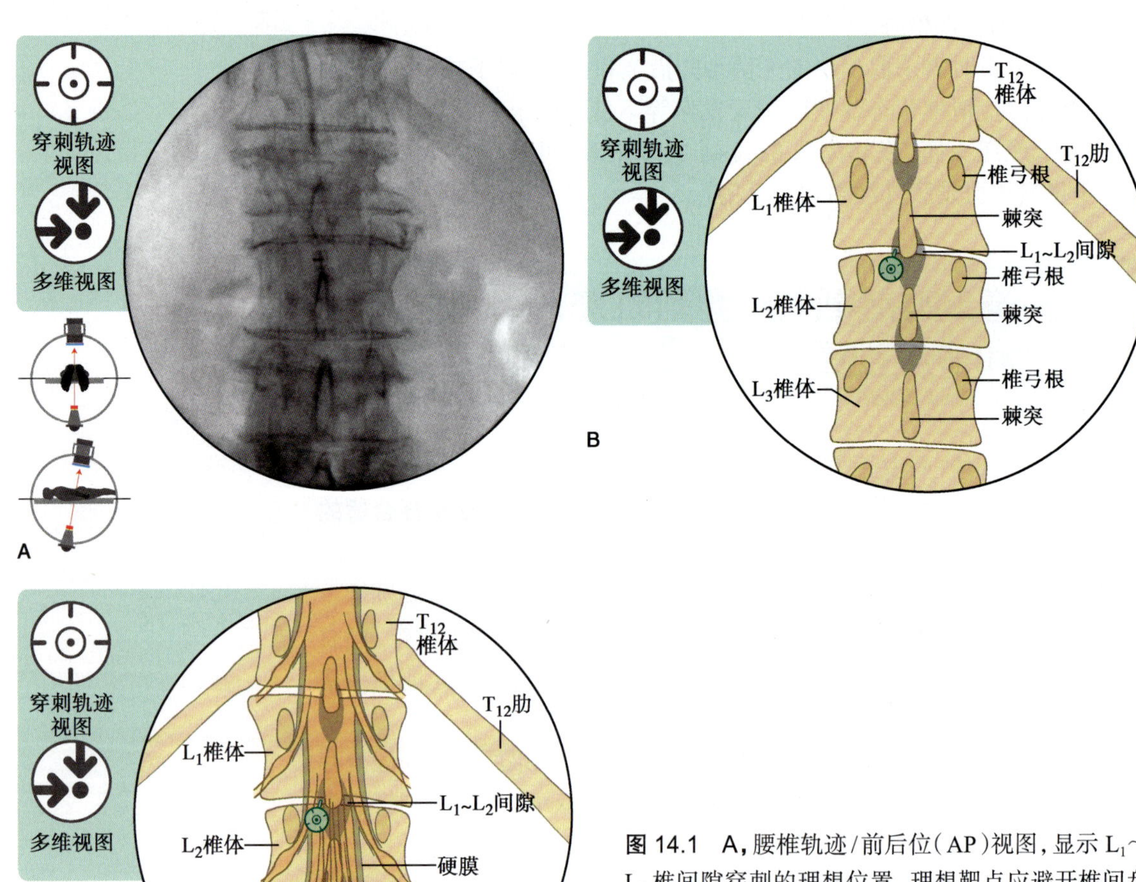

图 14.1　A，腰椎轨迹/前后位（AP）视图，显示 L_1~L_2 椎间隙穿刺的理想位置，理想靶点应避开椎间盘水平。B，不透射线结构，前后位视图/穿刺轨迹视图。C，可透射线结构，前后位视图/穿刺轨迹视图。

对侧斜位视图中的理想针位（图 14.2）

腰椎脊髓造影时对侧斜位视图的使用类似于硬膜外椎板间注射（见第 12 章）。有关对侧斜视图的更多信息，请参阅第 3 章的讨论。

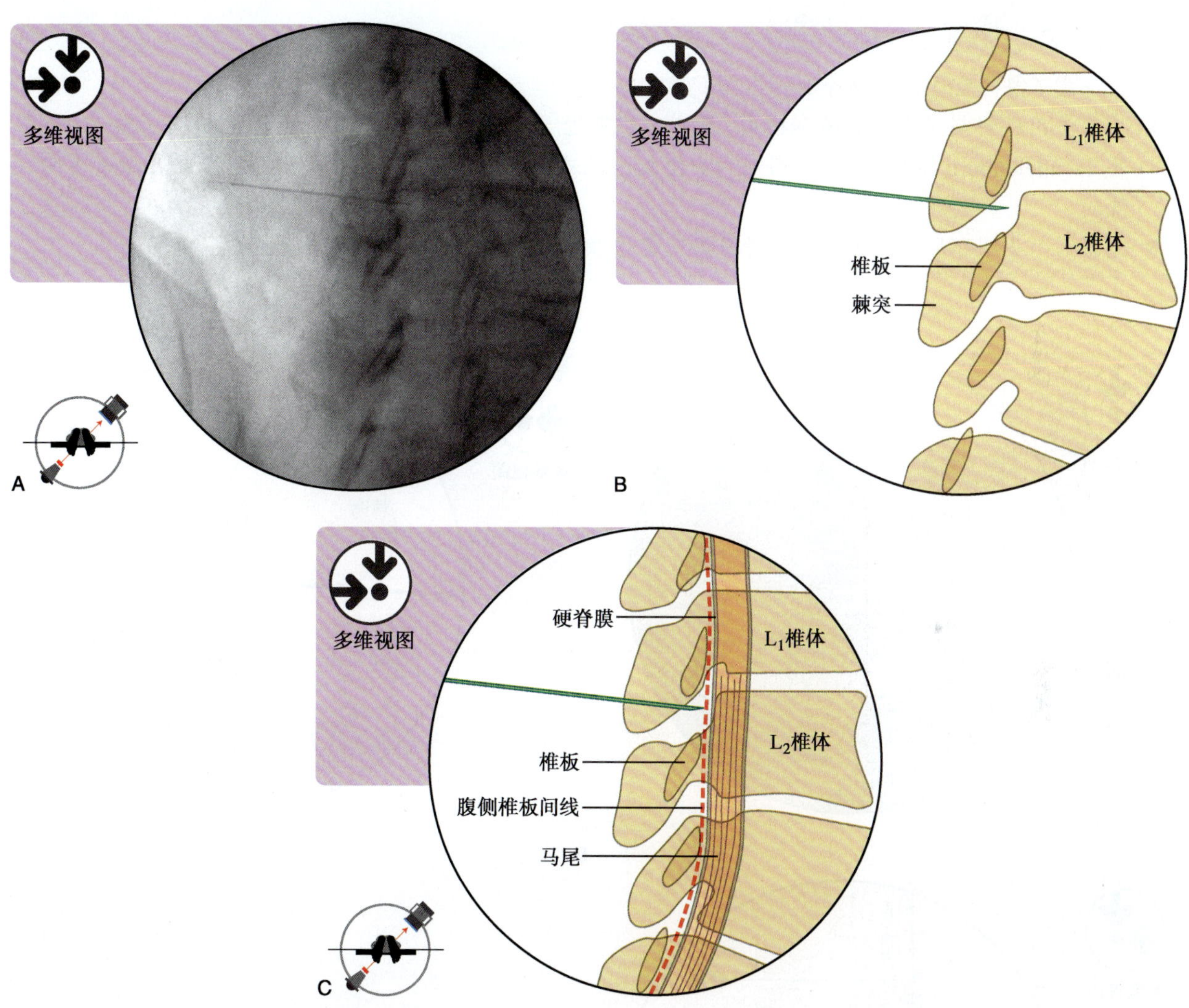

图 14.2　A，腰椎对侧斜视图，显示理想针位。B，不透射线结构，斜位视图。C，可透射线结构，斜位视图。

侧位视图中的理想针位（图 14.3）

- 侧位视图是显示穿刺针推进的理想视图。当接近中央椎管背侧时，可以边回抽脑脊液边缓慢推进穿刺针。
- 一旦针进入蛛网膜下腔，即缓慢注射造影剂。造影剂可显示出脊髓、神经根束和椎间盘边缘的轮廓。
- **请参阅附录了解欧乃派克（碘海醇）成人鞘内给药指南。**

侧位视图中理想针位要点

- 应注意不要将空气注入脑脊液。
- 一旦使用造影剂显示脊髓造影模式，患者体位可进一步调整到 Trendelenburg 体位（头低脚高）或反 Trendelenburg 体位，促使造影剂向头侧或向尾流动。造影剂比脑脊液密度大，因此会随着重力流动。
- 造影剂向头侧和尾侧的扩散程度将根据患者体位而变化，并可根据需要进行调整。

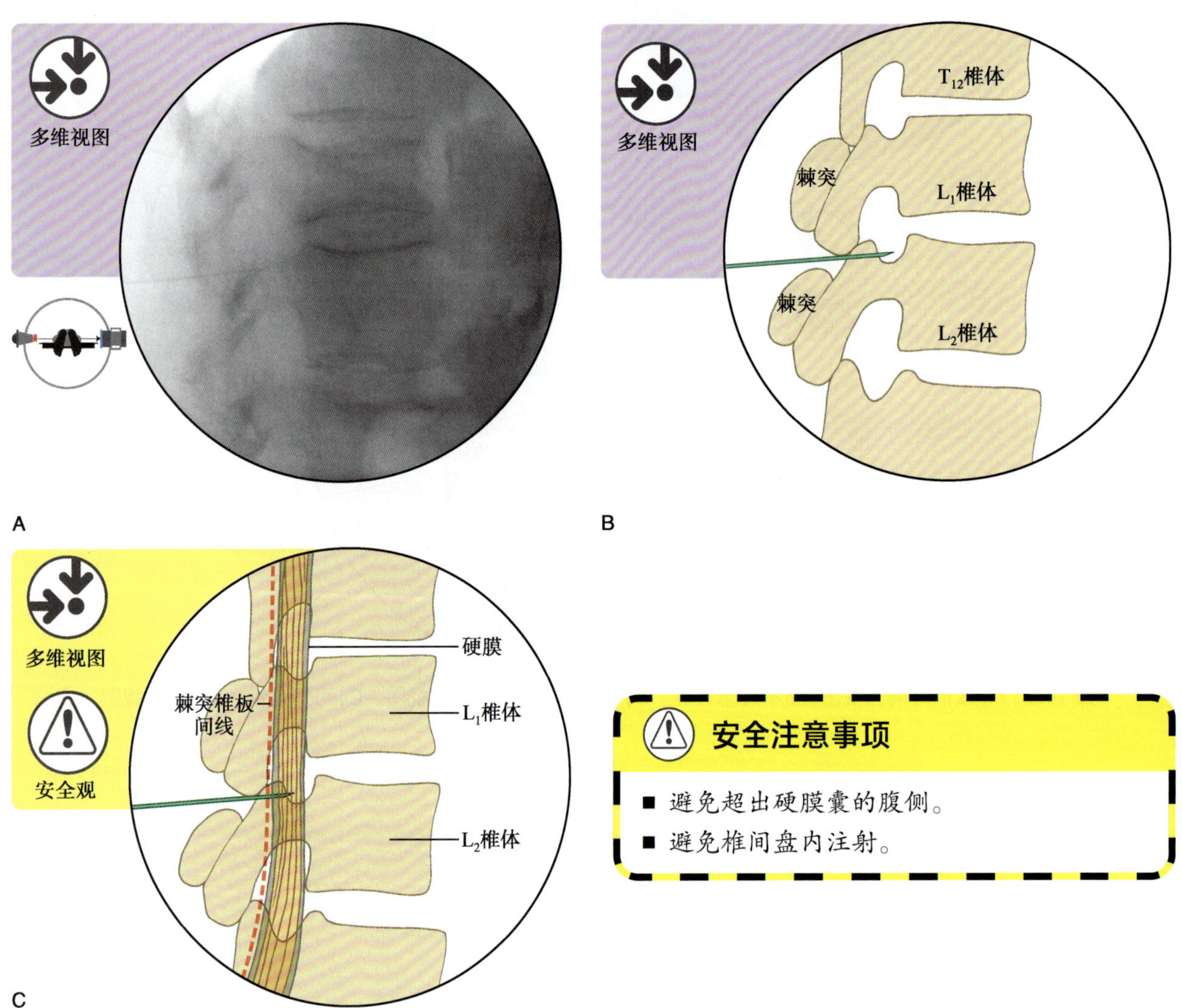

安全注意事项

- 避免超出硬膜囊的腹侧。
- 避免椎间盘内注射。

图 14.3　A，腰椎侧位视图。B，不透射线结构，侧位视图。C，可透射线结构，侧位视图。

理想图像(图 14.4～图 14.9)

- 请参阅表 12.1 了解造影剂扩散对比。
- 造影剂显影出脊髓、神经根束和椎间盘边缘的轮廓。
- 前后位视图应显示“圣诞树”图案(图 14.4)。第 8 章描述了造影剂的最大剂量。硬膜囊轮廓的外侧缘和椎弓根之间通常有一个很薄的空间,即代表硬膜外腔。
- 当患者俯卧时,造影剂应位于硬膜囊腹侧(图 14.5)。
- 侧位视图,在硬膜囊轮廓的腹侧与椎体之间终有薄薄的硬膜外间隙没有造影剂进入。在穿刺进入 C_1～C_2 间隙时,还有一种更好的技巧可以使用,但这在本文中不作讨论。

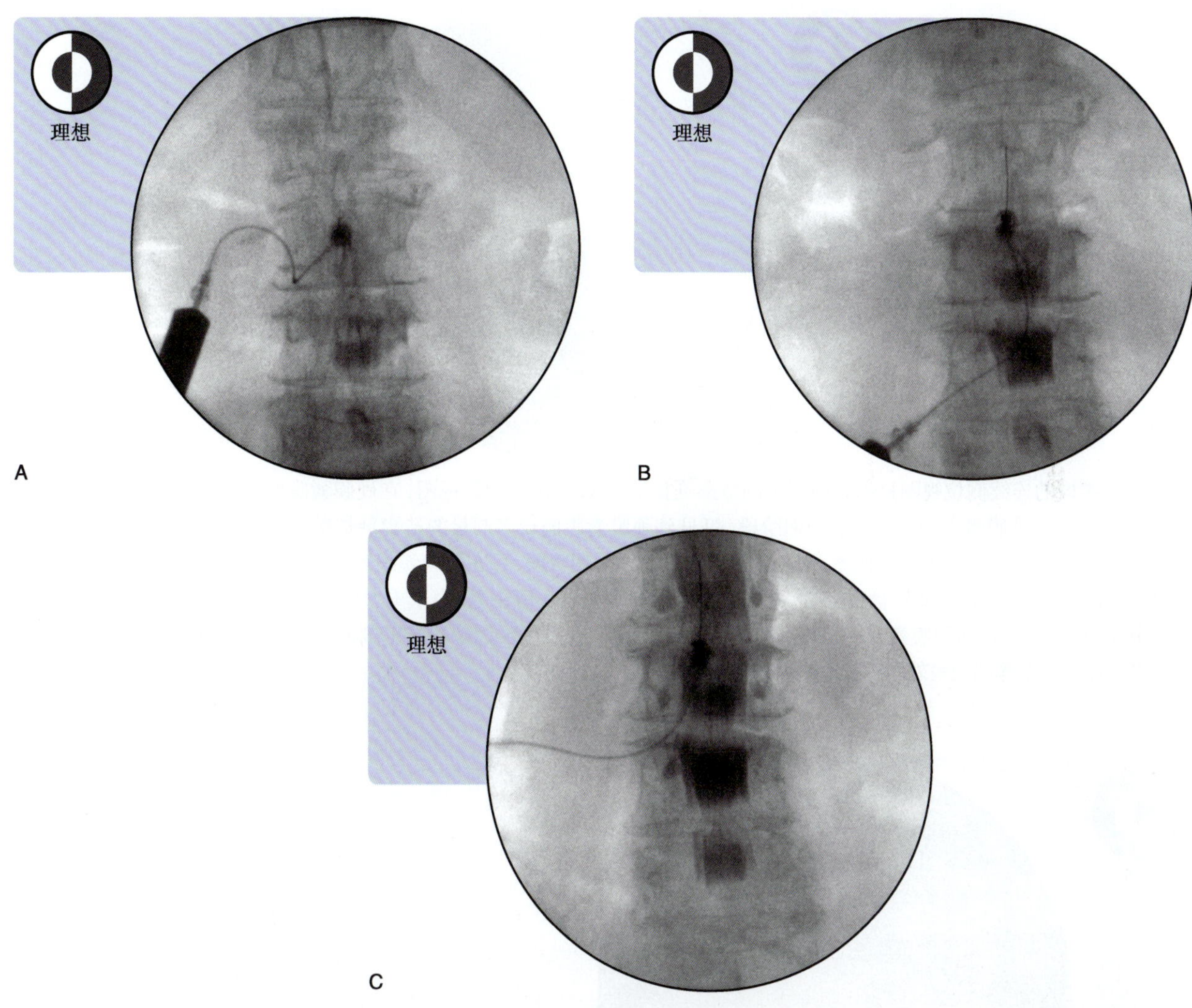

图 14.4　腰椎的连续前后位(AP)理想视图,硬膜囊中的造影剂扩散具有典型的“圣诞树”形态。A,硬膜囊中造影剂注射初期阶段的扩散形态。B,硬膜囊中造影剂注射中期阶段的扩散形态。C,硬膜囊中造影剂注射后期阶段的扩散形态。通常,在硬膜囊轮廓的侧面和椎弓根之间应该有一层很薄的硬膜外间隙。

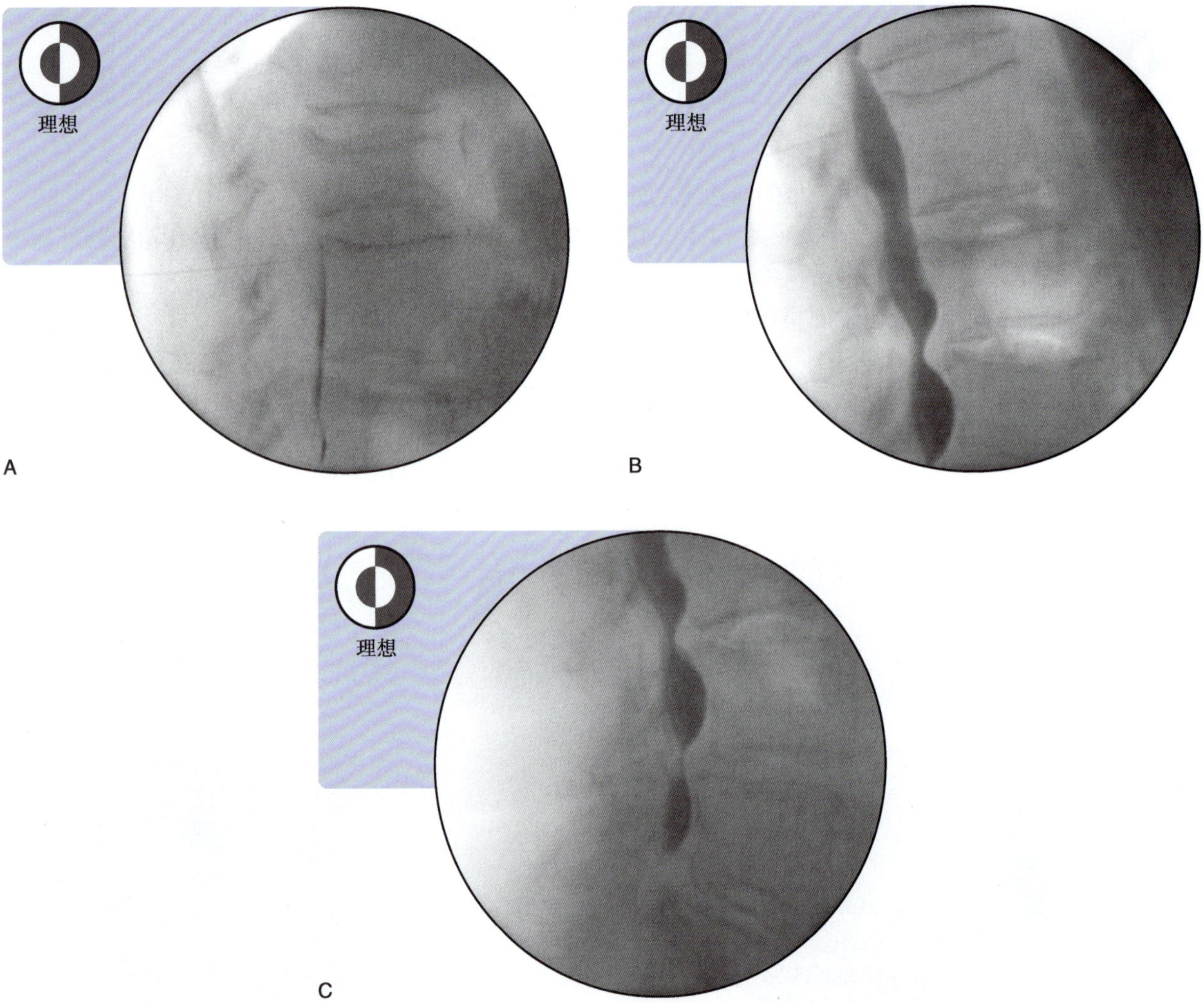

理想

A

理想

B

理想

C

图 14.5　腰椎的连续侧位视图显示硬膜囊中的造影剂扩散。A，腰椎的侧位视图，在硬膜囊腹侧显示造影剂注射初期阶段的扩散形态。B，硬膜囊中造影剂注射中期阶段，可见到硬膜囊腹侧较多剂量的造影剂扩散。注意理想进针方向指向椎体而不是椎间盘水平。C，腰椎侧位视图，硬膜囊中造影剂注射后期阶段，可在硬膜囊腹侧看到大量造影剂扩散。注意当椎间盘间隙存在椎间盘突出和/或椎管狭窄时，硬膜囊会变得非常狭窄。请注意，由于重力作用，在该俯卧位患者中，造影剂明显集中在硬膜囊腹侧，而硬膜囊背侧造影剂显影较模糊，且存在脑脊液（CSF）-造影剂液体界面。在硬膜囊腹侧面和椎体背侧之间存在一个薄的硬膜外间隙。

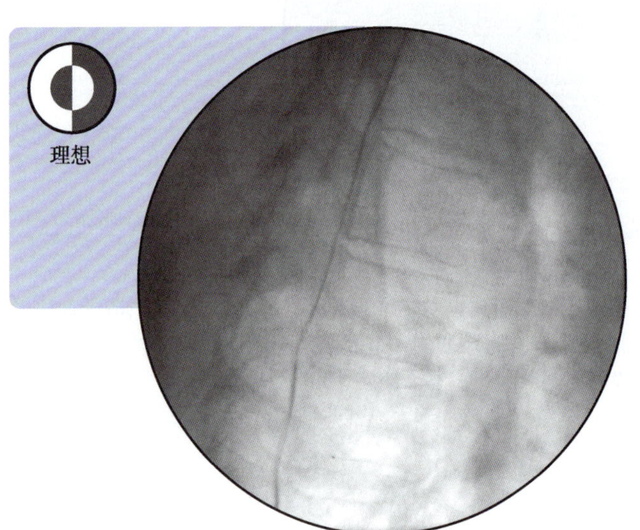

图 14.6　胸椎的侧位视图显示硬膜囊内的造影剂扩散。注意浓稠的造影剂和椎体之间的薄间隙即硬膜外腔隙。

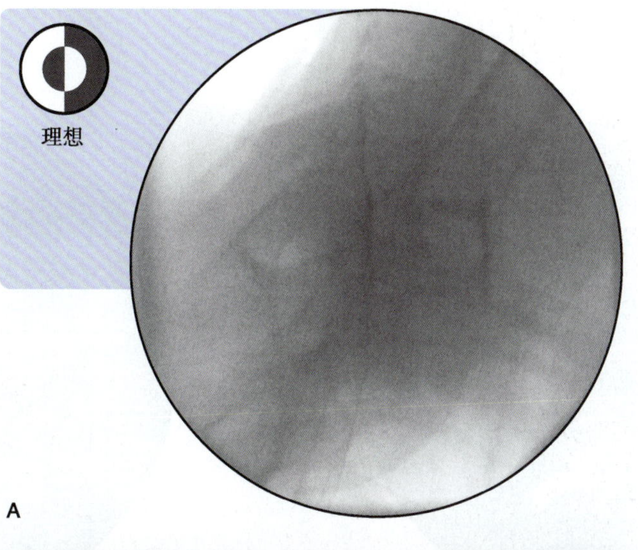

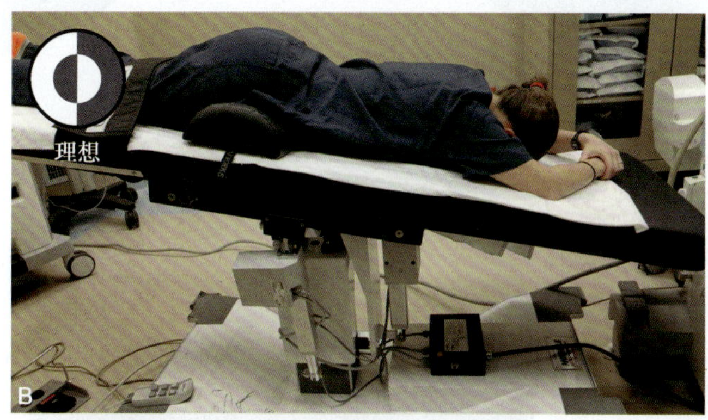

图 14.7　A，颈椎的侧位视图显示硬膜囊内的造影剂扩散。B，脊髓造影时患者的理想体位示意图，使造影剂向头侧扩散，以显示胸椎或颈椎中的造影剂分布。造影剂比脑脊液（CSF）密度大，因此会随着重力流动。对于颈椎和胸椎计算机断层扫描（CT）成像，患者的臀部最好高于位于胸椎顶端（造影剂注射后），有利于造影剂在重力作用下向头侧扩散。

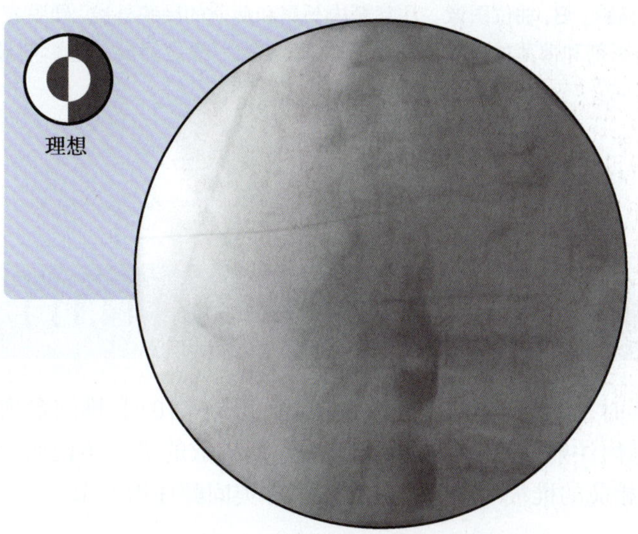

图 14.8　腰椎斜位视图显示硬膜囊内造影剂扩散。

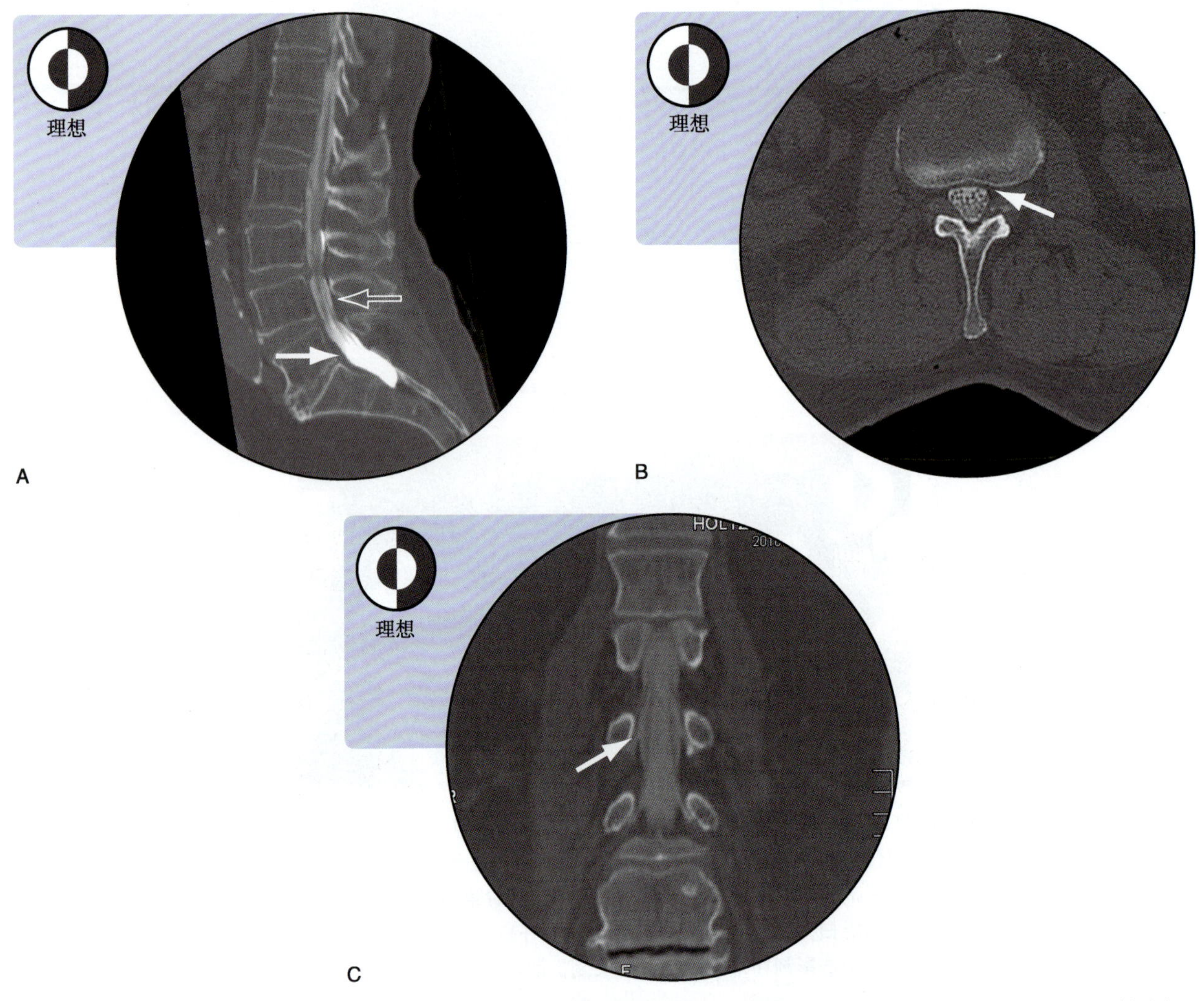

图 14.9 理想脊髓造影 A，计算机断层扫描（CT）图像，中线矢状位图像。注意硬膜外腔较薄，硬膜囊的腹侧（实心箭头）和背侧（空心箭头）没有造影剂显影。B，轴位图像。注意鞘内马尾和薄薄的硬膜外腔，硬膜囊周围没有造影剂显影（箭头）。C，冠状位图像。注意鞘内造影剂和薄薄的硬膜外间隙，硬膜囊和椎弓根之间没有造影剂显影（箭头）。将以上图像与图 14.10C、D 和 E 对比。

欠佳的造影剂扩散形态（图 14.10 和图 14.11）

我们展示了脊髓造影时，造影剂误入硬膜内/硬膜下（图 14.10）和椎间盘内（图 14.11）的示意图。将硬膜下注射与上述理想鞘内注射模式进行比较。有关预期扩散的进一步说明，请参阅表 12.1。有关硬膜外扩散比较，请参阅其他相应的椎板间和经椎间孔硬膜外类固醇注射章节。

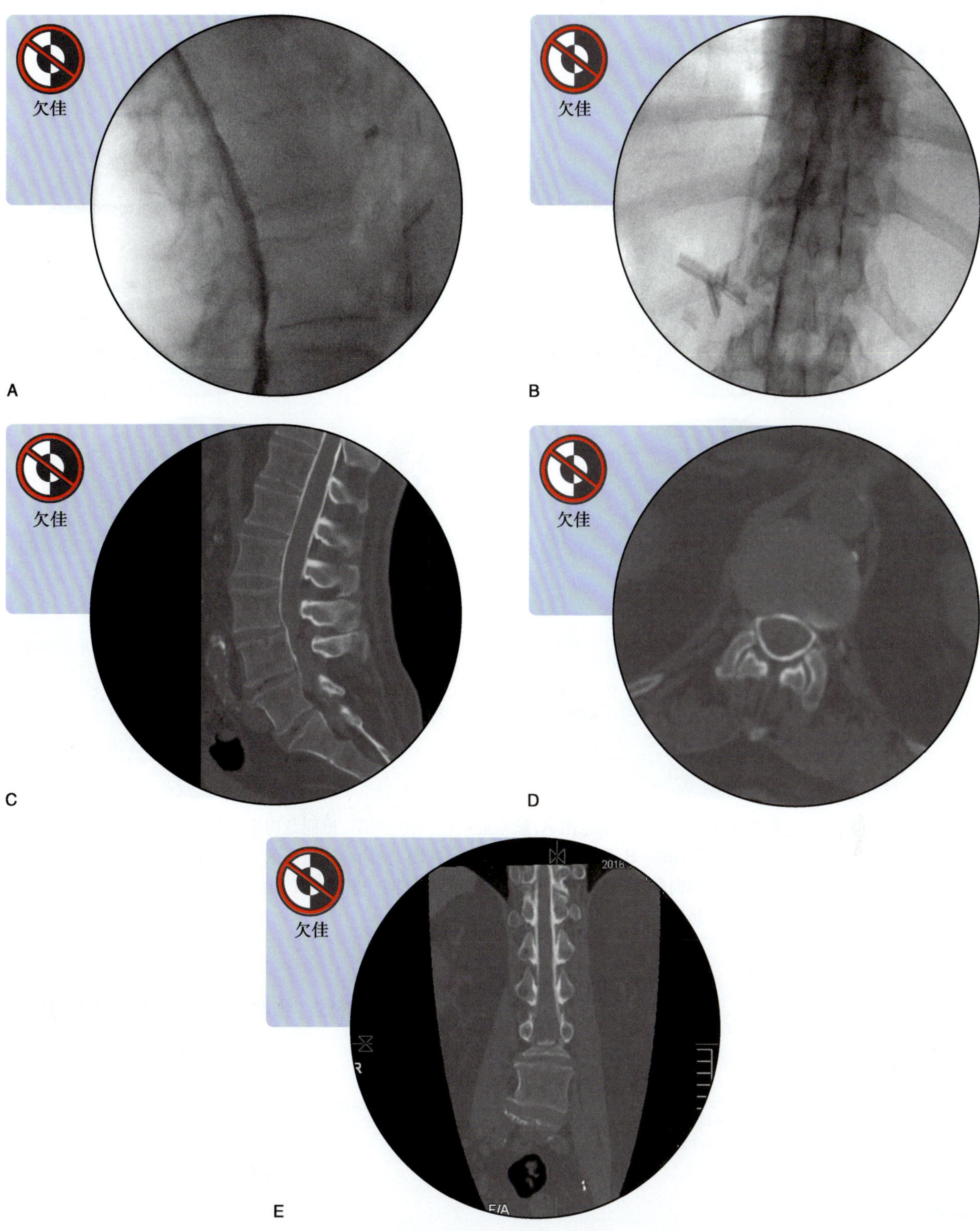

图 14.10　在进行脊髓造影时，造影剂误注入硬膜内/硬膜下示意图，穿刺针尖超出硬膜囊腹侧，进针过深，并在硬膜内注射 10ml Omnipaque300（碘海醇）。将这些图像与透视脊髓造影图像（图 14.6～图 14.8）和计算机断层扫描（CT）脊髓造影图像（图 14.9）进行比较。注意硬膜囊周围薄而均匀、充满造影剂的硬膜内间隙。**A**，腰椎侧位视图，显示腹侧硬膜下造影剂扩散。请注意，造影剂位于椎管的腹侧，并且不存在脊髓造影中的液-液界面。**B**，同一患者胸椎 X 线透视前后位（AP）视图，显示硬膜下/硬膜内造影剂扩散，呈“电车轨道”样的外观。注意造影剂在椎弓根内侧呈对称性分布。**C**，硬膜内/硬膜下注射造影剂的 CT 矢状位视图。造影剂在椎管背侧沿棘突分布，在椎管腹侧也可以看到造影剂，在造影剂和椎体之间可间歇性地观察到薄薄的硬膜外开口。**D**，硬膜下注射的 CT 轴位视图。在硬膜囊外部可以看到造影剂环，并直接接触周围的结构。**E**，相同硬膜下/硬膜内造影剂注射的 CT 冠状位视图，造影剂充盈在硬膜囊周围的狭窄空间内，靠近椎弓根，但并没有随脊神经流出椎间孔。

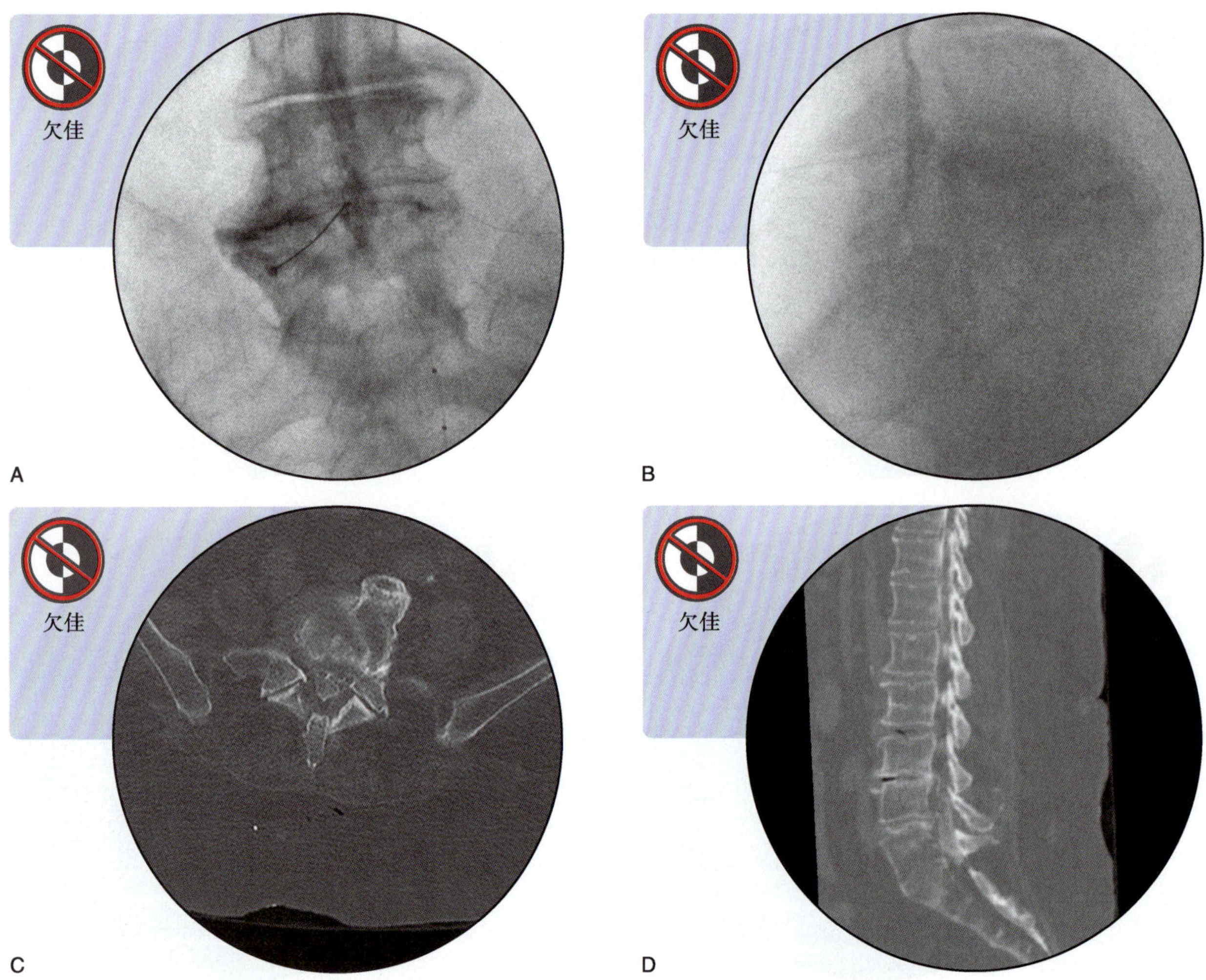

图 14.11 脊髓造影时造影剂误注入椎间盘内示意图 A，腰椎前后位（AP）视图，椎间盘内造影剂显影。请注意，穿刺针进入椎间盘间隙，而不是指向上方的椎间隙。B，同一患者的腰椎侧位视图，椎间盘内造影剂显影。C，计算机断层扫描（CT）脊髓造影轴位视图。注意硬膜囊内和向腹侧扩散的椎间盘内造影剂。D，同一患者，CT 矢状位视图显示脊髓造影时椎间盘显影。穿刺针穿刺时指向椎体而不是椎间盘，可以避免这种情况的发生。

（舒雅 张晓 译，顾楠 校，毕胜 复校）

参考文献

1. Turnbull DK, Shepherd DB. Post-dural puncture headache: pathogenesis, prevention, and treatment. *Br J Anaesth*. 2003;91(5):718–729.

Furman MB, Cuneo AA. Image and Contrast Flow Pattern Interpretation for Attempted Epidural Steroid Injections. Phys Med Rehabil Clin N Am. 2018 Feb;29(1):19–33doi: 10.1016/j.pmr.2017.08.003. Review. PubMed PMID: 29173662.

建议读物

ACR Practice Guidelines. ACR-ASNR-SPR Practice Parameter for the Performance of Myelography and Cisternography. *Amended*. 2014. Resolution 39.

Song KJ, Choi BW, Kim GH, Kim JR. Clinical usefulness of CT-myelogram comparing with the MRI in degenerative cervical spinal disorders: is CTM still useful for primary diagnostic tool? *J Spinal Disord Tech*. 2009;22(5):353–357.

腰椎关节突（小面）关节介入操作

第 15 章

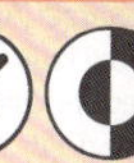
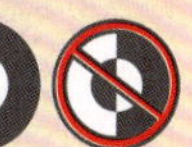

脊柱关节突关节（Z- 关节）是动关节，其由覆盖有透明软骨的关节面组成，并由滑膜关节囊包围闭合关节。腰椎 Z- 关节的疼痛感觉支配来自相邻两个脊神经节段的后内侧支：一根来自上一节段水平，一根来自同一节段水平。此外，后内侧支神经并不是以其经过的横突命名，而是以其起源的躯体神经命名的。例如，L_3 和 L_4 后内侧支支配 L_4～L_5 Z- 关节。L_5～S_1 Z- 关节是一种特殊情况，它接受来自 L_4 后内侧支和 L_5 背支的感觉支配。更多 Z- 关节相关解剖结构和神经支配的详细信息，请参见 15E.1 和 15E.2。

Goldthwait 于 1911 年首次认识到腰椎关节突关节（小关节）是脊柱疼痛的一个潜在来源。[1]Ghormley 于 1933 年首次使用术语“小关节综合征”。[2]最近的文献表明，腰椎关节突关节引起的疼痛占慢性腰背痛患者的 15% 至 45%。[3-5]

对于是否由腰椎关节突关节引起的疼痛的判断不能仅凭病史、临床检查或放射线成像来明确。[6-11]Z- 关节内注射虽然可能提供诊断和治疗益处，但它最近遭受到了很多的审视。关节腔内干预（第 15A 部分）仍然是治疗关节突关节囊肿的一项基本技能，这种干预通过在关节内注射药物而发挥作用，也可以进行抽吸或毁损来进行治疗。[12-18]根据临床评估，这种关节内注射可以是单侧或双侧的。

腰椎后内侧支阻滞（第 15B 和 15D 部分）是一种纯粹的诊断性介入操作，旨在确定患者的轴向性疼痛是否由相对应的关节突关节引起。与腰椎关节突关节内注射相比，腰椎 MBBs 具有更高的诊断特异性。腰椎关节突关节诊断性神经阻滞已被证明是靶目标特异性的，具有明确的穿刺针轨迹和目标靶点。[19]根据临床评估，可以选择单侧或双侧注射。

腰椎射频神经毁损术（第 15C 部分）通常在诊断性腰椎后内侧支阻滞后疼痛有显著缓解的情况下进行。然而，在实施方法上，腰椎射频神经毁损术与上述注射并不相同。此外，造影并不是必需的。电极需平行置入于后内侧支神经上方。由于后内侧支神经的走行存在解剖学变异，许多医生采用对单根神经节段进行至少两次毁损的方法。[20]

请参阅第 15E 章解剖学、大体解剖和毁损区示意图。

注：请参考本书的解剖学术语/缩略语。

参考文献

1. Goldthwait JE. The lumbosacral articulation: An explanation of many cases of lumbago, sciatica, and paraplegia. *Boston Med Surg*. 1911;164(11):365–372.
2. Ghormley RK. Low back pain with special reference to articular facets, with presentation of an operative procedure. *JAMA*. 1933;101(23):1773–1777.
3. Schwarzer AC, Aprill CN, Derby R, Fortin J, Kine G, Bogduk N. Clinical features of patients with pain stemming from the lumbar zygapophysial joints. Is the lumbar facet syndrome a clinical entity? *Spine (Phila Pa 1976)*. 1994;19(10):1132–1137.
4. Schwarzer AC, Wang SC, Bogduk N, McNaught PJ, Laurent R. Prevalence and clinical features of lumbar zygapophysial joint pain: a study in an Australian population with chronic low back pain. *Ann Rheum Dis*. 1995;54(2):100–106.
5. Manchikanti L, Pampati V, Fellows B, Bakhit C. Prevalence of lumbar facet joint pain in chronic low back pain. *Pain Physician*. 1999;2(3):59–64.
6. Lawrence JS, Bremner JM, Bier F. Osteo-arthrosis. Prevalence in the population and relationship between symptoms and x-ray changes. *Ann Rheum Dis*. 1966;25(1):1–24.
7. Wiesel SW, Tsourmas N, Feffer HL, Citrin CM, Patronas N. A study of computer-assisted tomography. I. The incidence of positive CAT scans in an asymptomatic group of patients. *Spine (Phila Pa 1976)*. 1984;9(6):549–551.
8. Schwarzer AC, Wang SC, O'Driscoll D, Harrington T, Bogduk N, Laurent R. The ability of computed tomography to identify a painful zygapophysial joint in patients with chronic low back pain. *Spine (Phila Pa 1976)*. 1995;20(8):907–912.
9. Revel ME, Listrat VM, Chevalier XJ, et al. Facet joint block for low back pain: identifying predictors of a good response. *Arch Phys Med Rehabil*. 1992;73(9):824–828.
10. Dreyfuss PH, Dreyer SJ, Herring SA. Lumbar zygapophysial (facet) joint injections. *Spine (Phila Pa 1976)*. 1995;20(18):2040–2047.
11. Jensen M, Brant-Zwawadzki M, Obuchowski N, Modic MT, Malkasian D, Ross JS. Magnetic resonance imaging of the lumbar spine in people without back pain. *N Engl J Med*. 1994;331(2):69–73.
12. Moran R, O'Connell D, Walsh M. The diagnostic value of facet joint injections. *Spine (Phila Pa 1976)*. 1988;13(12):1407–1410.
13. Raymond J, Dumas JM. Intraarticular facet block: diagnostic tests or therapeutic procedure? *Radiology*. 1984;151(2):333–336.
14. Furman MB, Petrolla J. Therapeutic intraarticular lumbosacral facet joint injections. In: DePalma M, ed. *iSpine*. New York, NY: Demos Medical Publishing; 2011.
15. Slipman CW, Lipetz JS, Wakeshima Y, Jackson HB. Nonsurgical treatment of zygapophyseal joint cyst-induced radicular pain. *Arch Phys Med Rehabil*. 2000;81(7):973–977.
16. Bureau NJ, Kaplan PA, Dussault RG. Lumbar facet joint synovial cyst: percutaneous treatment with steroid injections and distention—clinical and imaging follow-up in 12 patients. *Radiology*. 2001;221(1):179–185.
17. Martha JF, Swaim B, Wang DA, et al. Outcome of percutaneous rupture of lumbar synovial cysts: a case series of 101 patients. *Spine J*. 2009;9(11):899–904.
18. Allen TL, Tatli Y, Lutz GE. Fluoroscopic percutaneous lumbar zygapophyseal joint cyst rupture: a clinical outcome study. *Spine J*. 2009;9:387–395.
19. Dreyfuss P, Schwarzer AC, Lau P, Bogduk N. Specificity of lumbar medial branch and L5 dorsal ramus blocks. A computed tomography study. *Spine (Phila Pa 1976)*. 1997;22(8):895–902.
20. Gofeld M, Faclier G. Radiofrequency denervation of the lumbar zygapophysial joints-targeting the best practice. *Pain Med*. 2008;9(2):204–211.

腰椎关节突关节内注射——后路：透视引导

第15A章

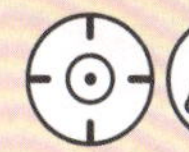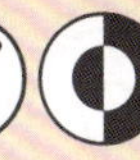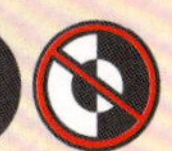

Thomas S. Lee 和 Michael B. Furman

本章所描述的关节突关节（Z-关节）关节内注射方法涉及斜位轨迹视图的使用和至少两种角度视图引导下进针技术：前后位和斜位。最终的定位确认还建议使用侧位视图，尤其是当需要进行上隐窝入路时。下隐窝入路也将在本部分得到讲述。

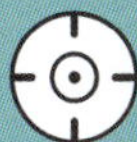 穿刺轨迹视图

确认节段（采用前后位视图）。

将X线透视机影像增强器向同侧倾斜（图15A.1）。

- 如果关节是矢状面方向的，则不需要调整X线透视机倾斜角度。
- 结合磁共振图像或计算机断层扫描轴位图像可能有助于估计进入关节的理想倾斜角度。正如Horwitz和Smith所描述的，关节突关节（Z-关节）在横段面上可以是平坦或弯曲的，并且在同一节段上可以是对称或不对称的（图15A.2A、B）。
- **穿刺针目标靶点是**关节的中部到上部，并且朝向关节间隙轮廓的内侧边界。靶点也可以是上隐窝或下隐窝，这将在本章后面讨论。
- 向同侧倾斜，直到关节间隙轮廓可以被识别，然后稍微减小角度，通常为5°至10°，直到关节轮廓开始消失。
  - 这种方法通过利用从内侧到外侧的更大进入角度来到达关节内侧边界的靶点。
  - 随着脊柱老化，骨赘生长通常超出上关节突范围。如果以关节轮廓的外侧边界（对应上关节突）为目标靶点，可能导致成功率降低（图15A.2C、D）。

如有需要，将X线透视机向头侧或尾侧倾斜。

- 轻微倾斜有助于优化穿刺针进入关节。
- 在L_5至S_1节段，髂嵴可能覆盖在Z-关节上。头侧倾斜有利于优化穿刺轨迹视图。
- 在脊柱侧弯情况下，头侧或尾侧倾斜有利于更好地观察椎体节段和相应的目标Z-关节。

将穿刺针平行X线透视机射线束置入。

注：请参考本书的解剖学术语/缩略语。

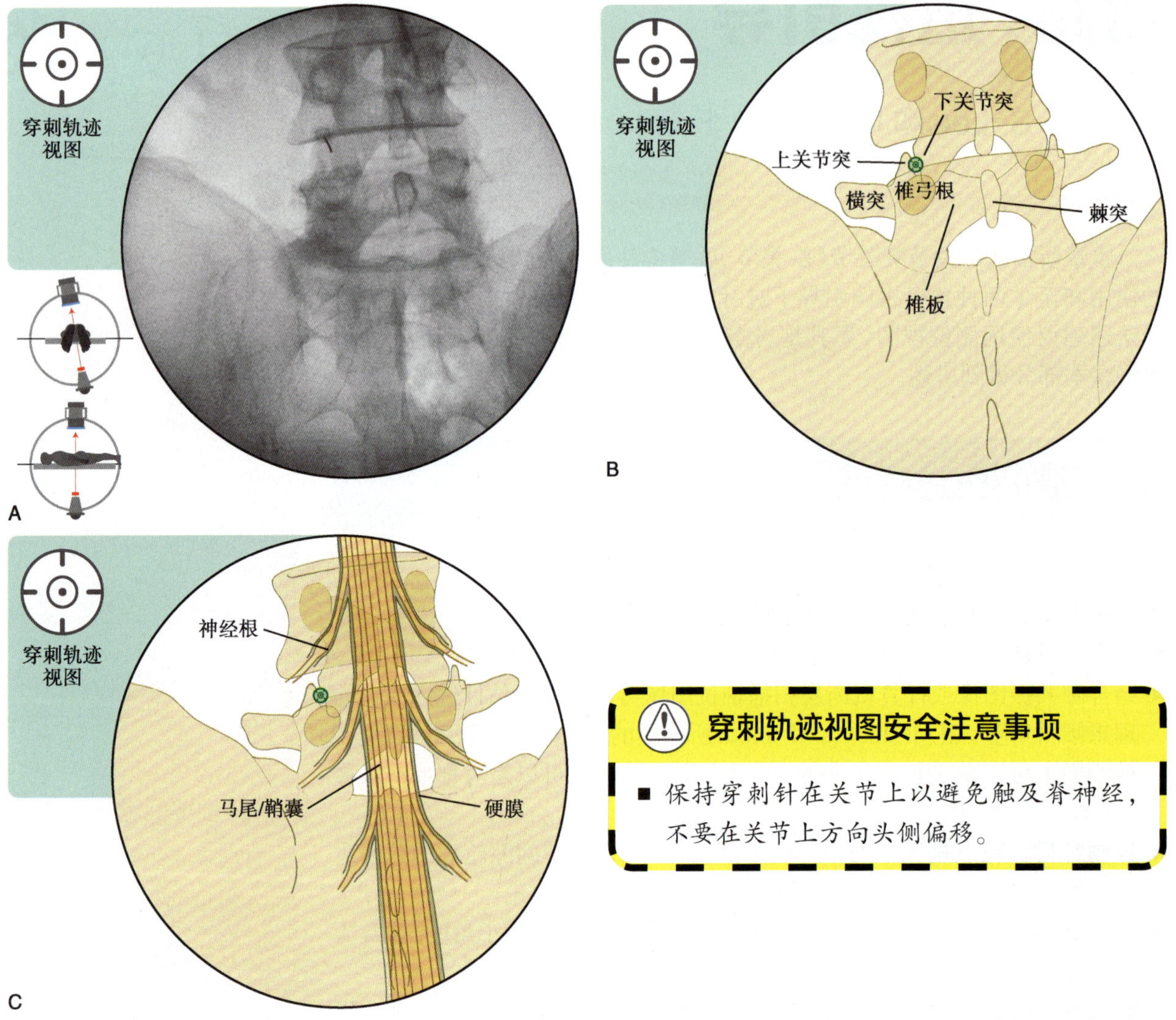

图 15A.1　A，穿刺针位于左侧 L_4～L_5 Z-关节时的穿刺轨迹视图图像。B，不透射线结构，轨迹视图。C，可透射线结构，穿刺轨迹视图。

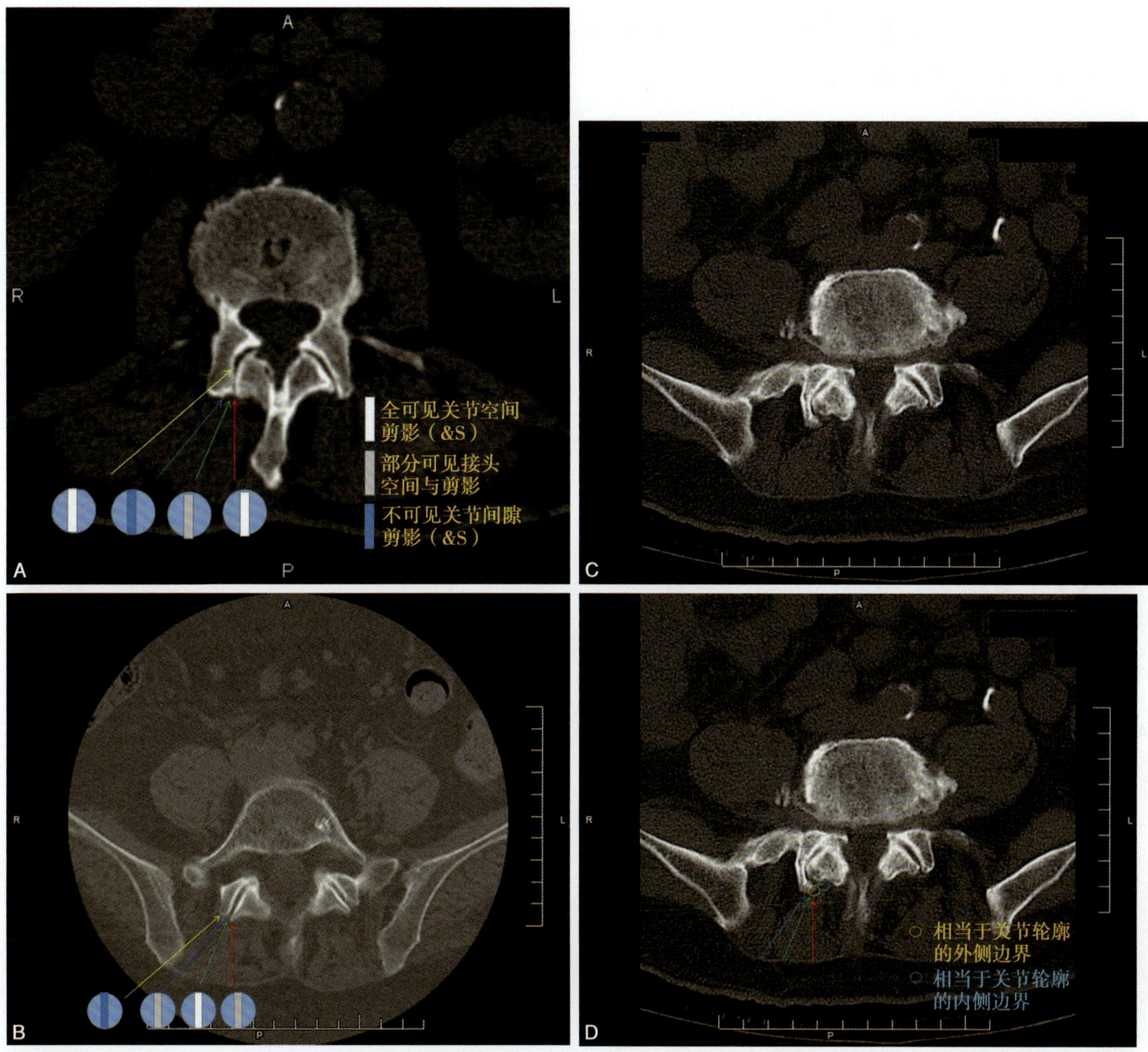

图 15A.2 轴位腰骶椎计算机断层（CT）扫描显示 Z-关节方向。**A**，当 Z-关节为矢状方向时，关节轮廓和关节后部（背侧）入路的理想可视角度为同侧倾斜 0°（红色箭头）。随着同侧倾斜角度的增加，关节轮廓的可视性降低，并且进入关节的后部入路越来越不理想（绿色和蓝色箭头）。倾斜角进一步加大（黄色箭头）时，关节轮廓再次变得清晰，但此处为关节的腹内侧，无法从背侧进入此关节间隙。**B**，当 Z-关节更为冠状方向时，关节轮廓和关节后部（背侧）入路的理想可视角度不是在 0°（红色箭头）处，而是在同侧倾斜约 20° 处（绿色箭头）。倾斜角度进一步加大时，关节轮廓的可视性降低，并且到达关节的后部入路也更不理想（蓝色和黄色箭头）。另请注意，在 L_5～S_1 Z-关节处，髂嵴会阻碍更大倾斜角的入路（黄色箭头）。**C**，轴位 CT 扫描显示，主要表现在上关节突的右侧 L_5～S_1 Z-关节的退化性改变。**D**，轴位 CT 扫描显示，表现为外侧关节缘（对应于上关节突）的右侧 L_5～S_1 Z-关节退化性改变。如果穿刺针指向关节外侧缘，则进入关节间隙的可能性很小。对该关节穿刺入路甚至可能需要轻度对侧倾斜的透射角度。

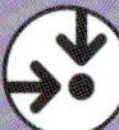

多维成像中的理想穿刺针定位

斜位视图中的理想穿刺针定位(图 15A.3)

在穿刺轨迹视图中置入穿刺针后，将 C 形臂向同侧倾斜，直到再次清晰地看到关节间隙轮廓。而后将穿刺针推进入关节轮廓内。

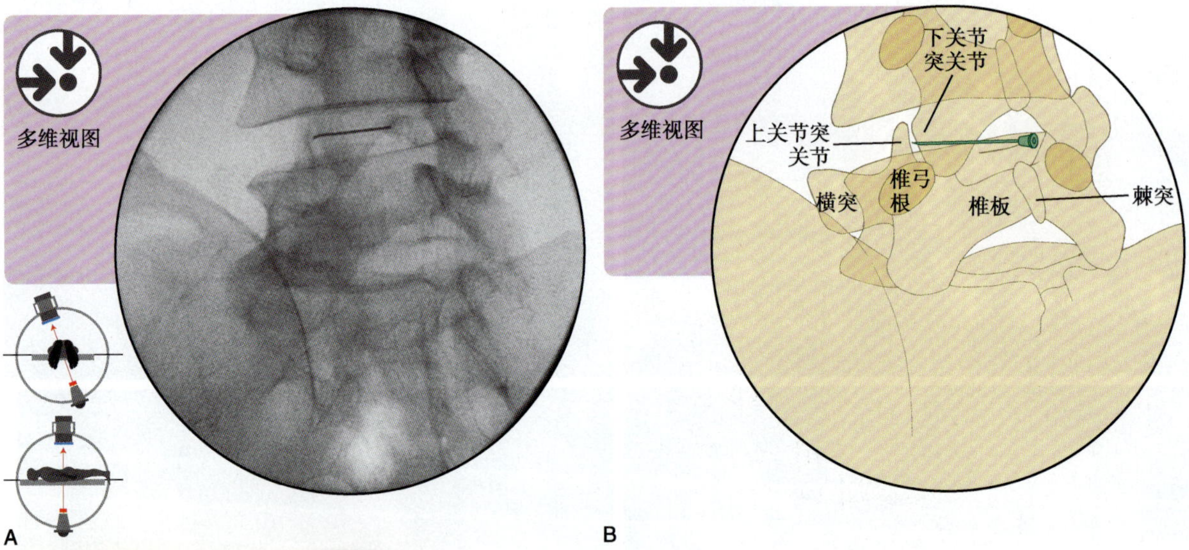

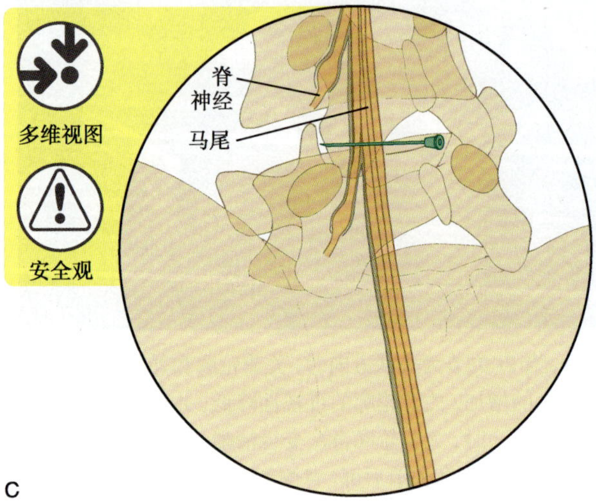

安全注意事项

- 避开脊神经，避免过度偏向 Z- 关节上方或腹侧。

图 15A.3 A，斜位透视视图，穿刺针在关节内处于理想位置。注意针的方向是由内向外的，这是由于使用了倾斜角度较小的穿刺轨迹。B，不透射线结构，斜位透视图。C，可透射线结构，斜位透视图。

前后位视图中的理想穿刺针定位（图 15A.4）

理想穿刺针位置要点

■ 在所有影像投射中，针尖都应该在关节轮廓内显示。

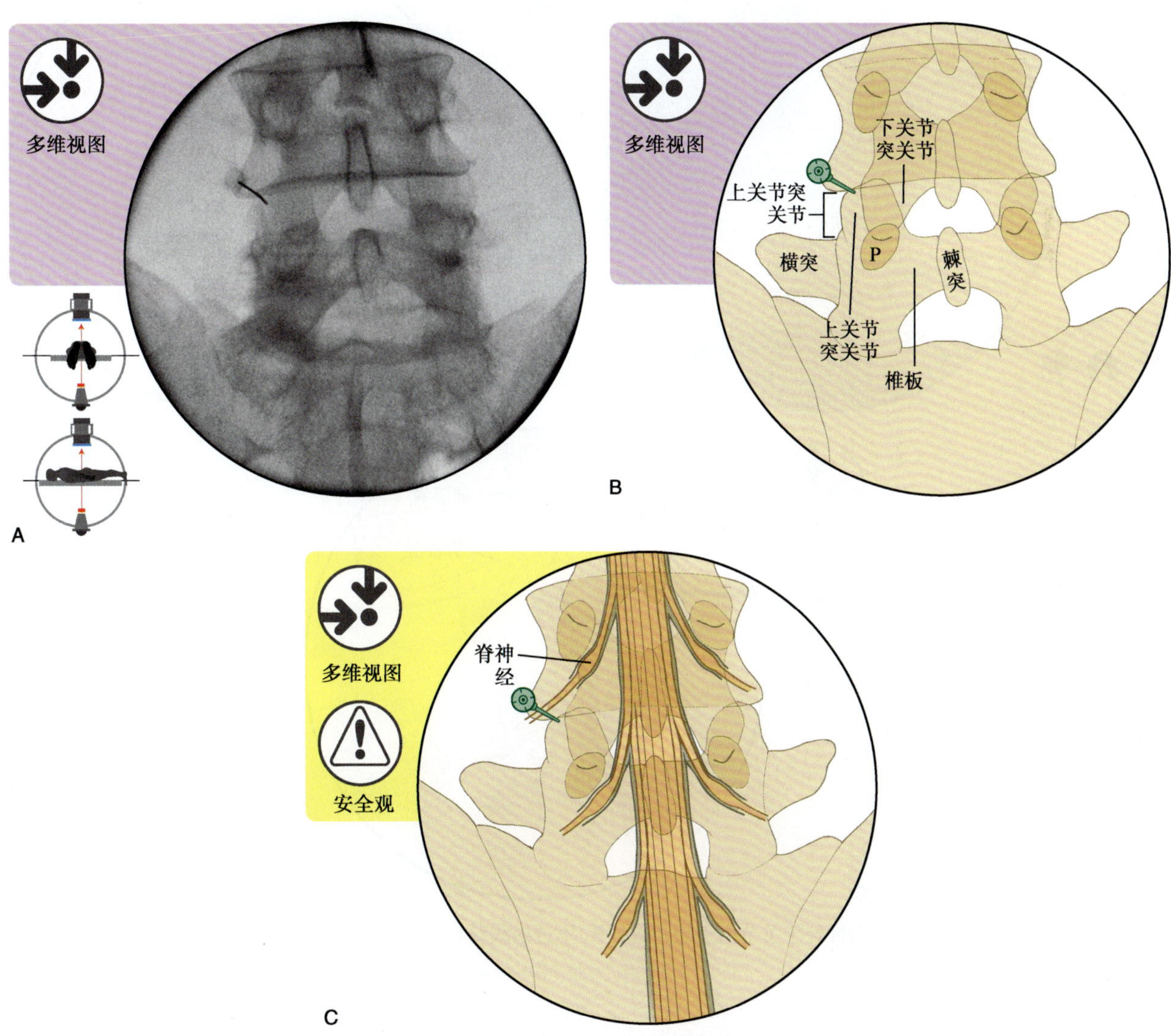

图 15A.4　A，前后位透视视图，穿刺针在关节内处于理想位置。B，不透射线结构，前后位透视视图。C，可透射线结构，前后位透视视图。P，椎弓根。

侧位视图中的理想穿刺针定位(图 15A.5)

- 侧位视图对估计穿针深度和位置具有一定价值。
- 针对不同的 Z-关节目标区域,侧位视图上的穿刺针深度可能会有所不同。
  - 以关节的中上半部位目标时,针尖将位于关节轮廓的后方。
  - 以关节的上隐窝位目标时,针尖将更靠近腹侧,并且更接近关节轮廓水平。

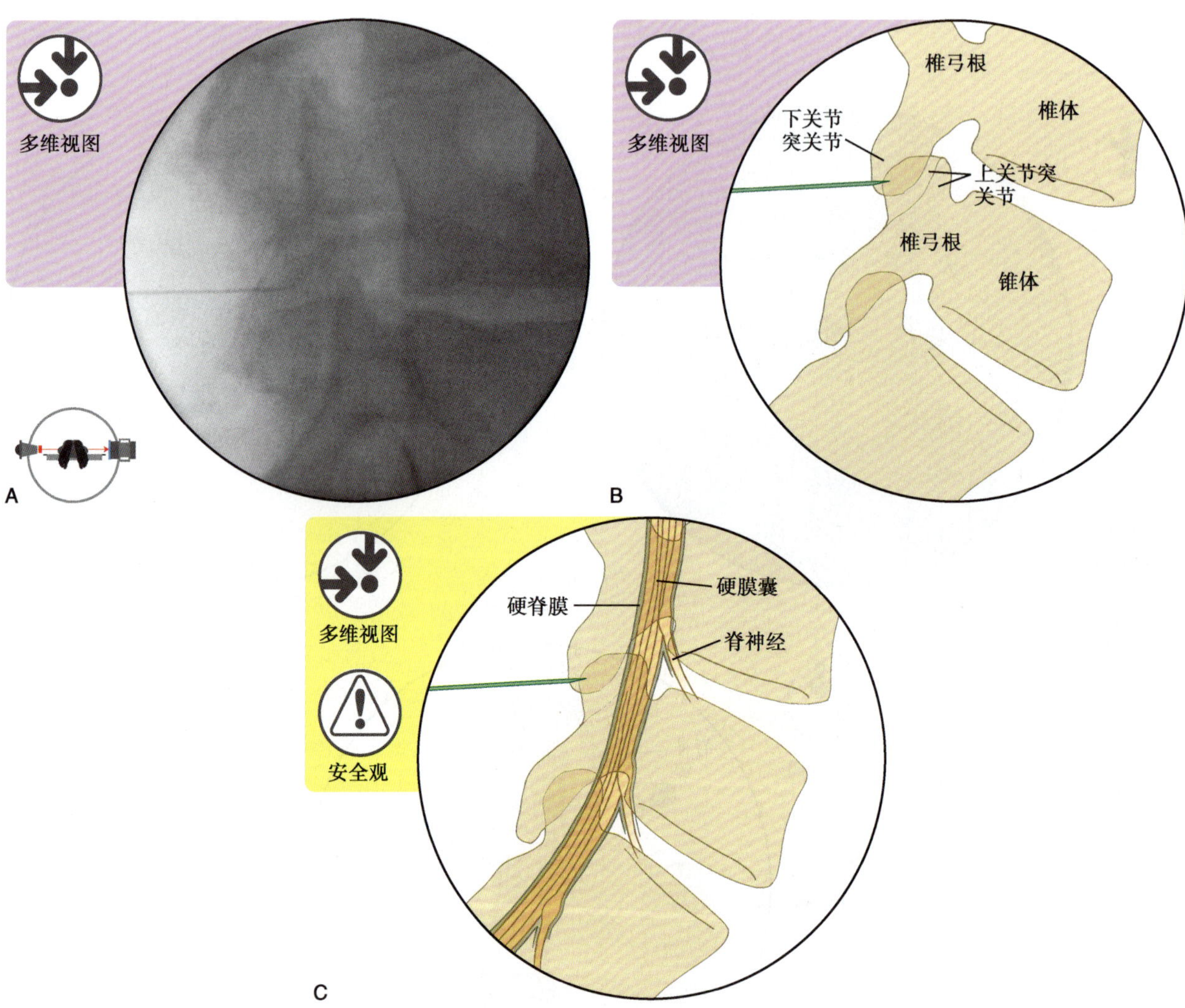

图 15A.5 A,侧位透视视图,穿刺针处于关节内理想位置。B,不透射线结构,侧位透视视图。C,可透射线结构,侧位透视视图。

理想视图（图 15A.6）

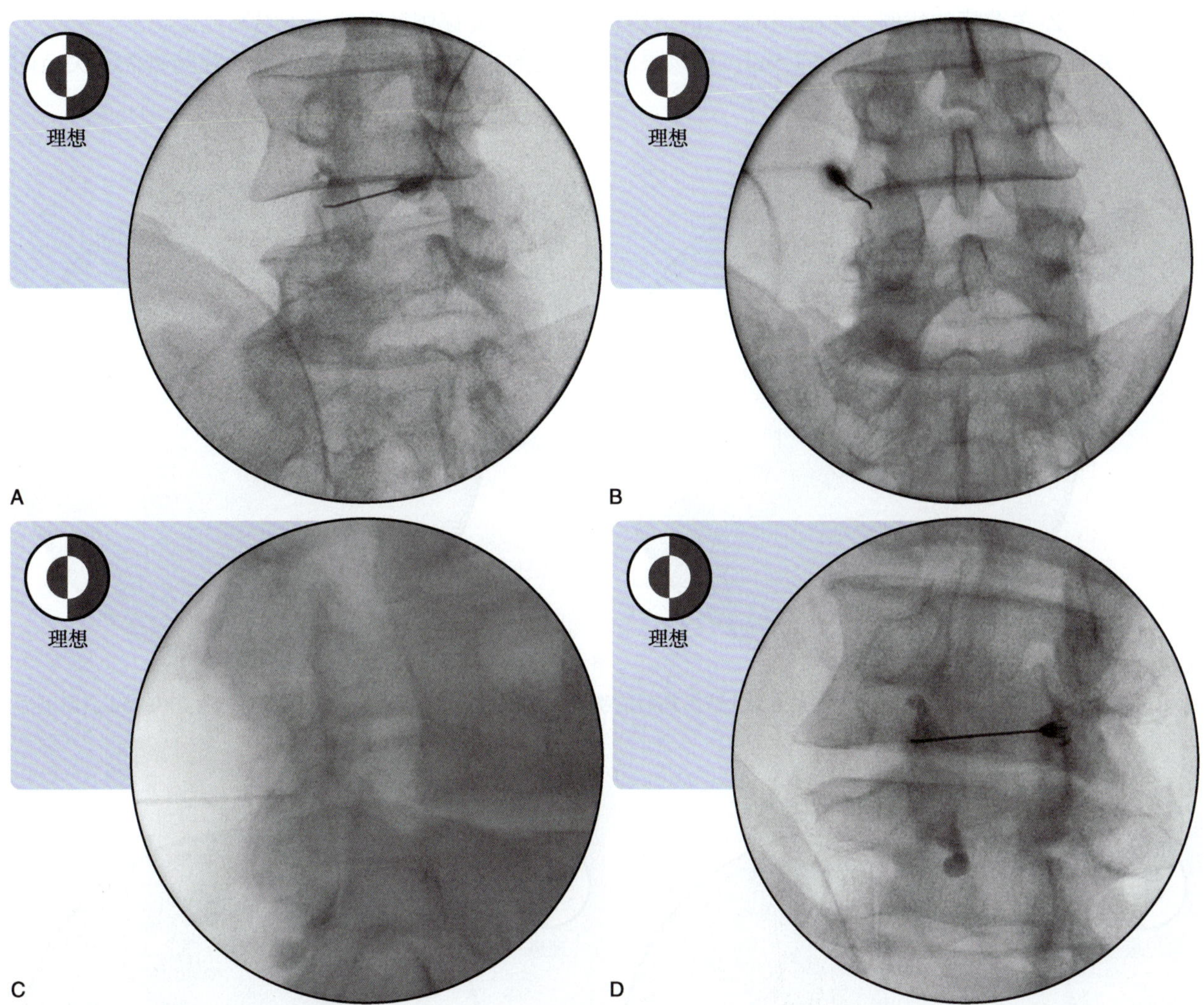

图 15A.6　A，左 L_4～L_5 Z-关节内注射 0.3ml 造影剂的斜位透视图像。B，腰椎 Z-关节内注射 0.3ml 造影剂的前后位透视图像。C，腰椎 Z-关节内注射 0.3ml 造影剂的侧位透视图像。D，左侧 L_4～L_5 Z-关节内注射的斜位透视图像，显示出上隐窝和下隐窝的轮廓。

第三部分

附加的理想视图(图 15A.7 和图 15A.8)

理想视图

- 理想的扩散应填充关节轮廓或勾勒出下关节突,或两者兼而有之。有时会看到上隐窝或下隐窝被填充。
- 对于严重 Z-关节病的病例,穿刺针和随后的造影扩散可能需要穿刺针定位于下隐窝或上隐窝。
- 每个关节的最大注射量为 1.0 至 1.5ml。应该限制造影剂的容量,以便将足够多的治疗药物注入关节间隙中。

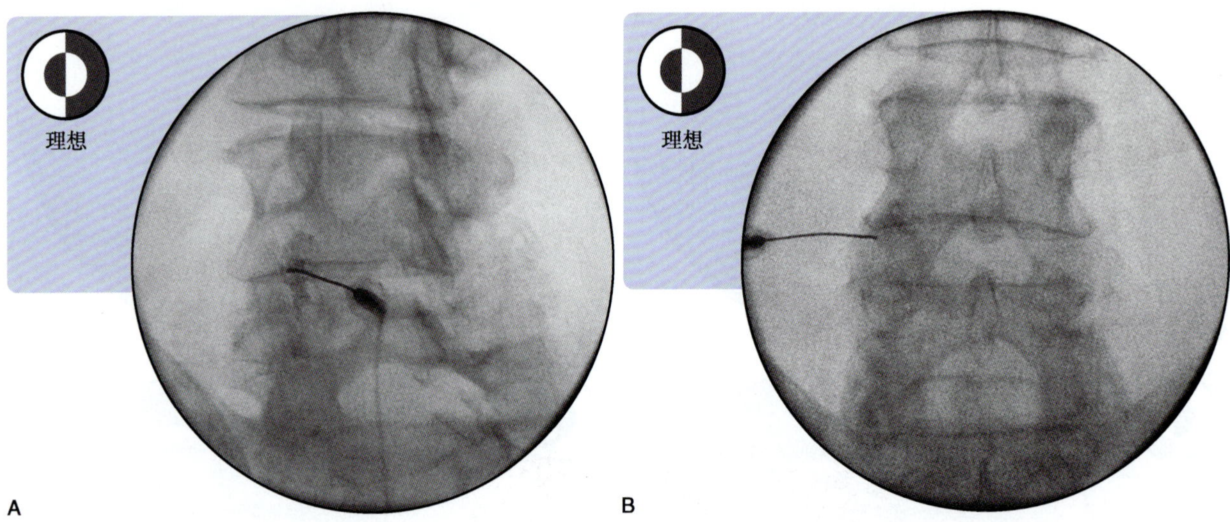

图 15A.7 A,左 L_4~L_5 Z-关节轮廓内注射 0.3ml 造影剂后的斜位透视图像。B,左侧 L_4~L_5 Z-关节内注射 0.3ml 造影剂后的前后位透视图像。

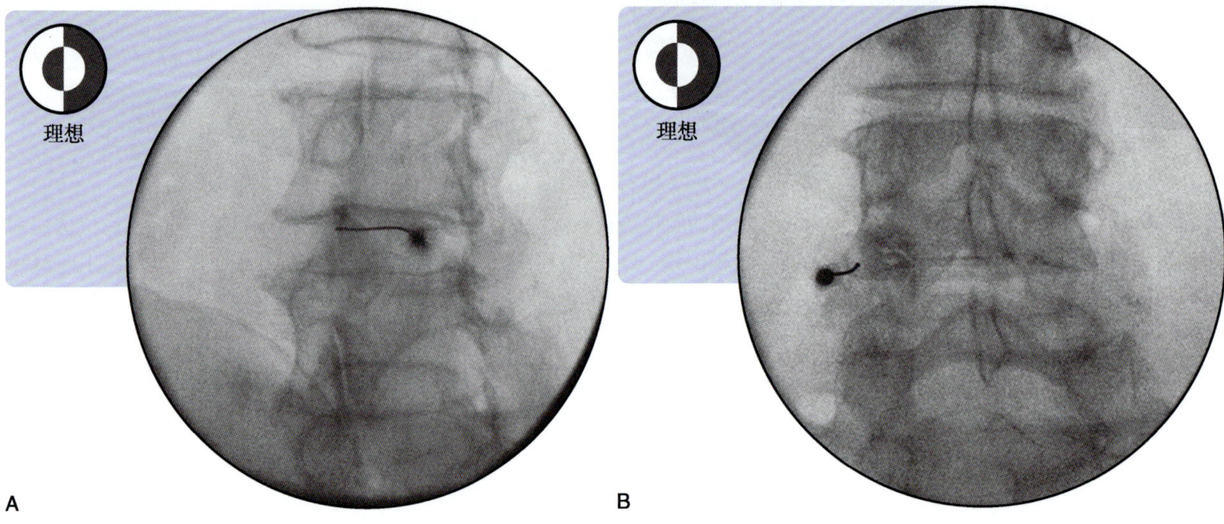

图 15A.8 A,左 L_4~L_5 Z-关节内注射 0.4ml 造影剂后的斜位透视图像,勾勒出下关节突的轮廓。B,左侧 L_4~L_5 Z-关节内注射 0.4ml 造影剂后的前后位透视图像。

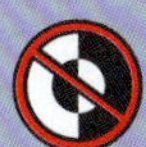

欠佳图像（图 15A.9 和图 15A.10）

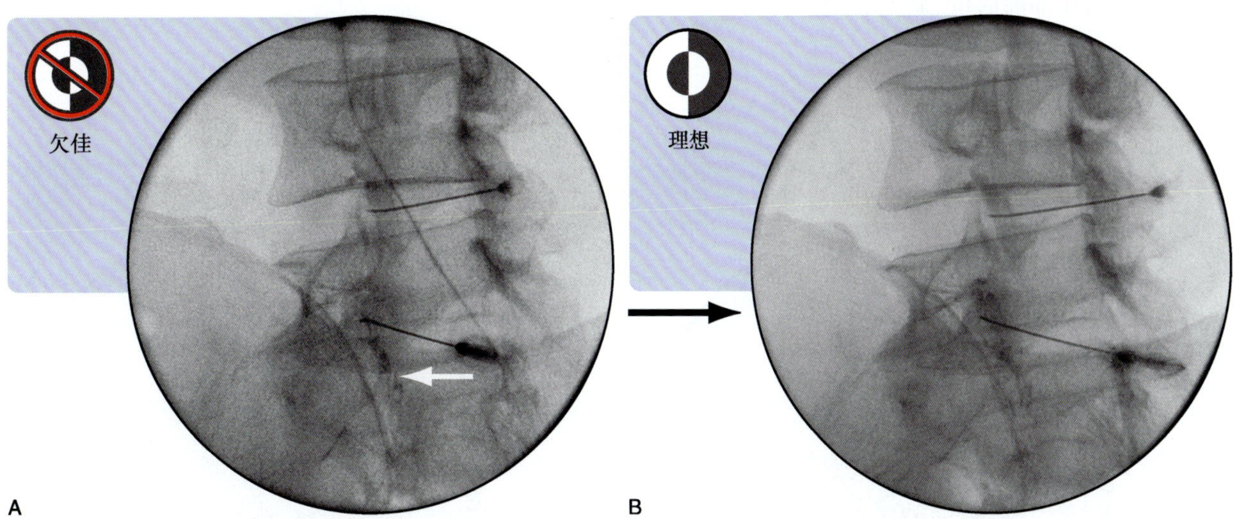

图 15A.9　A，左侧 L_5～S_1 Z-关节注射斜位视图，显示造影剂主要在软组织内（白色箭头）。需要有更清晰的关节轮廓内造影剂的显示。B，重新定位穿刺针后，该斜位透视图像显示出理想扩散形态。

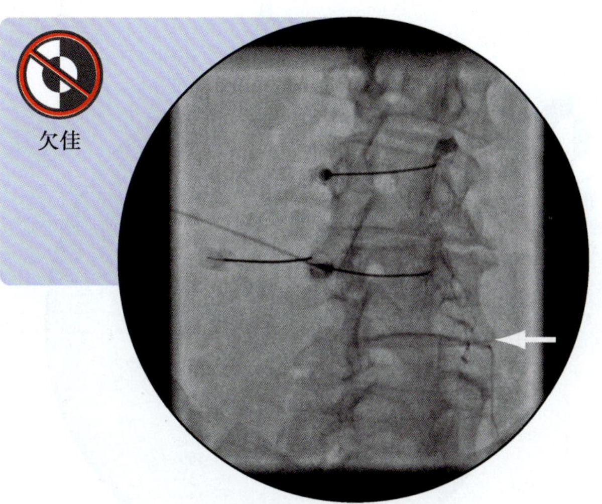

图 15A.10　透视图像显示右 L_3～L_4 Z-关节注射时的血管扩散（箭头）。此图像是静态下的，而在实时透视下观察时，会见到造影剂迅速消散。

其他视图（图 15A.11 和图 15A.12）

根据患者的解剖结构，可能需要以上隐窝或下隐窝为目标。有时，Z-关节炎改变可能会很严重。骨赘通常发生在上关节突，并且它可能使进入关节的经典路径受到阻碍。当使用上隐窝入路时，多维视图是必不可少的（即前后位、斜位和侧位视图）。

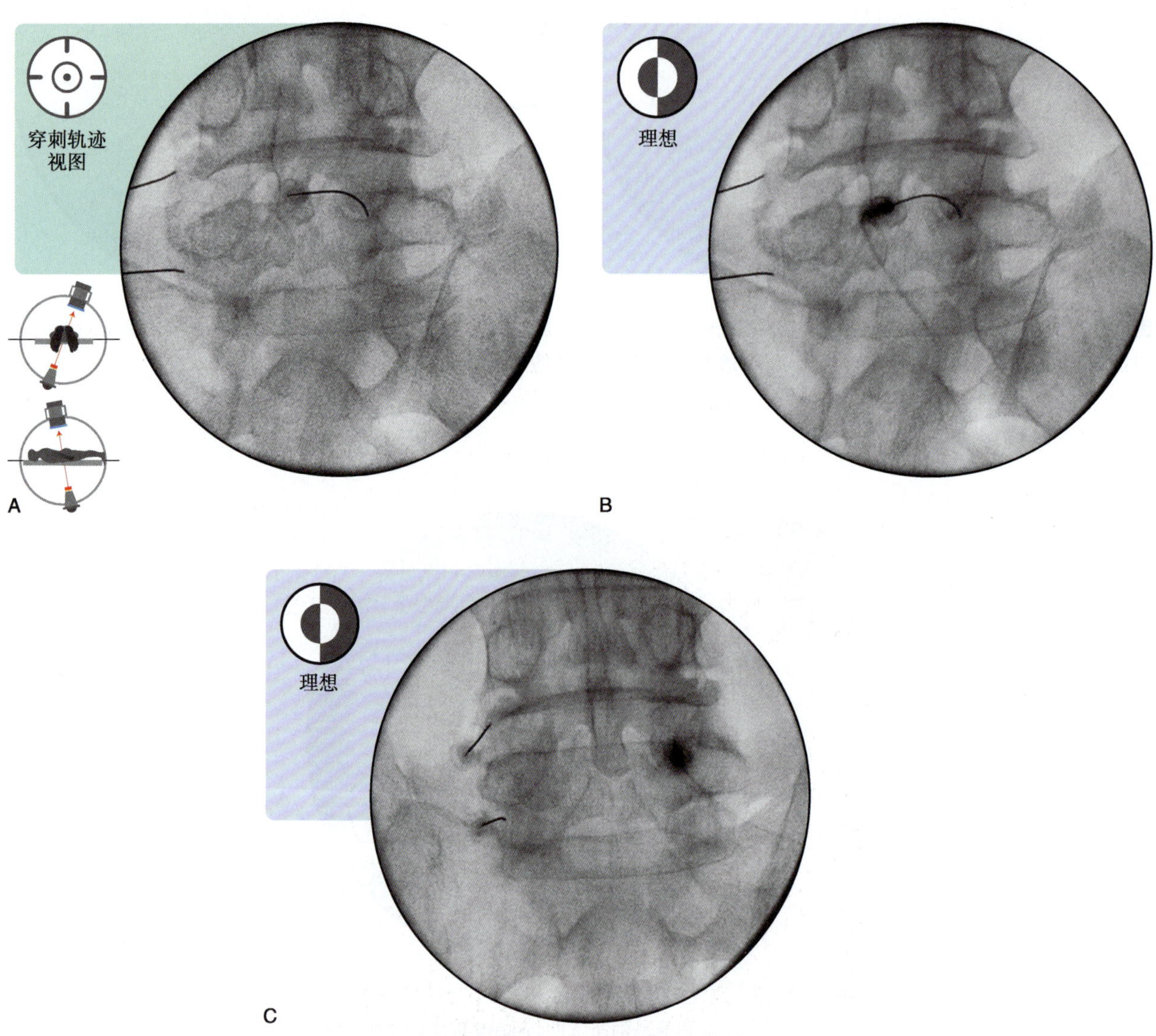

图 15A.11　A，右侧 L_4～L_5 Z-关节注射的斜位（穿刺轨迹）视图，穿刺针通过下隐窝处进入，无造影。此处针柄已移开以展示针尖的位置。B，L_4～L_5 Z-关节注射的斜位视图（造影后）。C，L_4～L_5 Z-关节注射的前后位视图（造影后）。

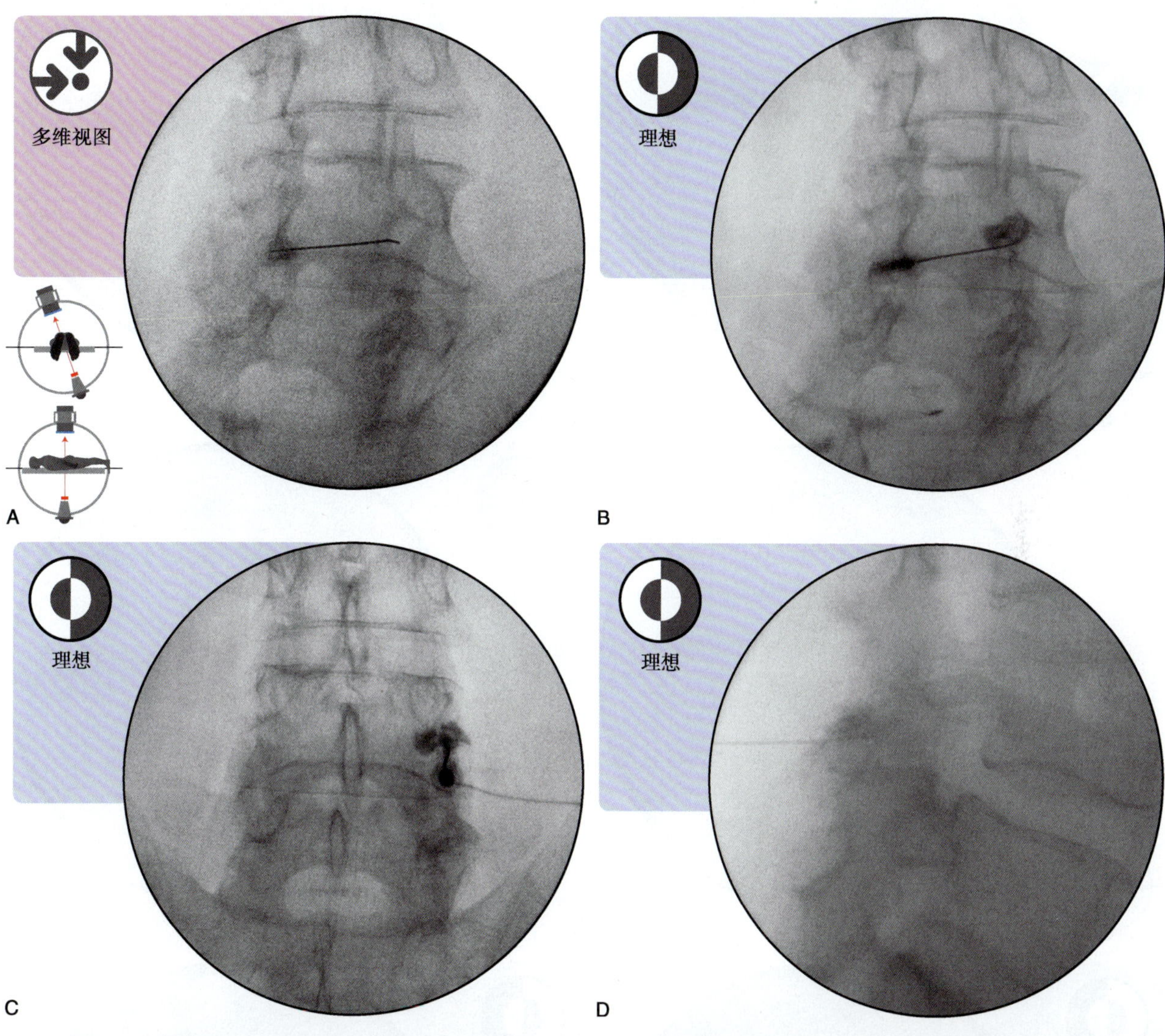

图 15A.12　A，右侧 L_4～L_5 Z-关节注射的斜位视图，针尖通过上隐窝处进入，无造影。B，L_4～L_5 Z-关节注射的斜位视图(造影后)。C，L_4～L_5 注射的前后位视图(造影后)。D，L_4～L_5 Z-关节注射的前后位视图(造影后)。

尾侧腰椎关节突关节注射的替代技术(图 15A.13)

在解剖学上，尾侧 Z-关节呈冠状方向，形状上像字母“C”或“J”。关节的这种冠状方向，通常使关节后间隙相对于上间隙更偏向侧方，而后者往往在中线上呈矢状方向。因此，可以采用前后位视图来进入 Z-关节，并将穿刺针置入在 Z-关节轮廓外侧缘的内侧。这种方法可以替代传统的倾斜技术。然后，向同侧旋转和倾斜以找到关节轮廓，并将穿刺针推进入关节中。

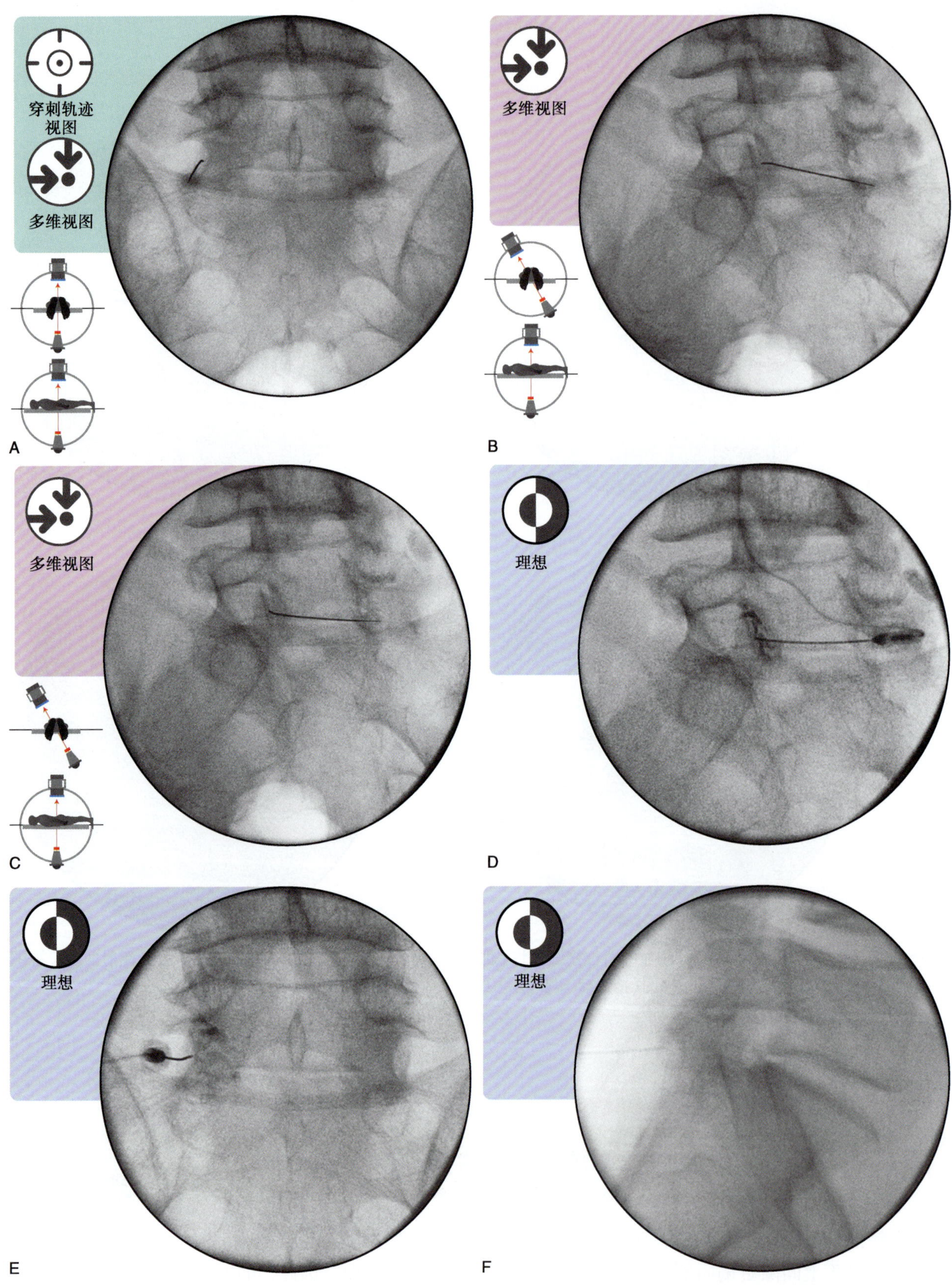

图 15A.13 A，左 L_5～S_1 Z-关节注射的前后位视图，无造影。B，同一 L_5～S_1 Z-关节注射的初始斜位视图，无造影。C，同一左 L_5～S_1 Z-关节注射在进入关节内间隙后的斜位视图。D，同一左侧 L_5～S_1 Z-关节注射的斜位视图，造影后。E，同一左侧 L_5～S_1 Z-关节注射的前后位视图，造影后。F，同一左侧 L_5～S_1 Z-关节注射的侧位视图（造影后）。

（吕卓敏 译，顾楠 校，毕胜 复校）

参考文献

1. Horwitz T, Smith M. An anatomical, pathological and roentgenological study of the intervertebral joints of the lumbar spine and of the sacroiliac joints. *Am J Roentgenol*. 1940;43:173–186.
2. Bogduk N, ed. *Practice Guidelines for Spinal Diagnostic and Treatment Procedures*. 2nd ed. San Francisco, USA: International Spine Interventional Society; 2013.
3. Moran R, O'Connell D, Walsh M. The diagnostic value of facet joint injections. *Spine (Phila Pa 1976)*. 1988;13(12):1407–1410.
4. Raymond J, Dumas J. Intraarticular facet block: diagnostic tests or therapeutic procedure? *Radiology*. 1984;151(2):333–336.

第 15B 章

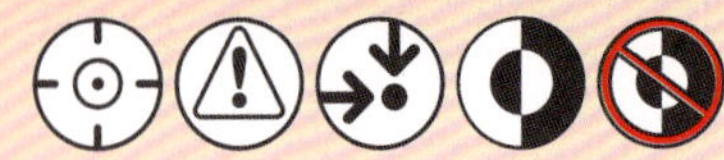

腰椎关节突关节神经（后内侧支）注射——斜位入路：透视引导

Leland Berkwits，Jason G. Anderson，
Luis Baez-Cabrera，和 Michael B. Furman

透视引导的腰椎后内侧支阻滞使用斜位视图作为穿刺轨迹视图，并在前后位视图中确认穿刺针位置。斜位入路是最方便且技术要求最低的方法，它可以使操作者准确、技术一贯稳定地到达目标靶点。

这种斜位（穿刺轨迹）视图是用于引导置入穿刺针的多维视图之一。为了达到关节突关节特异性阻滞的目的，需要有明确的目标靶点和进针轨迹，注入的局麻药容量应限制在 0.4 至 0.5ml，以确保注射的诊断特异性。

穿刺轨迹视图

- 确认节段（采用前后位视图）。
- 倾斜 X 线透视机影像增强器以对齐目标节段的椎体上终板。
- 将 C 形臂影像增强器向同侧倾斜，形成"苏格兰狗"，并优化横突和上关节突交界处的显影。
- 对于 L_1 至 L_4 后内侧支，穿刺针靶点为上关节突和横突交界处，目标神经行经横突上缘和乳突 - 副突韧带（MAL）切迹之间。此处通常被描述为"苏格兰狗眼睛"的上方。
- 对于 L_5 背支，目标神经不是后内侧支，而是 L_5 背支。该神经在骶骨翼上走行，行走路径类似于 L_1 至 L_4 后内侧支。然而，S_1 节段的 MAL 是发育退化不全的。
- L_5 背支靶点位于上关节突基底部中央，因此略低于骶骨翼。如果髂嵴干扰 L_5 背支穿刺针的置入，请将 X 线透视机向前后位方向减少倾斜角 5° 至 10°，以使上关节突和骶翼交界区的显示不受阻碍。
- 支配单个目标腰椎关节突关节的两条神经都需要被阻滞。
- 在此穿刺轨迹视图中，穿刺针应平行于 X 线透视机射线束置入。
- 关节突关节囊邻近上关节突的内侧缘。由于关节囊冗余，如果穿刺针位于理想靶点的内侧，可能会出现关节内扩散。关节内扩散会使注射的诊断特异性复杂化，如果内侧囊存在硬膜外渗漏，情况会更复杂。

注：请参考本书的解剖学术语/缩略语。

穿刺轨迹视图(同侧倾斜)也是多维视图之一(图 15B.1)

穿刺轨迹视图中定位注意事项

- L_1 至 L_4 后内侧支:调整每个节段的透视倾斜角度以获得合适的穿刺轨迹。
  - 这在 L_5 椎体(即 L_4 后内侧支神经)尤为突出,因为脊柱在该节段是前凸的。此外,由于脊柱侧弯患者椎体不再呈同一矢状面方向,在获得这类患者的合适穿刺轨迹方面更有挑战性。
  - 将穿刺针沿上关节突(SAP)底部更靠上的位置置入,以避开 MAL(见图 5B.1)。
- L_5 背支:髂嵴可能阻碍穿刺针轨迹。因此,对 L_5 背支采用减少 5° 至 10° 倾斜角的方法。请注意,此节段的 MAL 发育不全,因此允许采用更偏向矢状位方向的方法。
- 虽然对于进行多个目标后内侧支神经阻滞时,采用单个斜位穿刺轨迹是可能的,但由于解剖学差异的存在,可能需要采用适合每个目标神经的个体化的、非平行的穿刺轨迹视图。

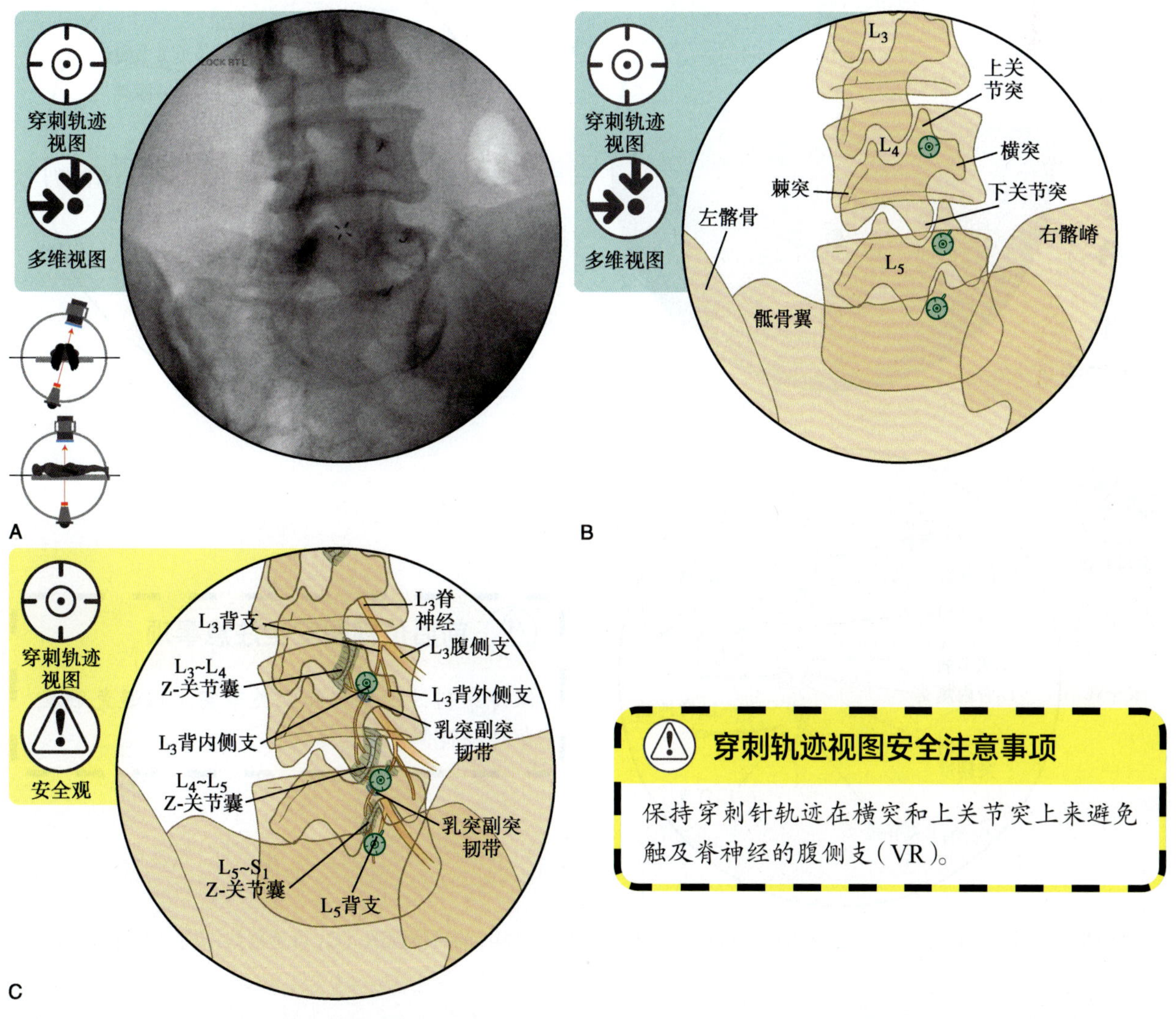

穿刺轨迹视图安全注意事项

保持穿刺针轨迹在横突和上关节突上来避免触及脊神经的腹侧支(VR)。

图 15B.1　A,L_3~L_5 椎体穿刺轨迹透视视图,穿刺针位于理想位置。B,不透射线结构,穿刺轨迹视图。C,透射线结构,穿刺轨迹视图。虽然对于进行多个目标后内侧支神经阻滞时,采用单个斜位穿刺轨迹是可能的,但由于解剖学差异的存在,可能需要采用适合每个目标神经的个体化的、非平行的穿刺轨迹视图。

多维视图中的理想穿刺针定位

推荐的多维视图是同侧斜位视图(穿刺轨迹)、前后位视图和侧位视图。

前后位视图中的理想穿刺针定位(图 15B.2)

多维视图中穿刺针定位注意事项

对后内侧分支和背侧支位置图像和特征的描述,请参见图 15E.1 和图 15E.2。

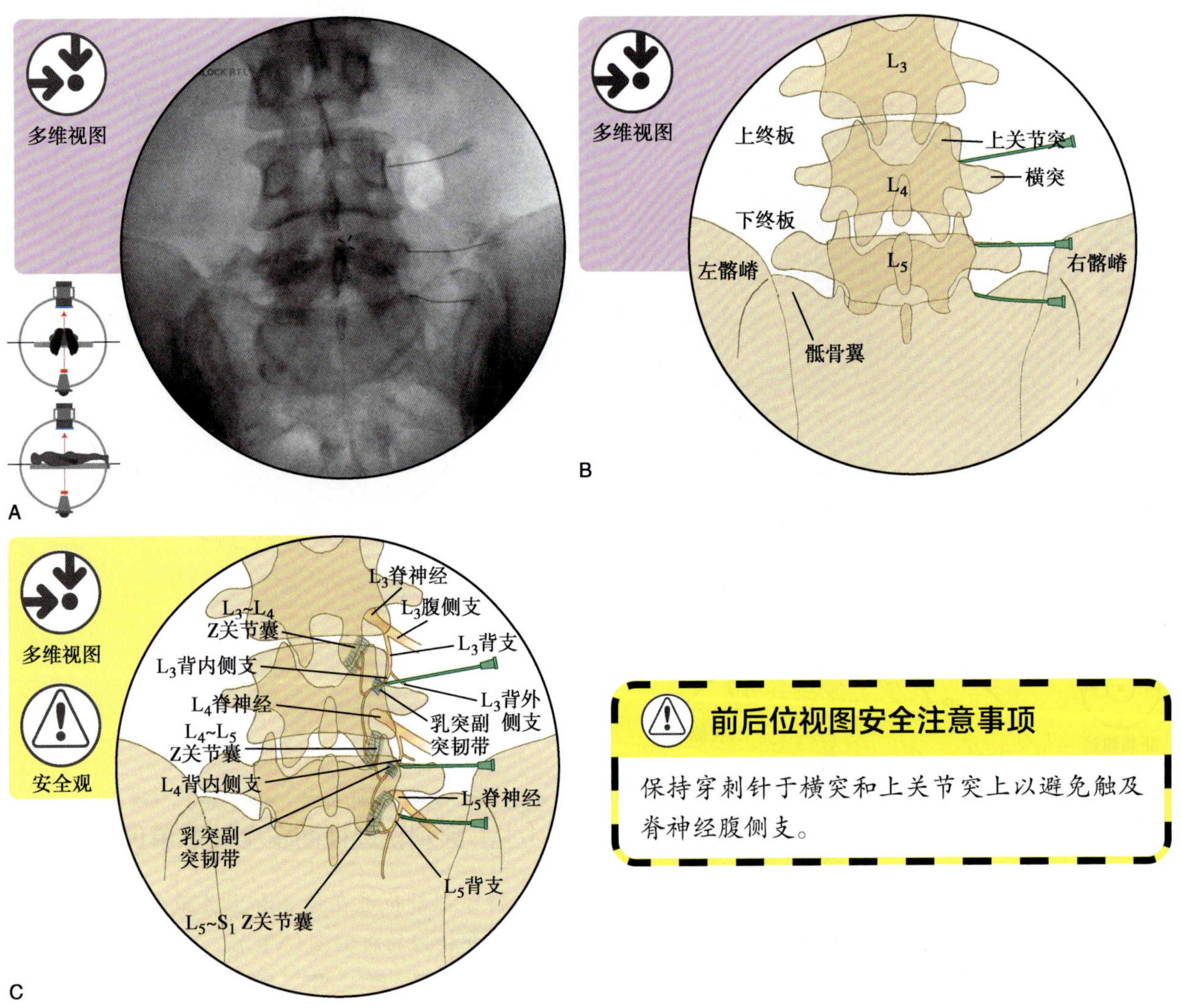

前后位视图安全注意事项

保持穿刺针于横突和上关节突上以避免触及脊神经腹侧支。

图 15B.2 A,具有理想针位置的透视前后位视图。B,不透射线结构,前后位视图。C,可透射线结构,前后位视图。

侧面视图中的理想针定位(图 15B.3)

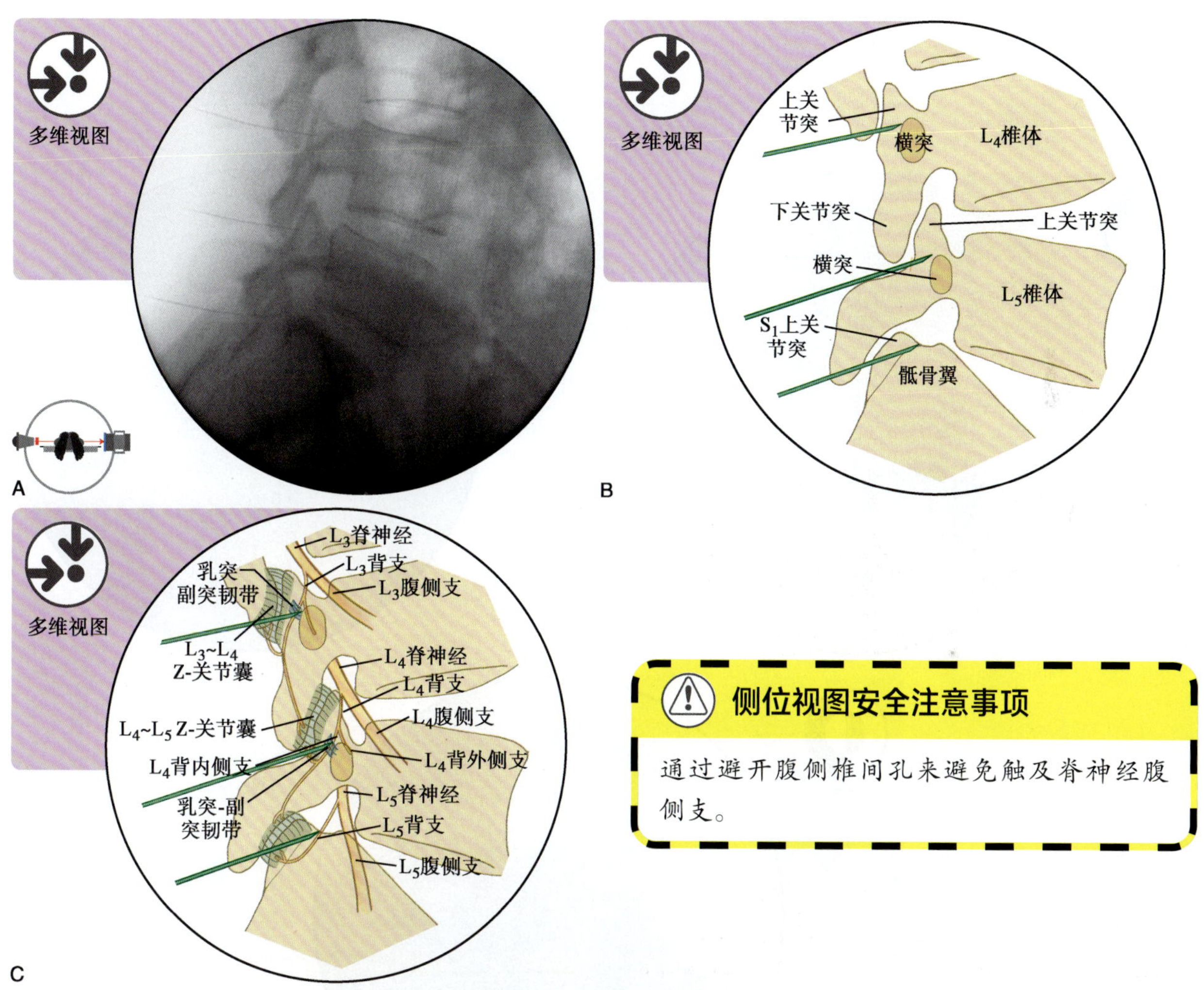

图 15B.3　A,具有理想穿刺针位置的侧位透视视图。B,不透射线结构,侧位视图。C,可透射线结构,侧位视图。

侧位视图安全注意事项

通过避开腹侧椎间孔来避免触及脊神经腹侧支。

理想视图(图 15B.4)

将针尖斜面朝向尾侧可以降低硬膜外扩散的可能性。

L_1 至 L_4 后内侧支：造影剂平滑地勾勒出内侧边界，显示造影剂沿着上关节突基底部的外侧表面扩散，而没有硬膜外或血管扩散。

L_5 背支：造影扩散形成在骶骨上关节突基底部周围的平滑边缘，无硬膜外或血管扩散。

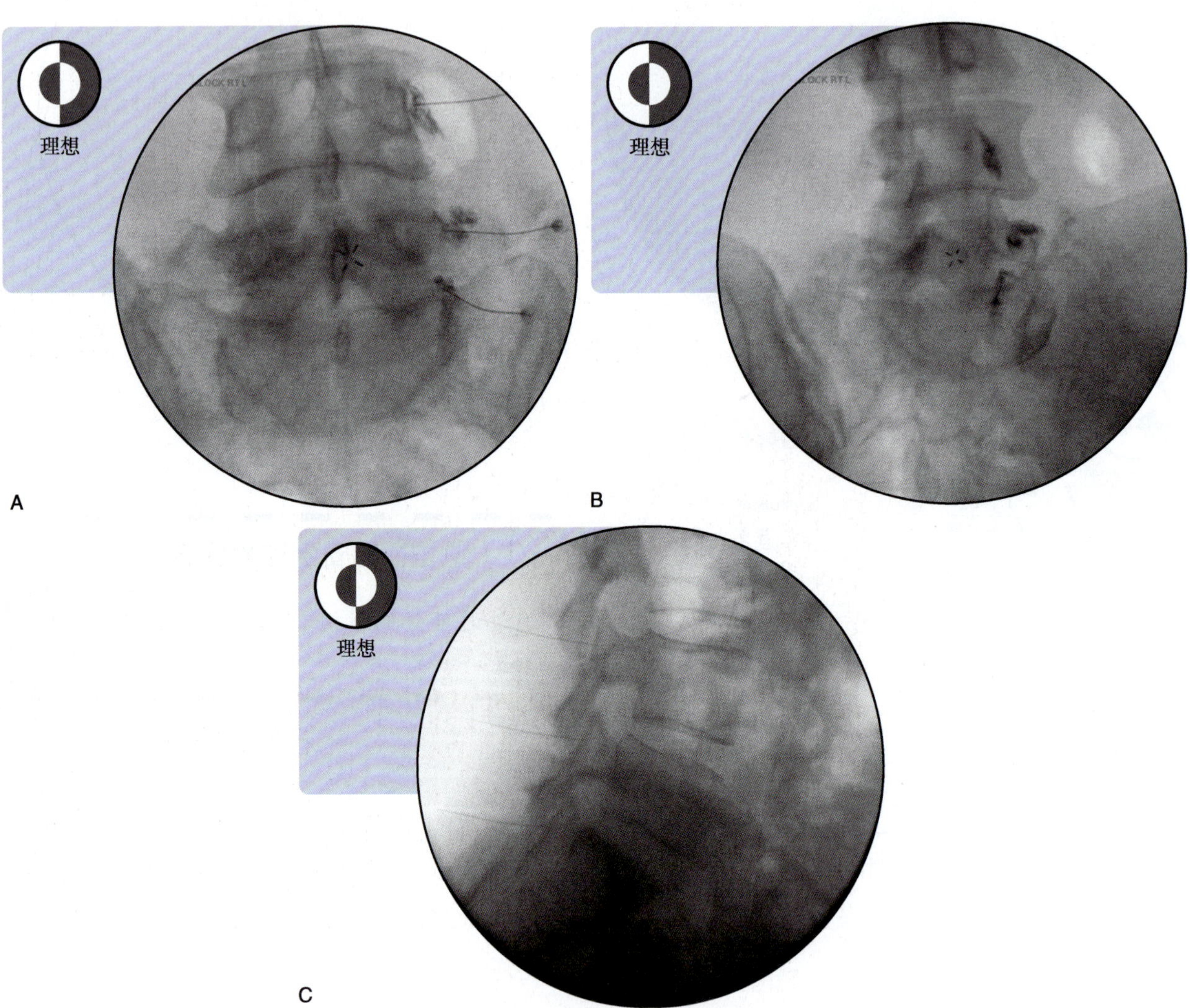

图 15B.4　A，L_3 后内侧支、L_4 后内侧支和 L_5 背支注射的前后位透视图像，每节段注射 0.5ml 造影剂。B，斜位透视图像。C，侧位透视图像。

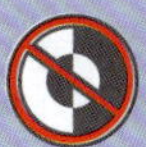

欠佳视图(图 15B.5 和图 15B.6)

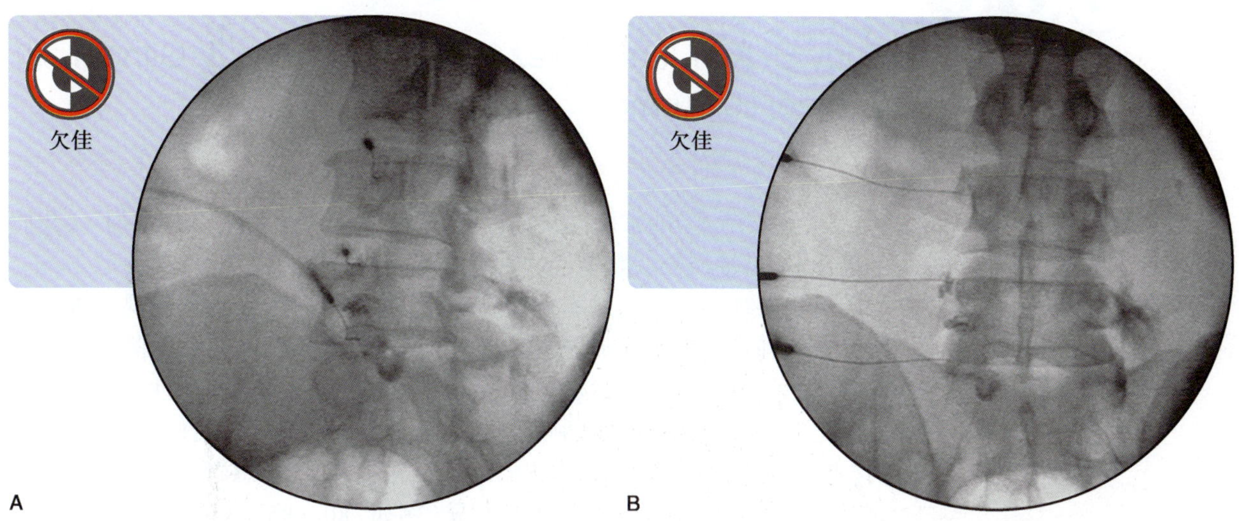

图 15B.5　L_5 背支注射，观察到造影剂向左侧 L_5～S_1 Z-关节内扩散。A，穿刺轨迹视图。B，前后位视图。

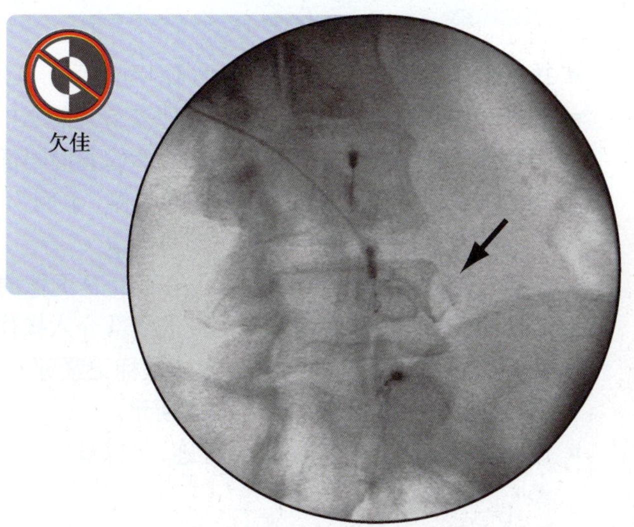

图 15B.6　L_4 后内侧支注射，X 线透视图像显示造影剂向血管内扩散(箭头)。此图像是静态下的，在实时透视下观察时，造影剂会迅速消散。

(颜昭勇 译，顾楠 校，毕胜 复校)

第 15C 章

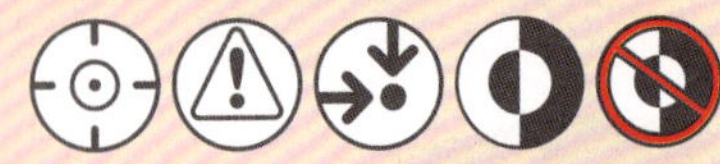

腰椎关节突关节神经（后内侧支）射频消融术——后入路：X 线透视引导

Ruby E. Kim，Luis Baez-Cabrera，James J. Gilhool，和 Michael B. Furman

“神经切断术”的常用同义词包括“消融”“去神经切除”和“毁损”。我们不推荐术语“神经根切断术”，因为它意味着神经根的损伤。

对腰椎神经射频消融术方法的描述，我们将采用穿刺轨迹视图进行射频针置入并采用多平面成像进行推进，重要的是采用侧面和同侧斜位视图来确认与目标神经平行的射频电极尖端置入的深度和的安全性。在神经消融术之前，实施感觉和运动刺激以排除非神经根刺激，并且在神经消融术之前，通常会给予 0.5 至 1ml 体积的局部麻醉药，以确保患者舒适性。神经消融术的次数和持续时间因操作者而异（例如，80～85℃，最多三个 90 秒的周期）。

穿刺轨迹视图

- 确认目标后内侧支神经的节段（使用前后位［AP］视图）。
- 旋转和倾斜 C 形臂影像增强器，以获得理想 AP 位视图，其中棘突（SP）位于中线，并与椎体的上终板（SEP）形成方形图像。
- 将 C 形臂影像增强器向有症状的一侧（本例为右侧）旋转倾斜约 20°（在 L_5 背支操作时无须倾斜，下方将述及）。
- **将 C 形臂影像增强器从获得的方形 SEP 图像向尾侧倾斜约 40° 至 45°。**
- 请注意，这是我们推荐特定角度的少数介入操作之一。
- **估计头尾倾斜角度的另一种方法是标记紧邻的下一目标并头尾方向上倾斜该点，如视频 15C.1 和 15C.2 所示。**
- 该角度接近目标神经的走行轨迹，可以被用于引导进针，以使穿刺针沿神经“平行置入”。
- 电极尖端靶点是上关节突（SAP）外侧缘以及 SAP 和横突交界处形成的非常小的凹陷区。
- 在 L_5 节段，只有发育不全的乳突 - 副突韧带（MAL），而且髂嵴会干扰斜向穿刺针的定位。因此，倾斜轨迹角度接近 0°。
- 由于这是穿刺轨迹视图，进针方向应平行于 C 形臂射线束（图 15C.1）。

注：请参考本书的解剖学术语/缩略语。

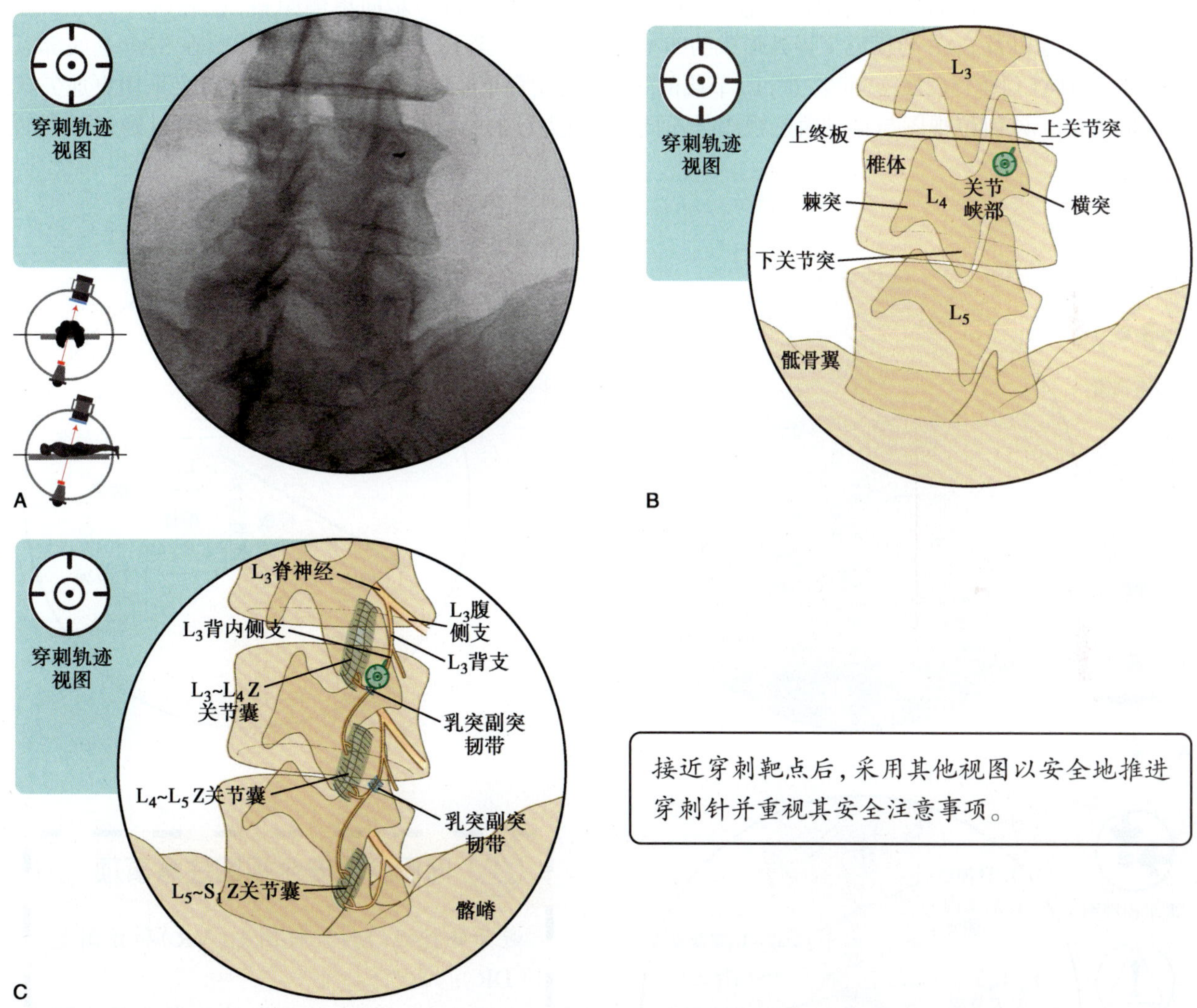

图 15C.1　A，射频电极尖端位于右侧 L_3 后内侧支神经上方的穿刺轨迹视图。B，不透射线结构，穿刺轨迹视图。C，可透射线结构，穿刺轨迹视图。请参阅上图的设置详细信息。置入电极使其与目标神经的走行轨迹平行。

多维视图中的理想穿刺针位置

对于射频神经毁损术，针尖通过穿刺轨迹视图到达靶点后，获得其他三个视图——同侧斜位视图、前后位视图和侧位视图——以在神经消融术前最终确认电极尖端位置。

同侧斜位视图中的理想针定位（图 15C.2）

当穿刺针在穿刺轨迹视图中进入后，将 C 形臂影像增强器进一步向患侧倾斜，以确认针尖进入在 SAP 的外侧缘以及 SAP 与横突交界处形成的凹陷处。对于 L_1 至 L_4 后内侧支，针尖保留在 SAP 基底部以使其高于 MAL（图 15C.2C）。请注意，L_5 节段的 MAL 是发育不全的，因此，可以对 L_5 背支采用更加矢状方向的方法。该斜位视图与穿刺轨迹视图是不同的，因为针的长度在斜位视图中可见，可以确认针尖的正确位置。

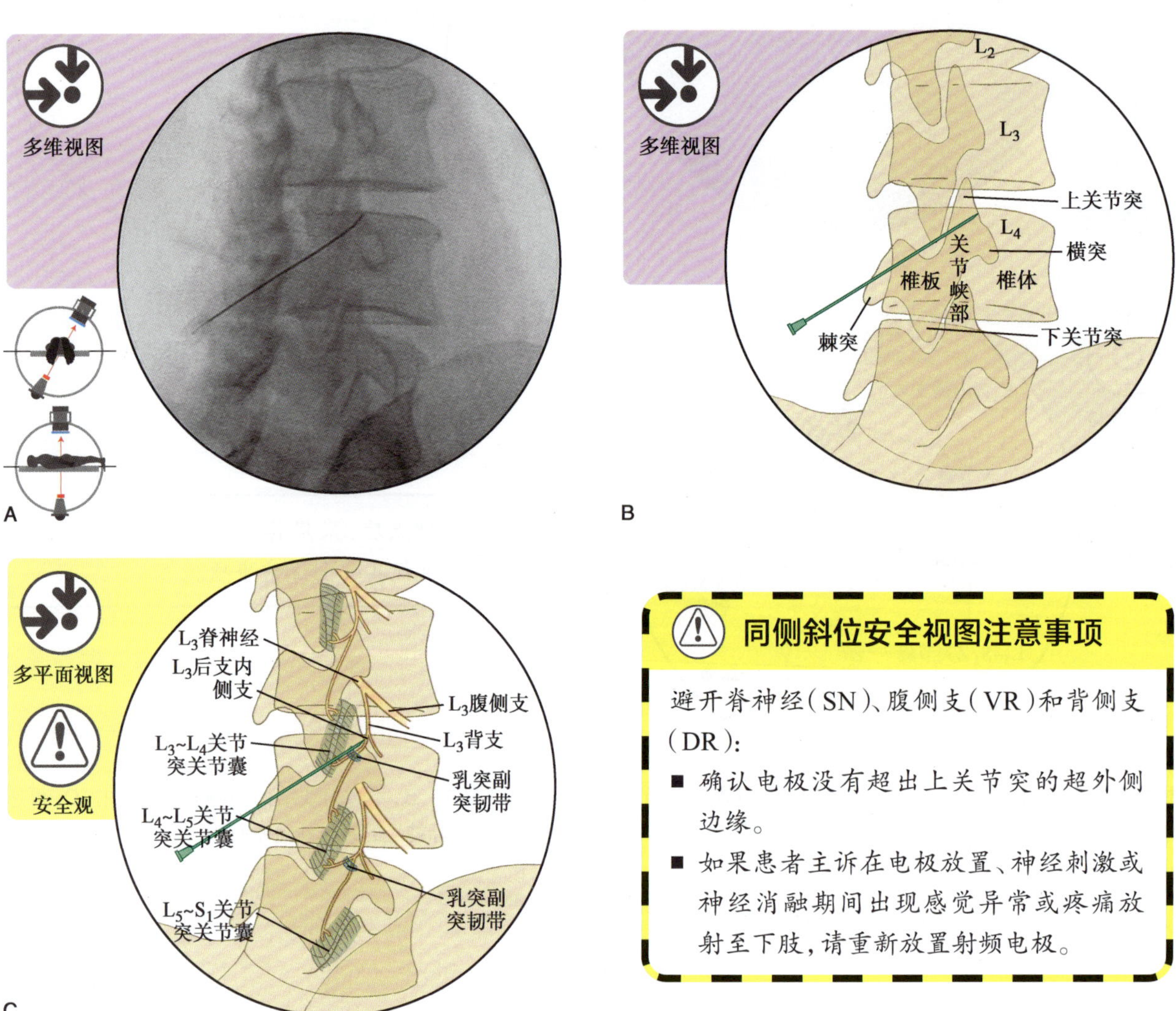

图 15C.2 A，同侧斜位视图，射频电极位于右侧 L_3 后内侧支神经上方。B，不透射线结构，穿刺轨迹视图。C，透射线结构，穿刺轨迹视图。请参见图。有关 Z-关节解剖结构/神经支配和理想射频电极置入的更多详细信息，请参阅 15E.1 和 15E.2。

前后位视图中的理想针定位（图 15C.3）

返回 AP 视图，确认针尖位于 SAP 的外侧缘以及 SAP 与横突连接处形成的凹陷处。对于 L_1 至 L_4 后内侧支，沿着 SAP 基部置入电极，并保持其高于 MAL（图 15C.3C）。请注意，L_5 段的 MAL 是发育不全的，因此可以对 L_5 背支采用更为矢状方向的方法。

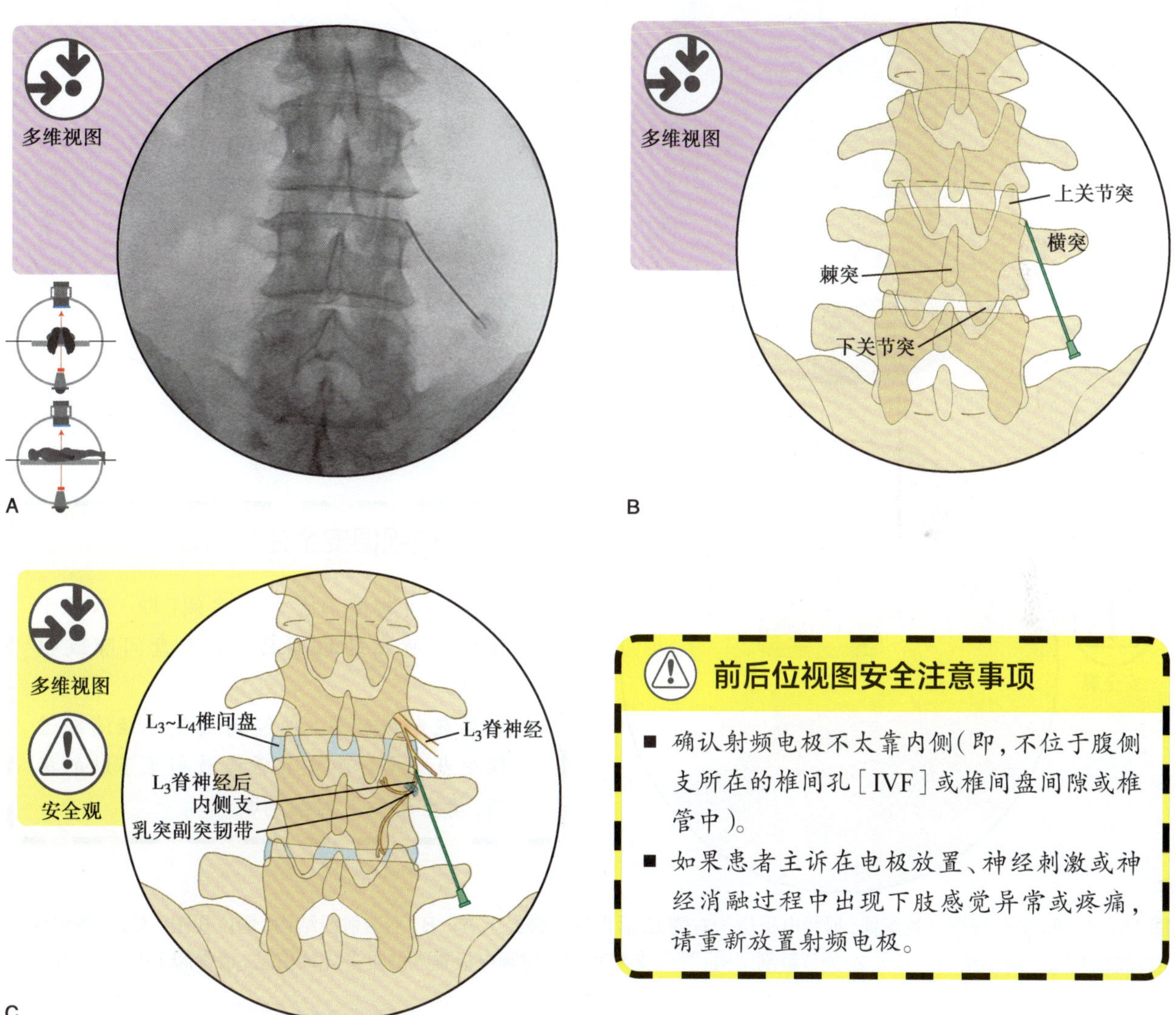

图 15C.3　**A**，前后位透视图像，射频电极尖端位于右侧 L_3 后内侧支神经上方。**B**，不透射线结构，前后位视图。**C**，可透射线结构，前后位视图。请参见图。有关 Z- 关节解剖结构、神经支配和理想射频电极置入的更多详细信息，请参阅 15E.1 和 15E.2。

侧位视图中的理想穿刺针定位(图 15C.4)

采用侧位视图以确认针尖位于 IVF 后方。C 形臂的方向应调整到能获得标准侧位视图(参见第 3 章)。对于 L_1 至 L_4 后内侧支,沿 SAP 基部置入电极,并保持其高于 MAL(图 15C.4C)。请注意,L_5 段的 MAL 是发育不全的,因此可以对 L_5 背支采用更为矢状方向的方法。

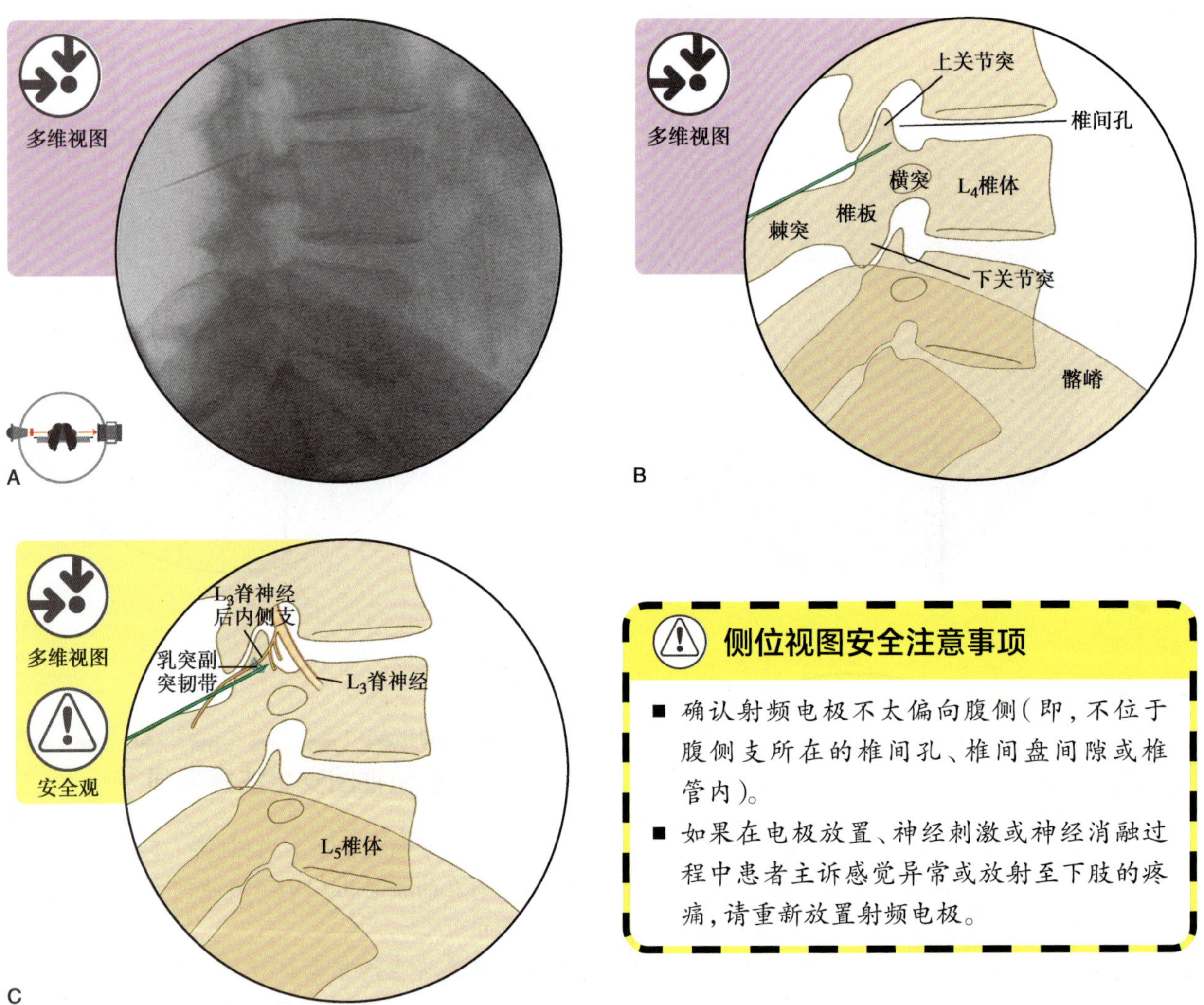

侧位视图安全注意事项

- 确认射频电极不太偏向腹侧(即,不位于腹侧支所在的椎间孔、椎间盘间隙或椎管内)。
- 如果在电极放置、神经刺激或神经消融过程中患者主诉感觉异常或放射至下肢的疼痛,请重新放置射频电极。

图 15C.4 A,侧位视图透视图像,射频电极位于右侧 L_3 后内侧支神经上方。B,不透射线结构,侧位视图。C,可透射线结构,侧位视图。请参见图。有关 Z-关节解剖结构、神经支配和理想射频电极置入的更多详细信息,请参阅 15E.1 和 15E.2。

多维视图中的穿刺针定位注意事项

用于在多维视图中显示后内侧分支和背侧支位置以及相关的射频电极放置位置和消融区域的示意图和图像请参阅图 15E.1 和图 15E.2。

理想定位视图(图 15C.5)

在射频消融术期间通常不使用造影剂。

电极尖端置入位置至关重要，需要覆盖最大部分的后内侧支或背支。理想的射频电极置入请参见图 15E.1 和图 15E.2。

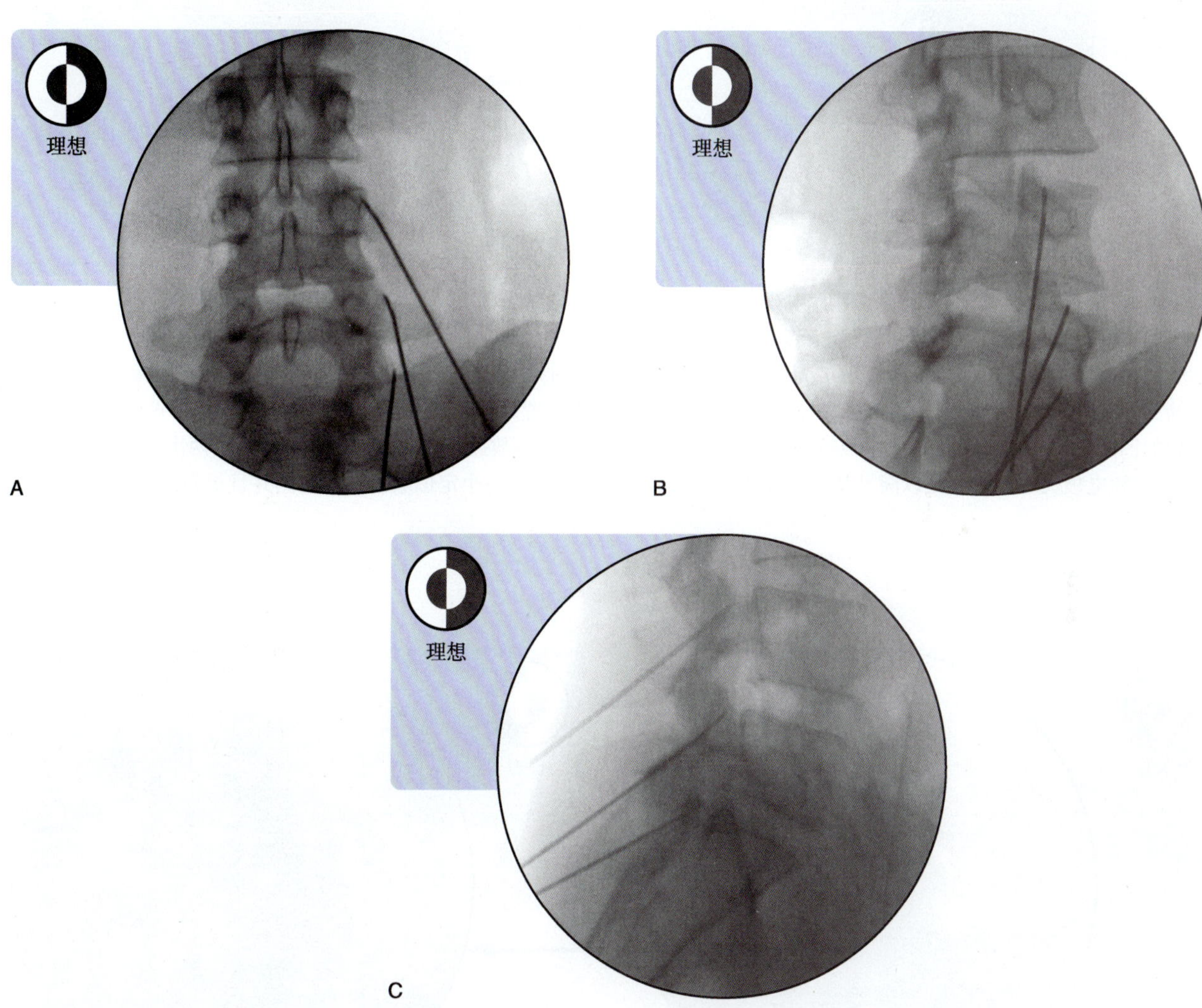

图 15C.5　A，前后位，B，斜位，C，射频电极尖端位于右侧 L_3 和 L_4 后内侧支和 L_5 背支上方的侧位透视图像。有关 Z-关节解剖结构、神经支配和理想射频电极置入的更多详细信息，请参阅图 15E.1 和图 15E.2。

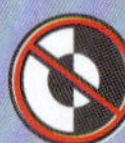

欠佳位置视图(图 15C.6 和图 15C.7)

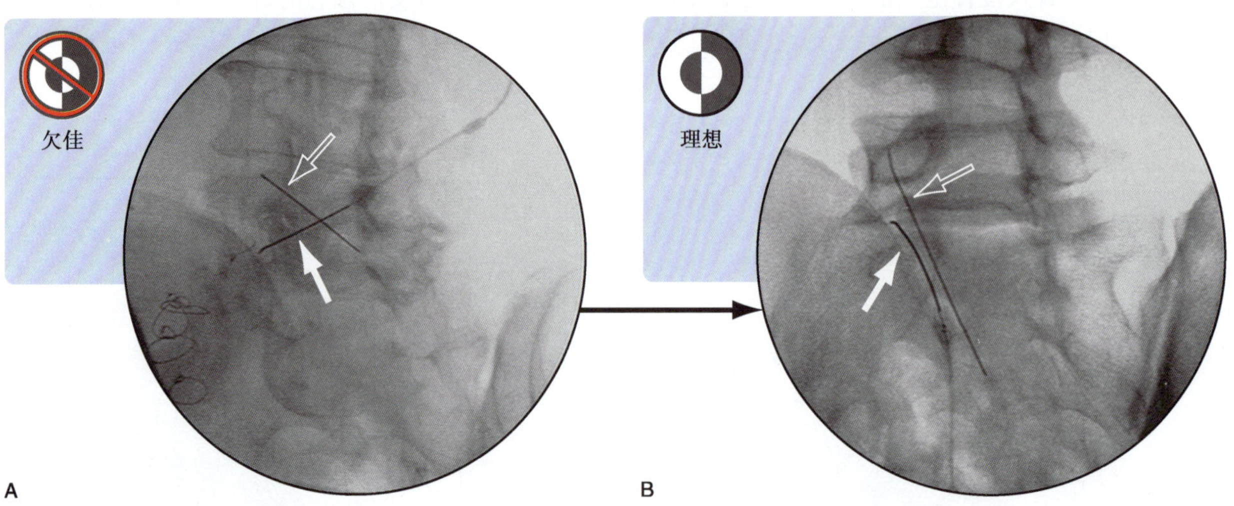

图 15C.6　A，同侧斜位视图的透视图像，射频电极尖端处于 L_4 后内侧支和 L_5 背支神经射频消融的欠佳位置。射频电极尖端未置入在上关节突的外侧缘以及上关节突与横突交界处形成的凹陷处。L_4 射频电极尖端(空心箭头)位置太过外侧，L_5 射频电极尖端(实心箭头)位于靶点上方。B，同侧斜位透视图像，射频电极尖端处于 L_4 后内侧支(空心箭头)和 L_5 背支(实心箭头)神经消融术的理想位置(与 A 图为非同一患者)。电极尖端置入在上关节突的外侧缘以及上关节突与横突连接处形成的凹陷处。L_4 后内侧支射频电极较理想位置稍偏外侧。由于大多数操作者对单个部位进行至少两次神经消融术，因此 L_4 射频电极尖端的位置足以满足其中一个神经消融部位的要求。另一个定位应该更靠内侧并且更靠近 SAP 与横突交界处。

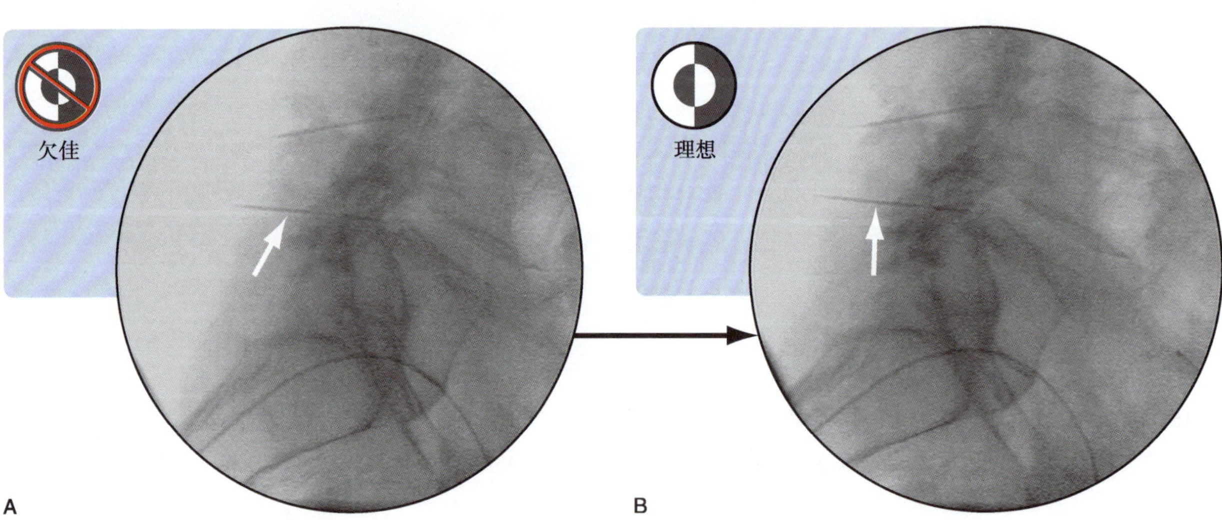

图 15C.7　A，侧位视图的透视图像，其中下方的射频电极尖端(箭头)位于 L_5 背支神经消融的欠佳位置。射频电极尖端位于椎间孔后部的腹侧，这可能会无意中损伤出椎间孔行走的 L_5 脊神经；这是非常不可取的。B，侧位视图透视图像，下方射频电极尖端拉回到 L_5 背支神经消融的理想位置。射频电极尖端位于椎间孔后方。

(张蓓 译，顾楠 校，毕胜 复校)

参考文献

1. Gofeld M, Faclier G. Radiofrequency denervation of the lumbar zygapophysial joints—targeting the best practice. *Pain Med*. 2008;9(2):204–211.

2. Bogduk N, ed. International Spinal Intervention Society practice guidelines for spinal diagnostic and treatment procedures; lumbar spinal nerve blocks. 2nd ed. San Francisco, Ca: International Spine Intervention Society; 2013.

第 15D 章

腰椎后内侧支阻滞——中线入路：超声引导

Louis Torres，Paul S. Lin，和 Michael B. Furman

超声引导进行诊断性后内侧支阻滞是 X 线透视机技术的可替代方法。理论上，使用超声引导不需要 X 线透视，可以避免患者和医生的辐射暴露，并且可以与 X 线透视机引导的后内侧支阻滞一样准确。

本章讲述采用平面内进针，经平面外确认的超声引导腰椎后内侧支阻滞技术。这种方法最方便且技术要求最低，可以让操作者准确、稳定地到达目标靶点。

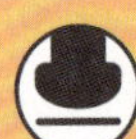

平面内技术（图 15D.1）

- 患者俯卧于理想位置。
- 超声设备位于操作医生对面并与超声探头成一直线（参见 15D.1A 和第 4 章）。
- 使用凸阵超声探头，以更好地获得更深的脊柱结构图像。
  - 首先将超声探头轴向放在骶骨上，然后向头侧扫查以达到所需的腰椎节段（请参阅第 4 章）。
- 获得所需腰椎的轴向超声视图，将棘突置于图像中线位置。将探头向患侧横向平移，并将探头中点置于上关节突（SAP）和横突（TP）交界区上方。
- 将超声探头向头侧平移以确认 TP 的上边缘。
- 对于 L_1 至 L_4 后内侧支，穿刺针靶点为 SAP 和 TP 的交界处，靶神经在此经过于 TP 上缘和乳突 - 副突韧带（MAL）切迹之间的中点。
- 对于 L_5 背支，骶骨翼上的神经走行路径与 L_1 至 L_4 后内侧支类似。靶点位于 SAP 基底的中部，因此略低于骶骨翼。如果髂嵴干扰 L_5 背支穿刺针的置入，请旋转超声探头以获得无阻碍的进针路径。
- 采用从外侧到内侧的方法，将穿刺针尖瞄准 SAP 和 TP 交界处。

注：请参考本书的解剖学术语 / 缩略语。

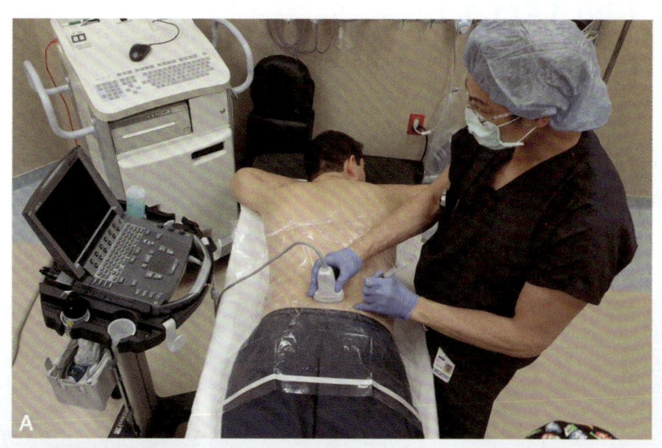

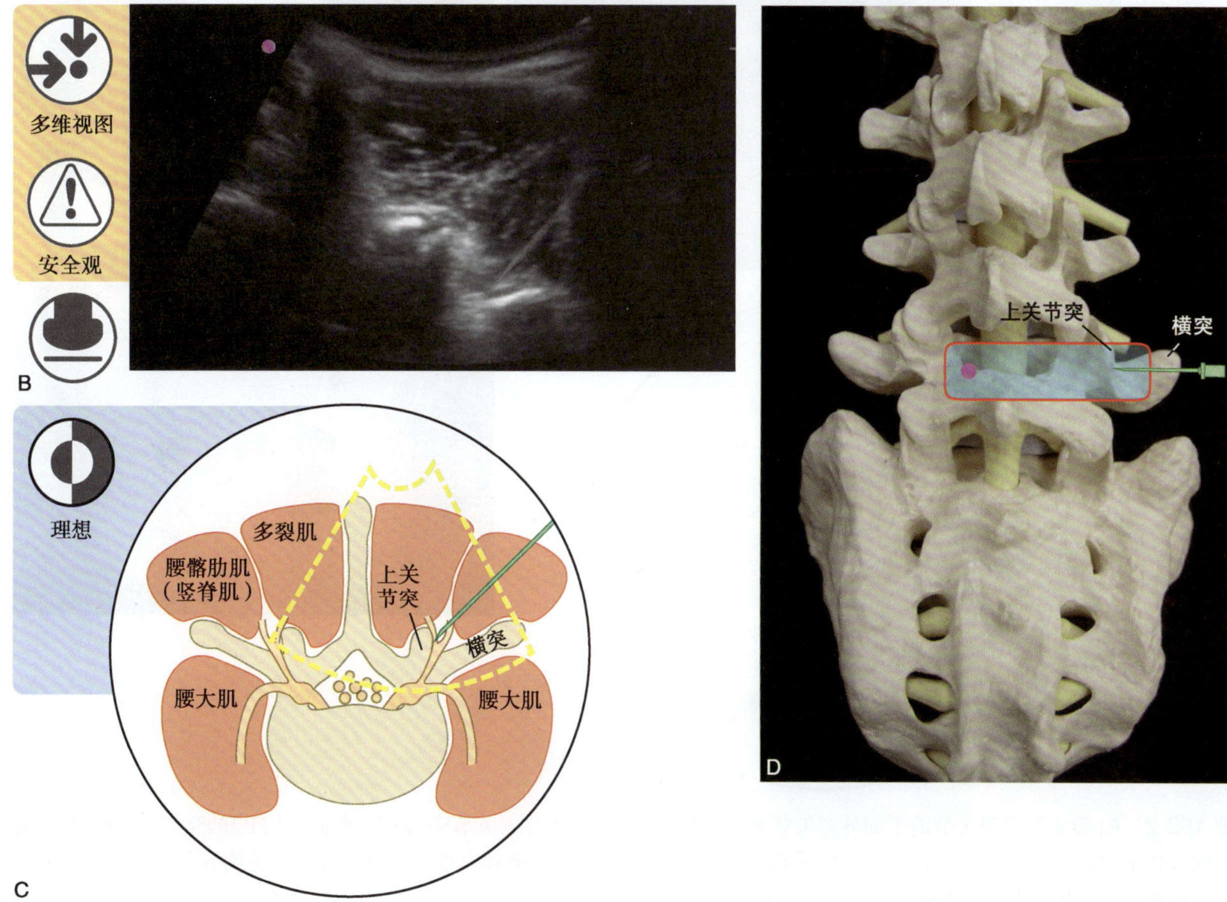

图 15D.1　A，超声引导腰椎后内侧支阻滞建议的操作间设置。B，在上关节突（SAP）和横突（TP）交界处置入脊柱穿刺针的超声图像，平面内。C，相关透射线结构的绘图。黄色虚线代表所看到 A 图超声图像部分的边界。D，带超声探头图标的骨骼。正确放置超声探头以确认长轴。矩形勾勒出了凸阵探头的可视区域。

平面内技术安全注意事项

在骨结构上保持整个穿刺针的可视化，以避免触及神经、椎间盘和硬膜外腔。

 平面外确认（图 15D.2）

- 将探头旋转 90° 以获得平面外确认。
  - 该视图用于显示 SAP 和 TP 上内侧缘交界处的针尖。
  - 穿刺针将显示为单个点，如图 15D.2A 所示。
    - 穿刺针旋转或“抖动”可以帮助在平面外确认针的显影。

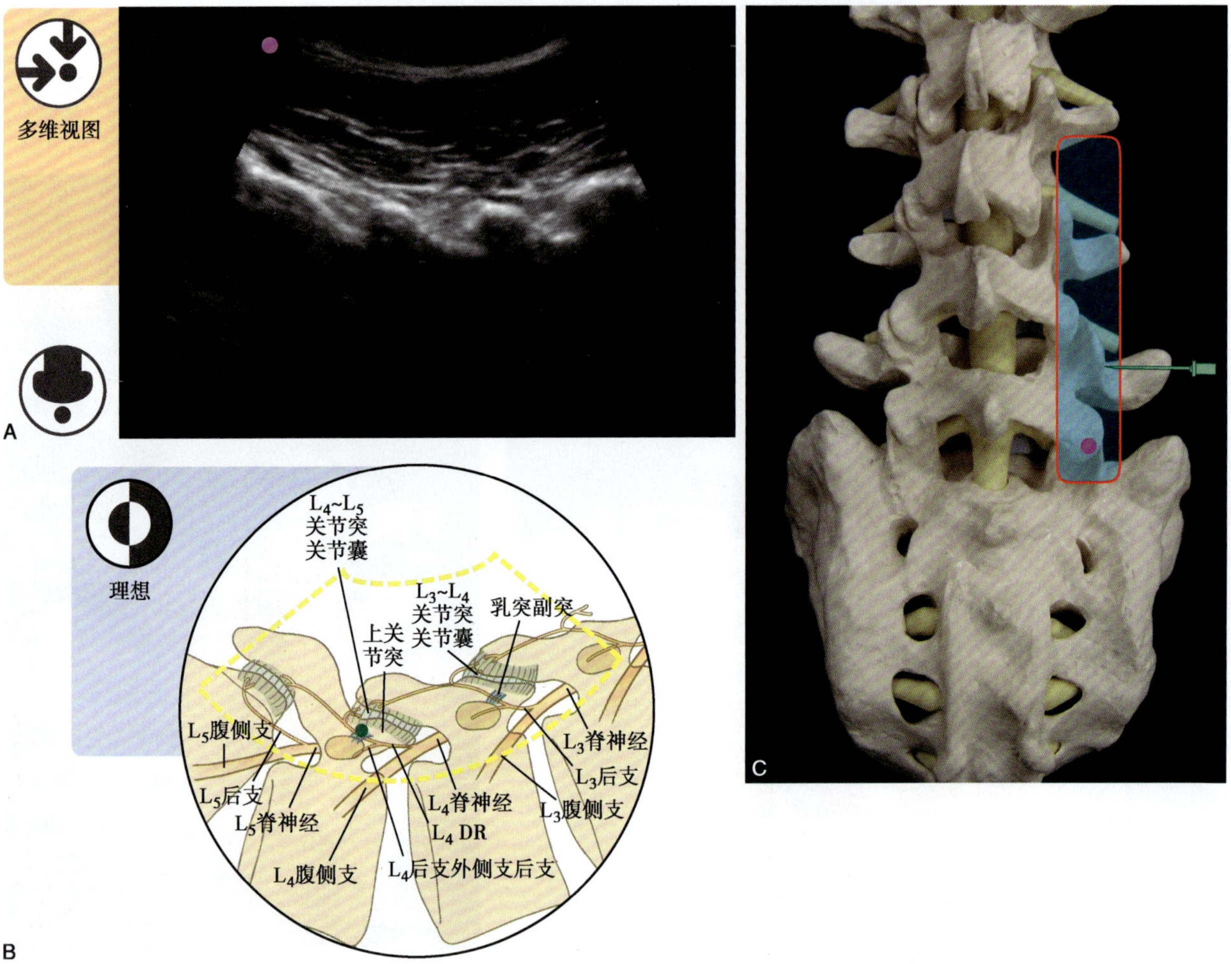

图 15D.2　A，覆盖关节突关节的平面外旁矢状超声图像，穿刺针置入在上关节突（SAP）和横突（TP）的交界处。B，相关透射线结构的绘图。黄色虚线代表 A 部分中看到的超声图像边界。C，带有超声探头的脊柱骨骼。正确置入超声探头以进行平面外确认。矩形勾勒出了凸阵探头的可视区域。

> 此视图中通常没有安全注意事项。请使用平面内视图进行针尖推进，以最好地观察相应的解剖标志。

（武美娜 译，毕胜 校）

参考文献

1. Greher M, Kirchmair L, Enna B, et al. Ultrasound-guided lumbar facet nerve block: accuracy of a new technique confirmed by computed tomography. *Anesthesiology*. 2004;101(5):1195-1200.

第 15E 章

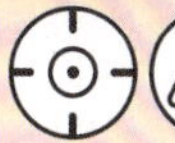

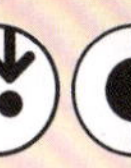
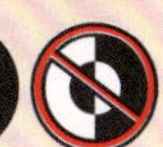

腰椎关节突关节的神经支配、解剖、标本解剖和消融区示意图

Luis Baez-Cabrera，Jason G. Anderson，
Brian F. White，和 Michael B. Furman

注：请参考本书的解剖学术语/缩略语。

腰椎关节突关节的神经支配、解剖、标本解剖和消融区示意图(图 15E.1～图 15E.3)。

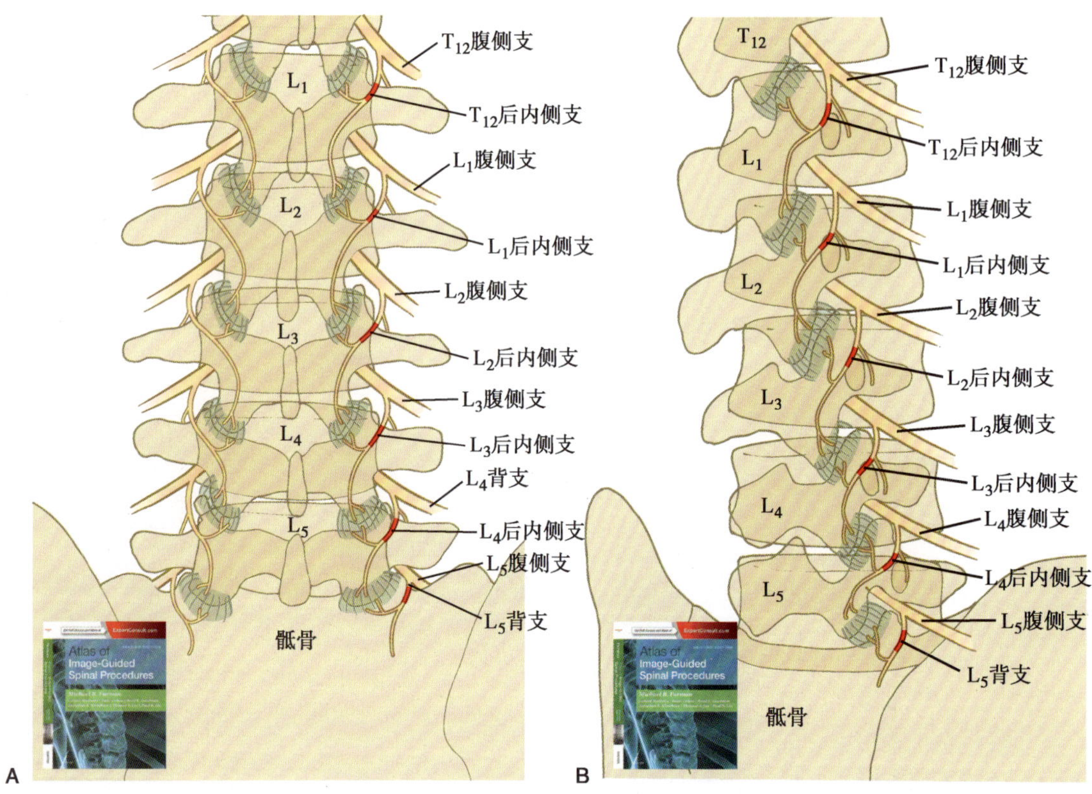

图 15E.1 Z-关节由脊神经背支的两个后内侧支(MB)支配。两个 MB 都必须阻滞才能实现相关关节突关节的诊断阻滞。阻滞或神经消融术的靶点是相应神经上所示的红色区域。MB 神经不是以它们经过的横突(TP)序列标记的,而是以它们的起源脊神经序列来标记。根据这种规则,穿过 L_4 SAP 基底部上的 L_4 TP 的后内侧支为 L_3 MB。因此,阻滞 L_4～L_5 Z-关节需要同时阻滞 L_3 和 L_4 后内侧支。L_5～S_1 Z-关节是一种特殊情况,需要阻滞 L_4 MB 和 L_5 背支(DR)。A,前后位(AP)视图。B,斜位视图。

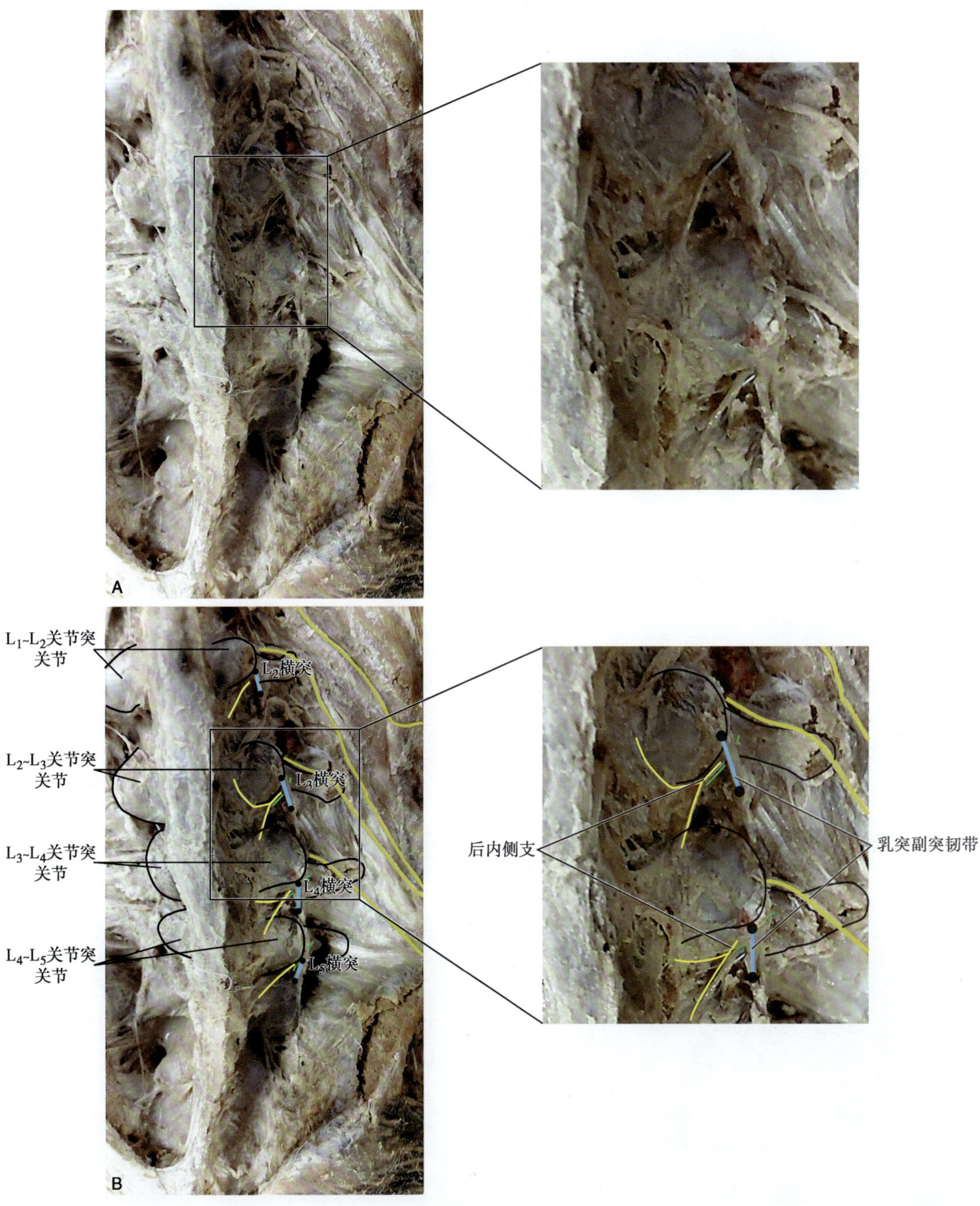

图 15E.2　A 和 B，腰椎尸体解剖。接近 AP 位视图约右斜 10° 视角拍摄图像。A，未标记图像。腰椎关节突关节（Z-关节）后囊、腰椎横突（TP）、乳突副突韧带（MAL）、后内侧支（MB）和外侧支（LB）在解剖中均可见。还可以看到置入靠近 L_2、L_3 和 L_4 后内侧支的短金属线，标示这些分支行走在 MAL 下方。同样可以看到，MAL 的上附着点附着于乳突处，位于上关节突（SAP）的下后部；MAL 下附着点附着于横突近端后部的副突。B，已标记图像。黑线勾勒出腰椎 Z-关节和横突的后位视图。蓝线表示 MAL 在每个节段的位置。黑点代表 MAL 在乳突处的上附着点和在副突处的下附着点。亮黄色线突出显示了 MB 从 MAL 下方出现，并朝向小关节囊支配区行走。绿线突出显示沿 MB 行走路径置入的金属线的位置。金线显示了背外侧支沿着横突行走并向远端延伸。尸体标本和解剖由 Frank Willard 教授和缅因州贝德福德新英格兰骨科医学院解剖学系提供。

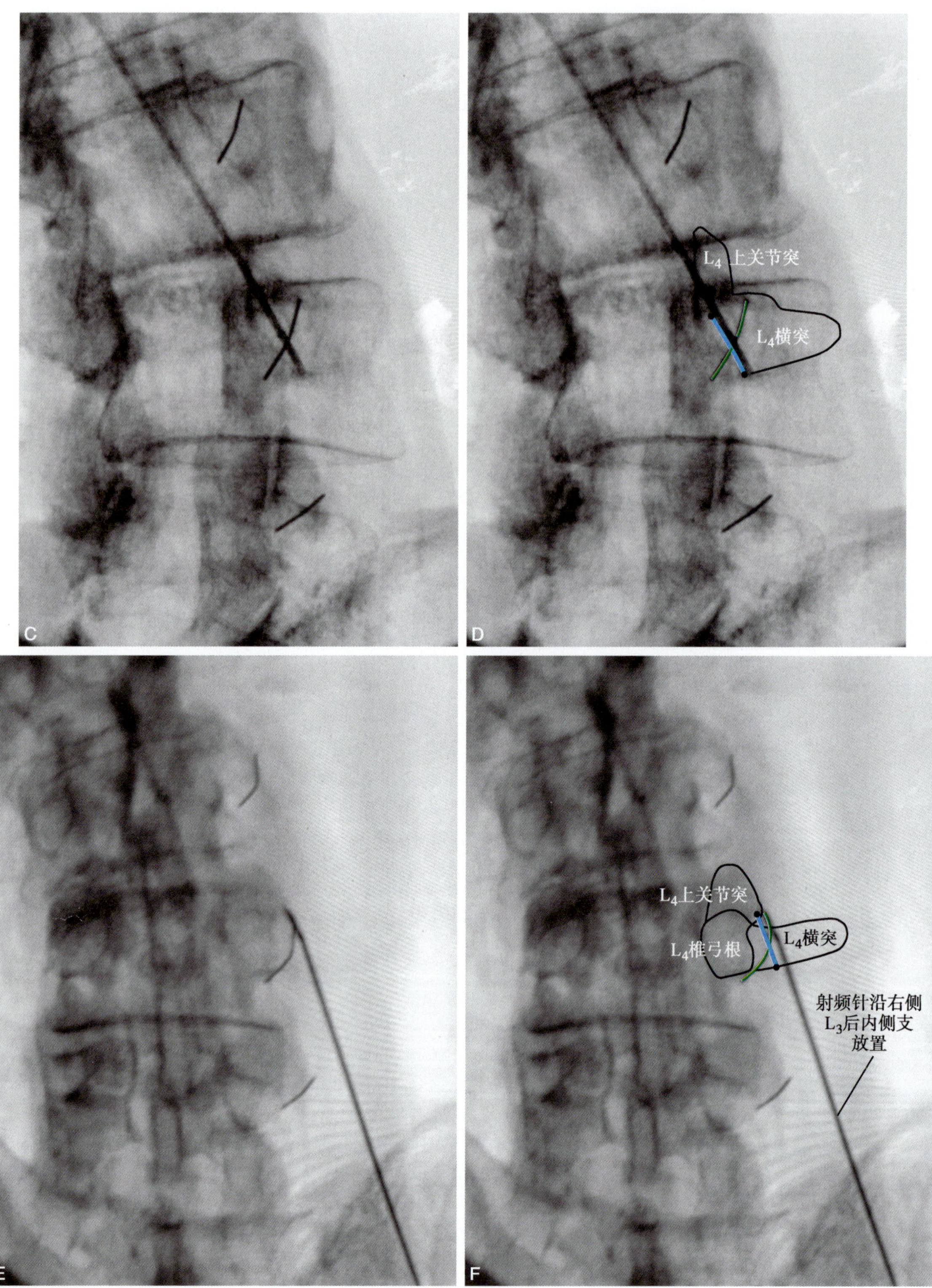

图 15E.2(续) C-F 对应于图 15E.2 A 和 B 所示的尸体解剖的右斜位和 AP 位透视图像。C,未标记的右斜位视图。图像显示了 L_4 MAL 在斜位透视视图中的位置。在图 C 和 D 中,金属探针置入在右 L_4 MAL 上。探针的远端直接位于右 L_4 SAP 基底部右 L_4 乳突上方。D,已标记的右斜位视图。黑线勾勒出右侧 L_4 SAP 和 TP。黑点显示右 L_4 MAL 近端在 SAP 基部乳突处附着点位置以及远端在下方横突根部副突处的附着点位置。蓝线突出显示了 L_4 MAL 的路径。绿线表示置于 L_4 MAL 深面的紧邻 L_3 后内侧支置入的金属线的位置。AP 位透视视图(E 和 F)显示射频电极位于 L_3 后内侧支神经消融(RF)时的经典位置。有关后内侧支射频消融术的详细信息,请参阅第 15C 章。E 未标记和 F 已标记。图像显示了 AP 位透视视图中沿着右 L_3 后内侧支(MB)走行路径适当置入的射频电极的位置,电极的工作尖端位于 L_4 上关节突(SAP)基部和 L_4 横突(TP)的交会处。金属线显示了沿着 L_3 目标节段(绿色)的 MB 行走路径以及右侧 L_2 和 L_4 MB 的行走路径。黑线勾画出 AP 位透视视图中右侧 L_4 SAP、椎弓根(P)和 TP 的位置。蓝线代表 L_4 MAL 的位置。绿线显示了沿着尸体标本中右侧 L_3MB 行走路径置入的线段的位置。

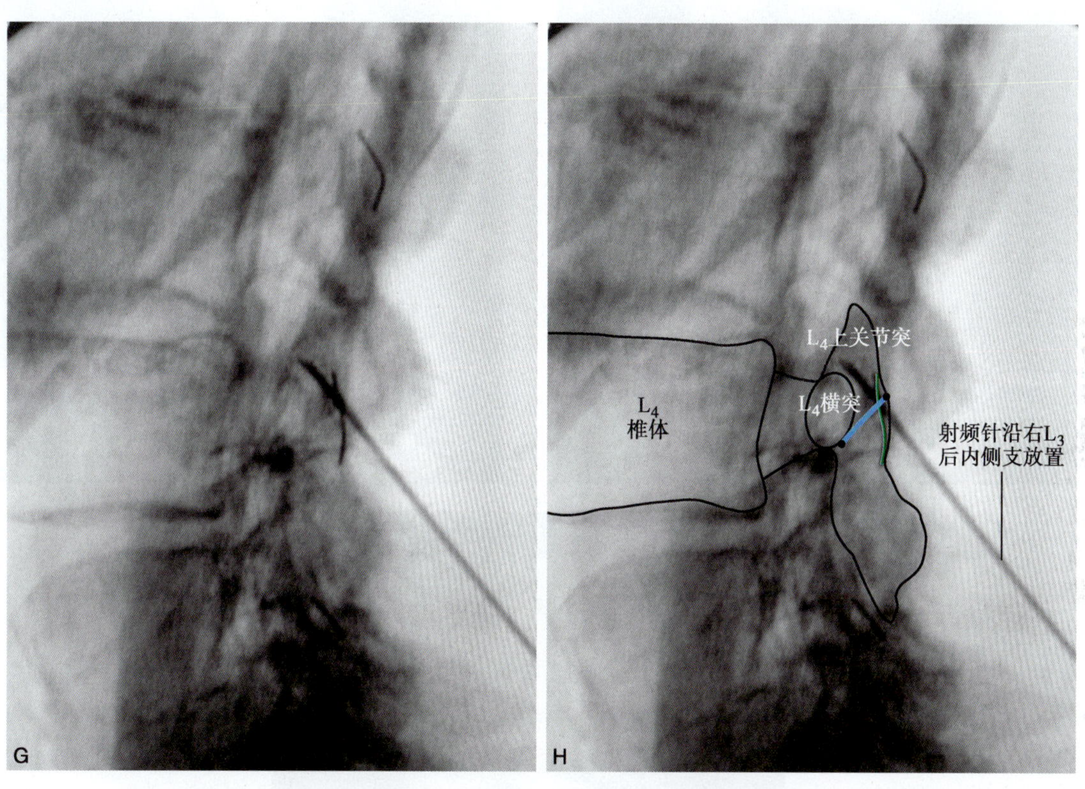

图 15E.2（续） G 和 H，对应于 A 和 B 尸体解剖标本的侧位透视图像，G 未标记，H 已标记。图像显示了沿着右侧 L_3 MB 行走路径适当置入的射频电极的位置，在侧位透视视图中，电极尖端位于 L_4 SAP 基部和 L_4 TP 底部的交叉处。金属线显示右侧 L_2、L_3 和 L_4 节段 MB。射频电极沿着右 L_3 MB（绿色）的行走路径置入，最终将工作针尖置入沿着右 L_4 TP 的上边缘的右 L_4 SAP 底部。请注意，TP 是被"正对着"观察的，为椭圆形。由于 TP 的基底比尖端大，因此电极的置入位置似乎略高于 L_4 TP。然而，实际上，射频针是沿着 TP 上缘置入在 TP 基部，紧邻骨膜。黑线勾勒出 L_4 椎体、SAP 和 TP。蓝线代表 MAL 的位置。绿线显示了沿着尸体标本中右侧 L_3 MB 的走行路径置入的金属线的位置。

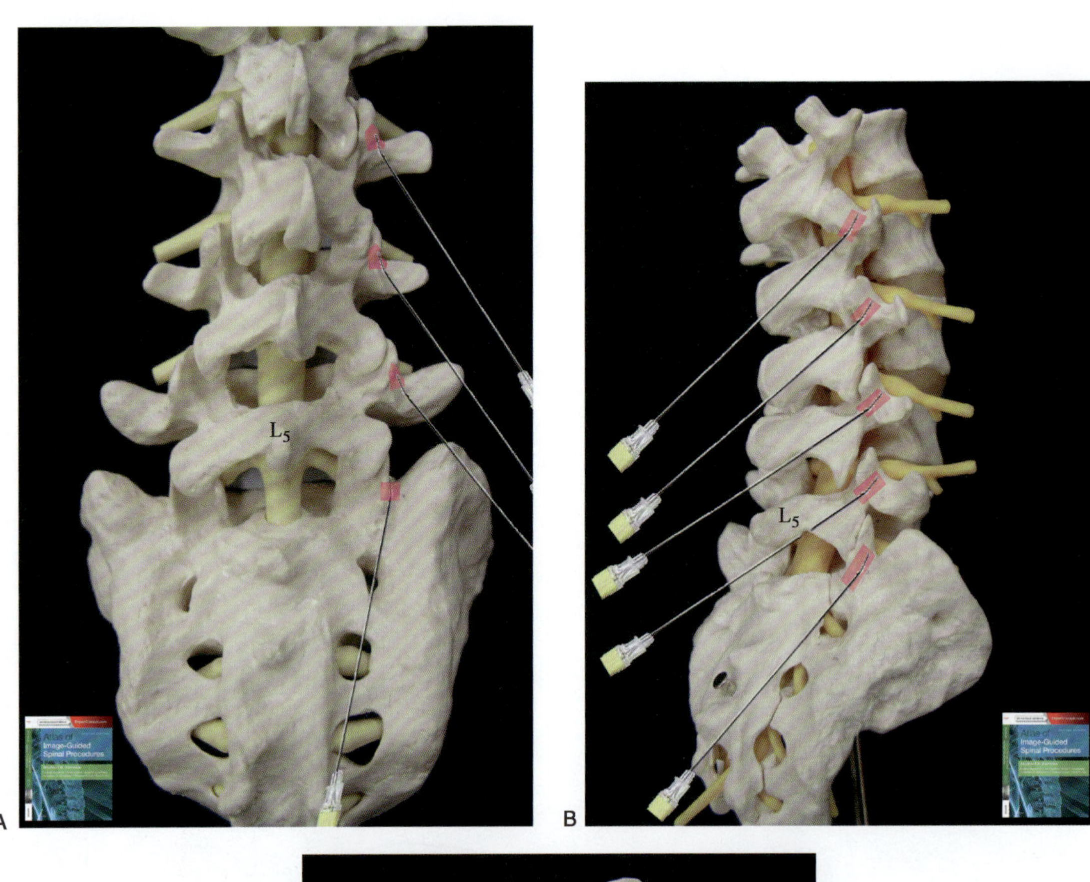

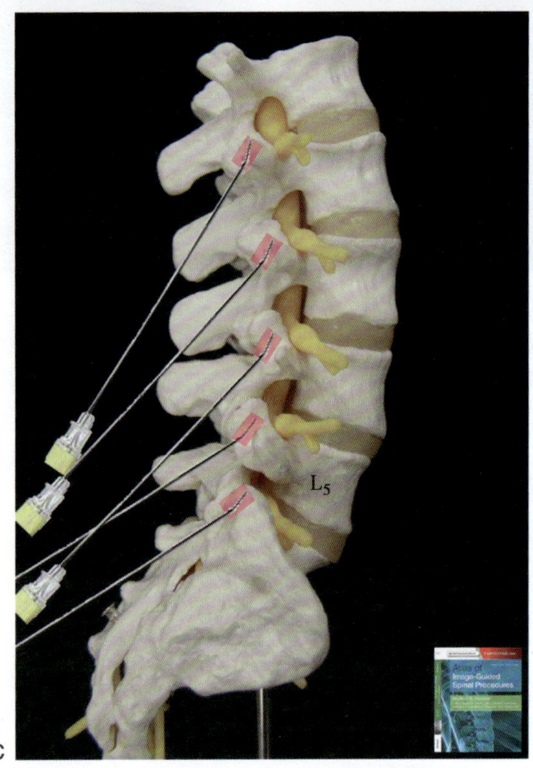

图 15E.3　理想化的腰椎和射频电极定位，以及腰椎后内侧支（MB）和 L_5 背支（DR）消融定位的展示和模型。粉红色区域显示基于图 15E.1 中标示的已知 MB 的解剖结构所推断的神经消融的目标"区域"。A，前后位（AP）视图。B，斜位视图。C，侧位视图。

（舒雅　张晓 译，顾楠 校，毕胜 复校）

第 16 章

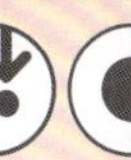
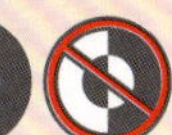

腰交感神经阻滞

Jonathan B. Stone, James J. Gilhool, 和
Michael B. Furman

交感神经阻滞常用于帮助诊断和治疗交感神经持续性疼痛。腰交感链通常位于第一至第四腰椎的前外侧。腰交感节前神经元的轴突通过前四根腰椎脊神经的腹侧根离开脊髓，并通过白色交通支将神经纤维发送至相应的腰交感神经节，随后节后纤维从交感链发出，并通过灰交通支连接血管丛或返回脊神经。腰交感神经节的最大部分位于第二和第三腰椎区域。因此，只要有足够的药物扩散，沿 L_2 下三分之一或 L_3 上三分之一的单节段阻滞通常就足够了。本章描述了 L_3 节段的注射方法。

成功阻滞腰交感神经的反应包括皮温升高至少 2℃、血管舒张以及注射侧下肢疼痛减轻。在术后立即重新进行功能评估，安排更积极的治疗，可大大提高诊断率。

穿刺轨迹视图

- 利用前后位示图确认**腰椎节段**。
- **将 X 线透视机的图像增强器向头侧或尾侧倾斜（图 16.1）**。
- 腰交感链覆盖第一至第四腰椎的前外侧。
- 视图使 L_3 椎体的上终板对齐。
- 将 **X 线**透视机向**穿刺同侧倾斜**，直到横突的尖端与椎体前缘对齐。
- 穿刺针节段目标是 L_2 椎体的下部或 L_3 椎体的上部（如图所示）。
- 穿刺针靶点应位于椎体的前缘。
- 穿刺时尽量**使穿刺针平行**于射线束。

注：请参考本书的解剖学术语/缩略语。

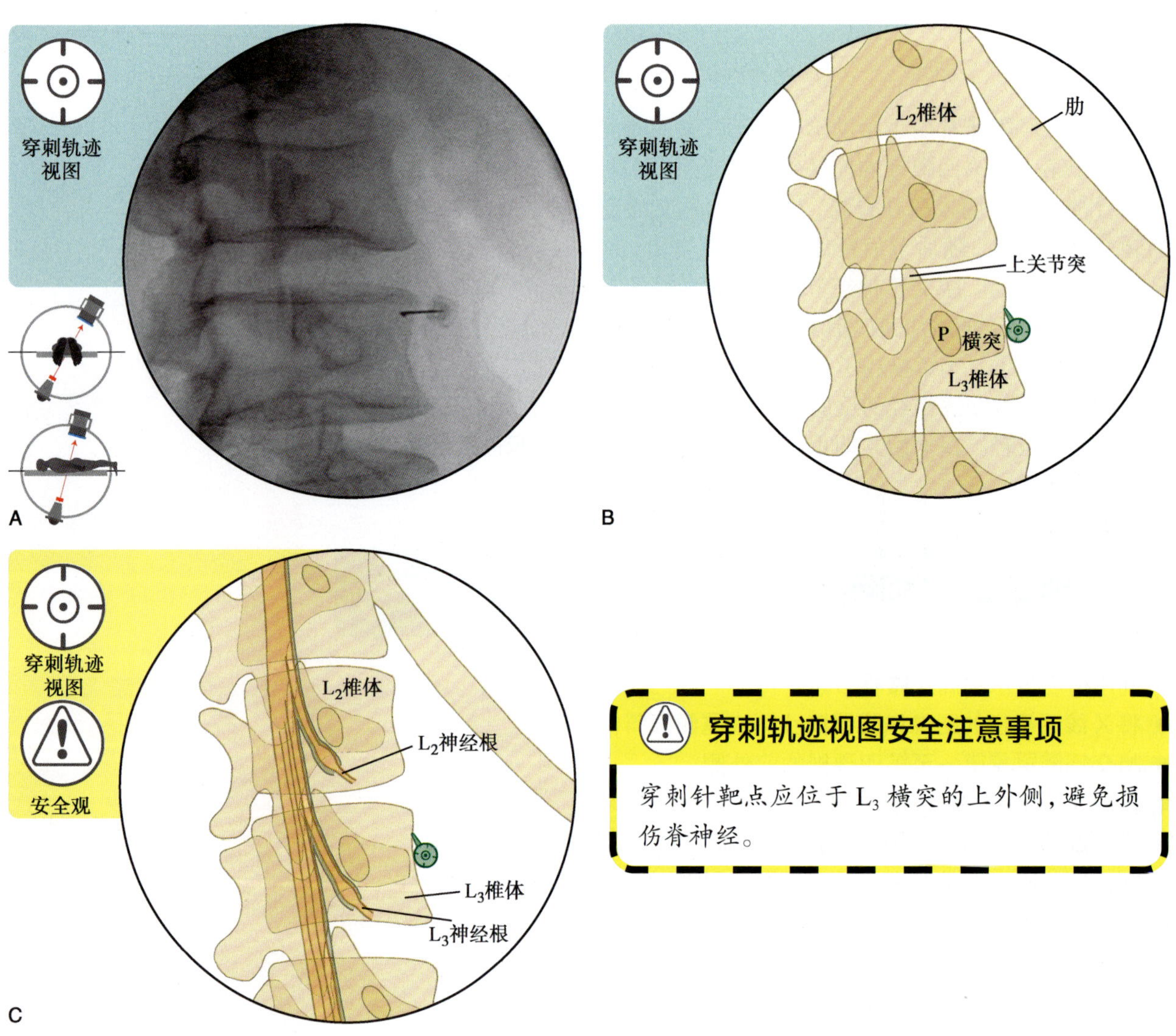

穿刺轨迹视图安全注意事项

穿刺针靶点应位于 L_3 横突的上外侧，避免损伤脊神经。

图 16.1 A，穿刺轨迹透视图示图显示穿刺针位于 L_3 椎体上部。B，不透射线结构的轨迹视图。C，可透射线结构的轨迹视图。P，椎弓根。

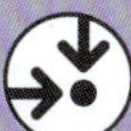 多维成像中的理想穿刺针位视图

前后位视图的理想穿刺针位视图（图 16.2）

- 穿刺针显影在穿刺轨迹视图后，将 C 形臂向后倾斜，以获得具有理想穿刺针位置的“真正”前后位视图。
- 理想情况下，穿刺针应接近椎弓根中部。通过侧位视图验证穿刺深度后可以对此进行微调。
- 穿刺针应沿着椎体边缘向前推进，并进行相应调整以实现理想的穿刺针轴位视图。

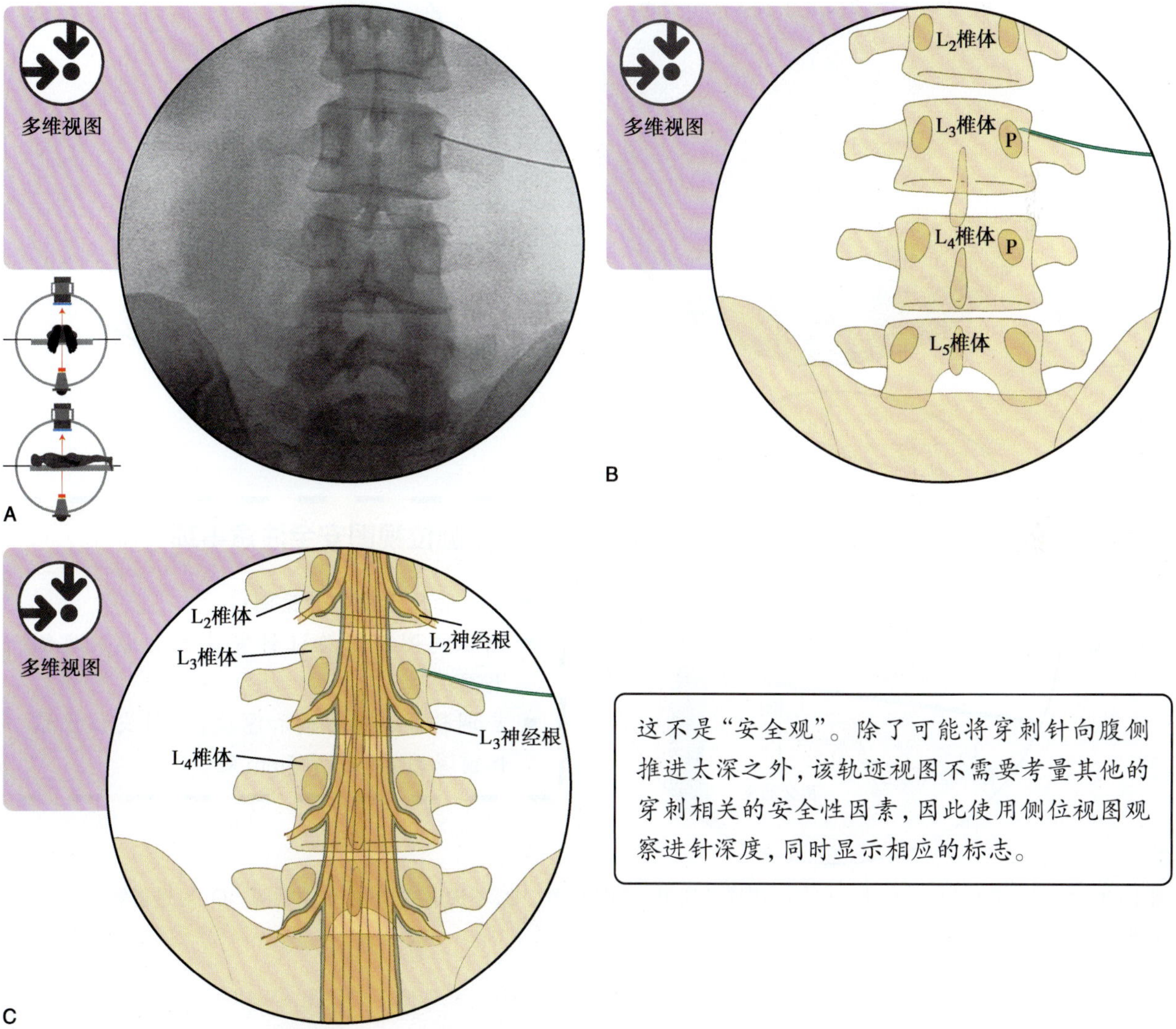

这不是“安全观”。除了可能将穿刺针向腹侧推进太深之外，该轨迹视图不需要考量其他的穿刺相关的安全性因素，因此使用侧位视图观察进针深度，同时显示相应的标志。

图 16.2　A，L_3 椎体前后位透视图像，显示交感神经阻滞的理想穿刺针轴视图。针尖接近椎弓根中部位置。B，不透射线结构，前后视图。C，可透射线结构，前后视图。P，椎弓根。

侧位视图中的理想穿刺针位置(图 16.3)

- 穿刺针显影在穿刺轨迹视图后,确认前后位视图,再获取侧位图像。侧位视图是真正的安全视图,用于观察进针深度。
- 调整 C 形臂的方向,获得“真正”的侧位视图(参见第 3 章)。
- 应调整穿刺针,使针尖位于椎体前缘的背侧 3mm 至 5mm 处。

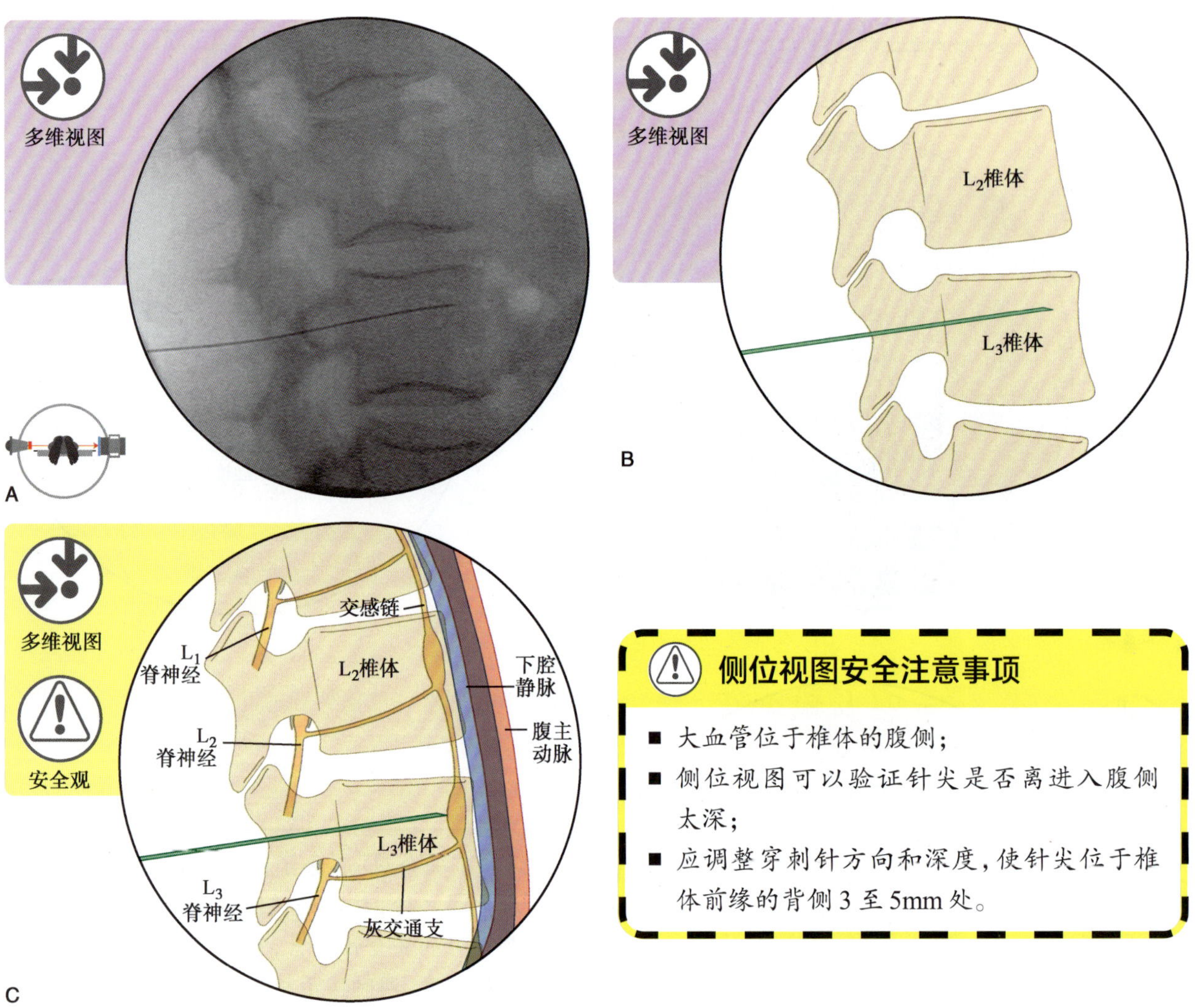

侧位视图安全注意事项

- 大血管位于椎体的腹侧;
- 侧位视图可以验证针尖是否离进入腹侧太深;
- 应调整穿刺针方向和深度,使针尖位于椎体前缘的背侧 3 至 5mm 处。

图 16.3 A,透视侧位视图,显示交感神经阻滞的理想穿刺针位置。B,不透射线结构,侧位视图。C,可透射线结构,侧位视图。

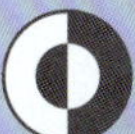

理想造影图像（图 16.4 和图 16.5）

理想图像

- 理想的造影剂显影应围绕椎体的前部，向上和向下扩散，覆盖 L_1 至 L_3 水平。

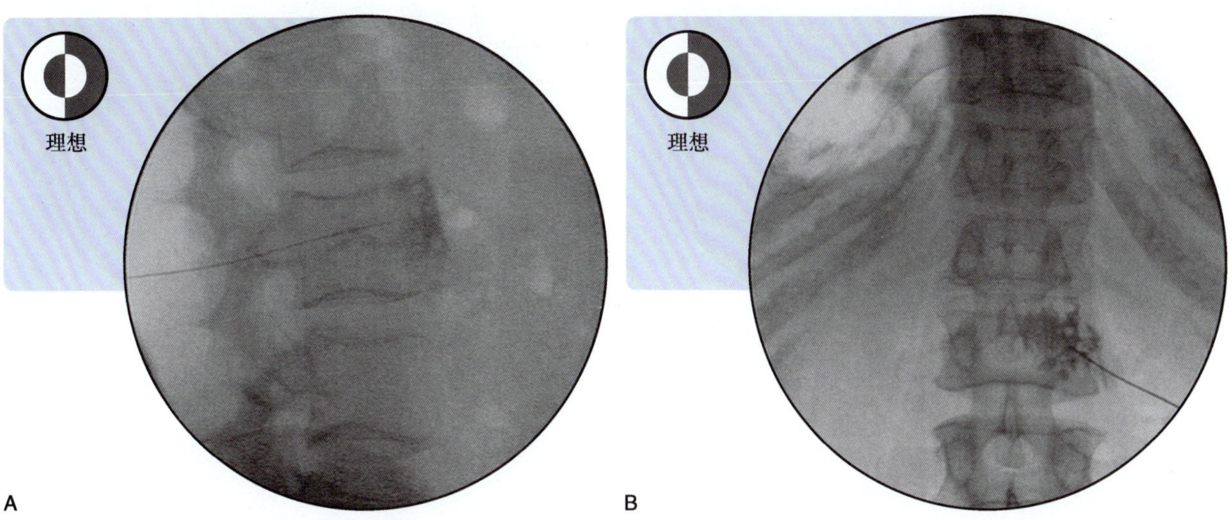

图 16.4 A，腰交感神经阻滞，在 L_2 椎体上部注射 0.5ml 造影剂的侧位视图。B，腰交感神经阻滞后前后位（AP）视图，L_2 椎体前部 3 至 5mm 内有造影剂显影。理想的进针位置实际上应稍微偏向尾部；然而，造影剂向尾侧扩散也很理想。

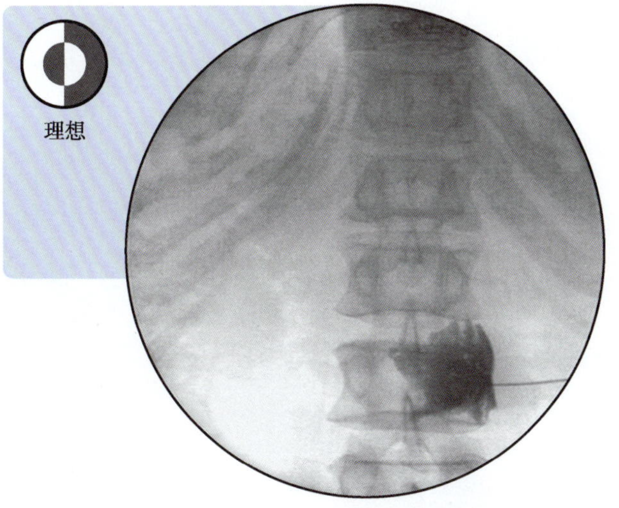

图 16.5 右侧 L_3 水平的腰交感神经阻滞的前后位透视图像，造影剂扩散理想。

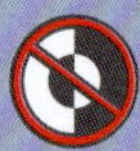

欠佳图像（图 16.6 和图 16.7）

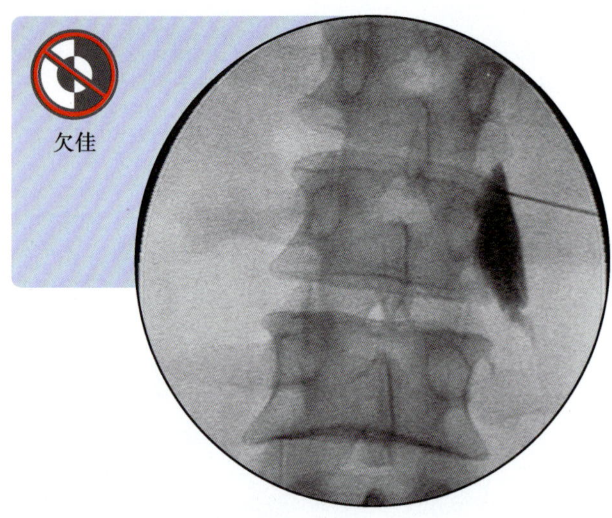

图 16.6　造影剂显示为筋膜形态的欠佳图像，造影剂不规则扩散到软组织中，且未覆盖交感链。

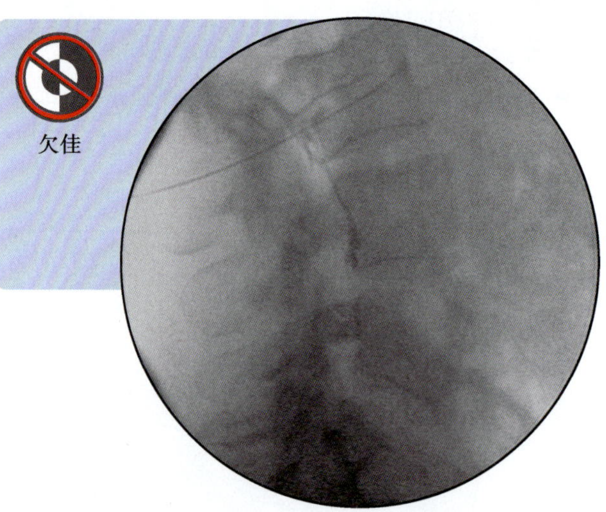

图 16.7　侧位视图中显示造影剂血管形态的欠佳图像。尽管图像是静态的，但在实时透视下观察时，造影剂会迅速消散。

（李非铭 译，顾楠 校，毕胜 复校）

建议读物

1. Patton KT, Thibodeau GA. *Anatomy and Physiology*. 9th ed. St. Louis, MO: Elsevier; 2016:505–507. Chapter 22, Autonomic Nervous System.
2. Rocco AG, Palombi D, Raeke D. Anatomy of the lumbar sympathetic chain. *Reg Anesth*. 1995;20(1):13–19.

第 17 章

腰椎间盘激发造影/椎间盘入路

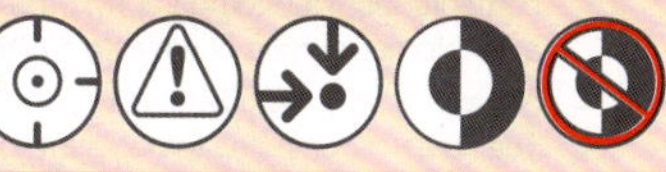

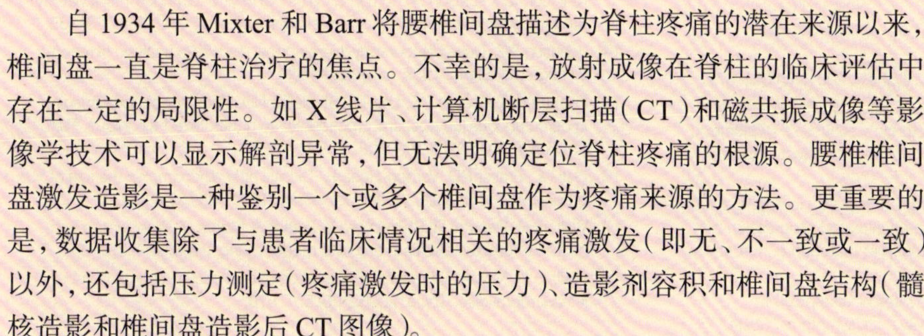

自 1934 年 Mixter 和 Barr 将腰椎间盘描述为脊柱疼痛的潜在来源以来，椎间盘一直是脊柱治疗的焦点。不幸的是，放射成像在脊柱的临床评估中存在一定的局限性。如 X 线片、计算机断层扫描（CT）和磁共振成像等影像学技术可以显示解剖异常，但无法明确定位脊柱疼痛的根源。腰椎椎间盘激发造影是一种鉴别一个或多个椎间盘作为疼痛来源的方法。更重要的是，数据收集除了与患者临床情况相关的疼痛激发（即无、不一致或一致）以外，还包括压力测定（疼痛激发时的压力）、造影剂容积和椎间盘结构（髓核造影和椎间盘造影后 CT 图像）。

在过去的 60 年里，椎间盘造影的实用性一直存在争议，本章并不对这一争议问题进行讨论。下面这些章节的重点是对椎间盘造影操作的技术进行介绍。

进行椎间盘造影时，最终针尖的目标是椎间盘几何中心的髓核。这些章节将描述和演示硬膜外“斜位”技术，以有效、安全地进入椎间盘。经硬膜方法在此既不推荐也不进行展示。

我们建议使用引导针技术，即使用 22G 针的 18G 引导针或带有 25G 针的 20G 引导针，但也可以使用单针技术。可以按照第 2 章和第 17B 章部分描述的来调整针尖的位置，以优化穿刺针的引导。除非存在禁忌，否则最好在疼痛较重的另外一侧进针，以防止将手术疼痛误认为是患者典型疼痛的再现。多平面成像引导，最终安全有效地将针尖推进到最终位置。

注：请参考本书的解剖学术语/缩略语。

参考文献

1. Jensen M, Brant-Zwawadzki M, Obuchowski N. Magnetic resonance imaging of the lumbar spine in people without back pain. *NEJM*. 1994;331(2):69–73.
2. Lawrence JS, Bremner JM, Bier F. Osteo-arthrosis. Prevalence in the population and relationship between symptoms and x-ray changes. *Ann Rheum Dis*. 1966;5(1):1–24.
3. Wiesel SW, Tsourmas N, Feffer HL, Citrin CM, Patronas N. A study of computer-assisted tomography. I. The incidence of positive CAT scans in an asymptomatic group of patients. *Spine*. 1984;9(6):549–551.
4. Schwarzer AC, Wang SC, O'Driscoll D, Harrington T, Bogduk N, Laurent R. The ability of computed tomography to identify a painful zygapophysial joint in patients with chronic low back pain. *Spine*. 1995;20(8):907–912.
5. Elgafy H, Semaan HB, Ebraheim NA, Coombs RJ. Computed tomography findings in patients with sacroiliac pain. *Clin Orthop Relat Res*. 2001;382:112–118.
6. Carragee EJ, Alamin TF. Discography: a review. *Spine J*. 2001;1(5):364–372.
7. Carragee EJ, Chen Y, Tanner CM, Truong T, Lau E, Brito JL. Provocative discography in patients after limited lumbar discectomy: a controlled, randomized study of pain response in symptomatic and asymptomatic subjects. *Spine*. 2000;25(23):3065–3071.
8. Carragee DJ, Don AS, Hurwitz EL, Cuellar JM, Carrino JA, Herzog R. 2009 ISSLS Prize Winner: Does discography cause accelerated progression of degeneration changes in the lumbar disc: a ten-year matched cohort study. *Spine*. 2009;34(21):2338–2345.
9. Carragee EJ, Tanner CM, Khurana S, et al. The rates of false-positive lumbar discography in select patients without low back symptoms. *Spine*. 2000;25(11):1373–1378.
10. Chee AV, Ren J, Lenart BA, Chen EY, Zhang Y, An HS. Cytotoxicity of local anesthetics and nonionic contrast agents on bovine intervertebral disc cells cultured in a three-dimensional culture system. *Spine J*. 2014;14(3):491–498.
11. Cuellar JM, Stauff MP, Herzog RJ, Carrino JA, Baker GA, Carragee EJ. Does provocative discography cause clinically important injury to the lumbar intervertebral disc? A 10-year matched cohort study. *Spine J*. 2016;16(3): 273–280.
12. Eder C, Pinsger A, Schildboeck S, Falkner E, Becker P, Ogon M. Influence of intradiscal medication on nucleus pulposus cells. *Spine J*. 2013;13(11): 1556–1562.
13. Gruber HE, Rhyne AL 3rd, Hansen KJ, et al. Deleterious effects of discography radiocontrast solution on human annulus cell in vitro: changes in cell viability, proliferation and apoptosis in exposed cells. *Spine J*. 2012;12(4):329–335.
14. Johnson RG. Does discography injure normal discs? An analysis of repeat discograms. *Spine*. 1989;14(4):424–426.
15. Furman MB, Reeves RS, Lee TS, Sthalekar ND. Fluoroscopic axial imaging in percutaneous lumbosacral procedures: an underutilized technique. *Pain Physician*. 2006;99(3):199–206.
16. Osti OL, Fraser RD. Vernon-Roberts. Discitis after discography: the role of prophylactic antibiotics. *J Bone Joint Surg*. 1990;72(2):271–274.
17. Walters R, Rahmat R, Shimamura Y, Fraser R, Moore R. Prophylactic cephazolin to prevent discitis in an ovine model. *Spine*. 2006;31(4):391–396.
18. Walters R, Moore R, Fraser R. Penetration of cephazolin in human lumbar intervertebral disc. *Spine*. 2006;31(5):567–570.

腰椎间盘激发造影/椎间盘入路：标准 X 线透视技术

第 17A 章

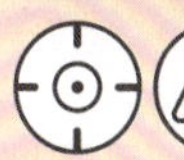

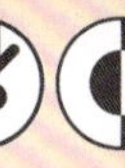

Thomas S. Lee，Luis Baez-Cabrera，William A. Ante，和 Michael B. Furman

本章描述并演示利用前后位（AP）和侧位视图以理想方式将针尖穿刺至腰椎间盘中央目标的方法。本章还包括有关椎间盘造影图像阐释的其他信息。

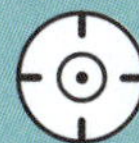 穿刺轨迹视图

确认节段（使用前后位视图）。

- **将 X 线透视机的影像增强器向头侧或尾侧倾斜。**
- 将尾侧椎体的上终板（SEP）与个体目标节段对齐。
- 可选：在进针侧同侧放置一个腹枕，以减少腰椎前凸并获得 5° 至 10° 的额外倾斜。
- 腹部隆起的患者平躺时可稍微倾斜，使进针侧抬高；理论上，他们的腹部可能会将腹膜向后推入穿刺针的轨迹。

将 X 线透视机的影像增强器倾斜到针入口的同侧（图 17A.1）。

- 定位 X 线透视机，使上关节突（SAP）平分或几乎平分 SEP。
- 穿刺针的目标终点是位于上关节突下侧和上终板交界处紧前方的椎间盘部分。
- 调整每个椎间盘水平的角度。

将针平行于 X 线透视射线束放置。

关于穿刺轨迹视图中定位的注意事项

- 对于每个节段，通过改变影像增强器的倾斜角度和倾斜来个性化设置。
- 为了提高效率并最大限度地减少辐射，在所有预期的针水平都已放置（轨迹视图）之前，请勿在前后位视图和侧位视图之间转换，反之亦然。如果需要，请在重新检查之前对所有针进行微调。

注：请参考本书的解剖学术语/缩略语。

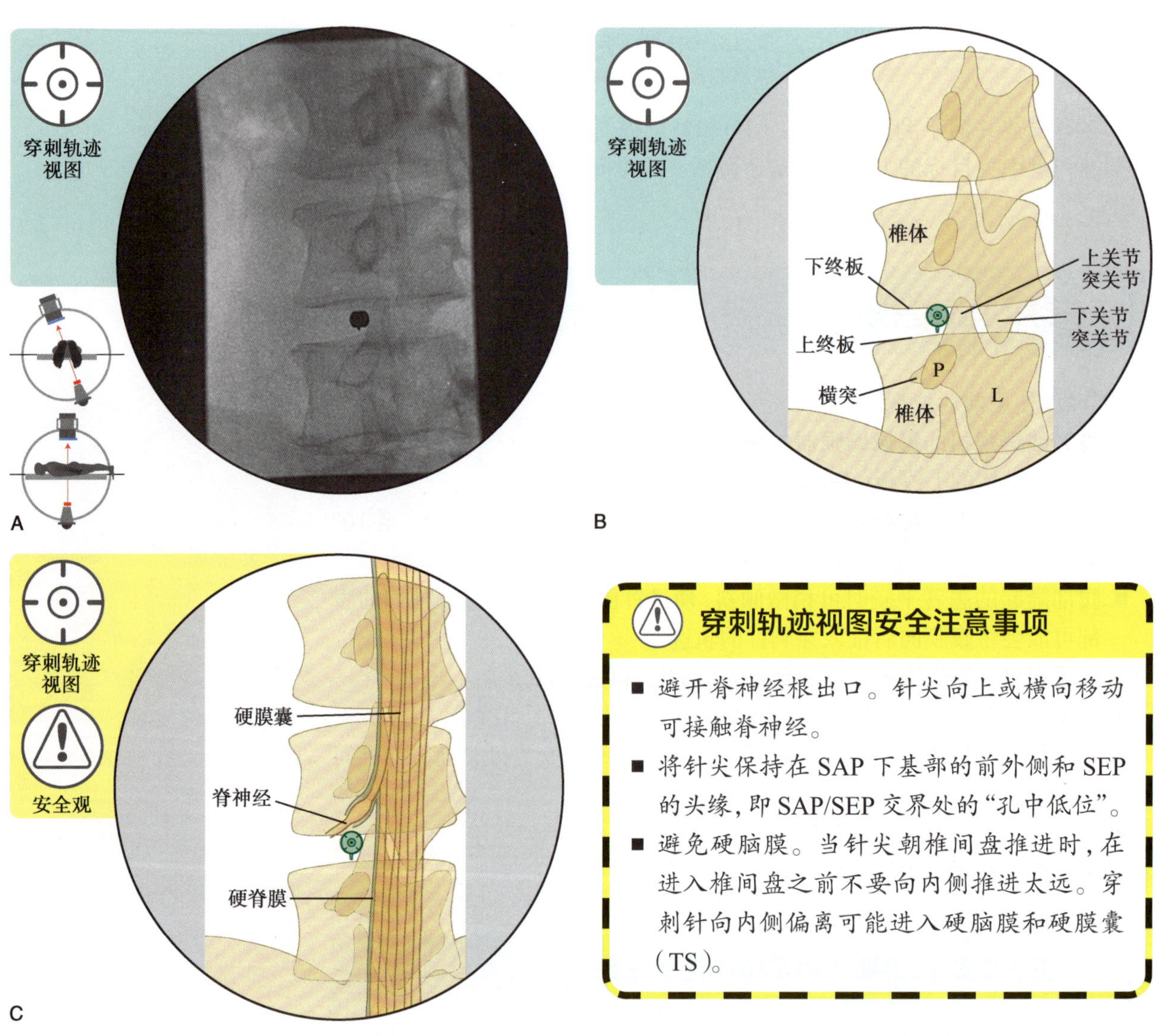

图 17A.1　A，针到位穿刺轨迹视图的透视图像。B，不透射线结构。SAP 将 SEP 平分。C，可透射线结构。P，椎弓根。

 多维视图中的理想针位

前后位视图中的理想针定位(图 17A.2)

每个椎间盘的“真正”前后位显像是必要的(有关“真正”前后位的讨论，请参阅第 3 章)。椎间盘的几何中心与上椎体棘突的位置一致。

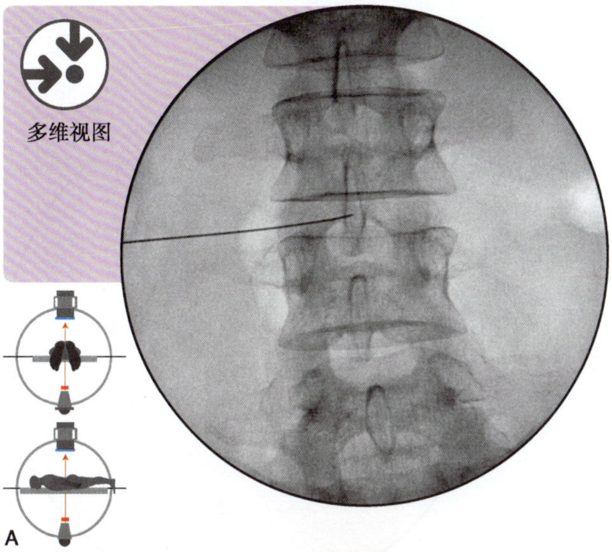

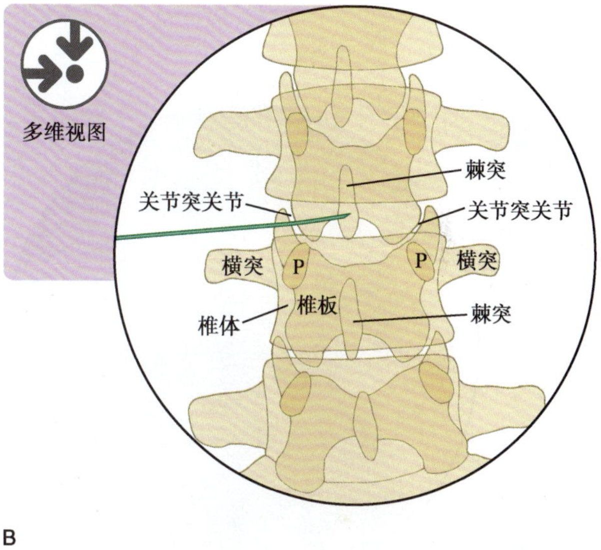

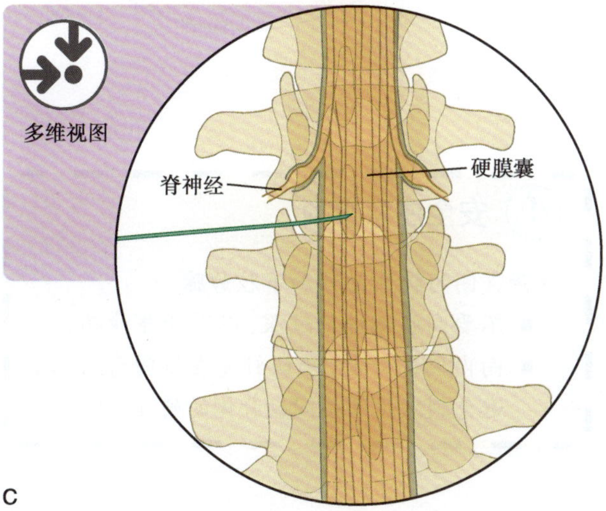

- 在此(AP)视图中，避免进针超出椎间盘的几何中心(即髓核)。
- 利用侧位“安全视图”进行进针。
- 这种视图没有统一的安全注意事项。

图 17A.2　A，理想针位置的透视前后视图。B，不透射线结构。C，可透射线结构。P，椎弓根。

侧位视图中的理想针定位(图 17A.3)

调整 C 形臂,获取每一个椎间盘各自的“真正”侧位视图,以便进针。该视图是安全视图。

关于理想针位置的注意事项

- 目标针位置在椎间盘(即髓核)的几何中心内。
- C 形臂可能需要多次从侧面和 AP 视图转换才能安全、成功地引导穿刺针。
- 请参阅表 17A.1:使用前后位和侧位透视视图,来进行三角定位/计算轴向针尖位置,以及相关的校正和临床要点提示。

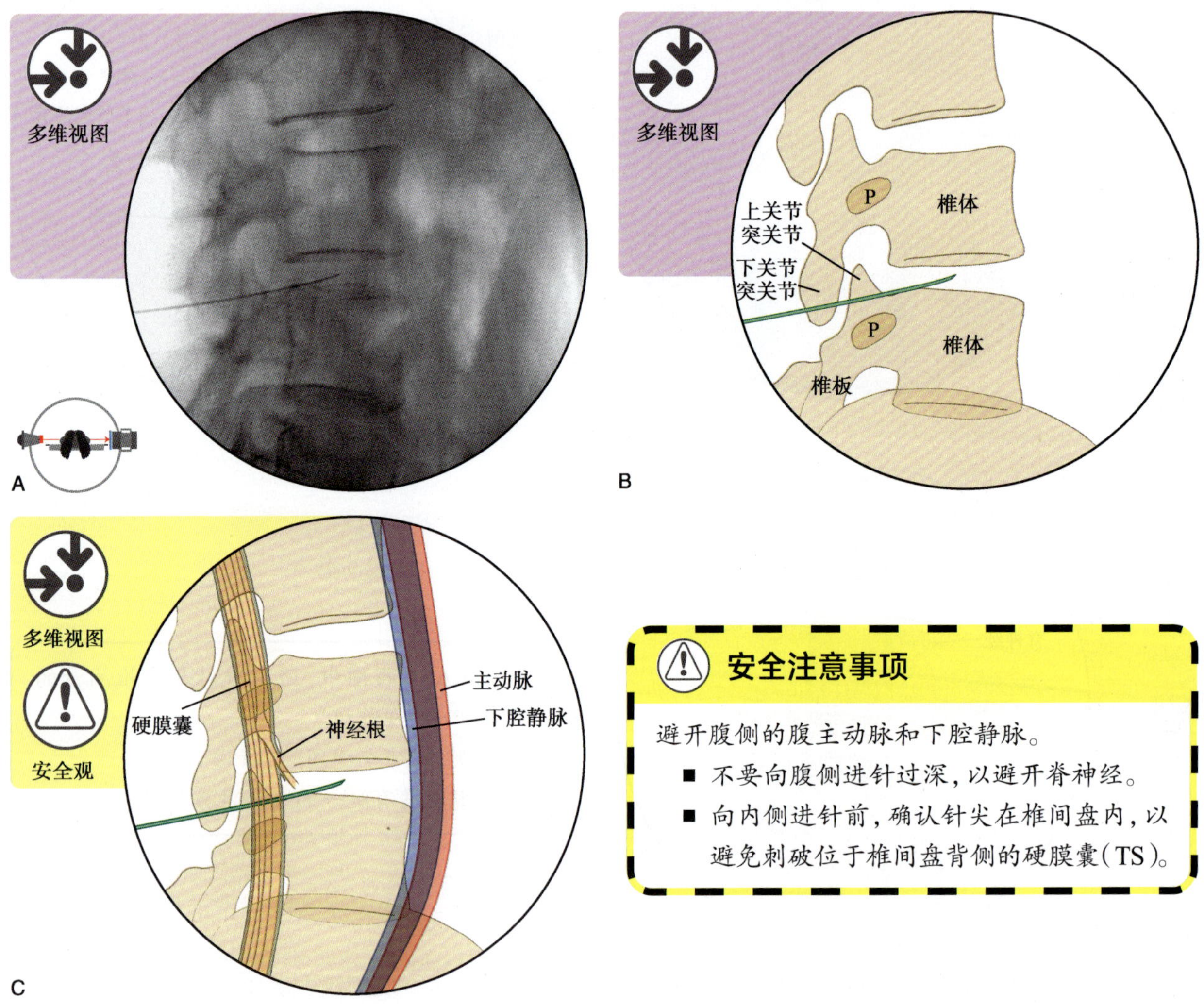

图 17A.3　A,具有理想针位置的侧位透视图。B,不透射线结构。C,可透射线结构。P,椎弓根。

表 17A.1　使用前后位和侧位透视视图来三角定位/计算轴向针尖位置，以及相关的校正和临床要点

	前后位视图 箭头尖端位置决定右/左位置（绿线）	侧位视图 确定前/后位置（红线）	计算俯卧患者的轴向针尖位置 绿色和绿色的交点 决定针尖端位置（蓝色箭头尖端）	矫正/临床要点
方向	左　右	后　前	左　右	
理想入路				理想位置；无需调整 针尖位于椎间盘（髓核）的中心。
针尖太偏腹侧，不够内侧。最典型的尤其是在 $L_5 \sim S_1$ 因为髂嵴的阻挡				针尖未达到理想位置，接近前纤维环。 从侧面看，针需要减少腹侧进针。如果针尖过于偏腹侧，它可能会错过髓核而位于纤维环中 初始设置不够倾斜。反复检查多平面成像。其他选项（参见第 17B 章）： ■ 增大倾斜角度 ■ 弯曲针尖 频繁检查多维视图。这是最常见的错误
针尖超过对侧中线且不够腹侧				显示穿刺针穿过椎管。 针尖需要更靠近中线。 最初的设置太倾斜了。 要频繁检查多平面成像。 在向内侧进针之前确认针尖位于椎间盘内，以避免椎间盘背侧硬膜囊穿刺。
针尖过于偏内侧				针尖过偏于侧纤维环内。瞄准时更偏向腹侧。最初的设置过于倾斜。 频繁检查多维成像。

AP，前后位。

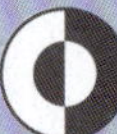

理想造影剂图像(图 17A.4～图 17A.8)

理想视图

- 髓核造影(下)通常可用于预测椎间盘造影后计算机断层扫描(CT)轴位成像(见图 17A.10 和图 17A.11)。
- 理想的扩散应在髓核内开始,并且造影剂不应立即消失。
- 对于正常的、非退变的椎间盘,髓核造影上的扩散形态应呈现“棉球”或“小叶”形状。
- 对于退变的椎间盘,髓核造影上的扩散形态应显示为“不规则”“裂隙”或“破裂”的形状。

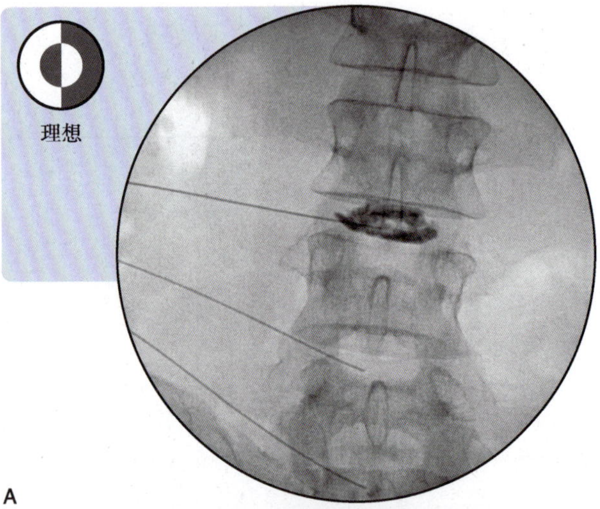

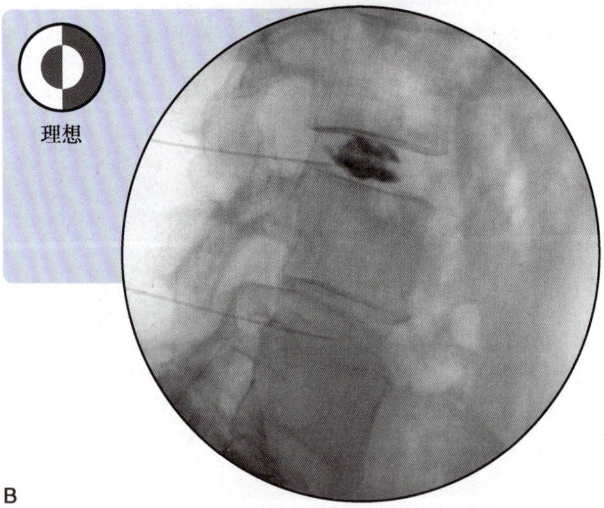

图 17A.4 A,L_3～L_4 腰椎间盘造影的前后位透视图像,使用 1.5ml 造影剂显示的小叶状髓核造影。B,L_3～L_4 处腰椎间盘造影的侧位透视图像,使用 1.5ml 造影剂显示的小叶状髓核造影。

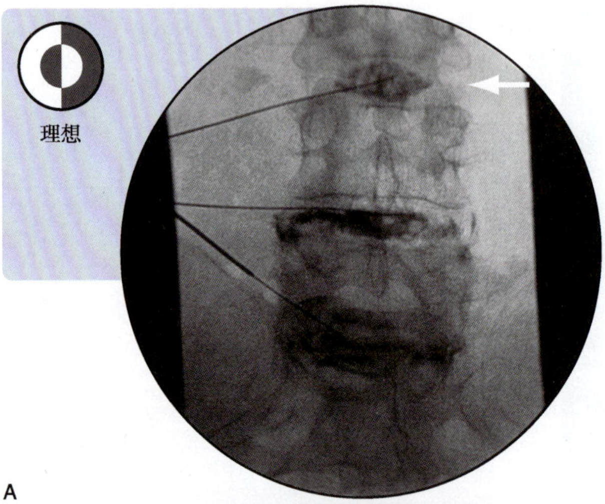

图 17A.5 A,L_3～L_4 腰椎间盘造影的前后位透视图像,使用 1.2ml 造影剂显示的棉球状髓核造影(白色箭头指示的水平)。B,L_3～L_4 处腰椎间盘造影的侧位透视图像,1.2ml 造影剂显示的棉球状髓核造影。

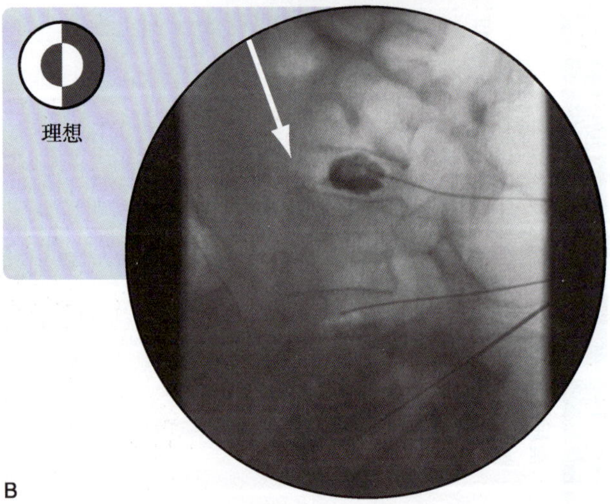

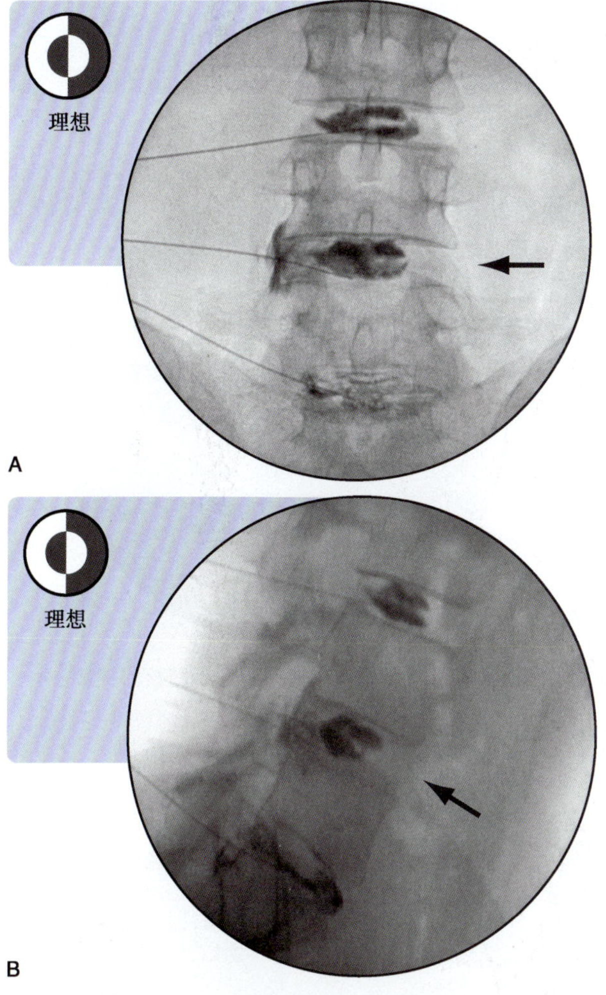

图 17A.6 A，L_4～L_5 腰椎间盘造影的前后位透视图像，显示含 2.2ml 造影剂的裂缝状髓核造影（黑色箭头指示的节段）。B，L_4～L_5 腰椎间盘造影的侧位透视图像，显示含 2.2ml 造影剂的裂缝状髓核造影，造影剂延伸至后环。

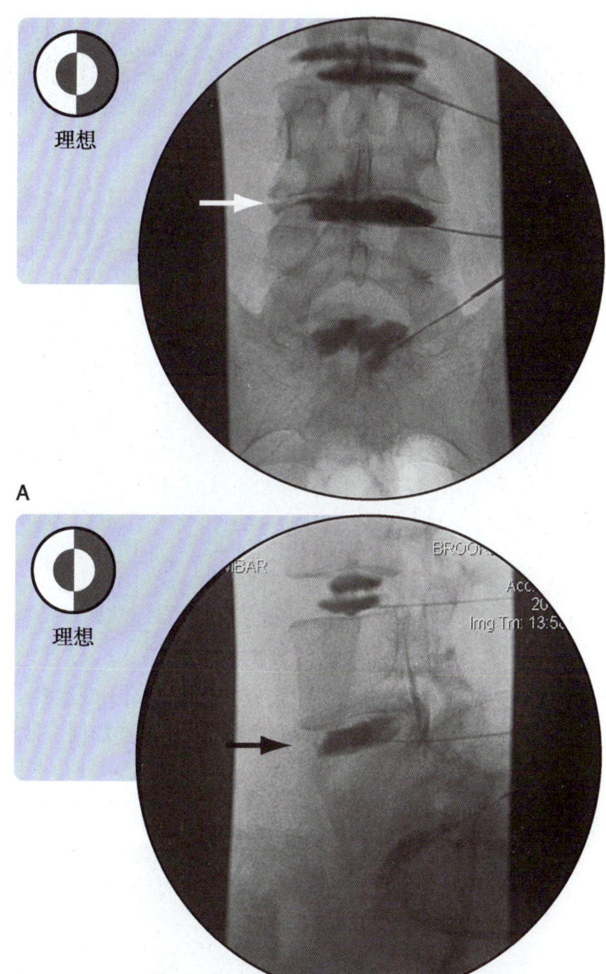

图 17A.7 A，L_4～L_5 腰椎间盘造影的前后位透视图像，显示含 2.8ml 造影剂的破裂状髓核造影（白色箭头指示的水平）。B，L_4～L_5 腰椎间盘造影的侧位透视图像，破裂状髓核造影，并且在腹侧硬膜外间隙中可见造影剂（用黑色箭头表示的水平）。

椎间盘图类型		椎间盘退变阶段
1. 棉球		没有任何退化的迹象。柔软的白色无定形核
2. 小叶		成熟的椎间盘，髓核开始合并成纤维块
3. 不规则		退变的椎间盘，核和内环有裂隙和裂口
4. 裂缝		退变的椎间盘，挠裂隙通向纤维环的外缘
5. 破裂		椎间盘具有完整的挠裂缝，可让注入的液体逸出。可以处于任何退化状态。

图 17A.8 Adams 髓核造影分类示例。改编自 Adams MA, Dolan P, Hutton WC. The stages of disc degeneration as revealed by discopgrams. J Bone Joint Surg Br, 1986.68: 36-41.

欠佳图像（图 17A.9 和图 17.10）

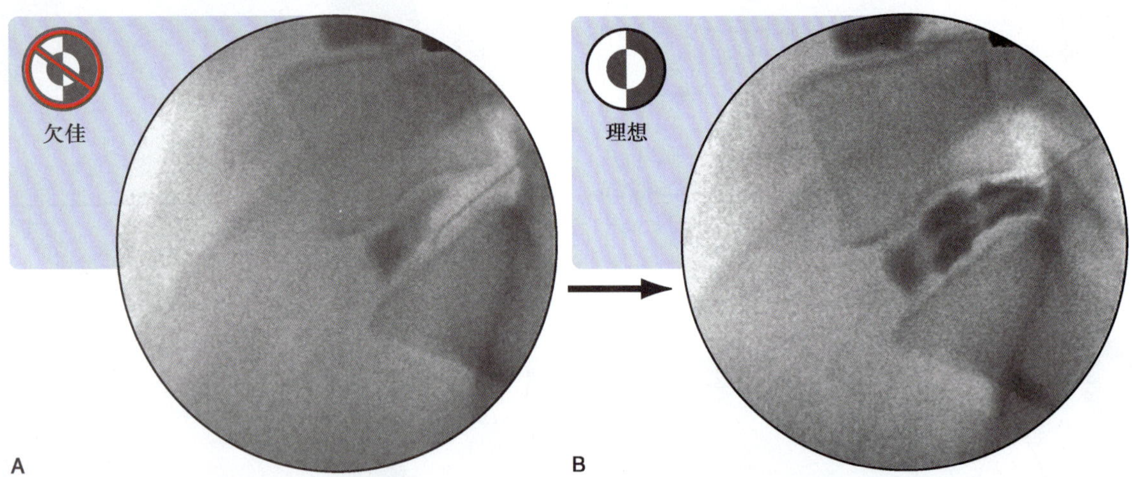

图 17A.9　A，侧位图显示造影剂扩散仅限于纤维环，没有流入髓核。应重新定位针以使造影剂于髓核内扩散。B，针重新定位后，该侧位图展示了理想的造影剂扩散。

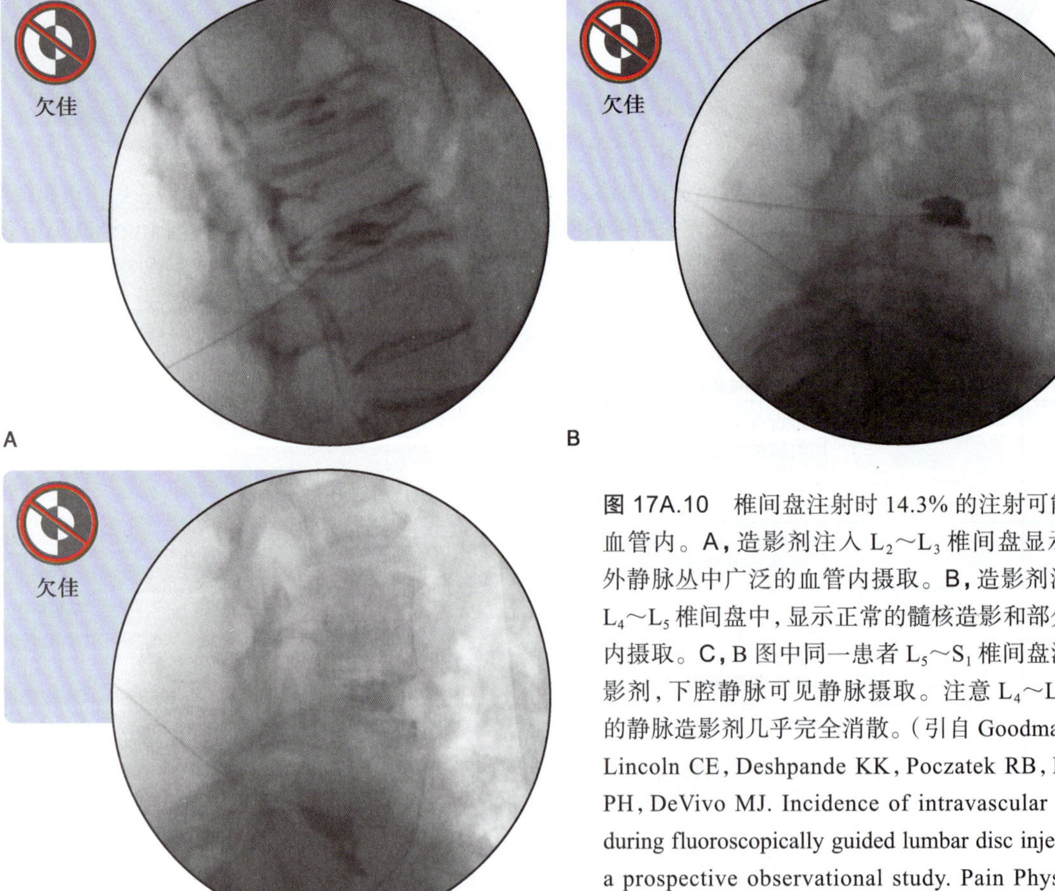

图 17A.10　椎间盘注射时 14.3% 的注射可能发生血管内。A，造影剂注入 L_2～L_3 椎间盘显示硬膜外静脉丛中广泛的血管内摄取。B，造影剂注射到 L_4～L_5 椎间盘中，显示正常的髓核造影和部分静脉内摄取。C，B 图中同一患者 L_5～S_1 椎间盘注射造影剂，下腔静脉可见静脉摄取。注意 L_4～L_5 水平的静脉造影剂几乎完全消散。（引自 Goodman BS, Lincoln CE, Deshpande KK, Poczatek RB, Lander PH, DeVivo MJ. Incidence of intravascular uptake during fluoroscopically guided lumbar disc injections, a prospective observational study. Pain Physician, 2005, 3: 263-266.）。

附加信息

在进行椎间盘造影时，需要考虑以下几点。

疼痛反应

- 疼痛强度—目标：≥6/10 数字评分量表（NRS）
- 与典型疼痛位置的一致性
  - 不一致（P±）：模棱两可的反应；性质和部位模糊、不典型或不一致的疼痛
  - 相似（P+）：患者熟悉的明确的疼痛激发，但仅再现了症状一部分
  - 精确（P++）：与症状一致的精确疼痛再现
  - 无痛：P0

髓核造影：Adams 分类（图 17A.8）

- 棉花球
- 小叶状
- 不规则的
- 有裂隙
- 破裂

抗生素

- 建议围手术期使用抗生素以尽量减少感染的机会。下面列出了静脉注射和椎间盘内注射两种选择。但椎间盘内抗生素还存在争议，作者并未使用。
- 头孢唑啉，1～2g 静脉注射，1～10mg/ml 椎间盘内注射，或两者同时使用。
- 如果患者对青霉素或头孢菌素过敏：
  - 克林霉素，600mg 静脉注射，7.5mg/ml 椎间盘注射，或两者同时使用
  - 耐甲氧西林金黄色葡萄球菌患者静脉注射万古霉素 1g
- 一些临床医生可能会从静脉注射抗生素总量中取出的一部分，并将其与造影剂混合，通过静脉内和椎间盘内给药。
- 建议在治疗开始前 30 分钟开始使用抗生素（如使用万古霉素，应在治疗开始前 60 分钟开始使用）
- 如果椎间盘内注射有疑问，则需要考虑使用不含抗生素的造影剂进行针尖位置确认

压力测定

应使用测定压力来提供椎间盘的标准化加压。

- 压力（表 17A.2）

表 17A.2　原始的 Dallas 椎间盘造影分级

纤维环变性	纤维环破裂
0：无变化	0：无
1：局部，低于 10%	1：进入内环
2：部分，低于 50%	2：进入外环
3：全部，超过 50%	3：超出外环

  - 开始（A）：首次在椎间盘中观察到造影剂时的压力
  - 最大值或疼痛激发时的水平（B）
  - Delta：B 和 A 之间的压力差（即 B–A）
  - 最大容积为 3.0ml
  - 在表 17A.3 中，椎间盘分类是目前接受的模式。然而，关于如何提高有效性并尽量减少假阳性结果的讨论仍在继续。

表 17A.3 椎间盘诊断类别

椎间盘分类	疼痛激发时的压力差
低压	小于或等于 15 psi
高压	16 至 50 psi 之间
不确定	51 至 90 psi 正常 不痛;
大于 90 psi	

- 注射速度
  - 每秒最高可达 0.2ml
  - 使用 25G 针，<0.1ml/s
  - 目前，采用手动压力控制注射还是自动压力控制注射尚存争议。
  - 连续或至少大约每 0.5ml 监测一次压力读数和造影剂扩散。
- 对照节段
  - 建议使用一个无疼痛的节段(P0)来确认测试的内部有效性。
- 可重复性
  - 在可疑的疼痛椎间盘节段处，应该能够在加压期间重现结果。
  - 椎间盘造影后计算机断层扫描的实用性。
  - 每次椎间盘造影后并不需要进行 CT 检查。
  - 必要时可根据需要做 CT 检查，可更准确地对数据进行准确解释(例如，如果给定节段的髓核造影表现为小叶状，但存在 NRS 6/10 和 P++疼痛反应)。
  - 当行 CT 检查时，确保轴位图像平行于目标椎间盘。
  - 建议在椎间盘造影完成后的 2 小时内完成。
  - 使用 Dallas(表 17A.2 和图 17A.11)或改良的 Dallas(图 17A.12)椎间盘造影分级量表进行分析。

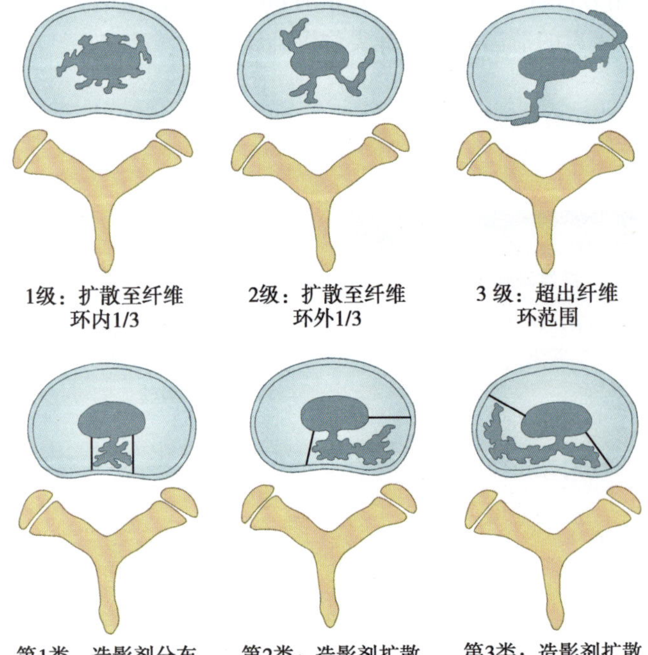

图 17A.11 原始的 Dallas 分级。“等级”代表造影剂径向扩散，“类别”代表纤维环造影剂环状扩散。

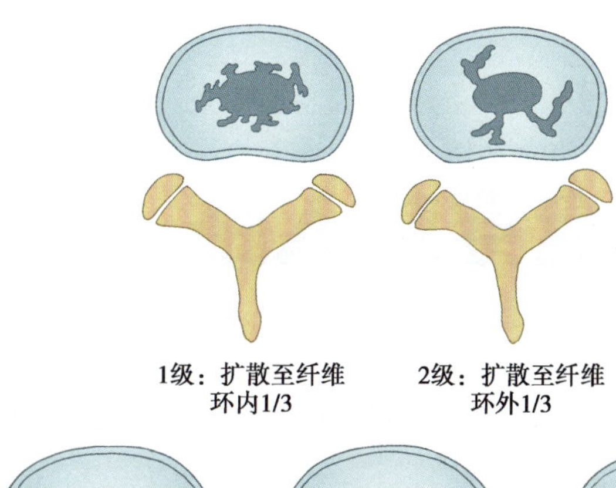

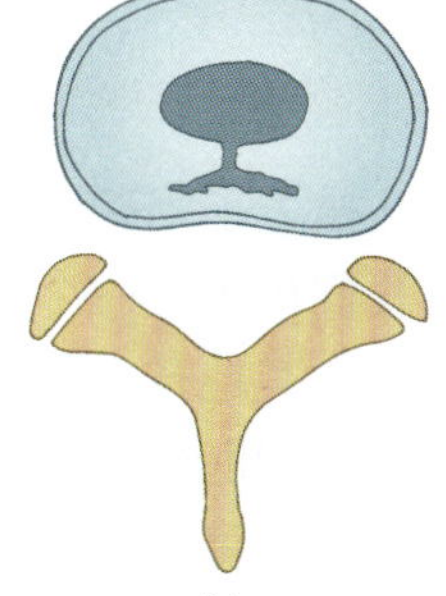

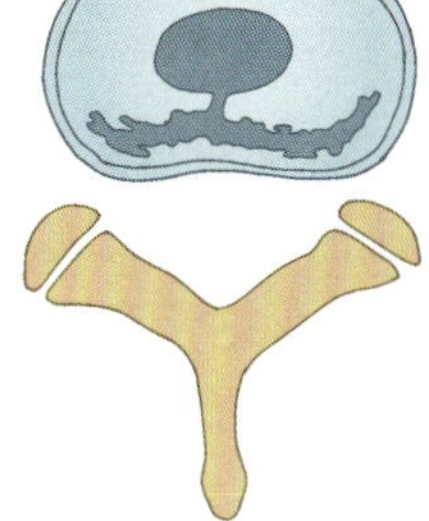

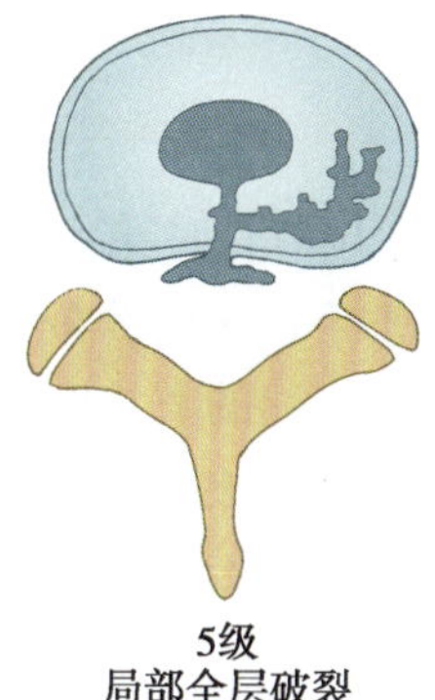

图 17A.12 改良的 Dallas 分级。除修改了 3 级的标准以及增加了两个额外的纤维环破裂分级，其余与原始的 Dallas 分级相同。这种改良的 Dallas 分级是目前最为常用的分级系统。它包括原始的 Dallas 分级的一级和二级，修改后的 3 级和 4 级结合了径向和环周向造影剂扩散，而五级则描述纤维环泄漏。

（孟昭君 译，顾楠 校，毕胜 复校）

参考文献

1. Carragee EJ, Alamin TF. Discography: a review. *Spine J*. 2001;1(5):364–372.
2. Osti OL, Fraser RD, Vernon-Roberts B. Discitis after discography: the role of prophylactic antibiotics. *J Bone Joint Surg*. 1990;72(2):271–274.
3. Walters R, Rahmat R, Shimamura Y, Fraser R, Moore R. Prophylactic cephazolin to prevent discitis in an ovine model. *Spine*. 2006;31(4):391–396.
4. Walters R, Moore R, Fraser R. Penetration of cephazolin in human lumbar intervertebral disc. *Spine*. 2006;31(5):567–570.
5. Walters R, Rahmat R, Frazer R, Moore R. Preventing and treating discitis: cephazolin penetration in ovine lumbar intervertebral disc. *Eur Spine J*. 2006;15:1397–1403.
6. Fraser RD, Osti OL, Vernon-Roberts B. Iatrogenic discitis: the role of intravenous antibiotics in prevention and treatment. An experimental study. *Spine*. 1989;14(9):1025–1032.
7. Sharma SK, Jones JO, Zeballos PP, Irwin SA, Martin TW. The prevention of discitis during discography. *Spine J*. 2009;9(11):936–943.
8. Willems PC, Jacobs W, Duinkerke ES, De Kleuver M. Lumbar discography: should we use prophylactic antibiotics? *J Spinal Disord Tech*. 2004;17(3):243–247.
9. Klessig HT, Showsh SA, Sekorski A. The use of intradiscal antibiotics for discography: an in vitro study of gentamicin, cefazolin and clindamycin. *Spine*. 2003;28(15):1735–1738.
10. Boswell MV, Wolfe JR. Intrathecal cefazolin-induced seizures following attempted discography. *Pain Physician*. 2004;7(1):103–106.
11. Lang EW, Weinert D, Behnke A, Pflug-Rolfes K, Rautenberg M. A massive intrathecal cefazoline overdose. *Eur J Anaesthesiol*. 1999;16(3):204–205.
12. Bechtel TP, Slaughter RL, Moore TD. Seizures associated with high cerebrospinal fluid concentrations of cefazolin. *Am J Hosp Pharm*. 1980;37(2):271–273.
13. Seo KS, Derby R, Date ES, Kim BJ, Lee CH. In vitro measurement of pressure differences using manometry at various injection speeds during discography. *Spine J*. 2007;7(1):68–73.
14. Derby R, Kim BJ, Lee SH, Chen Y, Seo KS, Aprill C. Comparison of discographic findings in asymptomatic subject discs and the negative discs of chronic LBP patients: can discography distinguish asymptomatic discs among morphologically abnormal discs? *Spine J*. 2005;5(4):389–394.
15. Derby R, Lee SH, Kim BJ, Chen Y, Aprill C, Bogduk N. Pressure-controlled lumbar discography in volunteers without low back symptoms. *Pain Med*. 2005;6(3):213–221.
16. Derby R, Kine G, Schwarzer A, Howard M. The relationship between intradiscal pressure and pain provocation during discography. *J Bone Joint Surg*. 1995;19:59–60.
17. Derby R, Howard M, Grant JM, Lettice JJ, Van Peteghem PK, Ryan DP. The ability of pressure-controlled discography to predict surgical and nonsurgical outcomes. *Spine*. 1999;24(4):364–371.
18. O'Neill C, Kurgansky M. Subgroups of positive discs on discography. *Spine*. 2004;29(19):2134–2139.
19. Sachs BL, Vanharanta H, Spivey MA, et al. Dallas discogram description. A new classification of CT/discography in low-back disorders. *Spine*. 1987;12(3):287–294.
20. Schellhas KP, Pollei SR, Gundry CR, Heithoff KB. Lumbar disc high-intensity zone: correlation of magnetic resonance imaging and discography. *Spine*. 1996;21(1):79–86.

建议读物

Adams MA, Dolan P, Hutton WC. The stages of disc degeneration as revealed by discograms. *J Bone Joint Surg Br*. 1986;68(1):36–41.

Goodman BS, Lincoln CE, Deshpande KK, Poczatek RB, Lander PH, DeVivo MJ. Incidence of intravascular uptake during fluoroscopically guided lumbar disc injections: a prospective observational study. *Pain Physician*. 2005;8(3):263–266.

第 17B 章

$L_5 \sim S_1$ 椎间盘穿刺入路

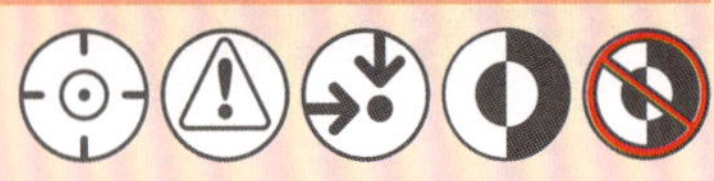

Thomas S. Lee, William A. Ante, 和 Michael B. Furman

本章介绍了利用改良技术进入 $L_5 \sim S_1$ 椎间盘的策略，并描述了当后部髂嵴阻挡操作时进行 $L_5 \sim S_1$ 椎间盘穿刺的"技巧"。最初，我们提出了一个类似于第 17A 章中描述的直接穿刺路径。但对于高髂嵴或存在其他技术限制的患者，提供了其他选择。这里描述的"技巧"优化了 $L_5 \sim S_1$ 椎间盘穿刺，包括"过度倾斜"和弯针技术。大多数情况下，采用"过度倾斜"一种技巧往往就足够了。

我们还将演示透视轴向视图；由于腰骶脊柱前凸，这是 $L_5 \sim S_1$ 椎间盘特有的成像技术。

直接穿刺轨迹技术

如果髂嵴不妨碍对 $L_5 \sim S_1$ 椎间盘的穿刺，则使用此技术。只要髂嵴可以被避开，该技术将是一个与标准椎间盘入路相同的初始穿刺轨迹（参见第 17A 章）。

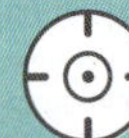

穿刺轨迹视图

确认椎间隙（用前后位图）。

将透视机的影像增强器向头侧倾斜。

- 通过调整倾斜程度并对齐 S_1 上终板（SEP）、L_5 下终板（IEP）或两者兼顾，以便理想观察 $L_5 \sim S_1$ 椎间盘。
- 与其他椎间盘相比，通常需要更大的头侧倾斜，以使后髂嵴远离椎间盘进入点。因此，优先排列 S_1SEP（而不是 L_5IEP）将增加避开髂嵴的可能性。
- 可选：在进针侧同侧放置一个腹枕，以减少腰椎前凸并获得 5°～10° 的额外倾斜。
- 对于腹部隆起的患者平躺时可稍微倾斜，以使进针侧抬高；因为理论上，他们的腹部可能会将腹膜后推入进针的轨迹。

将透视机的影像增强器倾斜到穿刺的同侧（图 17B.1）。

- 尝试调整 X 线透视机，使 S_1 上关节突（SAP）的上尖端平分或几乎平分

注：请参考本书的解剖学术语/缩略语。

S_1 上终板（SEP）的直径。

- 穿刺针目标靶点在紧邻 SAP 和 S_1 上终板（SEP）的交界处前方。
- 如果此技术无法避开髂嵴，请使用本章后面描述的替代技术之一（即“过度倾斜”或弯针技术）。

关于穿刺轨迹视图中穿刺定位的注意事项

- 尽管有其他轨迹视图优化技术，但后部髂嵴经常妨碍显示进针靶点的理想穿刺轨迹。
- 为了显示进入位点，可能需要减少影像增强器的同侧倾斜；这可能会影响上关节突等分上终板直径的定位。
- 在获得合理穿刺轨迹的同时，为了获得更清楚的视图，可能需要本章所描述的其一或同时两个“技巧”；然而，通常只需要“过度倾斜”。

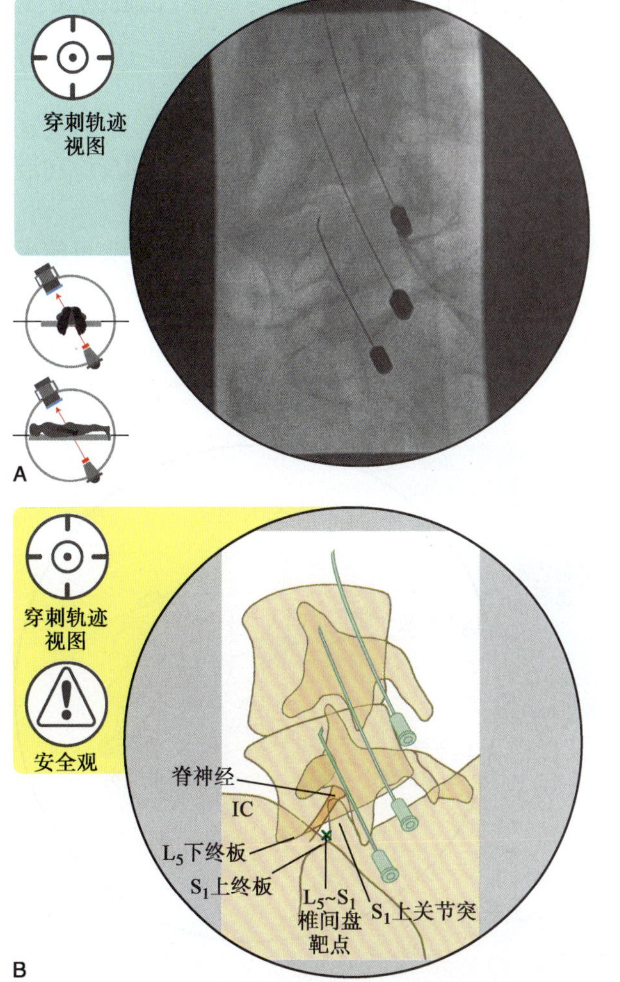

轨迹视图安全注意事项

- 避开 L_5 脊神经（SN），针尖向上或外侧可能会触及脊神经。
- 保持针尖在 S_1 SEP 和 S_1 SAP 交界处的正前方，即“孔底部”。
- 避免穿破硬脑膜。当针尖朝椎间盘推进时，在进入椎间盘之前不要向内侧推进太远，穿刺针向内侧偏移可能会进入硬脑膜。

图 17B.1　A，L_5～S_1 椎间盘穿刺轨迹视图的透视图像。B，不透射线和可透射线的结构。图中所示的三根针已经放置在三个头椎间盘中。绿色“X”表示穿刺轨迹。如果髂嵴不阻挡穿刺进入 L_5～S_1 椎间盘，则不需要其他“技巧”。只需要按照第 17 章所述进入椎间盘即可。

“过度倾斜”技术

“过度倾斜”是一种利用不完全平行于 L_5～S_1 椎间盘的初始头侧倾斜轨迹将针从髂嵴上方通过的技术。

- 通过适当的同侧倾斜旋转来显示目标 L_5～S_1 椎间盘的中点。S_1 的上关节突应平分 S_1 上终板的直径，但髂嵴仍将与目标点重叠（图 17B.2、A 和 B）。
- 将图像增强向头侧过度倾斜，直到髂嵴出现在椎间盘的下外侧，并且不再与目标靶点重叠。这通常会导致过度向头侧倾斜（“过度倾斜”），终板不再平行于透视射线束（图 17B.2、C 和 D）。
  - 使用 18 或 20G 脊椎针作为引导针。
  - 平行于透视射线束进针至紧靠 SAP 侧面的点。轨迹不再平行于椎间盘的终板。
- 最后一步，减少影像增强器的头侧倾斜，直到 L_5 下终板和 S_1 上终板对齐。透视射线束现在平行于椎间盘，但不再平行于针的轨迹（图 17B.2，E 到 J）。
  - 将 22 或 25G 脊椎针穿过引导针。（为了更好地控制斜角，可将针尖轻微弯曲[参见第 2 章]。如果椎间盘空间狭窄，请勿过度弯曲针尖。）
  - 当弯曲的 22 或 25G 针尖退出引导针尖并进入椎间盘后，将针尖向内侧和上方引导，以避免 S_1 上终板。
- 解剖小贴士
  - 使用“过度倾斜”技术时，针轨迹最初并非位于 SAP 和骶翼的交界处的侧面（即“孔底部”）。通过这种方法，针尖更有可能靠近出孔的 L_5 脊神经。缓慢推进尖端，以尽量减少患者潜在的疼痛反应和潜在的神经损害。
  - 由于针轨迹在进入椎间盘之前或之后轨迹朝向尾部，因此必须将针尖指向上方。否则，针尖可能因与 S_1 的 SEP 接触而无法前进（图 17B.2，K 至 N）。

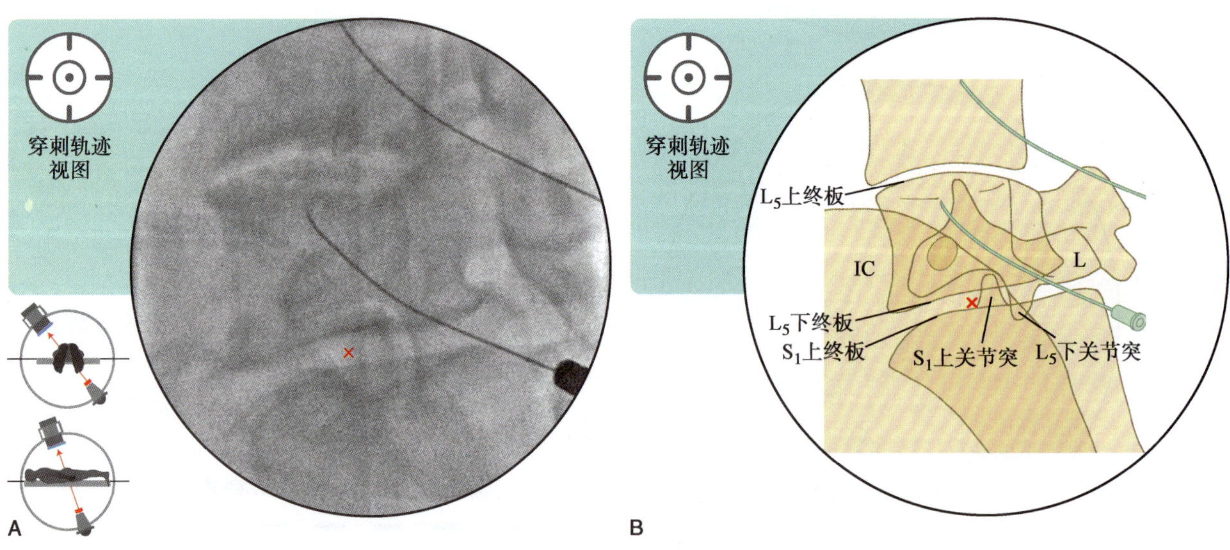

图 17B.2　A，L_5～S_1 椎间盘透视图设置，其中 S_1SAP 平分 S_1SEP 的直径。然而，髂嵴与目标点重叠（红色“×”）。B，对应于图 17B.2，A 的不透射线结构。

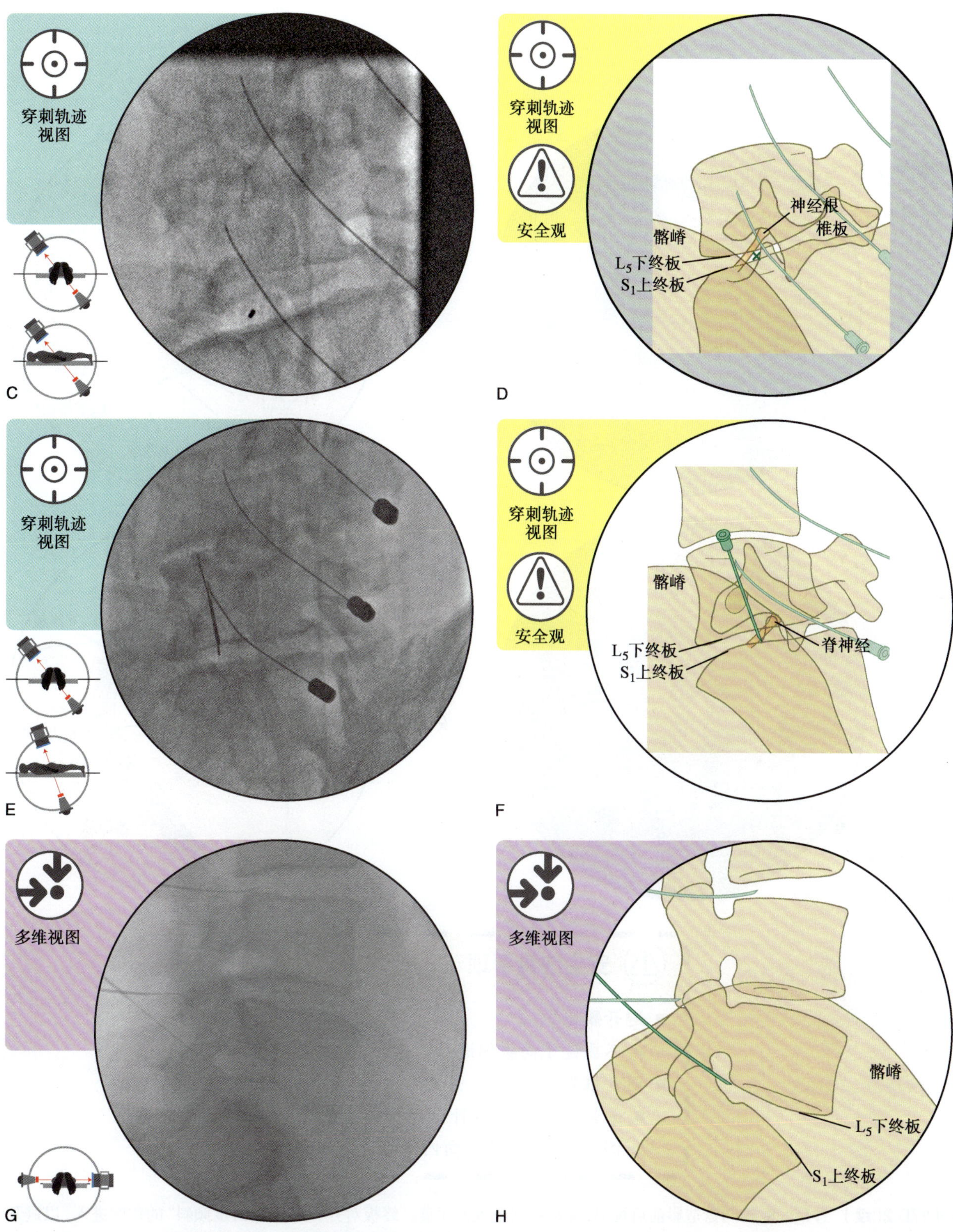

图 17B.2（续） **C**，穿刺针进入 L_5～S_1 椎间盘透视图的设置。髂嵴不再与目标点重叠。由于"过度倾斜"角度，椎间盘的终板不再对齐。**D**，与图 17B.2、C 相对应的不透射线和可透射线结构。始终保持"在孔中低部"以避免触及出孔的 L_5 脊神经（SN）。小绿色"×"对应于直接 L_5～S_1 进入的针位置。**E**，L_5～S_1 椎间盘造影，引导针就位，并且 L_5IEP 和 S_1SEP 现在已对齐。由于椎间盘终板已对齐，针与透视射线束不再平行；因此，这不是"真正"的穿刺轨迹视图。**F**，与该图的 E 部分相对应的不透射线和可透射线结构。L_5～S_1 椎间盘图，引导针就位，并且 L_5IEP 和 S_1SEP 现在已对齐。由于终板对齐，因此针与透视射线束不平行；因此，这不是"真正"的穿刺轨迹视图。**G**，L_5～S_1 椎间盘图，侧位视图，穿刺针刚进入椎间盘。请注意，由于针轨迹使用"过度倾斜"，因此针与终板不平行。**H**，与该图的 G 部分相对应的不透射线结构。L_5～S_1 椎间盘图，侧位视图，穿刺针刚进入椎间盘。请注意，由于针轨迹使用"过度倾斜"，因此针与终板不平行。

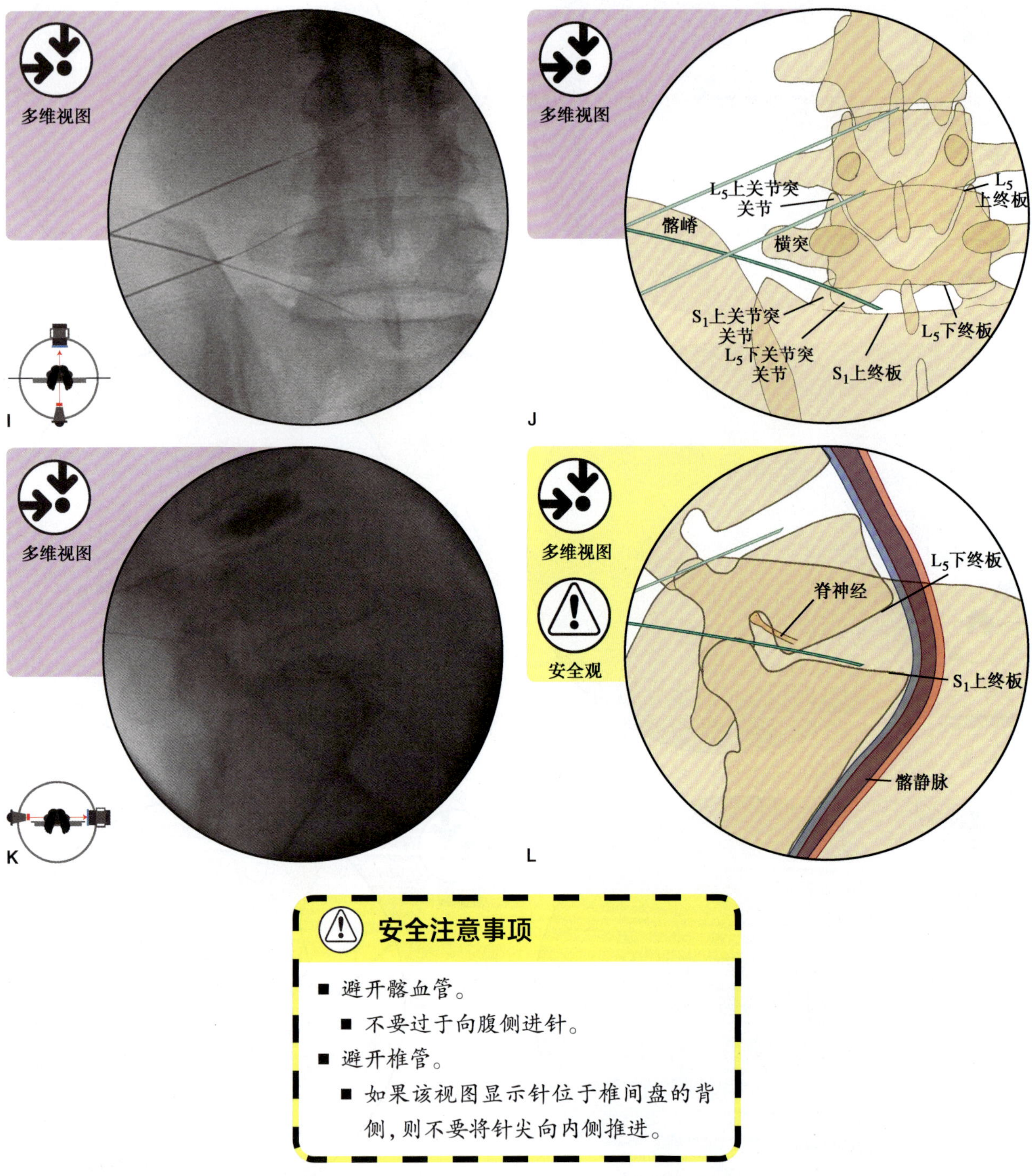

安全注意事项

- 避开髂血管。
  - 不要过于向腹侧进针。
- 避开椎管。
  - 如果该视图显示针位于椎间盘的背侧，则不要将针尖向内侧推进。

图 17B.2（续） **I**，L_5～S_1 椎间盘造影前后视图，穿刺针刚进入椎间盘。终板对齐，但针以“过度倾斜”的角度进入，以避开髂嵴。**J**，与该图的第一部分相对应的不透射线结构。L_5～S_1 椎间盘造影前后位图，针刚进入椎间盘。终板对齐，但针以“过度倾斜”的角度进入，以避开髂嵴。**K**，L_5～S_1 椎间盘造影侧位图，针接近几何中心；这是椎间盘的“最终位置”。请注意，由于使用了“过度倾斜”，因此针轨迹不平行于任一终板，并且它实际上瞄准的是 S_1 的 SEP。针尖需要进行向上调整。**L**，与该图的 K 部分相对应的可透射线结构。L_5～S_1 椎间盘造影侧位图，使针接近几何中心；这是椎间盘的“最终位置”。

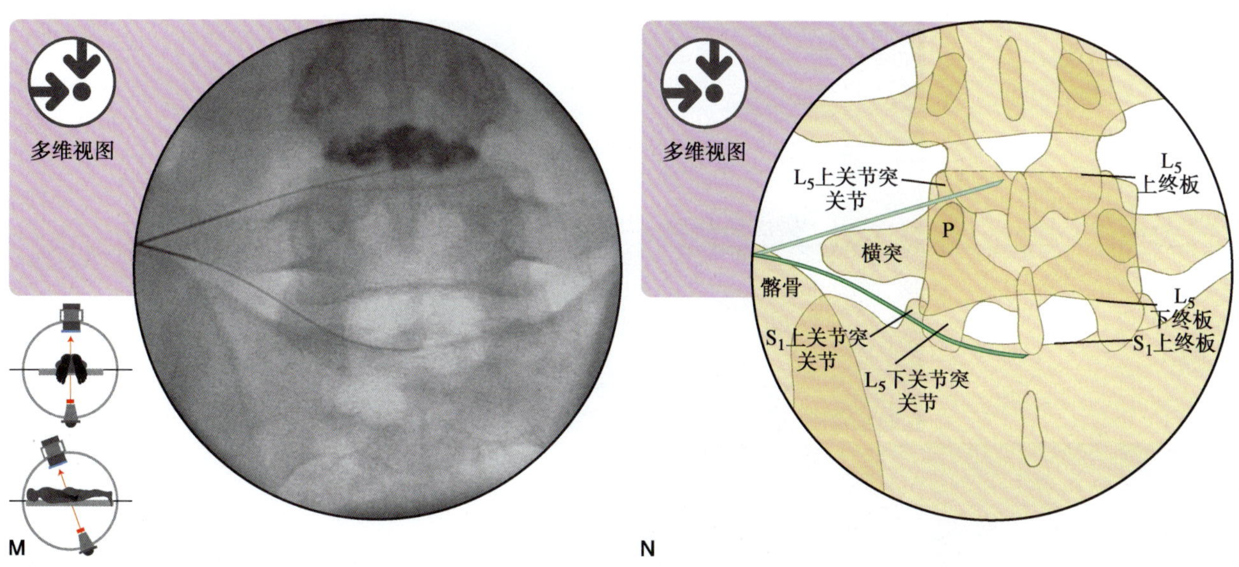

图 17B.2（续） M，L_5～S_1 椎间盘造影前后位视图，显示针位于几何中心；这是椎间盘的"最终位置"。N，与该图的 M 部分相对应的不透射线结构。L_5～S_1 椎间盘造影前后位图，针位于几何中心；这是椎间盘的"最终位置"。

"弯"针技术

当前面描述的技术无效时，使用"弯"针技术。该技术初始轨迹的倾斜度较小且更垂直于表面。这将导致椎间盘内进入更腹侧的进针，导致仅穿刺至纤维环可能性更高。穿刺针的向内弯曲可以补偿不太理想的引导针轨迹。

- 将脊椎针尖端塑形为"弯曲"几何形状（图 17B.3，A）。针的末端必须有明显的弯曲。弯曲的程度视情况而异。图 17B.3，B，显示穿过 18-G 导引器的弯曲 22-G 手术针。
- 向头侧倾斜影像增强器，直到 L_5 IEP 和 S_1 SEP 对。
- 同侧倾斜，目标是 S_1 SAP 平分 S_1 SEP 的直径。
  - 很可能高骑髂嵴会阻碍针进入到理想位置。
  - 因此，减少倾斜角度，直到入口区域不再被髂嵴阻挡。这将形成一个比预期更垂直、更少倾斜度的不理想进针角度。
- 分别使用 18-G 或 20-G 穿刺针作为引导针，配 22-G 或 25-G 弯曲椎间盘内针。
- 平行于透视射线束前进至 S_1 SAP 紧邻侧面的点（图 17B.4、A 和 B）。
- 将弯曲的 22-G 或 25-G 穿刺针穿过引导针，目的是在其退出引导针后将其从内侧穿刺到椎间盘中。因此，导引针和针的凹口应相向成 180°，导引针的斜面朝内侧，针的曲线和尖端同样朝内侧（图 17B.3、C）。
- 当弯针退出引导针针尖后，将针尖向内侧穿刺到椎间盘中，这种方式将使穿刺针有更多向内侧向推进的趋势。从引导针内出鞘前，确认针尖刚好位于椎间盘中（图 17B.3、D 和 E）。
- 请注意，在处理高位髂嵴时，往往需要结合"过度倾斜"和"弯曲"针技术同时使用。本章的其余部分提供有关拔出鞘后针定位的信息。

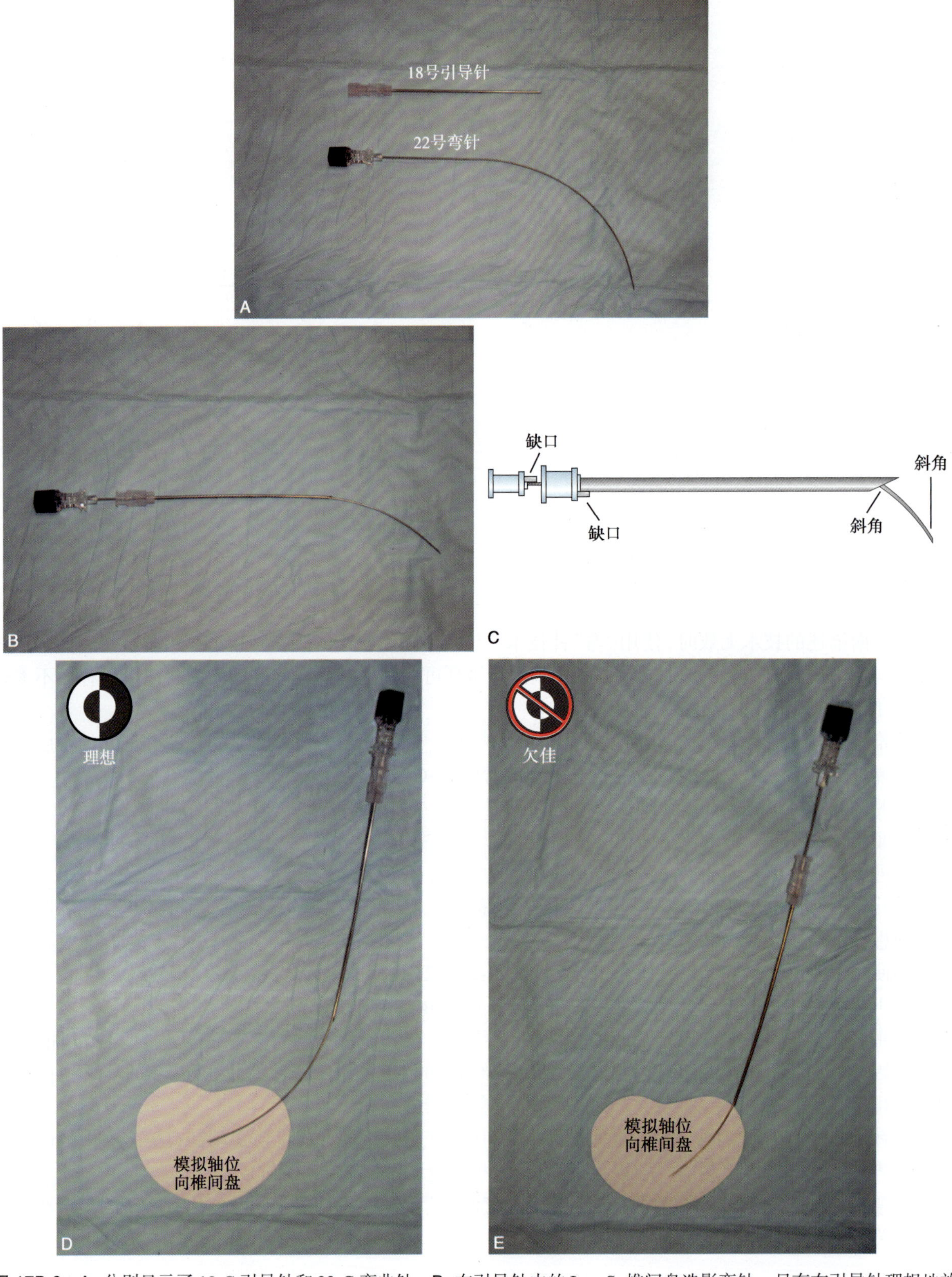

图 17B.3 A，分别显示了 18-G 引导针和 22-G 弯曲针。B，在引导针内的 L_5～S_1 椎间盘造影弯针。只有在引导针理想地放置之后，弯曲针才通过引导针放置。凹口和斜角彼此相对，如该图的 C 部分所示。C，展示了 18-G 引导针和 22-G 弯针的针尖。18-G 导引针斜面朝内侧，22-G 针尖和曲线同样朝内侧，以便向内侧进针。针毂上的槽口彼此成 180°。请注意，凹口（在顶部以黑色显示）间隔 180°，斜角间隔 180°。D，模拟轴向椎间盘视图，通过完全拔出和退回 18-G 引导针，实现理想的针尖放置。随着针的"记忆"和"弹簧"的出鞘，针在椎间盘内位置得到优化。E，模拟轴向椎间盘视图，由于不完全拔出出鞘，针尖位置不理想。

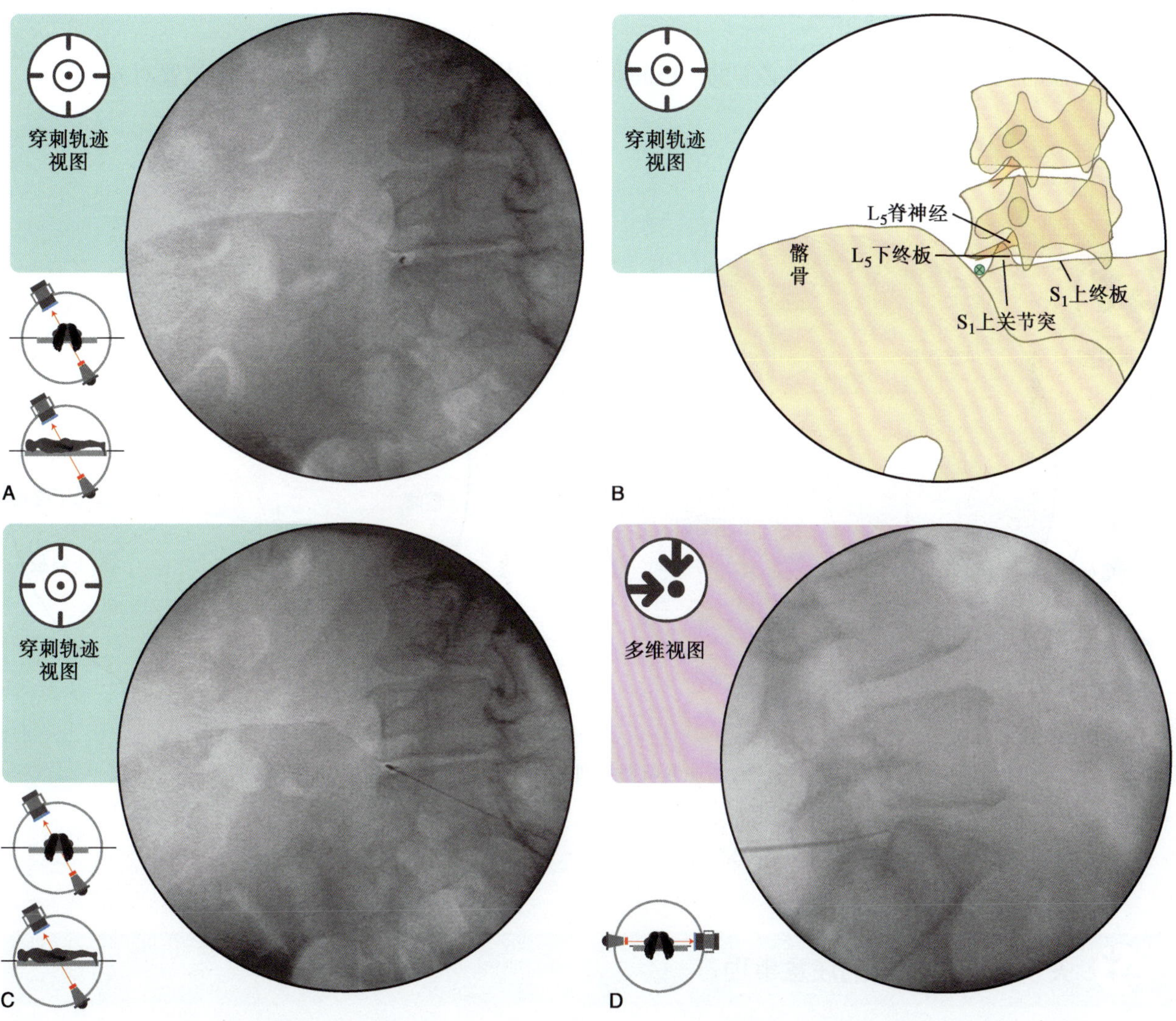

图 17B.4　A，为弯针技术做准备的 L_5～S_1 椎间盘造影穿刺轨迹图，引导针已到位，与没有弯曲针的轨迹相比，这个入路更加垂直，并且偏腹侧的方向进入椎间盘的中心。B，与该图的 A 部分相对应的射线可透和不透射线结构。为弯针技术做准备的 L_5～S_1 椎间盘造影穿刺轨迹图，引导针已到位。C，L_5～S_1 椎间盘造影图，其中弯曲的针尖穿过导引针，针尖向内侧瞄准椎间盘。D，L_5～S_1 椎间盘造影侧位图，显示在引导针被“脱鞘”之前，弯针的针尖位于椎间盘外下缘。理想情况下，应等到针尖刚刚进入椎间盘后再拔出鞘。

多维成像中的理想针位置

使用“弯曲”针入路时拔出导引针后获得的图像（参见表 17A.1，使用前后视图和侧位图显示针尖位置）。

前后视图中的理想针定位（图 17B.5）

椎间盘的“真正”前后位视图是必需的。椎间盘的几何中心通常与上位椎体棘突的位置对齐。

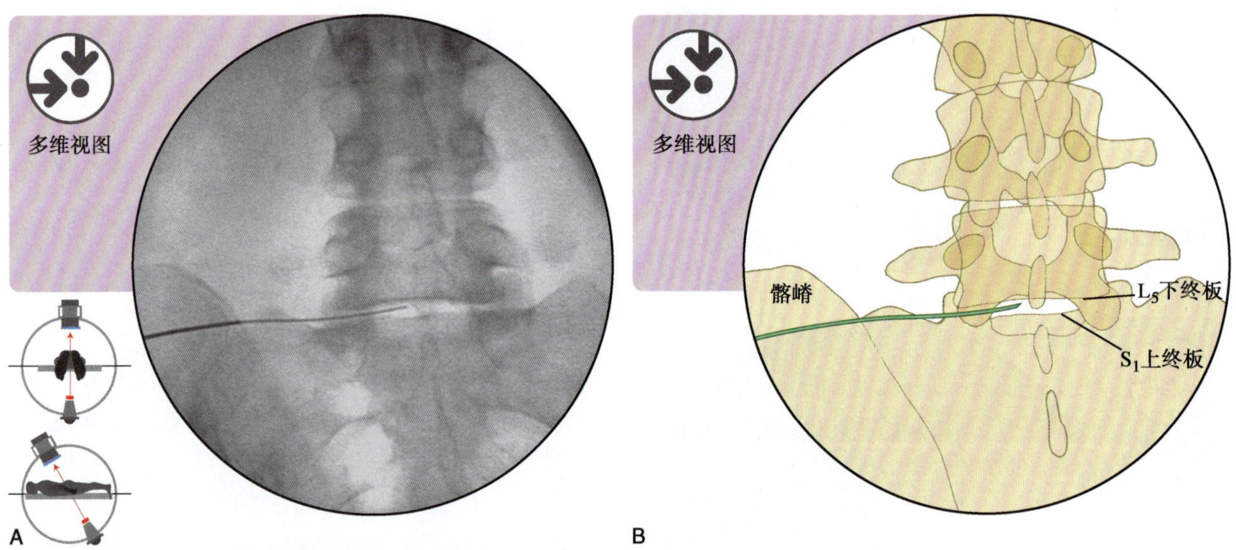

图 17B.5 A，透视前后位视图，弯曲双针技术理想的针位置。B，前后视图中不透射线结构。

关于理想针定位的注意事项

- 目标针位置在椎间盘（即髓核）的几何中心内。
- C 形臂可能需要多次从侧面和前后视图转换才能安全、成功地引导穿刺。

侧面视图中的理想针定位(图 17B.6)

定位 C 形臂以获得针尖前进的“真实”侧位图。这种视图也被认为是安全视图。

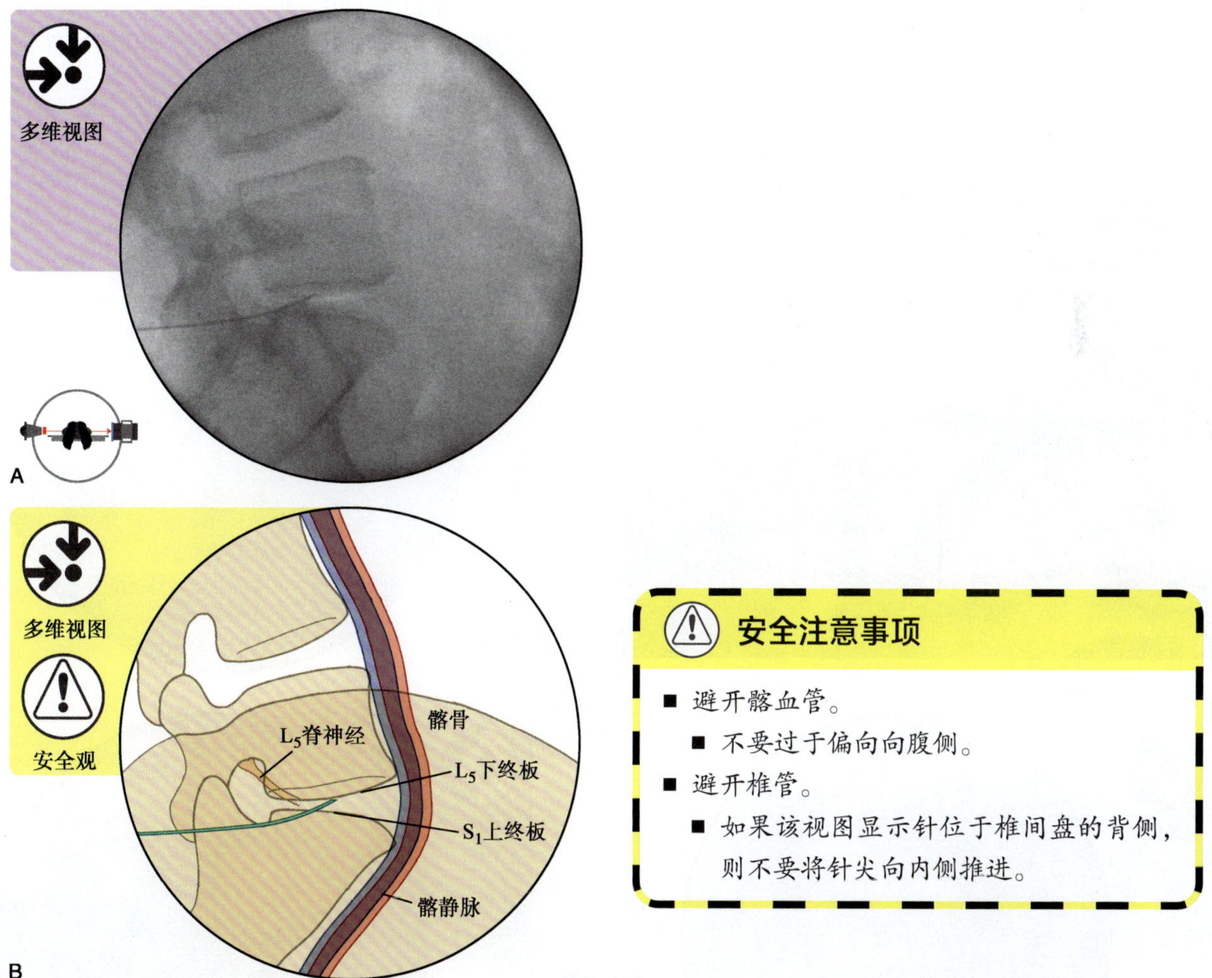

图 17B.6 A，显示弯曲双针技术理想针位置的透视侧位图。B，侧位图中可透射线结构。

理想图像

请参阅第 16 章了解理想和次优椎间盘造影图像。

附加图(图 17B.7)

轴向透视(F 轴向)视图是在椎间盘造影情况下可观察到的 L_5～S_1 椎间盘的轴位视图。该视图可以通过透视机增强器的向尾部倾斜实现，该增强器大致垂直于 L_5～S_1 椎间盘的“真正”前后位视图(图 17B.7，A)。由于独特的脊柱前凸，L_5～S_1 椎间盘可以实现 F 轴视图。因为患者的臀部的阻挡，无法充分倾斜尾部，通常不可能获得精确的轴向视图。

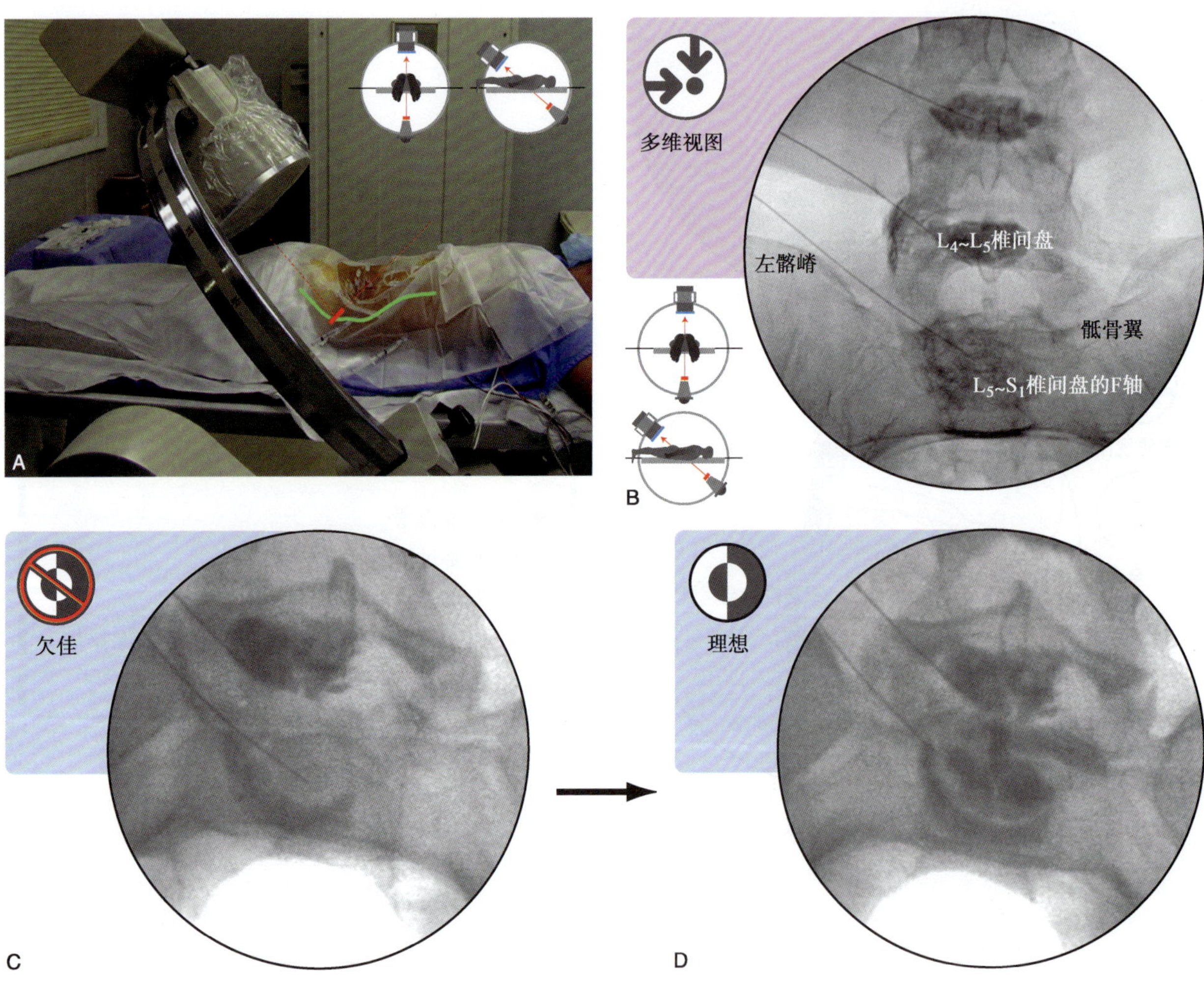

图 17B.7 轴向透视(F 轴)视图。A，F 轴视图的透视机设置。请注意，由于患者存在脊柱前凸(绿色模拟)，L_5～S_1 椎间盘的方向用红色模拟。L_5～S_1 的“真正”前后视图是通过将终板平行于模拟红色椎间盘(未显示)获得的。通过将尾部倾斜近 90° 并垂直于模拟的红盘，可以获得 F 轴视图。B，通过将影像增强器尽可能向尾倾斜获得的 F 轴视图。底部的穿刺针进入 L_5～S_1。请注意，针进入 L_5～S_1 椎间盘时角度与“真正”前后视图平行。造影剂可见于髓核内并在椎间盘内扩散。C，由于初始纤维环穿刺针位置不理想而重新定位穿刺(底部针)后的 F 轴视图。D，与 C 中相同情况的 F 轴视图，针重新定位(底部针)，重新注射造影剂后显示理想形态。请注意，F 轴视图可以实现介入操作可视化并校正该图 C 部分中看到的环形注射，如仅前后视图和侧位图则并不明显。

欠佳图像

F 轴视图提供了有价值的视图，通常仅限于 L_5～S_1 椎间盘。它类似于轴向计算机断层扫描的透视版本，它可以帮助确认手术过程中针尖在椎间盘内的位置（即髓核与纤维环的放置），并观察造影剂在纤维环扩散，而无需伴髓核中扩散。

如果 F 轴视图仅观察到纤维环的造影剂扩散而没有相伴的髓核扩散，则应适当调整针位置并再次进行椎间盘激发测试，以避免假阳性或假阴性诊断。

（孟昭君 译，顾楠 校，毕胜 复校）

参考文献

1. Furman MB, Reeves RS, Lee TS, Sthalekar ND. Fluoroscopic axial imaging in percutaneous lumbosacral procedures: an underutilized technique. *Pain Physician*. 2006;99(3):199–206.

第三部分

第 18 章

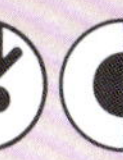
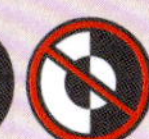

胸腰段脊髓刺激

Ruby E. Kim，Luis Baez-Cabrera 和 Michael B. Furman

脊髓电刺激（SCS）通常是疼痛患者其他治疗方法无效后的最后一种治疗手段。其经典的适应证是既往接受过脊柱手术并留有瘢痕的患者。对于具有肢体性的，神经病理性疼痛（而不是轴性疼痛）的患者来说，可以获得理想的镇痛效果。其他适应证包括复杂区域疼痛综合征、疼痛性周围神经病变和幻肢痛。在欧洲，SCS 被描述用于治疗血管性跛行和心绞痛。

本章描述的技术同本书其他章节描述的一致。特别是，我们使用穿刺轨迹视图，利用 C 形臂的旋转和倾斜来优化引导针进针。或者，可以在靶点下方 1.5 至 2 个椎弓根处进针，如图 18.2 所示。

请注意，进针角度比椎板间注射所需的角度要小得多（即，尽可能平行于患者的身体），以便刺激器导线顺利地通过穿刺针进入硬膜外后间隙。刺激器引线将沿着患者的中线移动，直到电极达到覆盖患者疼痛症状的水平，通常在 T_7 和 T_8 之间（轴性疼痛）和 T_8 和 T_{10} 之间（肢体疼痛）。因为我们使用的是穿刺轨迹视图、对侧斜位视图和侧位安全视图，所以没有必要使用我们描述的技术先穿刺至椎板再进入硬膜外腔。

注：请参考本书的解剖学术语 / 缩略语。

穿刺轨迹视图(图 18.1)

- 使用前后位(AP)视图确认目标椎间隙。(参见图 18.1,此处为 T_{12}～L_1。)
- 提示:通常在 L_2～L_3 水平及其以下进针最为安全。这是因为对于没有椎管狭窄或其他病变的病人来说,此处位于或在脊髓圆锥以下区域,硬膜外腔扩张性较好,因此能避免穿刺损失脊髓。但在考虑安全的低位椎间节段进针位点的同时,也要考虑将电极送至靶点的困难度(因此此处选择 T_{12}～L_1 椎间隙)。
- 在上述脊椎中的一个节段放置一根"标记"针,可帮助确认在不同平面图像中的椎体节段(本例为左侧 T_{12} 椎弓根)。
- 以不透射线的标记物作为参考标志,尽可能向尾端倾斜 C 形臂影像增强器,可更好地观察目标椎板间隙,获得穿刺轨迹视图。向尾侧倾斜的角度受限于病人的体型。
- C 形臂稍微向穿刺点的对侧倾斜,便于刺激器电极更顺利地通过引导针进入。由于电极有向穿刺点对侧行进的趋势,应用此项技术有助于电极放置于正确位置。
- 局部麻醉目标椎板间隙对应的皮肤,用 18 G 1.5 英寸长的穿刺针扩张皮肤。拔出 18 G 针,使用引导针来获得穿刺针的轨迹视图。在穿刺轨迹视图中,进针方向应当平行于 C 形臂的射线束。另外,穿刺针的角度应尽可能小,这一点在本章的简介部分已有述及(图 18.1)。

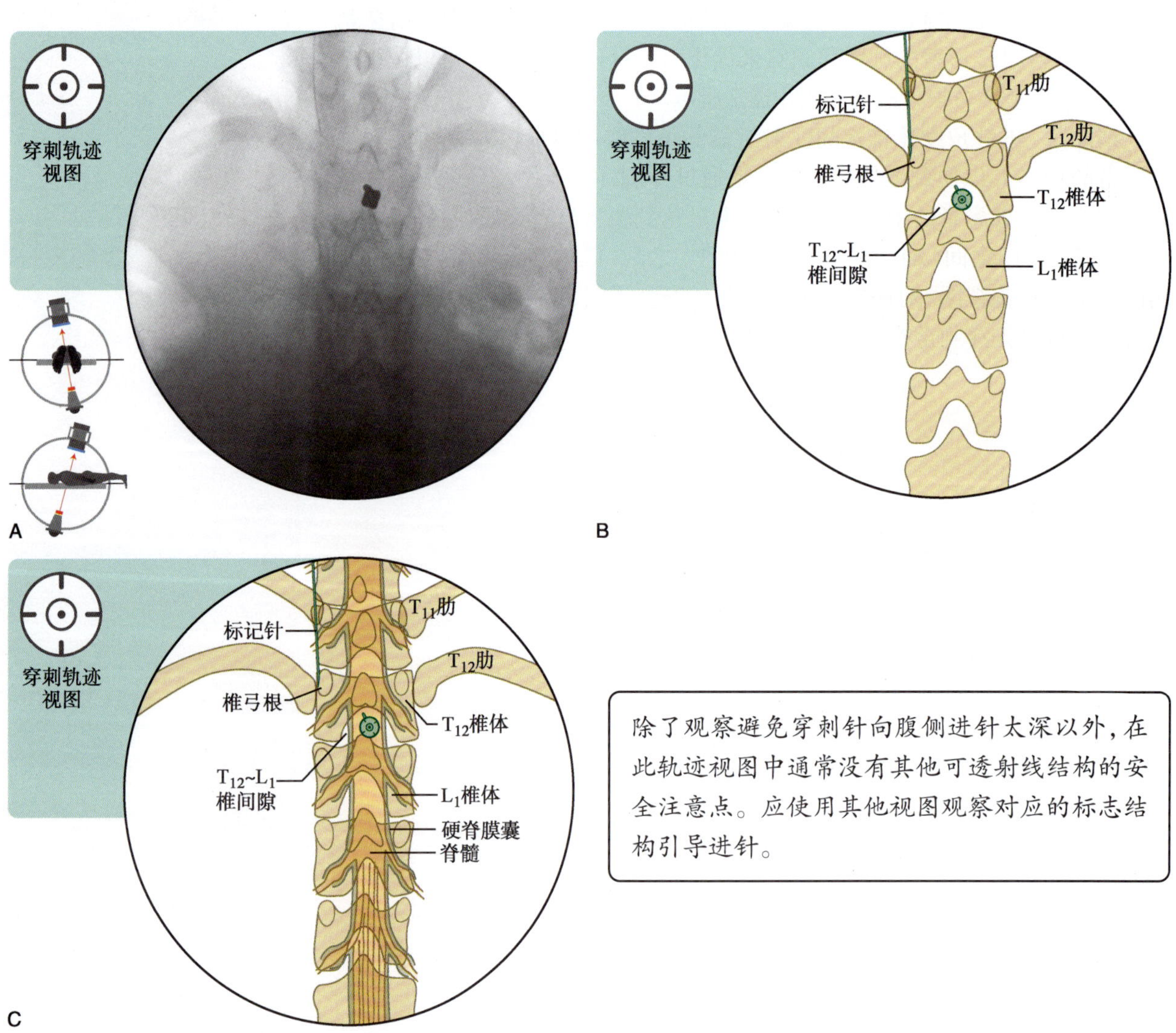

除了观察避免穿刺针向腹侧进针太深以外,在此轨迹视图中通常没有其他可透射线结构的安全注意点。应使用其他视图观察对应的标志结构引导进针。

图 18.1　A,轨迹视图的透视图像,其中引导针尖位于 T_{12}～L_1 椎间隙。注意相对于患者的非常小的倾斜角度;与标准椎板间隙硬膜外类固醇注射相比,尾部倾斜角度更大。B,穿刺轨迹视图中不透射线结构。C,穿刺轨迹视图可透射线结构。

操作者除了采用直接的穿刺轨迹视图外，也可以选择经目标椎板进针入路，在其下方 1.5 个椎弓根水平刺入皮肤。根据病人胖瘦体型的低身体质量指数（BMI）或高身体质量指数来调节进针点（图 18.2）。此方法更适合太过肥胖的患者或臀部较大而使 C 形臂影像增强器倾斜角度受限的患者。

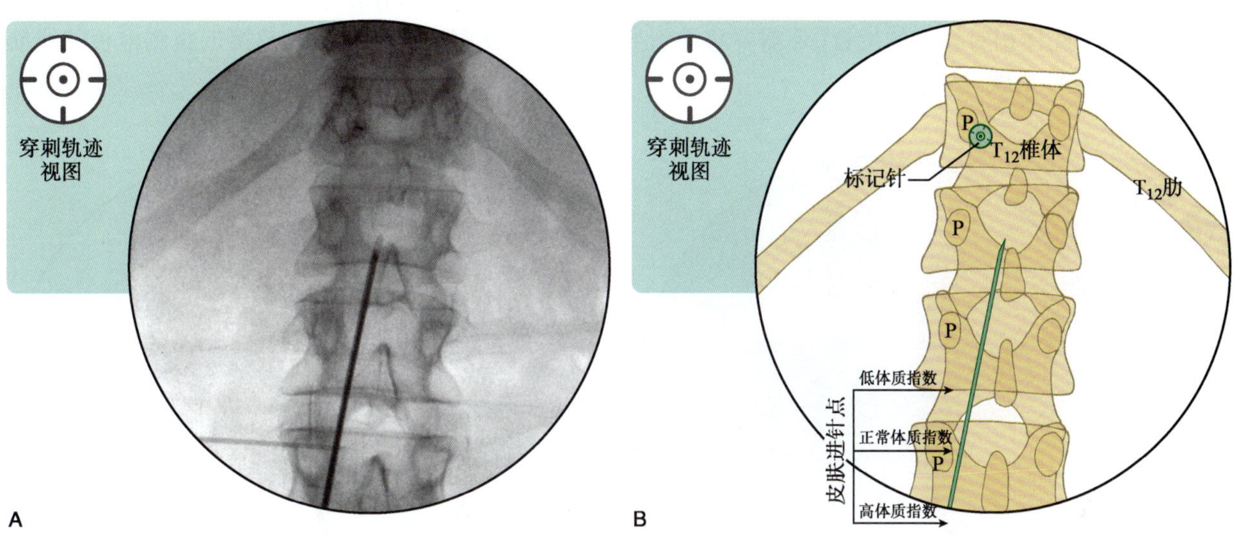

图 18.2　前后位视图中另一种进针位点。对大部分病人（正常 BMI），建议选择距离 T_{12}～L_1 椎间盘间隙（或目标椎间盘间隙）1.5 倍椎弓根（P）的位置作为进针点。**A**，前后位视图显示在目标节段（T_{12}～L_1）下方 1.5 个椎弓根（左侧 L_3）位置进针。T_{12} 位置显示一根标记针，放置在病人背部的标记针用来显示刺激器引导针进入皮肤的位置。**B**，对应示意图：对低 BMI 或高 BMI 病人应该适当调节进针位置，根据皮肤与目标点之间皮下组织厚度，决定具体的进针位置。P，椎弓根。

多维成像中的理想针位置

- 向头侧倾斜 C 形臂，以确认针尖位于 L_1 的椎板上方。推进导引针尖至 L_1 椎板的上边缘，保持针尖中线位。针尖不需要接触骨膜。前后位视图中确认针尖位于中线，然后进行下一步操作：
- 通过对侧斜位视图（CLO）和/或侧位视图确认该位置的安全性/深度。通过这种方法，针不需要从椎板向椎间隙移动，而是穿刺针在上下椎板之间安全有效地前进，直到到达对侧斜位图像中的腹侧椎板间线或侧位视图中的棘突椎板线（见图 18.3）。
- 使用盐水、空气、K 线（电极导丝）或 SCS 电极进行阻力消失（LOR）技术以确认进入硬膜外腔。在 LOR 技术中应用盐水时用量要小，因为它可能会增加阻抗。

应使用其他视图，以便在针推进过程中能最好地观察相应的标志结构。

对侧斜位视图中的针定位（图 18.3）

在穿刺轨迹视图和简单前后位视图中确认针尖位于中线位置后，应用此方位视图来引导椎板间穿刺针前进到达硬膜外间隙，在图像上表现为针尖刚好越过腹侧椎板间线（VILL）位置。在此视图下可调节进针轨迹，并能选择相对靠上的位置（不需要移除引导针），从而在穿过椎板间隙以及接近腹侧椎板间线前获得更小的进针角度。

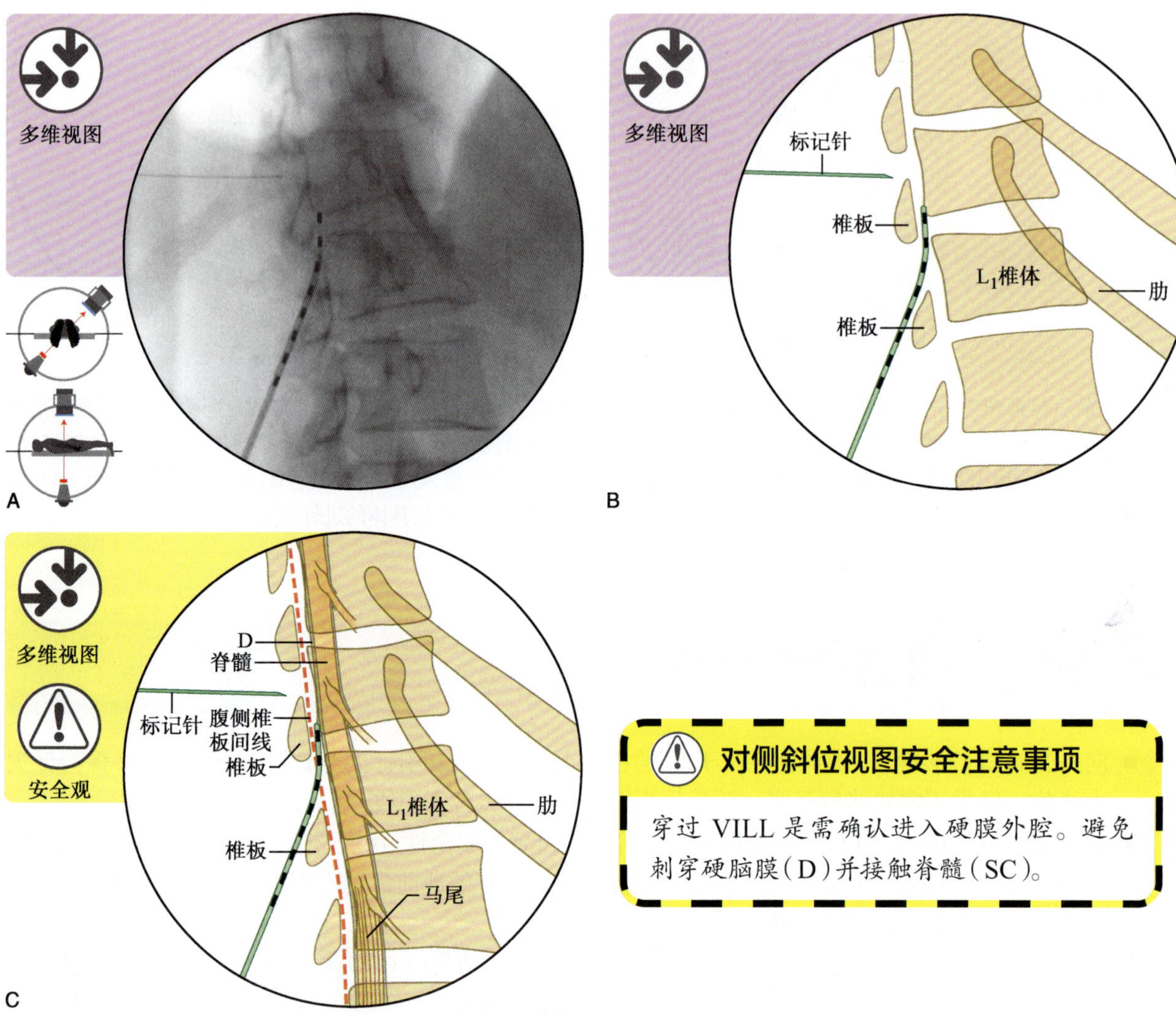

对侧斜位视图安全注意事项

穿过 VILL 是需确认进入硬膜外腔。避免刺穿硬脑膜（D）并接触脊髓（SC）。

图 18.3　A，对侧斜位视图的透视图像，导引针尖端位置合适，刺激器电极开始导入。此视图可以实现椎板（L）及椎板间隙的可视化。使用此视图可以安全有效地在椎板和腹侧椎板间线（VILL）之间引导。该视图可用于选择更高间隙水平进针（无须移除引导针），从而在穿过椎板之间并接近 VILL 之前实现更小的角度。间断性切换到前后位视图以确认接近中线。B，对侧斜位视图中不透射线结构。C，对侧斜位视图中可透射线结构。与图 3.22 中的计算机断层扫描（CT）进行比较。

前后位视图中的针定位(图 18.4)

该视图首先用于确认导引针尖位于中线位置。在确认进入硬膜外腔(其他视图)后,这是引导电极置入推进的理想视图。

- 返回前后位视图以引导刺激器电极头端保持在中线。
- 利用引导针的斜面与可操纵导线相结合,将电极引导至目标位置,将电极稍微偏疼痛一侧。
- 避免电极横向和腹侧移动至侧隐窝(见图 18.11)。

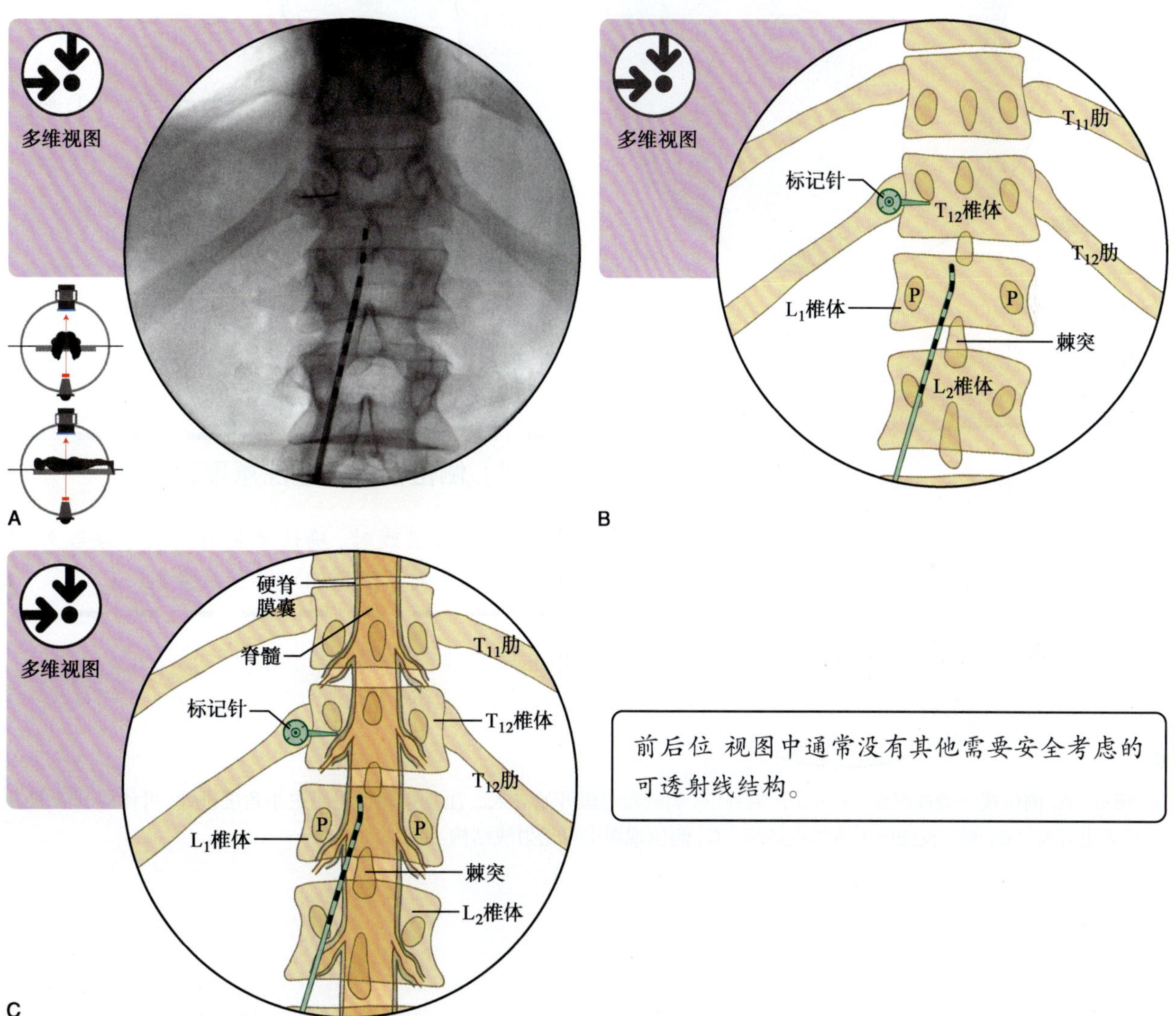

前后位 视图中通常没有其他需要安全考虑的可透射线结构。

图 18.4　A,前后位视图的透视图像,电极尖尽可能位于中线,刺激器引线开始导入。B,前后视图中不透射线结构。C,前后视图中可透射线结构。其他视图中确认 VILL/脊柱线入路后,该视图用于确认电极沿中线进入。在确认进入硬膜外腔后,这也是电极导入的理想视图。(标记针位于左侧 T_{12} 椎弓根上)

侧位视图中的针定位(图 18.5)

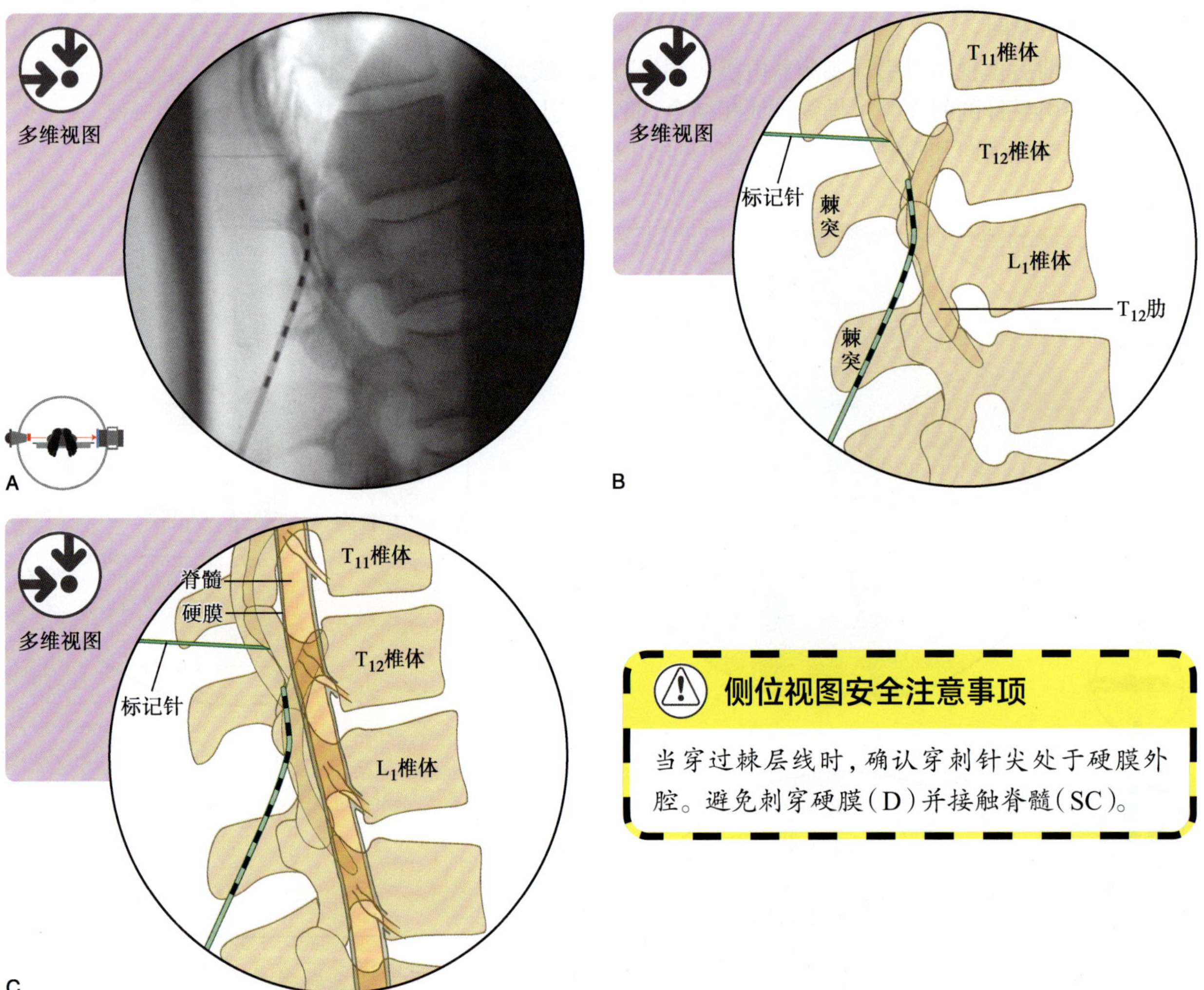

侧位视图安全注意事项

当穿过棘层线时，确认穿刺针尖处于硬膜外腔。避免刺穿硬膜(D)并接触脊髓(SC)。

图 18.5　A，侧位视图透视图像，从引导针尖到位，刺激器电极开始导入。注意穿刺针采用更小角度进针，可使得刺激器引线导入更容易。B，侧位视图中不透射线结构。C，侧位视图中可透射线结构。

理想脊髓刺激器定位（图 18.6 和图 18.7）

我们建议至少用二个视图，包括前后位和“真正的”侧位或“对侧斜位”视图的其中一个（或两个）以确认最终潜在电极的位置。

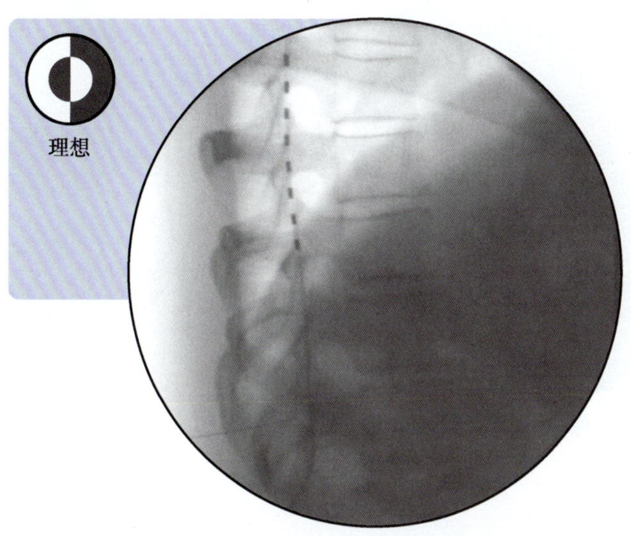

图 18.6　侧位视图透视图像，导引针尖端到位，刺激器电极位于 T_8 水平。请注意，由于导引针进入角度较小，因此当导线轻轻进入硬膜外腔时会出现平滑过渡，这使得电极调整更加容易（标记针位于 T_{12}）。

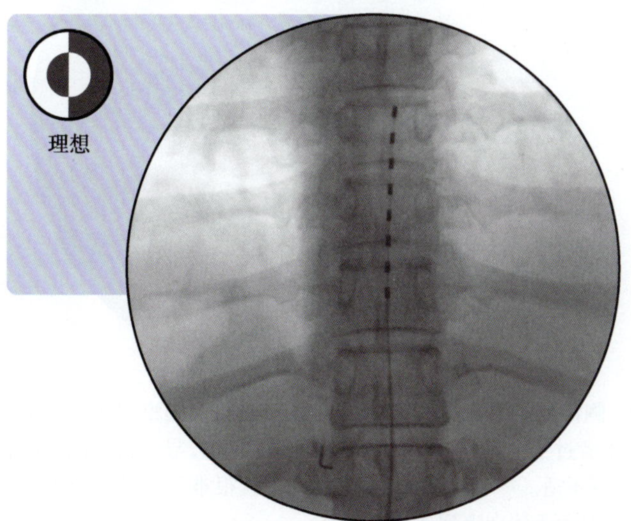

图 18.7　前后位视图的透视图像，其中刺激器引线位于其最终位置，稍偏中线右侧（标记针位于 T_{12}）。

欠佳位置视图(图 18.8～图 18.11)

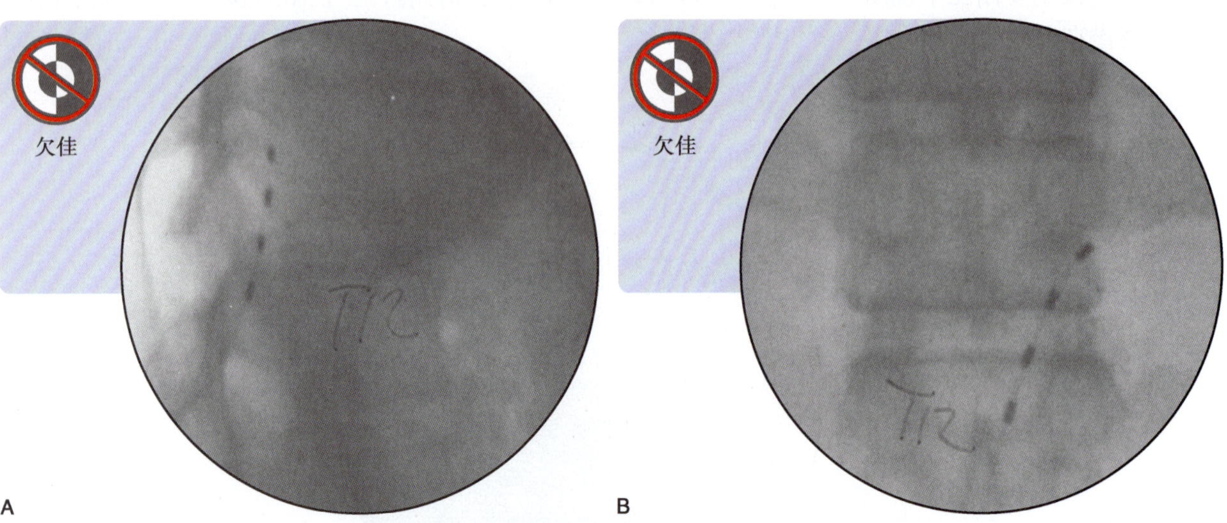

图 18.8　A,侧位视图的欠佳透视图像,刺激器太偏向腹侧。B,同一患者的前后透视图像(如 18.8A 所示)是,显示刺激器引线从椎间孔穿出。

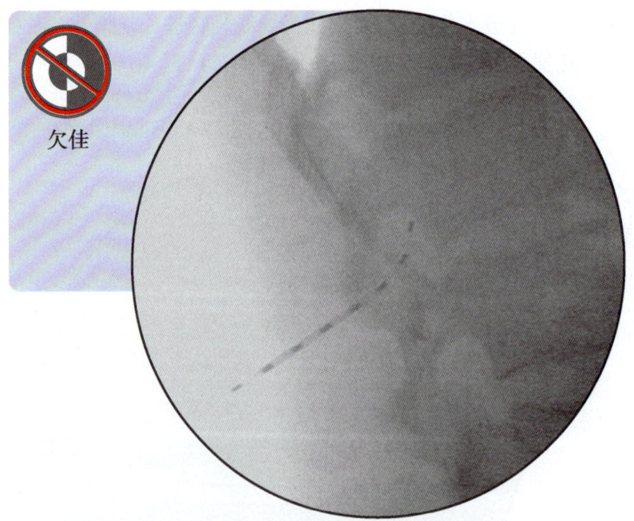

图 18.9　侧位视图的欠佳透视图像,引线刺激器太偏腹侧。进针角度太大(即与患者过于垂直)。因此,引线不能顺利到位,导致偏腹侧。这通常会导致患者不适。一旦导线位于侧隐窝中,就很难将刺激器导线调整到中线位置,从而无法向上到达正确位置。

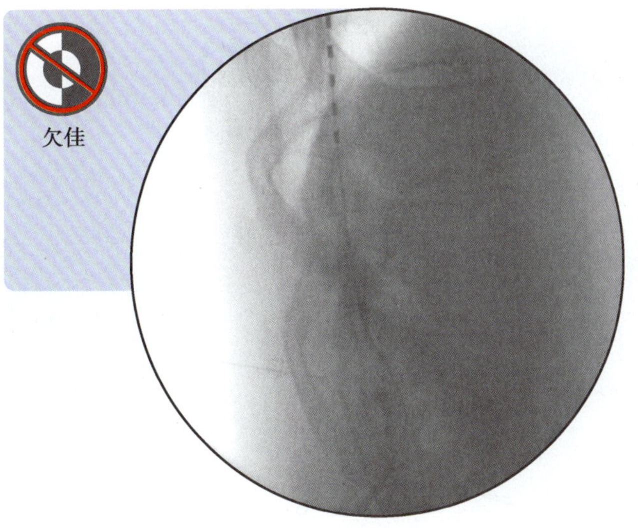

图 18.10　引线刺激器弯曲的侧位视图欠佳透视图像。由于管内阻塞，在前后位（AP）视图中导线未前进，这通常会导致患者不适。

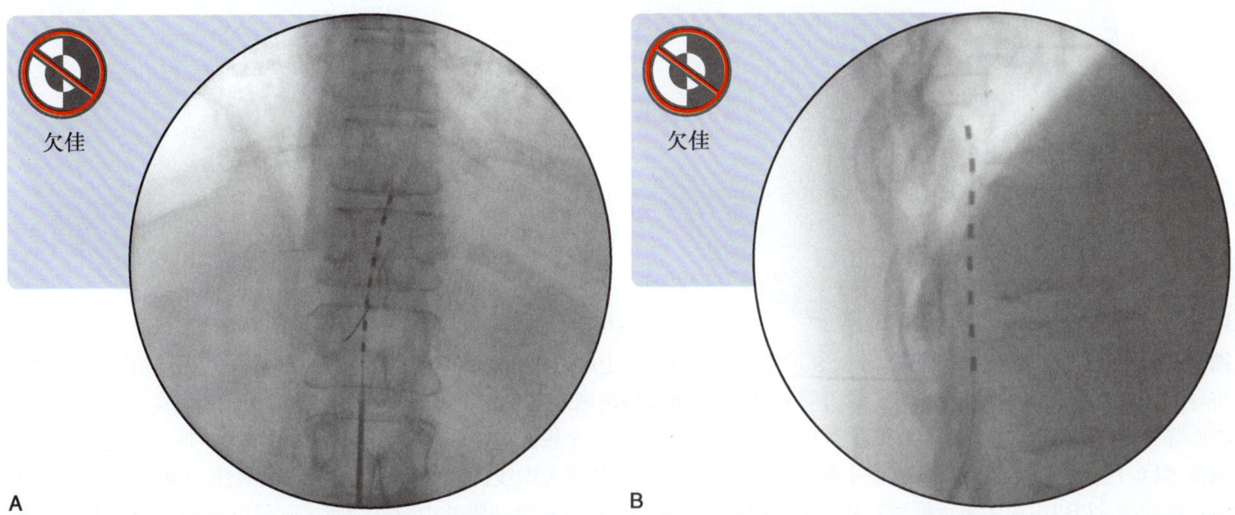

图 18.11　A，前后位（AP）视图的欠佳透视图像，其中导线刺激器稍微偏离中线。当刺激器打开时，患者抱怨腹部受到刺激。B，侧面视图显示引线已从腹侧和侧面落入侧隐窝。这个例子是为了强调保持中线的重要性。

替代逆向脊髓刺激器放置(图 18.12)

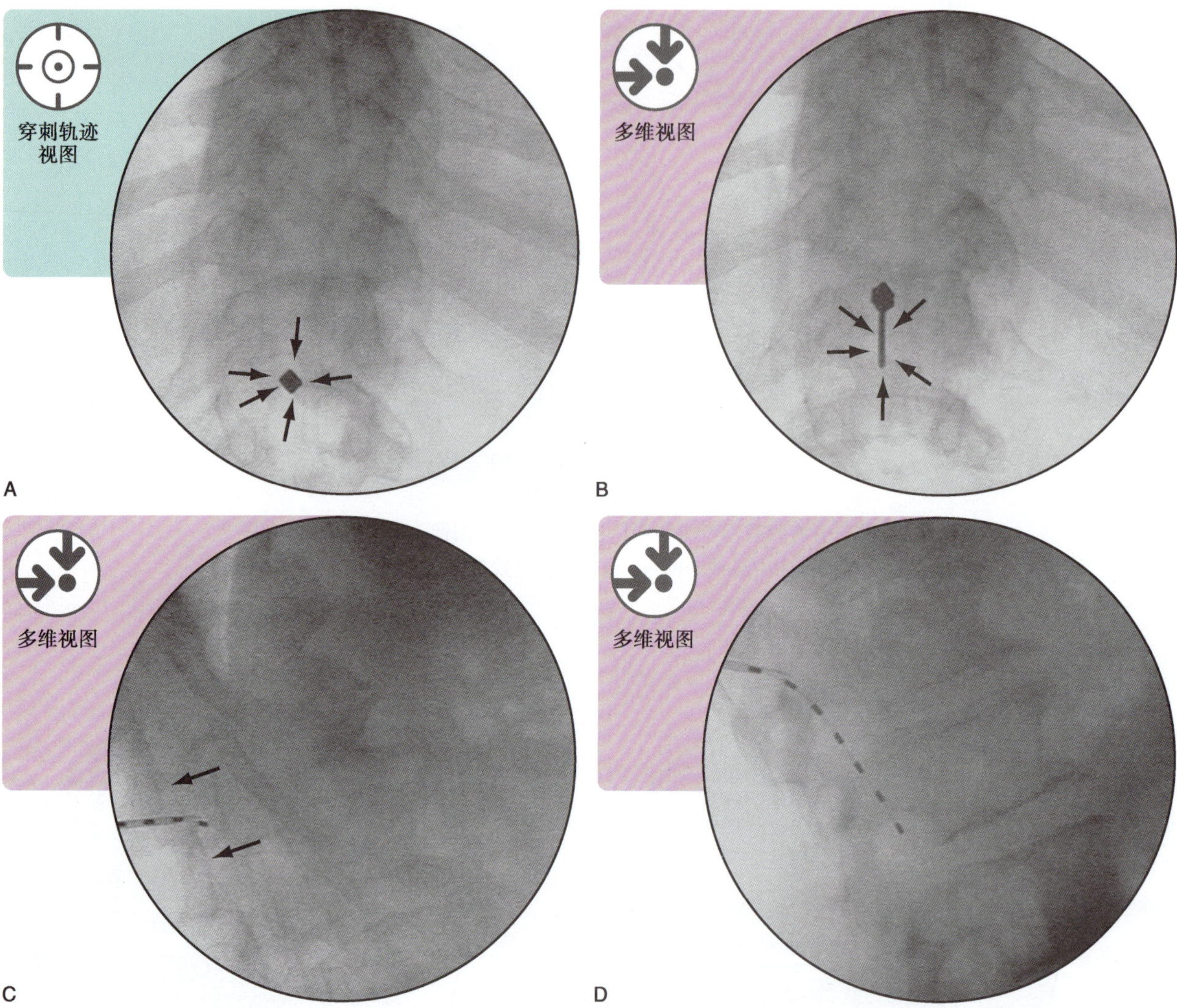

图 18.12 系列逆向放置脊髓刺激器(SCS)图像:该患者的右上腰段疼痛,之前曾接受过下腰椎手术。采用逆向放置 SCS,将导线向下引导至右上侧隐窝位置。A,使用轨迹视图可直接清晰地观察到穿刺针由头至尾在椎板间逆向穿刺的路径。将 C 形臂尽可能向头侧倾斜,直至椎板间隙可以清楚显像。B,另一个视图向尾部倾斜,确认尖接近中线。使用轨迹和对侧斜视技术(C)更适合此类手术,因为通过逆行颅尾轨迹识别和有效进入中线(B)硬膜外腔更具有挑战性。(A)和(B)中箭头表示椎间隙。(B)中箭头表示椎板。初始多平面视图(C-E)确认电极沿硬膜外中线安全置入。最终视图(F、G)显示电极理想的最终位置。

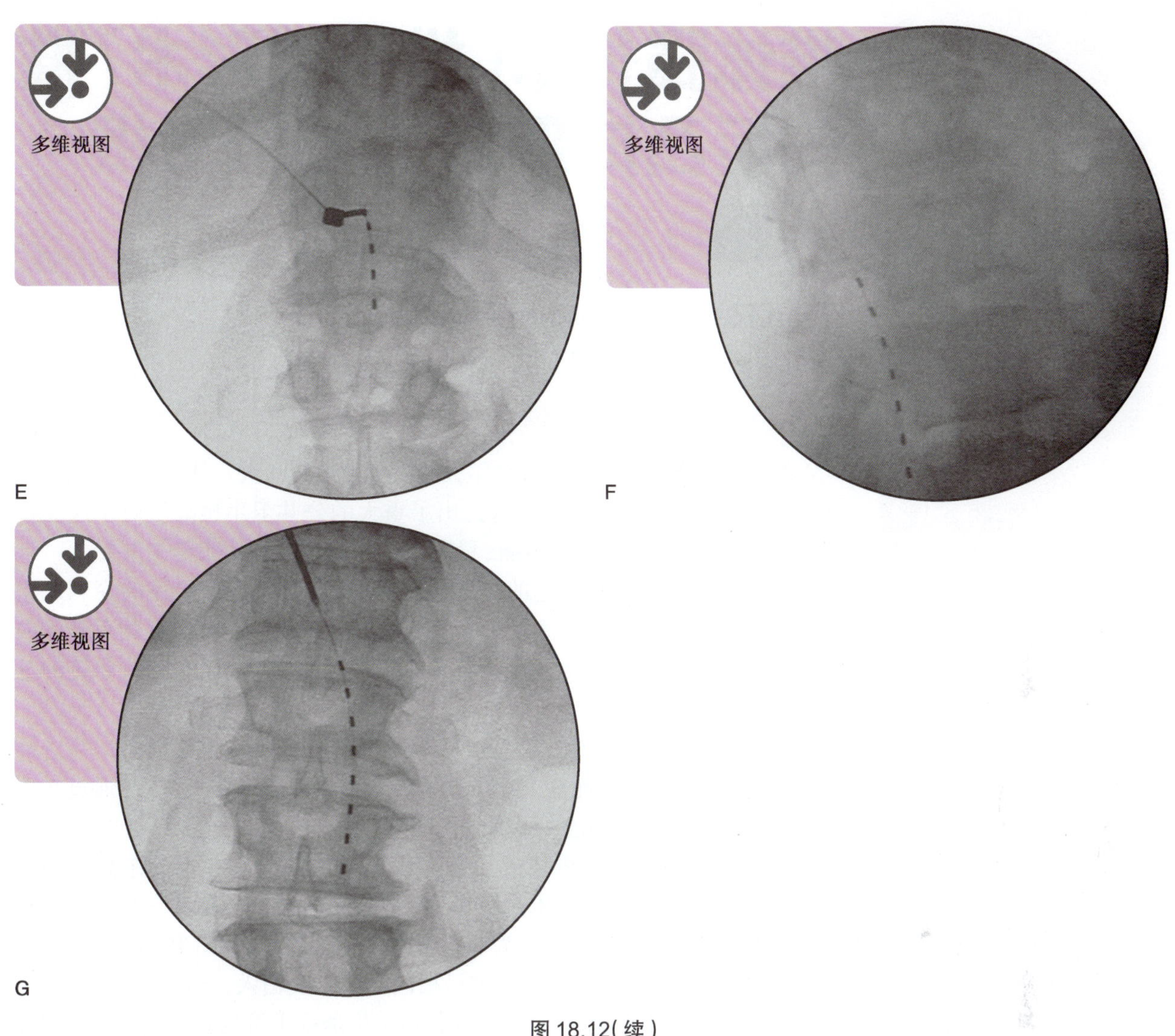

图 18.12（续）

（吴军珍　季锋 译，刘红军 校，毕胜 复校）

参考文献

1. Furman MB, Jasper NR, Lin H. Fluoroscopic contralateral oblique view in interlaminar interventions: a technical note. *Pain Med*. 2012;13(11):1389–1396.

第 19 章

椎体强化术(椎体成形术/椎体后凸成形术):经椎弓根入路

Ryan Reeves，William A. Ante，
Michael E. Frey 和 Michael B. Furman

据估计，椎体压缩性骨折每年大约发生 700 000 次。从发病率、死亡率和医疗保健支出的角度来看，这提出了重大的公共卫生挑战。对于这类致残性疾患的患者而言，减轻疼痛、稳定椎体和快速恢复功能至关重要。

尽管有很多种已被描述的可选性的操作技术，本章节描述的穿刺入路采用了一种原创性的穿刺透视轨迹。按照该透视轨迹的指引穿刺至椎体内(参见附录 1)。图 19.11 展示了在各种骨折形态的情况下侧位穿刺轨迹的进针角度。

本章节所描述的穿刺过程分为三个阶段:(1)经椎弓根穿刺;(2)穿进椎体、球囊扩张;(3)骨水泥注入。本技术方案自始至终强调安全性，通过在手术过程中灵活应用多个透视平面的视图来实现。

椎体后凸成形术和椎体成形术操作上的关键差异在于工作套管的放置。在椎体后凸成形术手术过程中，当导针抵达椎体后缘 1～2mm 时(图 19.3A)可行活检;与此同时已为球囊置入创建了路径。(图 19.10A，B)。在椎体成形术手术过程中，导针从椎弓根向椎体中线钻入，无需额外器械。当套管尖端抵达椎体后缘时(图 19.3A)，在正位透视中可见套管尖端位于椎弓根内侧;不过，套管一定要在侧位透视下置入，以保护大血管。

斜位透视下经椎弓根视图与轨迹视图(图 19.1)相同，如前所述。

注:请参考本书的解剖学术语/缩略语。

经椎弓根穿刺:透视轨迹(图 19.1)

- 定位节段(前后位透视下)。
- 倾斜 C 形臂,使待治疗椎体的下终板对齐。
- 同侧倾斜约 10° 至 20°,使椎弓根看起来像钟面。
- 将椎弓根定位在斜位视图中,使其完全叠加在椎体的轮廓内。
- 对于沿上终板骨折(大多数),经椎弓根进入点是上外侧象限(即,分别为左或右进入的 10 点钟或 2 点钟位置)。
- 对于双凹和平面骨折,从椎弓根中部进入能够获得最佳穿刺路径(图 19.11)。
- 对于下终板骨折,应从椎弓根投影 7 点或 5 点钟位置穿刺。
- 对穿刺路径和椎弓根骨膜逐层进行局部麻醉。
- 切皮(椎体后凸成形术用 11 号刀片,椎体成形术用 18G 针)。
- 导针经皮穿入,尖端抵达椎弓根。
- 用骨锤轻轻敲击导针以形成起始孔。
- 手动轻柔地钻入导针,或用骨锤轻轻敲击将导针逐渐推进。

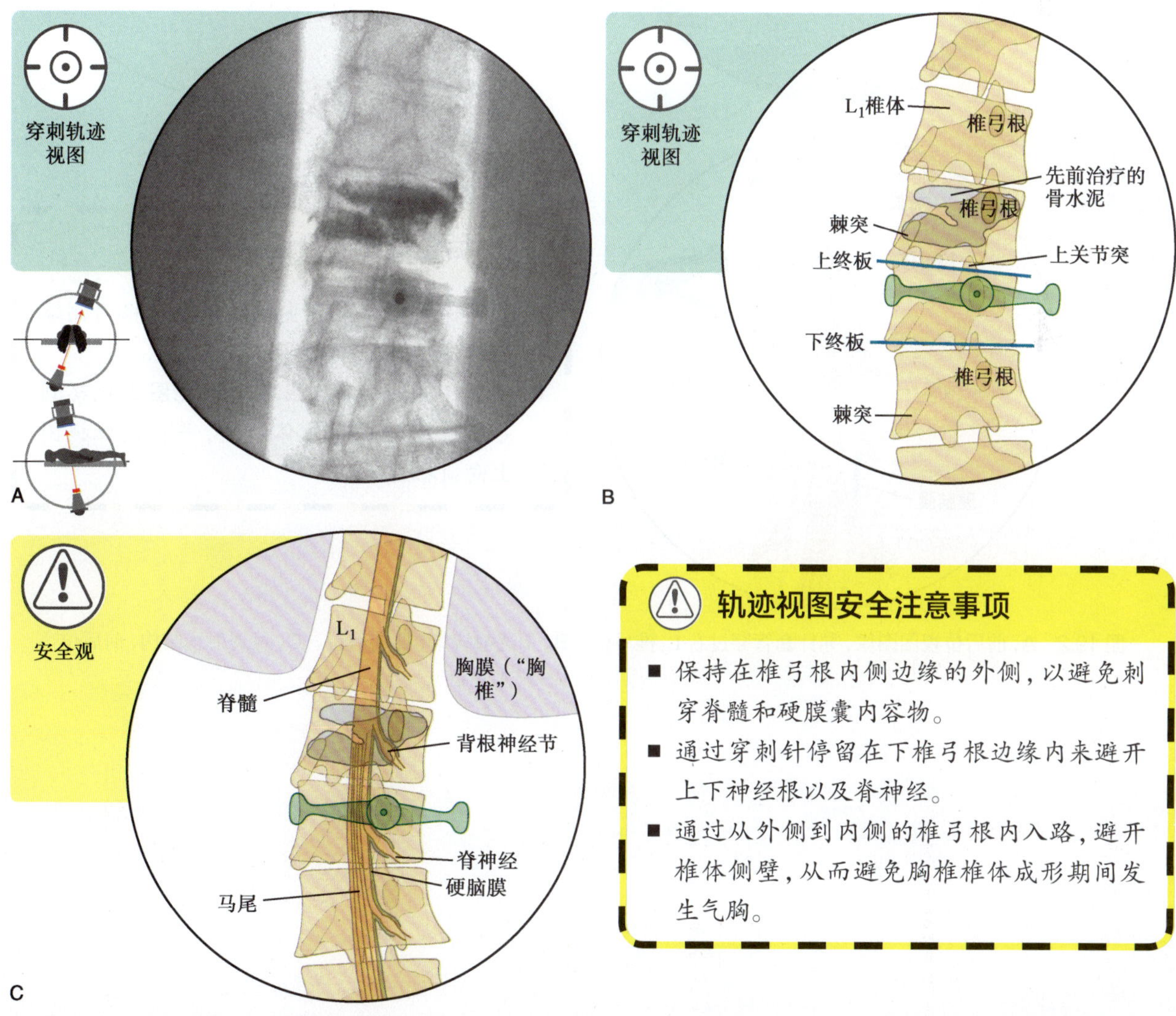

轨迹视图安全注意事项

- 保持在椎弓根内侧边缘的外侧,以避免刺穿脊髓和硬膜囊内容物。
- 通过穿刺针停留在下椎弓根边缘内来避开上下神经根以及脊神经。
- 通过从外侧到内侧的椎弓根内入路,避开椎体侧壁,从而避免胸椎椎体成形期间发生气胸。

图 19.1　A,轨迹视图的透视图像,受累 L_3 椎体"呈方形"排列,椎弓根与椎体呈一直线。在轨迹视图中对椎体进行穿刺。B,不透射线结构。C,可透射线结构。

经椎弓根穿刺期间的多维视图（图 19.2 和图 19.3）

前后位视图

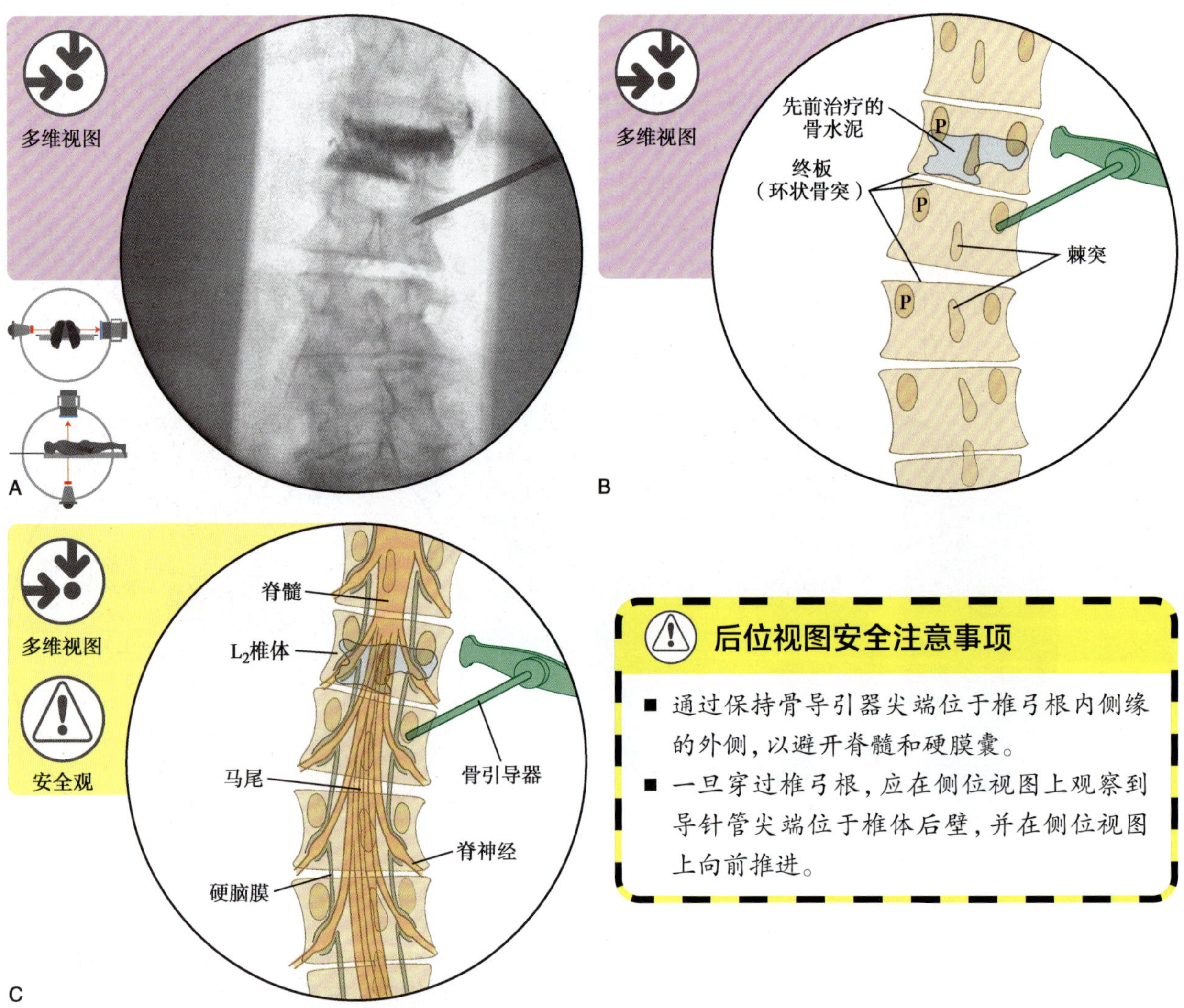

后位视图安全注意事项

- 通过保持骨导引器尖端位于椎弓根内侧缘的外侧，以避开脊髓和硬膜囊。
- 一旦穿过椎弓根，应在侧位视图上观察到导针管尖端位于椎体后壁，并在侧位视图上向前推进。

图 19.2　A，前后位视图图像，导针套管穿过右 L_3 椎弓根。B，不透射线结构，前后位。C，可透射线结构，前后位。

侧位视图

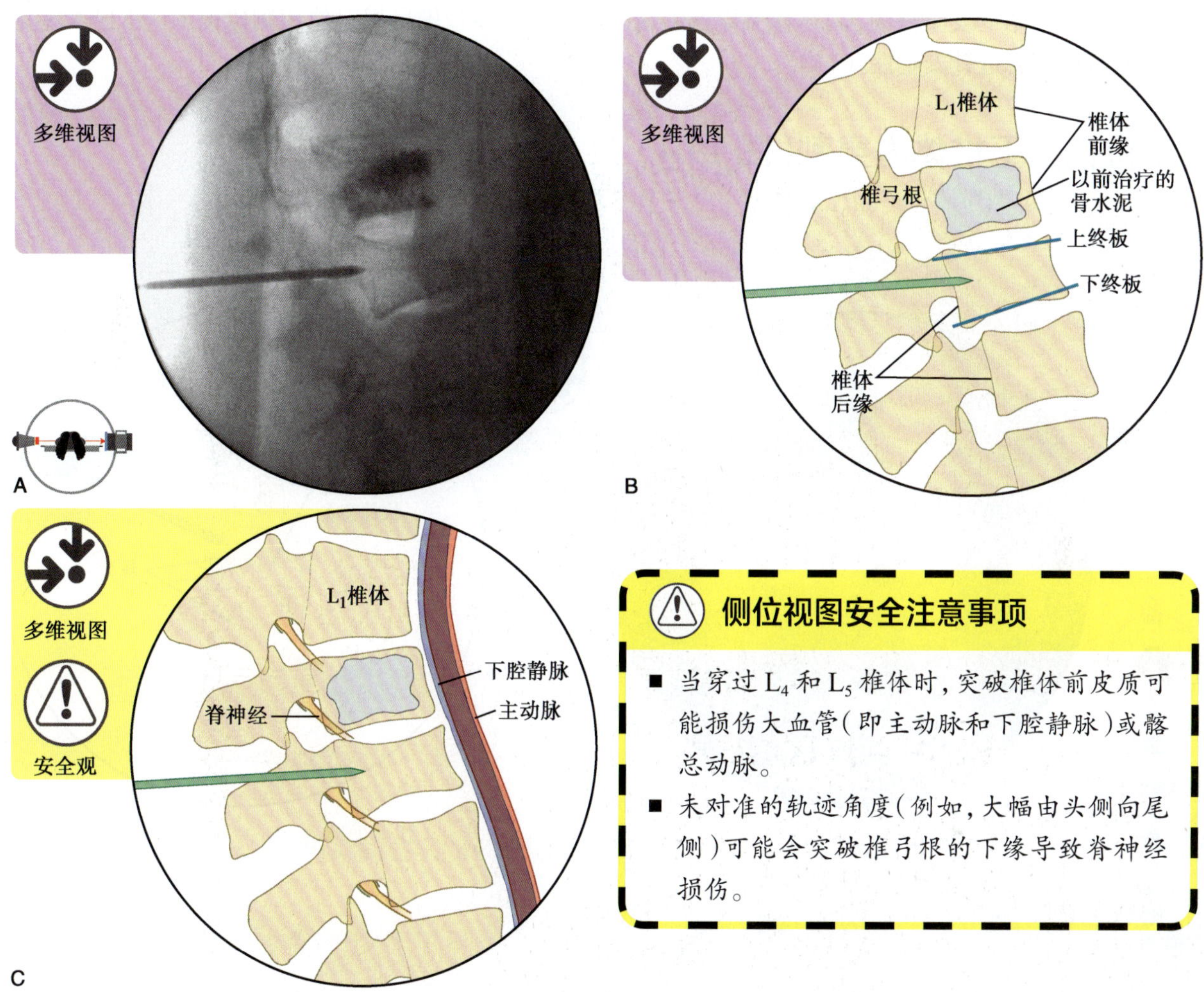

侧位视图安全注意事项

- 当穿过 L_4 和 L_5 椎体时,突破椎体前皮质可能损伤大血管(即主动脉和下腔静脉)或髂总动脉。
- 未对准的轨迹角度(例如,大幅由头侧向尾侧)可能会突破椎弓根的下缘导致脊神经损伤。

图 19.3　A,导针套管穿过椎弓根的侧位透视图像。B,不透射线结构,侧位。C,可透射线结构,侧位。

椎体穿刺过程中的多维视图

这不是该手术的安全视图，因为骨引导器尖端已经安全地穿过椎弓根。使用侧位视图（图 19.5）在椎体进针过程中考虑进针安全性。

前后位视图下椎体内穿刺（图 19.4）

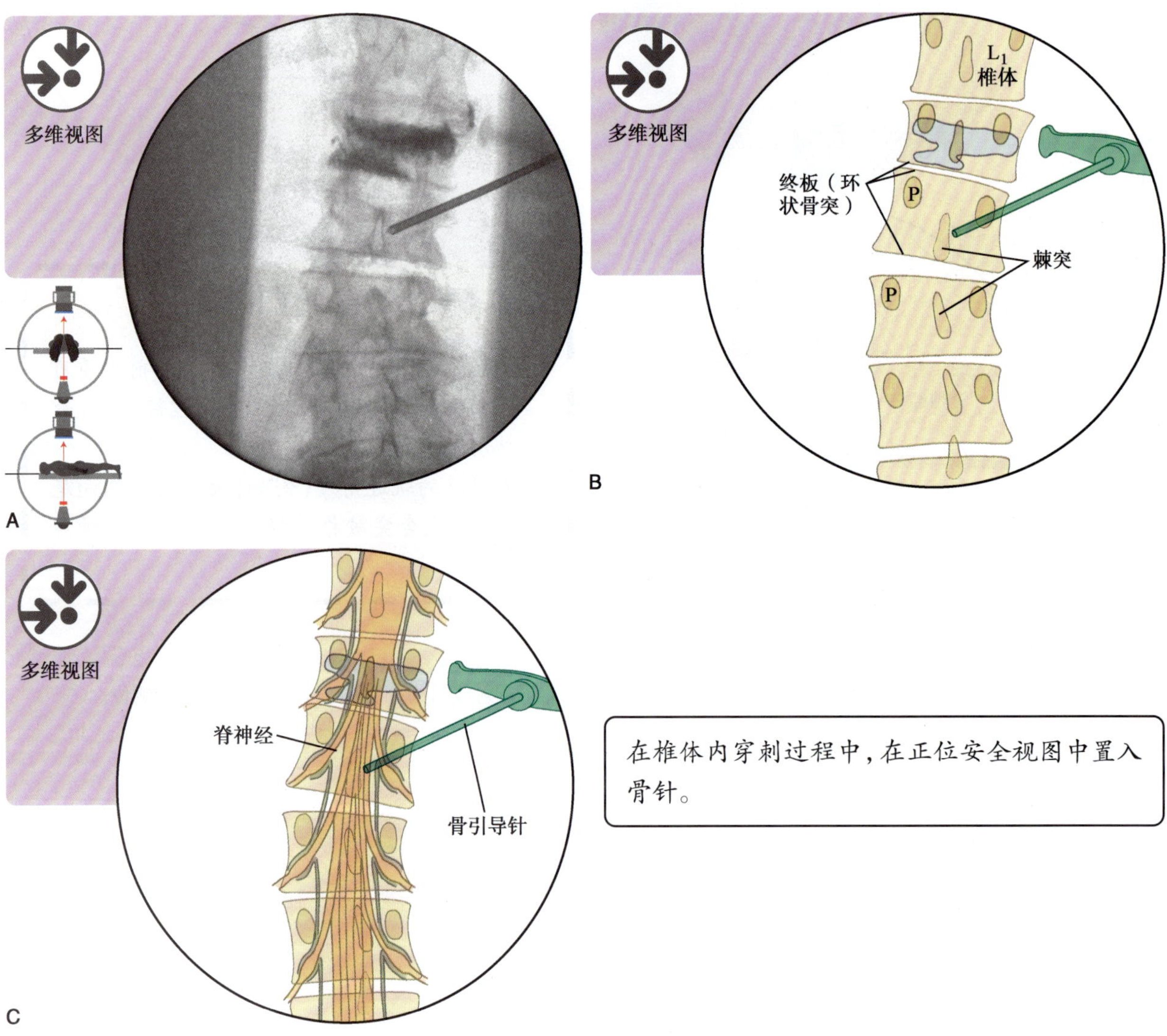

图 19.4　A，椎体内导针及套管最终正位透视图像。一旦导针穿过椎弓根，正位片应显示套管尖端位于椎弓根内侧。B，不透射线结构，最终正位视图。C，可透射线结构，最终正位视图。P，椎弓根。

侧位透视下椎体内穿刺（图 19.5）

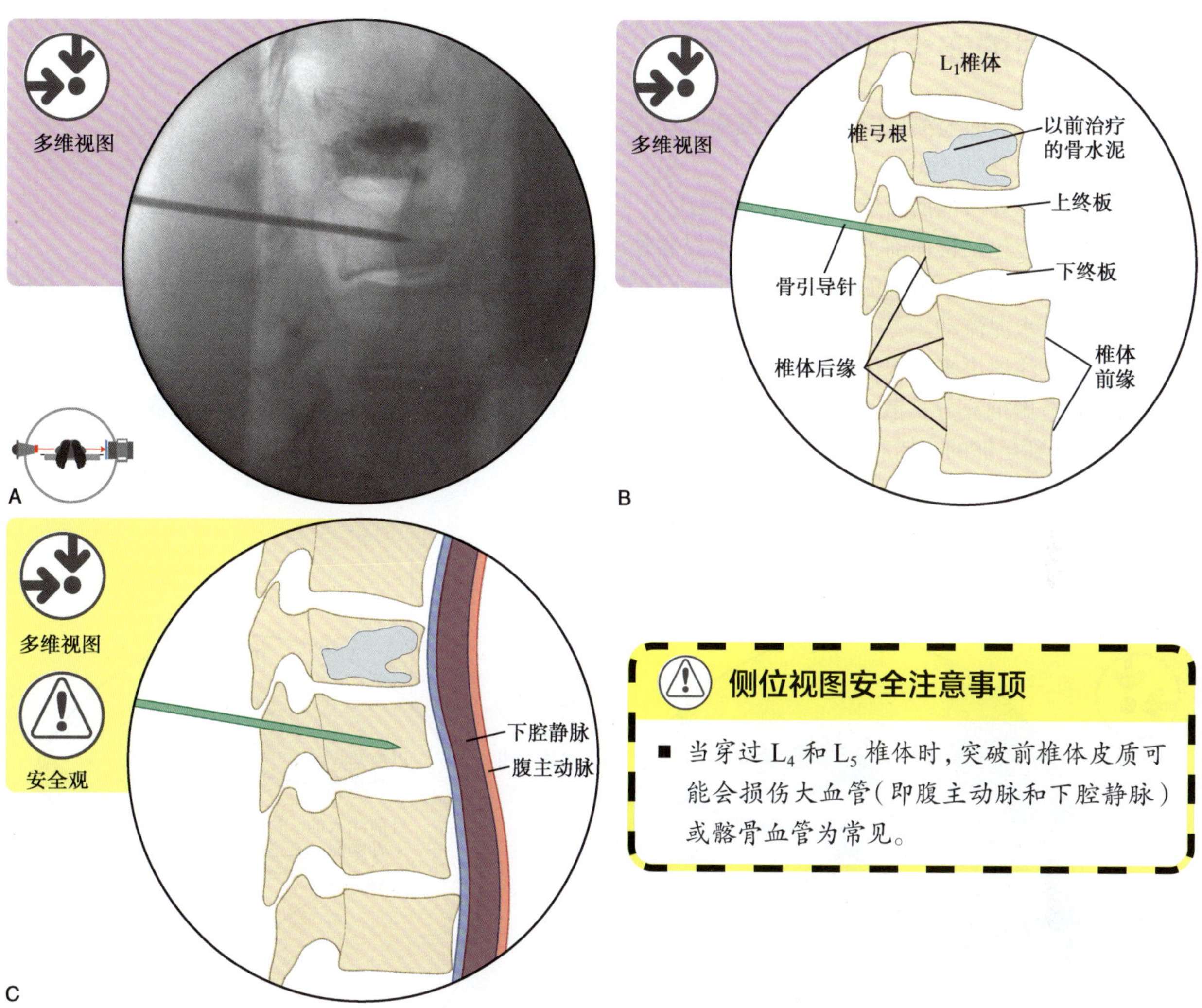

侧位视图安全注意事项

- 当穿过 L_4 和 L_5 椎体时，突破前椎体皮质可能会损伤大血管（即腹主动脉和下腔静脉）或髂骨血管为常见。

图 19.5　A，椎体内导针及插管的最终侧位透视图像。B，不透射线结构，最终侧位片。C，可透射线结构，最终侧位片。

骨水泥注入过程中的多维视图

骨水泥注射的安全问题

- 通过透视进行实时监测(主要通过侧位片)。
- 每次注射半毫升(0.5ml)。
- 监测是否有意外渗漏向后进入椎管或椎间孔。
- 透视范围应能包括椎体前方,以观察骨水泥意外渗漏入前部血管,以避免或评估骨水泥肺栓塞。
- 定期暂停注入,检查前后位视图,以判断骨水泥穿过中线的扩散情况,并评估椎体外侧或孔内是否有任何意外的骨水泥流动。
- 如果仍需要注射更多骨水泥,通过实时透视在侧位片中重新开始骨水泥注入。
- 一旦看到造影剂充分扩散到中线或超过中线,应停止注入。注入量应大致等于注射到球囊中的造影剂量,除非看到足够的交错和扩散。

正位透视,骨水泥注入(图 19.6)

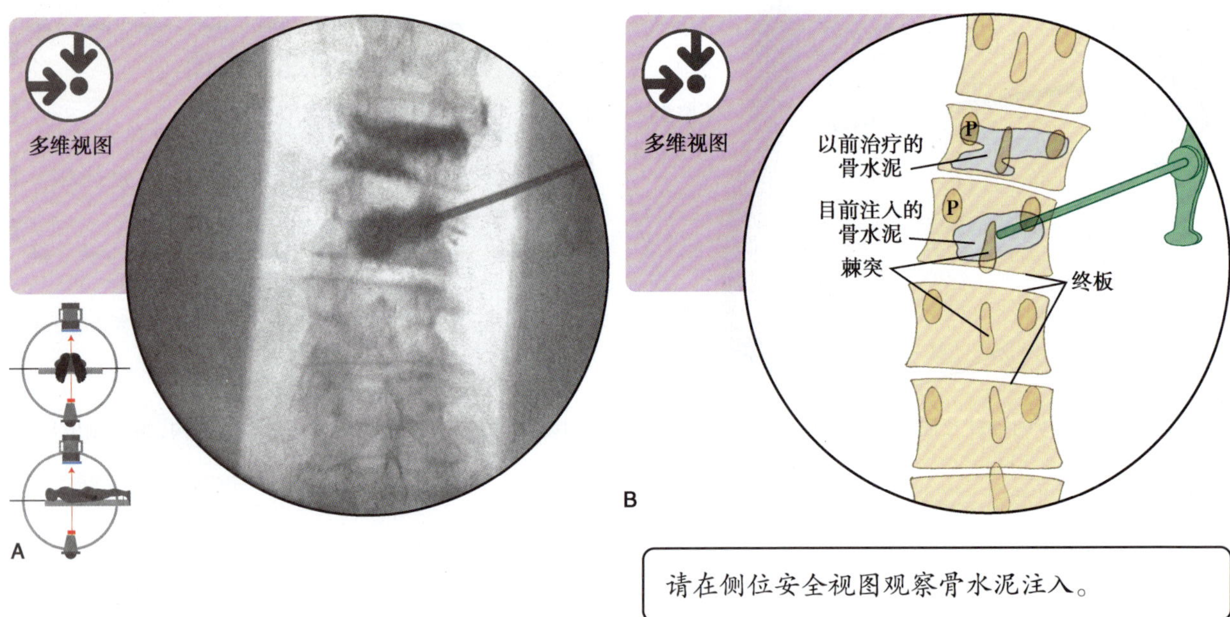

请在侧位安全视图观察骨水泥注入。

图 19.6　A,工作套管在 L_3 椎体内以及注入的骨水泥的正位透视图像。B,不透射线结构,前后位。

前后位视图安全注意事项

- 应避免骨水泥向椎体外侧扩散。
- 应避免骨水泥在椎弓根附近扩散,以防止神经根或脊髓损伤。
- 仅当通过多维成像确认针尖位于椎体内时才应注入骨水泥。

侧位视图,骨水泥注入(图 19.7)

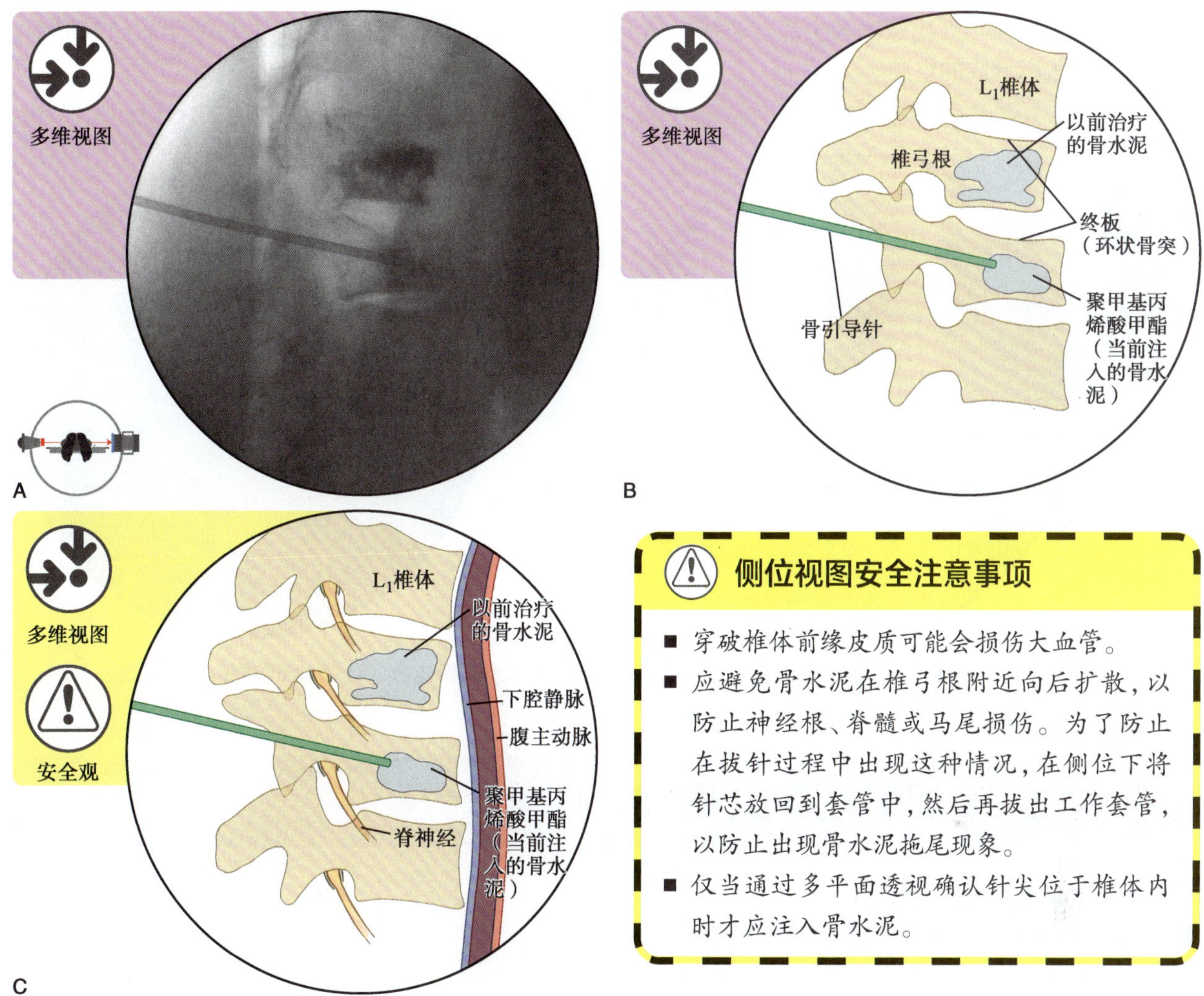

侧位视图安全注意事项

- 穿破椎体前缘皮质可能会损伤大血管。
- 应避免骨水泥在椎弓根附近向后扩散,以防止神经根、脊髓或马尾损伤。为了防止在拔针过程中出现这种情况,在侧位下将针芯放回到套管中,然后再拔出工作套管,以防止出现骨水泥拖尾现象。
- 仅当通过多平面透视确认针尖位于椎体内时才应注入骨水泥。

图 19.7　A,将骨水泥注入到工作套管和 L_3 椎体中的侧位透视图像。B,不透射线结构,侧位。C,可透射线结构,侧位。

理想骨水泥填充形态(图 19.8)

理想的骨水泥填充应该填满全部骨裂线。对于椎体成形术，填充椎体前 1/3～1/2，对于后凸成形术，填充球囊扩张所形成的空腔。

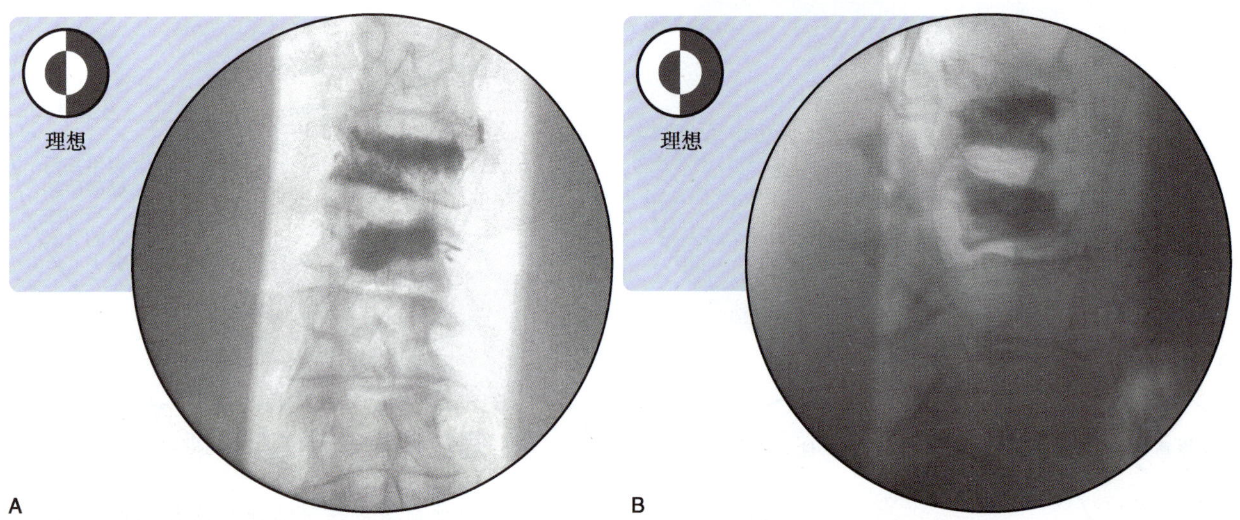

图 19.8　A，椎体内骨水泥的最终正位透视图像；套管已拔出。B，椎体内含有骨水泥的侧位透视图像。

欠佳骨水泥填充形态(图 19.9)

如果出现水泥痕迹则终止：

- 沿着椎体后三分之一以避免椎间孔或硬膜外渗出；
- 椎体皮质边界之外(前脉管系统)；
- 或椎间盘内(欠佳，迄今为止没有病例报告或研究表明有害的临床效果)。

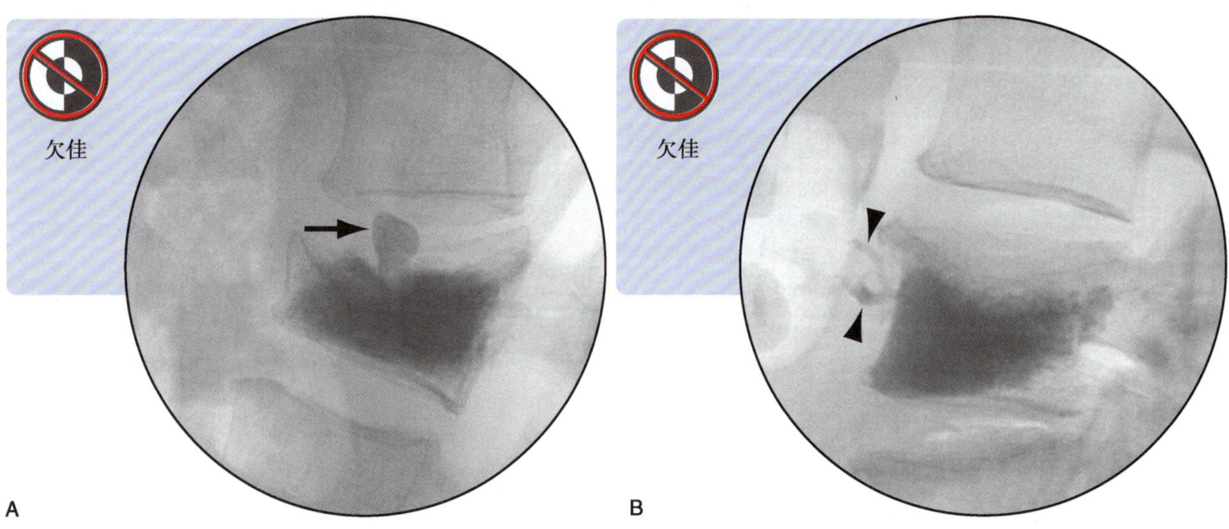

图 19.9　A 和 B，如果看到骨水泥渗漏入椎间盘内(A 中的箭头)或椎体皮质边界外(B 中的箭头)，则终止填充。

最佳椎体后凸成形术导针尖端位置(图 19.10)

钻入椎体的目的是使骨水泥注射到尽可能靠近骨折处的椎体几何中心。当导针尖端在侧位透视中靠近前椎体壁时,最终的正位透视应显示尖端位于中线。

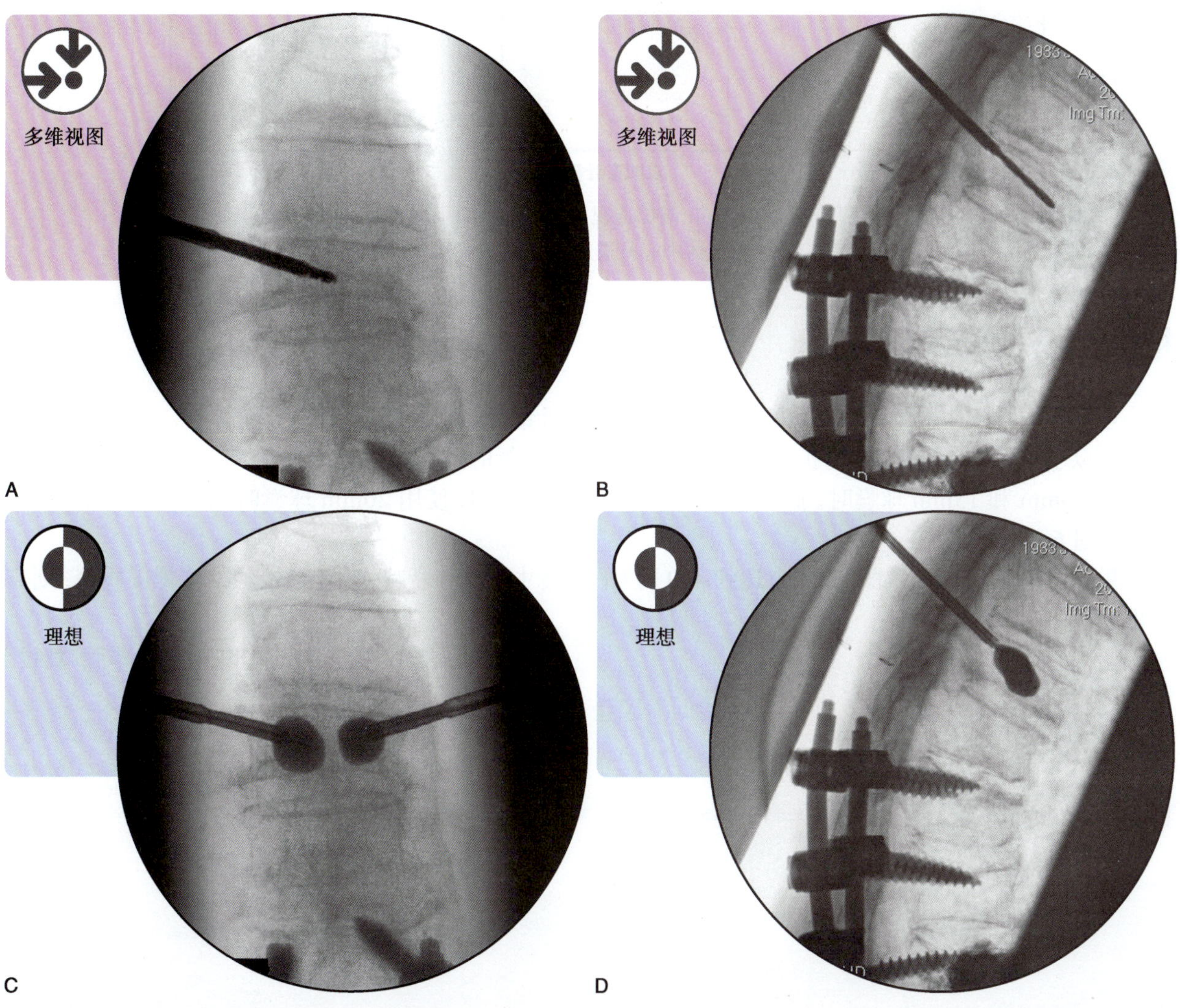

图 19.10　A,具有理想钻孔位置的正位透视图像。钻头应穿至距离椎体前缘皮质约 1.5～2mm 的位置。B,理想钻孔位置的透位透视图像。C,正位透视,球囊完全扩张的理想形态(椎体后凸成形术)。D,侧位透视,球囊完全扩张的理想形态(椎体后凸成形术)。

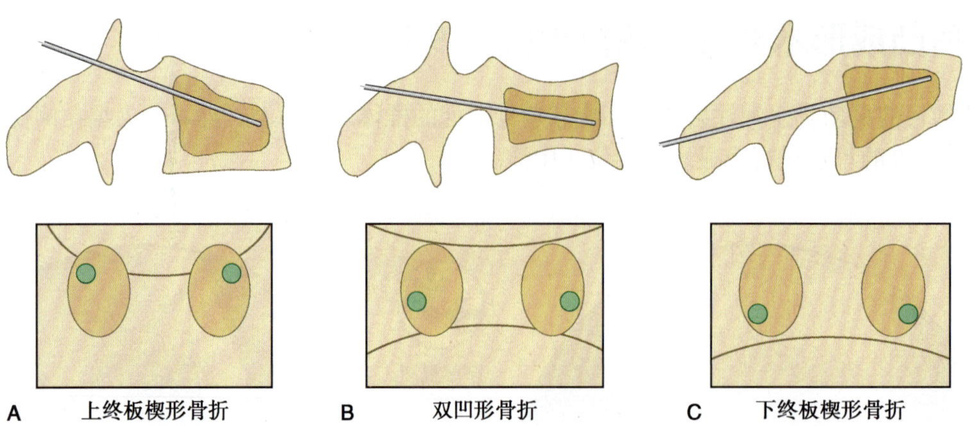

图 19.11 椎弓根进针点和轨迹。A，应在侧位透视下将套管朝向下终板穿刺，来接近上终板压缩骨折的区域。B，双凹形骨折套管应在椎体中心行进。C，下终板楔形骨折需要更多地向头侧穿刺。

椎体后凸成形术要点

- 一旦导针尖端抵达椎体后缘皮质的腹侧，就可以使用骨钻（图 19.3C）。
- 每次以小容量（0.25 或 0.5ml）扩张球囊，以形成不加重骨折的空腔。
- 使用 10mm 和 15mm 球囊时，扩张的体积总量不得超过 4ml；使用 20mm 球囊时，扩张的体积总量不得超过 6ml。
- 如果球囊已达到最大体积，或压力达到 400 磅/平方英寸而没有衰减，或者已接触椎体骨皮质壁，则应停止扩张。

（岑奕 程东群 译，陈辉 校，毕胜 复校）

参考文献

1. Kallmes DF, Jensen ME. Percutaneous vertebroplasty. *Radiology*. 2003;229:27–36.
2. Wardlaw D, Cummings SR, Van Meirhaeghe J, et al. Efficacy and safety of balloon kyphoplasty compared with non-surgical care for vertebral compression fracture (FREE): a randomised controlled trial. *Lancet*. 2009;373(9668):1016–1024.

胸椎板间硬膜外类固醇注射：旁正中方法

第 20 章

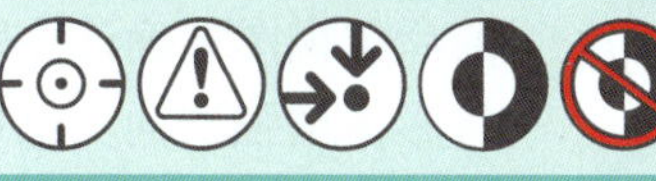

Michael B. Furman，Frank J.E. Falco，
Jimmy M. Henry 和 Akil S. Benjamin

胸椎板间硬膜外类固醇注射更常用于治疗由椎间盘突出或中央管、椎间孔或侧隐窝狭窄引起的神经根病。这些治疗方法也可用于（尽管不太常用）治疗由退变性椎间盘疾病、压缩性骨折、急性带状疱疹或带状疱疹后神经痛引起的神经根病。

胸椎椎板间硬膜外类固醇注射通常采用旁正中方法进行。由于叠瓦状的胸椎棘突具有显著的向尾端倾斜角度，因此很难采用正中（中线）技术，特别是在中上胸椎水平。胸椎旁正中入路允许医生“绕行”，从而在将针尖放入椎板间隙时避免碰到棘突。

在前后位（AP）视图中，只要椎板可见，脊椎穿刺针就可以用作标记物，其尖端与目标椎板间的上椎板接触。胸椎椎板间硬膜外注射是根据该“标记”进行的，因此当将 C 臂从 AP 视图操纵到尾部倾斜轨迹视图时，不会弄错注射节段。使用 C 臂的旁正中轨迹视图放置硬膜外穿刺针，并通过前后位、侧位和对侧斜（CLO）视图确认针尖的位置和深度。

对于胸椎椎板间硬膜外注射，在侧位视角或对侧斜位（CLO）视角中进行硬膜外穿刺针穿刺为进入硬膜外腔提供更安全方法，而传统的仅 AP 视图无法达到这一点。对侧斜位（CLO）视图可以显示硬膜外间隙的进针角度，而前后位或侧位视图则不明显（参见第 3 章）。该技术通过优化椎板的显影来确认椎板间隙。硬膜外穿刺针穿过该间隙并超出腹侧椎板间线（VILL）到达黄韧带。然后使用空气、盐水或空气加盐水或悬滴法进行阻力消失试验来确认是否到达硬膜外腔。在进行阻力消失试验时，使用盐水优于仅使用空气，以避免由于空气进入蛛网膜下腔而导致癫痫发作或脊髓受压。

注：请参考本书的解剖学术语 / 缩略语 。

穿刺轨迹视图(图 20.1)

注射节段通过 AP 视图确认。

然后将 X 线透视机向头侧或尾侧倾斜，以最大化层间空间，并允许将针放置在重叠的椎板和棘突之间。

前后位视图下确认注射节段。

将影像增强器向头侧或者尾侧倾斜以最大限度地扩大显示椎板间隙，并允许针尖能在叠瓦状的椎板和棘突之间穿过。

将影像增强器向患侧倾斜约 5°(双侧疼痛时可任选一侧)。

使用这种轨迹方法将针平行于透视射线束放置。

穿刺轨迹视图中定位的注意事项

- 通过这种方法，针不用先触及椎板后再进入椎板间隙。相反在多平面成像下安全有效地推进针，直到它到达 CLO 视图中的 VILL 或侧位视图中的棘突椎板线。
- 针尖尽可能靠近中线以避免损伤硬膜外静脉。

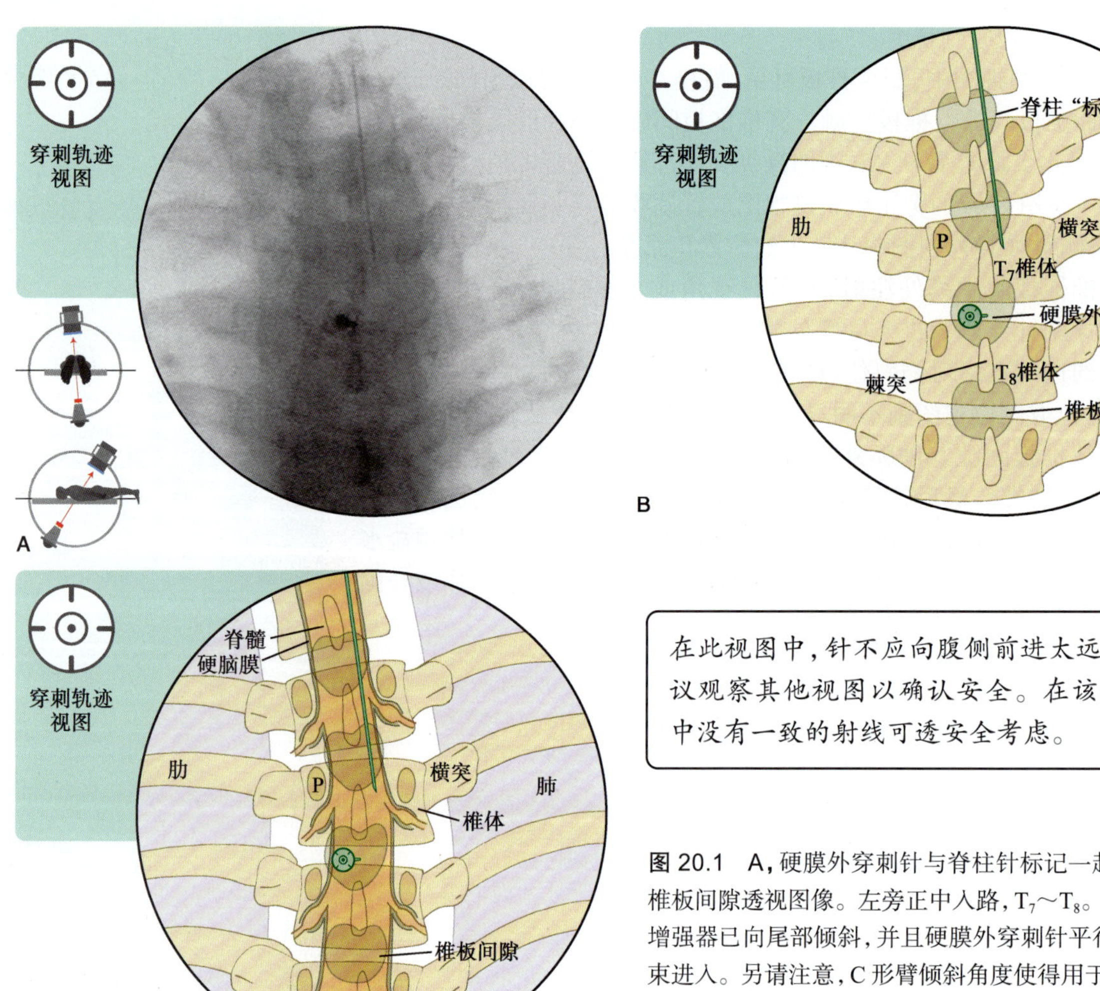

在此视图中，针不应向腹侧前进太远。我们建议观察其他视图以确认安全。在该轨迹视图中没有一致的射线可透安全考虑。

图 20.1　A，硬膜外穿刺针与脊柱针标记一起定位在胸椎椎板间隙透视图像。左旁正中入路，T_7～T_8。请注意，图像增强器已向尾部倾斜，并且硬膜外穿刺针平行于透视射线束进入。另请注意，C 形臂倾斜角度使得用于标记 T_7 水平的脊椎针看起来来自屏幕顶部。B，不透射线结构，穿刺轨迹视图。C，可透射线结构，穿刺轨迹视图。

多维视图中理想针位

对于多平面成像，请使用 AP、CLO 和侧位视图。

前后位视图中理想针位（图 20.2）

将针放置在轨迹视图中后，旋转 C 形臂并倾斜以显示“真实”前后位（AP）视图。

- 使用 AP 视图确认针位于中线附近。

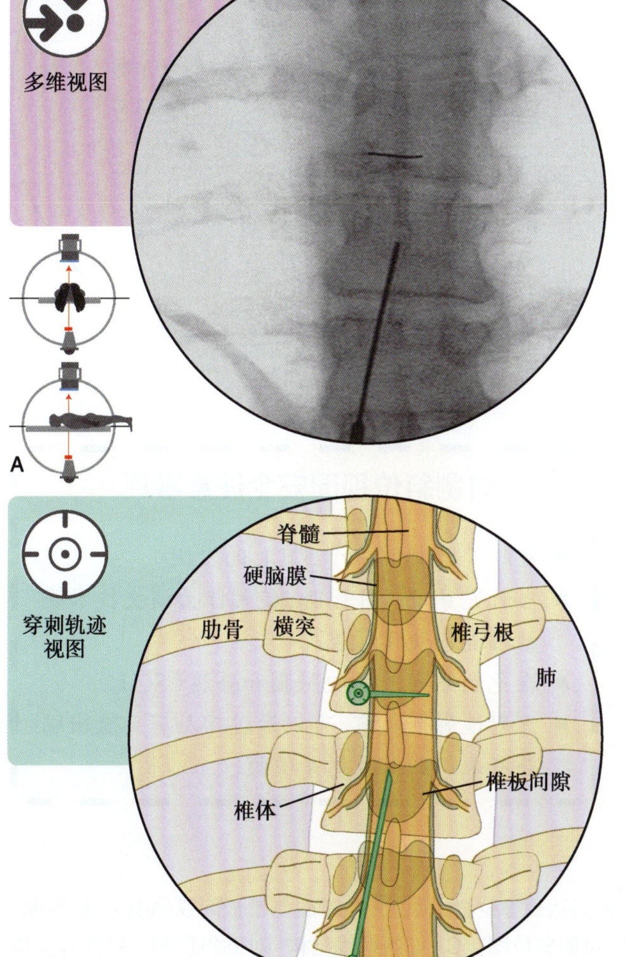

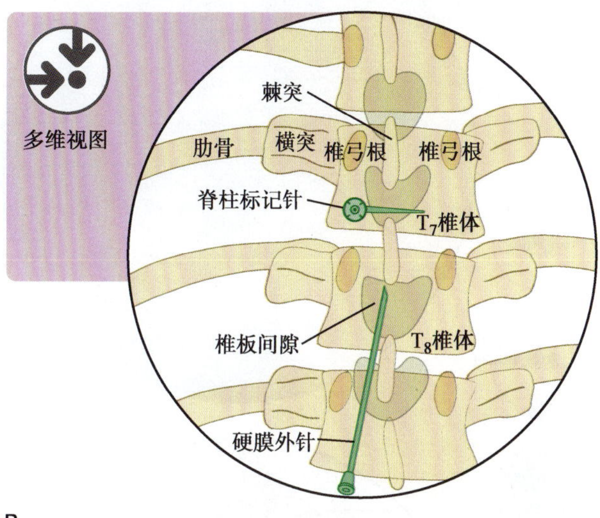

图 20.2　A，透视前后位（AP）视图，其中上部标记针和下部理想硬膜外穿刺针位置，用于采用左旁正中入路的 T_7～T_8 椎板间硬膜外麻醉。请注意，在“真实”AP 视图中，透视射线束几乎平行于用于标记 T_7 水平的脊椎穿刺针。此外，硬膜外穿刺针具有更浅的“轨迹”方向。B，不透射线结构，AP 视图。C，可透射线结构，AP 视图。（请注意，这不是此手术的安全视图；这些图像用于从 AP 角度强调脊髓的位置。）

- 在此视图中，针不应向腹侧穿刺过深。我们建议观察其他视图中以确认安全。该视图中没有一致的射线可透过的安全考虑因素。
- AP 视图用于确认针尖位于旁正中。进针采用对侧斜位视图（CLO）和/或侧面视图。

理想针位注意事项

- 大多数情况，进针是在侧位或 CLO 透视视图进行的，并在可视化 CLO 视图中明确针、椎板间隙和 VILL 和/或侧位视图中的棘突椎板线之间的关系。
- 当针到达 CLO 视图中的 VILL 或侧位视图中的棘突椎板线时，采用阻力消失试验，进一步进针。
- 在前进过程中交替进行 AP、侧位和 CLO 透视视图，以确保针尖保持在正中位置并跟踪针深度。

对侧斜位图中的理想进针定位（图 20.3）

由于在前后位（AP）视图中看清椎板间隙具有挑战性，因此 C 形臂也可以定位在对侧斜位（CLO）位置，以理想位置显示椭圆形状的椎板。

如果针尖完全位于中线，则向同侧或对侧倾斜均可，然后将针穿刺到位于椭圆形椎板结构和椎板间腹侧线之间的椎板间隙（参见第 3 章）。

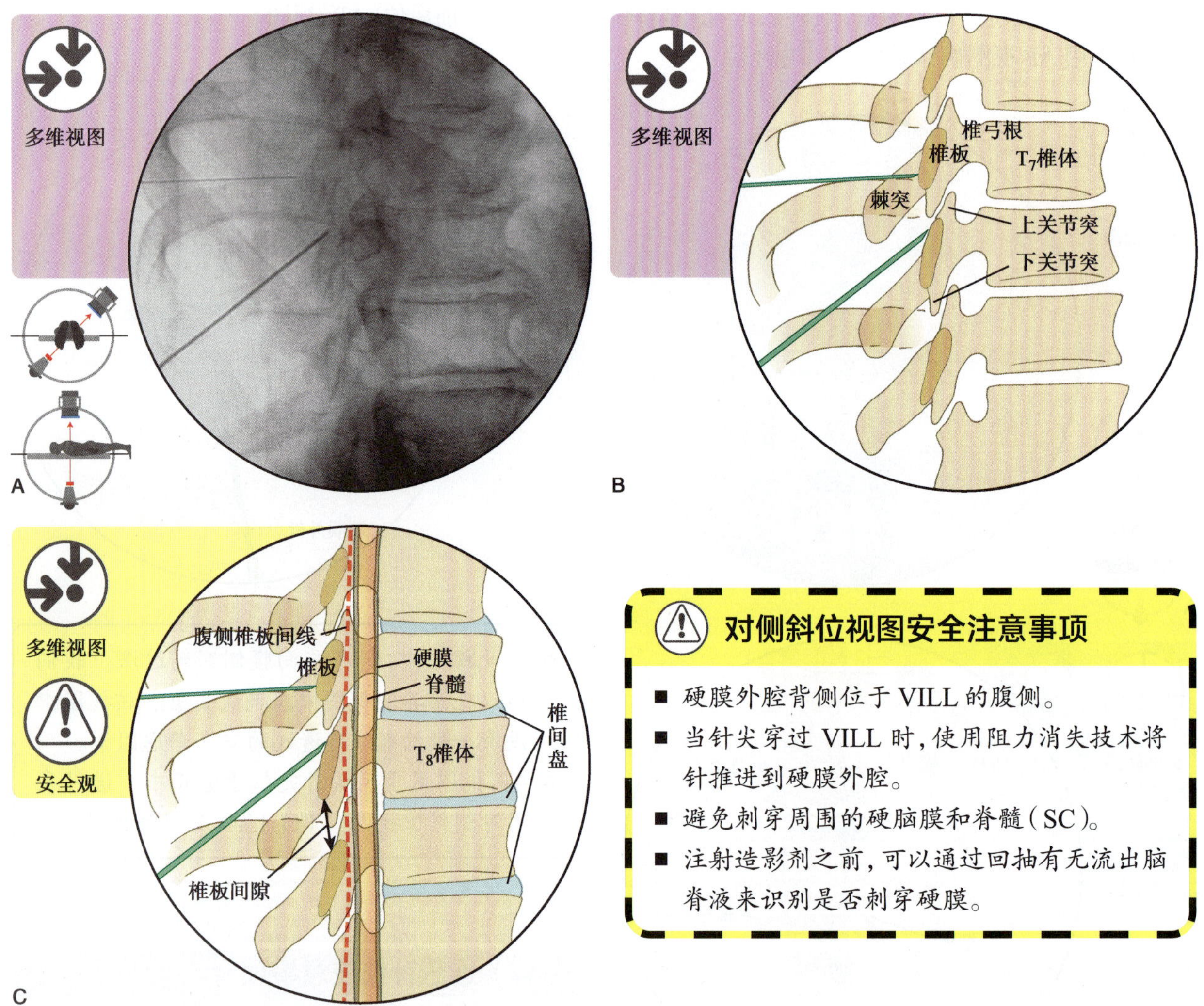

对侧斜位视图安全注意事项

- 硬膜外腔背侧位于 VILL 的腹侧。
- 当针尖穿过 VILL 时，使用阻力消失技术将针推进到硬膜外腔。
- 避免刺穿周围的硬脑膜和脊髓（SC）。
- 注射造影剂之前，可以通过回抽有无流出脑脊液来识别是否刺穿硬膜。

图 20.3 A，透视对侧斜位视图，针与下方椎板接触。尖端尚未到达最终位置，该位置位于腹侧椎板间线（VILL）的腹侧。请注意，硬膜外穿刺针平行于椎板（Lam）。B，不透射线结构，对侧斜位图。C，可透射线结构，对侧斜位图。最终针尖位置应位于 VILL 腹侧。图 20.6 显示了理想最终针尖位置处的对比度。与图 3.22C 中的 3D 重建计算机断层扫描图像进行比较。

侧位视图中的理想针位（图 20.4）

当穿刺针根据轨迹和前后位视图接近中线目标位置时，拍摄获得侧位图像。

调整 C 形臂的方向获得“真实”的侧位视图（参见第 3 章）。这在评估针尖是否到达棘突椎板间线时很重要。

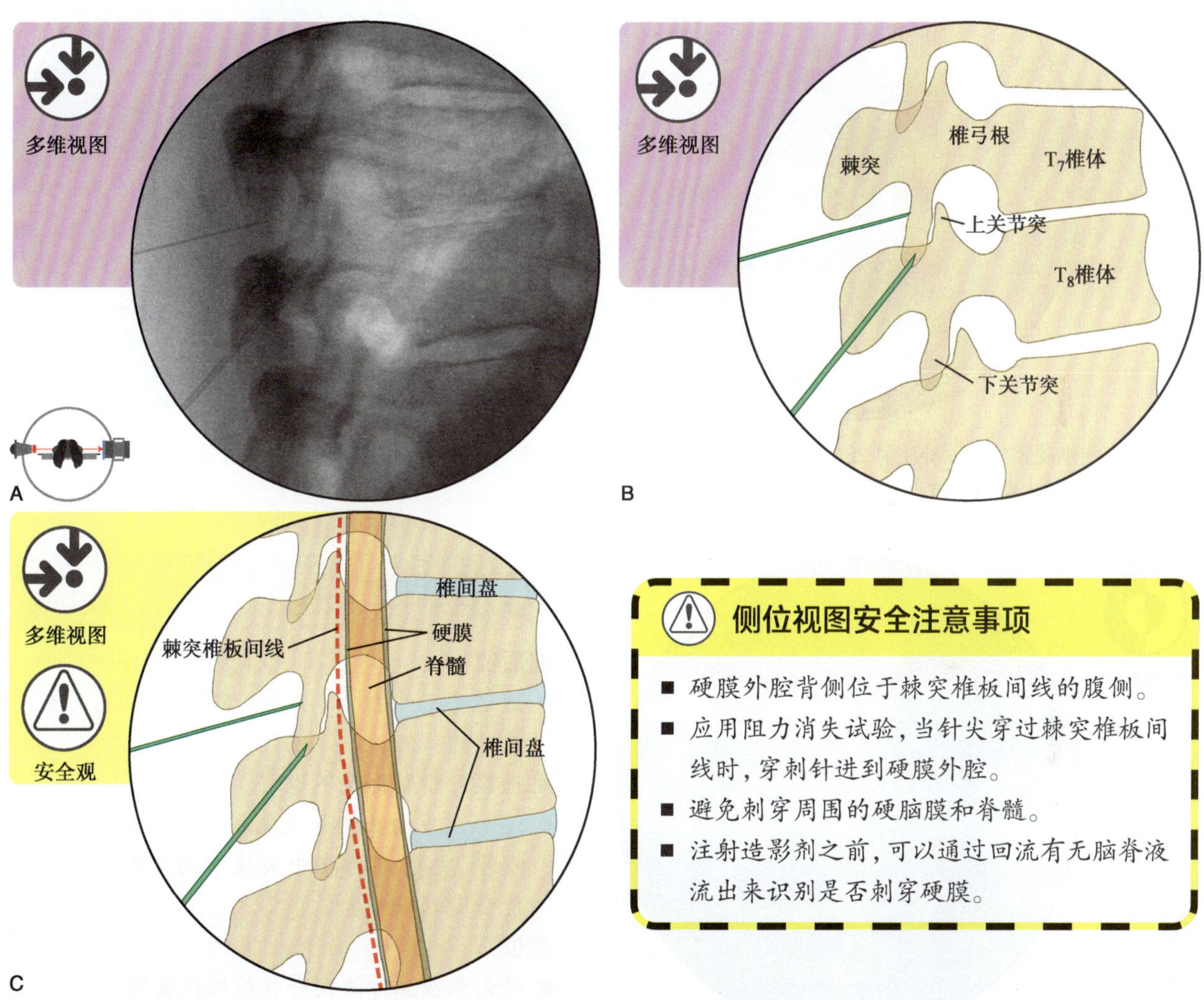

图 20.4　A，透视侧位视图，上部标记针和下部理想　硬膜外穿刺针接近最终目标。B，不透射线结构，侧位视图。C，可透射线结构，侧位视图。最终针尖位置应位于棘突椎板线的腹侧。图 20.7 显示了理想最终针尖位置处的对比度。

理想视图(图 20.5～图 20.7)

见表 12.1 进一步描述造影剂扩散形态。

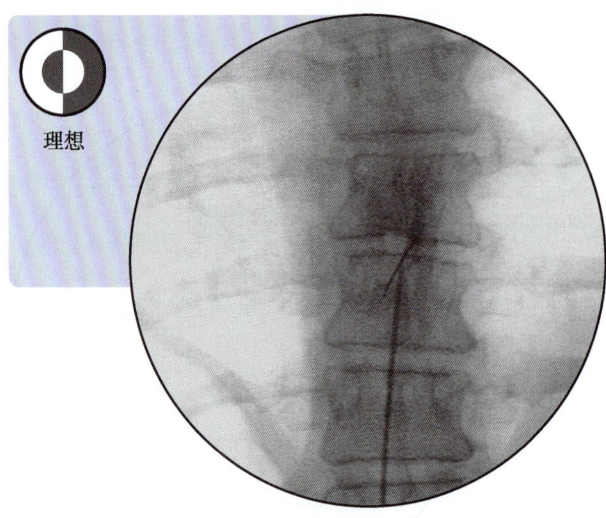

图 20.5 胸椎硬膜外类固醇注射 2ml 造影剂的前后位透视图像。右旁正中入路，T_7～T_8。

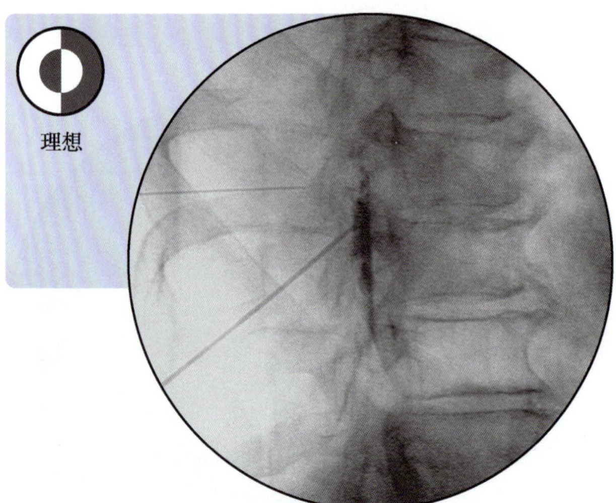

图 20.6 胸部硬膜外类固醇注射 2ml 造影剂的对侧斜透视图像。

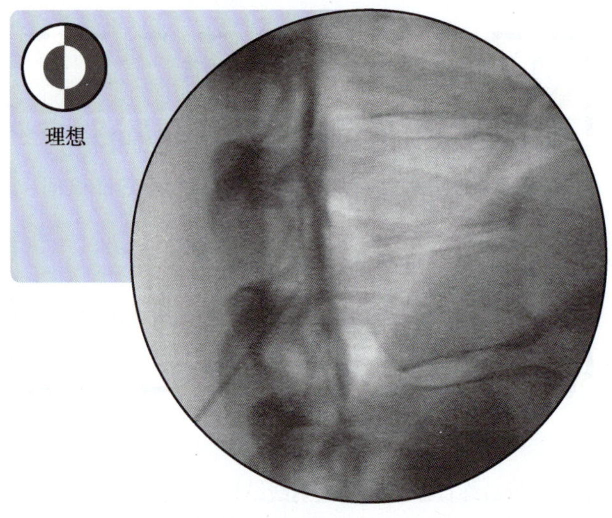

图 20.7 胸椎层间硬膜外类固醇注射 2ml 造影剂的侧位透视图像。

理想视图

前后位

- 通过旁正中技术，大部分造影剂应流向有症状的一侧。
- 硬膜外脂肪外观不规则。
- 造影剂应向头侧和尾侧扩散一到两个节段水平，尽管在存在中央狭窄的情况下这可能会受到限制。

侧位

- 造影剂应立即流向脊柱椎板线腹侧。

对侧斜位

- 造影剂应立即流向 VILL 腹侧。

（吕莹莹 陈雪青 译，范颖晖 校，毕胜 复校）

建议读物

Buttermann GR. The effect of spinal steroid injections for degenerative disc disease. *Spine J*. 2004;4(5):495–505.

Forrest JB. Management of chronic dorsal root pain with epidural steroid. *Can Anaesth Soc J*. 1978;25(3):218–225.

Forrest JB. The response to epidural steroid injections in chronic dorsal root pain. *Can Anaesth Soc J*. 1980;27(1):40–46.

Hernandez R, Lopez F. Assessment of pain intensity in patients with diabetic polyneuropathy treated with peridural 2% lidocaine methylprednisolone acetate vs peridural 2% lidocaine. *Anestesia en Mexico*. 1999;11:65–69.

Kikurchi A, Kotani N, Sato T, Takamura K, Sakai I, Matsuki A. Comparative therapeutic evaluation of intrathecal versus epidural methylprednisolone for long-term analgesia in patients with intractable postherpetic neuralgia. *Reg Anesth Pain Med*. 1999;24:287–293.

Landers MH, Dreyfus P, Bogduk N. On the geometry of fluoroscopy views for cervical interlaminar epidural injections. *Pain Medicine*. 2012;13(1):58–65.

O'Connor RC, Andary MT, Russo RB, DeLano M. Thoracic radiculopathy. *Phys Med Rehabil Clin N Am*. 2002;13(3):623–644. viii.

Prather H, Watson JO, Gilula LA. Nonoperative management of osteoporotic vertebral compression fractures. *Injury*. 2007;38(Suppl 3):S40–S48.

胸椎间孔硬膜外类固醇注射：神经下入路

第21章

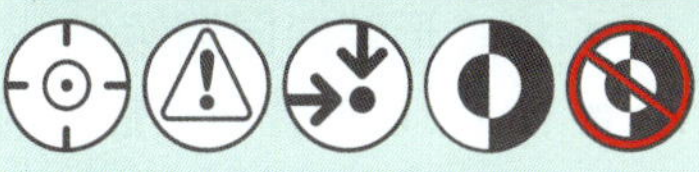

Justin J. Petrolla，Christopher Bednarek 和 Michael B. Furman

尽管胸段硬膜外注射并不常见，但它们适用于因胸椎病理引起的伴有或不伴有轴性疼痛的神经根症状。经椎间孔入路可将药物输送到特定的胸椎位置。

可以使用多种方法进行经椎间孔注射。在本章中，我们将描述神经下入路，也称为节前或椎间盘后入路。通过这种方法，针尖将保持在“孔中的低位”（即，在孔的下三分之一处）。

使用此处描述的方法，使用穿刺轨迹视图穿刺针置入，并使用多维成像进行高级处理，重点是确保安全性。关节突关节的方向以及与肋椎关节的连接使这种注射更具挑战性。在进行胸椎间孔硬膜外注射时，还必须始终注意肺野。

请注意，初始轨迹与胸椎间盘造影所使用的轨迹非常相似，如第 24 章所述。

注：请参考本书的解剖学术语 / 缩略语 。

穿刺轨迹视图

- 确认水平（用前后位图）。
- 倾斜 X 线透视机尾部或头部以优化目标节段的端板可视化。
- 将 C 形臂向同侧倾斜（图 21.1）。
- 然后，C 形臂向有症状的一侧倾斜，理想情况下上关节突（SAP）将终板一分为二。
- 调整每个椎间盘水平的透视角度。
- 穿刺针的初始入路位于孔的下三分之一或“孔的低处”。
- 该轨迹与胸椎间盘入路中使用的轨迹类似（第 24 章）。有一个目标“方框”（以红色显示），由下上终板、上下终板、内侧 SAP 和外侧肋骨组成。
- 将针平行于 X 线透视机射线束置入。

穿刺轨迹视图中定位的注意事项

将针保持在下三分之一或“孔中较低的位置”。不要冒险偏离轨迹，以避免触及位于目标轨迹侧位的肺野。

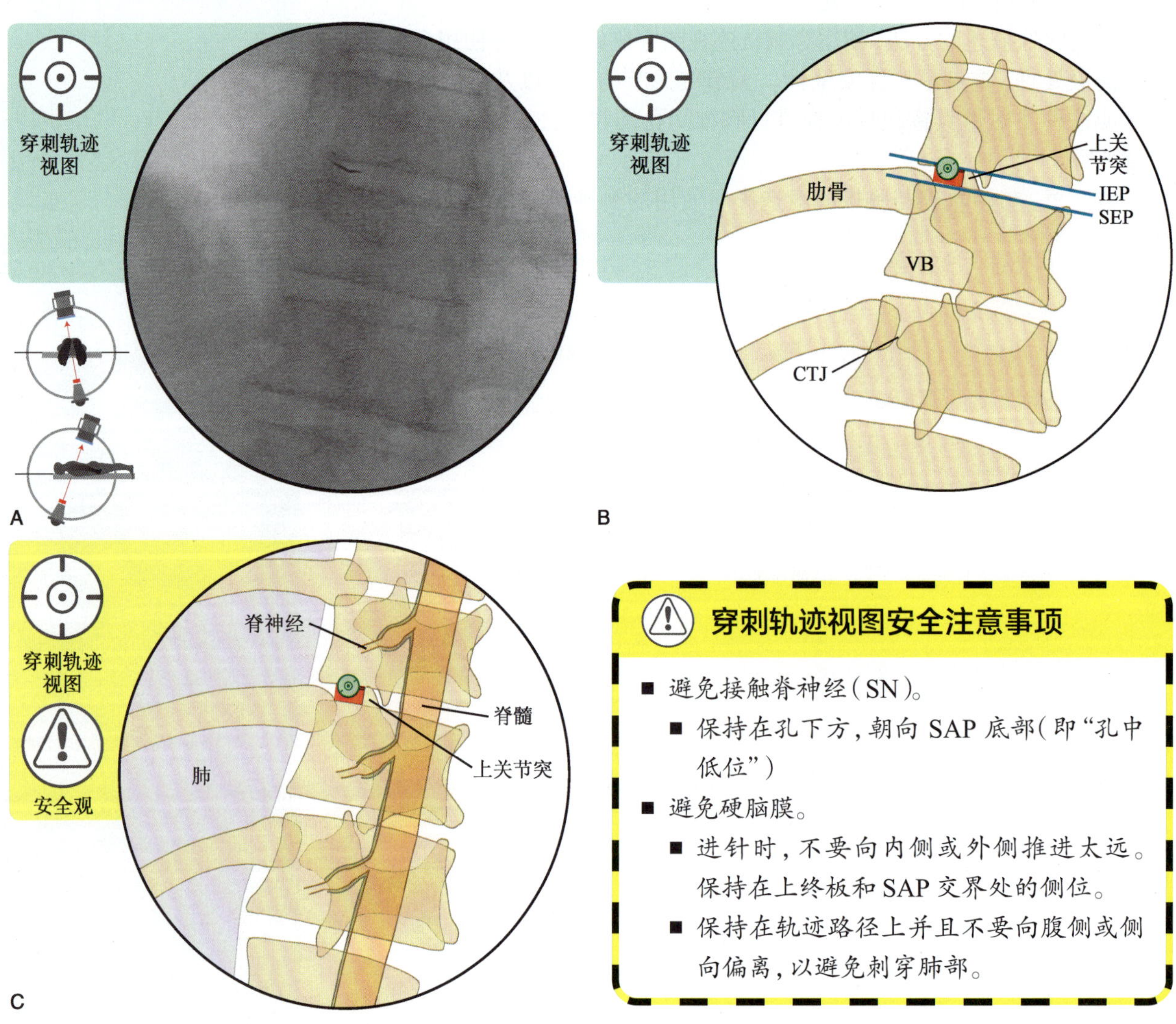

穿刺轨迹视图安全注意事项

- 避免接触脊神经（SN）。
  - 保持在孔下方，朝向 SAP 底部（即“孔中低位”）
- 避免硬脑膜。
  - 进针时，不要向内侧或外侧推进太远。保持在上终板和 SAP 交界处的侧位。
  - 保持在轨迹路径上并且不要向腹侧或侧向偏离，以避免刺穿肺部。

图 21.1　A，针就位时轨迹视图的透视图像。B，不透射线结构，轨迹视图。目标“方框”显示为红色。C，可透射线结构（近似肺野），轨迹视图。目标“方框”显示为红色。

多维视图中理想针位

另请参阅第 13 章（腰椎间孔硬膜外类固醇注射）了解针定位/问题排除图。

前后视图中的理想针定位（图 21.2）

■ 当接近目标时，稍微头侧进针以避免针尖进入椎间盘。

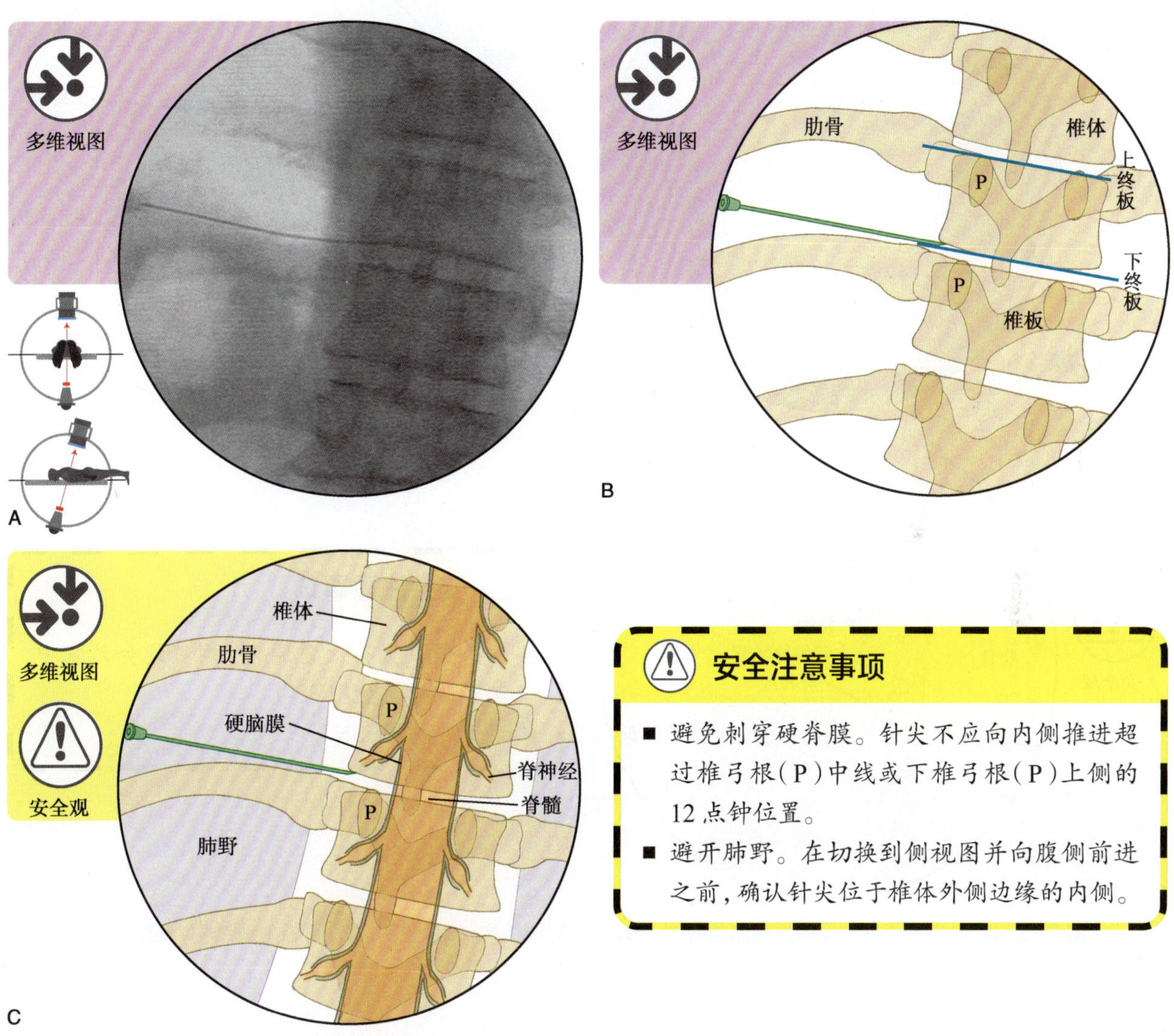

安全注意事项

■ 避免刺穿硬脊膜。针尖不应向内侧推进超过椎弓根（P）中线或下椎弓根（P）上侧的 12 点钟位置。

■ 避开肺野。在切换到侧视图并向腹侧前进之前，确认针尖位于椎体外侧边缘的内侧。

图 21.2　A，具有理想针位置的透视前后视图。B，不透射线结构，前后视图。C，可透射线结构（近似于肺野），前后视图。P，椎弓根。

侧位视图中的理想针定位(图 21.3)

关于理想针位置的注意事项

针尖在轨迹和前后视图中达到理想位置后,获得侧位图像。侧位视图是腹侧深度的安全视图。

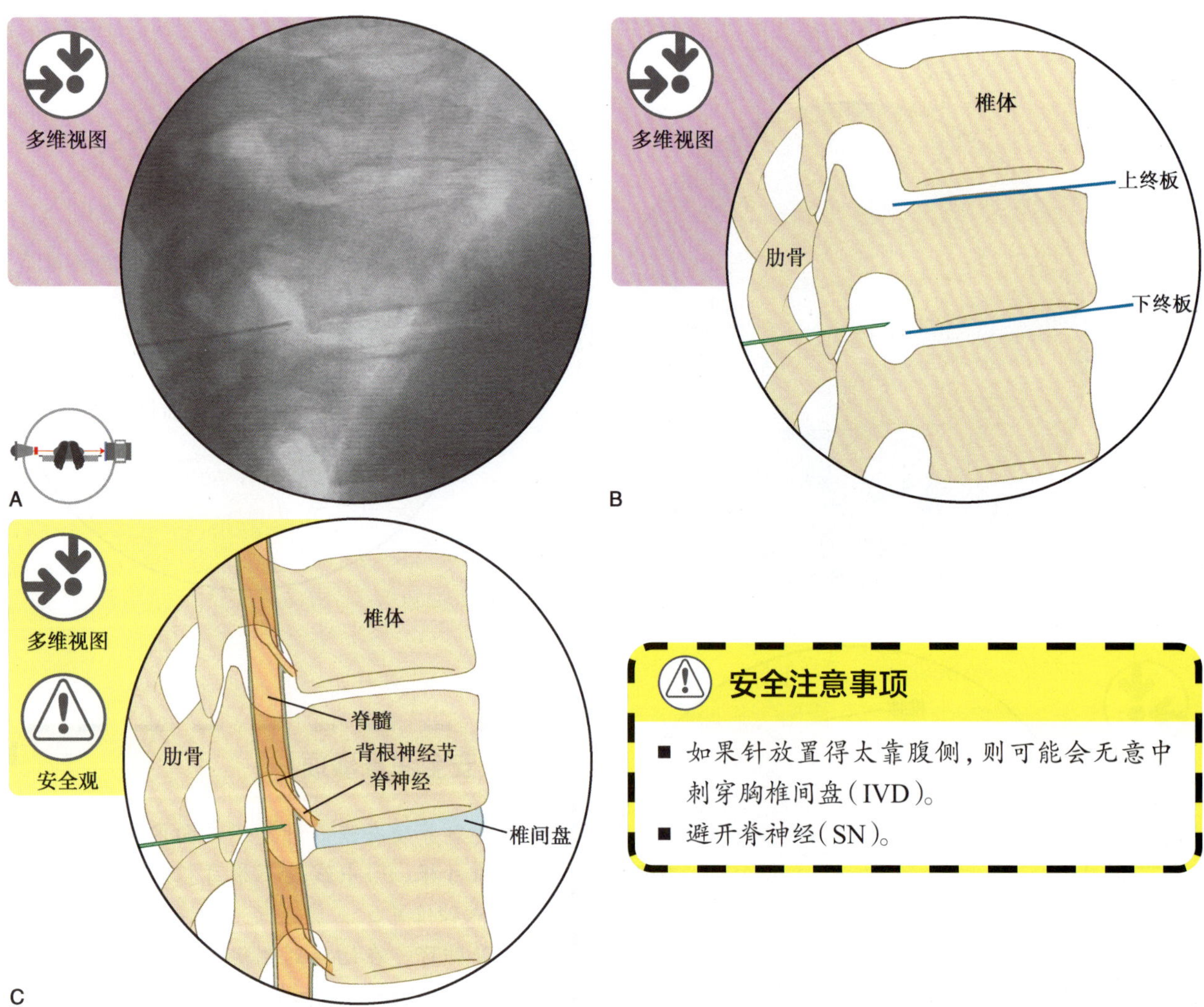

安全注意事项

- 如果针放置得太靠腹侧,则可能会无意中刺穿胸椎间盘(IVD)。
- 避开脊神经(SN)。

图 21.3　A,具有理想针位置的透视侧位视图。B,不透射线结构,侧位视图。C,可透射线结构,侧位视图。

理想视图（图 21.4）

理想的造影剂扩散应勾勒出脊神经（SN）、神经根鞘和硬膜外腔的轮廓。造影剂通常流向后椎间盘/神经界面。神经下入路有利于沿神经注射，因为神经向下穿过中央突出的椎间盘。

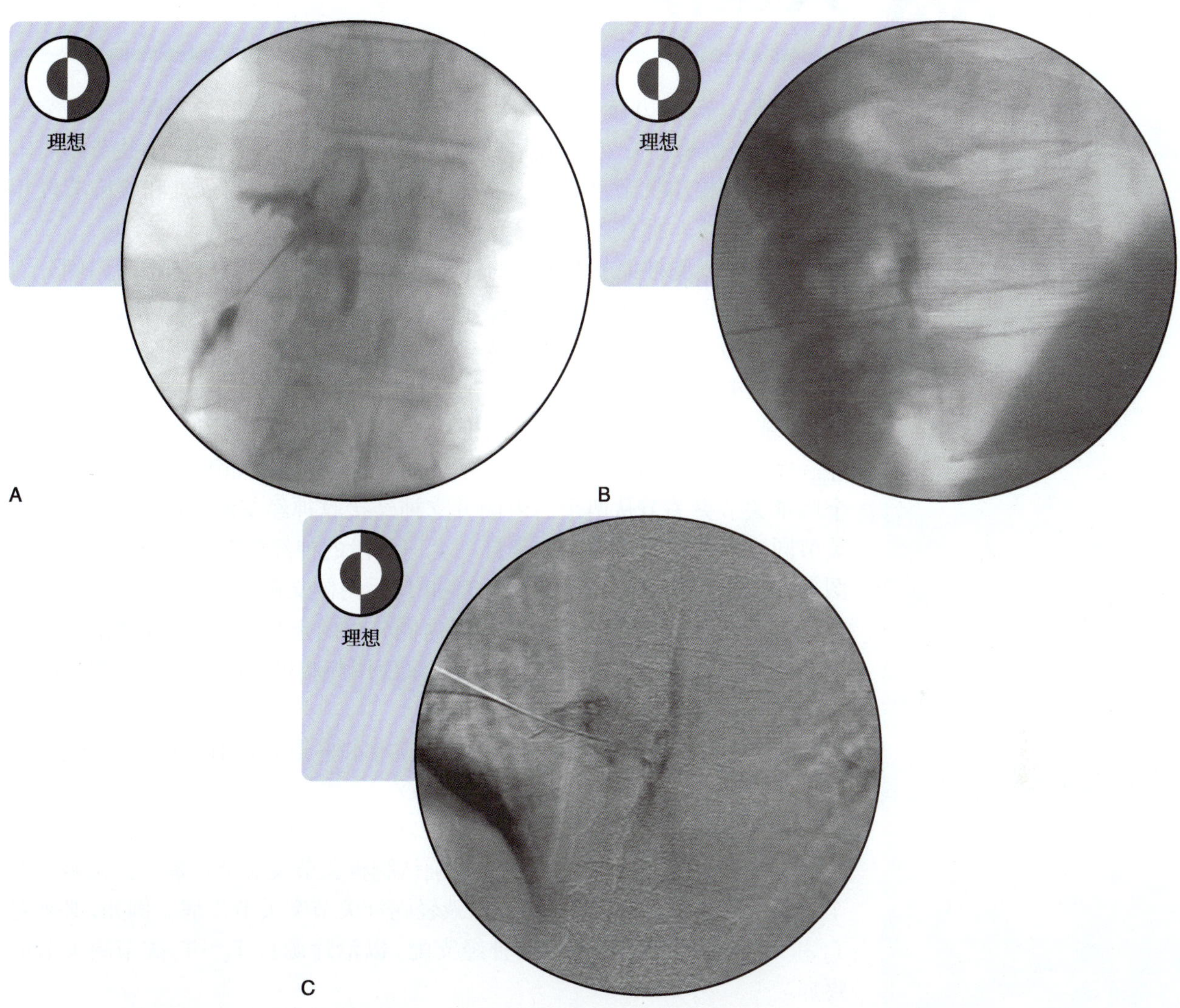

图 21.4 A，胸椎经椎间孔注射 1.5ml 造影剂的前后透视图像，向上和向下延伸。B，胸椎经椎间孔注射 1.5ml 造影剂的横向透视图像，向上和向下延伸。C，胸椎椎间孔注射 2ml 造影剂的前后位数字减影图像。

（关圆 译，陈辉 校，毕胜 复校）

建议读物

Bogduk N, ed. *Practice Guidelines for Spinal Diagnostic and Treatment Procedures*. 2nd ed. San Francisco: International Spine Intervention Society; 2013:265–282.

第 22 章

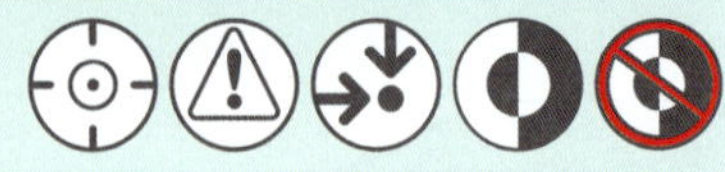

胸椎关节突(小面)关节介入操作

胸椎关节突(小面)关节介入治疗适用于治疗和诊断通常源自关节突关节扭伤、挫伤或骨关节炎的轴向胸椎(即中背部)疼痛。胸椎小关节疼痛不像颈椎或腰椎小关节疼痛那么常见,部分原因是胸椎与颈椎和腰椎节段相比缺乏活动性。所有胸椎小关节介入治疗均采用后路进行。

没有进入胸椎关节突关节的针轨迹视图,但除此之外,胸椎后内侧分支诊断性阻滞和射频神经切断术具有独特的轨迹视图,如各自章节中所述。

第 22D 章演示了胸后内侧支神经的标记和位置。神经围绕横突间韧带行进,并继续向内侧延伸至头侧神经孔,最终在此处与躯体神经汇合。因此,不能用横突节段标记相应胸椎后内侧支神经,而应用其起源的躯体神经。例如,T_8 后内侧分支穿过 T_9 横突的上外侧边缘,如第 22D 章所示。每个胸椎关节突关节从两个后内侧分支神经接收神经支配:来自胸椎关节突关节同一水平的躯体神经和来自其上一节段的神经(参见第 22D 章中的插图)。例如,T_8~T_9 关节突关节从 T_7 和 T_8 后内侧支神经接收神经支配。

C_8 后内侧支的走行与上胸椎后内侧分支的走行类似(个人通讯,Frank Willard 博士,解剖学家),因此我们建议使用与胸椎水平介入治疗类似的技术来治疗 C_8 后内侧支。

T_{11} 和 T_{12} 后内侧支神经的走行与腰椎水平相似,因此我们建议使用与腰椎后内侧支神经干预类似的标志和技术。

在考虑射频神经松解术(参见第 22C 章)之前,必须首先进行诊断性后内侧支神经阻滞(参见第 22B 章)来确认胸椎关节突关节疼痛。必须阻滞两个相邻的后内侧支神经的神经,以减轻胸椎关节突关节疼痛。例如,必须对 T_5 和 T_6 后内侧支神经进行去神经支配,以治疗源自 T_6~T_7 关节突关节的疼痛。

与胸部射频相比,C_8 和 T_1~T_{10} 后内侧支注射的针轨迹更接近矢状位,其中针放置得更倾斜(从内侧到外侧)以使针平行于神经。通过前后位和侧位视图确认针和电极尖端的位置和深度。建议对 T_{11} 和 T_{12} 后内侧支神经进行同侧斜位视图确认,因为它们的位置与腰椎后内侧支神经的位置相似。

注:请参考本书的解剖学术语 / 缩略语 。

胸椎关节突关节注射——后入路：X 线透视引导

第 22A 章

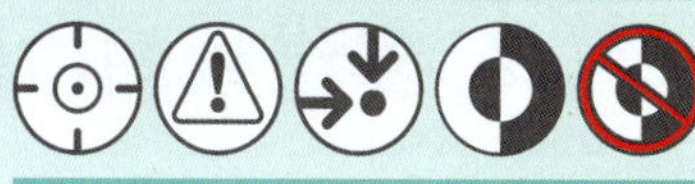

Frank J.E. Falco 和 Michael B. Furman

胸椎关节突（小面）关节注射是通过进入关节下方的关节突关节进行的。由于胸椎关节突关节的陡峭冠状方向，需要影像增强器向尾侧较大倾斜才能完成关节间隙的穿刺轨迹视图。

本文描述的可靠方法可常规地用于胸椎关节突关节内的穿刺。该技术之前已在文献中描述过，使用具有前后位（AP）视图可视化的后路入路。通过 AP 视图，针尖可以沿着椎弓根中线保持，该中线与关节突关节的中线相对应，并防止针向内侧或外侧偏离，从而避开神经和肺部结构。对侧斜位视图可显示后下方关节间隙，从而允许将针放置到关节中。使用弯曲的针尖（第 2 章）有助于进入关节并克服退变关节中的骨质障碍。

皮肤进针点位于 AP 视图上目标关节突关节的下一节段椎弓根处。例如，大多数个体左 T_8～T_9 关节突关节注射的进入部位是左 T_{10} 椎弓根的 6 点钟位置，而进入关节突关节的目标部位是 T_9 椎弓根的 12 点钟位置（图 22A.1，B）。皮肤进入关节突关节目标部位的基本原理是近似针尖进入关节空间后下方的“轨迹角”，因为其接近冠状方向并且无法通过透视获得轨迹视图。针尖通过透视推进并与目标关节突关节的上关节突基部的椎板接触。然后调整针尖轨迹，并在对侧斜位视图中将其推进到关节突关节。

注：请参考本书的解剖学术语 / 缩略语 。

 穿刺轨迹视图

无进入胸椎关节突关节内的穿刺轨迹视图。

多维视图中理想针位

前后位视图中的理想针位(图 22A.1)

前后位视图中定位的注意事项

- 该图像用于从 AP 视图中强调脊髓和各种肺部结构的位置。该视图有助于将针保持在椎弓根中线，这对于将针与胸椎关节突关节后部和下部的中心对齐是必要的。
- 针以与胸椎相关的大约 60° 推进。
- 对于体型较大的个体，皮肤进针点更靠近尾部，以考虑到针必须穿过较厚的组织才能到达目标关节突关节。然而，当针推进到关节时，仍保持相同的 60°。
- 对于体型较小的个体，皮肤进针点更靠头侧，以适应较薄的组织。同样，针推进使用相同的 60°。

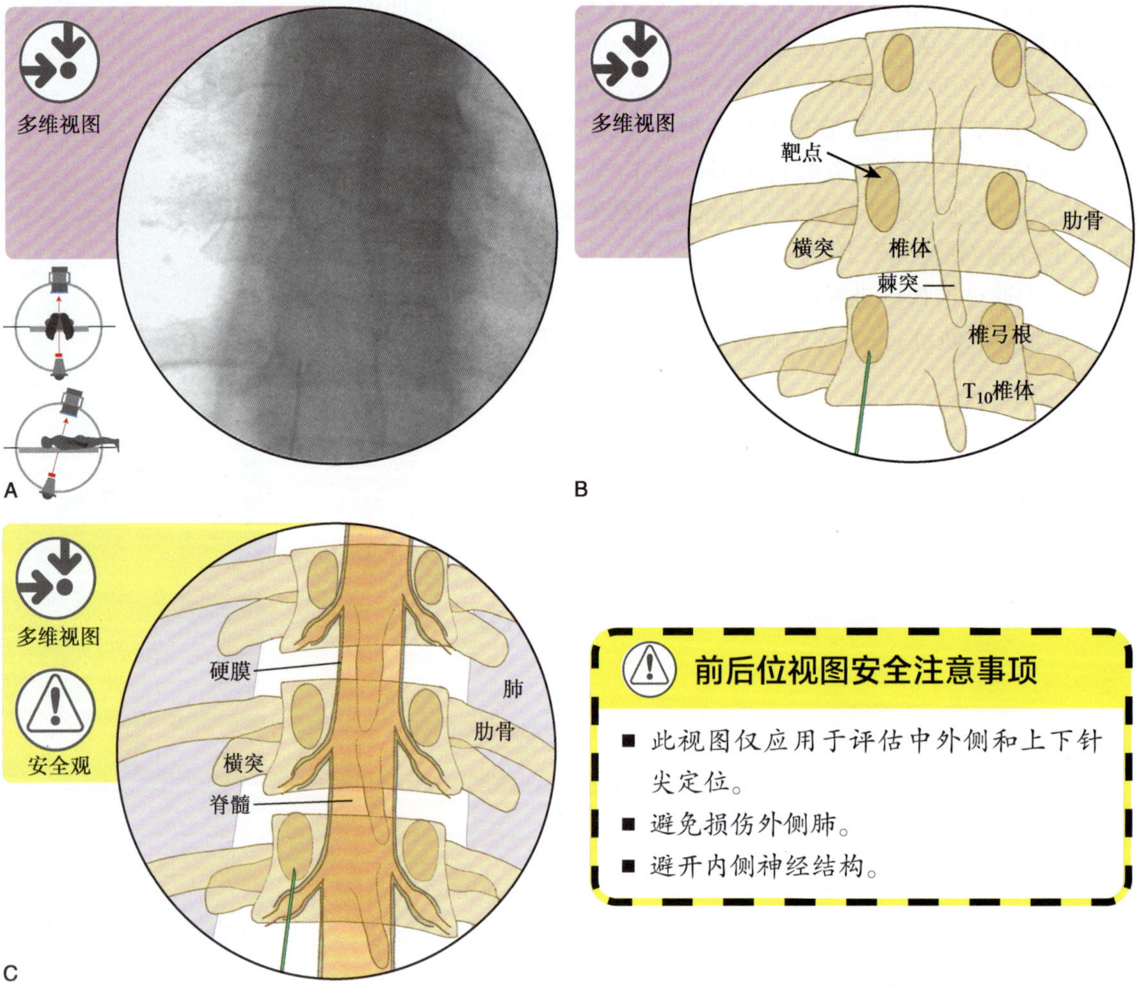

前后位视图安全注意事项

- 此视图仅应用于评估中外侧和上下针尖定位。
- 避免损伤外侧肺。
- 避开内侧神经结构。

图 22A.1　A，透视 AP 视图，其中针皮肤进入位置在左侧 T_{10} 椎弓根处确定，并与椎弓根中线对齐。B，不透射线结构，AP 视图。C，可透射线结构，AP 视图。

对侧斜位视图中的理想针位(图 22A.2)

- 当 AP 视图中的针尖接近与目标关节突关节的上关节突相关的椎弓根(例如，T_8～T_9 关节的 T_9 椎弓根)时，获得对侧倾斜图像。
- C 形臂应定位在对侧倾斜方向，以获得关节突关节的清晰视图。这对于评估针与关节突关节间隙的后部和下部附近的关联非常重要。

对侧斜位视图穿刺要点

- 在前进过程中获得交替的正位和对侧斜透视透视图，以确保针尖保持在关节空间的中心内并跟踪针深度，以便针尖不会向前侧推进过深。
- 大多数针进入关节是在接触骨膜(目标点)后的对侧斜位视图中进行的，这将针尖定位在关节突关节下方。对侧视图可视化针尖和关节空间之间的关联，因为它被推进到关节中。

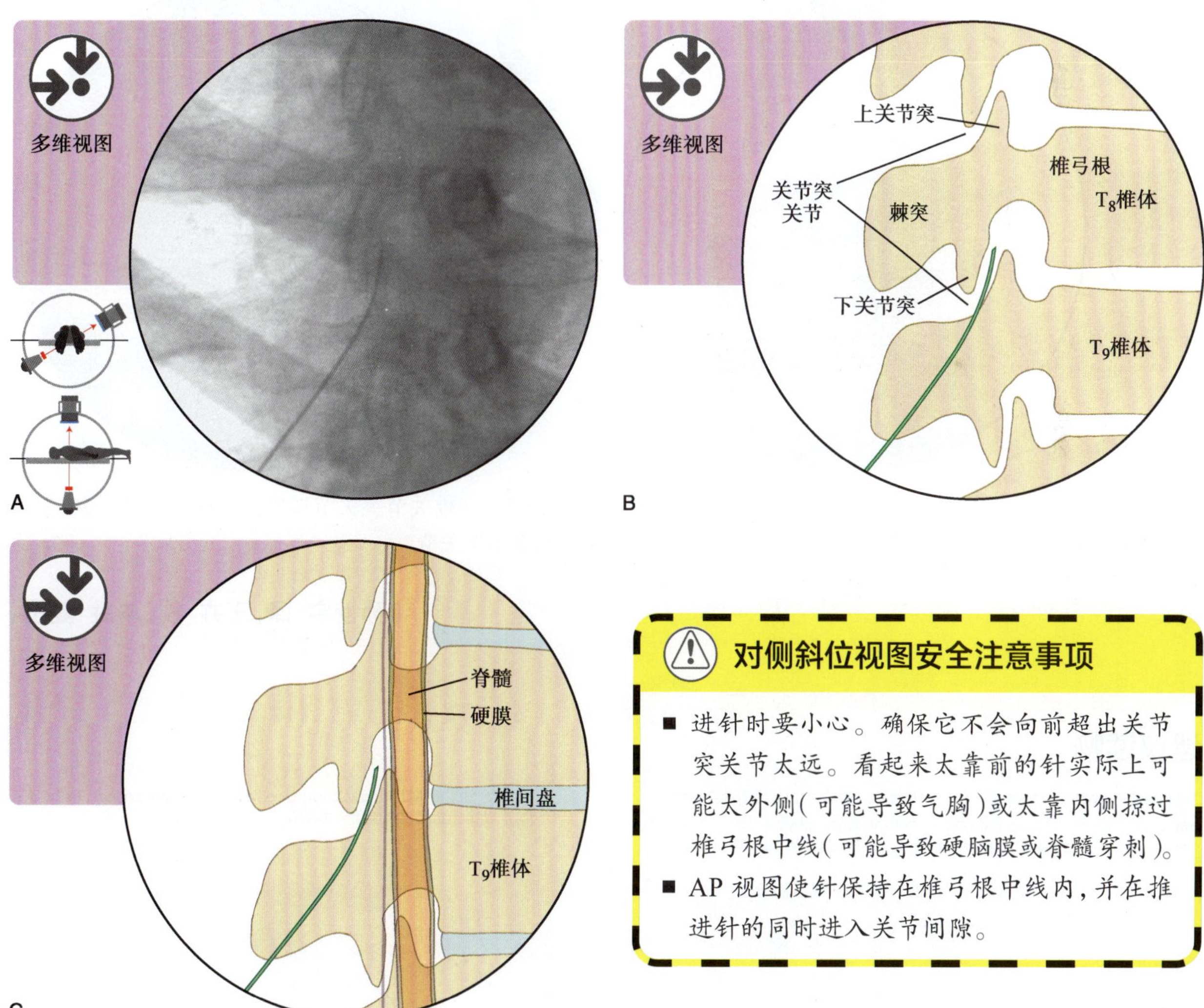

对侧斜位视图安全注意事项

- 进针时要小心。确保它不会向前超出关节突关节太远。看起来太靠前的针实际上可能太外侧(可能导致气胸)或太靠内侧掠过椎弓根中线(可能导致硬脑膜或脊髓穿刺)。
- AP 视图使针保持在椎弓根中线内，并在推进针的同时进入关节间隙。

图 22A.2　A，透视对侧斜位视图，理想的针位置位于左侧 T_8～T_9 关节突关节内。B，对侧斜位视图中不透射线结构。C，可透射线结构，对侧斜位视图。

理想视图（图 22A.3 和图 22A.4）

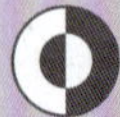

理想视图

前后位：

- 造影剂应在关节突关节间隙内流动。
- 仅应在关节中注射最少量的造影剂，以便为注射液留出空间。

对侧斜位：

- 为了保持特异性，造影剂应保留在关节突关节的范围内，而不流入硬膜外腔。关节突关节过度扩张可能导致造影剂外渗至硬膜外腔。

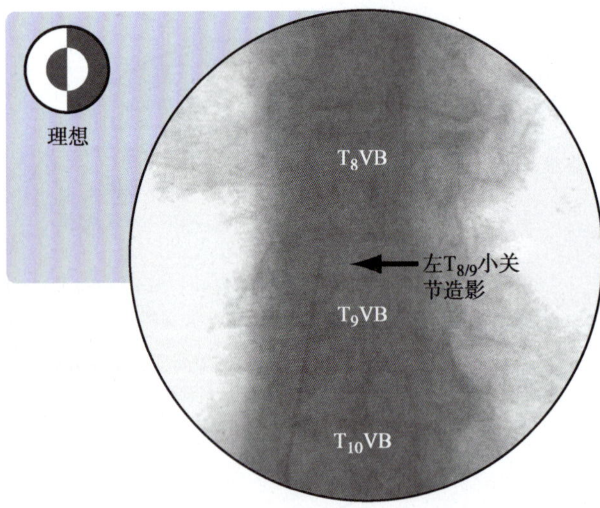

图 22A.3　胸椎关节突关节造影的 AP 透视图像，左侧 T_8～T_9 关节突关节。

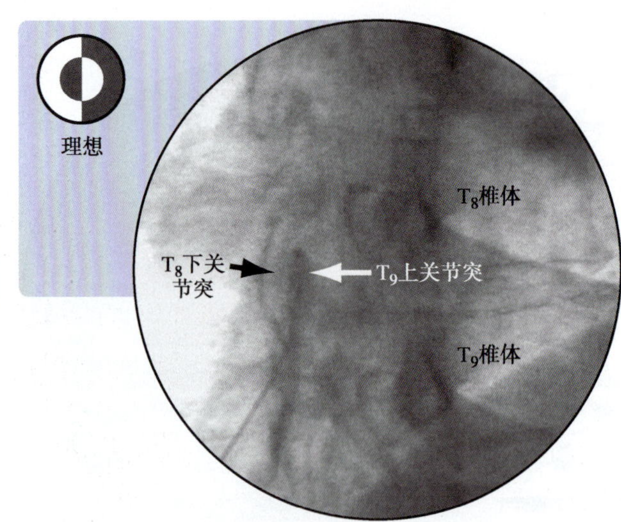

图 22A.4　胸椎关节突关节造影的对侧斜透视图像，左侧 T_8～T_9 关节突关节。

（孙世宇 译，王卉 校，毕胜 复校）

建议读物

Dreyfuss P, Tibiletti C, Dreyer SJ. *Spine (Phila Pa 1976)*. 1994;19(7):807–811.

Dreyfuss P, Tibiletti C, Dreyer S, Sobel J. Thoracic zygapophysial pain: a review and description of an intraarticular block technique. *Pain Digest*. 1994;4:46–54.

Fortin JD, McKee MJ. Thoracic zygapophysial blocks: bent needle technique. *Pain Physician*. 2003;6(4):513–516.

胸椎关节突关节神经(后内侧支)注射——后入路:X线透视引导

第 22B 章

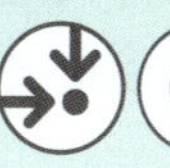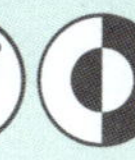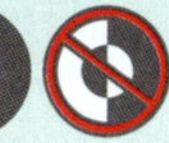

Frank J.E. Falco,Brian D. Steinmetz 和
Michael B. Furman

C_8 和胸椎后内侧支神经的走行在第 22 章的导论中进行了描述,并在第 22D 章中进行了示范。

对于 C_8 和胸后内侧支阻滞,针尖放置在横突的上外侧边缘,即每根后内侧支神经所在的位置。C_8 和 T_1～T_{10} 后内侧支神经以这种方式注射,而 T_{11} 和 T_{12} 后内侧支神经使用注射时与腰椎类似标志进行注射。

使用前后位(AP)视图插入穿刺针,这是注射后内侧支神经的轨迹视图。通过 AP 和侧位视图确认针尖位置和深度。建议对 T_{11} 和 T_{12} 后内侧支神经进行同侧斜位视图,因为它们的位置与腰椎后内侧支神经相似。

与胸椎射频(RF)相比,C_8 和 T_1～T_{10} 后内侧支注射的针轨迹更加矢状位。使用 AP 位视图插入穿刺针,该视图是注射内侧支神经的轨迹视图。通过 AP 位和侧位视图确认针尖位置和深度。建议对 T_{11} 和 T_{12} 后内侧支神经进行同侧斜位视图,因为它们的位置与腰椎后内侧支神经相似。

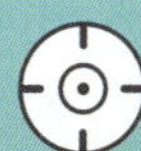

穿刺轨迹视图(图 22B.1)

多维视图中的理想针位

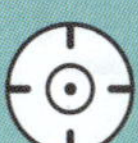

穿刺轨迹视图(AP)也是多维视图

注射节段通过 AP 位视图确认。

将针平行放置并在透视射线下前进至横突的上外侧边缘,直到针尖接触骨膜。

注:请参考本书的解剖术语/缩略语。

关于穿刺轨迹视图中定位的注意事项

- 通过这种方法，针尖位于目标后内侧支神经经过的横突上外侧边缘的后面。针不会“脱离”横突的边缘。相反，通过在前后位透视和侧位透视视图之间交替来安全地推进针，直到针尖接触横突的上外侧边缘。
- 可以使用不同的穿刺针作为注射节段的标记。

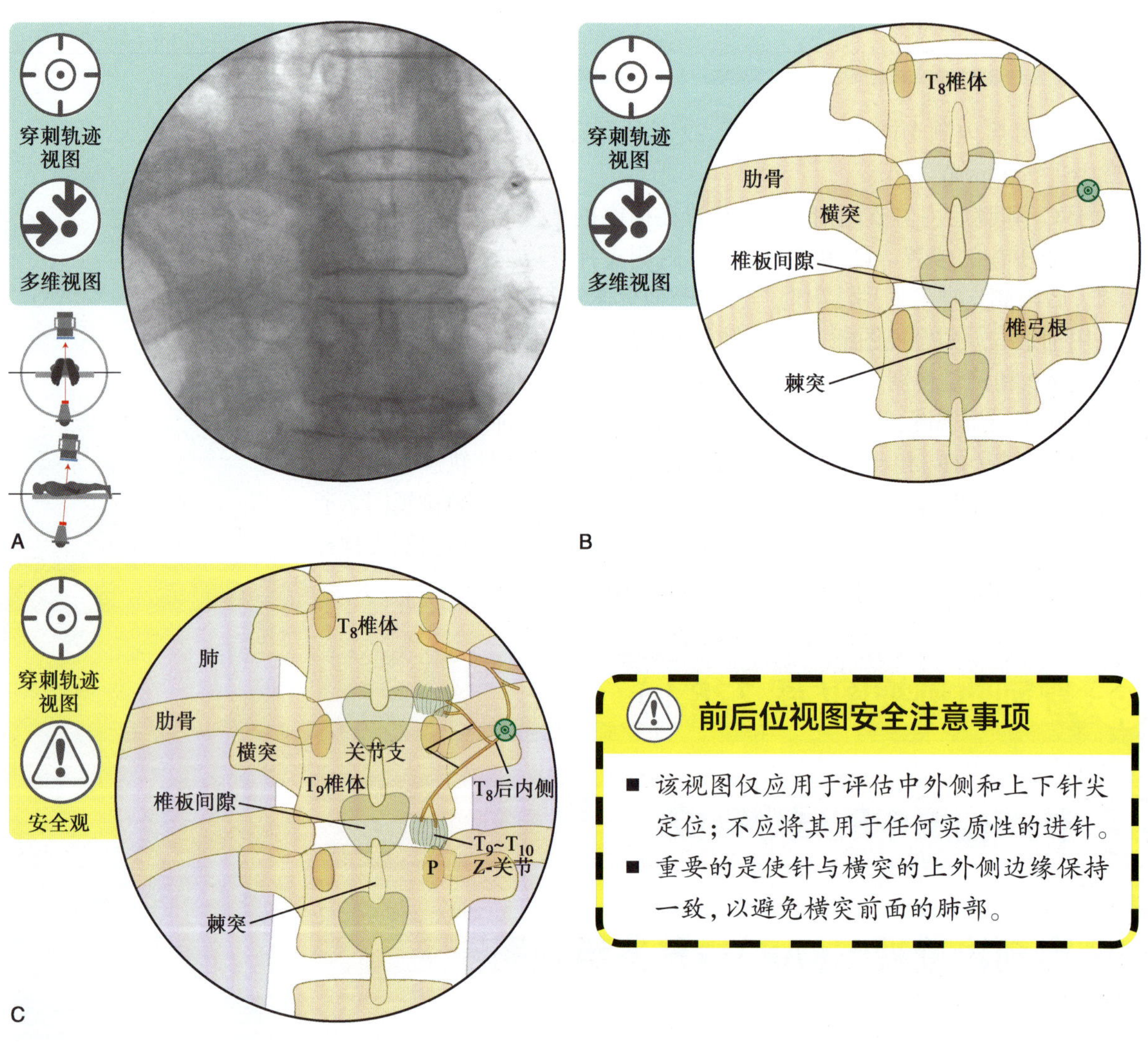

前后位视图安全注意事项

- 该视图仅应用于评估中外侧和上下针尖定位；不应将其用于任何实质性的进针。
- 重要的是使针与横突的上外侧边缘保持一致，以避免横突前面的肺部。

图 22B.1　A. 穿刺轨迹视图，显示穿刺针与右侧 T_9 横突和右侧 T_8 后内侧支神经相对齐。B. 穿刺轨迹视图中不透射线结构，右侧 T_9 横突和右侧 T_8 后内侧支神经。C. 穿刺轨迹视图中透射线结构。

多维视图中的理想针位

关于理想针位的注意事项

- 在前进过程中获得交替的前后位和侧位视图，以确保针尖保持在横突的上外侧边缘内并跟踪针深度。

侧面视图中的理想针位(图 22B.2)

当针在轨迹/AP 视图中接近横突的上外侧边缘时，获得侧位视图。通过使肋骨对齐来确认真正的侧位视图(参见第 3 章)。

C 形臂的方向应能获得“真实”的横侧位(参见第 3 章)。这对于评估针与横突距离的关系非常重要。

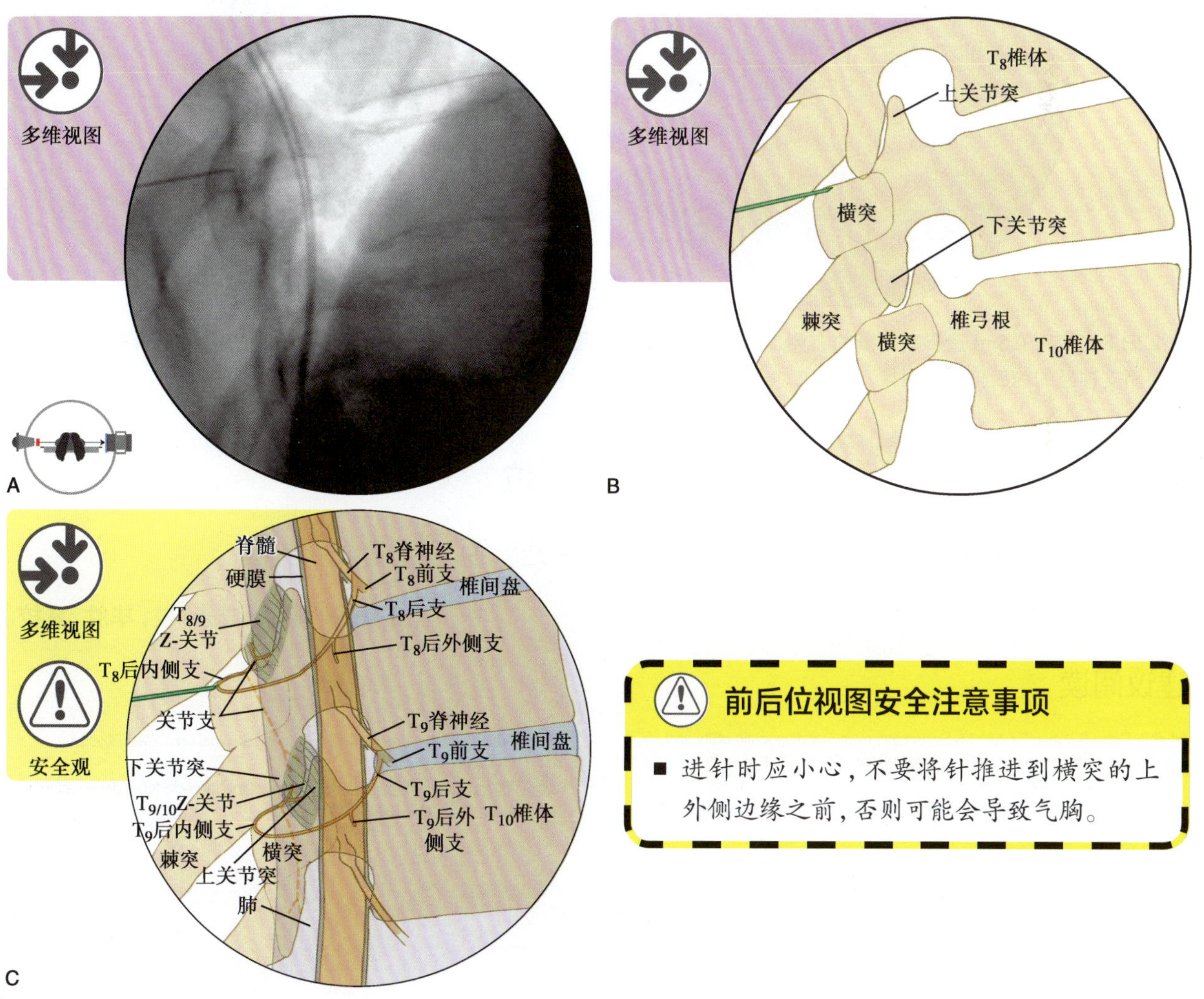

前后位视图安全注意事项

- 进针时应小心，不要将针推进到横突的上外侧边缘之前，否则可能会导致气胸。

图 22B.2　A，透视侧位视图，具有理想的针位置，右侧 T_9 横突和右侧 T_8 后内侧支神经。B，不透射线结构，侧位视图。C，可透射线结构，侧位视图。

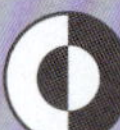

理想视图(图 22B.3 和图 22B.4)

理想视图

- 第 22D 章介绍了胸内侧支神经的标记和位置。
- 将针放置在横突的上外侧边缘后，通过连续透视在 AP 和侧视图中注射造影剂，以确认造影剂没有被血管摄取。

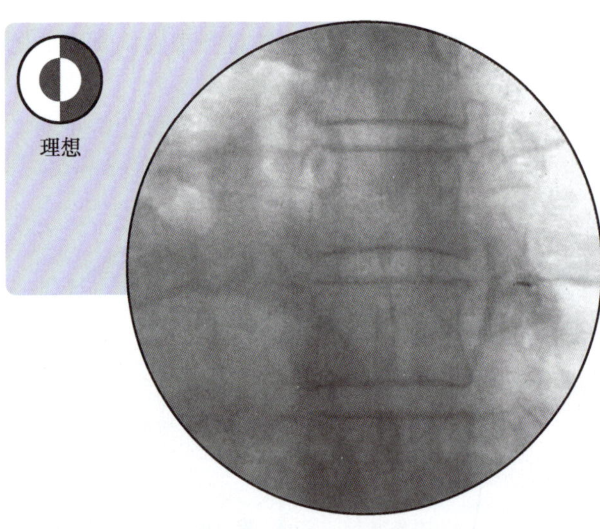

图 22B.3 使用 0.5ml 造影剂拍摄的右侧 T_9 横突和右侧 T_8 后内侧支神经的前后位透视图像。

图 22B.4 使用 0.5ml 造影剂拍摄的右侧 T_9 横突和右侧 T_8 后内侧支神经的侧位透视图像。

前后位

- 造影剂应覆盖横突的上外侧边缘。

侧位

- 造影剂应流向横突的背面。

(王纪鹰 译，顾成永 校，毕胜 复校)

建议阅读

Atluri S, Datta S, Falco FJ, Lee M. Systematic review of diagnostic utility and therapeutic effectiveness of thoracic facet joint interventions. *Pain Physician*. 2008;11(5):611–629.

Boswell MV, Colson J, Sehgal N, Dunbar EE, Epter R. A systematic review of therapeutic facet joint interventions in chronic spinal pain. *Pain Physician*. 2007;10(1):229–253.

Chua WH, Bogduk N. The surgical anatomy of the thoracic facet denervation. *Acta Neurochir (Wien)*. 1995;136(3–4):140–144.

胸椎关节突关节神经(后内侧支)射频神经切断术——后入路:透视引导

第 22C 章

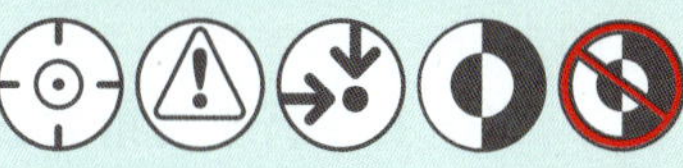

Frank J.E. Falco, Brian D. Steinmetz, 和
Michael B. Furman

C_8 和胸椎后内侧支神经的走行在第 22 章的引言中进行了描述,并在第 22D 章中进行了演示。胸后内侧支神经射频(RF)神经毁损术适用于治疗通常源自关节突(即小关节)关节扭伤、挫伤或骨关节炎的轴向胸椎(即中背)疼痛。该介入治疗是通过后路进行的。RF 电极尖端以倾斜的方式放置在横突的上外侧边缘处,使得尖端平分上外侧边缘。

在考虑射频神经松解术之前,必须首先通过阳性对照诊断性后内侧支神经阻滞(参见第 22B 章)确认胸椎关节突关节疼痛缓解。必须处理两个后内侧支神经以去除胸椎关节突关节的神经。例如,必须对 T_5 和 T_6 后内侧支神经进行去神经支配,以治疗源自 T_6～T_7 关节突关节的疼痛。[1]

本章将重点介绍 C_8 和胸后内侧支神经松解术的射频电极放置。正如第 22B 章中讨论并在 22D 中演示的,与横突相关的后内侧支神经位置在解剖学上有所不同,具体取决于胸椎阶段。

后内侧支神经位置的变异性在胸椎中部区域(即 T_4～T_8)最大(图 22D.1)。注射苯酚溶液已被用于产生后内侧支化学毁损。[2]尽管文献中缺乏支持性证据,但苯酚注射液已单独使用或与射频联合使用来对后内侧支神经进行毁损治疗,特别是那些位置可变的,例如 T_4～T_8。对于 C_8 和 T_1～T_{10} RF,与胸后内侧支注射的轨迹相比,电极放置得更倾斜(从内侧到外侧)并且更平行于神经。这有利于更大的神经松解区域。建议对 T_{11} 和 T_{12} 后内侧支神经进行同侧斜位视图,因为它们的位置与腰椎后内侧支神经的位置相似。

使用沿内侧支神经的透视轨迹视图放置针,在进行射频消融之前确认针尖位置和前后位(AP)和侧位视图的深度。T_{11} 和 T_{12} 后内侧支神经也建议采用同侧斜位视图,因为它们的位置与腰椎后内侧支神经的位置相似。

注:请参考本书的解剖学术语/缩略语。

穿刺轨迹视图(图 22C.1)

在获得轨迹视图之前，**使用 AP 视图确认穿刺位置**(参见第 1 章)。

然后 X 线透视机从 AP 视图向对侧倾斜 10°，向尾侧倾斜 10°，以便射频电极平行于后内侧支神经的走行。

RF 针平行于透射射线束放置，使用此轨迹方法到达横突的上外侧边缘。

穿刺轨迹视图中定位注意事项

- 通过在正视图和侧视图之间交替来安全地推进针尖，直到接触到横突的上外侧边缘。然后将针尖逐渐移开，直到到达刚刚离开横突外上侧缘的位置。
- 通过这种从内侧到外侧的方法，针尖沿着后内侧分支神经倾斜地定位在横突的上外侧边缘，而不是垂直于支神经，从而为神经毁损提供了更大的区域。

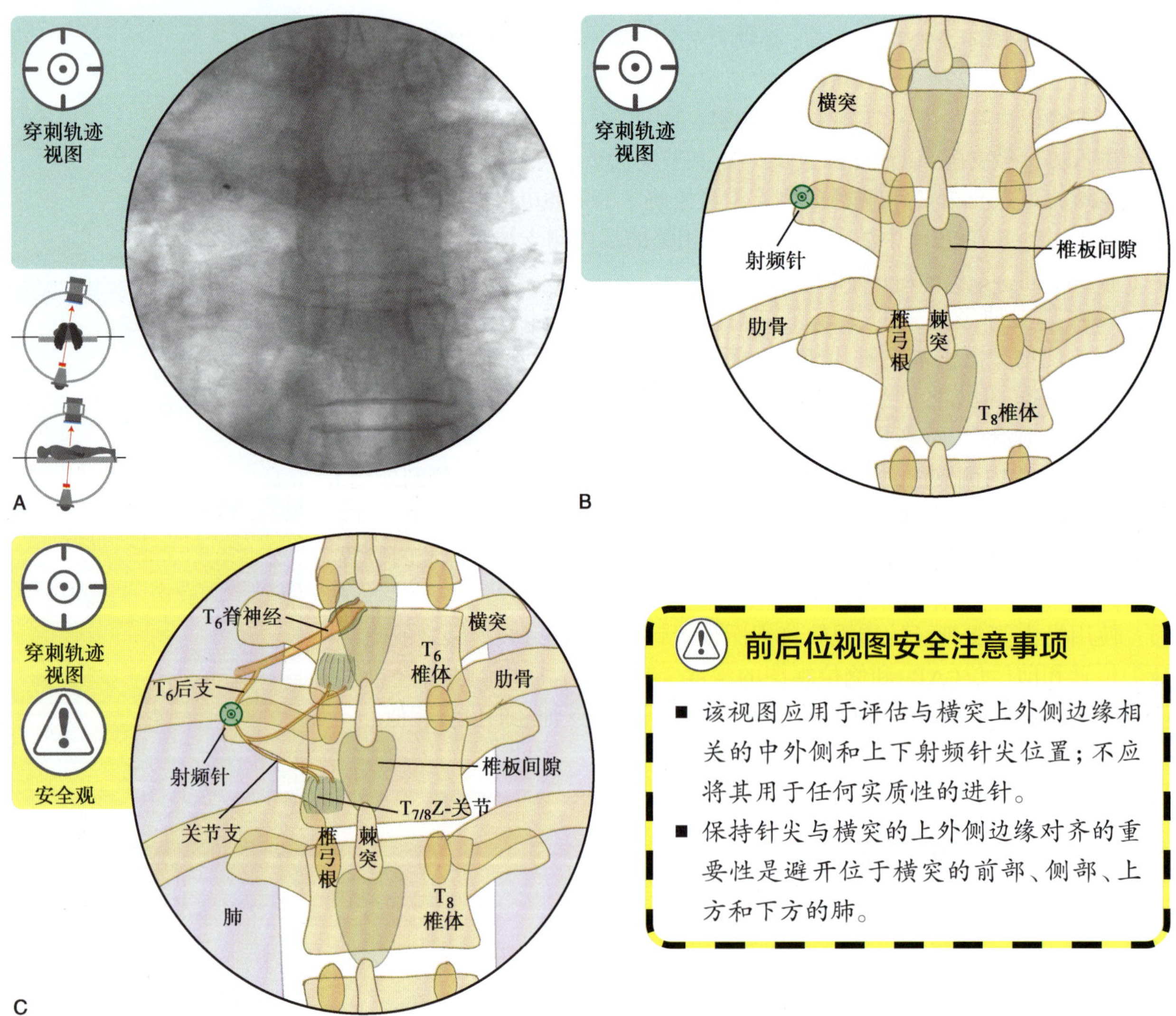

前后位视图安全注意事项

- 该视图应用于评估与横突上外侧边缘相关的中外侧和上下射频针尖位置；不应将其用于任何实质性的进针。
- 保持针尖与横突的上外侧边缘对齐的重要性是避开位于横突的前部、侧部、上方和下方的肺。

图 22C.1 A，穿刺轨迹视图的 X 线透视机图像，其中射频针位置与左侧 T_7 横突对齐，以便尖端平分横突的上外侧边缘。射频电极覆盖左侧 T_6 后内侧支神经。B，不透射线结构，穿刺轨迹视图。C，可透射线结构，轨迹视图。

多维视图中的理想针位

前后位视图中的理想针位(图 22C.2)

当射频针放置在轨迹视图中时,将 C 形臂倾斜回"真正的"AP 视图。

除了将针向腹侧推进太深之外,对于该 AP 视图,通常没有需要考虑安全性的可透射线结构。请使用其他视图,以最好地可视化相应的标志进行穿刺。

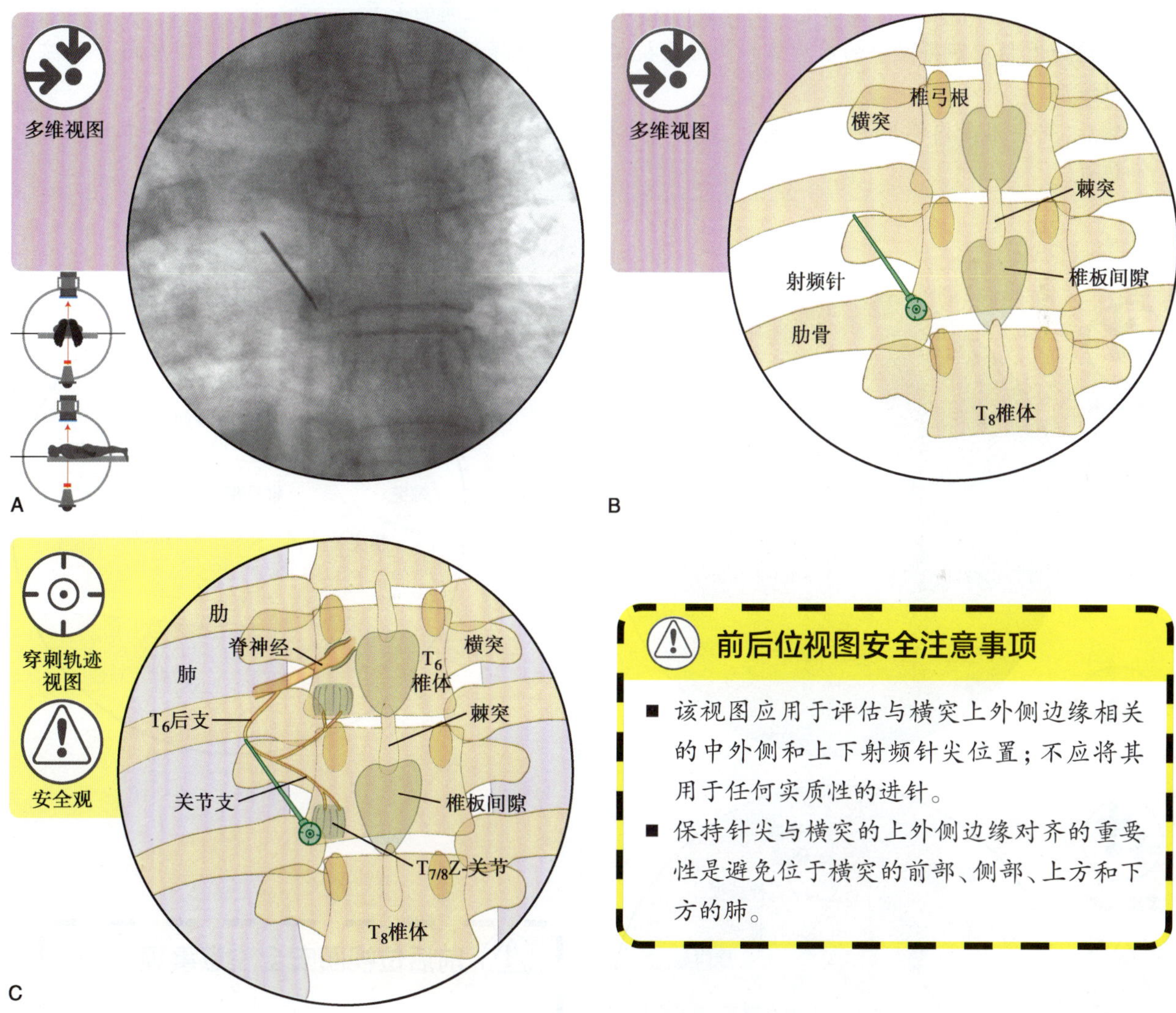

图 22C.2　A,具有理想射频针位置的透视前后位视图。射频电极覆盖左侧 T_6 后内侧支神经。B,不透射线结构,前后视图。C,可透射线结构,前后视图。

前后位视图安全注意事项

- 该视图应用于评估与横突上外侧边缘相关的中外侧和上下射频针尖位置;不应将其用于任何实质性的进针。
- 保持针尖与横突的上外侧边缘对齐的重要性是避免位于横突的前部、侧部、上方和下方的肺。

侧面视图中的理想针位（图 22C.3）

通过将肋骨对齐来确认“真实”的侧位视图（参见第 3 章）。

当射频针根据轨迹和 AP 视图接近横突的上外侧边缘时，会获得侧位视图。

C 形臂的方向应能获得“真实”的侧位视图（参见第 3 章）。在评估 RF 针与横突接近的位置时，这一点非常重要。

理想针位的注意事项

- 大多数射频针推进都是通过使用侧位视图来观察针和横突之间的关系。
- 在前进过程中获得交替的前后位和侧位透视视图，以确保针尖保持在横突的上外侧边缘内并跟踪针深度。
- 然后，针尖沿着内侧分支神经“走开”到横突边缘的上方和侧面，将针尖置于射频神经松解术的最佳位置。

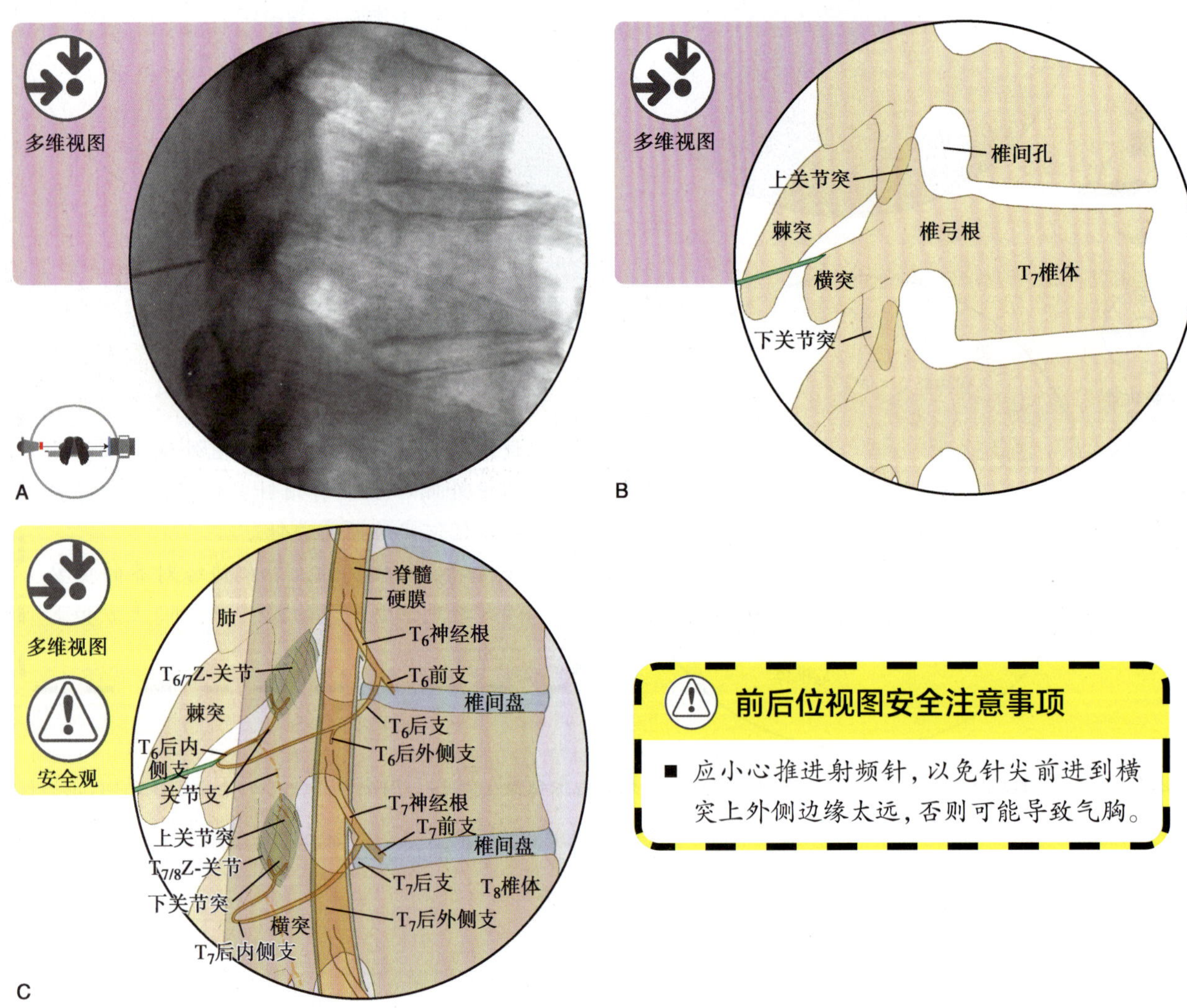

前后位视图安全注意事项

- 应小心推进射频针，以免针尖前进到横突上外侧边缘太远，否则可能导致气胸。

图 22C.3　A，具有理想针位置的透视侧位视图。B，不透射线结构，侧位视图。C，可透射线结构，侧位视图。

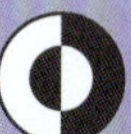 理想视图(参见多维视图 22C.2A 和图 22C.3A)

第 22D 章介绍了胸椎后内侧支神经的标记和位置。

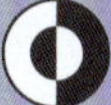 理想视图

前后位视图:

- RF 电极的最佳位置是在横突上外侧边缘的范围内,并且不要太靠近内侧或外侧。

侧位视图:

- RF 电极的最佳位置是在横突上方并沿横突的区域内,并且距离腹侧不太远。

(王三荣 译,林福清 校,毕胜 复校)

参考文献

1. Chua WH, Bogduk N. The surgical anatomy of the thoracic facet denervation. *Acta Neurochir (Wien)*. 1995;136(3–4):140–144.

2. Weksler N, Klein M, Gurevitch B, et al. Phenol neurolysis for severe chronic nonmalignant pain: is the old also obsolete? *Pain Medicine*. 2007;8(4):332–337.

建议读物

Atluri S, Datta S, Falco FJ, Lee M. Systematic review of diagnostic utility and therapeutic effectiveness of thoracic facet joint interventions. *Pain Physician*. 2008;11(5):611–629.

Boswell MV, Colson JD, Sehgal N, Dunbar EE, Epter R. A systematic review of therapeutic facet joint interventions in chronic spinal pain. *Pain Physician*. 2007;10(1):229–253.

Dreyfuss P, Kaplan M, Dreyer S. Zygapophysial joint injection techniques in the spinal axis. In: Lennard T, ed. *Pain Procedures in Clinical Practice*. 2nd ed. Philadelphia, PA: Hanley & Belfus; 2000:276–308.

第 22D 章

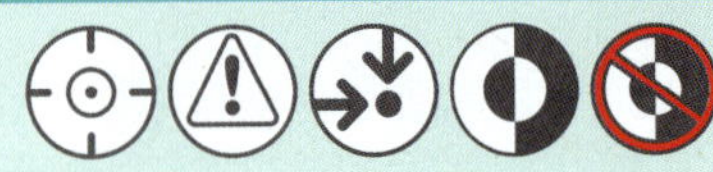

胸椎关节突关节神经支配：解剖图

Brian D. Steinmetz 和 Luis Baez-Cabrera

注：请参考本书的解剖学术语/缩略语。

胸椎关节突关节神经支配的解剖图(图 22D.1)。

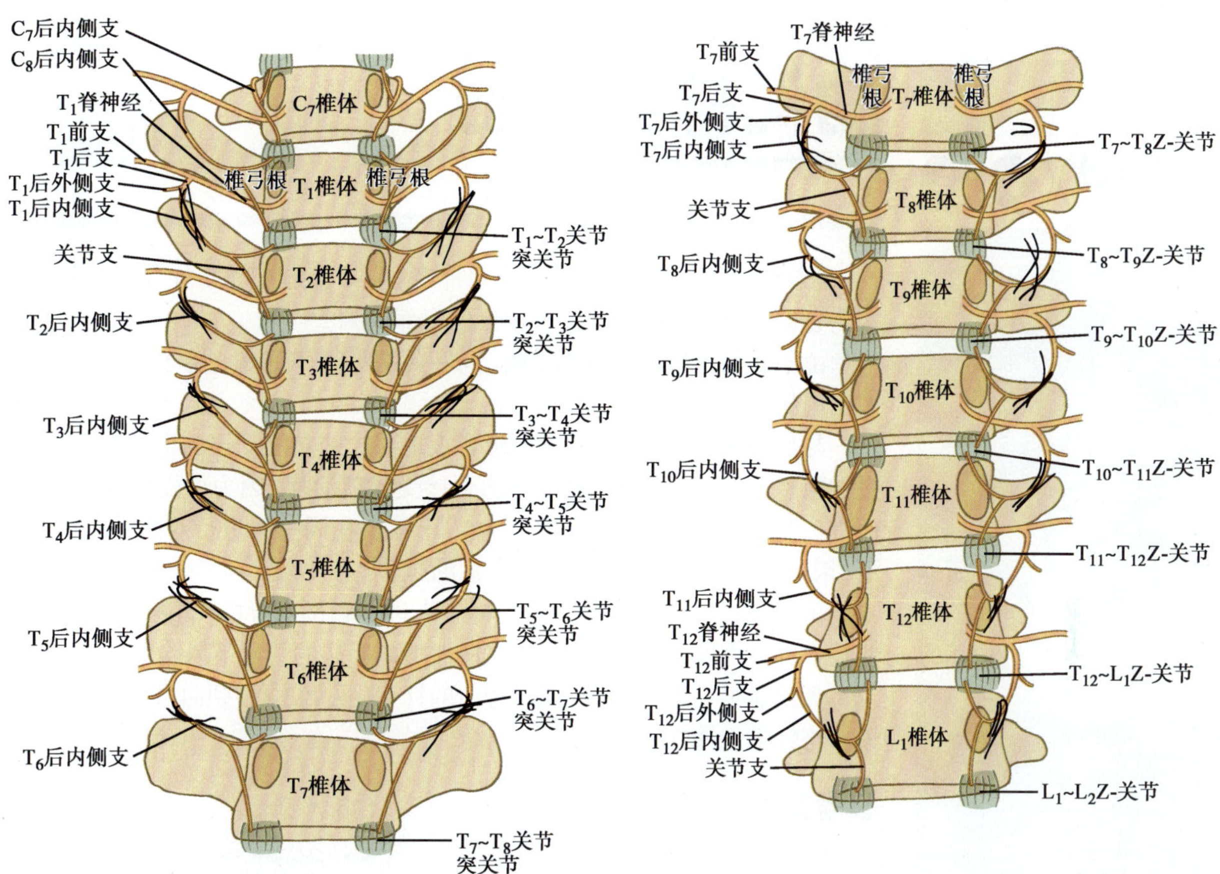

图 22D.1　C_8 和胸后内侧支神经的解剖位置。与横突相关的后内侧支神经的位置在解剖学上有所不同，具体取决于节段水平。C_8 后内侧支神经交叉于其方式类似于横突上外侧部分的上胸后内侧支神经（个人通信，Frank Willard 博士，解剖学家）。T_1～T_3 和 T_9～T_{10} 后内侧支在横突的上外侧交叉，T_4～T_8 后内侧支在横突上方交叉，T_{11}～T_{12} 后内侧支在上关节突和横突的交界处交叉，类似于腰椎水平。后内侧支神经位置的可变性由黑线表示。C_8 后内侧支位置变异性未知，因此我们不展示变异线。后内侧支位置变异性在胸椎中部区域（即 T_4～T_8）最大。因此阻断此节段神经时可以考虑使用苯酚溶剂。（经 Chua WH、Bogduk N 许可修改：胸椎小关节去神经术的外科解剖学。Acta Neurochir [Wien]。1195；136[3-4]：140-144。）（有关此图像的高分辨率版本，请访问 www.expertconsult.com）。

（金童 译，林福清 校，毕胜 复校）

第 23 章

肋间神经注射

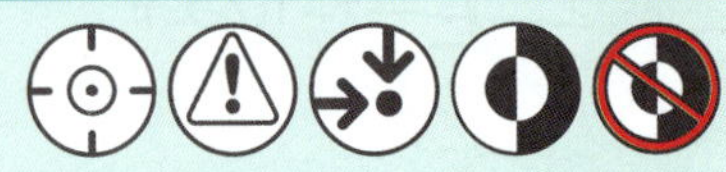

肋间神经注射有助于治疗肋间神经病、带状疱疹和肋骨骨折引起的疼痛。它也可助于诊断和治疗不常见的腹部或胸壁疼痛。

由于肋间区域靠近血管结构，局麻药的吸收率更高。鉴于此，应注意术中使用的局麻药的浓度和剂量。

与任何手术一样，仔细选择患者很重要。肺功能受损的患者（例如严重慢性阻塞性肺病的患者）可能不适合接受此项治疗，因为可能导致气胸，从而进一步增加呼吸损害的相关风险。不建议在同一天进行双侧肋间神经阻滞，因为存在导致气胸的潜在并发症的风险。

可以通过触诊骨骼和软组织标志来进行解剖引导的“盲探”注射，但这些技术存在气胸的风险，特别是在慢性肺部疾病的情况下风险更高。

无论是透视还是超声引导，弯曲的针尖（见第 2 章）朝向目标的背侧，有助于将针尖保持在安全位置。

参考文献

1. Shin DY, Lennard TA. Proximal upper extremity, trunk, and head blocks. In: Lennard TA, ed. *Physiatric Procedures in Clinical Practice*. Philadelphia: Hanley and Belfus; 1995:133.
2. Tucker G, Mather L. Absorption and disposition of local anesthetics: pharmacokinetics. In: Cousins M, Bridenbaugh P, eds. *Neural Blockade In Clinical Anesthesia and Management of Pain*. Philadelphia: Lippincott Williams & Wilkins; 1980:59.
3. Shanti CM, Carlin AM, Tyburski JG. Incidence of pneumothorax from intercostal nerve block for analgesia in rib fractures. *J Trauma*. 2001;51(3):536–539.
4. Holzer A, Kapral S, Hellwagner K, Eisenmenger-Pelucha A, Preis C. Severe pneumothorax after intercostal nerve blockade. A case report. *Acta Anaesthesiol Scand*. 1998;42:1124–1126.

注：请参考本书的解剖学术语/缩略语。

第 23A 章

肋间阻滞：透视引导

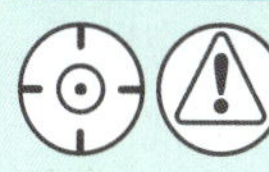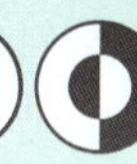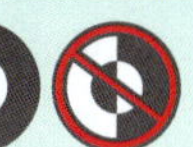

Jonathan B. Stone，Michael A. Klein，和 Michael B. Furman

通常，肋间阻滞可以通过由下向上朝向目标肋缘的下方缘进行肋间神经阻滞，然后是前后位和侧位视图下确认穿刺针的位置。穿刺位置通常在脊柱外侧 3 英寸和腋后线之间，也可以在靠近疼痛部位的任何区域进行注射。穿刺开始后，当穿刺针“离开”肋骨的下缘后，始终保持由下向上进针的方向，直到针“离开”肋骨边缘。穿刺深度不应超过肋骨边缘以内 2～3mm，以避免发生潜在的气胸。胸膜紧邻肋骨，如果穿刺针向腹侧进针过深，发生气胸的风险会很大。

根据本书的布局情况，本章提供穿刺轨迹视图、前后位视图和侧位视图。尽管这些视图可能并非获得成功的肋间神经阻滞所必需，但它可以为穿刺提供更多的安全保障。联合使用超声引导（第 23B 章），可以直接观察到胸膜，提高穿刺的安全性。

注：请参考本书的解剖学术语 / 缩略语。

穿刺轨迹视图(图 23A.1)

- 通过 X 线前后位来确定穿刺位置。
- **将影像增强器由真正前后位,转向尾侧向倾斜 15° 至 20°。**
- 穿刺针尖朝向相应肋骨,针尾向尾侧倾斜,可以在穿刺时更容易地从下至上逐渐滑过肋骨下缘。
- 不需要透视斜位视图。
- 穿刺的靶点位于目标肋骨下缘。(通过触诊确认。)
- **穿刺针平行于 X 线射线方向。**

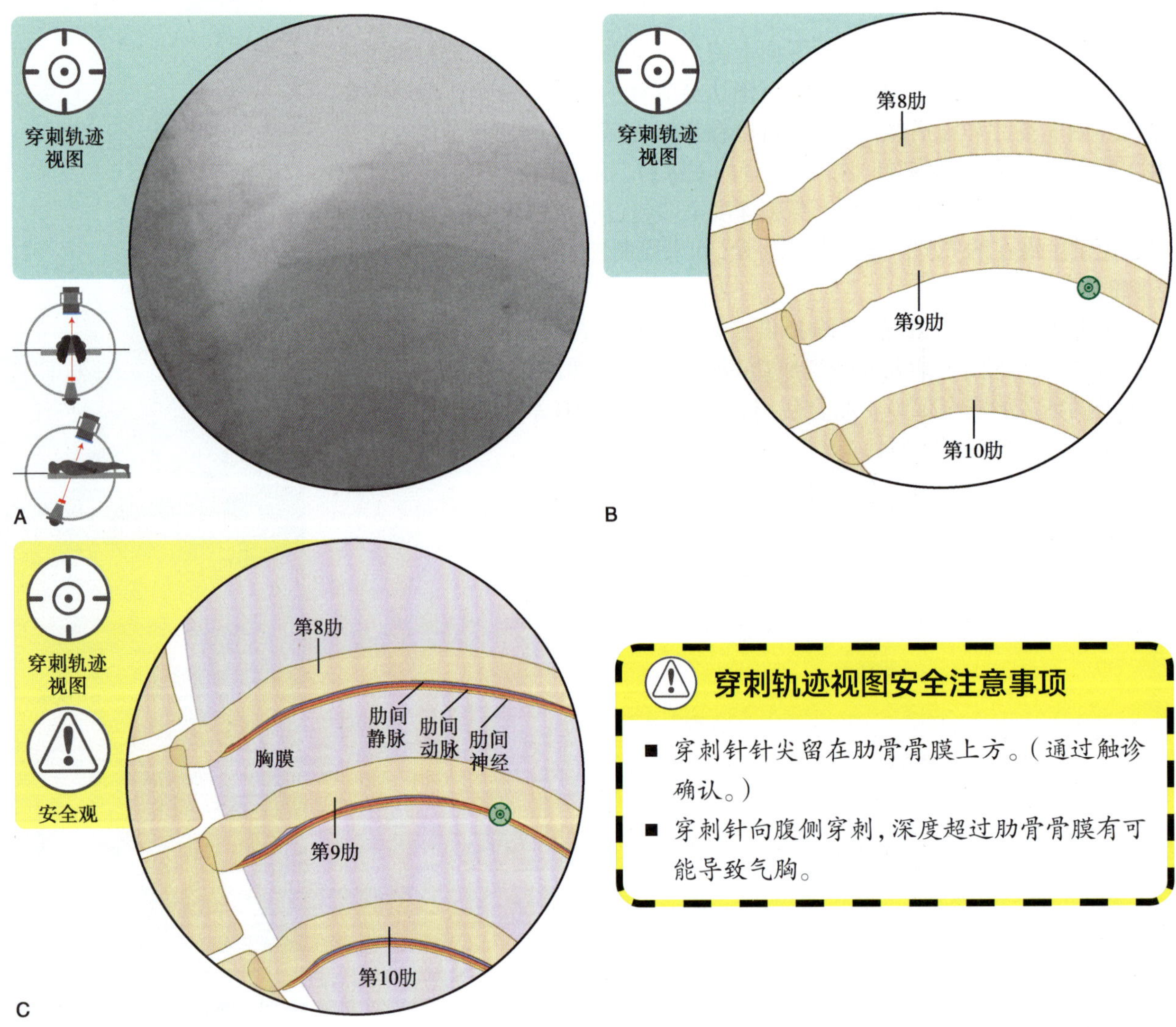

穿刺轨迹视图安全注意事项

- 穿刺针针尖留在肋骨骨膜上方。(通过触诊确认。)
- 穿刺针向腹侧穿刺,深度超过肋骨骨膜有可能导致气胸。

图 23A.1 A,T_9 肋间神经阻滞穿刺轨迹视图,其中穿刺针位于第 9 肋骨的下缘。B,穿刺轨迹视图中不透射线结构。C,穿刺轨迹视图中可透射线结构。

多维视图中的理想针位

- 穿刺针触及下肋缘骨膜后，X 线透视机转至前后位视图。
- 在穿刺针由下向上的进针轨迹下，穿刺针逐渐向肋骨下缘移动，直到穿刺针滑过肋骨下缘。

前后位视图中的理想针位（图 23A.2）

在前后位视图中获得理想穿刺针位后，再在侧位视图中获得穿刺针的最终深度。

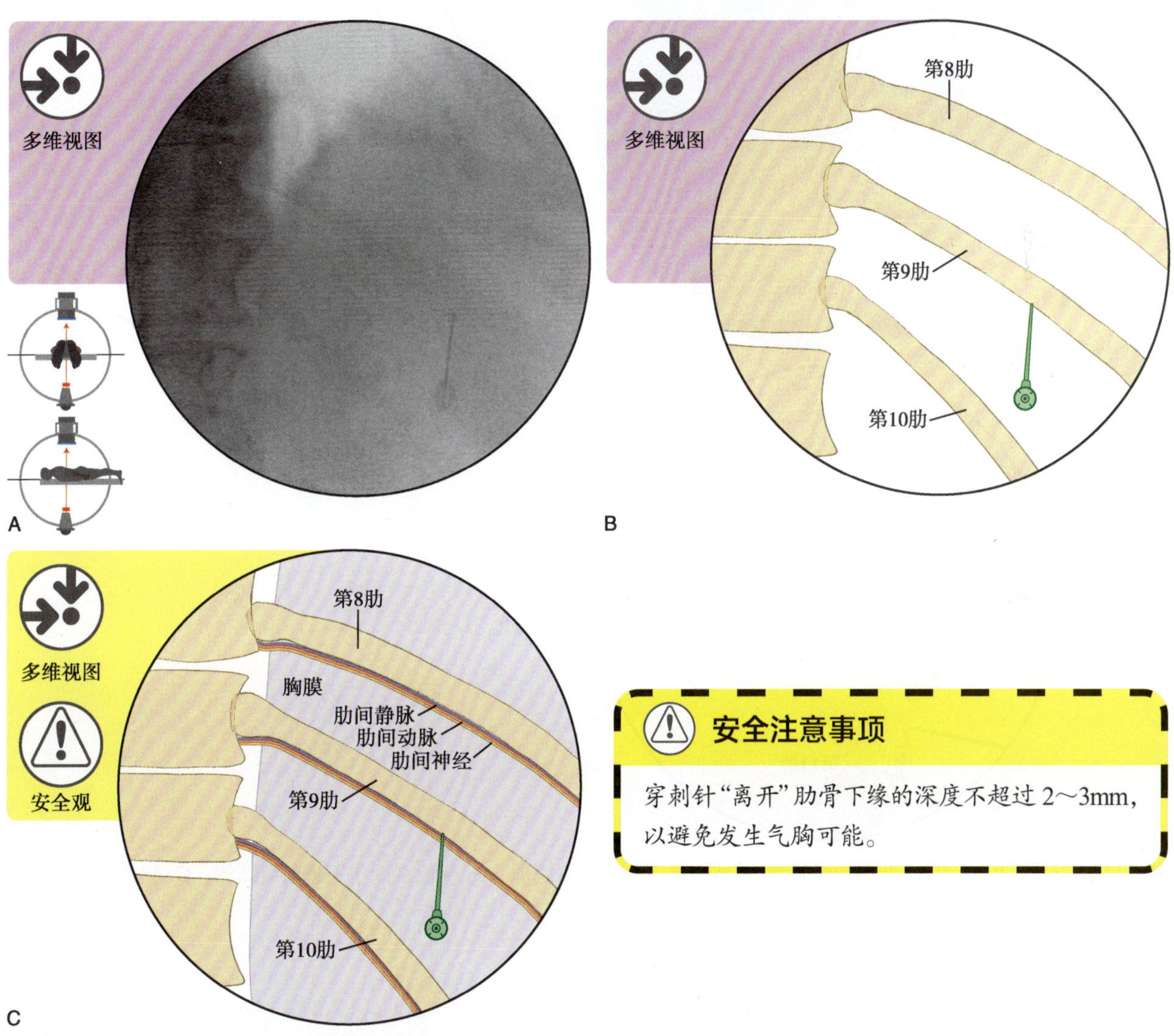

安全注意事项

穿刺针“离开”肋骨下缘的深度不超过 2～3mm，以避免发生气胸可能。

图 23A.2　A，T_9 肋间神经阻滞穿刺轨迹视图，前后位视图中穿刺针最佳针位。B，前后位视图中不透射线结构。C，前后位视图中可透射线结构。

侧位视图中的理想针位（图 23A.3）

理想针位要点

穿刺针达到肋骨下缘后只能再进针 2～3mm，以免发生气胸。可以联合应用超声观察胸膜。

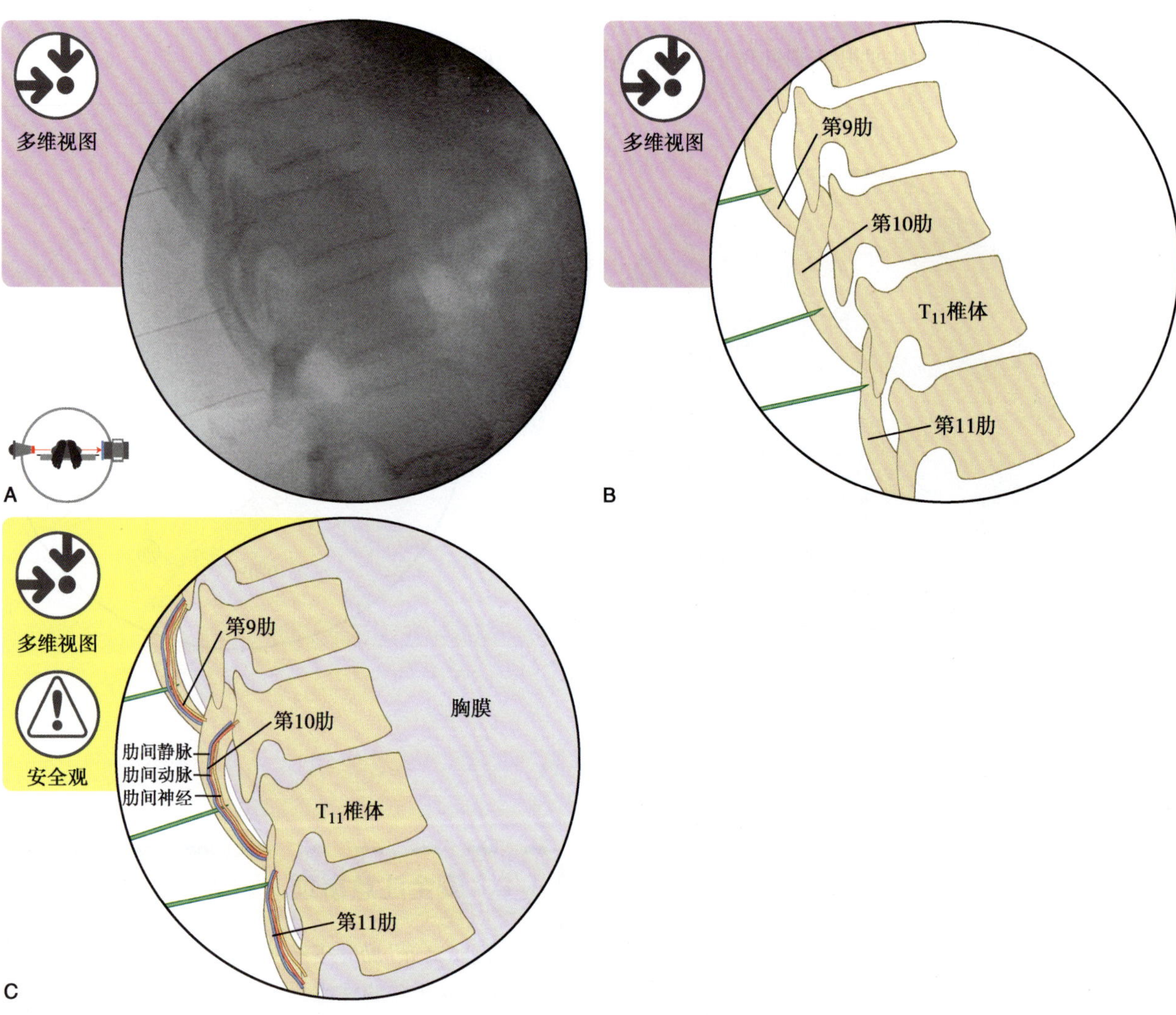

图 23A.3　A，第 9、10 和 11 肋间神经阻滞，X 线引导下侧位理想视图。B，侧位视图中不透射线结构。C，侧位视图中可透射线结构。

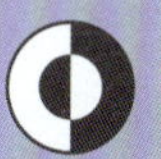 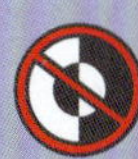 理想和欠佳视图(图 23A.4)

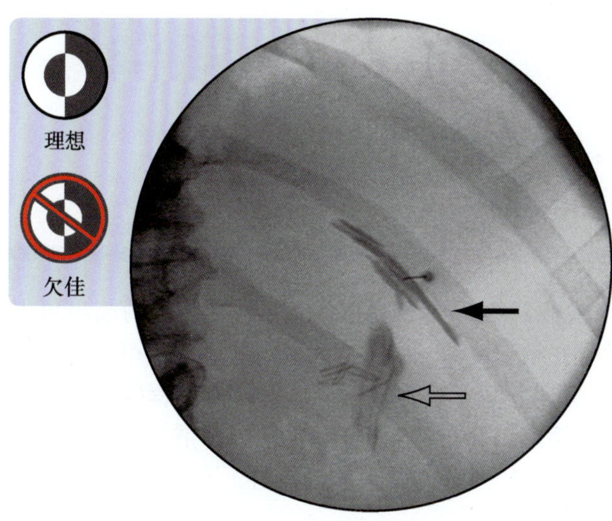

图 23A.4 第 9 肋骨下缘肋间神经阻滞的理想前后位视图，造影剂 0.5ml(实心箭头)。第 10 肋中造影剂扩散的欠佳视图也在本图中显示(空心箭头)。

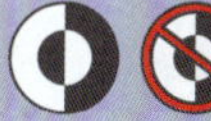 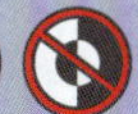 理想视图

理想视图应该是造影剂沿着肋骨下缘分布，与肋间神经走行一致。

(胡光俊 译，陈辉 校，毕胜 复校)

第 23B 章

超声引导下平面内肋间神经阻滞

Shounuck I. Patel，Paul S. Lin 和 Michael B. Furman

与 X 线透视引导不同，超声引导具有真正的“安全观”，因为超声可以实时观察肋间神经，同时避开胸膜。此外，与 X 线不同的是超声可以用于评估发生潜在的气胸。超声引导下肋间神经阻滞在缓解疼痛的程度和效率与 X 线透视引导相似。另外，超声引导与神经刺激相结合（本书中不会进一步描述），以确保更加接近肋间神经，从而提高诊断准确性。

注：请参考本书的解剖学术语/缩略语。

平面内技术（图 23B.1）

- 患者俯卧（根据疼痛部位调整俯卧、侧卧或仰卧位）。
- 医师位于穿刺点的同侧。
- 超声图像位于患者头侧并与探头方向一致（参见图 23B.1D，参见第 4 章）。
- 线性探头放置于触诊的目标肋骨处，使肋骨处于短轴面。
- 注射目标位置靠近肋骨疼痛区域。
- 平面内进针，向头侧进针直至针尖位于目标肋骨下缘的深部。

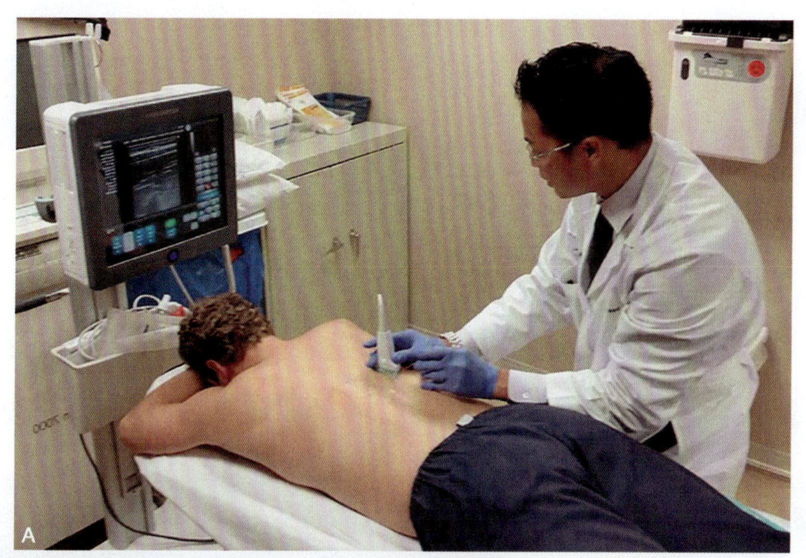

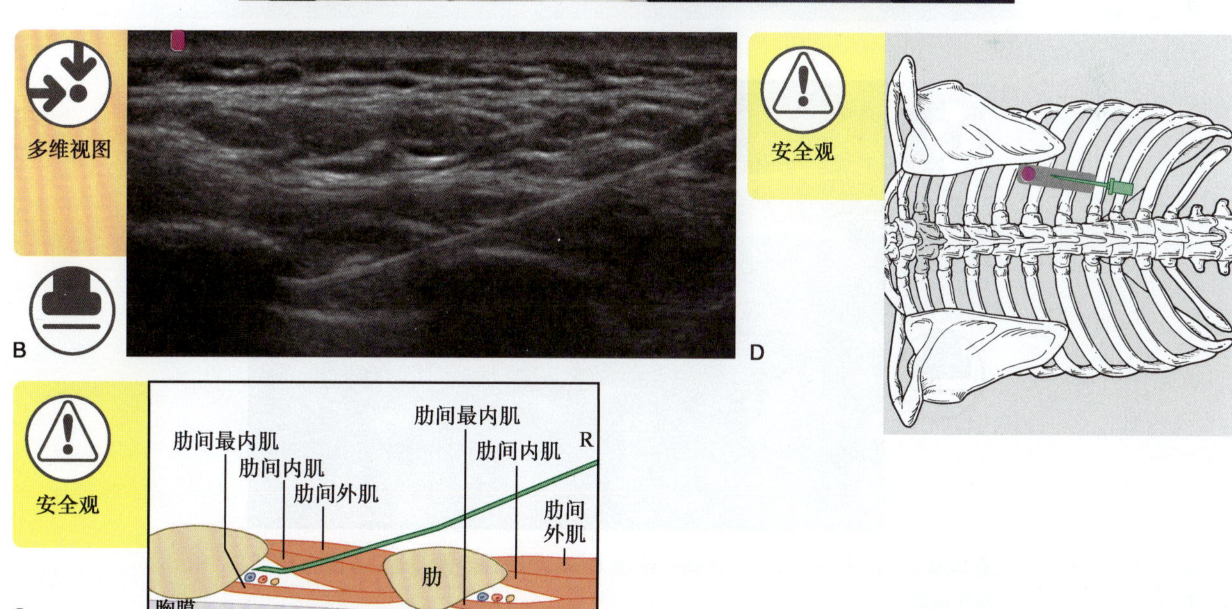

图 23B.1　A，超声与患者相对位置的标准设置。B，从目标肋骨的尾侧进针的短轴平面内视图。C，相对可穿透射线结构视图。由浅到深三层肋间肌，分别是肋间外肌、肋间内肌和肋间最内肌。神经血管束位于肋骨下表面的肋间内肌和肋间最内肌之间，称为肋神经沟。胸膜仅位于肋间最内肌深面。D，超声探头位于骨面位置。

平面内技术安全注意事项

- 胸膜的超声图像是位于肋骨间仅深于肋间最内肌的高亮回声。穿刺时注意避免刺破胸膜
- 注意时刻观察针尖。如果由于体型和/或穿刺针的角度而难以观察到针尖，可切换到低频凸阵探头。
- 可以使用“探路式”技术，引导穿刺针先穿刺到肋骨下缘，然后向下调整穿刺针的角度进入肋神经沟。
- 一旦穿刺针进入肋骨深面肋神经沟处，由于肋骨挡住了超声的传导，针尖就无法在超声上显像了。为避免穿破胸膜，此时不可再进针。

多维视图

我们通常不需要选择平面外技术来进行多维视图确认。

理想视图

对于最佳和欠佳的X线透视引导视图，请参阅第23A章，肋间神经注射，X线透视引导。

欠佳穿刺针位置和视图(图23B.2)

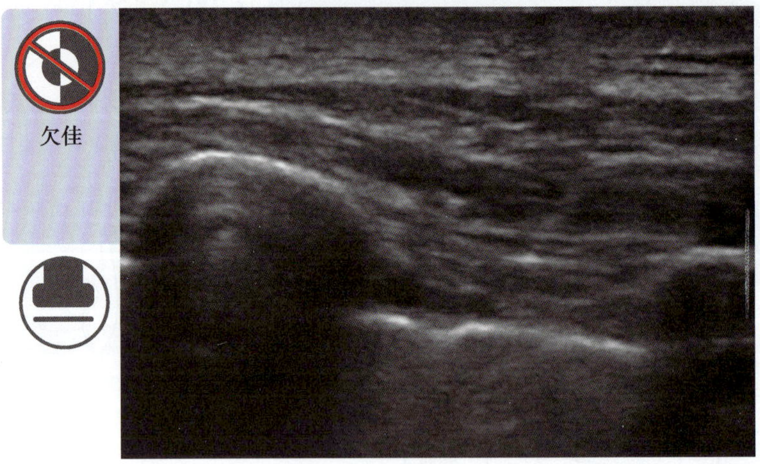

图23B.2 针尖显示不清，穿刺针轨迹太深，离肋神经沟过远，有潜在肺部损伤风险。

（黄章翔 译，陈辉 校，毕胜 复校）

参考文献

1. Husain LF, Hagopian L, Wayman D, Baker WE, Carmody KA. Sonographic diagnosis of pneumothorax. *J Emerg Trauma Shock*. 2012;5(1):76–81.
2. Shankar H, Eastwood D. Retrospective comparison of ultrasound and fluoroscopic image guidance for intercostal steroid injections. *Pain Pract*. 2010;10(4):312–317.
3. Patel SI, Joshi MY. Neurostimulation with ultrasound guidance for intercostal nerve block. *PMR*. 2013;5(10):903–905.

第 24 章

胸椎间盘入路

Justin J. Petrolla 和 Michael B. Furman

本章介绍了一种有效、安全地进入胸椎间盘的硬膜外倾斜技术。与腰椎间盘造影一样，最终针尖目标是椎间盘髓核的中心部位。

单针技术是胸椎间盘入路的首选。然而，双针技术可以用 18G 套管针和 22G 穿刺针，或 20G 套管针和 25G 穿刺针组合一起使用。胸椎间盘通常比腰椎间盘更薄，因此直径较细的针可以更容易进入。针尖可以按照第 2 章中所述稍微弯曲，以优化穿刺路径。然而，我们不建议在狭窄的椎间盘间隙中使用弯曲的针。

该技术使用的轨迹视图类似于腰椎技术（第 17 章）使用的轨迹视图［从椎骨终板之间的外侧关节突（SAP）插入］；然而，胸椎还有一个额外的限制，即针必须进入肋骨边缘的内侧。用于胸椎间盘造影的轨迹视图与用于胸椎神经下经椎间孔注射的轨迹视图类似（第 21 章）。下胸椎、中胸椎和上胸椎之间的解剖结构存在差异。头侧椎板越宽，就越难接近 T_5～T_6 上方椎间盘的中心。除非存在禁止问题，否则我们建议从疼痛较重侧的对侧进针。应使用多平面成像将针推进到其最终位置。

胸椎间盘造影是一个正在发展的介入操作，与腰椎激发椎间盘造影有许多相似之处。与腰椎一样，仅靠成像技术无法充分识别导致患者疼痛的胸椎间盘。数据收集包括与患者临床情况相关的疼痛激发（即无疼痛、不一致或一致）。它还包括对比体积和椎间盘结构［髓核造影和椎间盘造影后计算机断层扫描（CT）］。

注：请参考本书的解剖学术语 / 缩略语 。

穿刺轨迹视图(图 24.1)

- 确认水平(用前后位视图)。
- **将影像增强器向头侧或尾侧倾斜。**
- 用合适的角度使每一节段椎体的上下终板成一条线。
- **将影像增强器倾斜到针入口的同侧。**
- 可选建议:在进针侧同侧放置一个枕头,以获得 5° 至 10° 的额外倾斜。
- 调整影响增强器,使 SAP 平分或几乎平分上端板的直径。
- 穿刺针目标是下 SAP 和上终板交界处紧外侧以及肋骨边缘内侧的椎间盘间隙。有一个目标"方盒子",由下方的上终板(SEP)、上方的下终板(IEP)、内侧的 SAP 和外侧的肋骨形成。
- 调整每个椎间盘水平的角度。
- 将针平行于透视射线束放置。

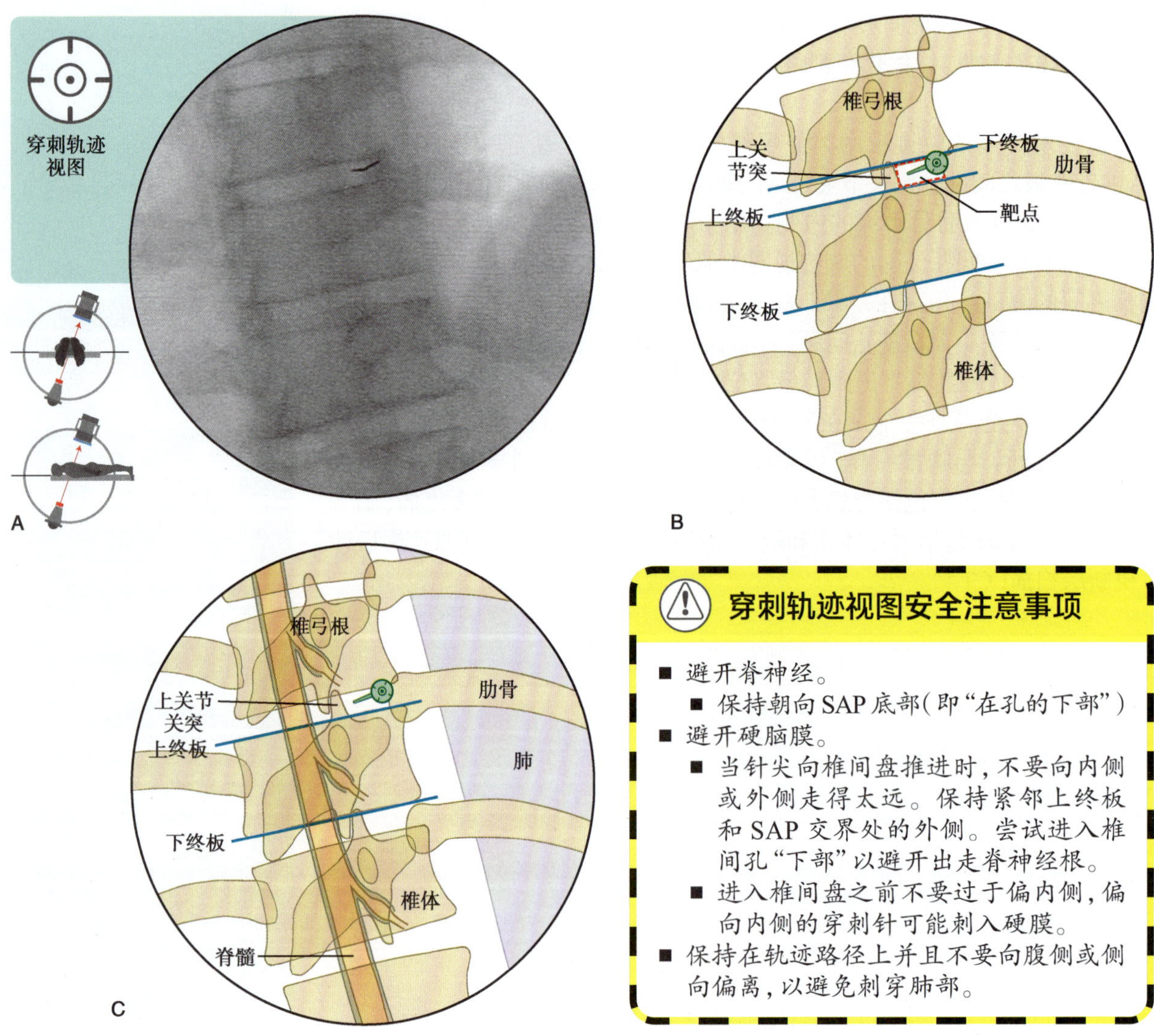

图 24.1 A,针就位时轨迹视图的透视图像。B,不透射线结构,轨迹视图。C,可透射线结构,轨迹视图。

第五部分

穿刺轨迹视图定位的注意事项

- 通过改变倾斜角度及头尾倾斜影像增强器来进行各个节段的设置。
- 为了提高时间效率并最大限度地减少辐射，在穿刺轨迹视图下将所有目标节段依次进针。然后，旋转到前后位视图和侧位视图以调整所有针尖位置。如果需要，请进行细微调整。这将最大限度地减少 C 形臂和患者的移动，并且可以减少辐射。

多维视图中的理想针位

请参见表 17A.1，使用 AP 和横向视图来解释针尖位置。

前后位视图中的理想针位（图 24.2）

每个椎间盘的“真实”前后位可视化至关重要。

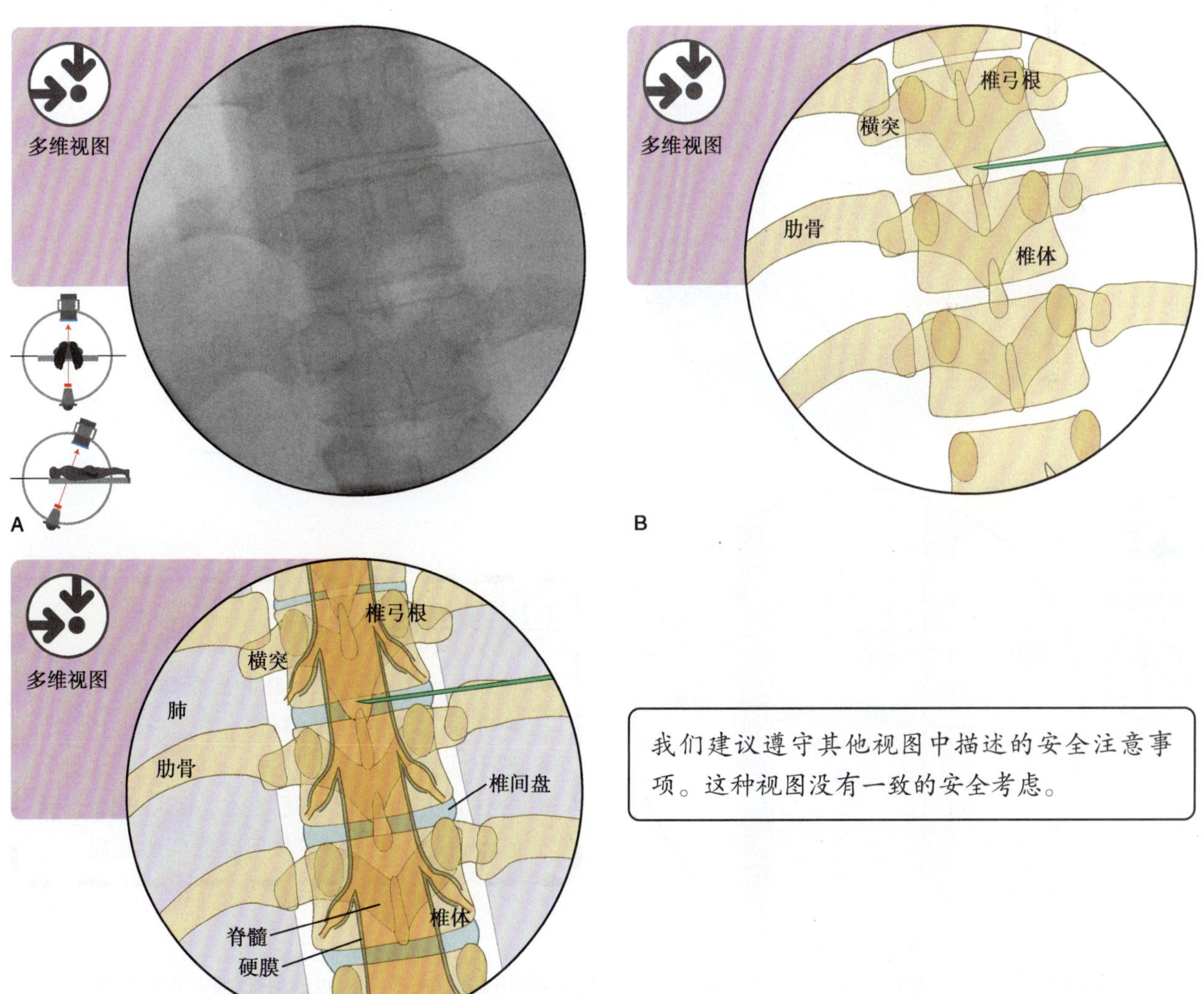

我们建议遵守其他视图中描述的安全注意事项。这种视图没有一致的安全考虑。

图 24.2　A，具有理想针位置的透视前后视图。B，不透射线结构，前后视图。C，可透射线结构，前后视图。

椎间盘的几何中心通常与棘突从上椎体的位置重合。

- 避免前进超出椎间盘的几何中心(即髓核)。
- 获得椎间盘内通路后，只需进行细微调整即可确保针尖朝内侧。然而，主要的推进应该在侧面安全角度进行。

侧位视图中的理想针位(图 24.3)

定位C形臂以获得每个椎间盘的"真实"侧位视图，以便推进针。该视图是安全视图。

理想针位的注意事项

- 目标进针位置是椎间盘(即髓核)的几何中心。
- C形臂可能需要从侧面和前后视图多次转换才能安全、成功地引导针。

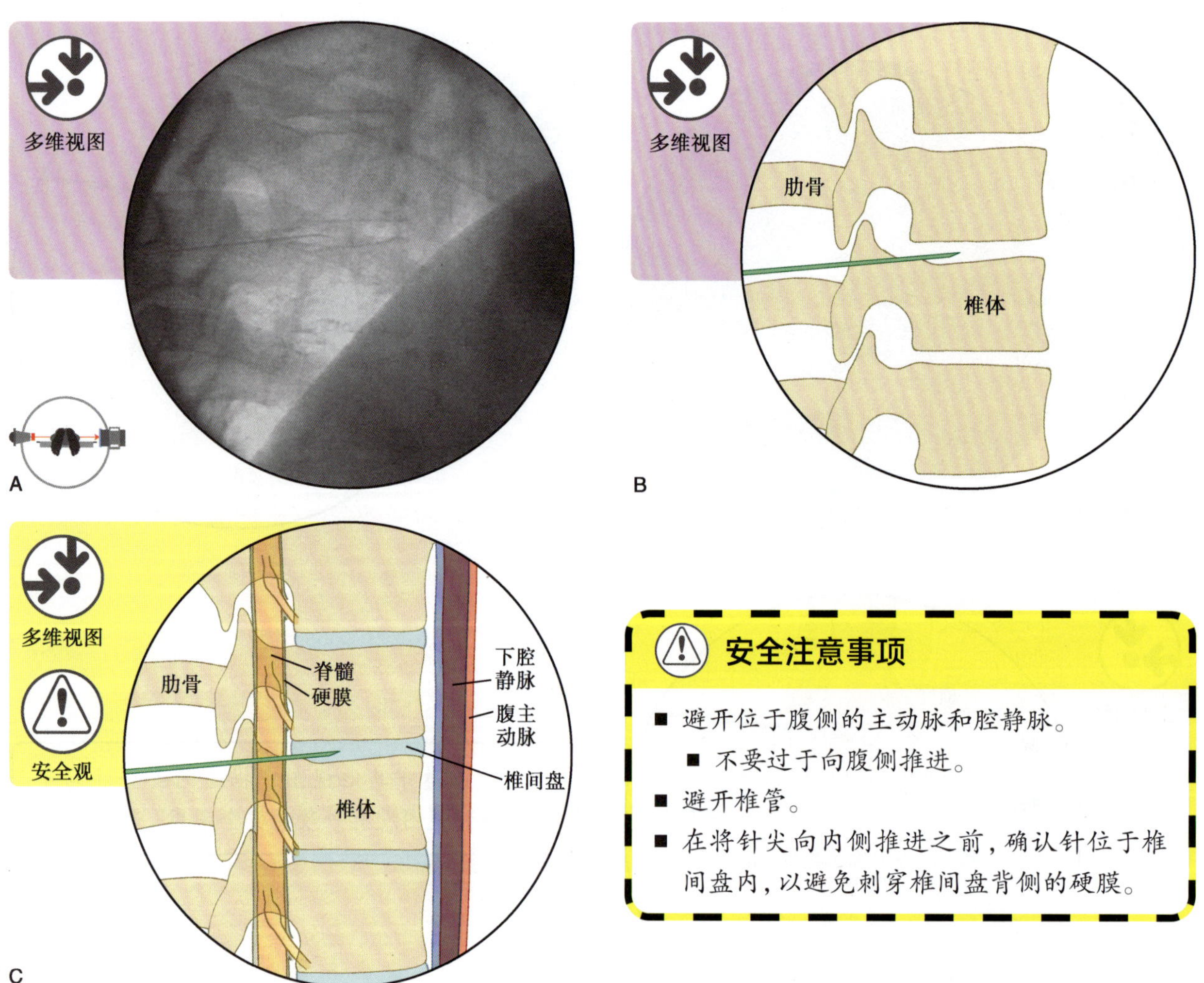

安全注意事项

- 避开位于腹侧的主动脉和腔静脉。
  - 不要过于向腹侧推进。
- 避开椎管。
- 在将针尖向内侧推进之前，确认针位于椎间盘内，以避免刺穿椎间盘背侧的硬膜。

图 24.3　A，具有理想针位置的透视侧位视图。B，不透射线结构，侧位视图。C，可透射线结构，侧位视图。

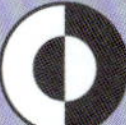

理想视图(图 24.4)

- 理想的造影剂应该开始并保持在髓核内。
- 对于正常和非退变的椎间盘，流动模式在核图上应具有“棉球”或“小叶”外观。
- 对于退变的椎间盘，核图上的流动模式应显示为“不规则”“裂隙”或“破裂”。

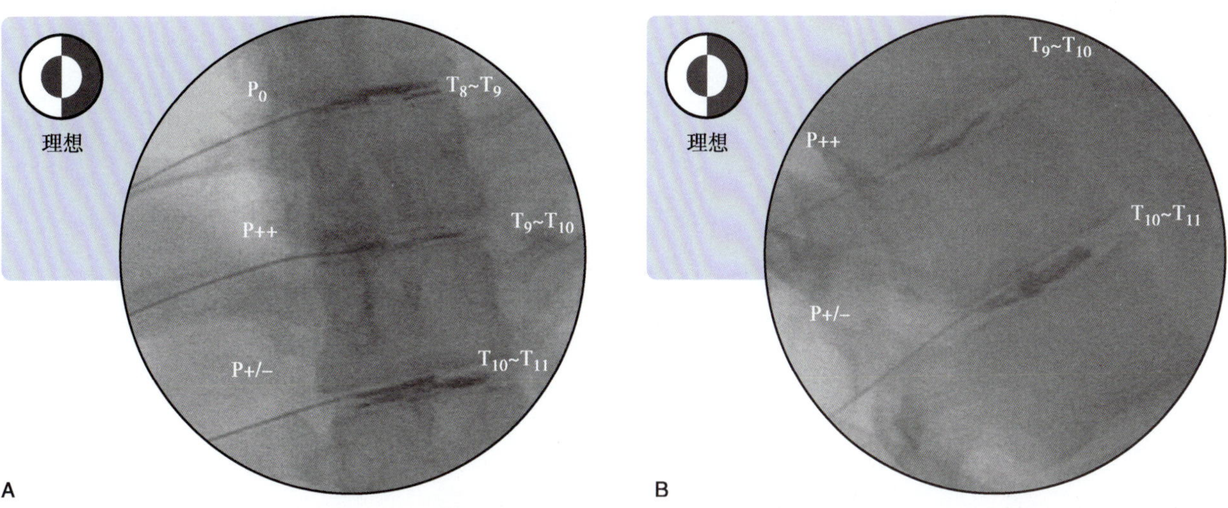

图 24.4　A，T_8～T_9、T_9～T_{10} 和 T_{10}～T_{11} 处胸椎间盘造影的前后位透视图像，每个椎间盘内有 1ml 造影剂。B，T_9～T_{10} 和 T_{10}～T_{11} 处胸椎间盘造影的侧位透视图像，对比剂为 1ml。

请参阅第 17A 章，腰椎椎间盘激发造影/椎间盘入路，了解有关以下内容的信息：

- 疼痛反应解读
- 髓核造影
- 抗生素
- 椎间盘 CT 扫描及其用途和解释

（齐慧　金童 译，林福清 校，毕胜 复校）

建议读物

Bogduk N, ed. *Practice Guidelines for Spinal Diagnostic and Treatment Procedures*. 2nd ed. San Francisco: International Spine Intervention Society; 2013:315–323.

Schellhas KP, Pollei SR, Dorwart RH. Thoracic discography. A safe and reliable technique. *Spine (Phila Pa 1976)*. 1994;19(18):2103–2109.

Singh V. Thoracic discography. *Pain Physician*. 2004;7(4):451–458.

Wood KB, Schellhas KP, Garvey TA, Aeppli D. Thoracic discography in healthy individuals. A controlled prospective study of magnetic resonance imaging and discography in asymptomatic and symptomatic individuals. *Spine (Phila Pa 1976)*. 1999;24(15):1548–1555.

第五部分

第 25 章

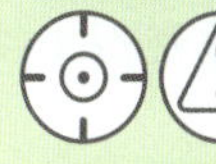

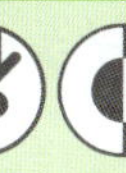

颈椎椎板间硬膜外类固醇注射——旁正中入路

Justin J. Petrolla，Amir S. Tahaei，Kirk M. Puttlitz，Michael A. Klein 和 Michael B.Furman

颈椎椎板间硬膜外类固醇注射适用于伴有或不伴有轴性颈痛的神经根性疼痛。椎间入路非常适合将药物注射到双侧和/或多节段颈椎部位。C7～T1 节段是常用的靶点，因为该节段在黄韧带和硬脑膜/脊髓（SC）之间的前后距离最大。此外，下位颈椎的黄韧带更趋向完整、融合。术前 MRI 检查有助于确认椎管后部硬膜外腔空间的大小。如果 C7～T1 处的硬膜外间隙很小或消失，则选择 T1～T2 段。

使用穿刺轨迹视图置入针尖后，使用多维成像进行推进，同时可显示针尖深度，因为它接近对侧斜位视图（CLO）中的腹侧椎板间线（VILL）和/或侧位视图中的脊柱椎板间线，要特别注意安全。我们建议使用对侧斜位和/或侧位视图下观察针尖深度，而不是仅依赖于针尖离开椎板后的距离。通常，对侧斜位视图比侧位视图具有更好的显示效果，因为肩部经常阻挡显示侧位视图中清晰的颈胸区域。请参阅第 3 章了解更详细的对侧斜位可视化说明。

使用经典的阻力消失（LOR）技术结合多维 X 线透视成像和实时造影剂扩散的可视化，将穿刺针穿过黄韧带进入硬膜外间隙。对于单侧和症状较重的一侧的情况下，针尖的最终位置应位于中线或稍微偏离中线。

穿刺轨迹视图（图 25.1）

- 使用前后位视图确定节段。
- **向尾端倾斜 C 形臂。**
- 使用尾端或头端倾斜，最大优化目标椎板间隙，使椎板间边缘清晰（通常是 C7～T1）。
- 向有症状的一侧（本例中为右侧）轻微侧位倾斜（大约 5°～10°）。
- 穿刺针直接置于中线，或略偏疼痛侧的椎板间隙。
- **因为这是穿刺轨迹视图，所以将穿刺针与 X 线透视射线束平行放置。**

注：请参考本书的解剖学术语/缩略语。

关于穿刺轨迹视图中定位的注意事项

- 最初的进穿刺针位置应在软组织中较浅的位置，以避免刺穿硬脑膜并损伤脊髓。
- 将C形臂旋转到侧位或对侧斜位的安全视图后，即可进行椎板间定位和进针，不必先触及椎板再逐渐进入椎板间。
- 在该穿刺轨迹视图中没有一致的辐射安全考虑。

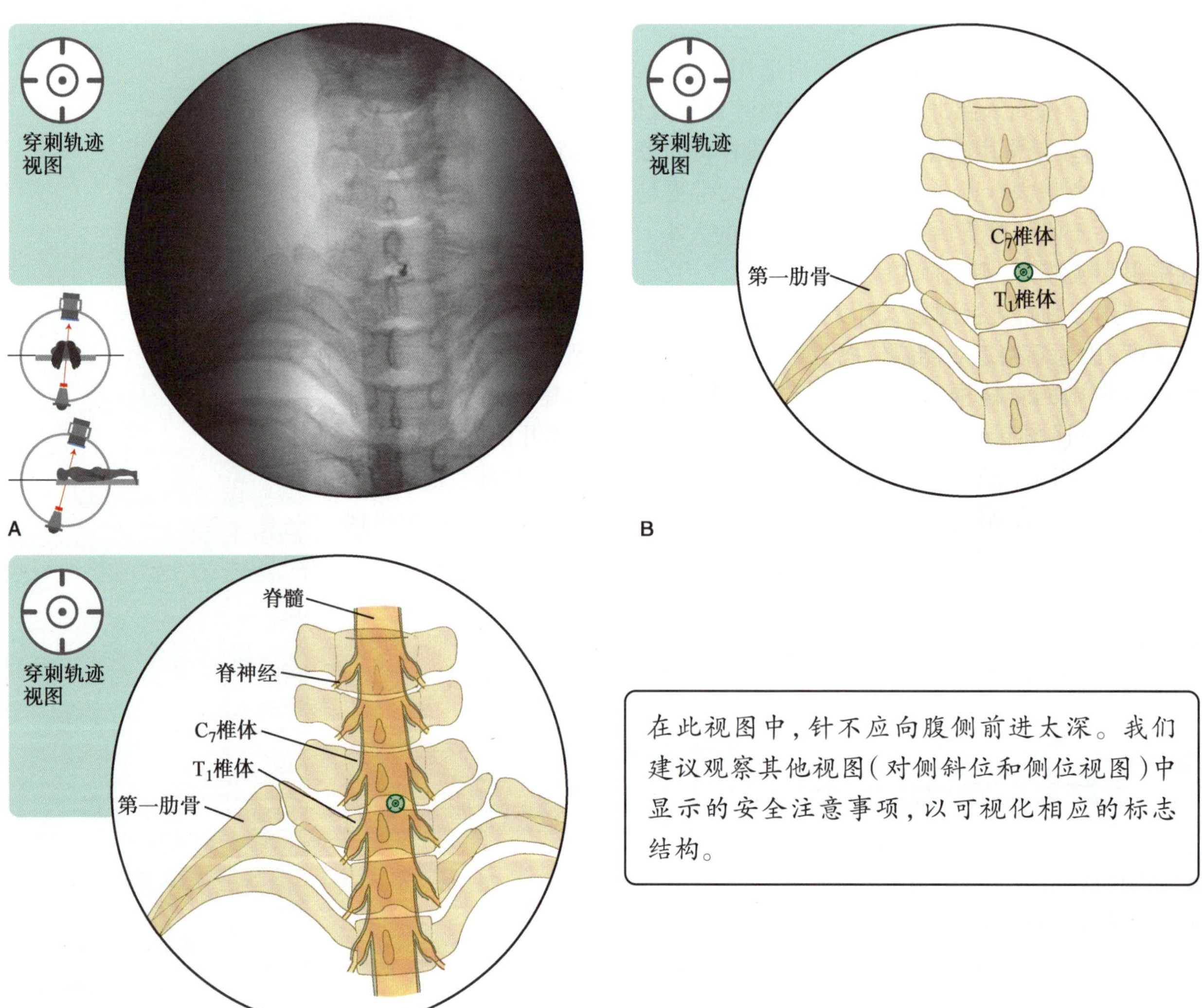

在此视图中，针不应向腹侧前进太深。我们建议观察其他视图（对侧斜位和侧位视图）中显示的安全注意事项，以可视化相应的标志结构。

图 25.1　**A**，穿刺穿刺针位置于 C_7～T_1 椎板间隙且向同侧倾斜 5° 至 10° 时的穿刺轨迹视图。针尖稍偏向中线右侧。**B**，不透射线结构，穿刺轨迹视图。**C**，可透射线结构，穿刺轨迹视图。请注意，这不是本介入操作的安全视图。该图像用于强调脊髓（SC）的位置。

多维视图中理想的穿刺针位置

我们建议至少使用两个视图，包括前后位视图（接近中线）和对侧斜位视图，以确认针尖均没有穿过腹侧椎板间线。或者，使用“真实”侧位来确认针尖未穿过棘突椎板线。仅使用对侧斜位和/或“真实”侧位安全视图将针尖安全地推向目标。前后位视图用于确认侧边或中线位置，但不是安全视图。

前后位视图中理想的穿刺针位置（图 25.2）

理想情况下，穿刺针应保持靠近中线。对于单侧症状较多的患者，针尖可稍微偏离中线。

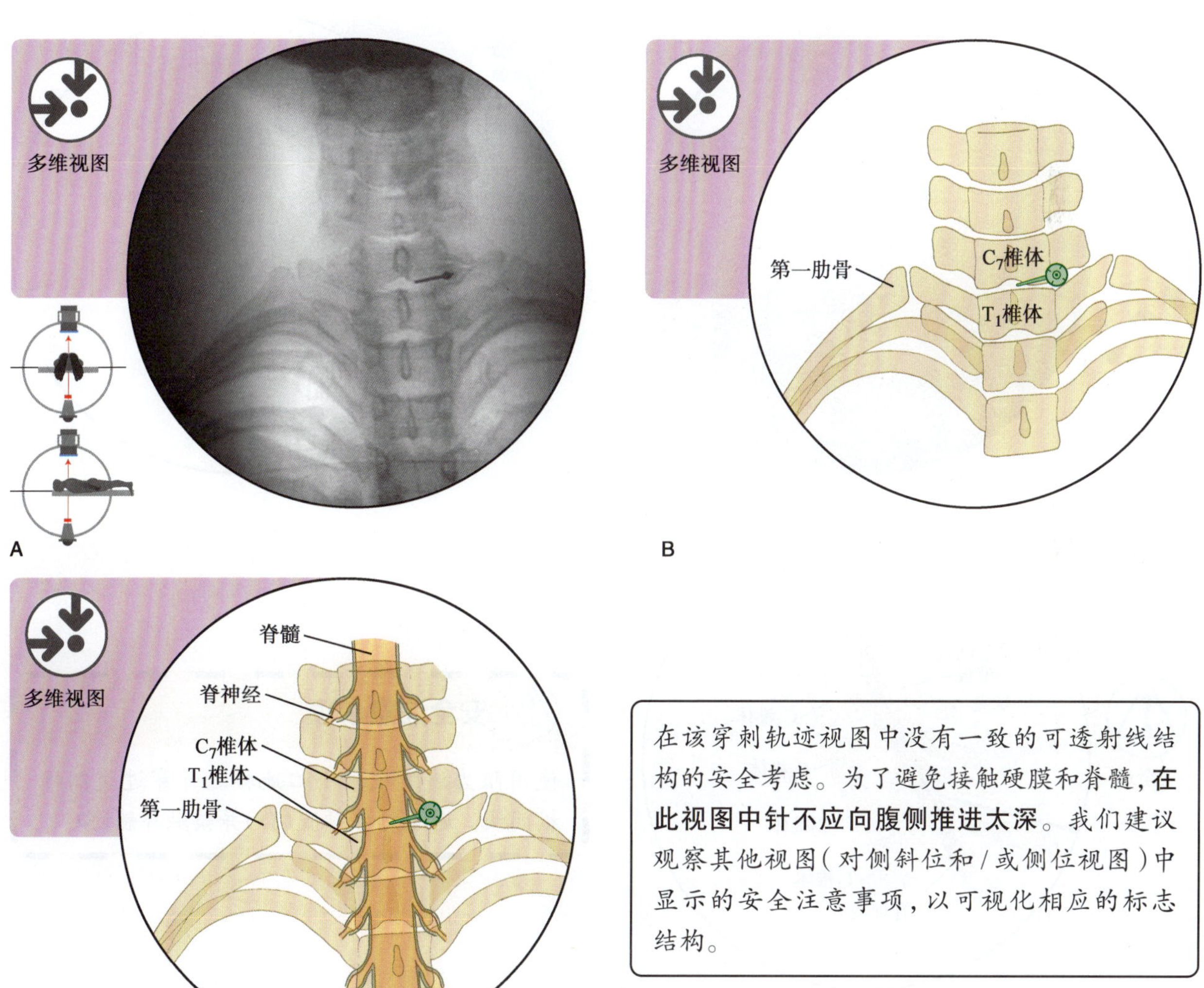

图 25.2　**A**，“真实”前后位透视视图，阻力消失前及注射造影剂前的“真实”前后位视图，显示穿刺针靠近中线。这是一种向右的旁正中入路，针尖靠近中线。由于这不是安全视图，因此穿刺针不应再向深推进。**B**，前后位视图中不透射线结构。**C**，前后位视图中可透射线结构。

对侧斜位视图中理想的进针定位(图 25.3)

在前后位视图中确认针尖位置后,C 形臂应处于对侧斜位安全视图中。有关对侧斜位的更多讨论,请参见第 3 章图 3.21。

- 理想穿刺针位置:对侧斜位(即倾斜到针尖的另一侧),确认进穿刺针位置于中线或稍靠近症状较严重的一侧。对侧斜位视图最初起始角度约为 60°。
- 在对侧斜位视图下,缓慢、间歇或连续地进针,同时注意阻力消失。阻力消失应该会在针尖靠近腹侧椎板间线附近出现。腹侧椎板间线是连接椎间孔后缘与橄榄球状椎板前缘的线。请注意,如果针尖穿过中线到达影像增强器的同侧,则针尖可能看起来更靠近腹侧。

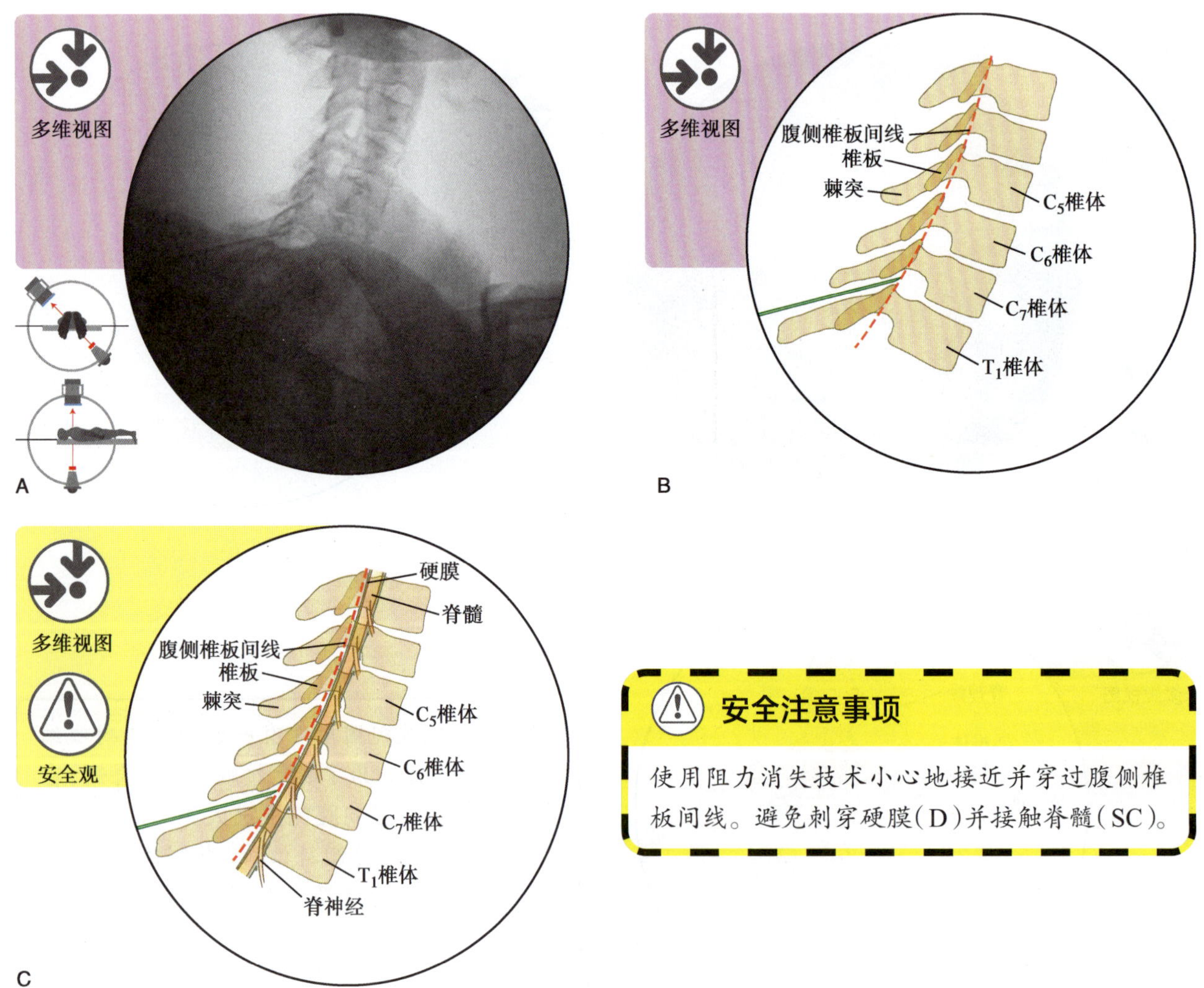

> **安全注意事项**
>
> 使用阻力消失技术小心地接近并穿过腹侧椎板间线。避免刺穿硬膜(D)并接触脊髓(SC)。

图 25.3 A,透视对侧斜位视图(即安全视图),阻力消失前位置位于橄榄球状椎板(Lam)的腹侧边缘。针尖可能会随着阻力的消失而向前移动,预计阻力会在腹侧椎板间线(VILL)处或稍后消失。B,对侧斜位视图中不透射线结构。C,对侧斜位视图中可透射线结构。

侧位视图中理想的针定位

在前后位和对侧斜位视图中确认针尖位置后，再将 C 形臂转至侧位安全视图，以进一步进行多维视图确认。

患者俯卧位，“真实”侧位视图（即 90° 倾斜）（图 25.4）

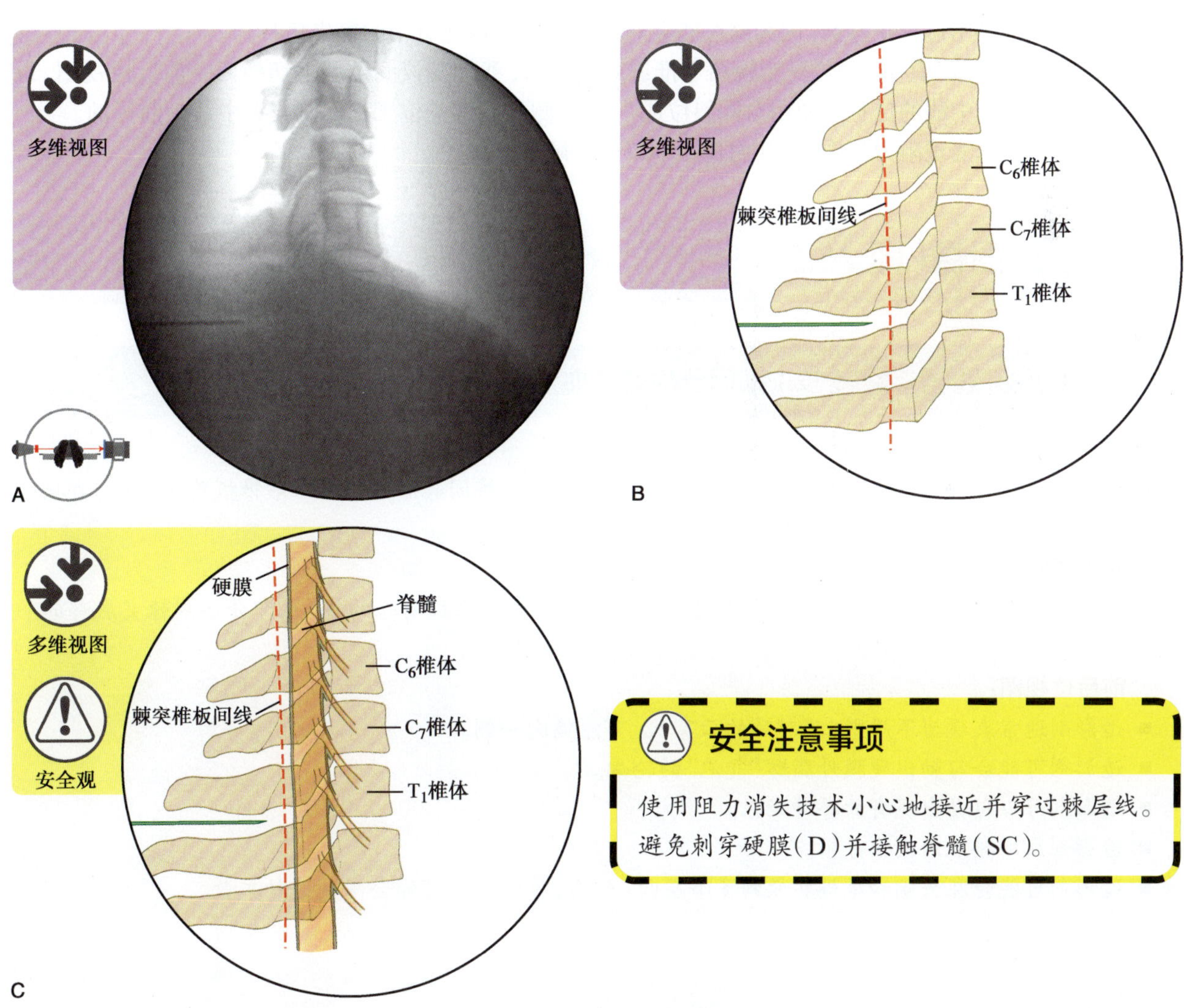

图 25.4　A，透视“真实”侧位视图（即安全视图），其中针尖接近棘突椎板间线。预计阻力会在棘突椎板间线处或附近消失。B，“真实”侧位视图中不透射线结构。C，“真实”侧位视图中可透射线结构。

侧位安全视图中理想的穿刺针位置

我们建议至少两个视图，包括前后位（接近中线）以及对侧斜位和“真实”侧位视图中的一个或两个，以确认针尖没有越过腹侧。

- 如果穿刺针在对侧斜位视图（或侧位视图中的棘突椎板线）中前进到腹侧椎板间线，并且尚未遇到阻力消失，则执行以下操作：
  - 检查前后位视图，确保针尖位于所需一侧和/或没有侧向偏离太远。
  - 重新插入针尖，确保血凝块或其他组织没有堵塞针孔，从而混淆了对阻力消失的感知。
  - 注射造影剂以查看针尖是否确实已经位于硬膜外腔中，尽管没有感知到阻力消失。
- 如果注射时出现高阻力或患者抱怨疼痛或感觉异常，则可能表明针尖接触到脊髓或神经根。
  - 确认位置并酌情退出。
  - 请勿注射造影剂或注射药物，因为这可能会导致临床上严重的神经或脊髓损伤。
  - 不要给患者服用过量镇静剂，因为这可能会妨碍患者报告这些有用的警告症状。
- 在通过对侧斜位或“真实”侧位安全视图下推进穿刺针时，我们建议间歇性地切换回　前后位视图，以确认针尖相对于中线的位置。使用对侧斜位或“真实”侧位以针尖位于稍偏侧或近中线为前提的。
- 当使用任一技术实现阻力消失时，注射造影剂以确认硬膜外位置。

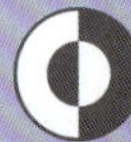

理想图像（图 25.5）

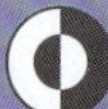

理想图像（请参阅表 12.1 以区分硬膜外血流和非硬膜外血流）

对侧斜位视图：

- 当针尖位于对侧斜位：造影剂应沿腹侧椎板间线（即连接椎间孔后缘与足球形椎板前缘的线）直接向椎板腹侧扩散。

侧视图：

- 造影剂应刚好在椎板间腹侧线（即椎间孔后缘与橄榄球状椎板前缘的线）立即分层到棘突底部的腹侧。

前后位视图：

- 造影剂通常表现为不规则、不对称的云雾状，可能偏向一侧。
- 造影剂可能会勾勒出硬膜外脂肪“气泡”的轮廓。
- 造影剂可以勾勒出现有的脊神经根。
- 造影剂立即接触内侧椎弓根。
- 造影剂可能会在头端和尾端扩散到多个层面；然而，椎管狭窄可能会限制这种扩散。

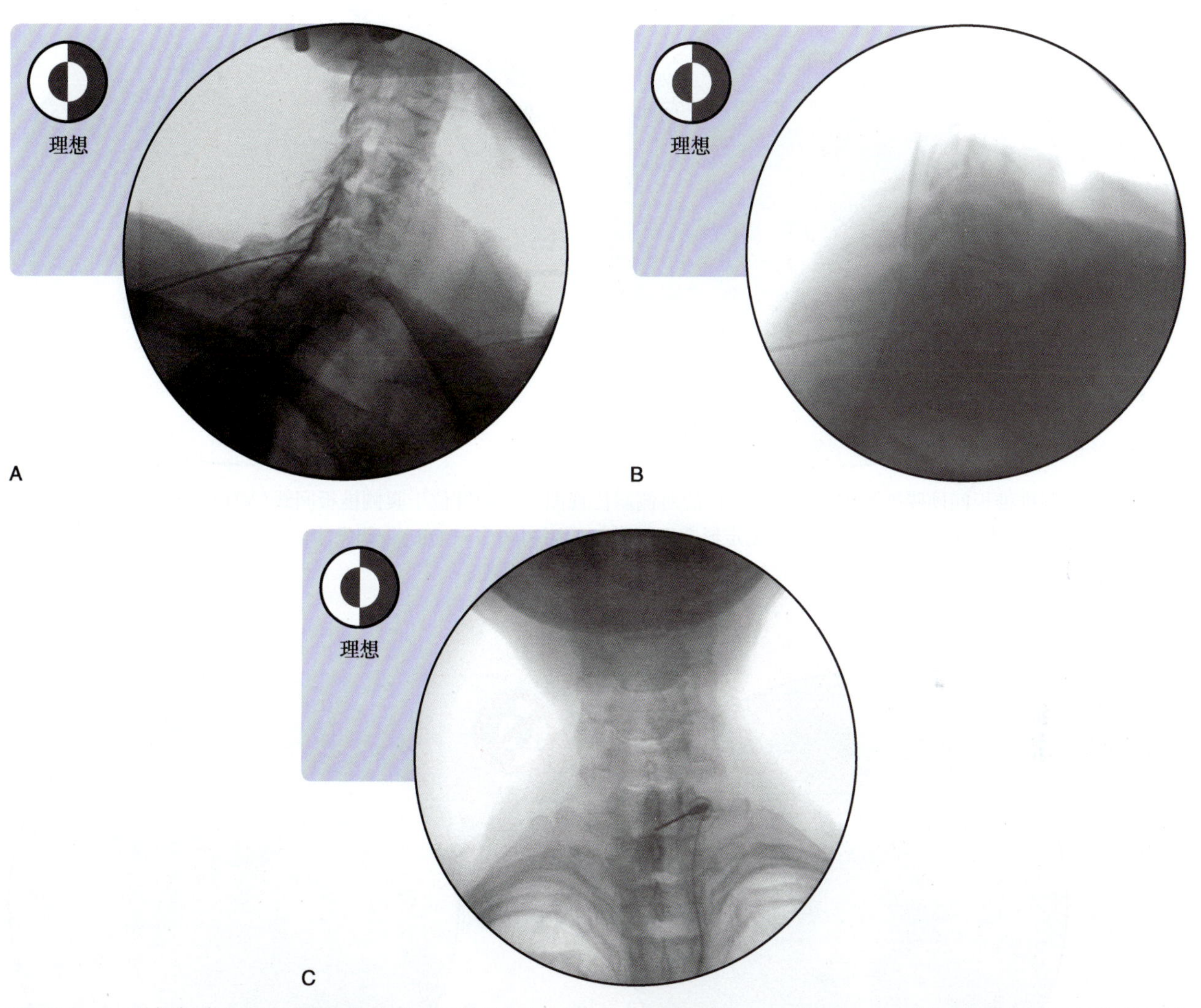

图 25.5　A，对侧斜位（CLO）透视图像显示颈椎椎板间硬膜外类固醇注射 0.5ml 造影剂。B，“真实”侧位透视图像显示颈椎椎板间硬膜外类固醇注射 0.5ml 造影剂。请注意，此图像中标志结构不如对侧斜位视图中的明显。C，前后位透视图像显示颈椎椎板间硬膜外类固醇注射 0.5ml 造影剂。

欠佳图像(图 25.6～图 25.9)

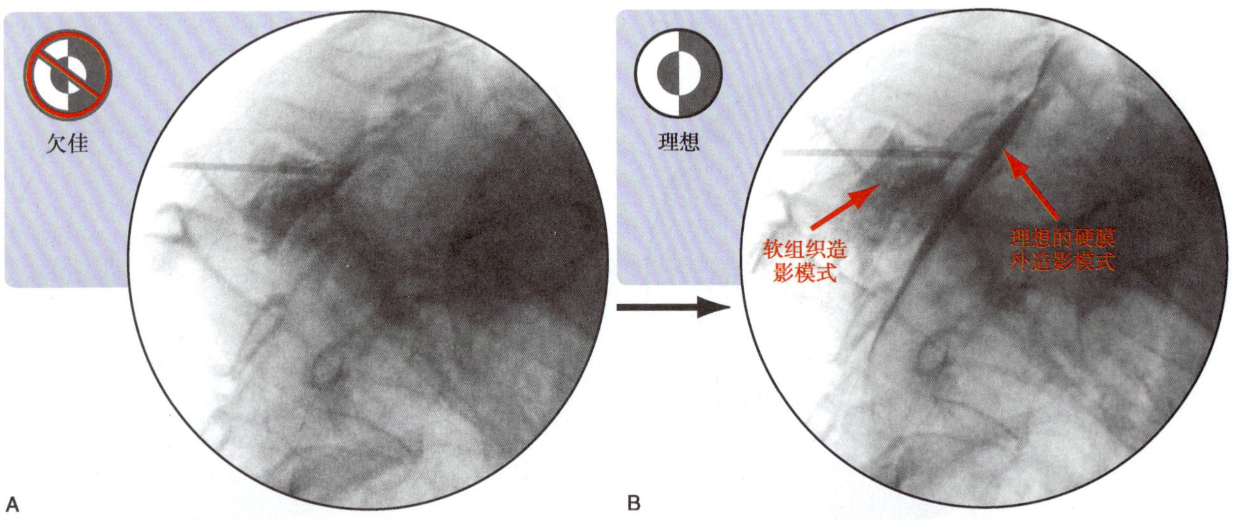

图 25.6 A,颈椎椎板间硬膜外类固醇注射(ESI)的对侧斜位视图。穿刺针位于腹侧椎板间线(VILL)的背侧。可见造影剂外渗至背侧软组织,呈筋膜条纹状。这种无定形图案通常与假阻力消失(LOR)一起发生。B,针尖向腹侧推进至硬膜外腔后,会遇到真正的阻力消失。这是在硬膜外背侧理想的造影剂扩散模式。

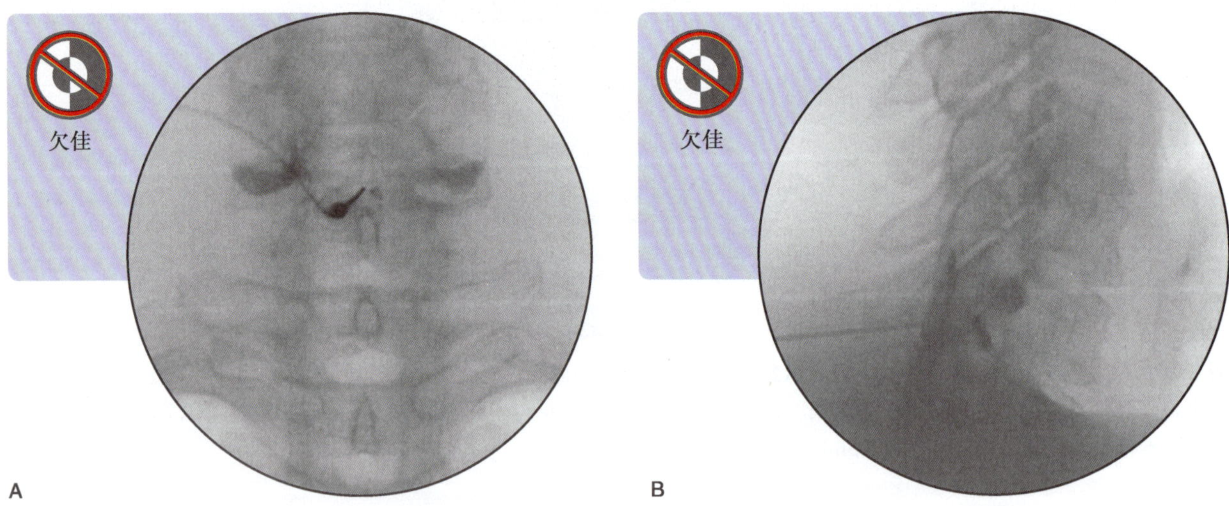

图 25.7 A,颈椎 C_6～C_7 椎板间硬膜外类固醇注射,前后位视图,显示 Okada 间隙和双侧 C_6～C_7 关节突关节相通。B,颈椎椎板间硬膜外类固醇注射,同一患者的侧位视图,显示 Okada 间隙和双侧关节突关节后部空间存在造影剂外渗。尽管硬膜外腔中有一些造影剂,但这仍然是欠佳的造影剂扩散模式。

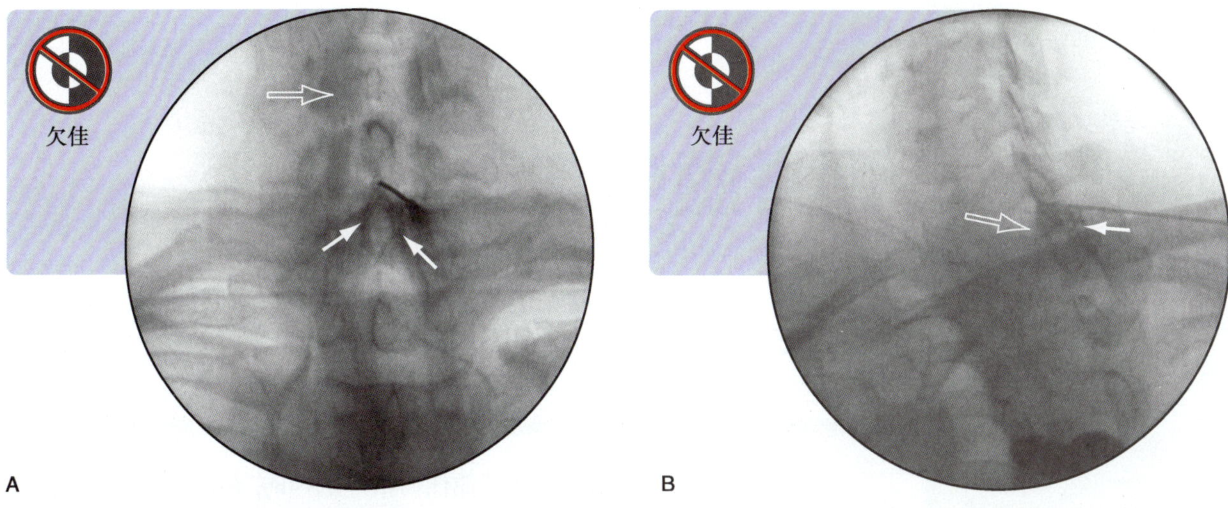

图 25.8　A，前后位视图，显示棘突两侧的非硬膜外造影（实心箭头）。这实际上也是硬膜外血流的"混合"模式（空心箭头）。**B，**相应的侧位视图表明大部分造影剂位于目标硬膜外腔的背侧和椎板之间（实心箭头），以及硬膜外造影（空心箭头）。

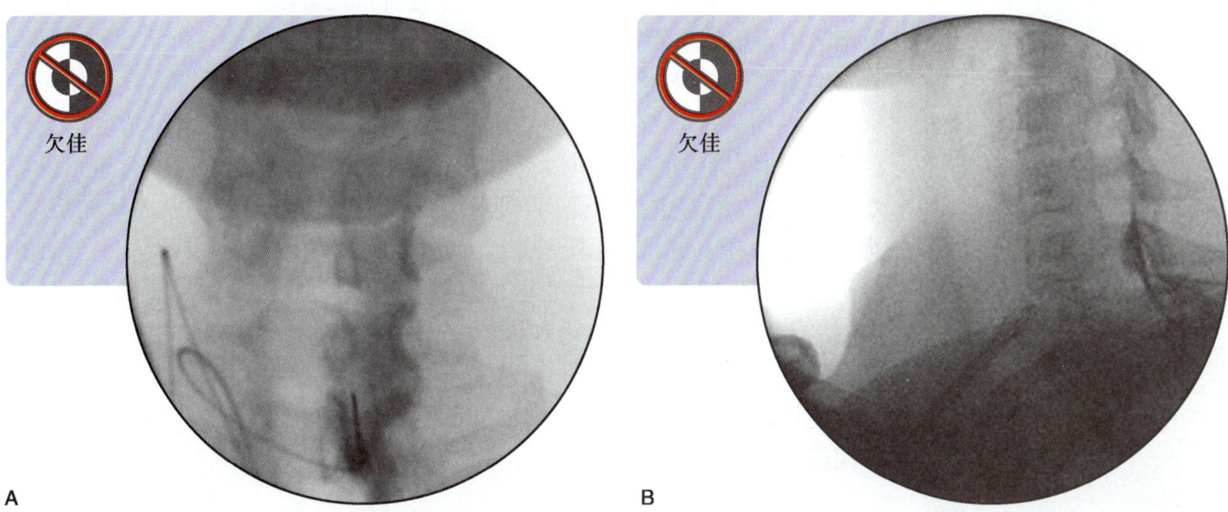

图 25.9　A，前后位视图，显示疑似蛛网膜下腔注射。请注意，与典型的硬膜外造影相比，此造影剂具有清晰的边界。**B，**侧位影像显示疑似蛛网膜下腔造影。我们建议在蛛网膜下腔造影的情况下重新定位穿刺针（由医学博士 David Levi 提供）。进一步讨论请参见第 12 章"腰椎椎板间硬膜外注射"。

（王宏庆　译，武百山　校，毕胜　复校）

参考文献

1. Lirk P, Kolbitsch C, Putz G, et al. Cervical and high thoracic ligamentum flavum frequently fails to fuse in the midline. *Anesthesiology*. 2003;99(6):1387–1390.
2. Gill J, Aner M, Simopoulos T. Intricacies of the contralateral oblique view for interlaminar epidural access. *Pain Med*. 203;14(8):1265–1256.
3. Furman MB, Jasper NR, Lin HW. Fluoroscopic contralateral oblique view in interlaminar interventions: a technical note. *Pain Med*. 2012;13(11):1389–1396.
4. Furman MB, Jasper NR, Lin HW. In response to "Intricacies of the contralateral oblique view for interlaminar epidural access." *Pain Med*. 2013;14(8):1267–1268.
5. Landers MH, Dreyfus P, Bogduk N. On the geometry of fluoroscopic views of cervical epidural injections. *Pain Med*. 2012;13(1):58–65.

建议读物

Aldrete JA, Mushin AU, Zapata JC, Ghaly R. Skin to cervical epidural space distances as read from magnetic resonance imaging films: consideration of the "hump pad." *J Clin Anesth*. 1998;10(4):309–313.

Gill JS, Aner M, Nagda JV, Keel JC, Simopoulos TT. Contralateral oblique view is superior to lateral view for interlaminar cervical and cervicothoracic epidural access. *Pain Med*. 2015;16(1):68–80.

Goodman BS, Petalcorin JS, Mallempati S. Optimizing patient positioning and fluoroscopic imaging for the performance of cervical interlaminar epidural steroid injections. *PM R*. 2010;2(8):783–786.

Lieberman R, Dreyfuss P, Baker R. Letter to the editor: fluoroscopically guided interlaminar cervical epidural injections. *Arch Phys Med Rehabil*. 2003;84(10):1568–1569.

Strub WM, Brown TA, Ying J, Hoffmann M, Ernst RJ, Bulas RV. Translaminar cervical epidural steroid injection: short term results and factors influencing outcome. *J Vasc Interv Radiol*. 2007;18(9):1151–1155.

Whitworth M. Puttlitz line: a rapid and reproducible fluoroscopic needle endpoint for cervical interlaminar epidural steroid injections presented at the American Academy of Pain Medicine; February 14, 2008; Orlando, FL.

第 26 章

颈脊髓电刺激

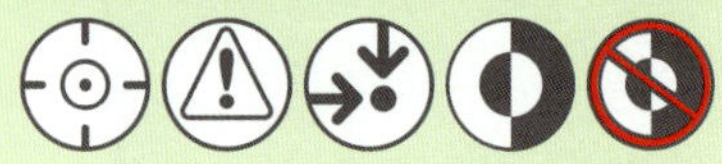

Ruby E. Kim 和 Michael B. Furman

脊髓电刺激以前被用作没有其他任何治疗选择的“最后手段”；然而，在治疗方案中应该尽早考虑这种手段。它通常用于既往接受过颈椎手术并伴有持续上肢神经根性疼痛的患者或上肢复杂区域疼痛综合征的患者。对于肢体性疼痛比轴性疼痛更严重的患者，也首推此方法。在欧洲，已有将脊髓电刺激用于治疗血管性跛行和心绞痛的报道。

本章描述的技术遵循本书其他地方的描述方式。特别是，我们使用穿刺轨迹视图来确定穿刺针置入（即进针点）的侧面及头尾倾斜角度。请注意，进针角度尽可能小，这样刺激器电极就可以顺利地离开穿刺针进入硬膜外间隙后方，沿着中线穿行，直到刺激电极到达覆盖患者疼痛症状的节段，此节段通常在上颈椎，可高达 C_2。为了顺利使电极穿过引导针，引导针相对于患者的角度要小（即尽可能与患者身体平行）。由于我们使用穿刺轨迹视图、对侧斜位视图（CLO）和侧位安全视图，因此不需要使用下面描述的方法先触及椎板再进入硬膜外间隙。

也可以在 C_7～T_1 和 T_2～T_3 之间的节段通过椎板间进入颈椎背侧硬膜外间隙。

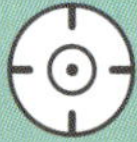 穿刺轨迹视图（图 26.1）

- 使用前后位视图确定适当的椎板间隙。（此处我们用 T_1～T_2 示范。）
- 将 C 形臂影像增强器向尾端倾斜，以便使射线透过开放的椎板间隙。
- 将 C 形臂向病患对侧稍倾斜，这样有助于在引导针穿刺到位后引导刺激器电极的置入方向，刺激电极通常有朝对侧移动的趋势，而这种方法有助于调整电极到达正确的位置。
- 在椎板间隙处做皮肤局麻（此处示范 T_1～T_2），并使用 18G 1.5 英寸的针尖扩张皮肤。
- 取下 18G 穿刺针，在穿刺轨迹视图下植入引导针。
- 由于这是穿刺轨迹视图，所以引导针置入方向应与 C 形臂射线束平行。
- 注意，如本章引言中所述，引导针的角度要尽可能小。

注：请参考本书的解剖学术语/缩略语。

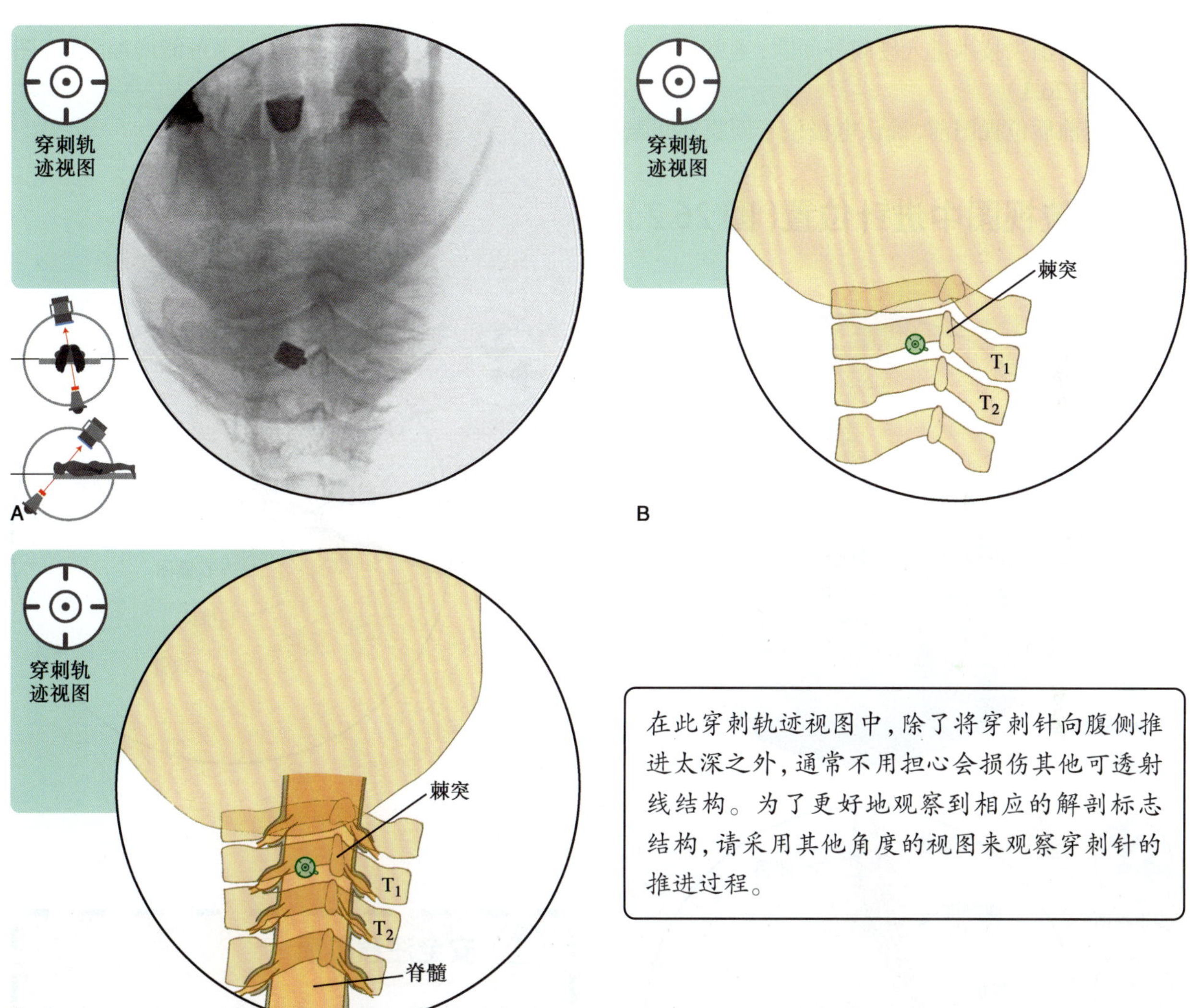

在此穿刺轨迹视图中，除了将穿刺针向腹侧推进太深之外，通常不用担心会损伤其他可透射线结构。为了更好地观察到相应的解剖标志结构，请采用其他角度的视图来观察穿刺针的推进过程。

图 26.1　A，针尖位于 $T_1 \sim T_2$ 椎板间隙处的穿刺轨迹视图。B，穿刺轨迹视图中不透射线结构。C，穿刺轨迹视图中可透射线结构。

多维成像中理想的穿刺针位置

- 向头端倾斜 C 形臂，以确认导引针尖端位于下椎板上方。
- 推进针尖直至下椎板的上缘，保持针尖位于中线，不需要接触骨面。
- 通过对侧斜位视图（如第 3 章所述和图 3.21 所示）或侧位视图，或两者一起来确认针尖处于安全位置。
- 使用侧位和/或对侧椎板间斜位视图安全有效地推进引导针，直到其在对侧斜位视图中到达腹侧椎板间线（VILL）或在侧位视图中到达棘突椎板线。
- 使用阻力消失技术进入硬膜外间隙；通常使用空气或引导丝来做阻力消失，因为盐水可能增加阻抗（图 26.2，图 26.3）。
- 在返回前后位视图前，确认电极位于硬膜外间隙。

对侧斜位视图中进针位置（图 26.2）

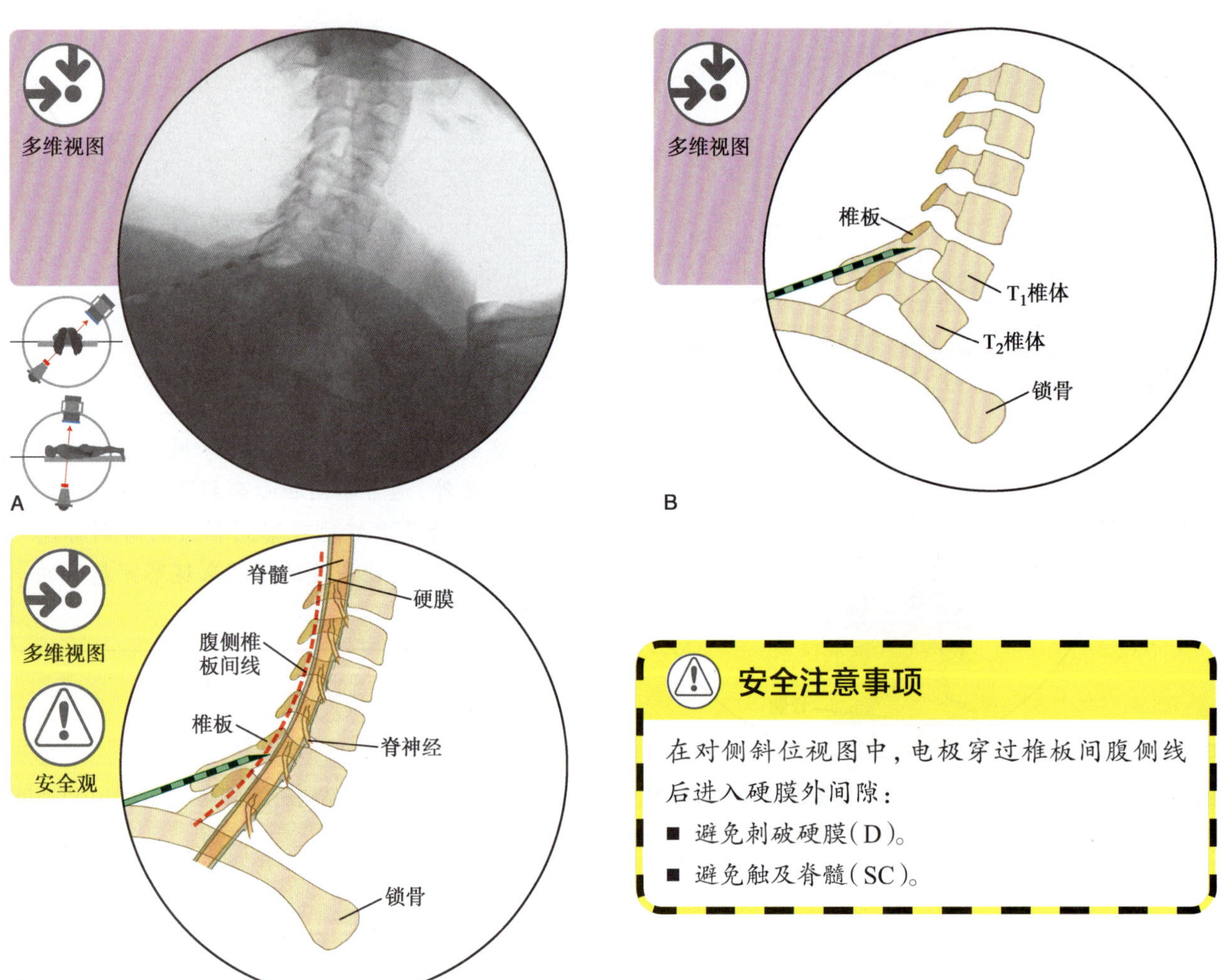

安全注意事项

在对侧斜位视图中，电极穿过椎板间腹侧线后进入硬膜外间隙：

- 避免刺破硬膜（D）。
- 避免触及脊髓（SC）。

图 26.2　A，对侧斜位视图，显示引导针针尖在目标位置，同时刺激器电极在引导针针尖处。此视图能够看到椎板（lam），有助于显示椎板间隙和腹侧椎板间线（VILL）。B，对侧斜位视图中不透射线结构。C，对侧斜位视图中可透射线结构。注意，引导针在椎板（lam）之间接近腹侧椎板间线。引导针的角度应尽可能得小。对侧斜位视图可以用来确定是否可以使用比原来的目标更靠头侧的椎板间入路。

前后视图中的进针位置（图 26.3）

- 开始向头侧移动刺激器探针，同时将其保持在中线，直到接近最终位置。
- 请记住使用引导针的斜面来帮助引导电极向内侧或外侧移动以到达最终目标。

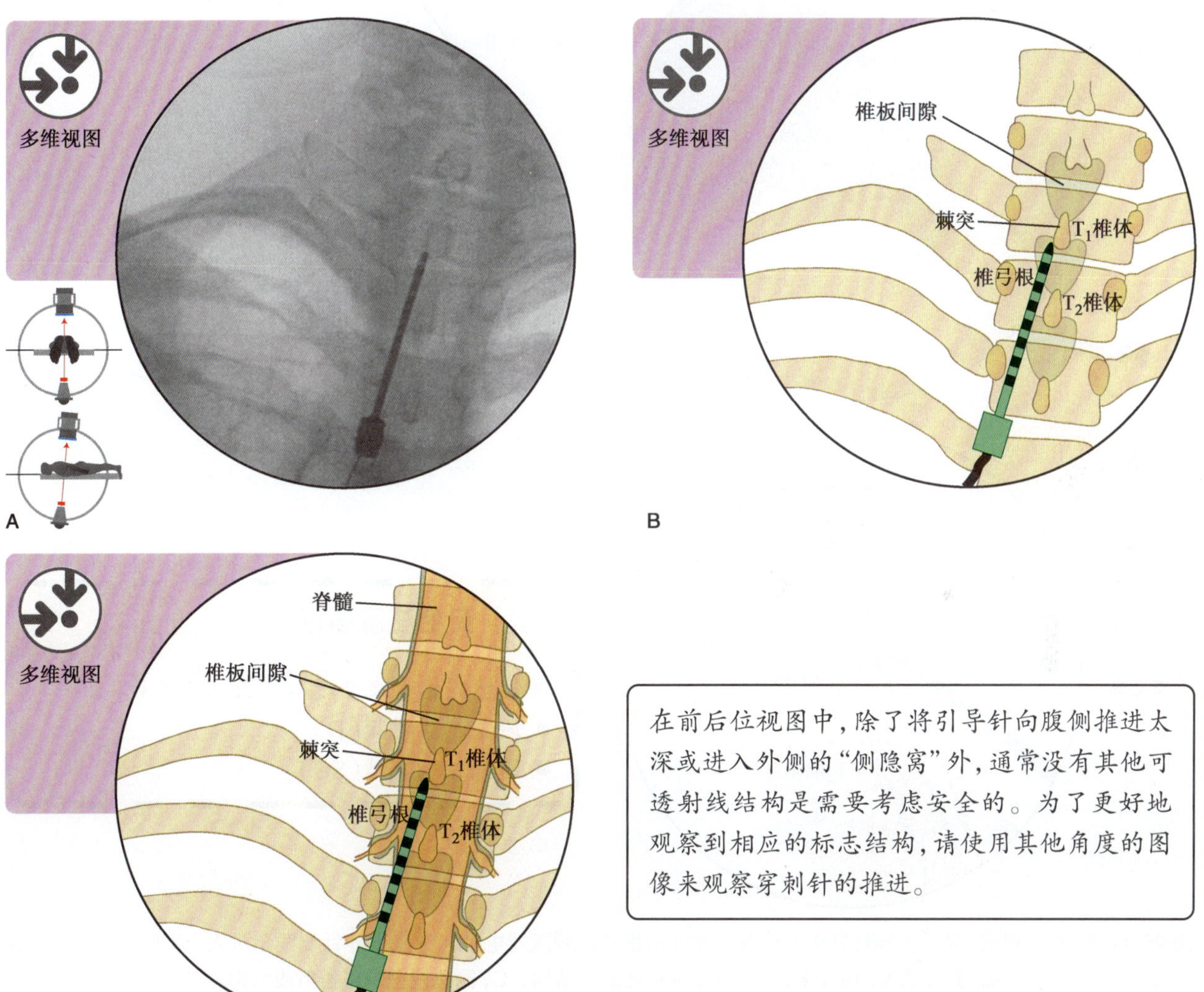

在前后位视图中，除了将引导针向腹侧推进太深或进入外侧的“侧隐窝”外，通常没有其他可透射线结构是需要考虑安全的。为了更好地观察到相应的标志结构，请使用其他角度的图像来观察穿刺针的推进。

图 26.3　A，前后位视图，显示尽可能靠近中线的针尖及开始向前推进的刺激器电极。B，前后位视图中不透射线结构。C，前后位视图中可透射线结构。

侧位视图中进针位置(图 26.4)

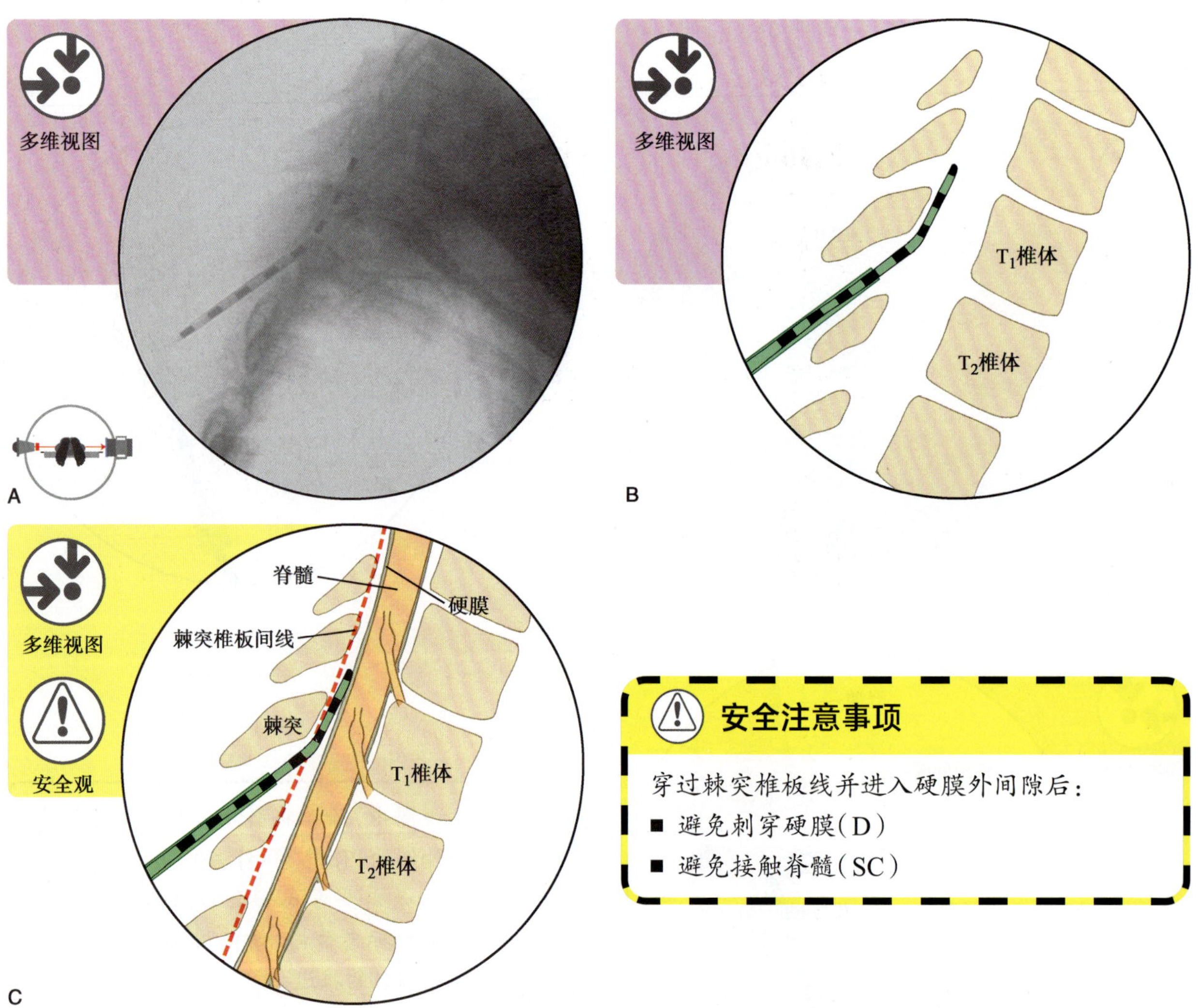

图 26.4　A，侧位视图，显示引导针针尖就位及开始向前推进的刺激器电极。注意引导针要浅角进入，以方便操纵刺激器电极使探针顺利“着陆”到硬膜外间隙。B，侧位视图中不透射线结构。C，侧位视图中可透射线结构。

理想图像

脊髓刺激器理想的最终定位(图 26.5):我们建议至少使用两个视图,包括前后位视图以及"真实"侧位视图和/或对侧斜位视图,以确认脊髓电极的最终定位。

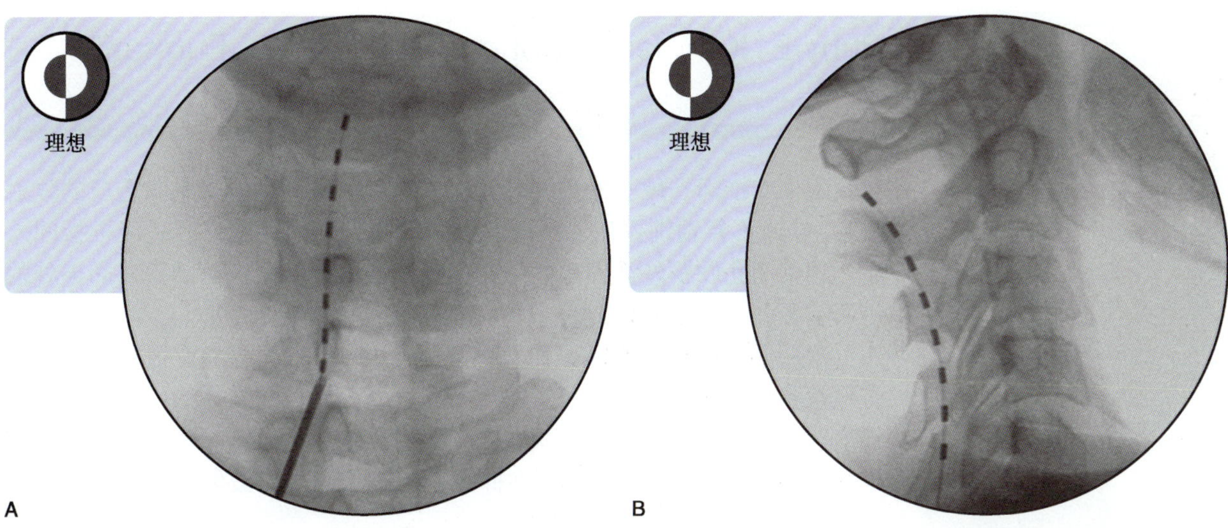

图 26.5　A,前后位视图,显示引导针针尖就位,刺激器电极从中线左侧推进到达 C_4。B,侧位视图,显示刺激器电极处于终点,电极从 C_5 穿行到 C_2。

(王宏庆 译,武百山 校)

建议读物

Boswell MV, Trescot AM, Datta S, et al. Interventional techniques: evidence-based practice guidelines in the management of chronic spinal pain. *Pain Physician*. 2007;10(1):7–111.

Deer TR, Masone RJ. Spinal cord stimulation: Indications and selection. In: Deer T, ed. *Atlas of Implantable Therapies for Implantable Therapies for Pain Management*. New York, NY: Springer; 2011.

Furman MB, Jasper NR, Lin HW. Fluoroscopic contralateral oblique view in interlaminar interventions: a technical note. *Pain Med*. 2012;13(11):1389–1396.

Gildenberg PL. History of electrical modulation for chronic pain. *Pain Med*. 2006;7(Suppl 1):S7–S13.

Linderoth B, Foreman RD. Mechanisms of spinal cord stimulation in painful syndromes. Role of animal models. *Pain Med*. 2006;7(Suppl 1):S14–S26.

Linderoth B, Foreman RD. Physiology of spinal cord stimulation: review and update. *Neuromodulation*. 1999;2(3):150–164.

Rossi U. The history of electrical stimulation of the nervous system for the control of pain. In: Simpson BA, ed. *Electrical Stimulation and the Relief of Pain: Pain Research and Clinical Management*. New York, NY: Elsevier Science; 2003:5–16.

Vallejo R, Benyamin RM, Kramer J, Bounds D. Spinal cord stimulation. In: Manchikanti L, Singh V, eds. *Interventional Techniques in Chronic Spinal Pain*. Paducah: Kentucky: ASSIP Publishing; 2007.

第 27 章

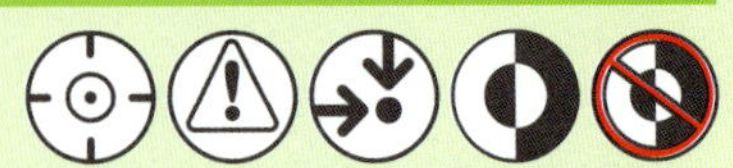

颈椎经椎间孔硬膜外类固醇注射

Ruby E. Kim，Isaac Cohen 和 Michael B. Furman

颈椎经椎间孔硬膜外类固醇注射可缓解由于神经根受刺激造成的放射症状，伴或不伴轴性颈痛。传统的进入硬膜外腔的穿刺路径是经椎板间入路。经椎间孔硬膜外类固醇注射有助于使药液扩散至腹侧硬膜外间隙处的疼痛起源：纤维环后部、神经根袖腹侧和椎间孔。

这一介入操作损伤神经血管的风险很高，已知的并发症被认为是由于将颗粒状类固醇注入血管而导致血管栓塞。强烈建议使用数字减影技术来提高监测造影剂注入血管的灵敏度。请注意，（斜位）穿刺轨迹视图也是多维视图之一。此介入操作可以在仰卧位（如本章所示）或侧卧位下进行。

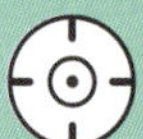 穿刺轨迹视图（图 27.1）

 穿刺轨迹视图（椎间孔斜位）也是多维视图

- 患者取仰卧位，下颌转向对侧，以暴露同侧颈部。
- 获取后前位（PA）视图。
- 将 C 形臂影像增强器转向患侧（本例为右侧）倾斜约 45°，以最大化地显示椎间孔（IVF）。
- 最头端的椎间孔是 C_3（C_2～C_3）。从 C_3（C_2～C_3）椎间孔向下数以确定目标椎间孔。
- 头尾倾斜 C 形臂影像增强器，使目标椎间孔的上终板前后成一条直线。
- **调整侧位倾斜和头尾倾斜方向以最大化显示目标椎间孔。**侧位倾斜调整可以优化椎间孔的前后宽度，头尾倾斜调整可以优化椎间孔的高度。在高度和宽度最大化时就证实了 X 射线束平行于目标神经根管理想的定位。
- 目标点是椎间孔的下/尾后半部和上关节突的连接点，其皮肤穿刺点在**上关节突**处，在此角度进针和穿刺。
- 平行于 C 形臂的射线束进针，直到触及上关节突。
- 一旦穿刺针触及上关节突，立即停止进针；采用后前位视图（安全视图）来确定进针深度。
- 针尖的最终位置是**椎间孔的背侧**，以避免刺入椎动脉。

注：请参考本书的解剖学术语/缩略语。

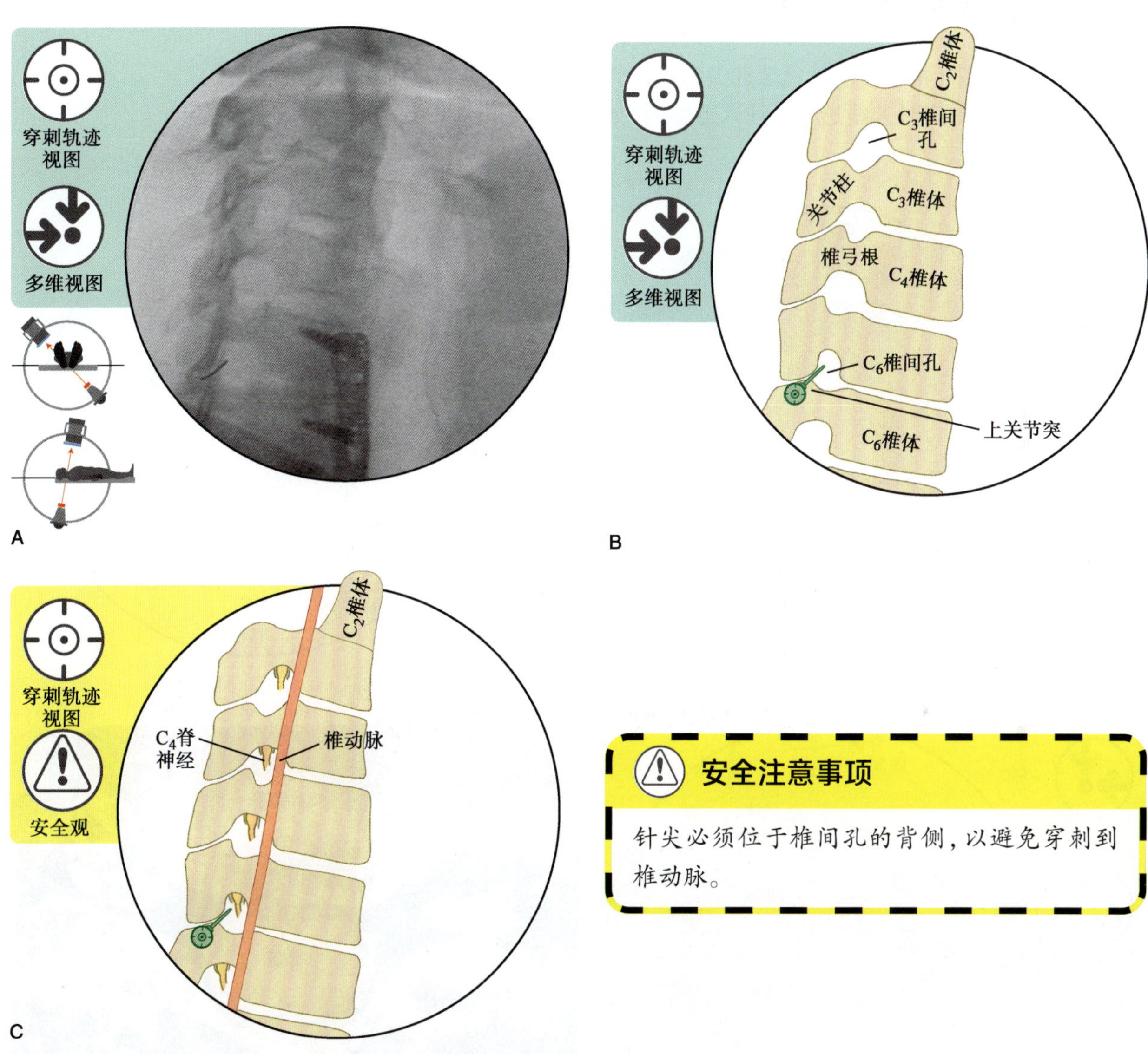

![]

安全注意事项

针尖必须位于椎间孔的背侧，以避免穿刺到椎动脉。

图 27.1　A，穿刺轨迹视图，显示穿刺针先接触上关节突，然后逐步进入椎间孔的背侧。初始目标是上关节突，随后进入椎间孔内。B，穿刺轨迹视图中不透射线结构。C，穿刺轨迹视图中可透射线结构。

多维成像理想的视图

在穿刺轨迹视图中穿刺到位后，采用后前位视图确认针尖没有超过关节柱的中线。

后前位视图中理想的进针位置（图 27.2）

- 在后前位视图中，推进穿刺针直至针尖到达关节柱的中线，即关节柱外侧缘和钩突中点。
- 在后前位视图中实时 X 线透视下注入造影剂，如果条件允许使用数字减影模式。

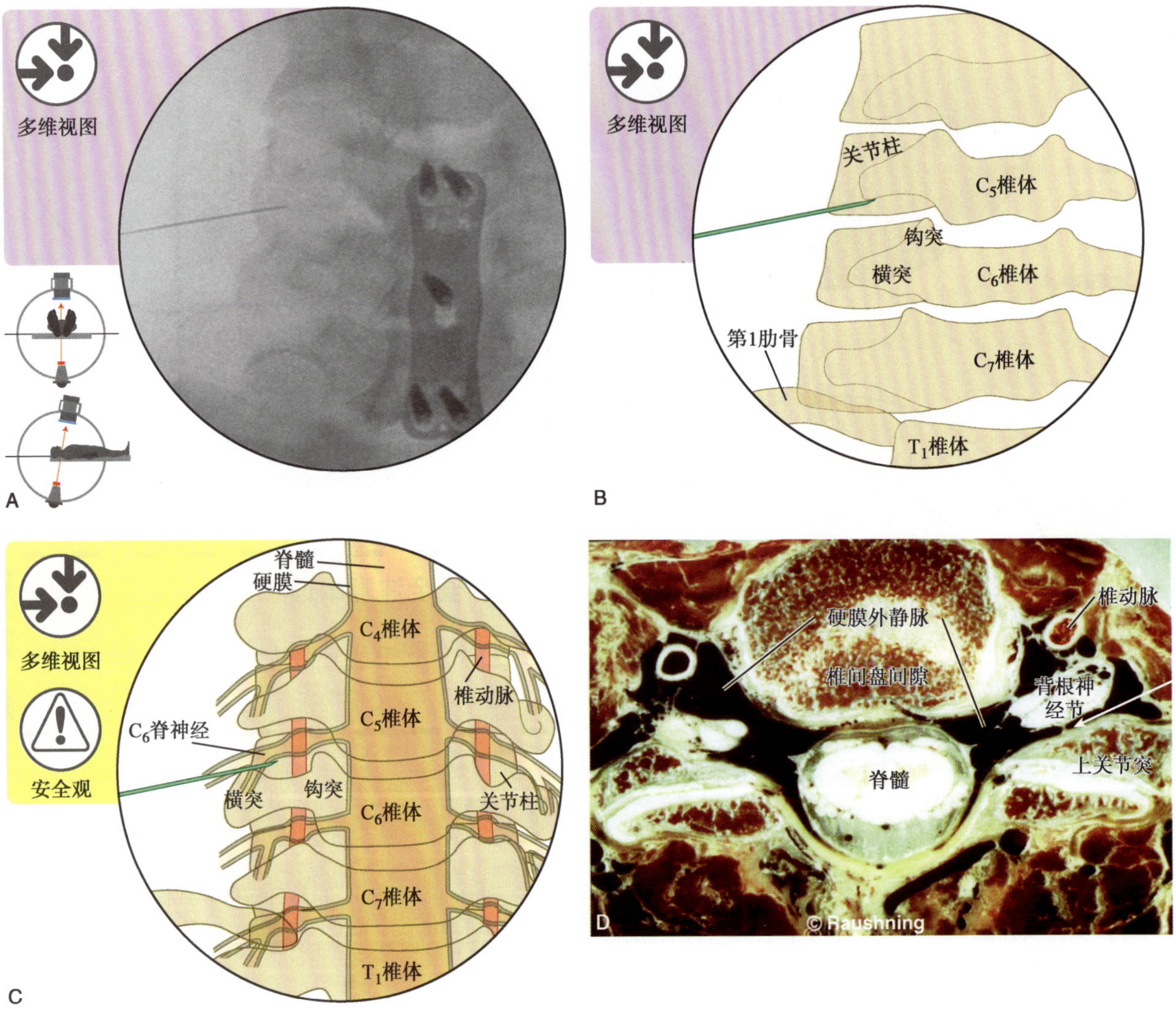

图 27.2　A，后前位视图，显示穿刺针针尖接近关节柱中点。B，后前位视图中不透射线结构。C，后前位视图中可透射线结构。D，实体解剖结构的轴向切面。注意穿刺针、背根神经节（DRG）和椎动脉（VA）的位置关系（摘自 Rauschning W. 脊柱解剖学冷冻切片成像，<http://www.spineuniverse.com/author/985/rauschning>；2000［accessed 05/27/17］.）。

安全注意事项

为避免刺穿硬膜和脊髓：针尖不得超出关节柱的中线。

神经与血管安全：权衡

Huntoon 进行的大体解剖研究显示，22% 的根动脉升支和深支位于颈椎椎间孔外口的近端。有 1/3 的颈动脉升支和深支经由根动脉或节段性脊髓动脉来供应脊髓前动脉。

这些发现表明，将针尖定位在较深的位置（在侧块中点和钩突之间）可能会有降低触及根髓动脉的风险。然而，当穿刺针在此较深的位置时，对标准前后位视图的误判可能会导致刺入硬膜囊或脊髓。

因此，为避免损伤神经，在后前位视图上，针尖不应超过侧块中点。关于血管安全的建议见表 27.1。

通过多维成像最终确认针尖的位置，然后用造影剂显示药液扩散范围。

有关最大限度降低风险的技术，请参阅表 27.1。

表 27.1　颈椎经椎间孔硬膜外类固醇注射的安全注意事项

建议	原因解释
单侧单节段注射	降低并发症的发生率
多维图像	安全地定位针尖的位置（即在椎间孔背侧、颈椎侧块中心的外侧）
短斜面穿刺针	减少针尖切割损伤的机会
非弯曲穿刺针	如果针在组织中旋转，减少针尖切割损伤的机会
延长管	减少穿刺针调整次数
穿刺针接口填装造影剂	减少血管内注入空气的机会
实时造影剂	较好地观察血管内注射（如果有的话）
实时数字减影	更好地观察血管内注射（如果有的话）
利多卡因 90 秒试验观察	动脉内注射利多卡因可能导致可逆性癫痫发作，而梗死是不可逆的。血管麻醉剂渗透可能导致耳鸣、口腔金属味等。
非颗粒性类固醇（如地塞米松）	减少颗粒栓塞的风险

沙漏概念（图 27.3）

从横截面看，颈椎椎间孔由于其内外开口和狭窄的腰部，使其形似沙漏（图 27.3A）。从椎间孔斜位视图上看到的颈椎椎间孔的骨边缘显示的是颈椎椎间孔的狭窄腰部，而不是椎间孔的外口（图 27.3B）。在此穿刺轨迹视图中，意识到这种三维结构将减少穿刺针进针过深的风险。

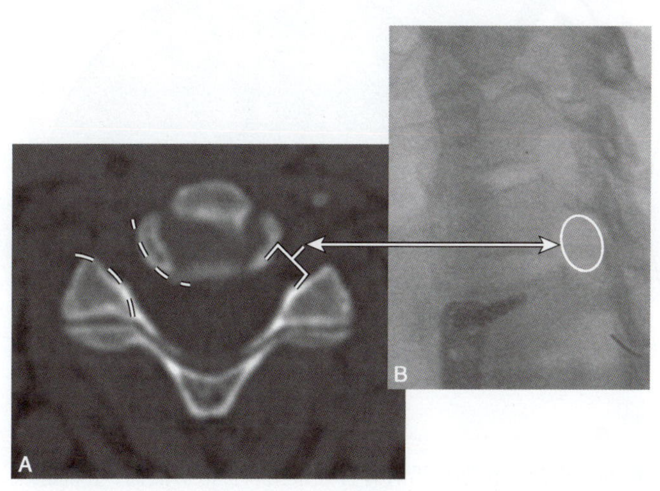

图 27.3　**A**，整个颈椎神经根管的轴位 CT 断层扫描，显示其沙漏形态，以白色虚线示出。请与图 27.2D 中的横断面解剖相比较。**B**，在斜位视图上看到的椎间孔，代表颈椎神经根管狭窄的腰部。

理想视图(图 27.4～图 27.6)

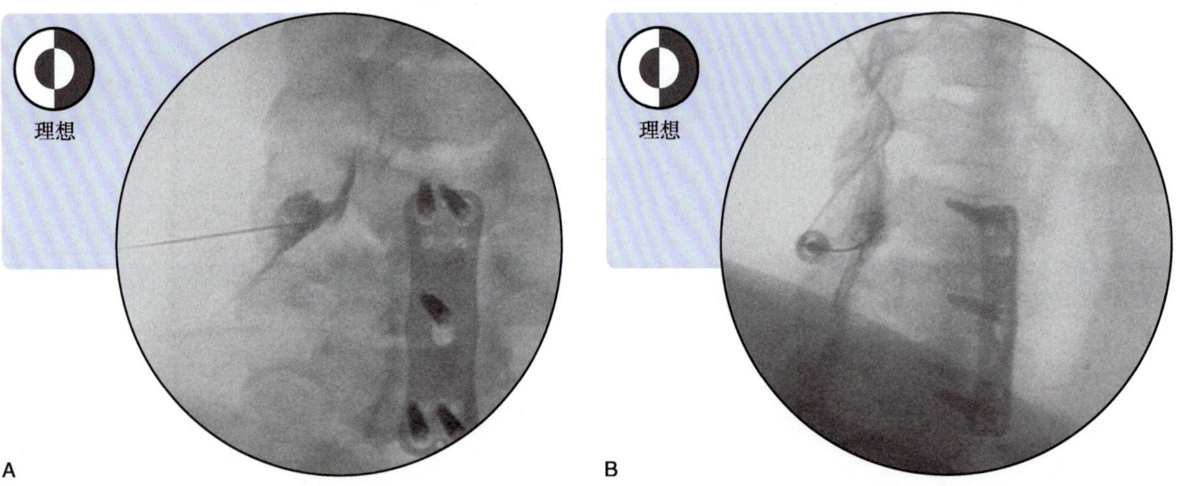

图 27.4　A，图 27.2 所示患者后前位视图，显示造影剂位于椎弓根周围。B，图 27.2 所示患者椎间孔斜视图，显示造影剂通过椎间孔向上、向下扩散。

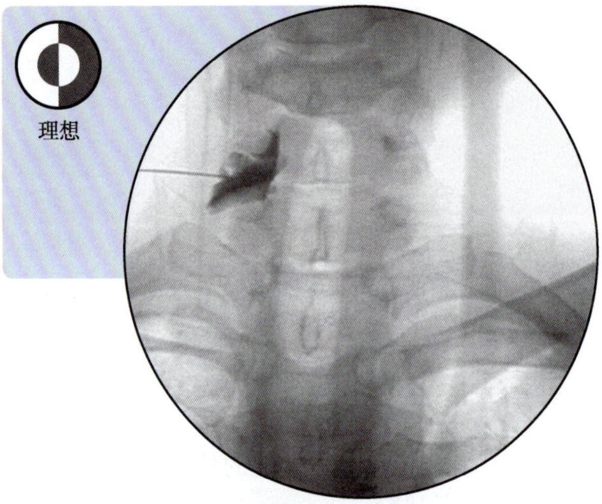

图 27.5　后前位视图，显示造影剂在椎弓根周围。

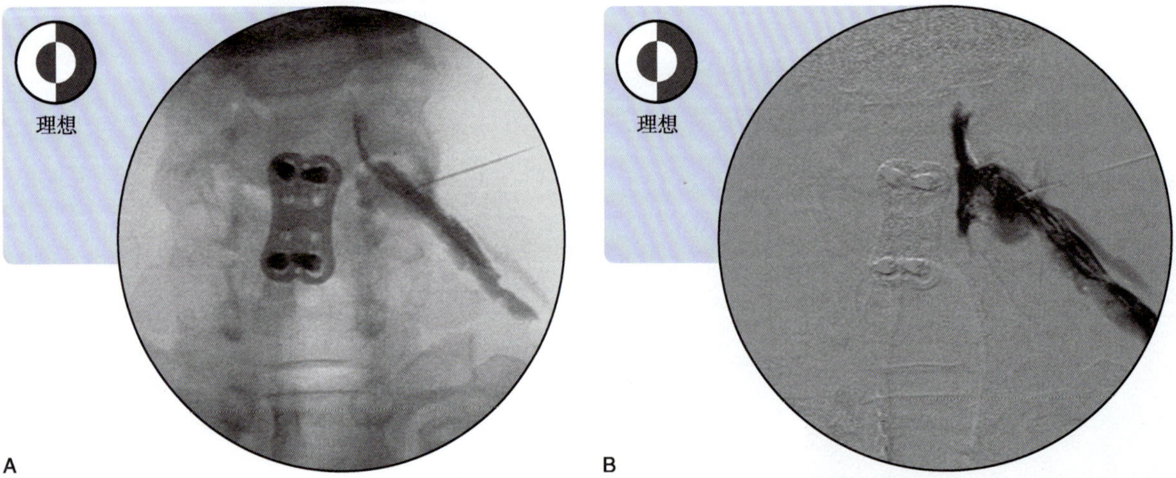

图 27.6　A，后前位视图，显示造影剂在椎弓根周围。造影剂也会超过预期地沿着脊神经根出口扩散。然而，重新定位穿刺针可能会导致硬膜外造影欠佳。B，使用数字减影的后前位视图，显示造影剂在椎弓根和脊神经根出口周围。

欠佳视图（图 27.7～图 27.9）

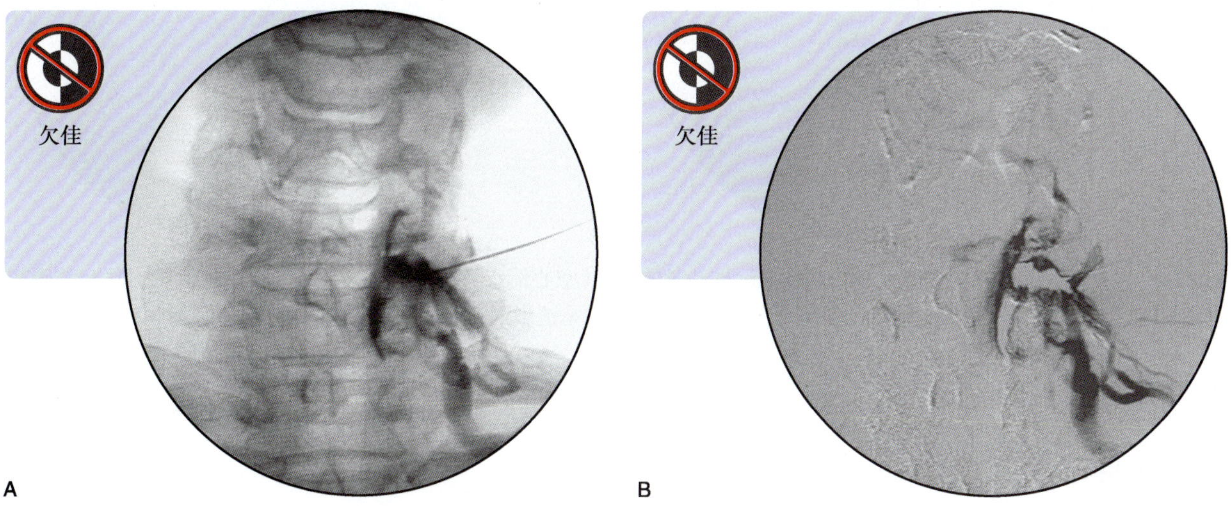

图 27.7　A，常规 X 线透视后前位视图。B，数字减影后前位视图。A 和 B 都清楚地显示了造影剂进入了血管。尽管这些图像是静态的，但在实时 X 线透视下观察时，造影剂会迅速消失。

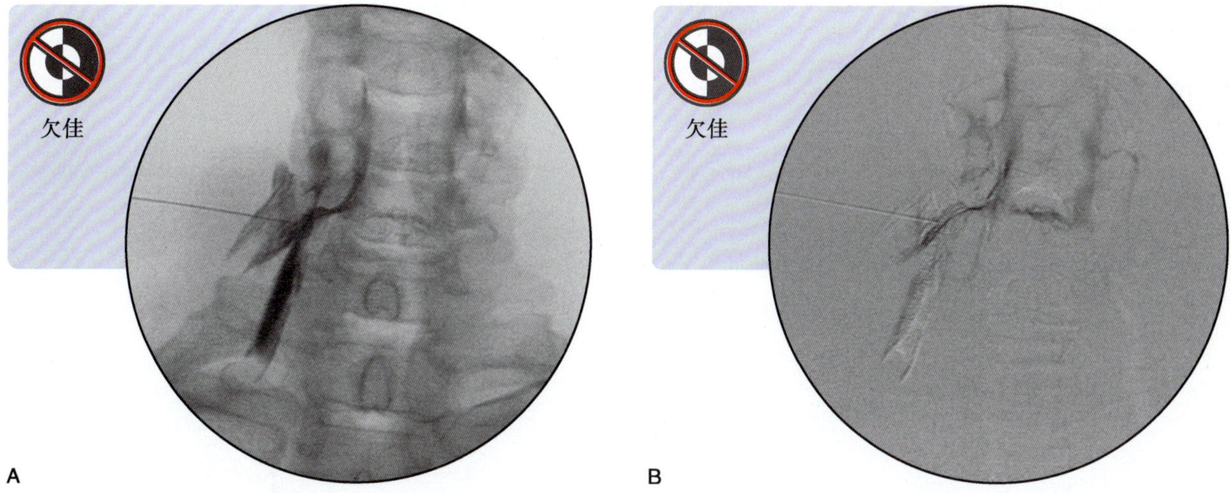

图 27.8　A，常规透视后前位视图。B，数字减影后前位视图，显示了少量造影剂进入血管。数字减影显示了传统透视法几乎无法识别的水平血管结构和对侧扩散。尽管这些图像是静态的，但在实时 X 线透视下观察时，造影剂会迅速消散。

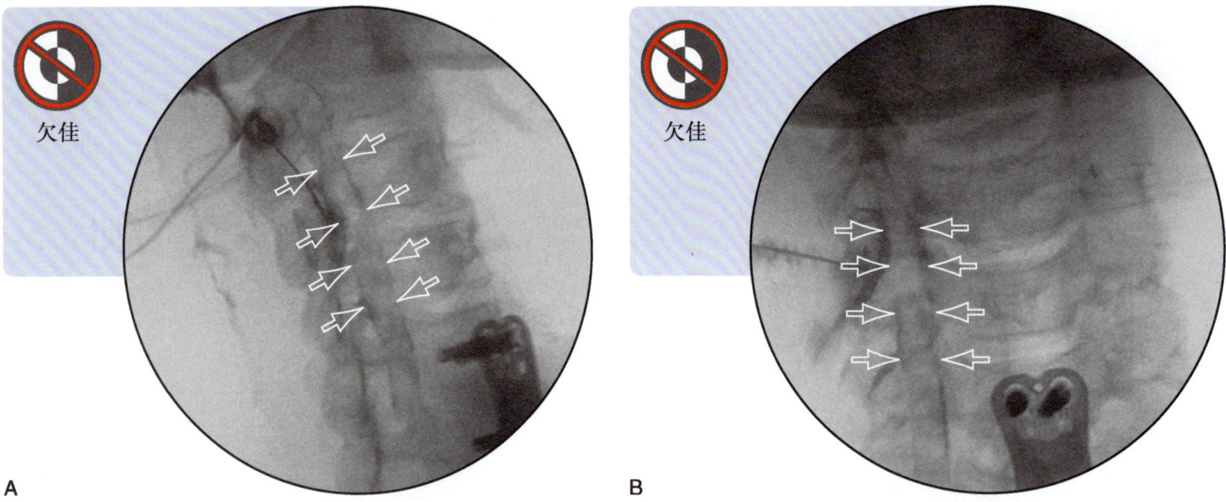

图 27.9 A 椎间孔斜位视图和 B 后前位视图显示椎动脉的轮廓（空心箭头）。尽管这些图像是静态的，但在实时 X 线透视下观察时，造影剂并没有消失；因此，证明这不是血管内注射。而是造影剂沿着血管的外层或内膜扩散。

（孙凤龙 译，武百山 校，毕胜 复校）

参考文献

1. Strub WM, Brown TA, Ying J, Hoffmann M, Ernst RJ, Bulas RV. Translaminar cervical epidural steroid injection: short term results and factors influencing outcome. *J Vasc Interv Radiol*. 2007;18(9):1151–1155.
2. Lieberman R, Dreyfuss P, Baker R. Letter to the editor: fluoroscopically guided interlaminar cervical epidural injections. *Arch Phys Med Rehabil*. 2003;84(10):1568–1569.
3. Baker R, Dreyfuss P, Mercer S, Bogduk N. Cervical transforaminal injection of corticosteroids into a radicular artery: a possible mechanism for spinal cord injury. *Pain*. 2003;103(1-2):211–215.
4. Okubadejo GO, Talcott MR, Schmidt RE, et al. Perils of intravascular methylprednisolone injection into the vertebral artery. An animal study. *J Bone Joint Surg Am*. 2008;90(9):1932–1938.
5. Dreyfuss P, Baker R, Bogduk N. Comparative effectiveness of cervical transforaminal injections with particulate and nonparticulate corticosteroid preparations for cervical radicular pain. *Pain Med*. 2006;7(3):237–242.
6. Furman MB, Giovanniello MT, O'Brien EM. Incidence of intravascular penetration in transforaminal cervical epidural steroid injections. *Spine (Phila Pa 1976)*. 2003;28(1):21–25.
7. Huntoon MA. Anatomy of the cervical intervertebral foramina: vulnerable arteries and ischemic neurologic injuries after transforaminal epidural injections. *Pain*. 2005;117(1-2):104–111.

建议读物

Bogduk N, ed. *Practice Guidelines for Spinal Diagnostic & Treatment Procedures. Cervical Transforaminal Access*. San Francisco, CA: International Spine Intervention Society; 2013:257–271.

Xu R, Robke J, Ebraheim NA, Yeasting RA. Evaluation of cervical posterior lateral mass screw placement by oblique radiographs. *Spine (Phila Pa 1976)*. 1996;21(6):696–701.

第 28 章

星状神经节注射

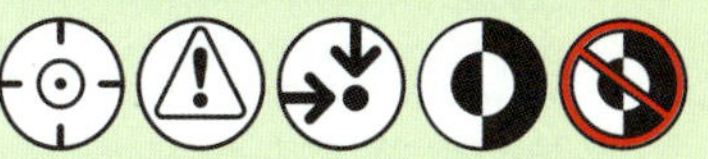

星状神经节阻滞用于治疗各种疼痛性疾病，包括交感神经性疼痛、上肢和头颈部的带状疱疹后神经痛、顽固性心绞痛以及创伤后应激障碍相关的疼痛。

以往仅在 C_6 椎体节段注射局麻药，这是因为在这一节段有 C_6 前结节（即 Chassaignac 结节）、环状软骨和颈动脉等明显的解剖学标志被用作标志结构引导注射。C_7 入路也有描述。在目前的操作中，这两个方法都是可以采用的。然而，鉴于 C_7 水平出现气胸和刺穿椎动脉的风险较高，C_6 节段入路更为常用。因此，我们建议在注射局麻药之前进行影像引导下的造影剂注射，以确保造影剂向下恰当地扩散至星状神经节而没有进入到血管内。另外，通过 X 线透视加超声联合引导方法可以进一步提高治疗的安全性，因为能够确认造影剂的扩散范围，并避免一些重要结构的穿刺损伤（即食管、颈静脉和甲状腺动脉）。

星状神经节阻滞成功的临床体征和症状包括：立即出现霍纳综合征（见图 28A.5）；上睑下垂（即上眼睑下垂，因上睑板肌失去交感神经的支配）；瞳孔缩小（即瞳孔收缩）；无汗症（即阻滞侧面部出汗减少）；在介入操作后 5 分钟内出现鼻塞和阻滞侧面部和上肢温度升高（即 Guttman 征）。偶尔也可观察到球结膜发红和单侧面部潮红。心率的变化并不是阻滞成功的可靠指标。阻滞成功后，通常疼痛会很快减轻。理想情况下，应在操作结束后立即针对患者进行功能再评估和制定进一步治疗方案。

星状神经节由颈下神经节（C_7）和近端的胸上神经节（T_1）组成，在 80% 的人群中星状神经节融合在一起。该位置通常位于第一肋骨颈前方，延伸至 C_7 和 T_1 椎体之间的间隙。如果星状神经节较长，它可能位于 C_7 的前结节上。如果神经节未融合，通常分别位于第一肋骨颈的前方和 C_7 前结节的前方，在这种情况下，近端胸上神经节被认为是星状神经节。

星状神经节阻滞的禁忌证与其他介入操作的禁忌证类似，但有一些值得注意的情况，包括心脏传导阻滞以及严重肺气肿患者的肺大疱穿刺损伤。每次仅可阻滞一侧。双侧注射可导致不必要的血管反应。一个常见的副作用是喉返神经阻滞、引起喘鸣和吞咽困难。

注：请参考本书的解剖学术语/缩略语。

参考文献

1. Rauck R. Sympathetic nerve blocks: head, neck and trunk. In: Benzon H, Raj P, Rathmell JP, Wu CL, et al., eds. *Raj's Practical Management of Pain*. 3rd ed. St. Louis, MO: Mosby; 2000:651–682.
2. Melis M, Zawaki K, Al-Badawi E, Lobo Lobo S, Mehta N. Complex regional pain syndrome in the head and neck: a review of the literature. *J Orofac Pain*. 2002;16(2):93–104.
3. Moore R, Groves D, Hammond C, Leach AA, Chester MR. Temporary sympathectomy in the treatment of chronic refractory angina. *J Pain Symptom Manage*. 2005;30(2):183–191.
4. Mulvaney SW, Lynch JH, Kotwal RS. Clinical guidelines for stellate ganglion block to treat anxiety associated with posttraumatic stress disorder. *J Spec Oper Med*. 2015;15(2):79–85.
5. Abdi S, Zhou Y, Saini B, Nelson J. A new and easy technique to block the stellate ganglion. *Pain Phys*. 2004;7(3):327–332.
6. Hogan QH, Erickson SJ. MR imaging of the stellate ganglion: normal appearance. *AJR Am J Roentgenol*. 1992;158(3):655–659.
7. Benzon HT, Raja SN, Molloy RE, et al. *Essentials of Pain Medicine and Regional Anesthesia*. 2nd ed. Philadelphia, PA: Elsevier; 2005:688.
8. Raj PP, Anderson SR. Stellate ganglion block. In: Waldman SD, ed. *Interventional Pain Management*. Philadelphia: Saunders; 1996:363–372.
9. Kim JJ, Chung RK, Lee HS, Haan JI. The changes of heart rate variability after unilateral stellate ganglion block. *Korean J Anesthesiol*. 2010;58(1):56–60.
10. Gofeld M, Bhatia A, Abbas S, Ganapathy S, Johnson M. Development and validation of a new technique for ultrasound-guided stellate ganglion block. *Reg Anesth Pain Med*. 2009;34(5):475–479.
11. Abdi S, Zhou Y, Patel N, Saini B, Nelson J. A new and easy technique to block the stellate ganglion. *Pain Phys*. 2004;7(3):327–331.
12. Contreras R, Ortega-Romero A. Ultrasound-guided interventional procedures for cervical pain. *Tech Reg Anesth Pain Manag*. 2013;17(3):64–80.
13. Spinner DA, Kirschner JS, Herrera JE, eds. *Atlas of Ultrasound Guided Musculoskeletal Injections*. New York, NY: Springer; 2014.
14. Narouze S, Vydyanathan A, Patel N. Ultrasound-guided stellate ganglion block successfully prevented esophageal puncture. *Pain Phys*. 2007;10(6):747–752.

第六部分

第 28A 章

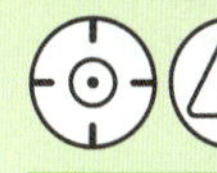

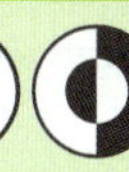

星状神经节阻滞：X 线透视引导

Kermit W. Fox 和 Michael B. Furman

在 C_6 节段注入的造影剂总是能够扩散到 C_7～T_1 间隙，这是被普遍接受的星状神经节所在位置。对于上肢症状，理想的注射液扩散范围应是向下延伸至 T_2。前斜方（椎间孔斜位）入路优于传统（即气管旁）入路，因为它提供了一个无障碍的穿刺轨迹视图（既不需要推开血管结构，也不致操作者的手受到 X 线照射）。

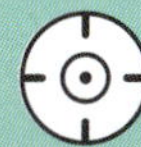 穿刺轨迹视图（图 28A.1）

- 患者仰卧位。
- 采用后前位进行透视，根据 T_1 向头侧计数以确定 C_6 节段。
- 倾斜 C 形臂，使 C_6 椎体的上终板在透视下呈一条直线（参见第 3 章）。
- 向治疗侧倾斜 C 形臂影像增强器，以获得椎间孔斜位图像（见第 3 章）。从最靠头侧的 C_3 椎间孔（NF）（又名 C_2～C_3 NF）向下计数，以确定 C_6 椎体节段。
- 位于椎体和钩状突的接合部（位于钩突线或其稍内侧）的穿刺靶点就会清晰地显示出来。

注：请参考本书的解剖学术语/缩略语。

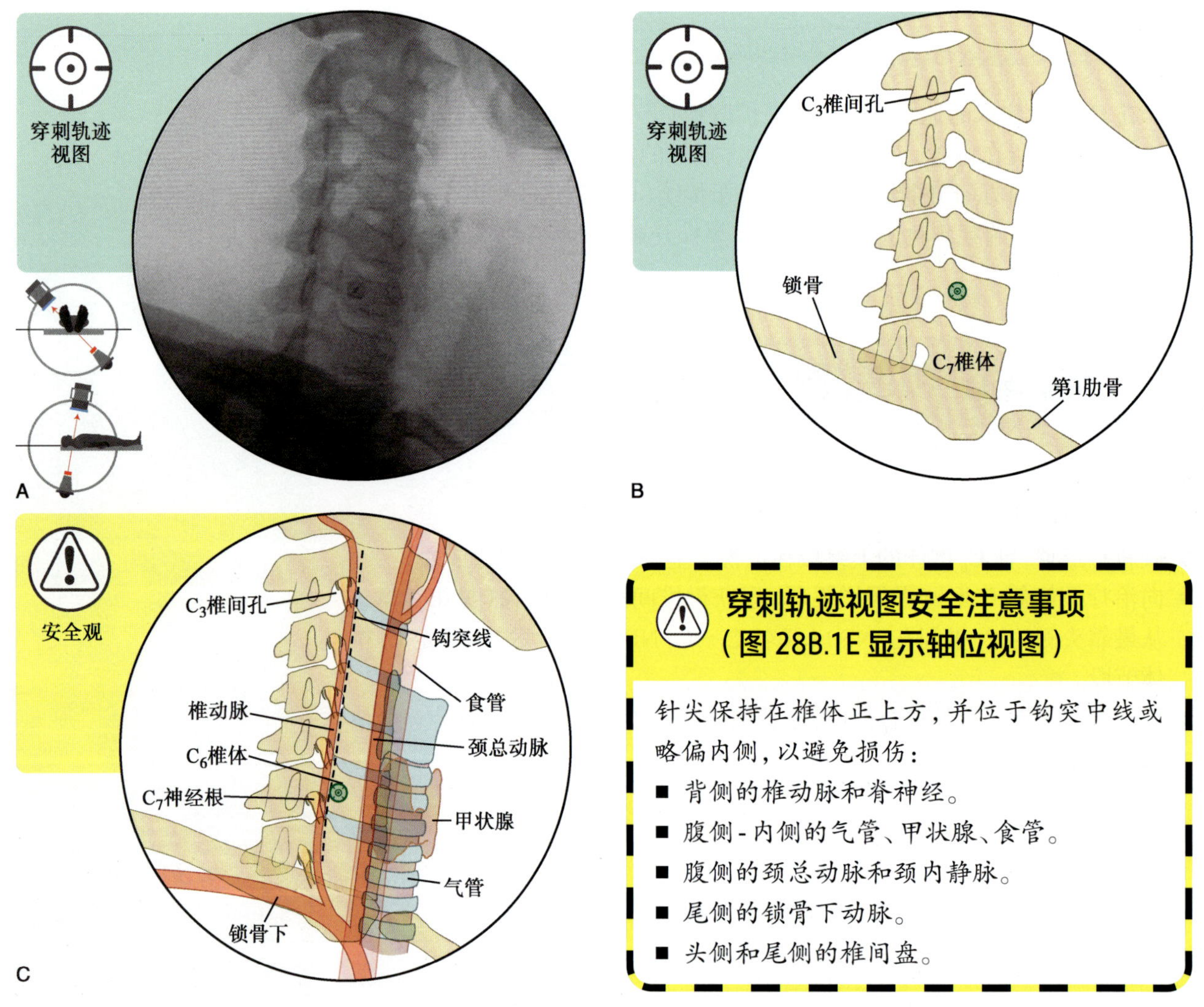

穿刺轨迹视图安全注意事项（图 28B.1E 显示轴位视图）

针尖保持在椎体正上方，并位于钩突中线或略偏内侧，以避免损伤：

- 背侧的椎动脉和脊神经。
- 腹侧 - 内侧的气管、甲状腺、食管。
- 腹侧的颈总动脉和颈内静脉。
- 尾侧的锁骨下动脉。
- 头侧和尾侧的椎间盘。

图 28A.1 A，穿刺轨迹视图透视图像，显示针尖位于钩突与椎体交界处的钩突线上或略偏内侧。因为这是穿刺轨迹视图，所以进针位置应该与 C 形臂射线束平行。B，穿刺轨迹视图中不透射线结构。C，穿刺轨迹视图中可透射线结构。

多维成像理想的视图

后前位视图中理想的穿刺针位置（图 28A.2）

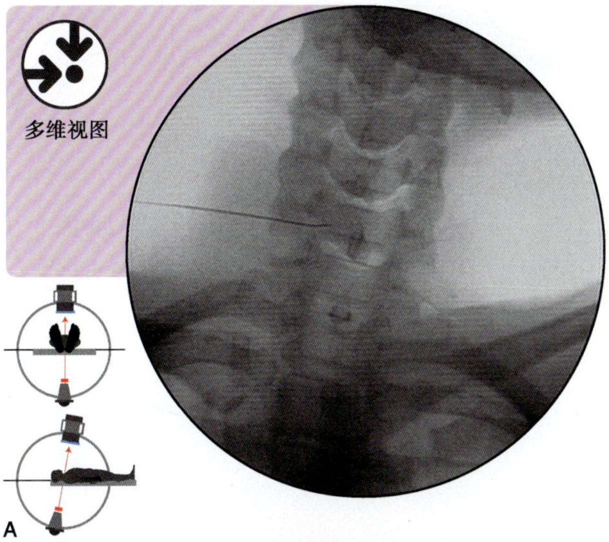

后前位视图安全注意事项（图 28B.1E 显示轴位视图）

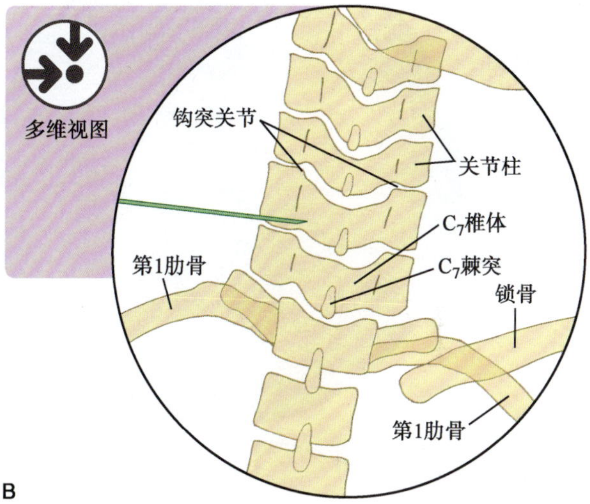

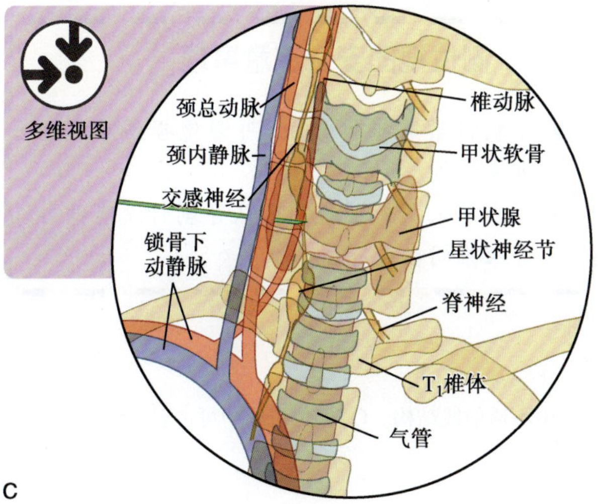

- 后前位视图，理想情况下，穿刺针应顶在骨膜上。
- 如果穿刺针偏向靶点后外侧，可能会刺穿椎动脉。
- 如果穿刺针偏上或偏下，可能会刺入椎间盘。
- 如果穿刺针偏向腹 - 中侧，可能会损伤气管、甲状腺或食管。
- 避开表浅的颈总动脉和颈静脉。

图 28A.2 A，透视后前位视图中理想穿刺针位置。从 T_1 向头侧计数确认 C_6 节段。B，后前位视图中不透射线结构。C，后前位视图中可透射线结构。

侧位视图中理想的穿刺针位置(图 28A.3)

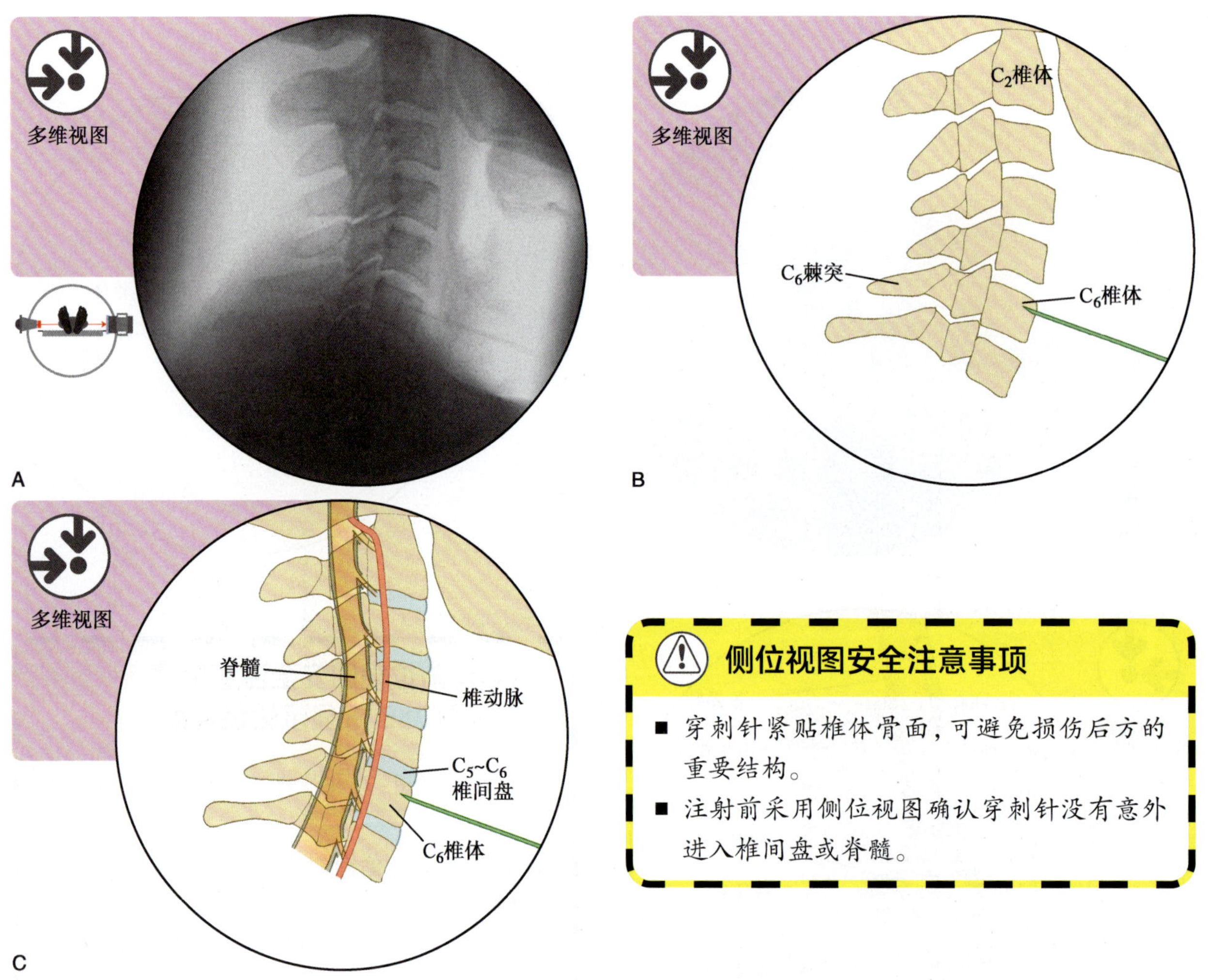

图 28A.3　A，透视侧位视图中理想穿刺针位置。B，侧位视图中不透射线结构。C，侧位视图中可透射线结构。

理想视图（图 28A.4 和图 28A.5）

- 确认造影剂理想扩散范围后，注射少量（即 0.5ml）测试局麻药（如 1% 利多卡因），观察患者 60～90s，以进一步降低血管内注射的风险。
- 如果没有发现异常症状，随后注射 10ml 局麻药。
- 虽然传统的标志结构引导下的星状神经节阻滞（又称“盲视”）使用较大容量的局麻药，但实际如此少量药液即可充分覆盖星状神经节。
- 较小的注射量也可以降低麻醉相关并发症的风险，这在本章的引言中已经讨论过。
- 对于面部和颈部症状，药液扩散到 C_6 或 C_7 就足够了，对于上肢症状，向下扩散到 T_2 较为理想。

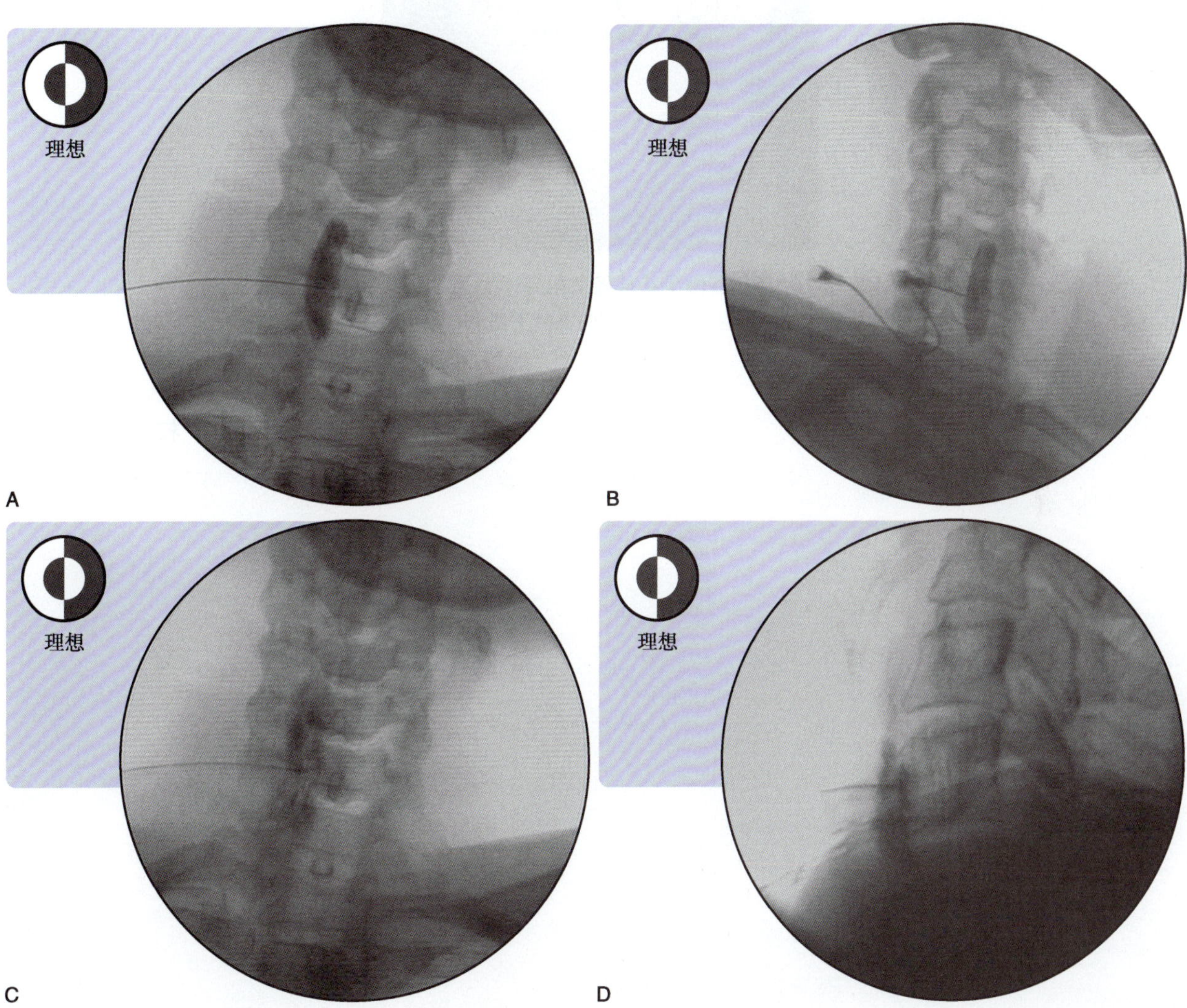

图 28A.4　A，注射 2ml 造影剂后的后前位透视视图。造影剂是沿着交感干所在颈长肌区域垂直扩散。B，注射 2ml 造影剂后椎间孔斜位透视视图。C，同一患者缓慢注射 5ml 局麻药后的后前位视图透视图像。注意造影剂向头侧扩散至 C_4～C_5 椎间隙，向尾侧扩散第一胸椎段。D，另一位患者在星状神经节缓慢注射 5ml 局麻药后的侧位视图透视图像。

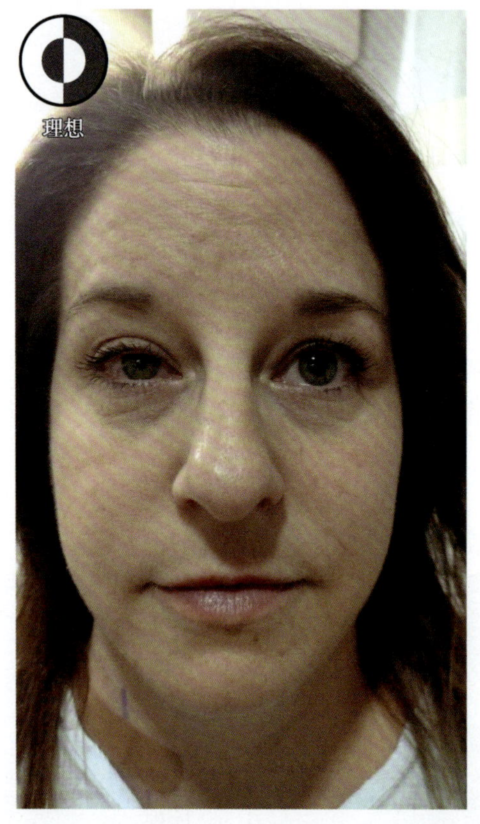

图 28A.5　右侧星状神经节阻滞术后患者出现霍纳综合征。注意患者右侧的上睑下垂和瞳孔缩小。

（孙凤龙 译，武百山 校，毕胜 复校）

第 28B 章

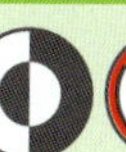

星状神经节注射：超声引导

Christopher Bednarek，Paul S. Lin，
Jonathan S. Kirschner 和 Michael B. Furman

此部分描述了超声在 C_6 Chassaignac 结节水平的横向平面内长轴定位技术。通过利用混合 X 线透视法，使用超声引导进行精确定位，远离前外侧颈部软组织中的关键结构，从而尽可能安全地注射。超声引导（USG）穿刺后，在透视下注射造影剂（混合技术）确认造影剂呈单侧和非血管扩散。超声引导注射时辨别并避开重要结构，包括气管、食管、甲状腺、甲状腺下动脉、喉返神经、颈总动脉、颈内静脉和椎动脉。

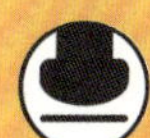 平面内技术

- 将患者置于仰卧位。头部轻微朝非治疗侧旋转，同时颈椎轻微伸展。
- 将线阵探头水平放置在环状软骨中线的上方，并向下扫描，直到可以看到甲状腺的下表面。
- 将探头侧向移动至下一个需治疗的部位，直到识别出 Chassaignac（C_6 前结节）（图 28B.1B）。在此位置，可以看到甲状腺的外侧、颈动脉、颈内静脉、颈长肌和头长肌。彩色或能量多普勒可以使血管位置更加清晰。涉及的结构如图所示（图 28B.1C、D、E）。
- 将穿刺针对准颈长肌腹侧的椎前筋膜前方及 Chassaignac（C_6 前结节）内侧，从外朝内接近目标区域。注意当穿刺针刺向内侧时，针尖实际上是稍微斜向前的。
- 选择在平面内进针，以避免刺穿关键结构。如果关键结构位于穿刺针轨迹中，则可以旋转探头，以避免刺穿血管。

注：请参考本书的解剖学术语/缩略语。

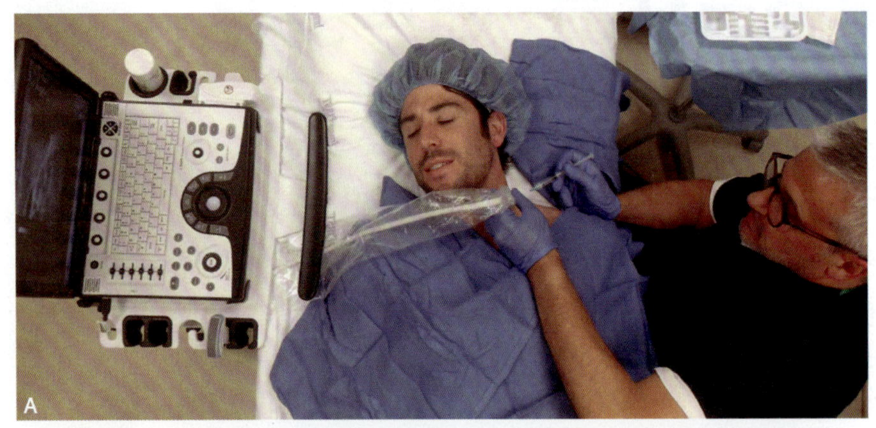

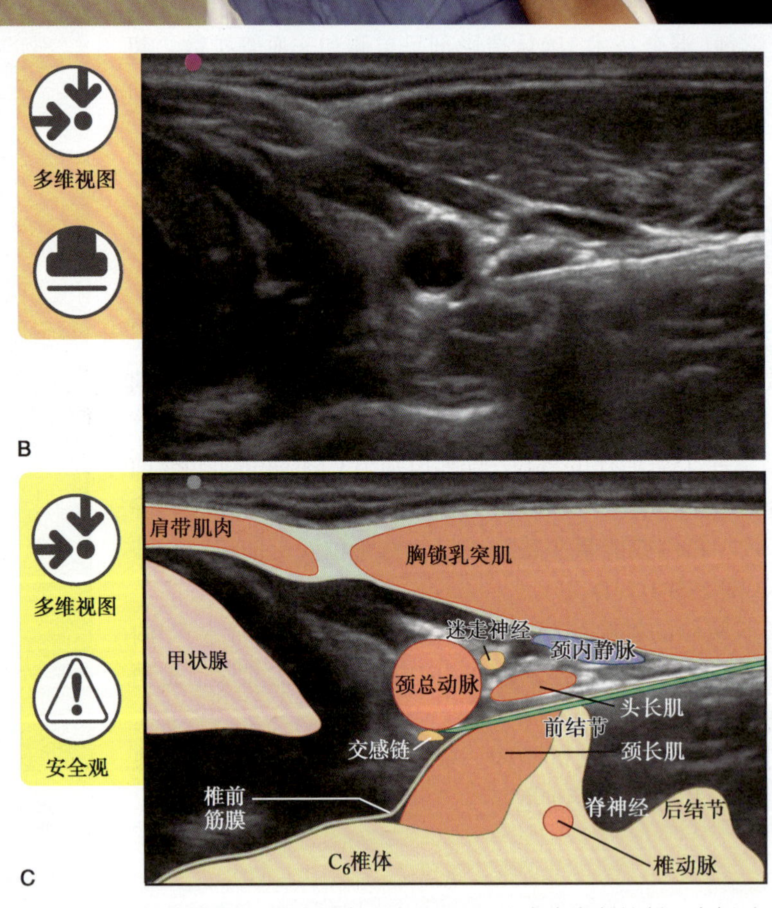

图 28B.1　A，建议的操作间、超声设备和介入医生，注意当穿刺针刺入内侧时，进针轨迹实际上是稍微由后向前的。B，左颈前平面内超声图像显示出星状神经节阻滞理想的针刺位置。注意安全放置，避开其穿刺轨迹上的所有血管结构。C，图 28B.1B 上的重要结构。

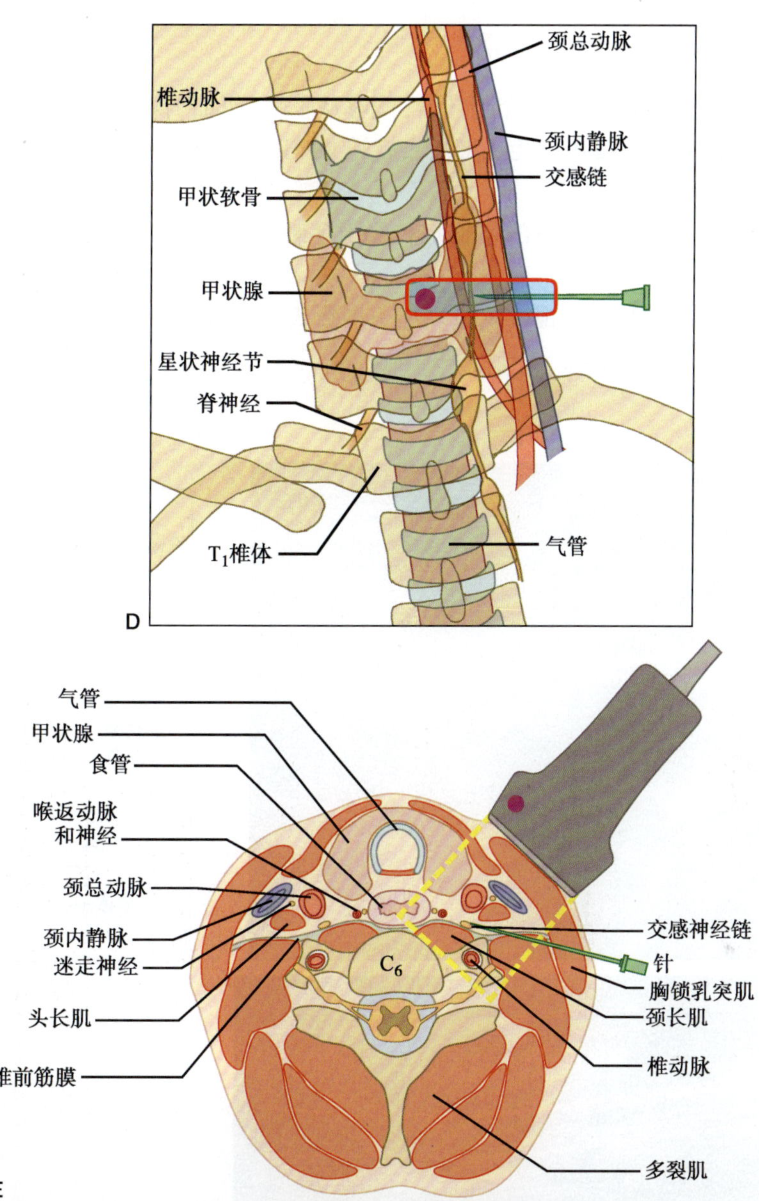

图 28B.1（续） D，超声探头的正确放置。E，C_6 水平颈部的横截面，超声探头的放置。注意当穿刺针刺向内侧时，针尖实际上是稍微由后向前的。

平面内技术安全注意事项

如果穿刺角度过大，穿刺针可能会在到达目标区域之前刺入颈动脉或颈内静脉。

将其保持在 C_6 的颈动脉结节水平，避免刺到椎动脉，尤其是不应将探头向下移动到 C_7 水平，该部位前结节缺失（发育不全）且椎动脉暴露。

避开内侧结构，包括食管、气管、甲状腺、喉返血管和神经。运用能量或彩色多普勒确认血管结构的位置，包括颈动脉、颈内静脉、颈外静脉、椎动脉、甲状腺下动脉。

利用能量或彩色多普勒检查椎动脉和甲状腺下动脉。

第六部分

平面外定位

- 该视图用于在从短轴（轴向）方法放置穿刺针后，能够从长轴（纵向）探头的位置看到针尖。
- 在穿刺针处于平面内技术所需的位置后，将探头旋转 90° 以获得平面外视图，以重新确认针尖位置（图 28B.2A）。
- 在图 28B.2A、B 中，确认穿刺针下方的颈长肌和位于穿刺针上方的头长肌，检查是否刺到针上方的血管结构（颈内动脉和颈动脉）。
- 如果针尖放置良好，则进行 X 线透视机成像以进一步确认。在实时 X 线透视机成像下注射造影剂并监测血管血流模式。

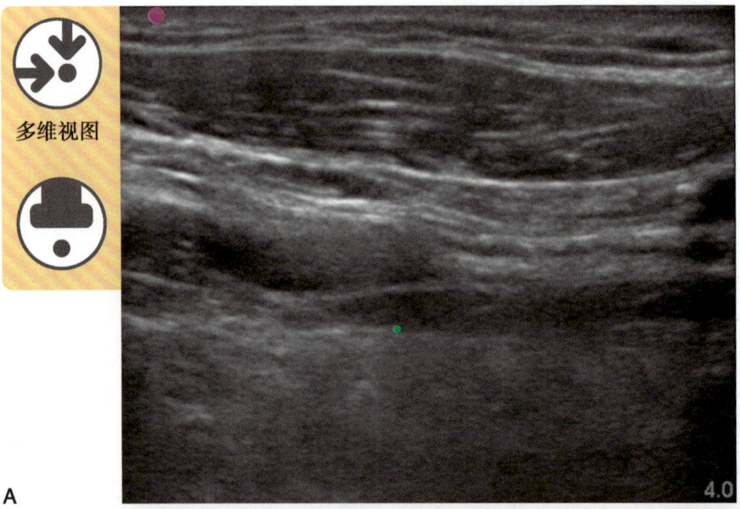

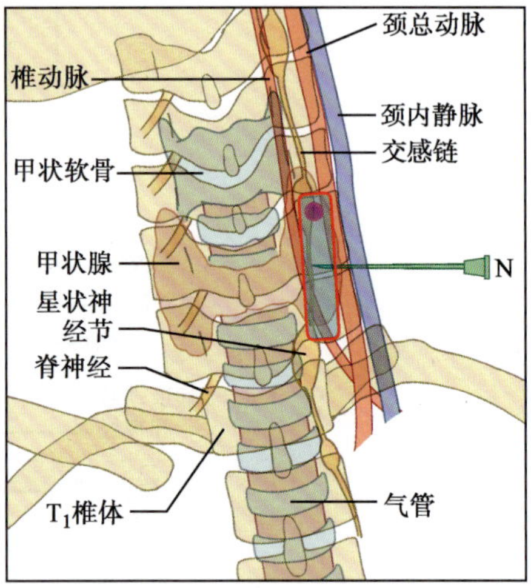

图 28B.2　A，左颈前外侧的平面外超声图像显示了星状神经节阻滞理想的穿刺针位置。B，图 28B.2A 中的重要结构，N，穿刺针。C，超声探头的正确放置。

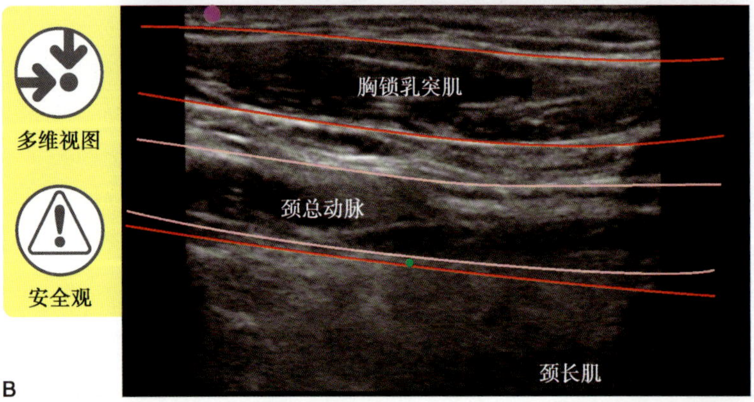

平面外定位的安全注意事项

请参照平面内技术部分中介绍的安全注意事项。

理想视图

- 超声引导星状神经节注射后造影剂的理想 X 线透视图像显示椎前筋膜前方的造影剂扩散，包绕 C_6 处的交感链（图 28B.3）。请将这个理想的造影剂位置和图例与图 28A.4 中显示的进行比较。在超声引导技术中穿刺针轨迹从偏外侧开始，注射液流向颈长肌表面。在标准 X 线透视技术中，目标更深并沿着 C_6 椎体分布。
- 造影剂向下扩散到胸部水平，覆盖星状神经节。

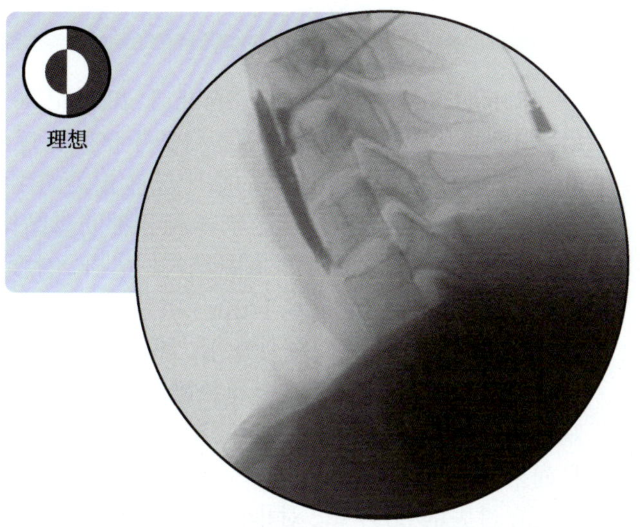

图 28B.3　注射 2ml 造影剂后侧面的透视图像。注意当穿刺针刺向内侧时，针尖实际上是稍微由后向前的。

欠佳图像

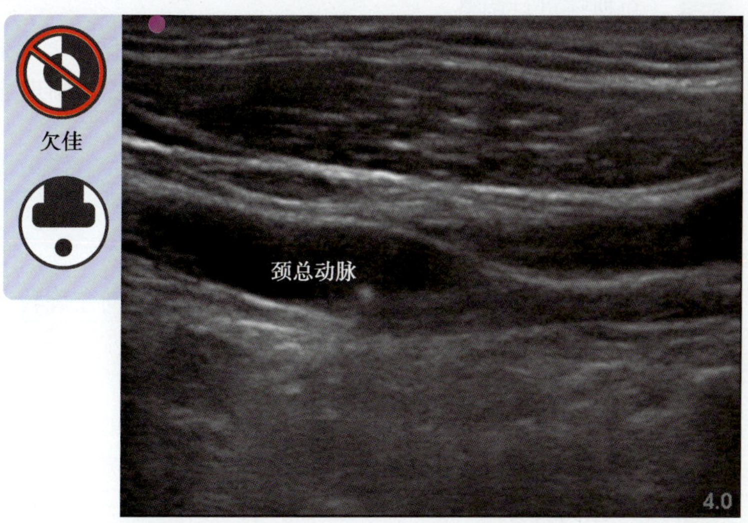

图 28B.4　模拟颈总动脉平面外穿刺针放置。

（韩雨洁 译，武百山 校，毕胜 复校）

第 29 章

颈椎椎间盘造影/椎间盘入路

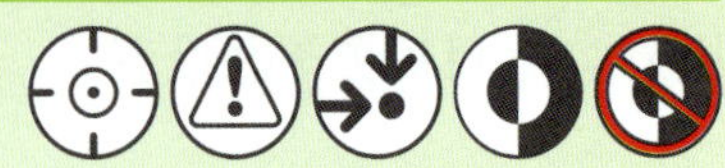

Thomas S. Lee 和 Michael B. Furman

Ralph Cloward 和 George Smith 于 20 世纪 50 年代后期首次在文献中提出，颈椎间盘造影术可能提供获得关于椎间盘疼痛数据的方法[1-4]。最重要的是，数据收集包括与患者的临床反应相关的疼痛诱发（即，无、不一致或一致）。此外，还包括了造影剂体积和椎间盘结构（髓核造影，椎间盘造影术后的 CT）。然而，由于椎间盘结构的差异，对腰椎间盘造影比颈椎间盘造影更有用。以上结论是基于 20～30 岁之后正常的椎间盘解剖结构[5,6]。在 10～20 岁期间，尚未完全骨化前，纤维环间的外侧撕裂会正常发生。这些外侧撕裂和钩突裂缝可能会导致椎间盘的完全横向撕裂。因此，不会经常观察到“正常”髓核造影。通常，镇痛反应不是常规颈部治疗方案的一部分，且尚未得到充分研究[7,8]。

在过去的 60 年里，对椎间盘造影术的实用性已经进行了详细的检验，虽然仍然存在争议，但本文暂不进行深入探讨。在进行椎间盘造影时，针尖最终要到达的位置是髓核，它是椎间盘的几何中心。与腰椎间盘相比，颈椎髓核的位置略偏前部。本章将介绍一种安全有效的硬膜外、右前斜位、单针椎间盘介入技术。与传统的右前位方法相比，这种方法大血管移位的潜在风险较小；利用已有磁共振或 CT 成像对实施这项操作有益。推荐使用规格为 25G 穿刺针进入椎间盘内，为了便于穿刺针推进的控制，针尖也可按第 2 章所述进行调整。

由于食管偏向左侧，从右侧接近颈椎间盘显著降低了接触食管及灾难性的颈椎间盘炎的可能性。应用多维视图以更清晰地显示针尖位置。

穿刺轨迹视图（图 29.1）

患者取仰卧位。考虑让患者的头部稍微向左旋转。

确认颈椎节段（后前位视图）。

将 C 形臂向右倾斜。

- 穿刺针的靶点恰好位于钩突与椎体交界处的前方。
- 将枕头放在患者颈部和右侧肩胛骨区域下方，实现 5°～10° 的颈部伸展和左侧旋转。
- 从 C_2～C_3 节段开始倒数，以确保正确识别节段。

注：请参考本书的解剖学术语/缩略语。

将 C 形臂的影像增强器向尾侧倾斜。

- 每个椎体上终板和下终板各成一直线。
  穿刺针平行于 X 线射线束。

关于穿刺轨迹视图中定位的注意事项

- 根据每个椎体的节段进行设置调整。
- 从颈部右侧进入，因为食管位于下颈部的左侧。
- 您可能需要用示指 横向移动大血管（GV）。
- 当穿刺针进入椎间盘时，穿刺针针尖轨迹应位于内侧。

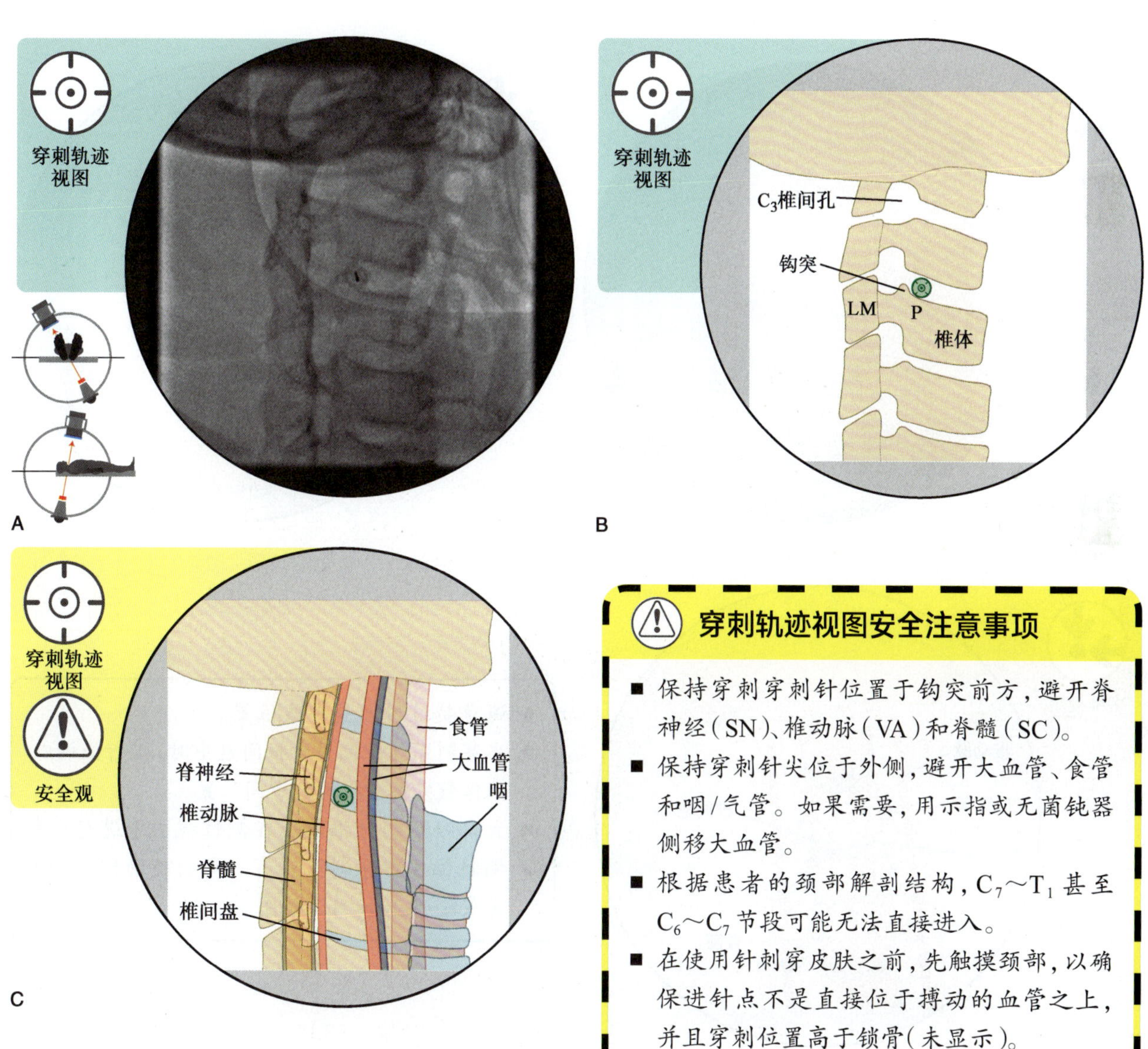

穿刺轨迹视图安全注意事项

- 保持穿刺穿刺针位置于钩突前方，避开脊神经（SN）、椎动脉（VA）和脊髓（SC）。
- 保持穿刺针尖位于外侧，避开大血管、食管和咽/气管。如果需要，用示指或无菌钝器侧移大血管。
- 根据患者的颈部解剖结构，C_7～T_1 甚至 C_6～C_7 节段可能无法直接进入。
- 在使用针刺穿皮肤之前，先触摸颈部，以确保进针点不是直接位于搏动的血管之上，并且穿刺位置高于锁骨（未显示）。

图 29.1　A，穿刺轨迹视图透视图像，显示 C_3～C_4 节段穿刺针的位置。B，穿刺轨迹视图中不透射线结构。C，穿刺轨迹视图中可透射线结构。LM，椎板；P，椎弓根。

多维成像中理想的穿刺针位置

虽然颈椎间盘造影是在患者仰卧位下，采用前斜方入路进行的；但穿刺针定位原则与腰椎间盘造影相似，如腰椎间盘造影穿刺针疑难解答表中所示（见表 17A.1）。

后前位视图中理想的穿刺针位置（图 29.2）

“真正”后前位视图显示每个椎间盘是非常重要的步骤（参见第 3 章）。

椎间盘的几何中心通常与上椎体棘突的位置平齐。

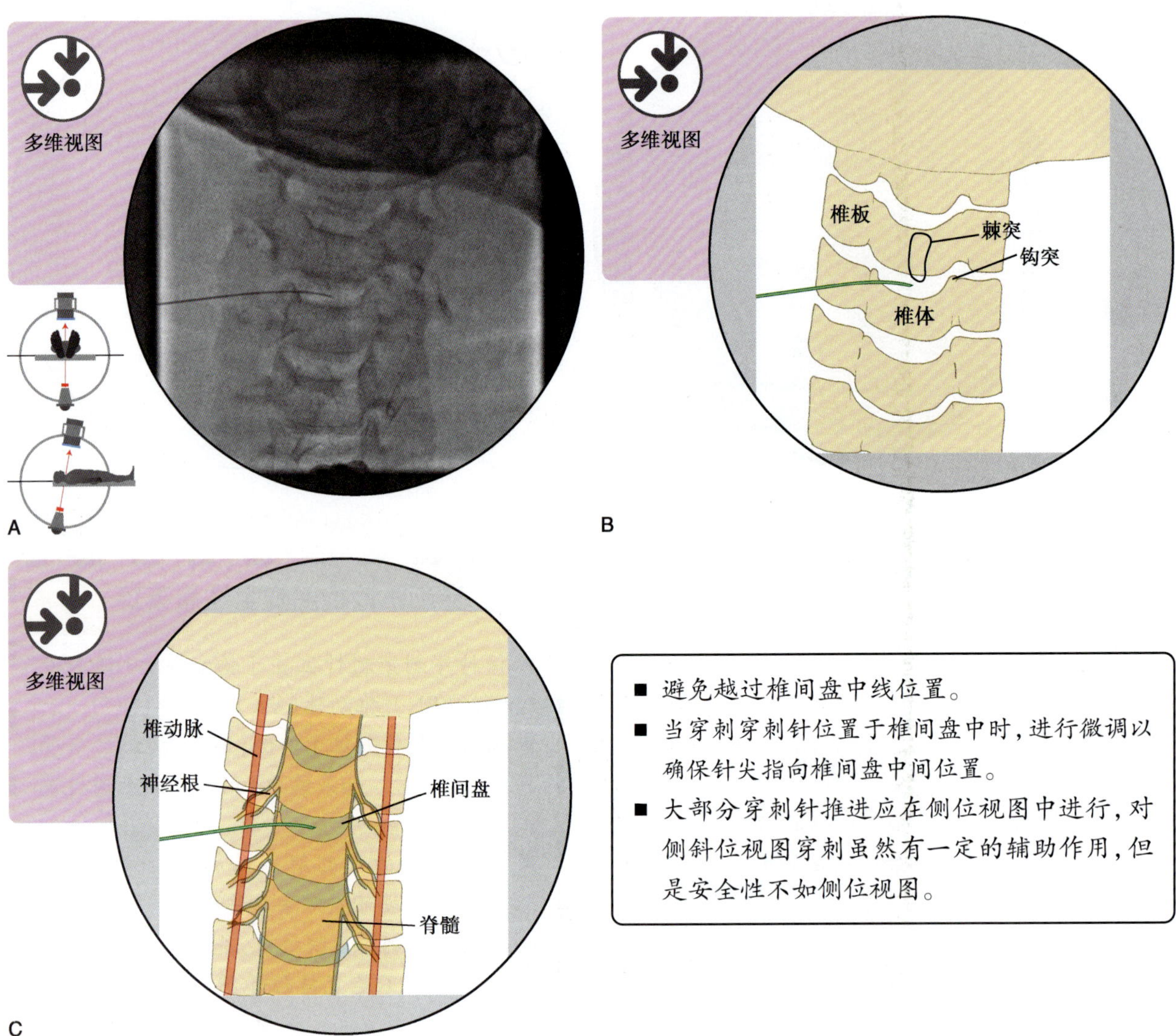

- 避免越过椎间盘中线位置。
- 当穿刺穿刺针位置于椎间盘中时，进行微调以确保针尖指向椎间盘中间位置。
- 大部分穿刺针推进应在侧位视图中进行，对侧斜位视图穿刺虽然有一定的辅助作用，但是安全性不如侧位视图。

图 29.2 A，后前位透视视图，显示 C_3～C_4 节段理想的穿刺针位置。B，后前位视图中不透射线结构。C，后前位视图中可透射线结构。

侧位视图中理想的穿刺针位置(图 29.3)

理想穿刺针位置的注意事项

- 与腰椎间盘不同,在侧位视图中颈椎的髓核在终板直径中点稍前方。
- 多次使用多维成像,可使穿刺针能够安全、有效地推进到髓核。

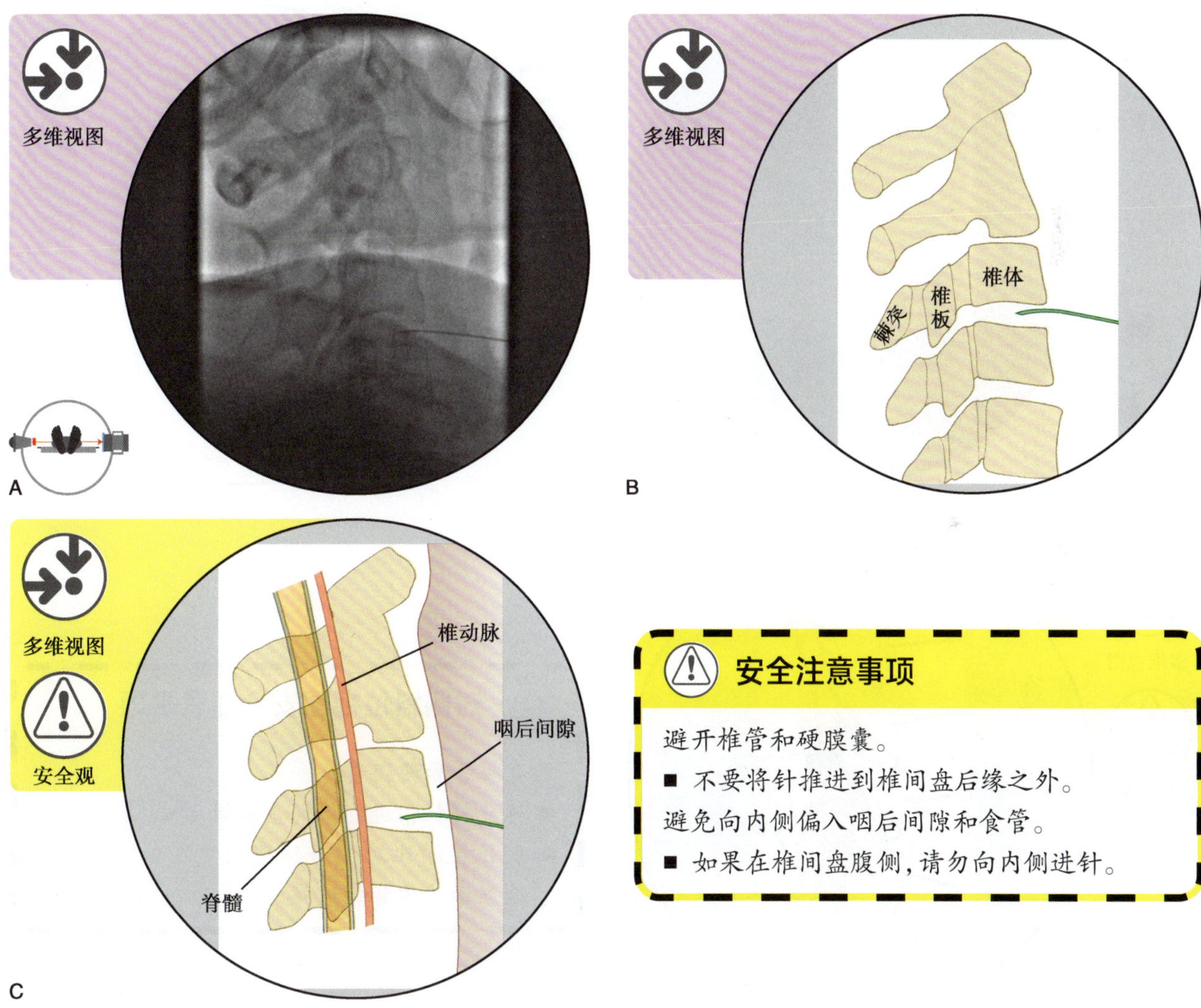

图 29.3　A,侧位视图透视图像,显示 C_3～C_4 节段理想的穿刺针位置。B,侧位视图中不透射线结构。C,侧位视图中可透射线结构。

对侧斜位视图中理想的穿刺针位置（图 29.4）

在进行颈椎间盘造影时，尽管可采取一些措施，如使患者的肩膀被动下沉像游泳者的姿势，侧位视图显示下位颈椎间盘仍然是一个挑战。另一项选择是对侧斜位视图显示下位颈椎间盘。虽然对侧斜位视图不是确定髓核内穿刺针位置理想的选择，但有利于确认相对于其他上位针尖的下位针尖位置。尤其有助于确认针尖位于远离背侧脊髓的椎间盘内腹侧安全区域。一如既往，建议采用多维平面三角定位。

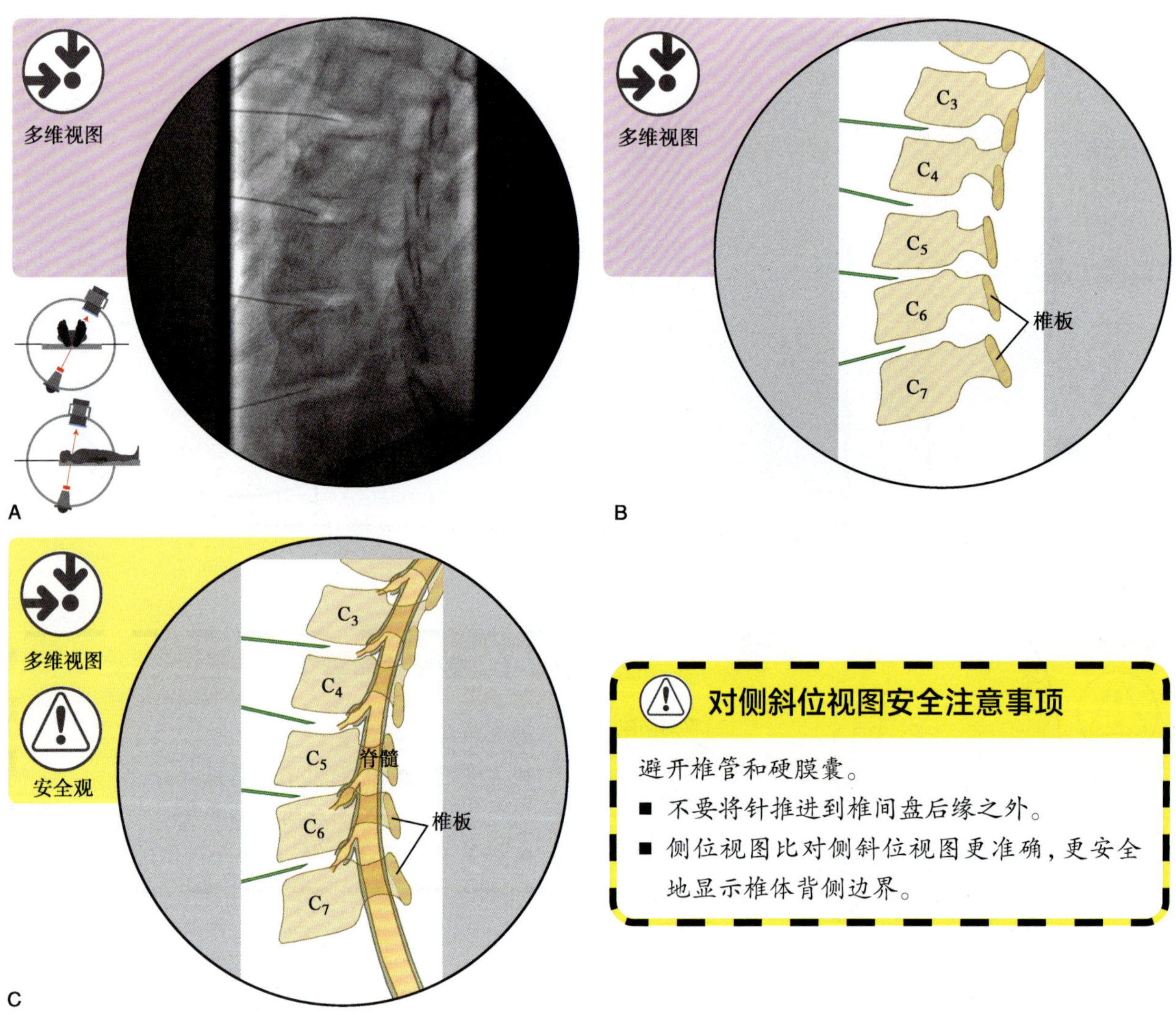

图 29.4　A，对侧斜位视图透视图像，显示 C_6～C_7 节段理想的穿刺针位置。B，对侧斜位视图中不透射线结构。C，对侧斜位视图中可透射线结构。

理想图像(图 29.5～图 29.7)

理想图像

- 理想的造影剂扩散应最先位于髓核内，而且造影剂不应立即消失。
- 对于正常的非退变椎间盘，造影剂扩散形态应局限于髓核内，或者可能溢入钩突凹，造影剂的剂量应小于 0.5ml。
- 造影剂的最大用量小于 0.5ml。

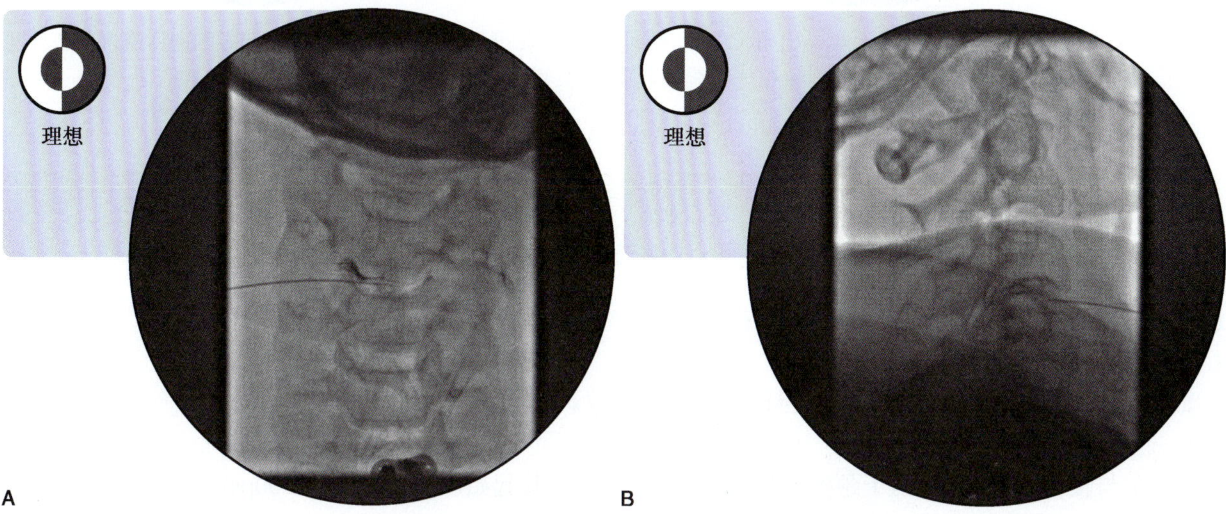

图 29.5　A，后前位透视图像，显示在椎间隙内注射 0.2ml 造影剂的 C_3～C_4 椎间盘造影。B，侧位透视图像，显示在椎间隙内注射 0.2ml 造影剂的 C_3～C_4 椎间盘造影。

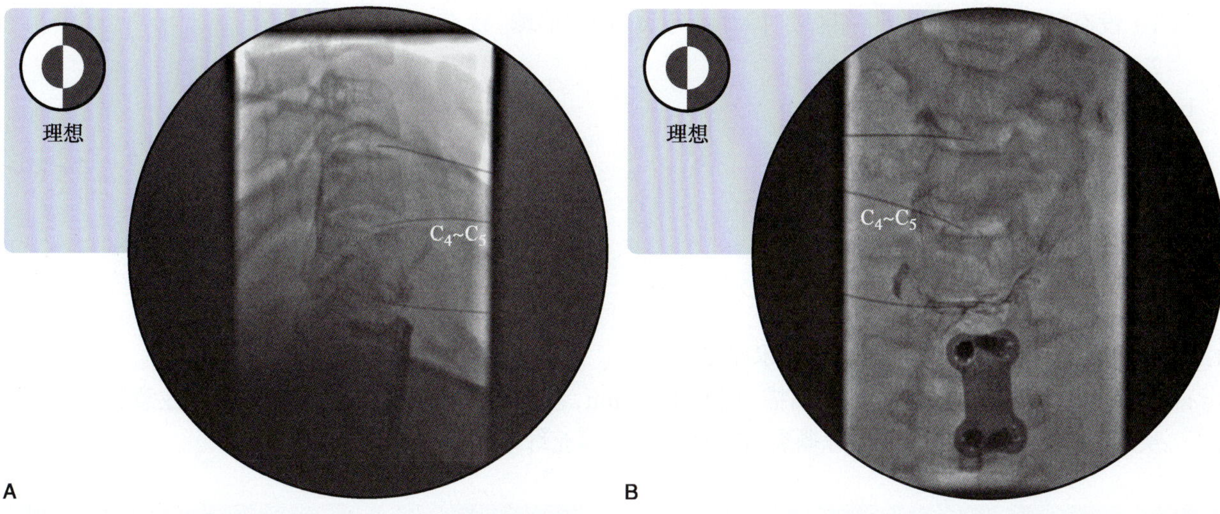

图 29.6　A，侧位视图透视图像，显示 C_4～C_5 椎间盘造影术，可见破裂髓核造影，造影剂向后溢入硬膜外间隙。B，后前位透视图像，显示 C_4～C_5 椎间盘造影术，可见破裂髓核造影。

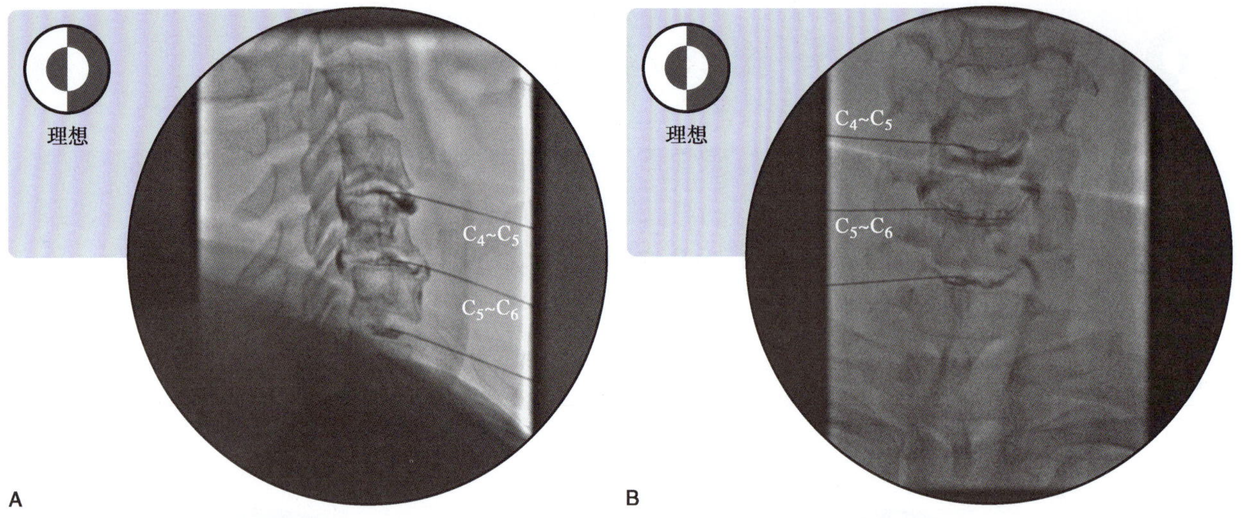

图 29.7　A，侧位视图透视图像，显示 C_4～C_5 和 C_5～C_6 椎间盘造影术，可见有裂隙的髓核造影，造影剂向后溢入硬膜外间隙。B，后前位视图透视图像，显示 C_4～C_5 和 C_5～C_6 椎间盘造影术，可见有裂隙的髓核造影。

附加信息

进行椎间盘造影时，需要考虑以下主要数据信息：

1. 疼痛反应
   a. 请参阅并遵循第 17 章中的腰椎椎间盘造影术建议。
   b. 通常不使用压力测量法。
      1）与腰椎间盘相比，由于颈椎间盘形态和结构差异，其起始压力可能高达 200psi。
      2）考虑到颈椎间盘的体积很小，这需要一定剂量的高质量造影剂，我们选用使用 1ml（或可能 3ml）Luer lock 注射器注射造影剂。因其注射量小，可以保证造影剂每次注射量的控制。
2. 髓核造影
   a. 髓核内
      1）没有填充钩状裂隙/凹陷区域（即纤维环裂隙）、“棉球”状
      2）用填充钩状裂隙/凹陷区域
   b. 有裂痕
      1）纤维环部分纤维中断
   c. 全层纤维环泄漏的环形撕裂（即破裂）

抗生素

1. 请遵循第 17 章中的腰椎椎间盘造影术建议。
   a. 椎间盘造影术后需要进行 CT 扫描，层厚 1～2mm，有助于确认环形撕裂的位置。应注意，不要将钩突裂隙与实际撕裂混淆，实际撕裂将以环形方式填充纤维环。

欠佳图像（图 29.8 和图 29.9）

颈椎下部的针尖可视化不佳。

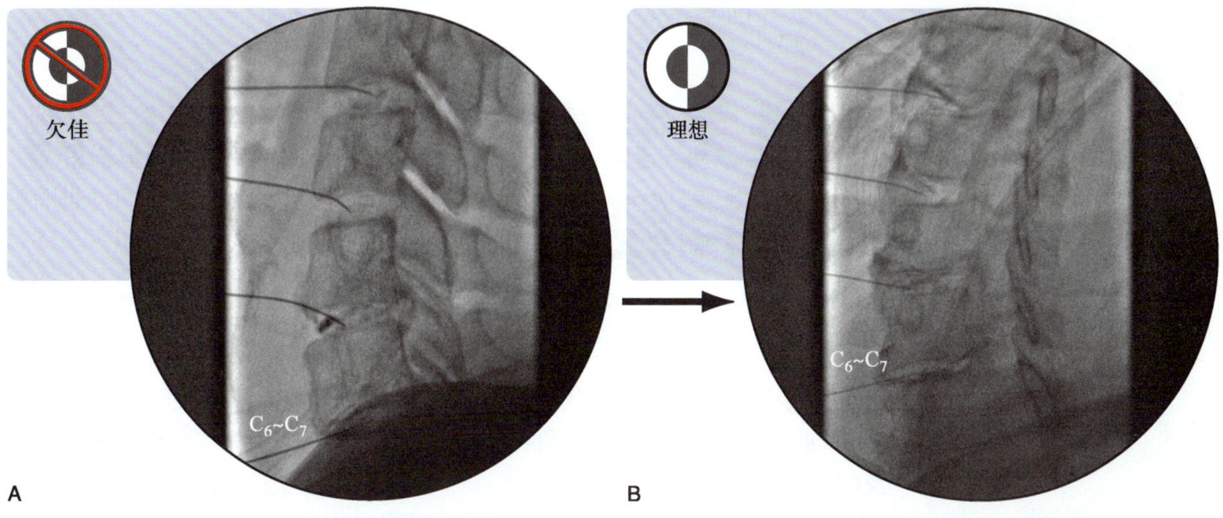

图 29.8 A，四个节段椎间盘造影术侧位视图透视图像。尽管在尽量纠正患者体位（如泳者体位、肩部放松），更下部的 C_6～C_7 椎间隙穿刺针尖和造影剂形态显示效果仍然欠佳。B，调整为对侧斜位视图透视图像后，包括位于 C_6～C_7 在内的所有 4 个穿刺针均显示良好。但是，我们仍然建议谨慎操作，对侧斜位视图仅用于观察各穿刺针尖之间的相对位置。侧位视图依然是颈椎椎间盘造影术的最佳"安全视图"。

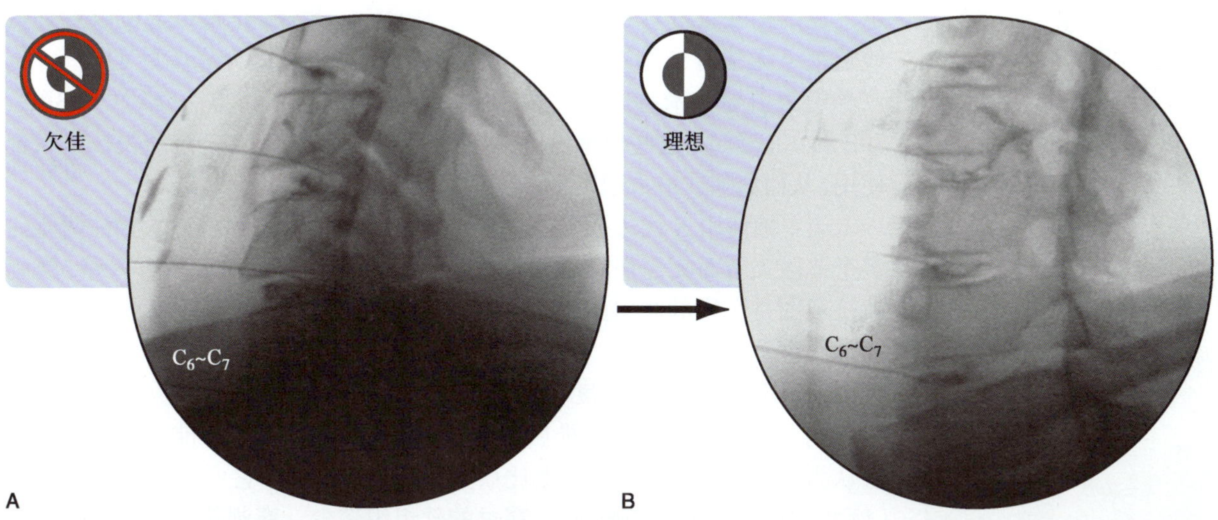

图 29.9 A，另一个四个节段椎间盘造影术透视视图，尽管已经尽量纠正患者的体位（如泳者体位、肩部放松），更下部的 C_6～C_7 椎间盘穿刺针针尖仍然显示欠佳。B，调整为对侧斜位视图，包括位于 C_6～C_7 在内的所有四个穿刺针均显示良好。但是，我们仍然建议谨慎操作，对侧斜位视图仅用于观察各穿刺针尖之间的相对位置。侧位视图依然是颈椎椎间盘造影术的最佳"安全视图"。

（侯亚静 译，武百山 校，毕胜 复校）

参考文献

1. Cloward RB. Cervical diskography. Technique, indications and use in the diagnosis of ruptured cervical disks. *Am J Radiol*. 1958;79(4):563–574.
2. Cloward RB. Cervical diskography. A contribution to the etiology and mechanism of neck, shoulder, and arm pain. *Ann Surg*. 1959;150(6):1052–1064.
3. Smith GW. The normal cervical diskogram with clinical observations. *Am J Roentgenol Radium Ther Nucl Med*. 1959;81(6):1006.
4. Smith GW, Nichols Jr P. Techniques for cervical discography. *Radiology*. 1957;68:718–720.
5. Schellhas KP, Smith MD, Gundry CR, Pollei SR. Cervical discogenic pain. Prospective correlation of magnetic resonance imaging and discography in asymptomatic subjects and pain sufferers. *Spine*. 1996;21(3):300–311.
6. Dvorak J. Epidemiology, physical examination and neurodiagnostics. *Spine*. 1998;23(24). 2663-73.
7. Roth DA. Cervical analgesic discography. A new test for the definitive diagnosis of the painful-disk syndrome. *JAMA*. 1976;235(16):1713–1714.
8. Osler GE. Cervical analgesic discography. A test for diagnosis of the painful disc syndrome. *S Afr Med J*. 1987;71(6):363.

第 30 章 颈椎关节突关节注射和后内侧支神经射频消融术

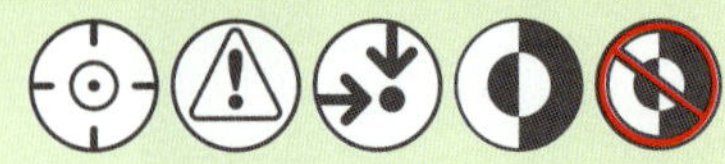

颈椎关节突关节（Z-关节）从 C_2～C_3 向两侧延伸至 C_7～T_1。挥鞭伤或退行性骨关节病常导致这些关节的疼痛。与关节突关节相关的颈椎轴性疼痛，其部位可以从枕骨下区延伸到肩胛中部区域，而疼痛的范围取决于所累及的关节。

颈椎关节突关节注射或后内侧支阻滞可用于诊断和治疗颈椎轴性疼痛。每个颈椎关节突关节均受位于该关节之上和之下的颈椎后内侧支神经支配，但 C_2～C_3 除外，其主要由第 3 枕神经支配。在 X 线透视或超声引导下，可通过侧方/侧前方或后方入路进行关节突关节注射。

由于颈椎关节突关节和后内侧支神经位置相对表浅，超声可充分地显示上述结构并且进行超声引导下的注射治疗。此外，在超声上可以看到 X 线透视下无法看到的可透射线结构，从而提高了这些介入治疗的安全性。三种超声引导技术将通过使用后方入路和侧前方入路方法介绍（第 30C、30E 和 30G 章）。这些技术可以单独使用，也可以与传统 X 线透视技术联合使用，从而消除或最大限度地减少患者辐射暴露。

当单独使用 X 线透视时，与侧方入路相比，后方入路可进入脊柱两侧的多个节段关节而无需使患者移位或重新定位 C 形臂。对于后方入路，穿刺轨迹视图是向尾部倾斜的前后位视图（即关节柱视图）；侧位视图用于评估（腹侧）深度。斜位视图/椎间孔斜位视图（参见第 3 章）是另一个多维安全视图，可用来判断相对深度。

侧方入路非常适合颈椎后内侧支神经阻滞，尤其是颈椎上段。一些学者认为，侧方入路在此技术上比后方入路要求更低：它可以使用较细的针（例如 25G 或 26G）实施，并且穿过的软组织较少。穿刺轨迹视图是侧位视图。椎间孔斜位视图（参见第 3 章）将有助于观察颈椎下段，并且是一种极好的安全视图，可显示在侧位视图上被肩关节所遮蔽的组织，如椎间孔以及与其相关的神经和血管（椎动脉）可透射线结构。此外，关节柱前后位或后前位多维视图将有助于引导进入关节突关节内的注射，特别是对于退行性病变的关节。它还可以作为一种安全视图，防止穿刺针过度进针至脊髓。

造影剂扩散至关节突关节后再扩散到后纵韧带的“Okada 间隙”是一种常见现象（见图 30B.5B）。

应特别注意第 30H 部分所阐述的颈椎后内侧支神经的解剖变异性，及演示建议的射频电极位置和消融区域。

颈椎神经射频消融术（即神经切断术）通常在颈椎后内侧支神经阻滞疼痛明显缓解后进行。采用后方入路实施颈椎神经消融，其射频电极尖位置应与实施神经消融的神经平行。由于颈椎后内侧支神经存在解剖上的差

注：请参考本书的解剖学术语/缩略语。

异，许多医生都会在每个节段上进行 2～4 次消融。在 30G 部分中，我们描述了一个实用的穿刺轨迹。一些学者（脊柱介入学会）推荐通过改变侧位倾斜和头尾倾斜在每个节段来进行矢状面和斜面消融技术。C_7 除外，因为它只需要矢状面消融。

当进行颈椎神经射频消融术时，在穿刺轨迹视图下置入穿刺针及在多维成像下推进，并强调安全地使用侧位视图和（椎间孔）对侧斜位视图（见第 3 章）来确认深度。在神经消融前，通常给予 0.5～1ml 的局麻药。介入操作持续时间因操作者而异，例如，每个治疗周期在 80℃至 85℃下进行 2 至 4 个 90 秒。

第 30G 部分主要集中论述射频消融术。然而，同样的后方入路也适用于后内侧支神经阻滞。

参考文献

1. Cooper G, Bailey B, Bogduk N. Cervical zygapophysial joint pain maps. *Pain Med*. 2007;8(4):344–353.
2. Manchikanti L, Singh V, Falco FJE, Cash KM, Fellows B. Cervical medial branch blocks for chronic cervical facet joint pain. A randomized, double-blind, controlled trial with one-year follow-up. *Spine (Phila Pa 1976)*. 2008;33(17):1813–1820.
3. Dreyfuss P, Kaplan M, Dreyer S. Zygapophysial joint injection technique in the spinal axis. In: Lennard T, ed. *Pain Procedures in Clinical Practice*. 2nd ed. Philadelphia: Hanley & Belfus; 2000:309–320.
4. Okada K. Studies on the cervical facet joints using arthrography of the cervical facet joint. *Nihon Seikeigeka Gakkai zasshi*. 1981;55(6):563–580.
5. Govind J, King W, Bailey B, Bogduk N. Radiofrequency neurotomy for the treatment of third occipital headache. *J Neurol Neurosurg Psychiatry*. 2003;74(1):88–93.
6. Bogduk N, ed. *Practice Guidelines for Spinal Diagnostic and Treatment Procedures*. 2nd ed. San Francisco, USA: International Spine Interventional Society; 2013.

第 30A 章

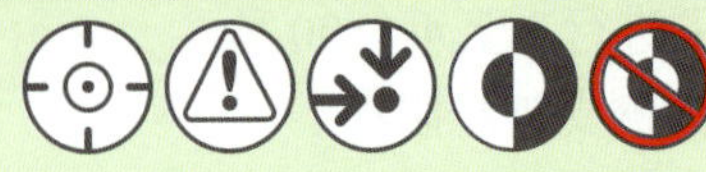

颈椎关节突关节注射，后方入路：X 线透视引导

William A. Rollé, Jr., Bradly S. Goodman, Isaac Cohen 和 Michael B. Furman

本章我们将详细描述通过后方入路向颈椎关节突关节内注射的方法。与侧方入路相比，后方入路可进入脊柱左右侧的多个关节层面，因此在进行左右侧注射时不需要重新定位患者或 C 形臂。在对低位椎体节段的关节突关节内注射时，如果使用侧方入路注射，可能会有触及肺尖或下方神经血管结构的风险。这种情况下通常需要采用后方入路注射法。后方入路的穿刺轨迹视图是尾部倾斜的前后位视图（即，关节柱视图），同时也可以作为多维成像中的前后位视图使用。如我们经常推荐的，侧位视图可用于观察由后向前的进针深度，所以在进针时不需要先触及上下关节突再进入关节囊。对侧斜位视图（CLO）是一种多维视图，可用于评估相对深度。我们通常会使用 22G 或 25G 的穿刺针将不超过 1ml 的类固醇和局麻药混合物注入每个颈椎关节突关节。

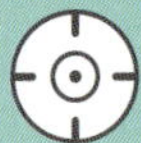

穿刺轨迹视图（图 30A.1）

- 确认进针节段（前后位视图）。
- 将 C 形臂影像增强器向尾部倾斜，使 X 线束平行于关节突关节的平面。
- 调整倾斜角度使其可清晰显示关节间隙及构成关节骨边缘。
- 将穿刺针平行于射线束穿刺进颈椎关节突关节。

穿刺轨迹视图（AP）也是多维视图

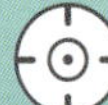

穿刺轨迹视图中定位的注意事项

请注意，针对不同节段颈椎调整 C 形臂头尾倾斜角度以优化成像效果；侧位倾斜角度也可能需要根据头部位置和/或其他解剖因素进行调整。

注：请参考本书的解剖学术语/缩略语。

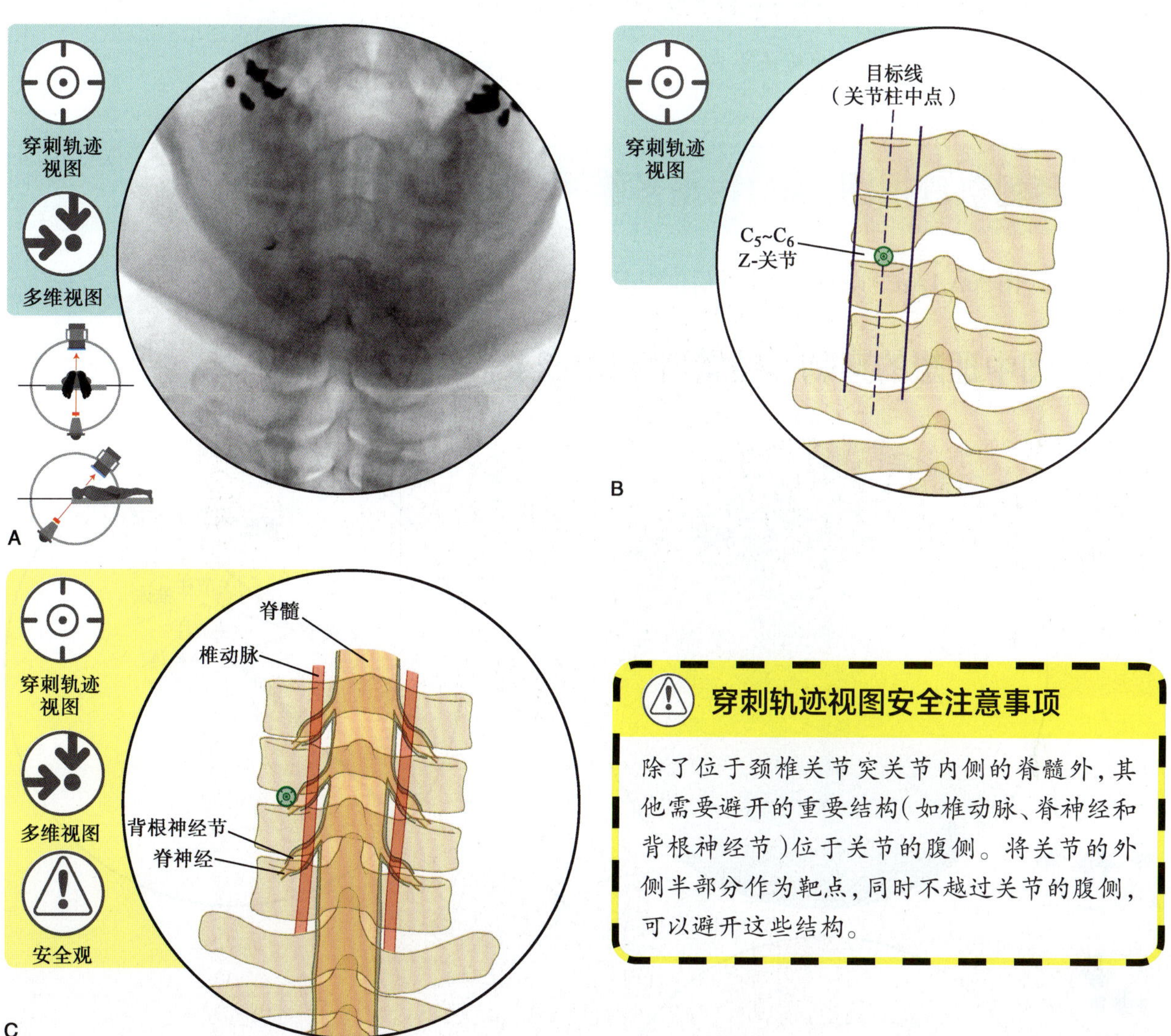

穿刺轨迹视图安全注意事项

除了位于颈椎关节突关节内侧的脊髓外，其他需要避开的重要结构（如椎动脉、脊神经和背根神经节）位于关节的腹侧。将关节的外侧半部分作为靶点，同时不越过关节的腹侧，可以避开这些结构。

图 30A.1　A，穿刺轨迹透视视图，显示左侧 C_5～C_6 关节突关节内穿刺针的位置。B，穿刺轨迹视图中不透射线结构。C，穿刺轨迹视图中可透射线结构。

多维成像中理想的穿刺针位置

多维视图包括前后位视图、侧位视图和对侧斜位视图。

关于理想穿刺针位置的注意事项

针尖应保持在椎体的上下关节突关节内。

穿刺轨迹视图(AP)也是多维视图

上一页(图30A.1A-C)详细介绍了前后位视图。

侧位视图中理想的穿刺针位置(图30A.2)

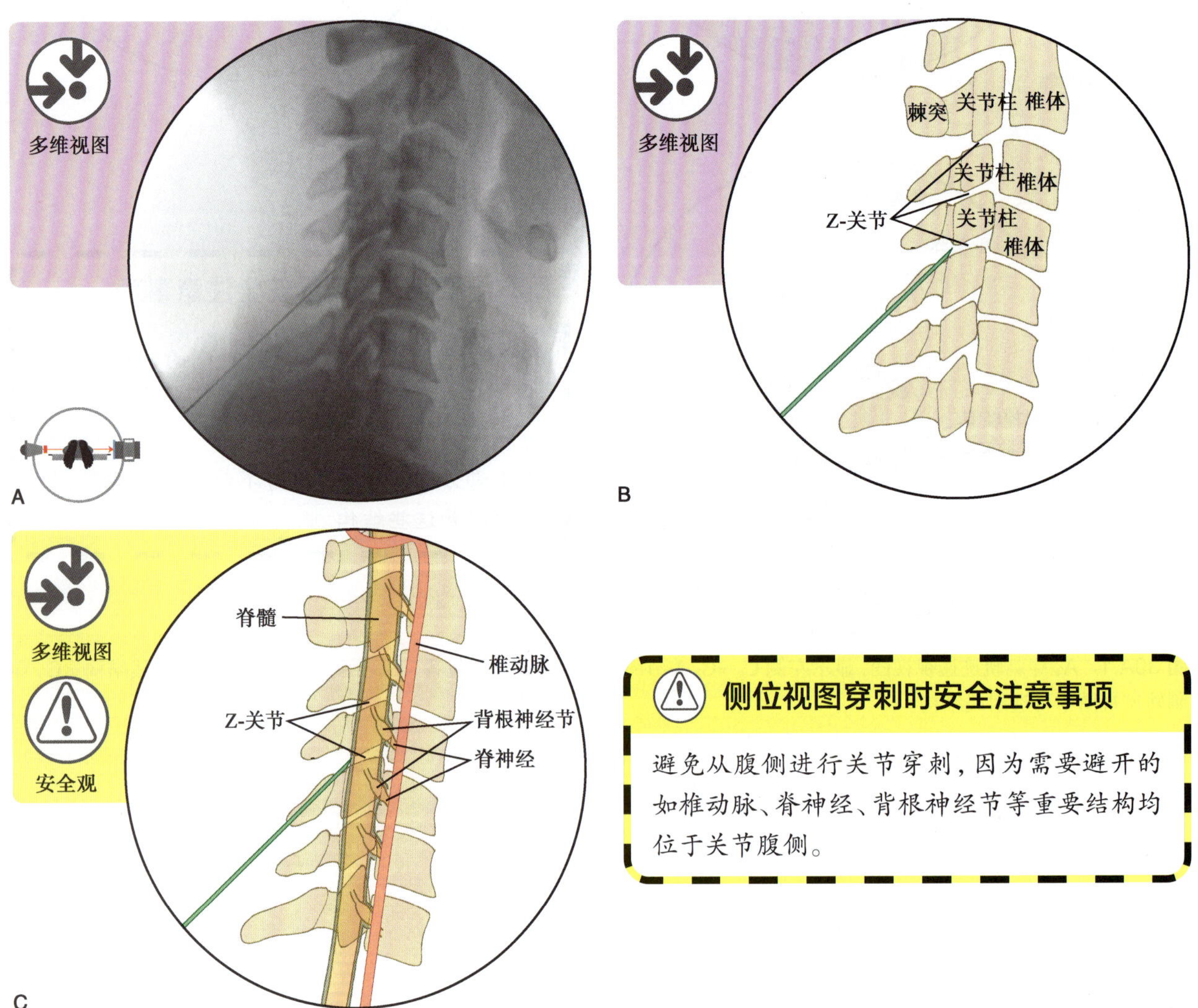

侧位视图穿刺时安全注意事项

避免从腹侧进行关节穿刺，因为需要避开的如椎动脉、脊神经、背根神经节等重要结构均位于关节腹侧。

图30A.2　A，在侧位视图透视图像上显示 C_4～C_5 关节突关节理想的穿刺针位置。B，侧位视图不透射线结构。C，侧位视图可透射线结构。

对侧斜位视图中理想的穿刺针位置（图 30A.3）

对侧斜位视图可通过从中心线向对侧倾斜大约 30° 来获取，可显示同侧的椎间孔（即最靠近穿刺针尖的孔）。当关节在侧位视图上不能显示时，对侧斜位视图就显得特别重要，因为它可以提供上下关节突的相对距离。除了位于颈椎关节突关节内侧的脊髓外，其他需要避开重要结构（即椎动脉、脊神经和背根神经节）都位于关节的腹侧。关于倾斜角度没有可参考的观点，请看第 3 章，图 3.18 进行进一步的讨论。

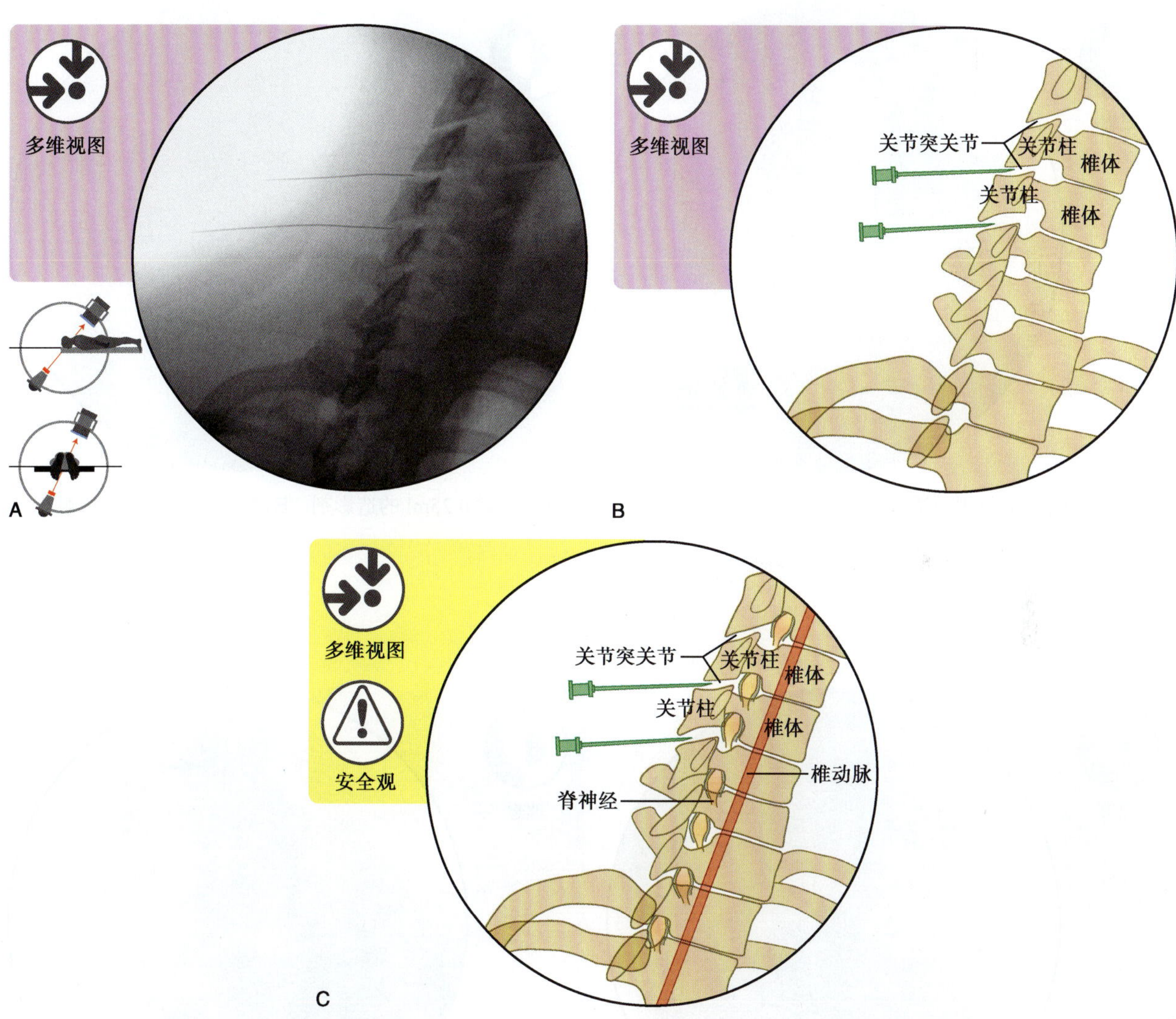

图 30A.3　A，显示左侧 C_4～C_5 和 C_5～C_6 关节突关节（另一个患者）理想的穿刺针位置。B，对侧斜位视图中不可透射线结构。C，对侧斜位视图中可透射线结构。

理想图像（图 30A.4～图 30A.6）

理想视图应该使造影剂在前后位视图中呈现出水平甚至椭圆形。在侧位视图中，我们可以看到被造影剂勾勒出的关节线，在关节前部也有可能出现造影剂。在进行颈椎关节突关节注射时，造影剂流入 Okada 间隙是一种常见的现象。这将在 30B 中讨论和论述。

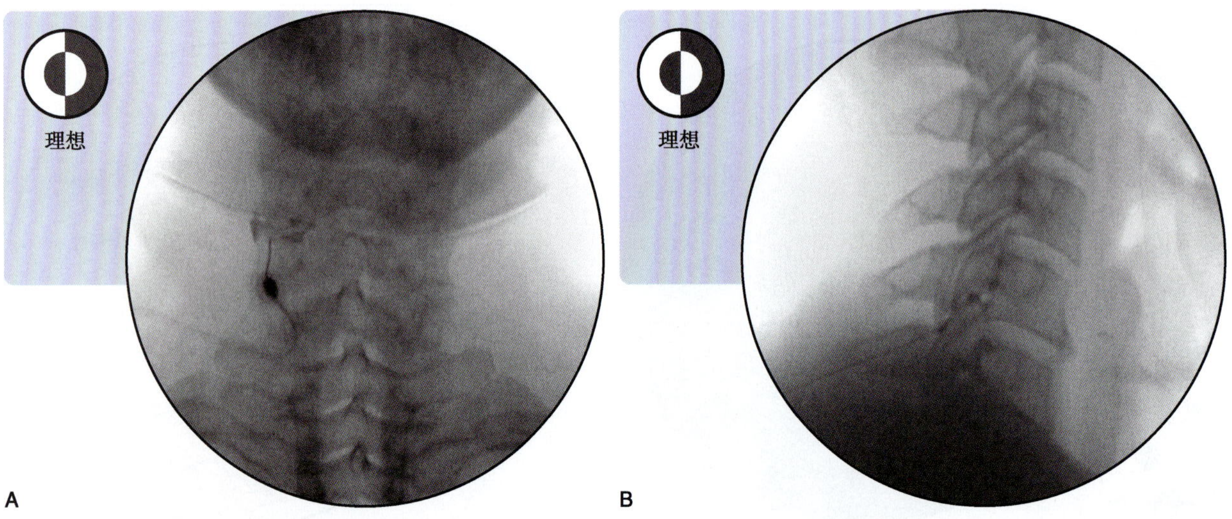

图 30A.4　A，前后位视图透视图像显示在左侧 C_5～C_6 关节突关节内注射 0.25ml 的造影剂。B，侧位视图显示在左侧 C_5～C_6 关节突关节内注射 0.25ml 的造影剂。

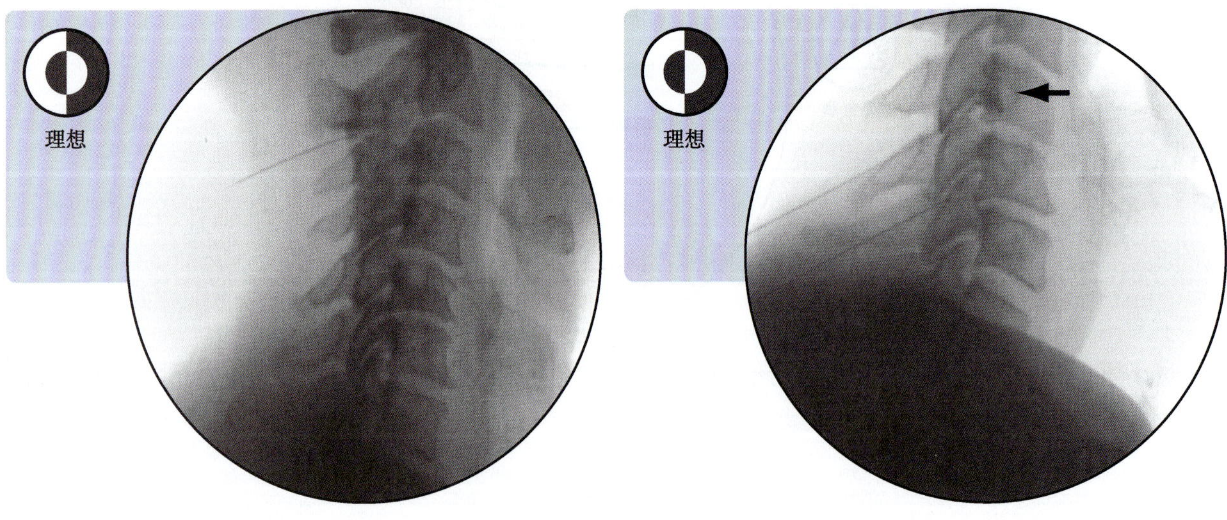

图 30A.5　X 线造影理想的图像：在 C_2～C_3 关节突关节内可以看到造影剂。

图 30A.6　X 线造影理想的图像：C_5～C_6 关节突关节（箭头）。

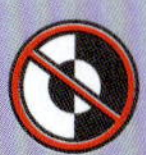

欠佳图像（图 30A.7 和图 30A.8）

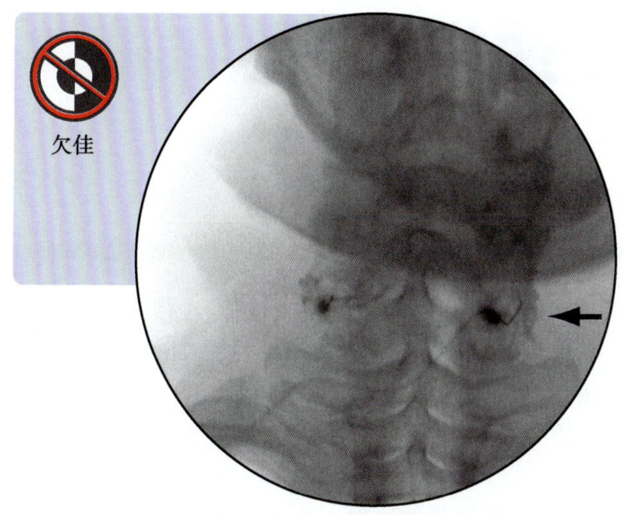

图 30A.7　左侧 C_6～C_7 关节突关节内注射后呈现理想造影图像，而右侧 C_6～C_7 关节突关节内注射后（箭头所指）的造影图像欠佳，因为在关节边界外侧看到造影剂。

欠佳

图 30A.8　C_6～C_7 关节突关节内注射后呈现欠佳造影图像，因为造影剂流到关节外（箭头所指），并且关节的前方并未显影。

（侯亚静 译，武百山 校，毕胜 复校）

参考文献

1. Okada K. Studies on the cervical facet joints using arthrography of the cervical facet joint. *Nihon Seikeigeka Gakkai zasshi*. 1981;55(6):563–580.

建议读物

Bogduk N. Back pain: Zygapophysial joint block and epidural steroids. In: Cousins MJ, Bridenbaugh PO, eds. *Neural Blockade in Clinical Anesthesia and Pain Management*. Philadelphia: J.B. Lippincott; 1996:935–954.

Roy DF, Fleury J, Fontaine SB, Dussalt RG. Clinical evaluation of cervical facet joint infiltration. *Can Assoc Radiol J*. 1988;39(2):118–120.

第 30B 章

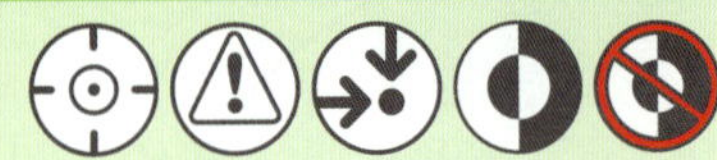

颈椎关节突关节内注射，侧方入路：透视引导

Tejas N. Parikh，Bradly S. Goodman 和 Michael B. Furman

本章介绍颈椎关节突关节（Z-关节）关节内注射的侧方入路技术。有人认为，侧方入路在技术上比后方入路相对简单：可以使用更细的穿刺针（例如，25 或 26G），穿过更少的软组织，从而提高患者的舒适度。但无论采用何种方法，局麻药及类固醇的总量均应小于 1ml，以防止关节囊破裂及注射液渗漏至邻近组织。

本章重点介绍上位颈椎关节突关节的注射。因为在侧位和前后位视图中肩部对下位颈椎关节清晰度的影响，所以对下位颈椎关节突关节采用侧方入路注射较为困难。当无法观察到关节或需要判断穿刺针是否进入正确的颈椎关节突关节时，可以使用同侧/椎间孔斜位视图（见第 3 章图 3-19）。颈椎关节突关节注射时，造影剂流入 Okada 间隙是常见现象。Okada 间隙是黄韧带背侧的硬膜外间隙。造影剂可先扩散到关节突关节，然后从关节下凹流出，沿内侧进入韧带后间隙（见图 30B.5）。

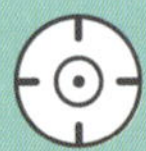 穿刺轨迹视图（图 30B.1）

 穿刺轨迹视图（侧位）也是多维视图之一

患者侧卧位，患侧向上。

- 侧位透视下确认穿刺节段（相对于患者，如果患者垂直于床面，放射线与床面的角度为 0°）。
- 从 C_2 开始往下计数来确定穿刺关节。

如有需要，将 C 形臂影像增强器略微向头侧或尾侧倾斜，使同侧和对侧关节突关节及关节柱重叠在一起。

- 因为患者处于侧卧位，可使用第 3 章中讨论的方法倾斜 C 形臂。

如有需要，将 C 形臂影像增强器略转向侧方，使同侧和对侧关节突关节及关节柱重叠在一起。

- 因为患者处于侧卧位，可使用第 3 章中讨论的方法侧向旋转 C 形臂。

侧位视图为穿刺轨迹视图，穿刺针与 X 射线束平行。

- 使用第 3 章描述的技术，区分重叠的同侧和对侧颈椎关节突关节。

注：请参考本书的解剖学术语/缩略语。

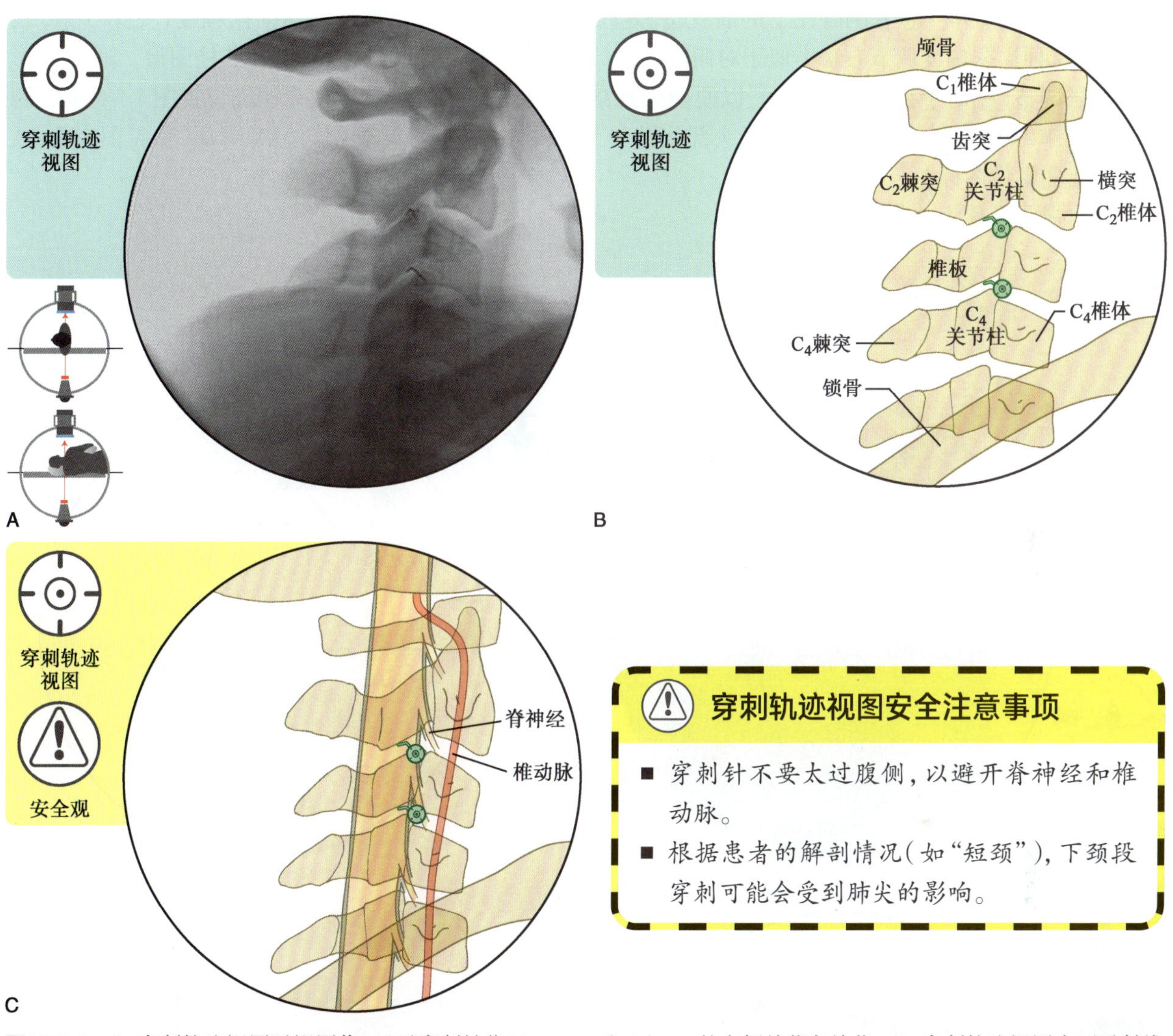

穿刺轨迹视图安全注意事项

- 穿刺针不要太过腹侧，以避开脊神经和椎动脉。
- 根据患者的解剖情况（如“短颈”），下颈段穿刺可能会受到肺尖的影响。

图 30B.1　A，穿刺轨迹视图透视图像，显示穿刺针位于 C_2～C_3 和 C_3～C_4 的右侧关节突关节。B，穿刺轨迹视图中不透射线结构。C，穿刺轨迹视图中可透射线结构。

多维成像中理想的穿刺针位置

患者侧卧位，多维视图包括侧位视图、前后位视图和同侧斜位视图（查看关节突关节腹侧的椎间孔）。

穿刺轨迹视图（侧位）也是多维视图之一

侧视图见图 30B.1。

前后位视图中理想的穿刺针位置(图 30B.2)

- 在穿刺轨迹视图(在本例中为侧位视图)中确定针尖位置后,通过将 C 形臂倾斜 90° 获取前后位视图。
- 将 C 形臂倾斜 90°(患者侧卧位下的前后位)定位后,调整 C 形臂影像增强器摇摆幅度(见第 3 章,表 3.2)。这种摇摆幅度调节方法类似于对俯卧患者倾斜 C 形臂影像增强器以获得关节柱图像。通过 C 形臂摇摆调整(相对于患者的头 - 尾),以便理想观察关节柱和关节突关节(关节柱透视视图)。对于右侧介入操作(如图 30B.2 所示),向患者头部旋转 C 形臂影像增强器,球管朝向患者尾部(参见图 30B.2A 中的摇摆影像图标)。
- 前后位视图又称为关节柱视图。

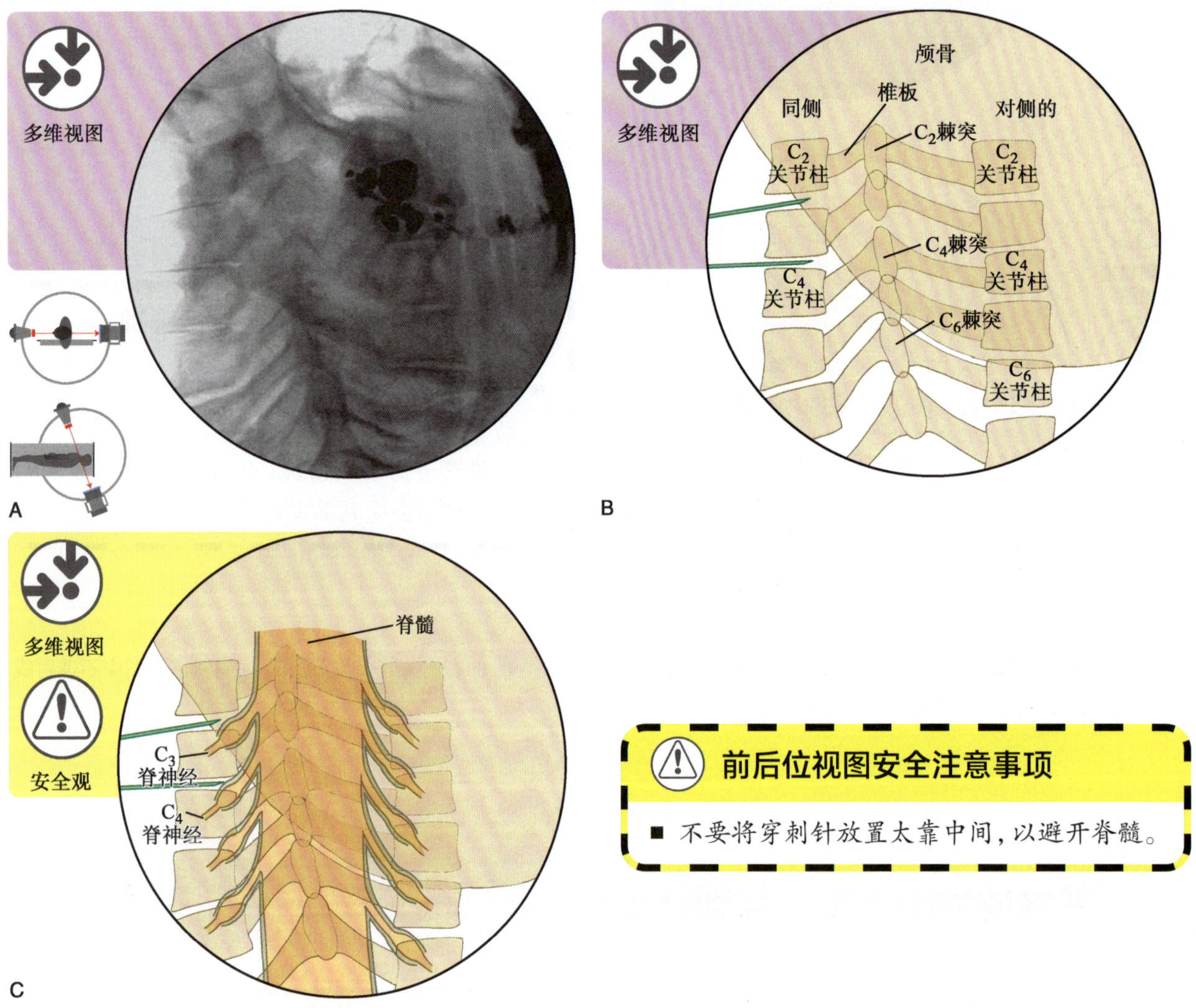

前后位视图安全注意事项

- 不要将穿刺针放置太靠中间,以避开脊髓。

图 30B.2 A,前后位视图透视图像,显示右侧 C_2～C_3 和 C_3～C_4 关节突关节穿刺针理想的位置。最下方透视图标中灰色矩形表示侧卧患者的床。为了获得侧卧患者的关节柱图像,使用了 C 形臂影像增强器摇摆(见第 3 章)。B,穿刺轨迹视图中不透射线结构。C,穿刺轨迹视图中可透射线结构。

在同侧椎间孔斜视图中理想的进针位置（以观察关节突关节腹侧椎间孔）（图 30B.3）

- 同侧椎间孔斜位视图可确认穿刺针的正确位置，或引导穿刺针进入关节（见第 3 章，图 3.19）。
- 椎间孔斜位视图可将同侧与对侧结构分开，以免两侧结构在影像上重叠在一起。
- 目标关节在同侧椎间孔的后侧。

获取椎间孔斜位视图的要点

- 通过摆动 X 线透视机获取侧卧病人的关节柱视图（见第 3 章），第 3 章图 3.16～图 3.19 如何获得椎间孔斜位视图。

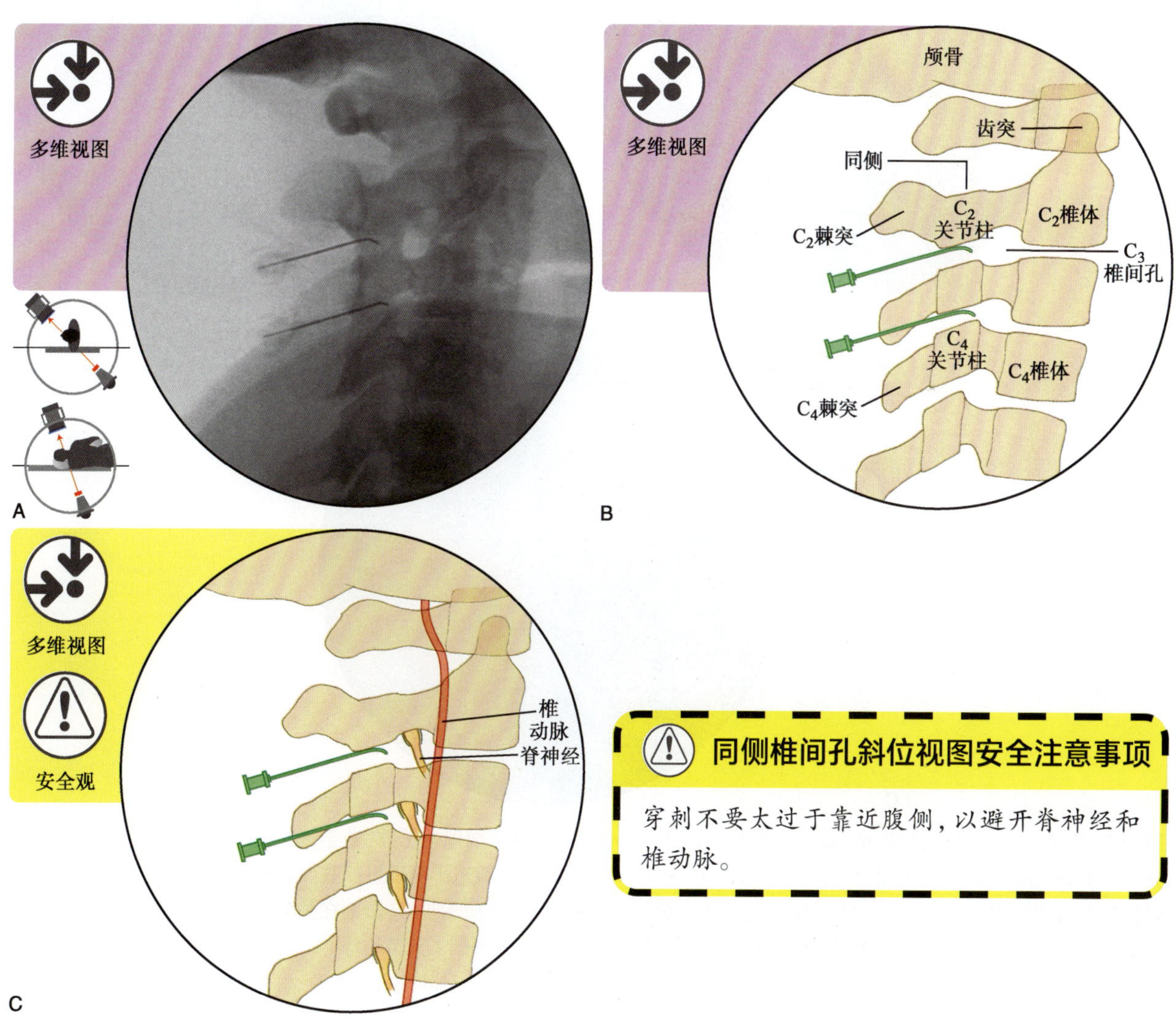

同侧椎间孔斜位视图安全注意事项

穿刺不要太过于靠近腹侧，以避开脊神经和椎动脉。

图 30B.3　A，同侧椎间孔斜位透视视图，显示右侧 C_2～C_3 和 C_3～C_4 关节突关节理想穿刺针位置。B，同侧椎间孔斜位视图中不透射线结构。C，同侧椎间孔斜位视图中可透射线结构。

理想图像(图 30B.4)

- 理想的造影剂扩散在关节内，也可以扩散至上关节和/或下关节隐窝。
- 每个关节注射的造影剂应小于 0.5ml，以便给治疗性药物的注射留有余地。

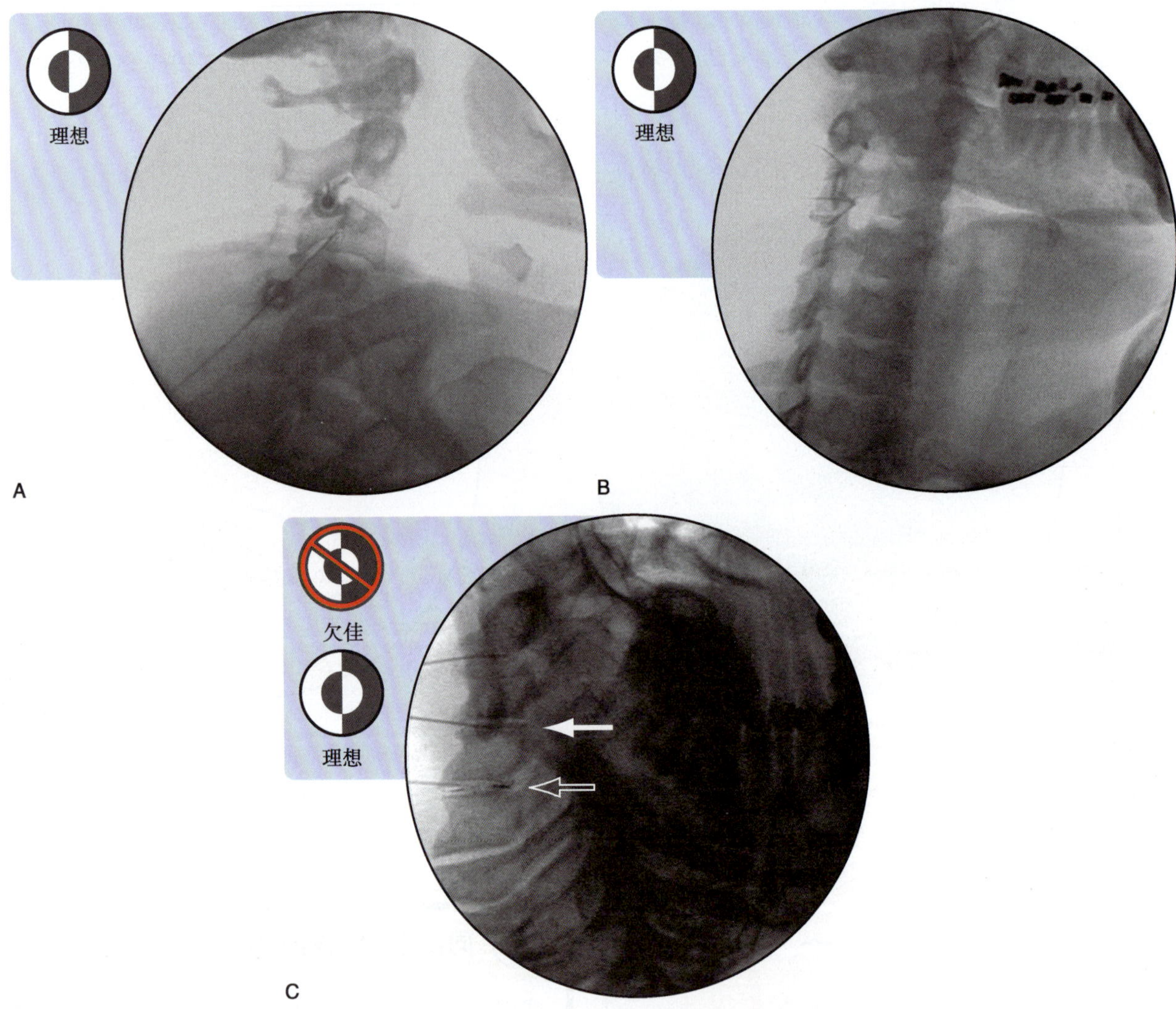

图 30B.4　A，侧位视图透视图像，显示右侧 C_2～C_3 和 C_3～C_4 关节造影剂理想扩散，造影剂在关节的前上缘和后下缘线性分布。B，同侧椎间斜位透视图像，显示右侧 C_2～C_3 和 C_3～C_4 关节突关节造影剂理想扩散。造影剂勾勒出关节外缘。C，前后位视图透视图像，显示右 C_4～C_5 关节突关节造影剂理想扩散(空箭头所示)。造影剂在关节内侧和外侧缘之间呈线性分布。在右侧 C_3～C_4 关节突关节处的造影剂(实箭头)扩散欠佳。造影剂模糊了关节边缘。

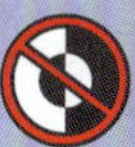

欠佳图像（图 30B.5）

- 造影剂经常会扩散至黄韧带背侧的硬膜外间隙，也称 Okada 间隙（图 30B.5B）。
- 造影剂扩散至 Okada 间隙是一种正常的现象，而非病理异常。注入 Okada 间隙的造影剂会呈倾斜状向中线扩散，也可能流入对侧关节。
- 造影剂扩散至 Okada 间隙的解释。

前后位视图显示造影剂向内侧渗透，侧位视图显示造影剂位于关节腔及棘突之间椎板线后方。这种造影剂分布不同于因关节突关节囊内侧破裂导致的造影剂渗漏到硬膜外腔。如果是为了诊断而注射造影剂，那么无论造影剂渗漏至硬膜外腔或 Okada 间隙都是欠佳。这种情况可能会对诊断造成干扰。但是关节注射治疗出现的外渗是可以被接受的。

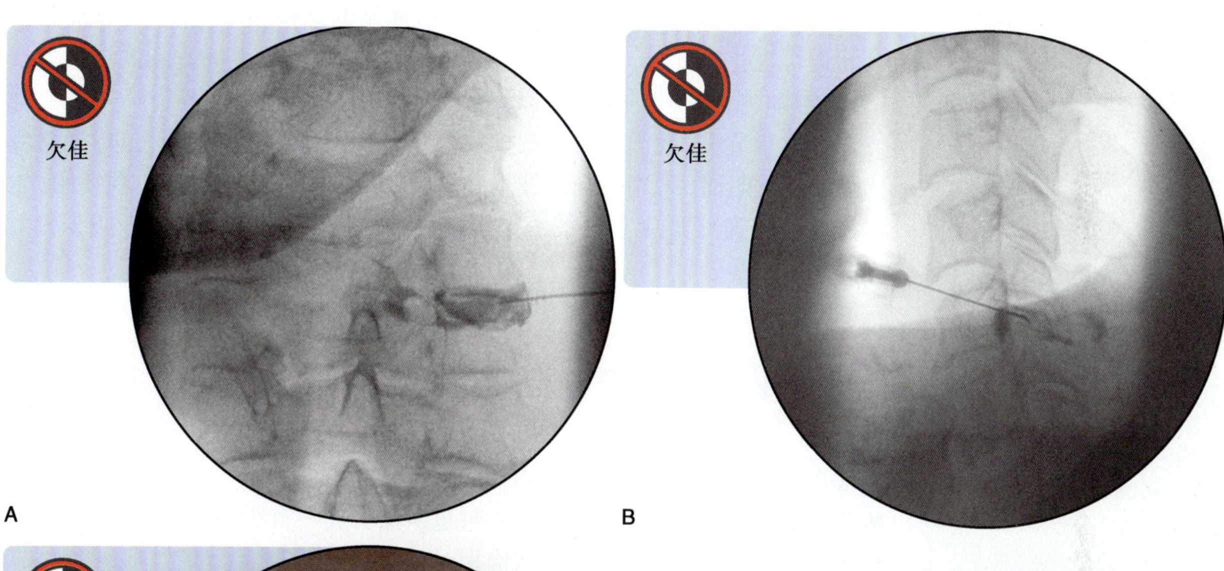

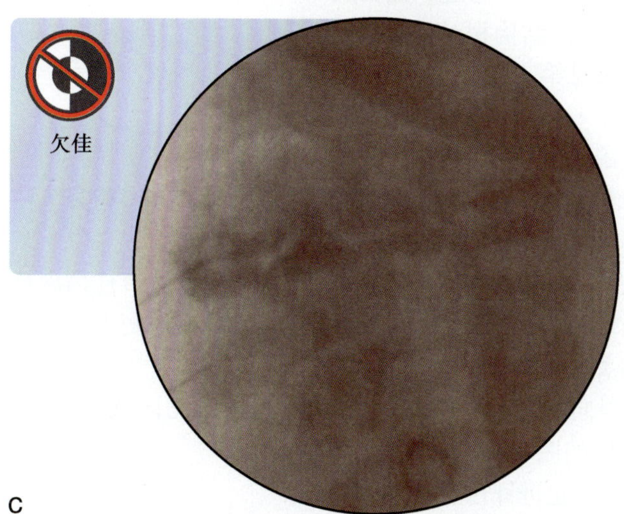

图 30B.5　A，左侧 $C_5 \sim C_6$ 关节突关节注射后的前后位视图/关节柱视图。造影剂充满关节，并渗出进入黄韧带背侧的 Okada 间隙，造影剂并不在硬膜外腔内，因为它是在黄韧带后侧扩散的。B，左侧 $C_5 \sim C_6$ 关节突关节注射侧位视图。造影剂渗到了关节后方的下隐窝内。这是一种常见且难以避免的情况，对于治疗目的来说是可以接受的，但对诊断的特异性则是欠佳的。C，另一例患者左侧 $C_4 \sim C_5$ 和 $C_5 \sim C_6$ 关节突关节注射向前后位视图/关节柱视图。在 $C_4 \sim C_5$ 关节，注射液从左侧 $C_4 \sim C_5$ 关节突关节向韧带背侧的“Okada 间隙”扩散，流入右侧 $C_4 \sim C_5$ 关节突关节。$C_5 \sim C_6$ 关节注射液有渗漏。参考图 25.7A 和 25.7B，所显示的经颈椎椎板间硬膜外甾体类激素注射时，造影剂扩散至 Okada 间隙和双侧 $C_6 \sim C_7$ 关节突关节。

（刘伟　译，武百山　校，毕胜　复校）

参考文献

1. Dreyfuss P, Kaplan M, Dreyer SJ. Zygapophysial joint techniques in the spinal axis. In: Lennard T, ed. *Pain Procedures in Clinical Practice*. 2nd ed. Philadelphia: Hanley & Belfus; 2000:276–291.
2. Rathmell J. *Facet Injection: Intraarticular Injection, Medial Branch Block, and Radiofrequency Treatment in Atlas of Image-Guided Intervention in Regional Anesthesia and Pain Medicine*. Philadelphia: Lippincott Williams & Wilkins; 2006:65–69.
3. Okada K. Studies on the cervical facet joints using arthrography of the cervical facet joint. *Nihon Seikeigeka Gakkai zasshi*. 1981;55(6):563–580.

第 30C 章

颈椎关节突关节神经(后内侧支)注射——前外侧入路：超声引导

Louis Torres，Simon J. Shapiro，Paul S. Lin 和 Michael B. Furman

经验丰富的医生通过超声(US)引导可以安全、有效且高效地穿刺到颈椎关节突关节神经(后内侧支，MB)。所涉及的结构相对较浅，因此非常适合超声可视化。此外，在超声上可以看到 X 线透视下无法看到的可透射线结构(椎动脉、脊神经等)，从而增强了这种介入操作的安全性。

在本章节中，我们提出了颈椎后内侧支神经注射的前外侧入路，通常称为后内侧支阻滞，采用平面外技术和平面内定位。该技术可以单独使用，也可以与传统 X 线透视混合技术结合使用，从而消除或最大限度地减少辐射暴露。

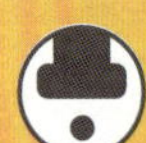 平面外技术(图 30C.1)

- 患者侧卧，面向医生(见图 30C.1A)。
- 超声装置位于医生的另一侧，并与超声探头成一直线(如第 4 章所述)。
- 使用线阵探头，因为涉及的结构相对较浅。
- 识别 C_2 处的椎动脉(参见第 4 章)。
- 使用第 4 章中描述的技术来识别和标记目标平面。
- 设置是关键。一旦正确识别，到达目标的距离通常非常短。
- 开始时将探头置于颈椎长轴。识别关节突关节(Z-关节、波峰)和关节柱(波谷)。
- 停留在高回声关节柱上方，与相邻的关节突关节囊相比，该关节柱稍深且平坦，相比之下，关节突关节囊相对较圆、更高且较浅。后内侧支神经位于关节突关节之间的关节柱的凹陷处。
- 使用平面外技术，以斜向的前后轨迹进针，并将针推进到靶区域(有关颈椎关节突关节神经位置的图表，请参阅第 30H 章)。
- 避免进针角度太小，以防止进针位置太靠后。
- 穿刺针显示为单个点。
    - 旋转或“抖动”有助于在平面外视图中找到针。

注：请参考本书的解剖学术语/缩略语。

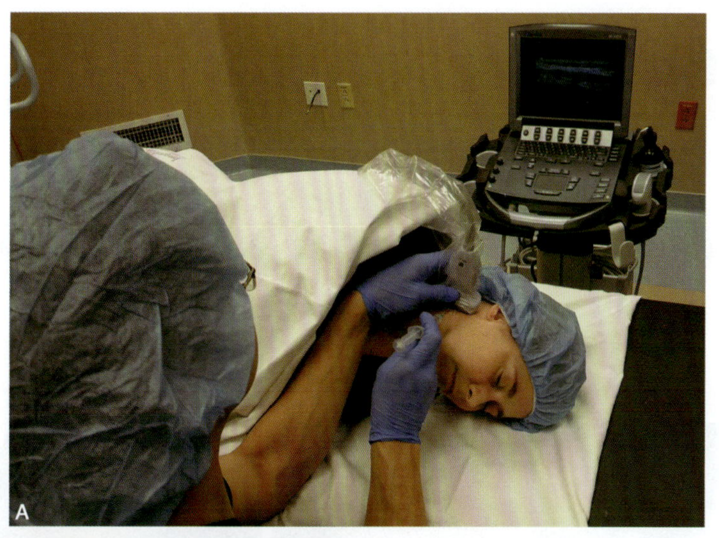

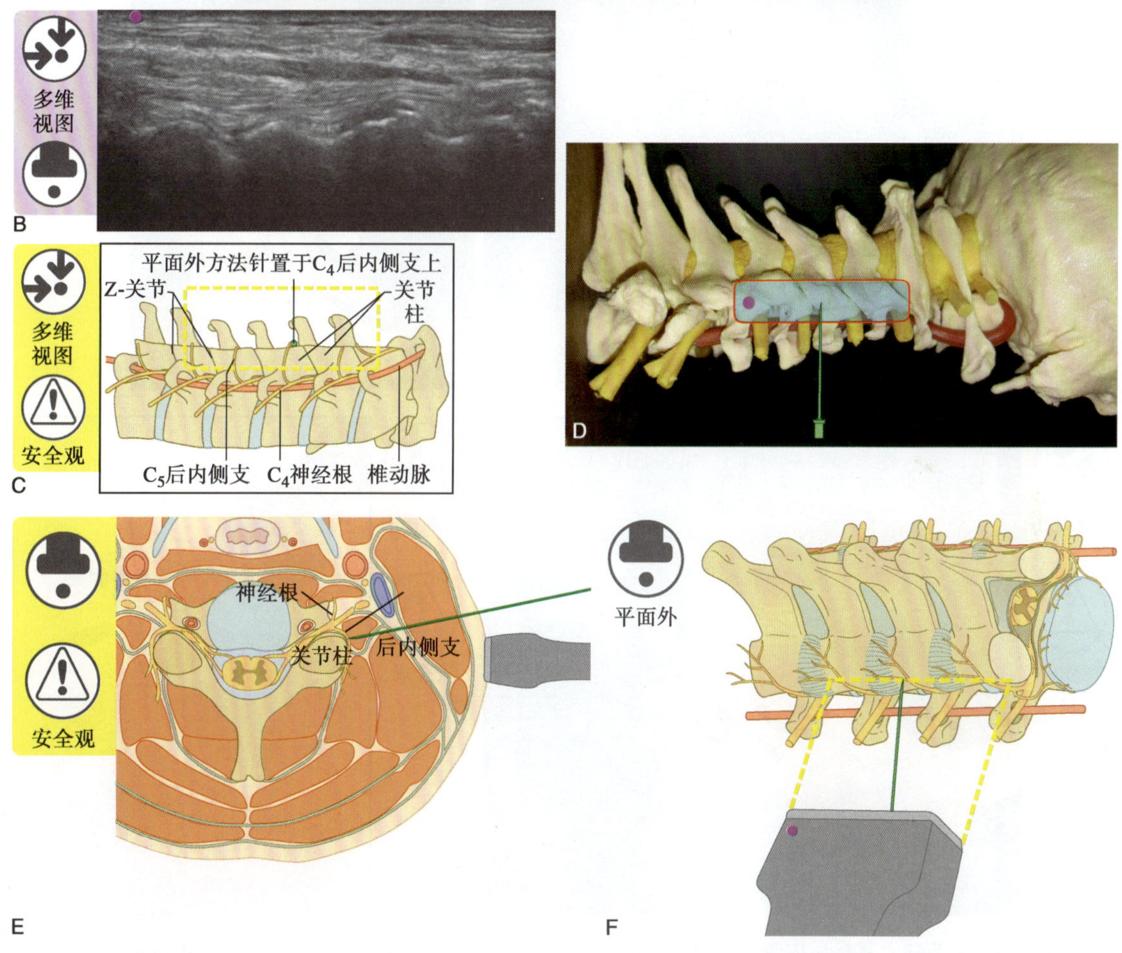

图 30C.1　A，模拟患者处于侧卧位置时，推荐的操作间环境，介入医生、探头和超声的设置。B，超声(US)平面外穿刺针放置图像，位于关节柱"波谷"上的目标关节突关节神经处。C，对应图 30C.1A 的相关结构图。黄色虚线框代表图 30C.1B 中所示的超声图像边界。请注意，后内侧支位于关节柱的"波谷"中。关节突关节形成"波峰"。D，正确放置超声探头。E，探头位置的二维展示。因为这是一种平面外技术，所以我们沿着探头观察。F，探头位置三维展示。

平面外技术安全注意事项

- 避免以太大角度进针；这可能会将穿刺针置于太靠前并靠近椎动脉和脊神经。

 平面内确认（图 30C.2）

- 将探头旋转 90° 以获得平面内定位视图。
- 观察穿刺针的长度，针尖位于关节柱靶区域的骨膜上。
- 如有必要，重新定位针尖，使其位于关节柱上的所需位置（参见第 30H 章，颈椎 MB 位置图）。

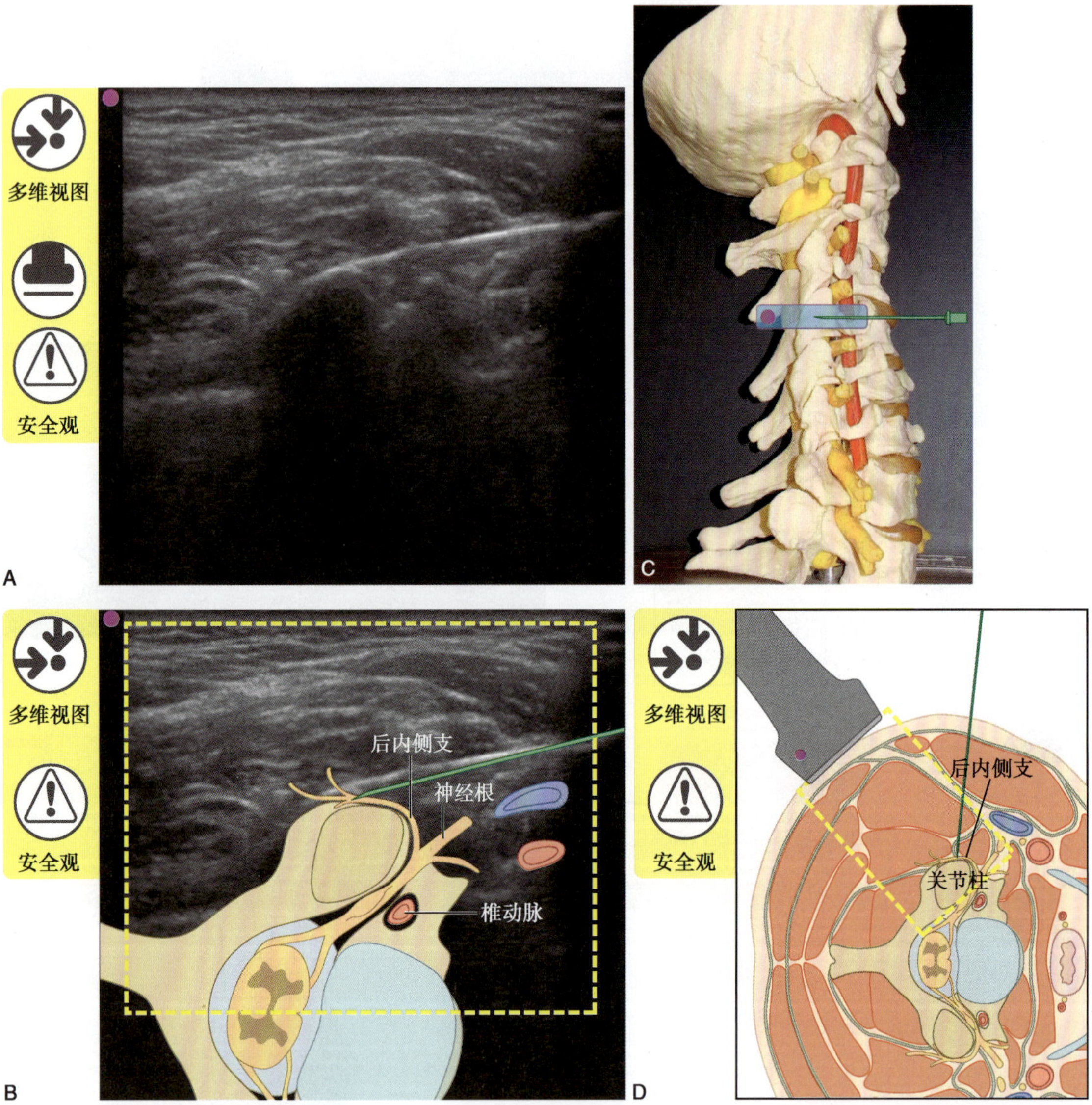

图 30C.2　A，关节柱上目标后内侧支神经的超声（US）平面内定位穿刺针视图。B，对应于图 30C.2A 的相关结构的示意图/叠加。黄色虚线框代表图 30C.2A 中所示的超声图像边界。C，正确的超声探头放置，从平面外视图展示 90° 旋转。D，对应于图 30C.2A 的相关结构的示意图。黄色虚线框代表图 30C.2A 中所示的超声图像边界。

平面内技术安全注意事项

- 避开位于前方的椎动脉和脊神经。

理想穿刺针位置和图像（图 30C.3）

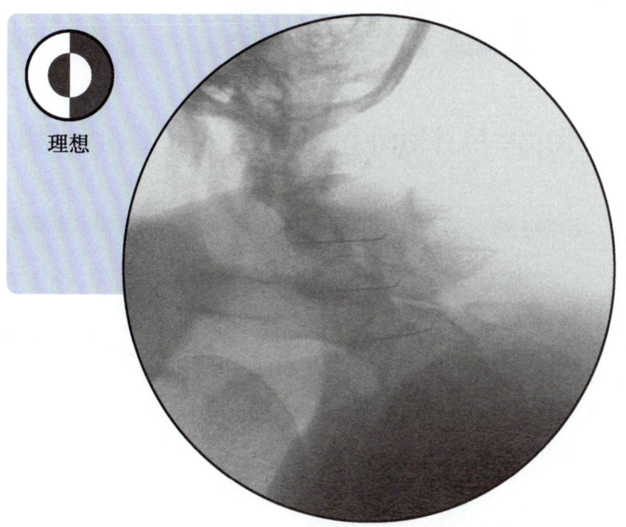

图 30C.3　超声引导（USG）颈后内侧支阻滞穿刺针在第 3 枕神经（TON）、C_3 和 C_4（前路）处放置后的 X 线透视侧位视图的相关性。第 3 枕神经处穿刺针的位置过于偏向头部，需要重新定位。另请注意，与传统的侧位透视技术相比，使用此超声引导技术时更趋向于腹侧入路。

（韩雨洁 译，武百山 校，毕胜 复校）

参考文献

1. Spinner DA. Spine. In: Spinner DA, Kirschner JS, Herrera JH, eds. *Atlas of Ultrasound Guided Musculoskeletal Injections*. New York: Springer; 2013:123–137.
2. Siegenthaler A, Mlekusch S, Trelle S, Schliessbach J, Curatolo M, Eichenberger U. Accuracy of ultrasound-guided nerve blocks of the cervical zygapophyseal joints. *Anesthesiology*. 2012;117:347–352.

建议读物

Eichenberger U, Greher M, Kapral S, Marhofer P, Wiest R, Remonda L, Bogduk N, Curatolo M. Sonographic visualization and ultrasound-guided block of the third-occipital nerve: prospective for a new method to diagnose C2–C3 zygapophysialjoint pain. *Anesthesiology*. 2006 Feb;104(2):303–8.

Galiano K, Obwegeser AA, Bale R, et al. Ultrasound-guided and CT-navigation-assisted periradicular and facet joint injections in the lumber and cervical spine: a new teaching tool to recognize the sonoanatomic pattern. *Reg Anesth Pain Med*. 2007;32(3):254–257.

Obernauer J, Galiano K, Gruber H, et al. Ultrasound-guided versus Computed Tomography-controlled facet joint injections in the middle and lower cervical spine: a prospective randomized clinical trial. *Med Ultrason*. 2013;15(1):10–15.

Siegenthaler A, Narouze S, Eichenberger U. Ultrasound-guided third occipital nerve and cervical medial branch nerve blocks. *Tech Reg Anesth Pain Manag*. 2009;13:128–132.

Siegenthaler A, Schliessbach J, Curatolo M, Eichenberger U. Ultrasound anatomy of the nerves supplying the cervical zygapophyseal joints: an exploratory study. *Reg Anesth Pain Med*. 2011;36(6):606–610.

第 30D 章

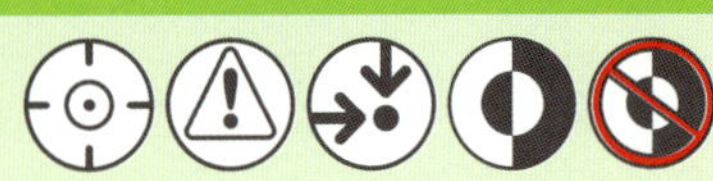

颈椎关节突关节神经(后内侧支)注射——侧方入路:X线透视引导

Tejas N. Parikh、Jeffrey R. Conly 和 Michael B. Furman

本章介绍了 X 线透视引导下颈椎后内侧支神经侧方入路的注射方法。有充分证据证明,颈椎关节突关节是引起颈部急慢性疼痛的重要原因。典型的颈椎关节突关节症状通常表现为轴性疼痛。除此之外,上位颈椎关节突关节(引起的疼痛)可能会以骨性牵涉痛的形式表现出来,这种牵涉痛常常向上部和前部放射至头部,而下位颈椎关节突关节疼痛的表现形式常常为向下方和外侧放射至肩部和上胸部。病史、体检和影像学检查有助于诊断颈椎关节突关节疼痛,但均不能明确诊断关节突关节疼痛。颈椎关节突关节疼痛的诊断标准为诊断性颈椎后内侧支神经阻滞。诊断性颈椎后内侧支神经阻滞或许亦能达到一定的治疗效果。每个颈椎小关节均由两个颈椎后内侧支神经支配。通常侧方入路方法最适用于颈椎后内侧支神经阻滞,尤其是在上位关节突关节。而椎间孔斜位图像(见第 3 章)将有助于显示下位颈椎节段,尤其适合用于在侧位视图显示模糊的 C_7。

说明颈椎关节突关节后内侧支侧方入路的注射方法是少数的以侧位图像作为穿刺轨迹视图的操作之一。特别需要注意的是,图 30H.1 中所阐述的不同颈椎后内侧支神经解剖分布的变异。

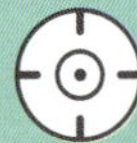 穿刺轨迹视图(图 30D.1)

向头侧或尾侧倾斜 C 形臂。

- 按适当的方向,将椎体的上、下终板各自对成一条直线。
- 将双侧关节柱重叠。

略微倾斜 **C 形臂,使其保持近中立位(与地面垂直)**。

- 请注意,略微倾斜 C 形臂一定的角度有助于关节柱的投影成像重叠,以获得(关节柱)呈梯形的图像。

通过从 C_2 向下计数来**确认节段**。

- 穿刺针的目标定位位置取决于目标后内侧支神经。
- 保持穿刺针平行于 X 线方向进针直至抵达骨膜。(见 30H 章部分,后内侧支神经的准确定位)。
- 运用第 3 章所描述的方法,能够帮助我们区分表浅的同侧颈椎后内侧支神经和深面的对侧颈椎后内侧支神经。

注:请参考本书的解剖学术语/缩略语。

穿刺轨迹视图(侧位)也是多维视图

关于穿刺轨迹视图中定位的注意事项

- 穿刺针应平行于 X 线射线的方向。
- 需要注意的是,必要时,应当在每个节段分别调整 C 形臂的侧位倾斜及头尾倾斜角度。
- 颈椎后内侧支神经的准确定位的图表见 30H 章。

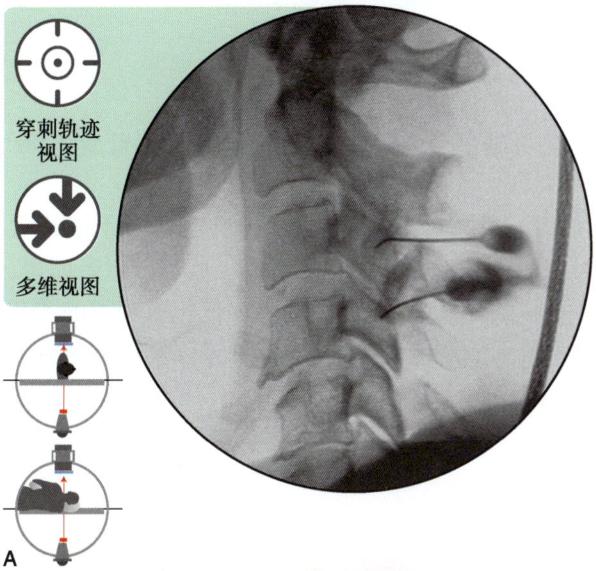

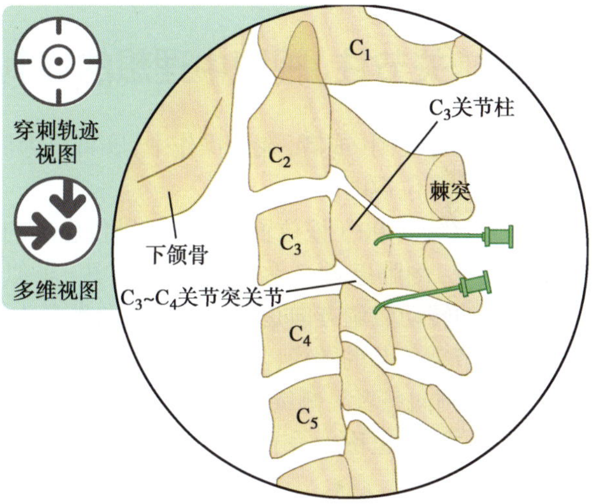

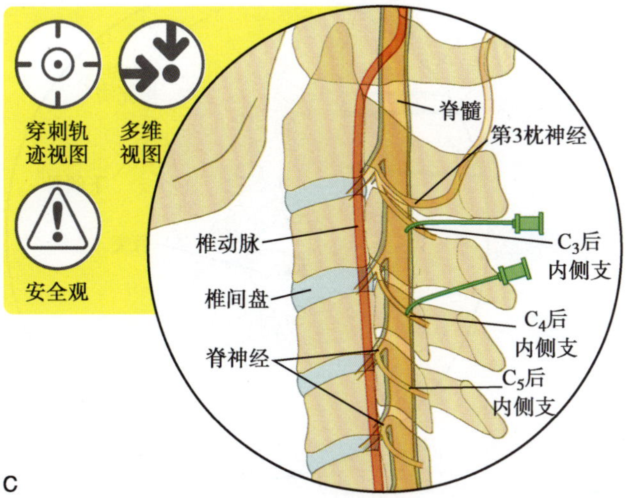

穿刺轨迹视图安全注意事项

- 避免穿刺针靠前而损伤脊神经和椎动脉。
- 在操作过程中,应当避免无意中(移动)穿刺针的位置偏上或偏下而导致的穿刺针进入关节突关节内以及穿刺针突破潜在腔隙进入硬膜囊或损伤脊髓(的情况)。

图 30D.1　A,C_3 和 C_4 后内侧支神经的侧位透视图像。说明,此侧位图像即为穿刺轨迹视图,理想状态下,在图像中应当将穿刺针沿自身长轴显影为“轴向视图”(图中未显示)。B,不透射线结构,穿刺轨迹视图。C,X 线可透射线结构(不显影),穿刺轨迹视图。

多维成像中理想的穿刺针位置

多维视图包括侧位视图、前后位视图和椎间孔斜位视图。

侧位视图中理想的穿刺针位置

- 对于侧方入路的颈椎后内侧支神经阻滞，侧位图像相当于穿刺轨迹视图。
- 侧位图像的安全注意事项同穿刺轨迹视图。

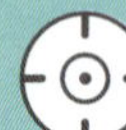

穿刺轨迹视图（侧位）也是多维视图

前后位（关节柱）视图中理想的穿刺针位置（图 30D.2）

- 在穿刺轨迹视图（或者，在此操作中，亦可以为侧位视图）下确定穿刺针针尖位置后，将 C 形臂旋转 90° 以得到前后位视图。
- 将 C 形臂旋转 90°（该位置相当于侧卧位患者的前后位）后，微调 C 形臂（见第 3 章，表 3.2）。为获取关节柱图像，侧卧患者 C 形臂的调整（方法）类似于俯卧患者。通过反复转动 C 形臂（相对于患者而言，C 形臂的转动微调方向是在反复地靠向患者头侧或尾侧），微调其倾斜角度，以更加优化所获得的关节柱和关节突关节的图像（亦称关节柱像）。如图 30D.2 中所示的左侧卧患者，当影像增强器向尾侧旋转时，球管则向患者头侧旋转（C 形臂旋转图标见图 30D.2A）。
- 此前后位视图也称为关节柱视图。

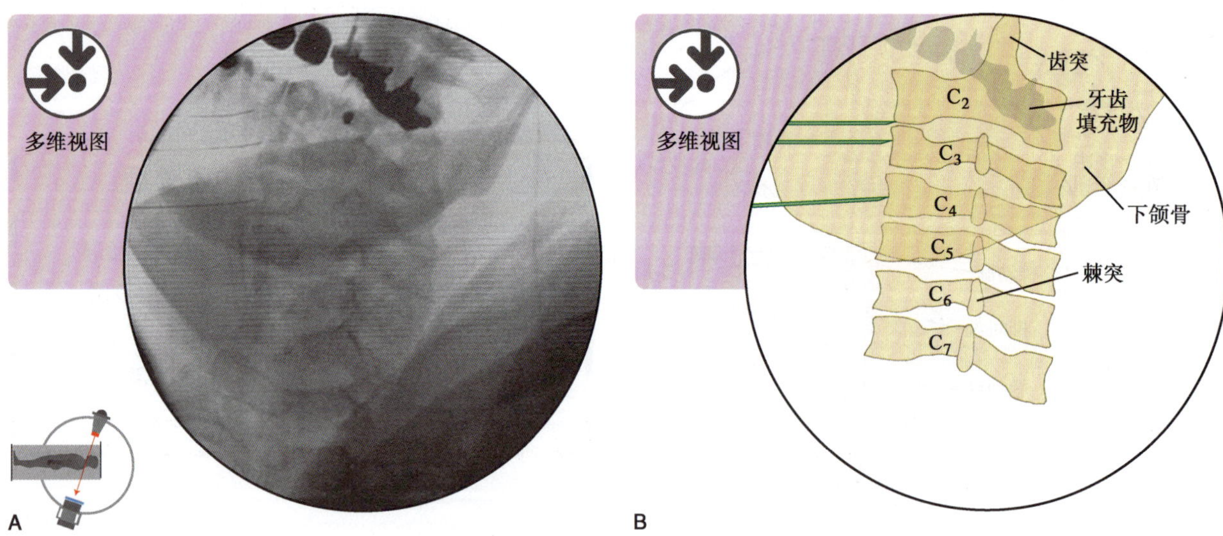

图 30D.2　A，透视引导下前后位关节柱视图，穿刺针针尖位于上位颈椎关节突关节的三支后内侧支神经处，即第 3 枕神经、C_3 和 C_4 后内侧支神经。该透视图下方的灰色矩形框示患者的透视体位。B，不透射线结构（显影），穿刺轨迹示意图。该图注明了棘突、下颌角和齿突在人体中线上的位置。穿刺针针尖应位于关节柱外侧沟内、靠近目标颈神经后内侧支处。

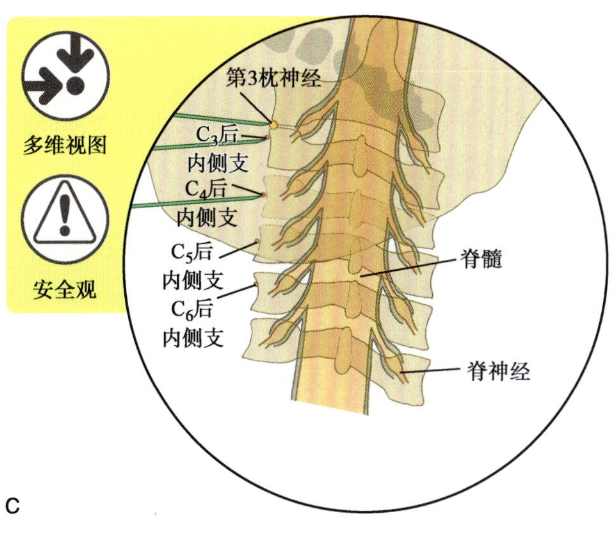

前后位视图安全注意事项

- 确保穿刺穿刺针位置适当，穿刺穿刺针位置应位于关节柱外侧或关节柱中部/腰部，以避免穿刺针进入关节突关节内以及穿刺过程中穿刺针偏内侧而进入脊髓。
- 避免损伤脊神经出行根及腹侧支。
- 前后位图像是安全视图，在注射药物之前通过前后位图像可以确定穿刺针进针深度，以避免穿刺针损伤脊髓。

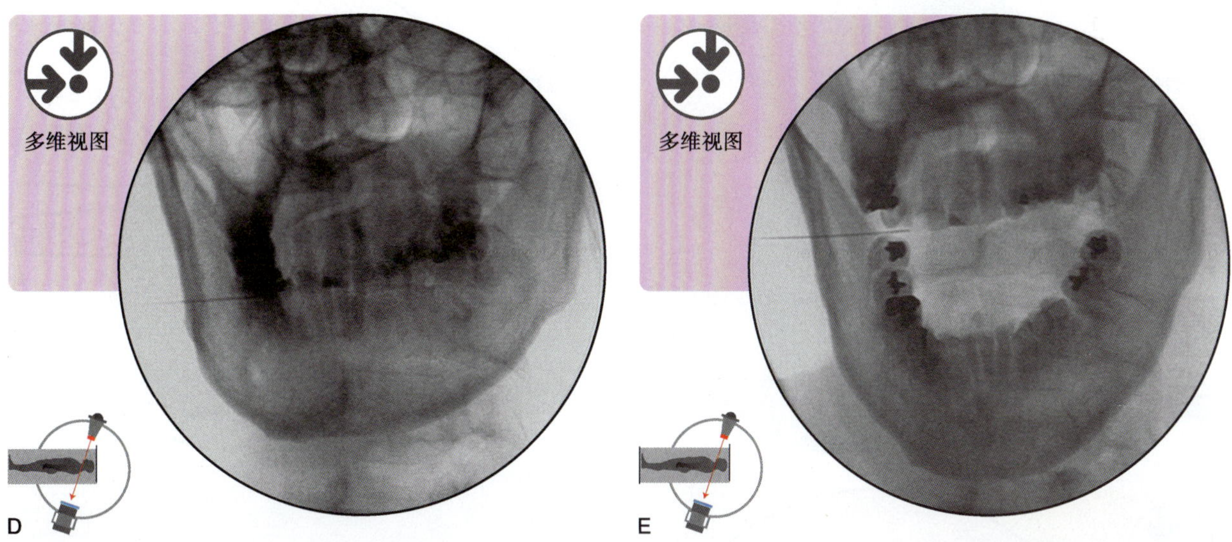

图 30D.2(续)　C，可透射线结构(不显影)，前后位图像。D，前后位透视图像，穿刺针针尖位于 C_2~C_3(第 3 枕神经)，闭口位。E，张口位图像，参照 30H 章部分图，更清楚地显示颈神经后内侧支的走行分布。

获取前后位(关节柱)视图的注意事项

- 按照第 3 章所述获取前后位视图。
- 过轻摇摆转影像增强器，使得 X 射线束与颈椎关节突关节平行对齐，从而能够更恰当地显示关节柱的中部/腰部。对于侧卧位患者，为获取关节柱像，反复微调 C 形臂的方法，类似于在患者俯卧位或仰卧位时为获取关节柱像而倾斜调整 C 形臂的方法。
- 当牙齿覆盖遮挡目标组织(而影响观察和定位)时，开口位图像或许能够有助于优化所得图像。

同侧椎间孔斜位视图中理想的穿刺针位置（图 30D.3）

- 同侧椎间孔斜位图像可用于确认正确的穿刺针针尖位置，或引导穿刺针抵达颈椎后内侧支神经（见第 3 章，图 3.19）。
- 当关节柱互相重叠时，同侧椎间孔斜位图像可用于区分同侧和对侧关节柱，并能更清楚地显示椎间孔。
- 目标颈椎后内侧支神经位于同侧椎间孔的后方。
- 在下位颈椎后内侧支神经阻滞时，同侧椎间孔斜位图像更有助于操作，尤其是 C_7 颈椎后内侧支神经阻滞，因为此时由于肩部和其他不透射线结构的阻挡，侧位图像或许相对模糊。

获得同侧椎间孔斜位视图的注意事项

- 获取第 3 章中所述的椎间孔斜位视图。
- 在该颈椎后内侧支神经斜位图像上，为了能够清楚显示目标颈椎后内侧支神经，将影像增强器向患者头侧旋转，能够优化目标关节柱视图。

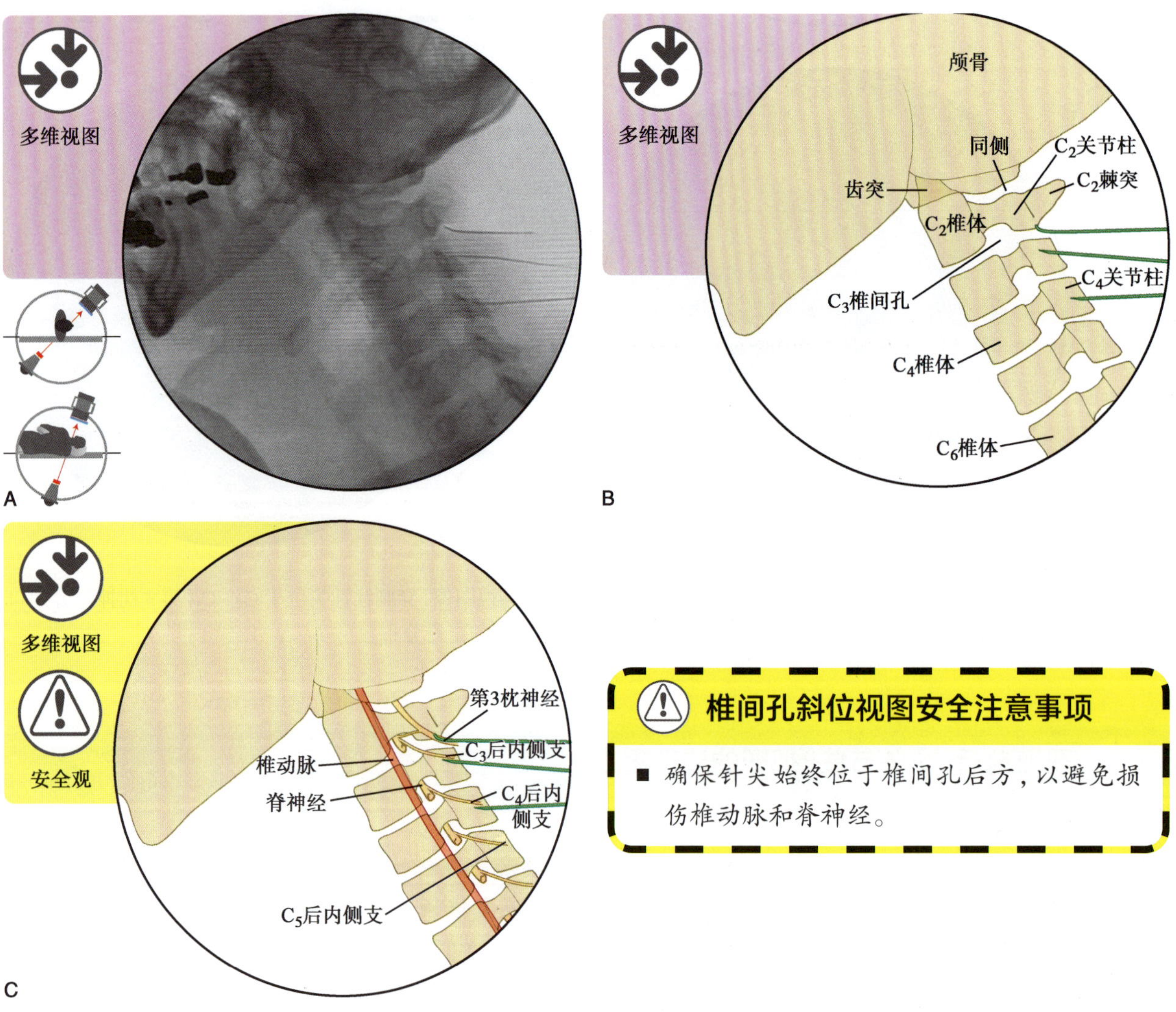

椎间孔斜位视图安全注意事项

- 确保针尖始终位于椎间孔后方，以避免损伤椎动脉和脊神经。

图 30D.3　A，X 线透视引导下椎间孔斜位图像，穿刺针针尖位于上段颈椎关节突关节的三支后内侧支神经处，即第 3 枕神经、C_3 和 C_4 内侧支神经。B，不透射线结构（显影），透视下椎间孔斜位图像示意图。C，可透射线结构（不显影），透视下椎间孔斜位图像示意图。图中所示的最上面的穿刺针靠近位置更高的 C_2～C_3 关节突关节（第 3 枕神经）。为获得更加清楚的该位置的斜位图像，请参见第 3 章和图 3.19。

理想图像(图 30D.4～图 30D.7)

理想图像

- 注射造影剂后,理想的图像应为没有造影剂误入血管。
- 在前后位视图上,造影剂应该位于目标颈椎后内侧支神经所在位置的关节柱外侧沟内(即关节柱的中部/腰部)。
- 在侧位视图和对侧椎间孔斜位视图中,造影剂均应局限在目标后内侧支神经所在位置的靶点位置(即关节柱)。

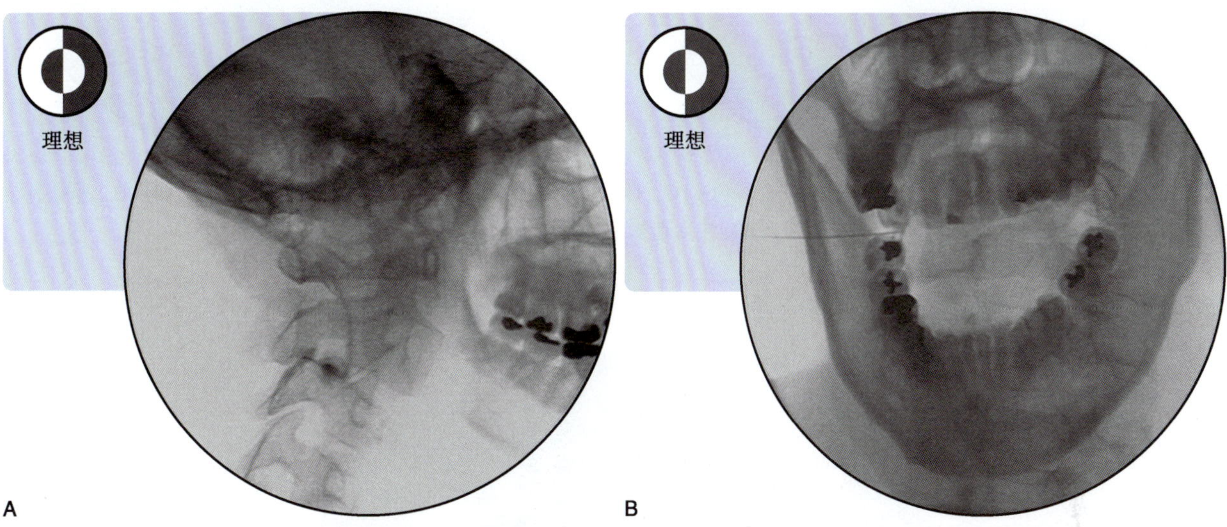

图 30D.4　A,透视下同侧椎间孔侧位视图,一支颈椎后内侧支神经(第 3 枕神经)阻滞,注入 0.5ml 造影剂。B,一支颈椎后内侧支神经阻滞的前后位视图,示第 3 枕神经阻滞,此为患者处于张口位图像,以改善目标组织可视化清晰度。

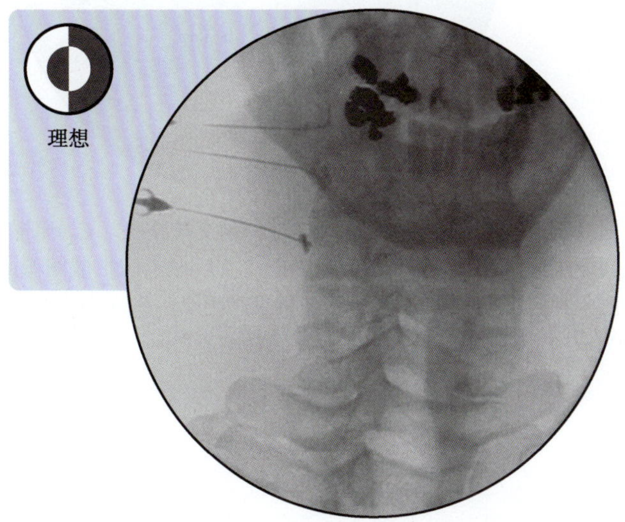

图 30D.5　X 线透视引导下颈椎后内侧支神经阻滞(C_3, C_4, C_5)前后位视图,注入 1.5ml 造影剂(分次注射,总量为 1.5ml)。请注意,在 C_3 节段最初造影剂扩散欠佳,可在穿刺轨迹视图上缓慢进针,以获取更加理想的造影剂扩散图像。

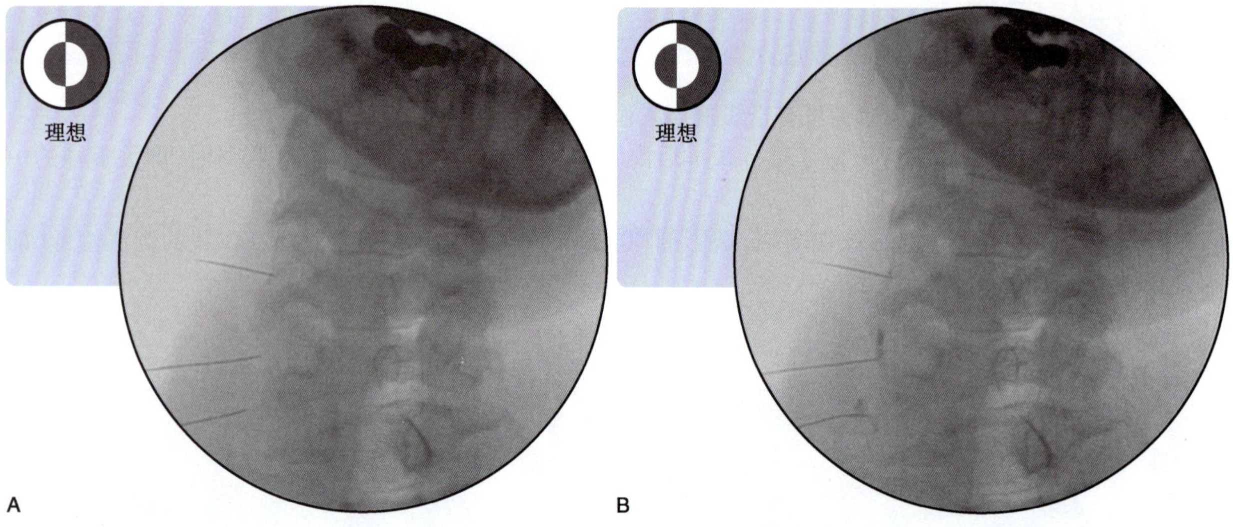

图 30D.6　A，X 线透视引导下颈椎后内侧支神经（C_5、C_6、C_7）阻滞前后位视图，注入造影剂前/增强前图像。B，透视引导下颈椎后内侧支神经（C_5、C_6、C_7）阻滞前后位图像，注入造影剂后/增强后图像。

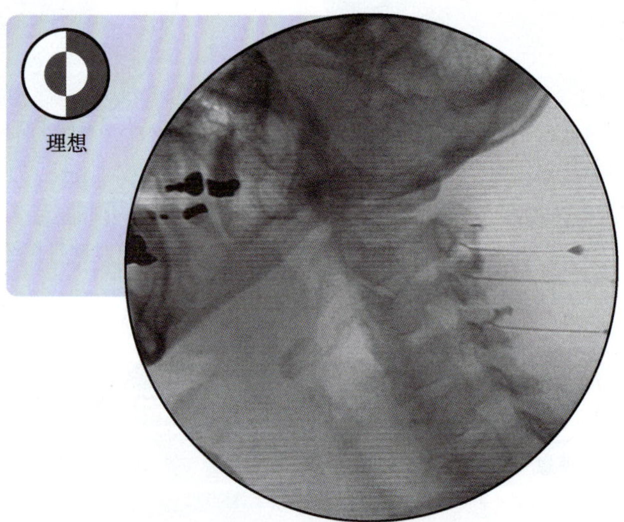

图 30D.7　X 线透视引导下颈椎后内侧支神经（C_3、C_4）阻滞同侧椎间孔斜位视图，此为造影剂注入后理想的扩散图像。图中所示最上面的穿刺针靠近位置更高的 C_2～C_3 关节突关节（第 3 枕神经），沿第 3 枕神经仍有残存的造影剂。

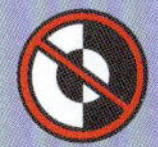

欠佳图像(图 30D.8～图 30D.9)

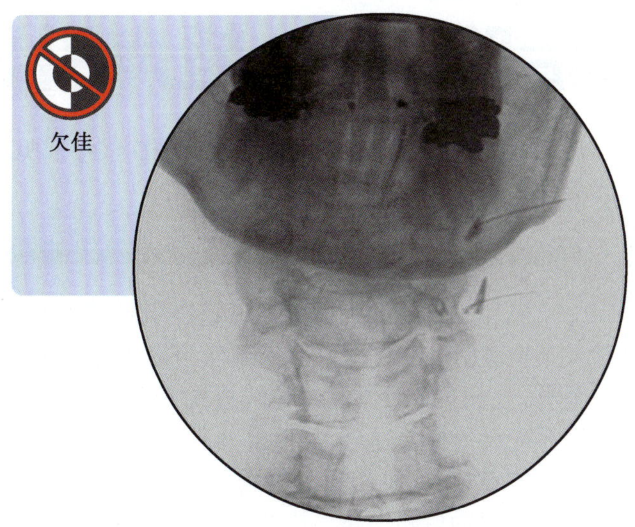

图 30D.8　X 线透视引导下颈椎后内侧支神经阻滞(C_3，C_4)前后位视图，造影剂扩散过于偏向外侧，可能并未扩散至目标神经区域。应当增加穿刺针进针深度(图中未示)，以获得更好的图像。

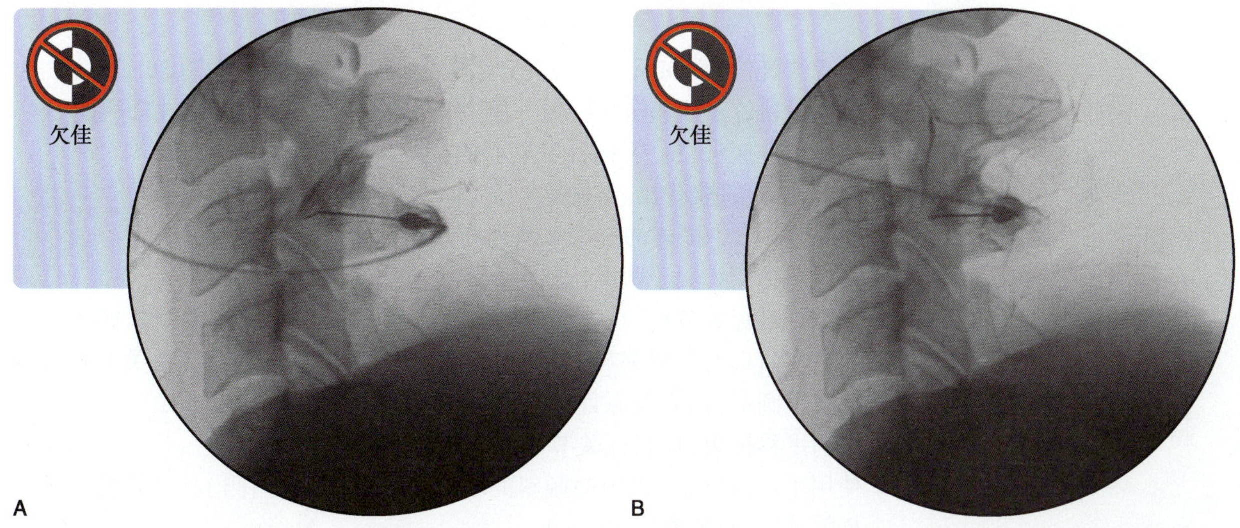

图 30D.9　A，后内侧支神经(C_3)阻滞侧位视图。此为造影剂扩散数秒之后的静态图像。B，该图所示区域与图 A 相同，但此为透视下所获得的注入造影剂过程中的实时图像，造影剂被血管吸收后，立即清晰显影。

(王小平 译，武百山 校，毕胜 复校)

参考文献

1. Cooper G, Bailey B, Bogduk N. Cervical zygapophysial joint pain maps. *Pain Med*. 2007 May-Jun;8(4):344–353.
2. Bogduk N, ed. *Practice Guidelines for Spinal Diagnostic and Treatment Procedures*. 2nd ed. San Francisco: International Spine Intervention Society; 2013.
3. Manchikanti L, Singh V, Falco FJE, Cash KM, Fellows B. Cervical medial branch blocks for chronic cervical facet joint pain: a randomized, double-blind, controlled trial with one-year follow-up. *Spine (Phila Pa 1976)*. 2008;33(17):1813–1820.

第六部分

第 30E 章

颈椎关节突关节内注射——后路入路：超声引导

Louis Torres，Simon J. Shapiro，Paul S. Lin
和 Michael B. Furman

经验丰富的介入医生通过超声引导可以安全、有效且高效地定位颈椎关节突关节（Z-关节）。所涉及的结构相对表浅，因此非常适合超声可视化。此外，在超声上可以看到 X 线透视下无法看到的可透射线结构，从而增强了这种介入治疗的安全性。

本章节，我们提出一种采用平面内技术和平面外确定的颈椎关节突关节内注射的后侧入路。该技术可以单独使用，也可以与传统 X 线透视混合技术结合使用，从而消除或最大限度地减少辐射暴露。

 平面内技术（图 30E.1）

- 患者侧卧位，面向超声设备。介入医生位于患者后方（见图 30E.1A）。
- 超声设备位于介入医生的另一侧，并与探头成一直线（如第 4 章所述）。
- 使用线阵探头，因为涉及的结构相对较浅。
- 识别 C_2 处的椎动脉（参见第 4 章）。
- 使用第 4 章中描述的技术来识别和标记目标平面。
- 开始时将探头置于颈椎长轴。识别关节突关节和关节柱。
- 识别到目标关节后，将探头旋转 90°（颈椎短轴视图）（见图 30E.1D）。
- 停留在目标关节突关节上方，与高回声的相邻关节柱相比，该关节相对较浅且呈圆形，后者稍深且较平坦。
- 向前平移探头，使目标关节靠近计划的进针点。
- 使用平面内技术，以稍微倾斜的轨迹（后外侧到前内侧）进针并推进到目标关节（参见所有图 30E.1）。

注：请参考本书的解剖学术语/缩略语。

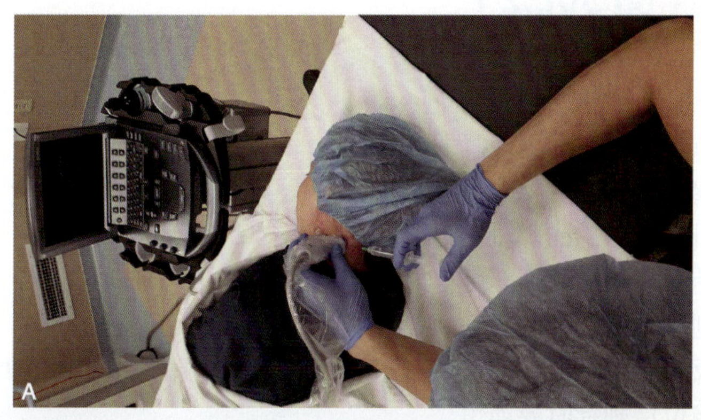

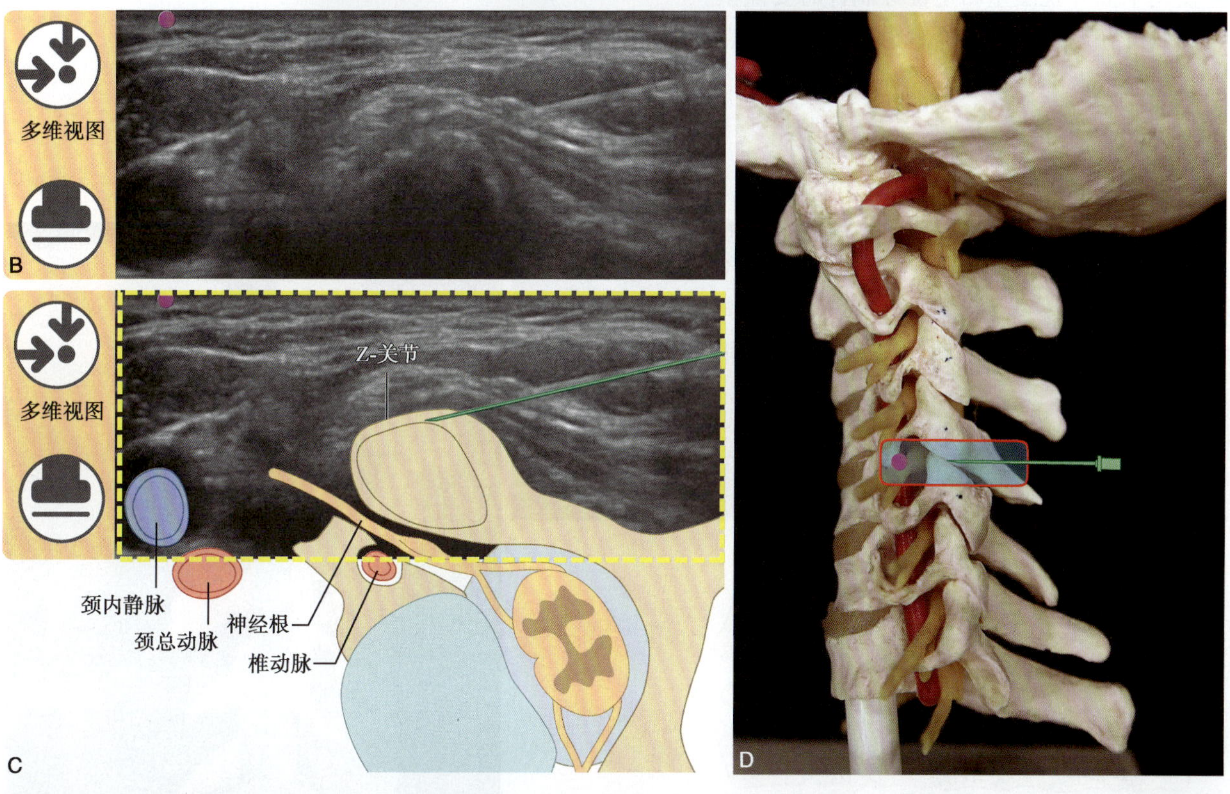

图 30E.1　A，推荐的操作间，介入医生、探头和超声设备的设置。B，通过后路在目标关节突关节（Z-关节）处进行平面内穿刺针穿刺的超声（US）图像。注意皮质的不规则性和可见的关节突关节囊。C，对应图 30E.1A 的相关结构图。黄色虚线框代表图 30E.1B 中超声图像上看到的边界。D，超声探头的正确放置。

平面内技术安全注意事项

- 始终保持能够直接看到针尖。
- 避免腹侧移动超过侧部的前缘，以避免接触脊神经。
- 避免完全刺透关节突关节，因为椎动脉位于关节的前内侧（考虑到关节的方向，刺透的概率很小）。
- 颈总动脉（CCA）和颈内静脉（Jug）位于前方，如果操作正确，不会被穿刺到。

平面外定位(图 30E.2)

- 将探头旋转 90° 以获得平面外定位视图。
- 可视化目标关节突关节后外侧的针尖(见图 30E.2)。
- 如有必要,重新定位针尖,使其位于关节内。
- 针体显示为单个点,如图 30E.2 所示。
  - 旋转或“抖动”针体有助于在平面外的定位视图中看到针尖。
  - 放大图像有助于识别穿刺针细微的运动(如第 4 章所述)。
- 这不是安全视图。相反,使用平面内图像来安全进针,可以最清晰地看到相应的标志。
- 使用平面外视图重新定位穿刺针时要谨慎。
- 穿刺针在超声图像上显示为一个点。该点可以代表针尖或针体的任何部分。

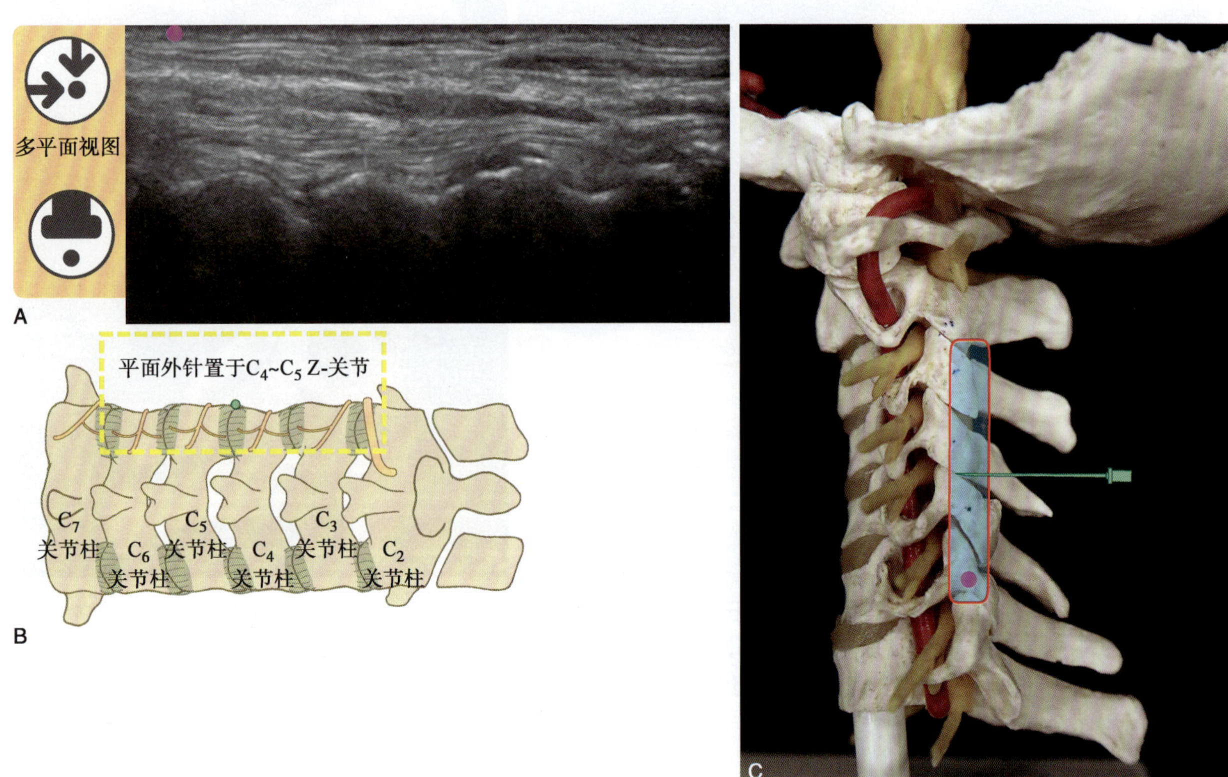

图 30E.2　A,在目标颈关节突关节处平面外穿刺针放置的超声图像。注意波峰(目标关节突关节)和波谷(带有后内侧支的关节柱)。B,对应图 30E.1A 的相关结构图。黄色虚线框代表图 30E.2A 中看到的超声图像边界。C,超声探头的正确放置,从平面视图中显示 90° 旋转。

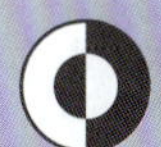

理想针位置和图像（图 30E.3）

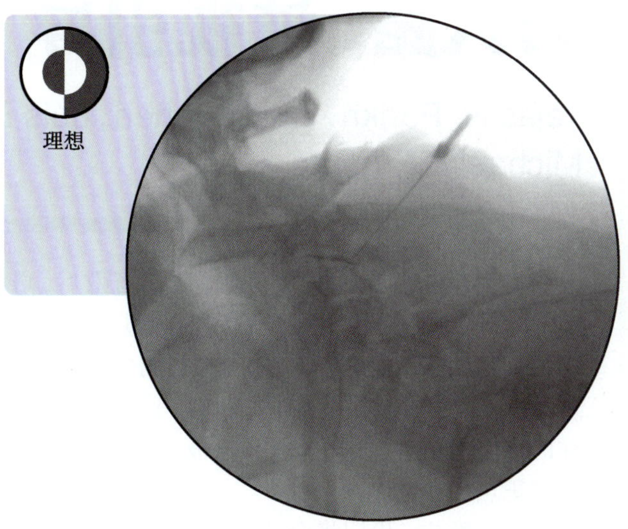

图 30E.3　超声引导下颈椎关节突关节（Z-关节）注射（后路）后的侧位透视视图的相关验证。注意 C_3～C_4 关节突关节中理想的造影剂形态。

（裴倩 译，武百山 校，毕胜 复校）

参考文献

1. Spinner DA. Spine. In: Spinner DA, Kirschner JS, Herrera JH, eds. *Atlas of Ultrasound Guided Musculoskeletal Injections*. New York: Springer; 2013:123–137.
2. Freire V, Grabs D, Lepage-Saucier M, Moser T. Ultrasound-Guided Cervical Facet Joint Injections: A Viable Substitution for Fluoroscopy-Guided Injections? *J Ultrasound Med*. 2016;35(6):1253–1258.
3. Siegenthaler A, Mlekusch S, Trelle S, Schliessbach J, Curatolo M, Eichenberger U. Accuracy of ultrasound-guided nerve blocks of the cervical zygapophyseal joints. *Anesthesiology*. 2012;117:347–352.

建议读物

Eichenberger U, Greher M, Kapral S, et al. Sonographic visualization and ultrasound-guided block of the third occipital nerve: prospective for a new method to diagnose C2-C3 zygapophysial joint pain. *Anesthesiology*. 2006;104(2):303–308.

Eichenberger U, Greher M, Kapral S, Marhofer P, Wiest R, Remonda L, Bogduk N, Curatolo M. Sonographic visualization and ultrasound-guided block of the third-occipital nerve: prospective for a new method to diagnose C2–C3 zygapophysialjoint pain. *Anesthesiology*. 2006 Feb;104(2):303–8.

Galiano K, Obwegeser AA, Bale R, et al. Ultrasound-guided and CT-navigation-assisted periradicular and facet joint injections in the lumber and cervical spine: a new teaching tool to recognize the sonoanatomic pattern. *Reg Anesth Pain Med*. 2007;32(3):254–257.

Obernauer J, Galiano K, Gruber H, et al. Ultrasound-guided versus Computed Tomography-controlled facet joint injections in the middle and lower cervical spine: a prospective randomized clinical trial. *Med Ultrason*. 2013;15(1):10–15.

Siegenthaler A, Narouze S, Eichenberger U. Ultrasound-guided third occipital nerve and cervical medial branch nerve blocks. *Tech Reg Anesth Pain Manag*. 2009;13:128–132.

Siegenthaler A, Schliessbach J, Curatolo M, Eichenberger U. Ultrasound anatomy of the nerves supplying the cervical zygapophyseal joints: an exploratory study. *Reg Anesth Pain Med*. 2011;36(6):606–610.

第 30F 章

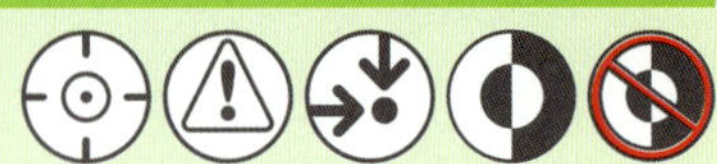

颈椎关节突关节（后内侧支）神经射频消融和注射——后方入路：透视引导

Tejas N. Parikh，Isaac Cohen，Luis Baez-Cabrera 和 Michael B.Furman

在诊断性颈椎后内侧支神经阻滞有效后，可考虑行颈椎神经射频消融术。这里介绍后方入路法，射频消融过程中电极尖与靶神经平行。由于后内侧支神经在走行过程中存在着解剖变异，许多操作者常常在每个节段均进行 2～4 个不同位置的射频消融。这些操作者首先必须估算靶点区域关节柱的大小，所选择使用的射频电极针的尺寸，计算能够覆盖病变区域所需的消融靶点的数量。

在本章中，我们将介绍一种实用的穿刺轨迹。有学者（如脊柱介入学会）认为，除了 C_7 后内侧支神经只需矢状位穿刺，（其余）每个节段均需矢状位和斜位穿刺。在矢状位和斜位穿刺时，消融电极的深度以及在每个目标节段的头尾倾斜角度都是不同的。

第 3 枕神经走行横跨 C_2～C_3 关节突关节的外侧缘。C_8 后内侧支神经的定位类似于 T_1～T_3 后内侧支神经，在下一节段横突的上外侧方走行。（Frank Willard，PhD，解剖学家）（见 22B 和 22C 章部分胸椎关节突关节操作方法）。

本章主要介绍颈椎神经射消融术后方入路法。尽管不普遍，这种后方入路操作方法亦适用于颈椎后内侧支神经阻滞。后方入路射频消融时电极尖的最终位置与颈椎后内侧支神经阻滞后是不同的。在颈椎神经射频消融时，电极尖的消融区域应平行于全部可及的，沿弧形的关节柱表面走行的后内侧支神经部分。在 30° 斜位穿刺瞄向与关节柱前 1/3 相应的后内侧支神经，而旁矢状位穿刺则瞄向关节柱中 1/3 的后内侧支神经。因此在 30° 斜位穿刺时，电极位置更偏向腹侧，而在旁矢状位穿刺时位置更偏向背侧。

与颈椎后内侧支神经阻滞时针尖应位于关节柱的中点不同，后内侧支神经射频消融要在同一区域内消融多个靶点，因为后内侧支神经阻滞时，仅需在靶区的一个点注射一定剂量的药液。上述两种不同的操作，无论是区域消融还是单点容量扩散，均覆盖了靶神经走行过程中已知的所有可能的解剖变异位置。

颈椎神经射频消融时，通过穿刺轨迹视图放置消融电极，在多维视图中进针。为保证安全，需采用侧位视图和对侧（椎间孔）斜位视图（见第 3 章）确认电极深度。在确认电极的深度位置之后，射频消融之前，通过电极注射 0.5～1ml 的局麻药以阻滞后内侧支神经、骨膜和软组织。不同的操作者所采用的射频消融周期和每个射频消融周期的持续时间有所差别（如，在 80～85℃下 2～4 个周期，每个周期持续 90 秒）。

注：请参考本书的解剖学术语/缩略语。

特别需要注意的是，30H 部分中所提及的不同颈椎后内侧支神经解剖路径的变异，以及其中所推荐的射频消融的电极位置和消融区域。

第 3 枕神经穿刺轨迹视图(图 30F.1)

前后位视图上**确认 C_2～C_3 节段**。

在识别 C_2～C_3 关节突关节时，**几乎没有 C 形臂影像增强器的头尾倾斜**。

将 C 形臂影像增强器向患侧倾斜 30°。

- 该角度用于初始进针。
- 电极尖的目标应为沿 C_2～C_3 关节突关节外侧缘的神经位置。
- 最终/电极位置需要依据 30H 部分中的解剖示意图中所示的神经走行的变异来确定。

由于这是穿刺轨迹视图，电极的初始进针方向应平行于 C 形臂射线束。

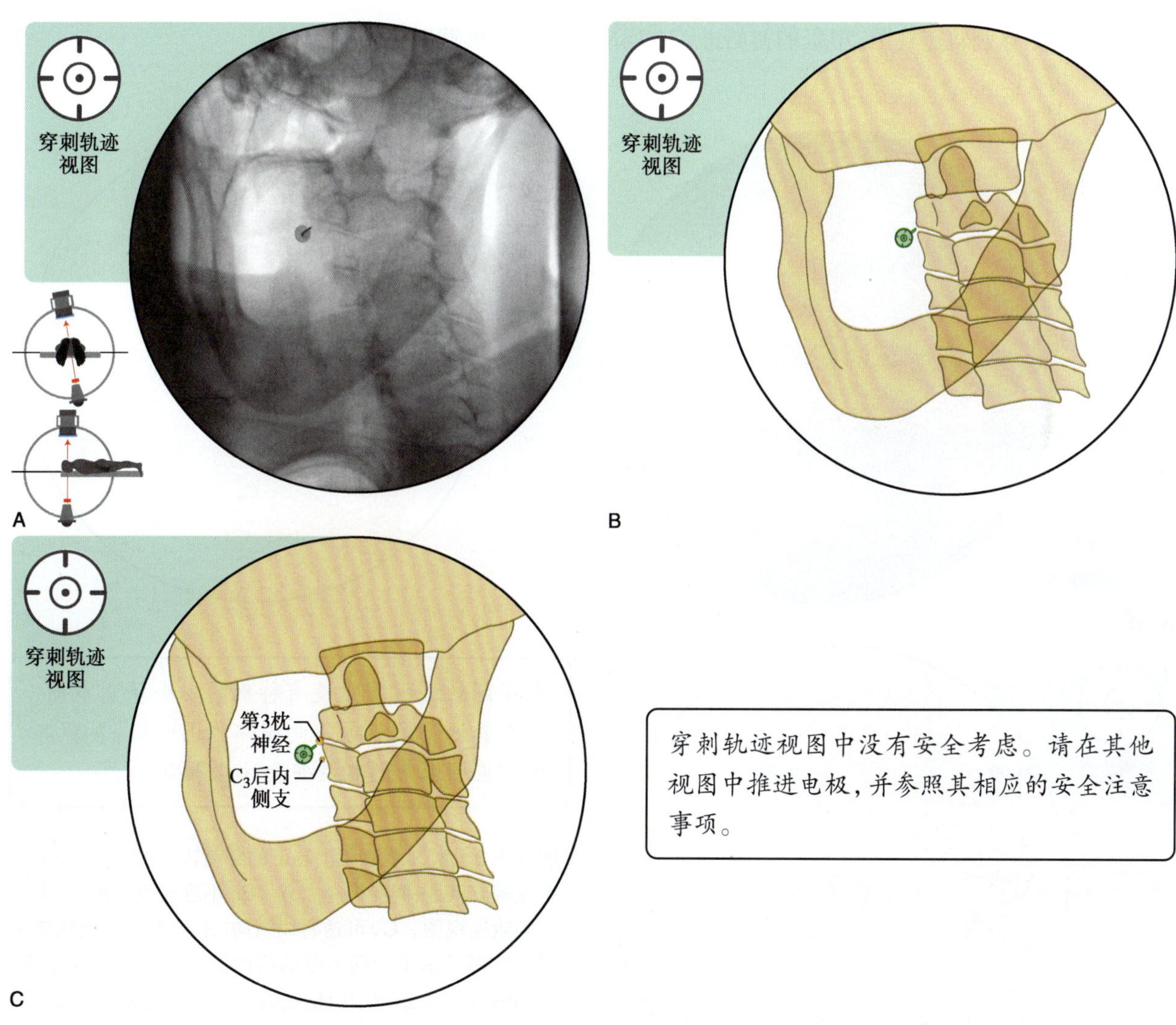

穿刺轨迹视图中没有安全考虑。请在其他视图中推进电极，并参照其相应的安全注意事项。

图 30F.1　A，穿刺轨迹透视视图，显示电极尖位于支配 C_2～C_3 关节突关节的第 3 枕神经上方。B. 穿刺轨迹视图中不透射线结构。C，穿刺轨迹视图中可透射线结构。见 30H 部分中所提及的颈椎后内侧支神经的解剖走行变异。

C3、C4、C5 和/或 C6 后内侧分支穿刺轨迹视图（图 30F.2）

在前后位视图上**确定节段**。

向尾部倾斜 C 形臂影像增强器直至目标的关节突关节节段“打开/清晰显像”，在该方向上，穿刺轨迹平行于关节突关节平面，亦有助于辨别关节柱的外侧沟或“腰部”（如，外侧块）。

将 C 形臂影像增强器向患侧倾斜 30°（本例中患侧为左侧）。

- 该角度用于初始进针。
- 电极尖的目标位置应为关节柱的外侧沟或“腰部”。
- 目标节段不同，消融电极的最终位置亦有差异。
- 在本章中，详细描述的是一种实用的斜位视图穿刺路径。其他所推荐的穿刺路径包括每个节段的矢状位穿刺路径和斜位穿刺路径。
- C_5 后内侧支位于关节柱外侧沟或“腰部”的中段。
- 自 C_5 水平，在关节柱外侧沟或“腰部”内反复向患者头侧和尾侧方向调整能够使得电极尖更靠近后内侧支神经的上方位置（见图 30H.1 和图 30H.2）。

由于这是穿刺轨迹视图，电极的初始进针方向应平行于 C 形臂射线束。

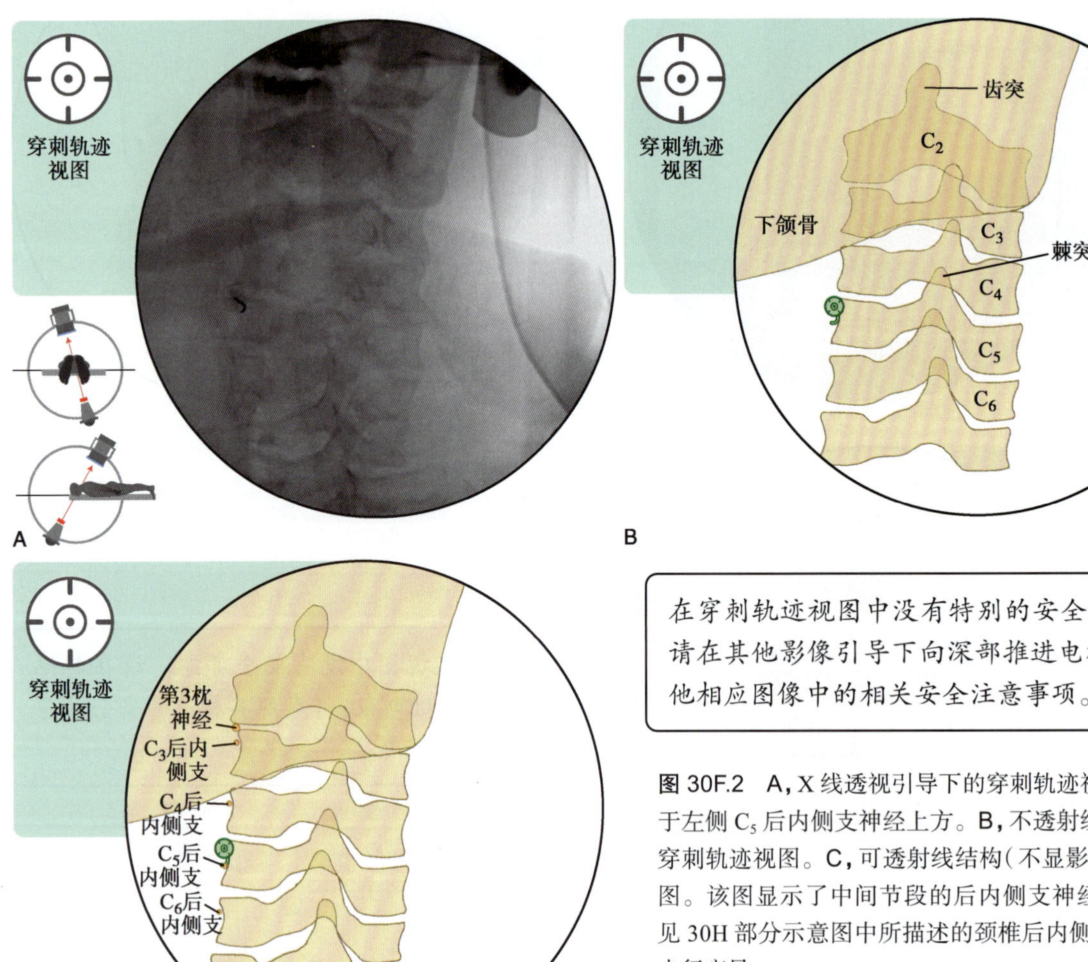

在穿刺轨迹视图中没有特别的安全注意事项，请在其他影像引导下向深部推进电极，参照其他相应图像中的相关安全注意事项。

图 30F.2　A，X 线透视引导下的穿刺轨迹视图，电极尖位于左侧 C_5 后内侧支神经上方。B，不透射线结构（显影），穿刺轨迹视图。C，可透射线结构（不显影），穿刺轨迹视图。该图显示了中间节段的后内侧支神经走行的位置。见 30H 部分示意图中所描述的颈椎后内侧支神经的解剖走行变异。

C_7 后内侧支穿刺轨迹视图(图 30F.3)

在前后位视图上确认 C_7 节段。

稍向尾侧倾斜 C 形臂影像增强器，辨别 C7 上关节突和横突连接处。

保持 C 形臂影像增强器没有倾斜角度(0° 倾斜)。

- 该角度用于初始进针的。
- 电极尖目标位置应为 C_7 上关节突和横突连接处。C_7 后内侧支神经阻滞的射频消融区域范围自 C_7 上关节突尖端至 C_7 上关节突根部(或距 C_7 横突最近侧)(见图 30H.1)。
- 对于 C_7 节段，前后位视图穿刺轨迹和矢状位像穿刺路径是理想的透视选择(无斜位视图)。

由于这是穿刺轨迹视图，电极的初始进针方向应平行于 C 形臂射线束。

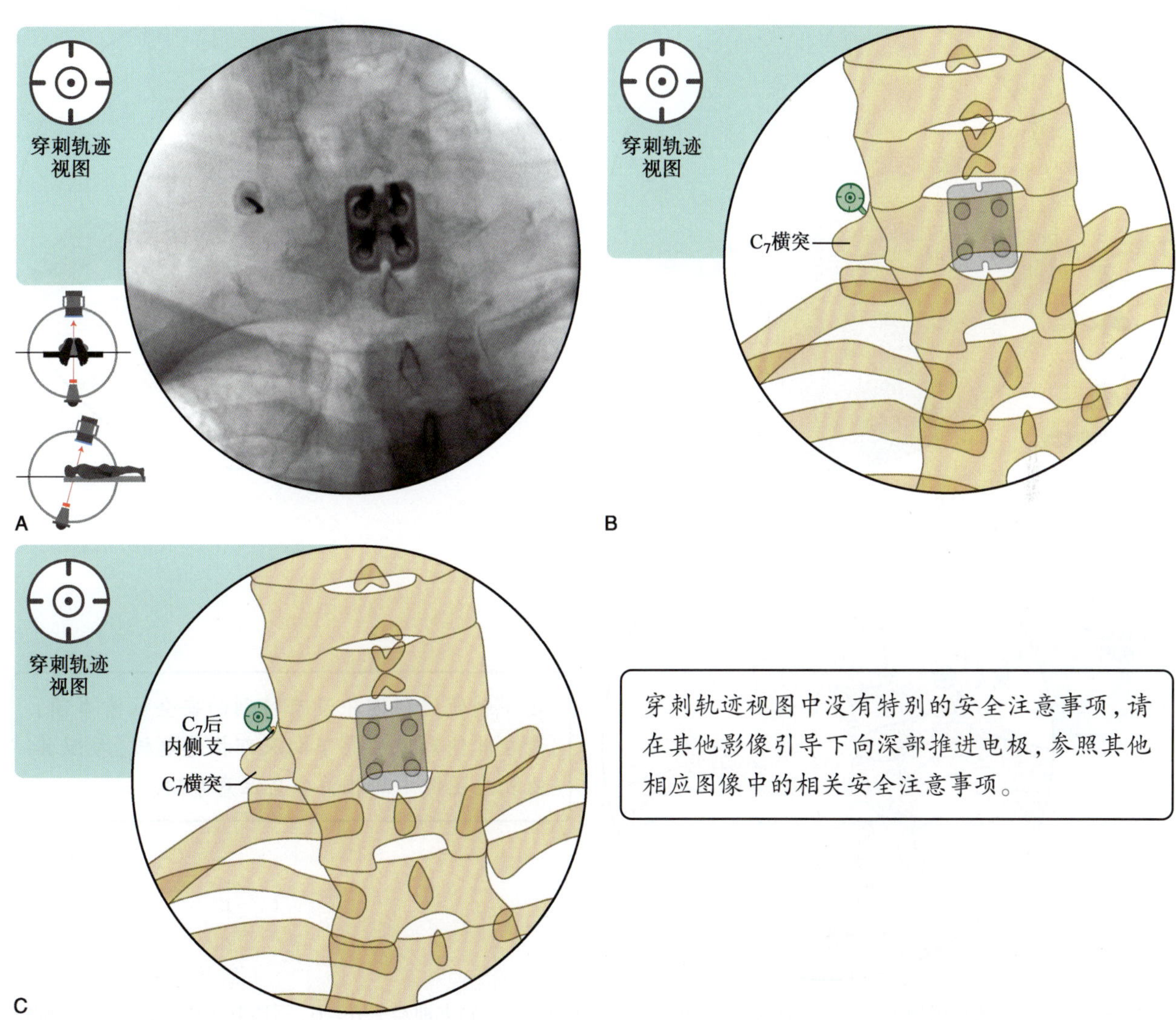

图 30F.3　A，X 线透视引导下的穿刺轨迹视图，电极尖位于左侧 C_7 后内侧支神经上方。B，不透射线结构(显影)，穿刺轨迹视图。C，可透射线结构(不显影)，穿刺轨迹视图。见图 30H.1 中所描述的颈椎后内侧支神经的解剖走行变异。

C_8 后内侧支穿刺轨迹视图（图 30F.4）

C_8 后内侧支神经的走行位置类似于胸椎内侧支神经，位于下一节段横突的上外侧。

在前后位视图上确定 T_1 节段。

将 C 形臂影像增强器稍向尾侧倾斜 0°～10°。

在前后位图像上，将 C 形臂影像增强器向对侧倾斜 10°，使得射频消融电极与 C8 后内侧支神经走行平行。

- 该角度用于初始进针。
- 电极尖的目标位置应为 T_1 横突的上外侧角。

由于这是穿刺轨迹视图，电极的初始进针方向应平行于 C 形臂射线束。

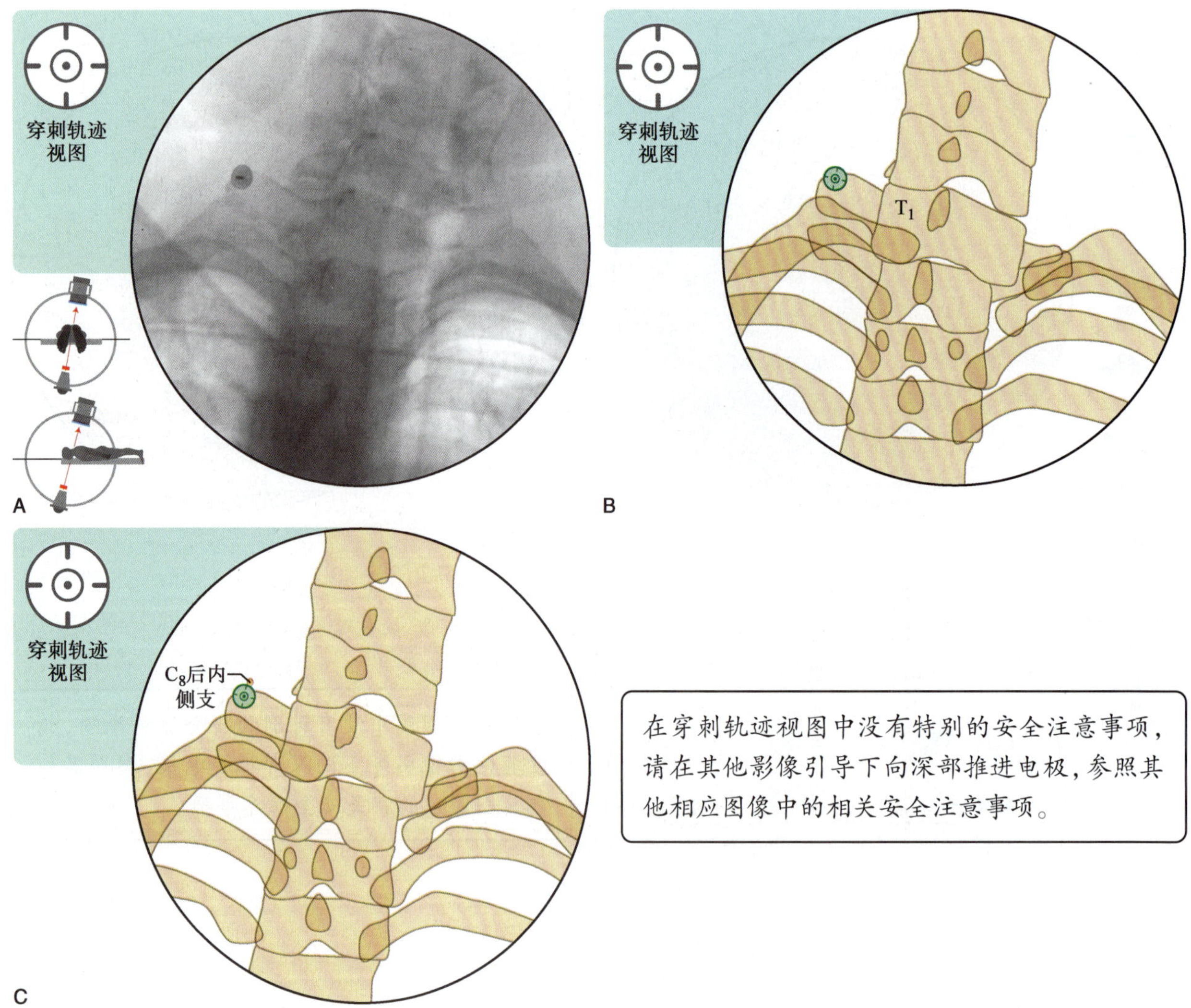

图 30F.4 A，X 线透视引导下的穿刺轨迹视图，电极尖位于左侧 C_8 后内侧支神经上方。B，不透射线结构（显影），穿刺轨迹视图。C，可透射线结构（不显影），穿刺轨迹视图。此图所示为 C_8 后内侧支神经的走行。注意，C_8 后内侧支神经的走行位置类似于上段胸椎后内侧支神经，位于下一节段横突的上外侧。见图 30H.1 中所描述的颈椎后内侧支神经的解剖走行变异。

多维成像中理想的电极位置

射频消融过程中,当在上述的穿刺轨迹视图上电极尖抵达目标位置后,在进行神经刺激和消融前,其他三个维度(如前后位图像、侧位图像和对侧椎间孔斜位图像)的透视视图能够帮助我们确定电极以及电极尖的最终位置。

- 在颈神经射频消融术中,目的是使消融电极的消融靶点沿神经走行,或者使消融区域尽可能平行于后内侧支神经的全长以及后内侧支神经沿弧形的关节柱表面走行的已知的神经走行变异路径。在 30° 斜位穿刺路径上,电极尖最好靠近后内侧支神经的前 1/3,而在旁矢状位穿刺路径上(未显示),电极尖最好靠近后内侧支神经的中 1/3。
- 颈椎后内侧支神经阻滞有明确的目标靶点,而射频消融的消融区域包含后内侧支神经已知的所有可能的神经走行分布。在颈椎后内侧支神经阻滞,液体扩散应充分包绕颈椎后内侧支神经(新参考文献 3),其扩散的大小和形态与单次射频热凝消融不同。
- 请参照 30H 部分图表中所描述的后内侧支神经的位置,以及在多维图像中射频消融电极的位置及相关消融区域。

请注意射频消融区域应该尽量覆盖后内侧支神经目前已知的所有走行区域。

多维视图中电极位置的注意事项

请参照 30H 部分图表中所描述的后内侧支神经的位置,以及在多维视图中射频消融电极的位置及相关消融区域。

前后位视图中理想的电极位置(图 30F.5)

前后位视图中,在 C_2～C_3 节段,应使理想电极尖的位置位于 C_2～C_3 关节突关节外侧缘。对于 C_3～C_6 后内侧支神经,应确定电极尖位于关节柱的外侧沟或其“腰部”;前后位视图实际上就是“关节柱视图”,是通过倾斜 C 形臂而得到的关节柱理想的视图。对于 C_7 后内侧支神经,在前后位视图上,理想的电极尖位置位于 C_7 上关节突和横突连接处;前后位视图实际上就是“关节柱视图”,是通过倾斜 C 形臂而得到的关节柱或侧块理想的视图。C_8 后内侧支神经的射频消融类似于胸椎后内侧支神经(见 22B 和 22C 部分)。

第六部分

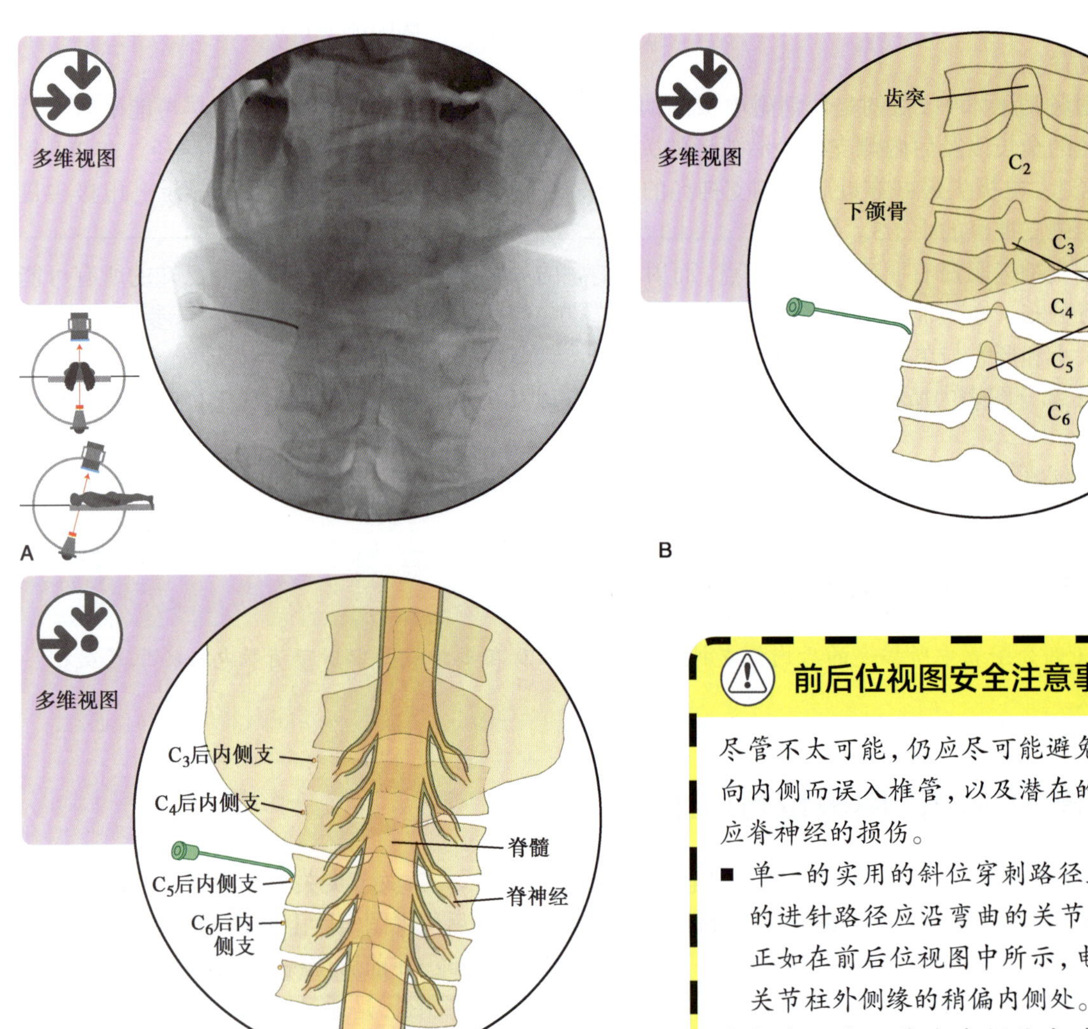

前后位视图安全注意事项

尽管不太可能，仍应尽可能避免电极尖偏向内侧而误入椎管，以及潜在的脊髓和相应脊神经的损伤。

- 单一的实用的斜位穿刺路径上，电极尖的进针路径应沿弯曲的关节柱腹侧面，正如在前后位视图中所示，电极尖位于关节柱外侧缘的稍偏内侧处。

电极尖一定不能向内侧偏离关节柱的内侧缘。

- 如果在神经刺激或消融过程中，患者主诉疼痛或感觉异常，应重新定位电极，尤其是在上述情况发生时，一定要在多维视图中反复检查电极位置。

图 30F.5 A，X 线透视引导下前后位视图，在斜位穿刺路径上，电极尖应位于左 C_5 后内侧支神经上方。B，不透射线结构（显影），前后位视图。C，可透射线结构（不显影），前后位视图。该图描述了颈椎后内侧支神经的定位之一。见图 30H.1 中所描述的颈椎后内侧支神经的解剖走行变异。

侧位视图中理想的电极位置(图 30F.6)

- C 形臂引导下获取“真实”的侧位视图(见第 3 章)。
- 在真实的侧位视图中，电极尖的位置向腹侧倾斜的程度不能超过关节柱的腹侧缘。

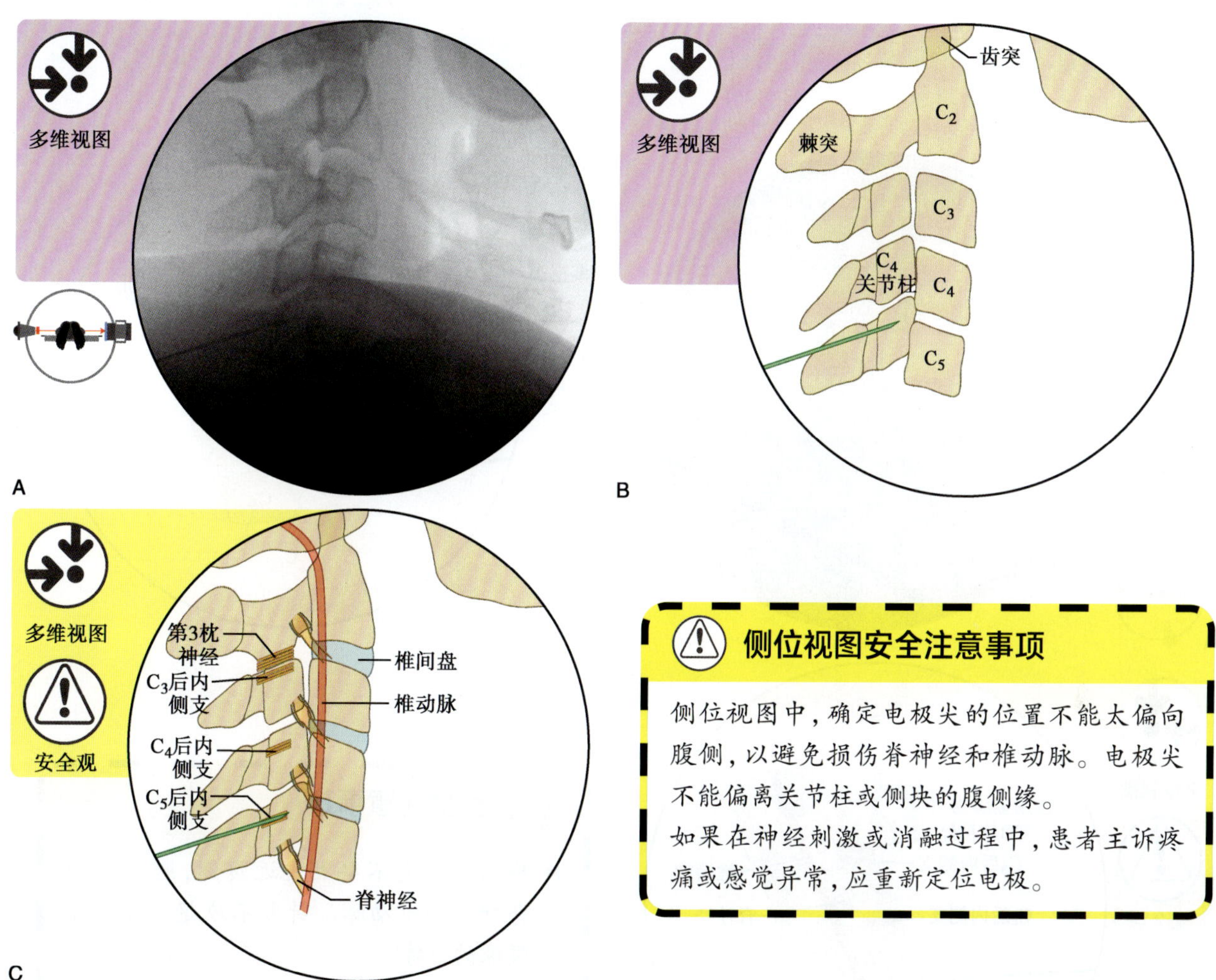

图 30F.6　A，X 线透视侧位视图，电极尖应位于左 C_5 后内侧支神经上方。B，不透射线结构(显影)，侧位视图。C，可透射线结构(不显影)，侧位视图。黄线仅表示电极放置位置的多个位点(由每支后内侧支神经的解剖变异所致)。图 30H.1 简要描述了颈椎后内侧支神经的解剖走行变异。本章节中，我们仅介绍了斜位穿刺路径。而推荐的操作技术包括除 C_7 外的每个节段的矢状位和斜位穿刺路径，在 C_7 节段，仅需矢状位穿刺路径。在每个穿刺路径上，消融靶点的数量不等，除了在 C_5 节段有两个消融靶点，在第 3 枕神经和 C_7 节段有 4 个消融靶点，其余每个节段至少有 3 个消融靶点。这种消融靶点的差异取决于所用电极的型号和上关节突的高度。电极放置位置在相邻消融靶点之间的距离不应超过一个所用电极的宽度。

对侧椎间孔斜位视图中理想的电极位置(图 30F.7)

- 获取对侧椎间孔斜位视图，可用于确认恰当的电极位置和/或指导电极沿颈椎后内侧支神经穿刺进针(第 3 章)。目标后内侧支神经位于同侧椎间孔的后方。

获取对侧椎间孔斜位视图的注意事项

按照第 3 章，图 3.18 中所述方法，通过侧位倾斜显示同侧椎间孔以获取对侧椎间孔斜位视图。为了在对侧斜位方向上最好地观察目标颈椎后内侧支神经位置，将影像增强器向尾端倾斜(见第 3 章，图 3.18)。

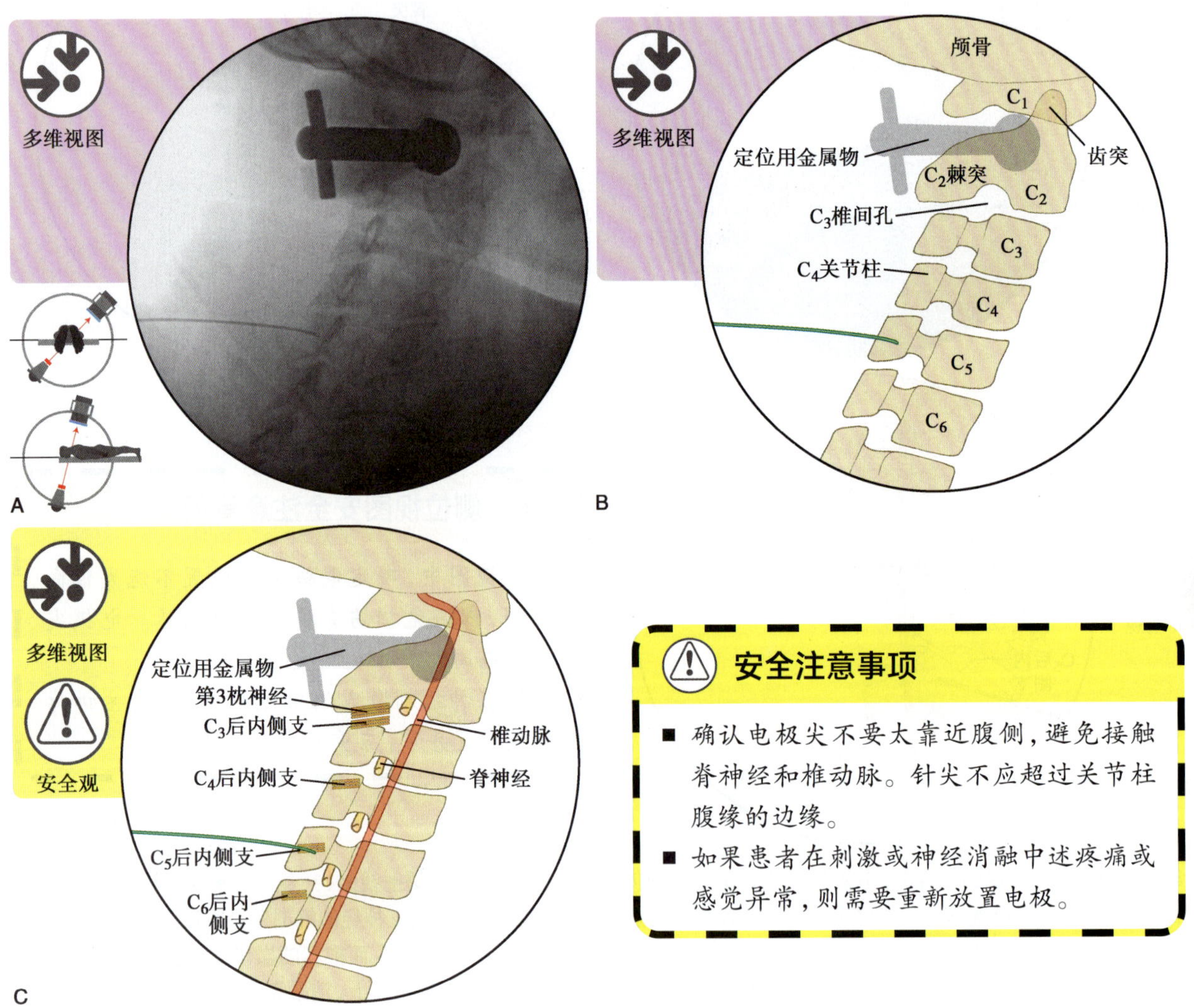

安全注意事项

- 确认电极尖不要太靠近腹侧，避免接触脊神经和椎动脉。针尖不应超过关节柱腹缘的边缘。
- 如果患者在刺激或神经消融中述疼痛或感觉异常，则需要重新放置电极。

图 30F.7　A，X 线透视对侧椎间孔斜位视图，电极尖应位于左 C_5 后内侧支神经上方。B，不透射线结构(显影)，对侧椎间孔斜位视图。C，可透射线结构(不显影)，对侧椎间孔斜位视图。黄线仅表示电极放置位置的多个位点(由每个后内侧支神经的解剖变异所致)。图 30H.1 简要描述了颈椎后内侧支神经的解剖走行变异。本章节中，我们仅介绍了斜位穿刺路径。而推荐的操作技术包括除 C_7 的每个节段的矢状位和斜位穿刺路径外，在 C_7 节段，仅需矢状位穿刺路径。在每个穿刺路径上，消融靶点的数量不等，除了在 C_5 节段有两个消融靶点，在第 3 枕神经和 C_7 节段有 4 个消融靶点，其余每个节段水平至少有 3 个消融靶点。这种消融靶点的差异取决于所用电极的型号和上关节突的高度。电极放置位置在相邻消融靶点之间的距离不应超过一个所用电极的宽度。

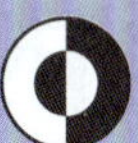 理想电极位置视图(图 30F.8 和图 30F.9)

电极位置平行于目标后内侧支神经，消融最大范围尽量覆盖目标后内侧支神经所有的可能走行区域，这是颈椎神经射频消融操作成功的关键。

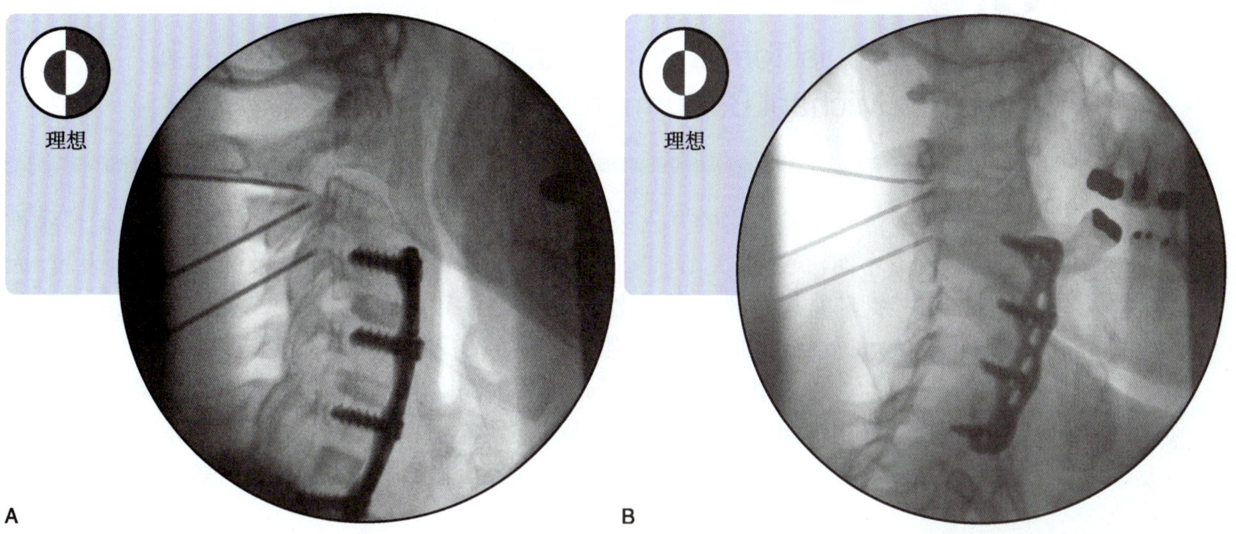

图 30F.8　A，透视侧位视图，电极尖应位于左第 3 枕神经、C_3 和 C_4 后内侧支神经上方。B，对侧椎间孔斜位视图。注意在第 3 枕神经与 C_3、C_4 后内侧支神经穿刺过程中电极放置位置的角度的不同。

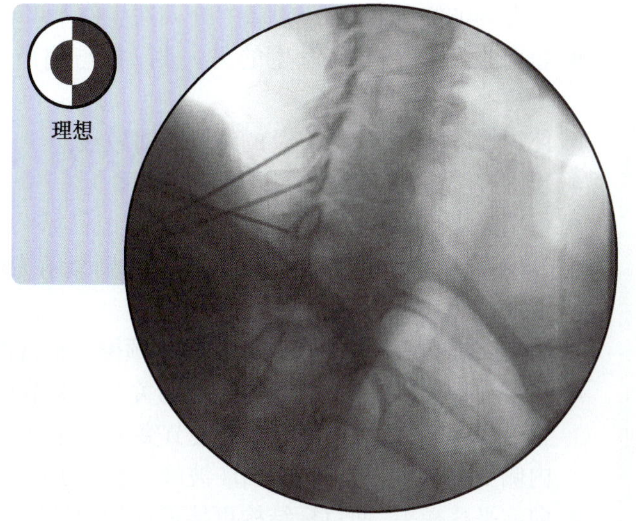

图 30F.9　对侧椎间孔斜位透视视图，电极尖分别位于左 C_5、C_6 和 C_7 后内侧支神经上方。B. 对侧椎间孔斜位视图。注意在 C_5、C_6、C_7 后内侧支神经穿刺过程中电极放置位置的角度的不同。

(王小平 译，武百山 校，毕胜 复校)

参考文献

1. Govind J, King W, Bailey B, Bogduk N. Radiofrequency neurotomy for the treatment of third occipital headache. *J Neurol Neurosurg Psychiatry*. 2003;74(1):88–93.
2. Bogduk N, ed. *Practice Guidelines Spinal Diagnostic & Treatment Procedures*. 2nd ed. San Francisco: International Spine Intervention Society; 2013:249–285.
3. Barnsley L, Bogduk N. Medial branch blocks are specific for the diagnosis of cervical zygapophyseal joint pain. *Reg Anesth*. 1993 Nov-Dec;18(6):343–350. PMID: 8117629.

第六部分

第 30G 章

颈椎关节突关节神经（后内侧支）射频神经切断术/注射——后路入路：超声引导

Louis Torres，Simon J. Shapiro，Paul S. Lin 和 Michael B. Furman

经验丰富的介入医生通过超声引导可以安全、有效且高效地定位颈椎小面/关节突关节（Z-关节）神经（后内侧支）。所涉及的结构相对表浅，因此非常适合超声可视化。此外，在超声上可以看到 X 线透视下无法看到的可透射线结构，从而增强这种介入治疗的安全性。

在这里，我们提出了颈椎后内侧支阻滞或射频神经切断术的后侧入路，采用平面内技术和平面外确认。该技术可以单独使用，也可以与传统 X 线透视混合技术结合使用，从而消除或最大限度地减少辐射暴露。

 平面内技术（图 30G.1）

- 患者侧卧位，面向超声设备。介入医生位于患者身后（见图 30G.1A）。
- 超声设备位于介入医生的另一侧，并与超声探头成一直线（如第 4 章所述）。
- 使用线阵探头，因为涉及的结构相对较浅。
- 识别 C_2 处的椎动脉（VA）（参见第 4 章）。
- 使用第 4 章中描述的技术来识别和标记目标平面。
- 开始时将探头置于颈椎长轴，识别分别显示为峰和谷的关节突关节和关节柱。（图 30G.1B、C）。
- 确定目标平面后，将探头旋转 90°（颈椎短轴视图）（见图 30G.1D）。
- 停留在高回声关节柱上，与相邻的关节突关节囊相比，该关节柱稍微更深且更平坦，相比之下，相邻的关节突关节囊显示为圆形、尖顶和浅表。后内侧支神经位于关节突关节（波峰）之间的关节柱的波谷处。
- 向前平移探头，使目标结构更接近计划的进针点。
- 使用平面内技术，以稍微倾斜的轨迹（后外侧到前内侧）进针并穿刺向目标。

注：请参考本书的解剖学术语/缩略语。

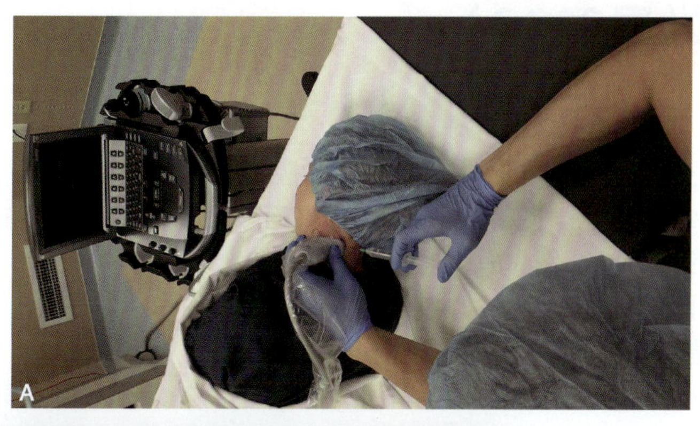

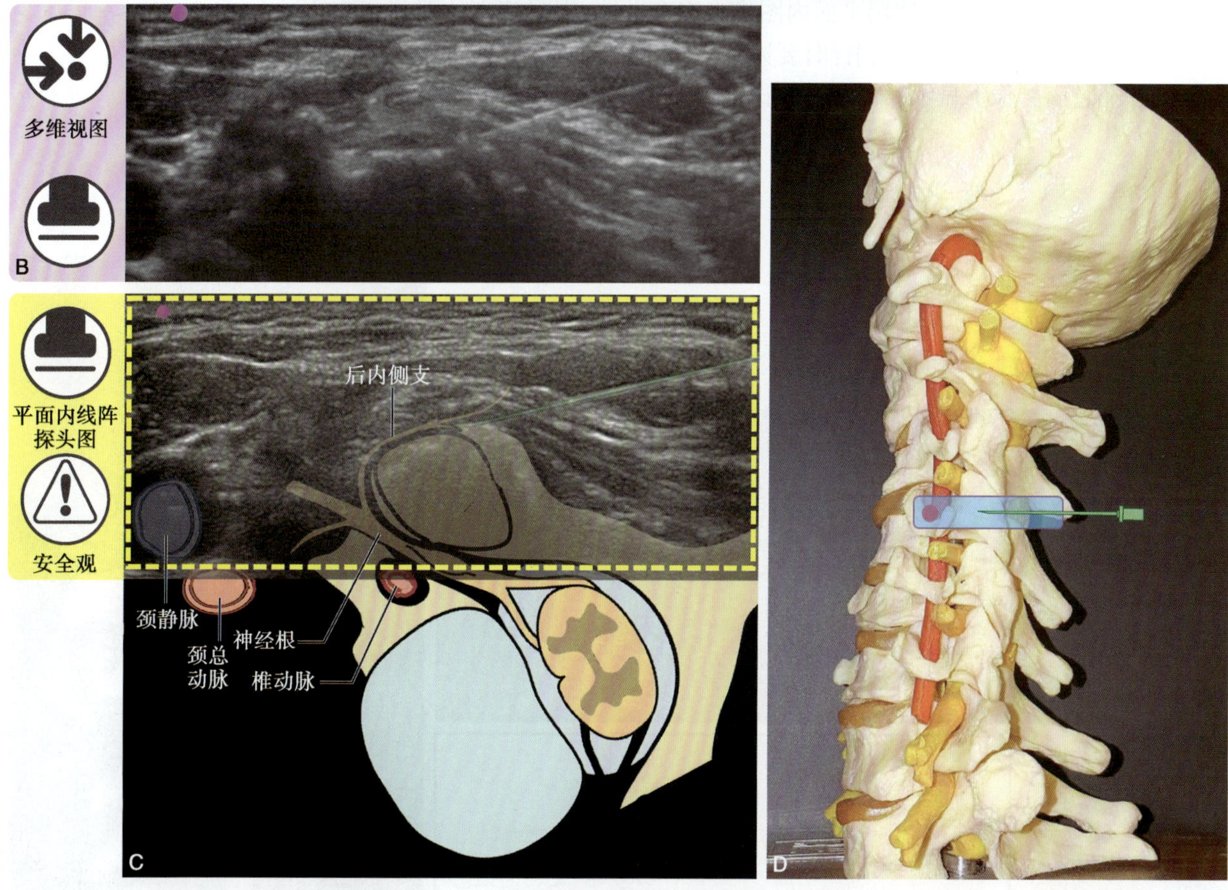

图 30G.1　A,推荐的操作间,介入医生、探头和超声设备的设置。B,关节柱上目标后内侧支平面内穿刺针放置的超声(US)图像。C,对应图 30G.1B 的相关结构图。黄色虚线框代表图 30G.1B 中所示的超声图像边界。D,正确放置超声探头。

平面内技术安全注意事项

- 始终保持能够直接看到针尖。
- 避免腹侧进针超过侧部的前缘,以避免接触脊神经(SN)。
- 避免向内侧偏移,以避开关节突关节和更深的结构(包括 VA)。
- 颈总动脉(CCA)和颈静脉(JV)位于前方,如果操作正确,应不会位于穿刺针的路径中。

 平面外定位（图 30G.2）

- 将探头旋转 90° 以获得平面外定位视图。
- 使关节突关节（波峰）之间的关节柱（波谷）上靶区域骨膜上的针尖可视化（见图 30G.2）。
- 如有必要，重新定位针尖，使其位于关节柱上所需的平面。理想的目标位于相邻关节突关节之间的关节柱上的波谷处（参见第 30H 章，图 30H.1）。
- 针体显示为单个点，如图 30G.2 所示。
  - 旋转或“抖动”针体有助于在平面外确认视图中看到针尖。
  - 放大图像有助于识别穿刺针细微的运动（如第 4 章所述）。
- 这不是安全视图。相反，使用平面内图像来安全进针，以最清晰地看到相应的标志。
- 使用平面外视图重新定位穿刺针时要谨慎。
- 穿刺针在超声图像上显示为一个点。该点可以代表针尖或针体任何部分。

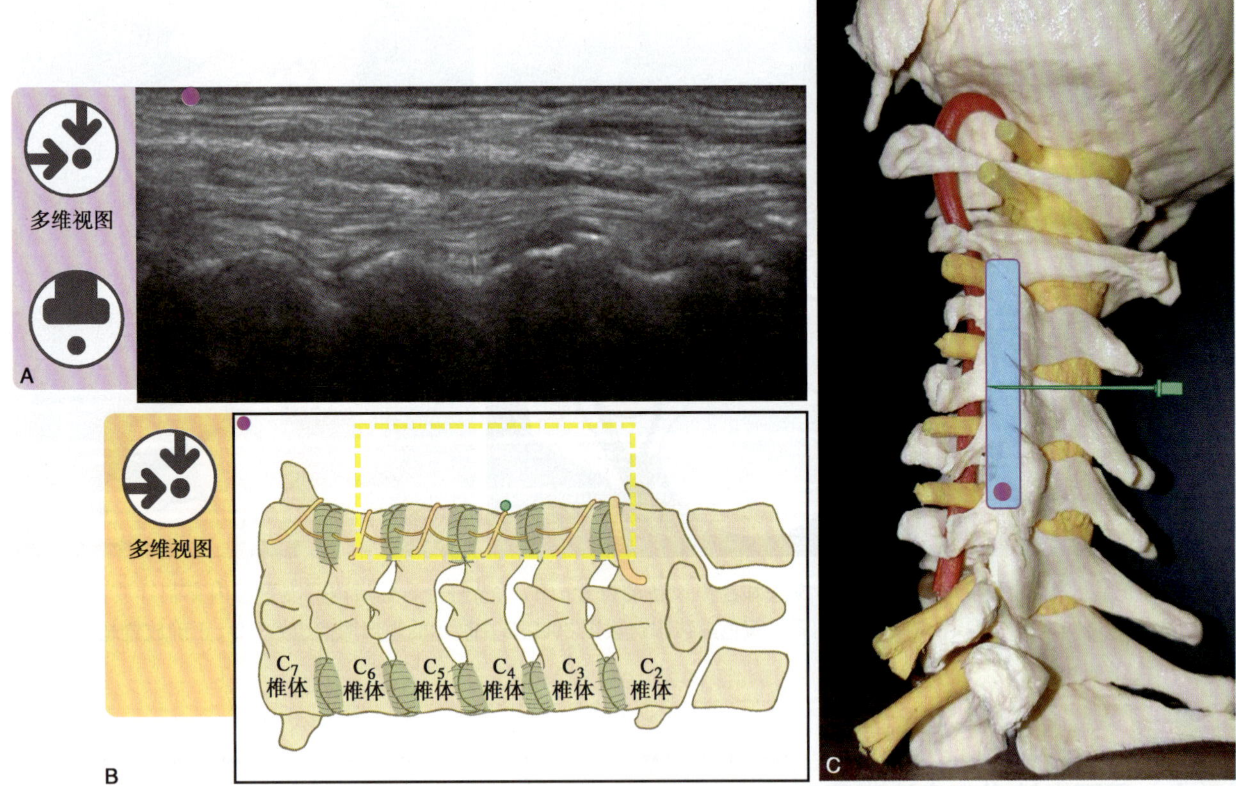

图 30G.2　A，在关节柱上目标后内侧支的平面外穿刺针位置的超声（US）图像。B，对应图 30G.2A 的相关结构图。黄色虚线框代表图 30G.2A 中所示的超声图像边界。C，正确的超声探头放置，从平面内视图中扫描 90° 旋转。

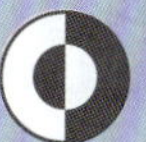 理想穿刺针位置和图像

请参阅第 30F 章、图 30F.8 和图 30F.9、颈椎关节突关节神经(后内侧支)射频消融和神经注射-后路入路:透视引导中理想的透视图像。另请参阅第 30H 章中的图表。

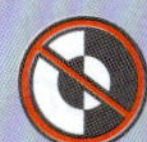 欠佳的穿刺针位置和图像(图 30G.3 和图 30G.4)

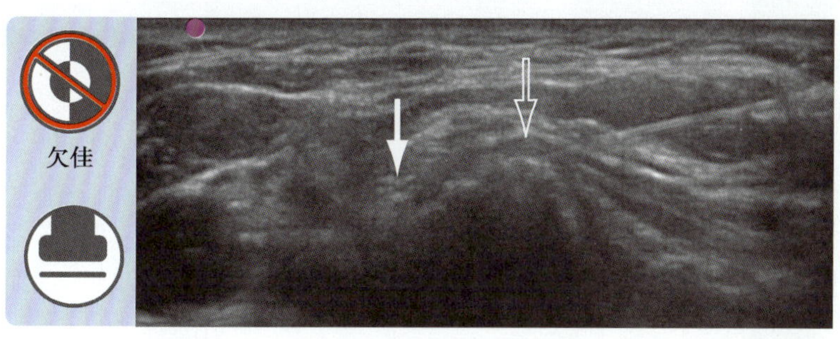

图 30G.3　颈椎后内侧支阻滞穿刺针放置的欠佳平面内视图。针尖位于关节突关节(空心箭头)中,而不是位于具有后内侧支(未显示)的目标波谷处(实心箭头)。探头需要重新定位在正确目标的头侧或尾侧。

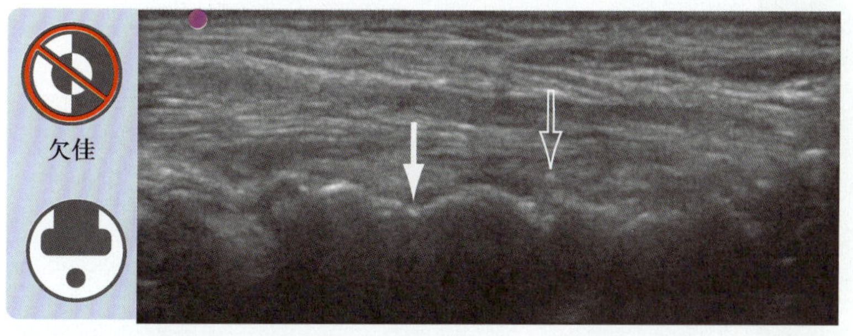

图 30G.4　颈椎后内侧支阻滞穿刺针位置的欠佳平面外视图。针尖(空心箭头)不在后内侧支(实心箭头)的目标波谷中。

(裴倩　译,武百山　校,毕胜　复校)

参考文献

1. Spinner DA. Spine. In: Spinner DA, Kirschner JS, Herrera JH, eds. *Atlas of Ultrasound Guided Musculoskeletal Injections*. New York: Springer; 2013:123–137.
2. Siegenthaler A, Mlekusch S, Trelle S, Schliessbach J, Curatolo M, Eichenberger U. Accuracy of ultrasound-guided nerve blocks of the cervical zygapophyseal joints. *Anesthesiology*. 2012;117(2):347–352.
3. Lee SH, Kang CH, Lee SH, et al. Ultrasound-guided radiofrequency neurotomy in cervical spine: sonoanatomic study of a new technique in cadavers. *Clin Radiol*. 2008;63(11):1205–1212.

建议读物

Eichenberger U, Greher M, Kapral S, et al. Sonographic visualization and ultrasound-guided block of the third occipital nerve: prospective for a new method to diagnose C2-C3 zygapophysial joint pain. *Anesthesiology*. 2006;104(2):303–308.

Galiano K, Obwegeser AA, Bale R, et al. Ultrasound-guided and CT-navigation-assisted periradicular and facet joint injections in the lumber and cervical spine: a new teaching tool to recognize the sonoanatomic pattern. *Reg Anesth Pain Med*. 2007;32(3):254–257.

Obernauer J, Galiano K, Gruber H, et al. Ultrasound-guided versus Computed Tomography-controlled facet joint injections in the middle and lower cervical spine: a prospective randomized clinical trial. *Med Ultrason*. 2013;15(1):10–15.

Narouze SN, Provenzano D, Peng P, Eichenberger U, Lee SC, Nicholls B, Moriggl B. American Society of Regional Anesthesia and Pain Medicine; European Society of Regional Anaesthesia and Pain Therapy; Asian Australasian Federation of Pain Societies. The American Society of Regional Anesthesia and Pain Medicine, the European Society of Regional Anaesthesia and Pain Therapy, and the Asian Australasian Federation of Pain Societies Joint Committee recommendations for education and training in ultrasound-guided interventional pain procedures. *Reg Anesth Pain Med*. 2012 Nov-Dec;37(6):657–664.

Siegenthaler A, Schliessbach J, Curatolo M, Eichenberger U. Ultrasound anatomy of the nerves supplying the cervical zygapophyseal joints: an exploratory study. *Reg Anesth Pain Med*. 2011;36(6):606–610.

第 30H 章

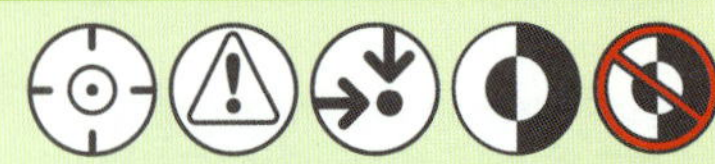

颈椎关节突关节神经支配：解剖学、大体解剖和毁损分布图

Jeffrey R. Conly，Luis D. Baez-Cabrera，Isaac Cohen，Brian F. White 和 Michael B. Furman

注：请参考本书的解剖学术语/缩略语。

颈椎关节突关节神经支配：解剖学、大体解剖和毁损分布图(图 30H.1～图 30H.4)。

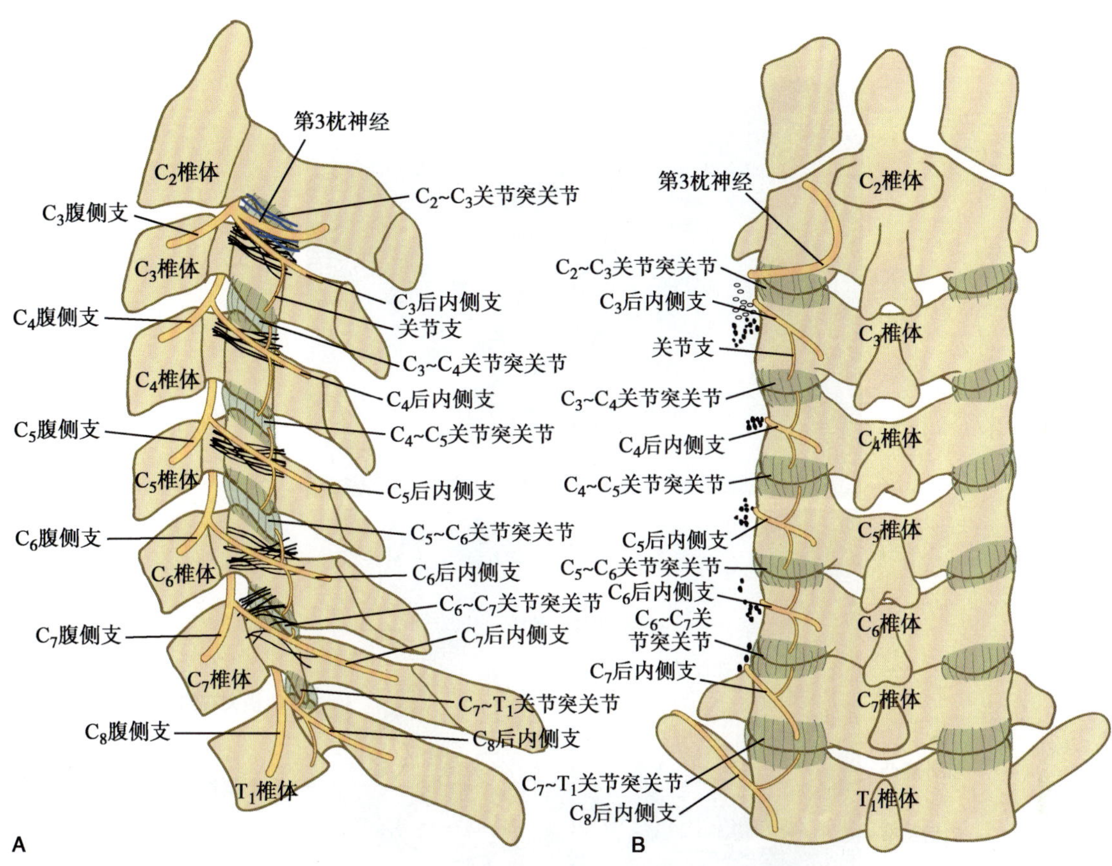

图 30H.1　理想的颈椎图示，不同节段的颈椎后内侧支神经的走行与相应骨性标志之间的位置关系的变化。这种变化在一系列颈椎大体解剖中可见。A，侧位视图。每条线代表着一具大体标本中的神经走行。图示第 3 枕神经(TON，C_3 表浅后内侧支)和 C_3～C_7 后内侧支的神经走行。注意相互重叠的第 3 枕神经(蓝色)和 C_3 颈椎神经深面后内侧支(黑色)不定的神经走行。还需要注意的是，C_5 后内侧支神经沿 C_5 关节柱的中线方向走行，但其他节段的后内侧支神经随着节段逐渐远离 C_5 而逐渐位于相应关节柱表面更靠上的位置。在侧位视图中可见 C_8 后内侧支，但对进行 C_8 后内侧支神经阻滞并无帮助，C_8 后内侧支神经阻滞应在调整的前后位视图进行。B，前后位视图。每个点代表着每具大体标本中的神经走行的横断面示意图。第 3 枕神经的位置变异在图中用较大的空心点表示，而其他低位颈椎后内侧支神经的位置变异在图中用小的实心点表示(第 3 枕神经使用和修饰图、C_3～C_7 的神经走行示意图授权于 Lord SM, McDonald GJ, Bogduk N. Percutaneous radiofrequency neurotomy of the cervical medial branches: a validated treatment for cervical zygapophysial joint pain. Neurosurg Q. 1998; 8(4): 288-308.)。

第六部分

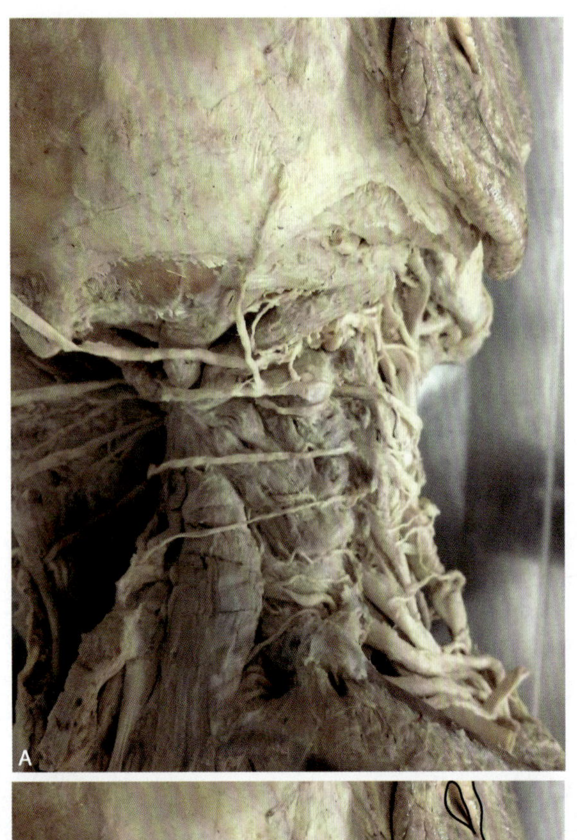

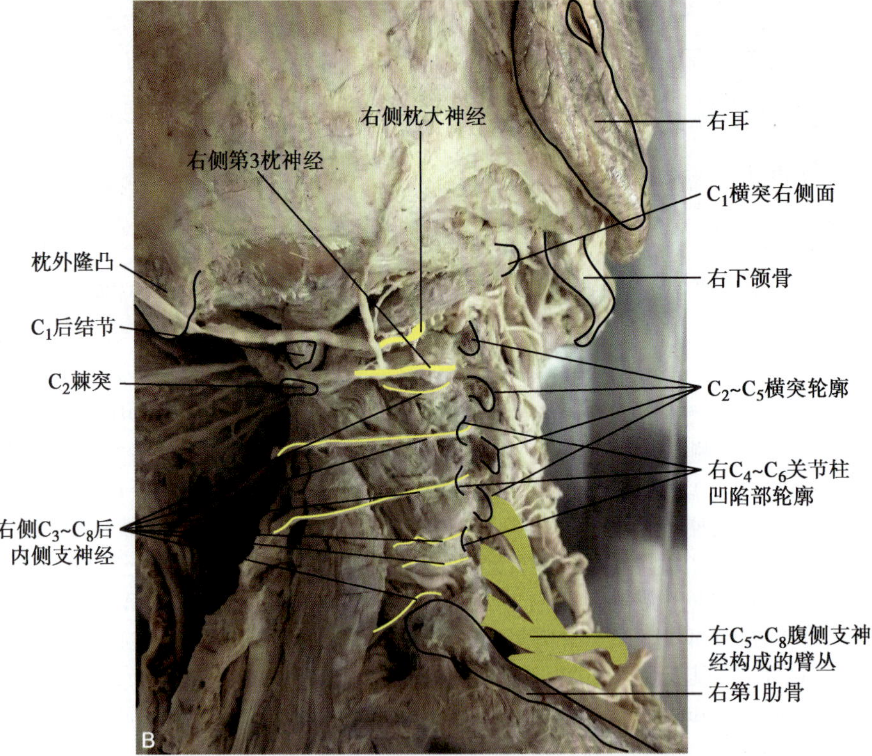

图 30H.2　A 和 B，颈椎的大体解剖。图像是右斜约 10° 所得的近乎前后位图像。A，未标记图像。清楚显示 C_3～C_8 后内侧支神经。注意，相较于大体解剖图 15.E.2 所示的腰后内侧支神经，颈后内侧支神经更粗大。由于枕大神经经头下斜肌下方走行，在图上可见。第 3 枕神经位于 C_3 后内侧支头侧，亦可见。C_1 后结节和 C_2 棘突的尖端位于中线。C_1～C_5 横突可见，位于同节段后内侧支神经的下外侧方。低位颈椎横突更接近于图示的神经结构，但在此图中不能直接显示。图示的右侧锁骨上比神经干更近端的臂丛神经，位于右侧第一肋骨的上方。B，有标记图像。黑色线条标明了图中突出的骨性结构以及 C_4、C_5、C_6 关节柱的凹陷部。亮黄色线条标明了枕大神经、第 3 枕神经以及 C_3～C_8 后内侧支神经的位置。金黄色线条所示结构为 C_5～C_8 腹侧支神经所构成的臂丛神经的近端部分。大体标本和解剖由 Frank Willard 教授 and the Anatomy Department at the University of New England College of Osteopathic Medicine，Biddeford，ME 友情提供。

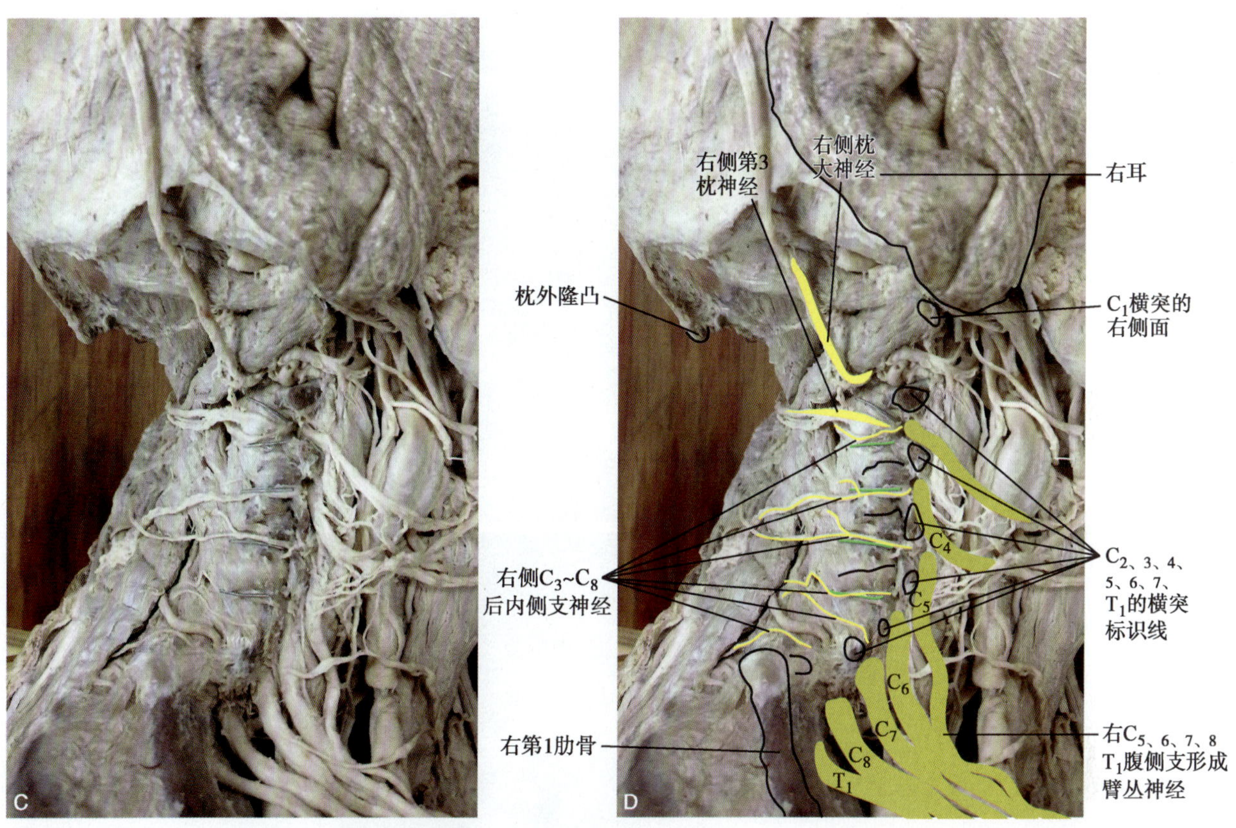

图 30H.2（续） C 和 D，颈椎大体解剖侧位视图。标识线被分别置于 C_3～C_6 后内侧支神经的位置。C，无标识图像。在第 3 枕神经附近也有一标识线，然而需要注意的是，这根标识线移位到较第 3 枕神经的实际走行略高的位置，且此标识线向头侧所成角度较实际偏大。图示枕大神经起自头下斜肌下方，C_1 横突外侧面位于右耳的正下方。图中可见 C_3～T_1 节段腹侧支向前延伸，而 C_5～T_1 节段共同构成臂丛。第一肋骨出现在本图像的下部。D，有标识图像。黑线标明了侧位图中的骨性结构。在 C_1、C_2 横突明显可见，而在低位颈部节段，横突亦可见。黑色空心椭圆形标明了 C_1～T_1 横突的侧方位置。图中用黑色线条标明了 C_3～C_4、C_4～C_5、C_5～C_6 节段的关节突关节的侧方边缘。下颈段的关节突关节在图中并非直接可见，但它们的位置可以通过肉眼看到的神经组织的位置进行推断。黄色线条所示为 C_3～C_8 后内侧支神经、第 3 枕神经以及枕大神经。绿色线条标明了沿 C_3～C_5 后内侧支神经所放的标识线的位置。金黄色线条所示结构为 C_3～T_1 腹侧支神经。大体标本和解剖由 Frank Willard 教授 and the Anatomy Department at the University of New England College of Osteopathic Medicine，Biddeford，ME 友情提供。

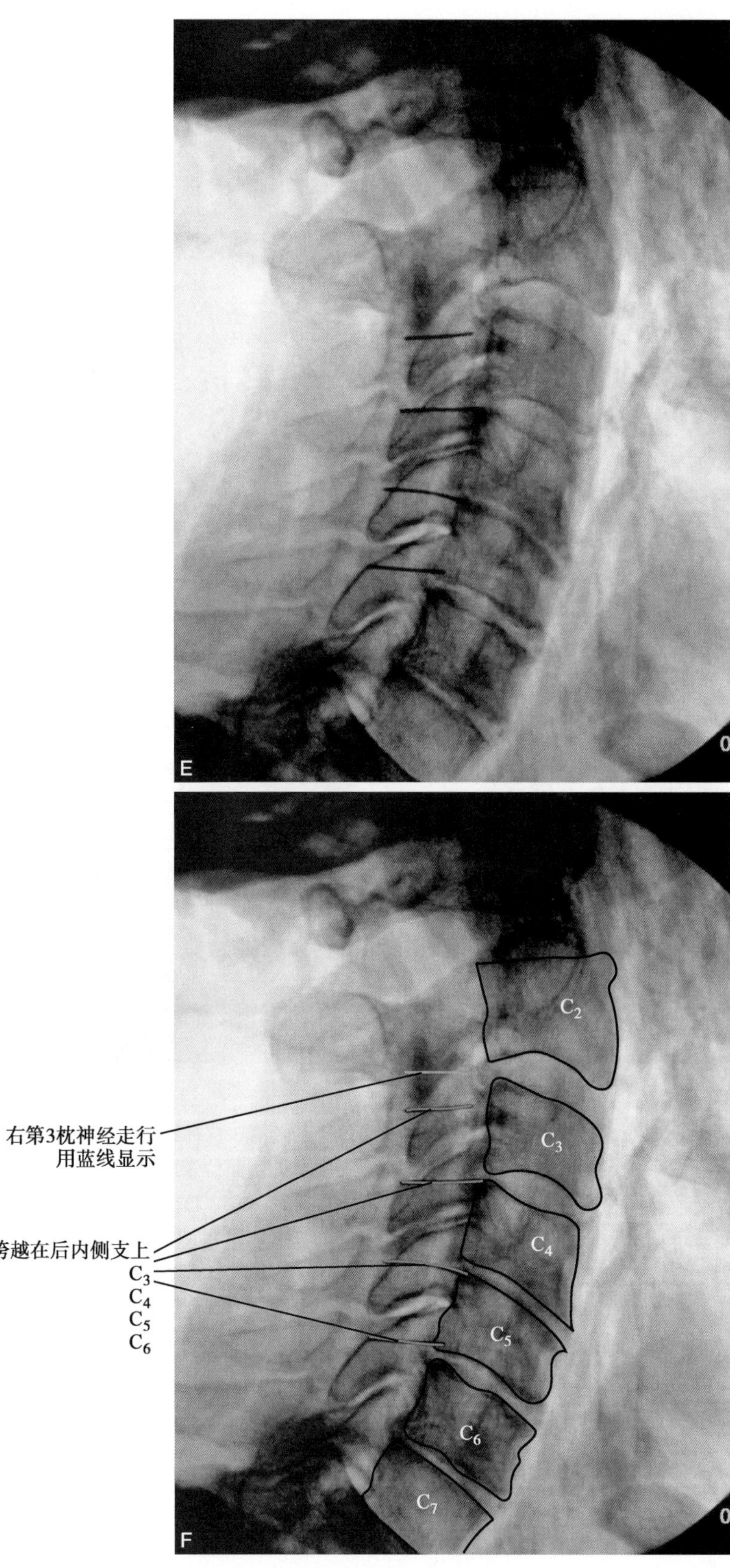

图 30H.2（续）E-F　图 30H.2A-D 大体解剖图像对应的 X 线透视图像。侧位（E，F）和前后位（G，H）X 线透视图像中，均沿 C_3～C_6 后内侧支神经走行放置了标识线。E 和 F. 侧位图。E，无标识图像。F，有标识图像。这是图 30H.1 大体解剖图像所对应的透视图像，E（无标识图像）和 F（有标识图像）。黑色线条标明了 C_2～C_7 的椎体轮廓。绿色线条标明了沿 C_3～C_6 后内侧支神经走行放置的标识线。图 E 中没有显示沿第 3 枕神经走行的标识线。图 F 中的蓝色线条代表第 3 枕神经的走行。大体标本和解剖由 Professor Frank Willard and the Anatomy Department at the University of New England College of Osteopathic Medicine，Biddeford，ME 友情提供。

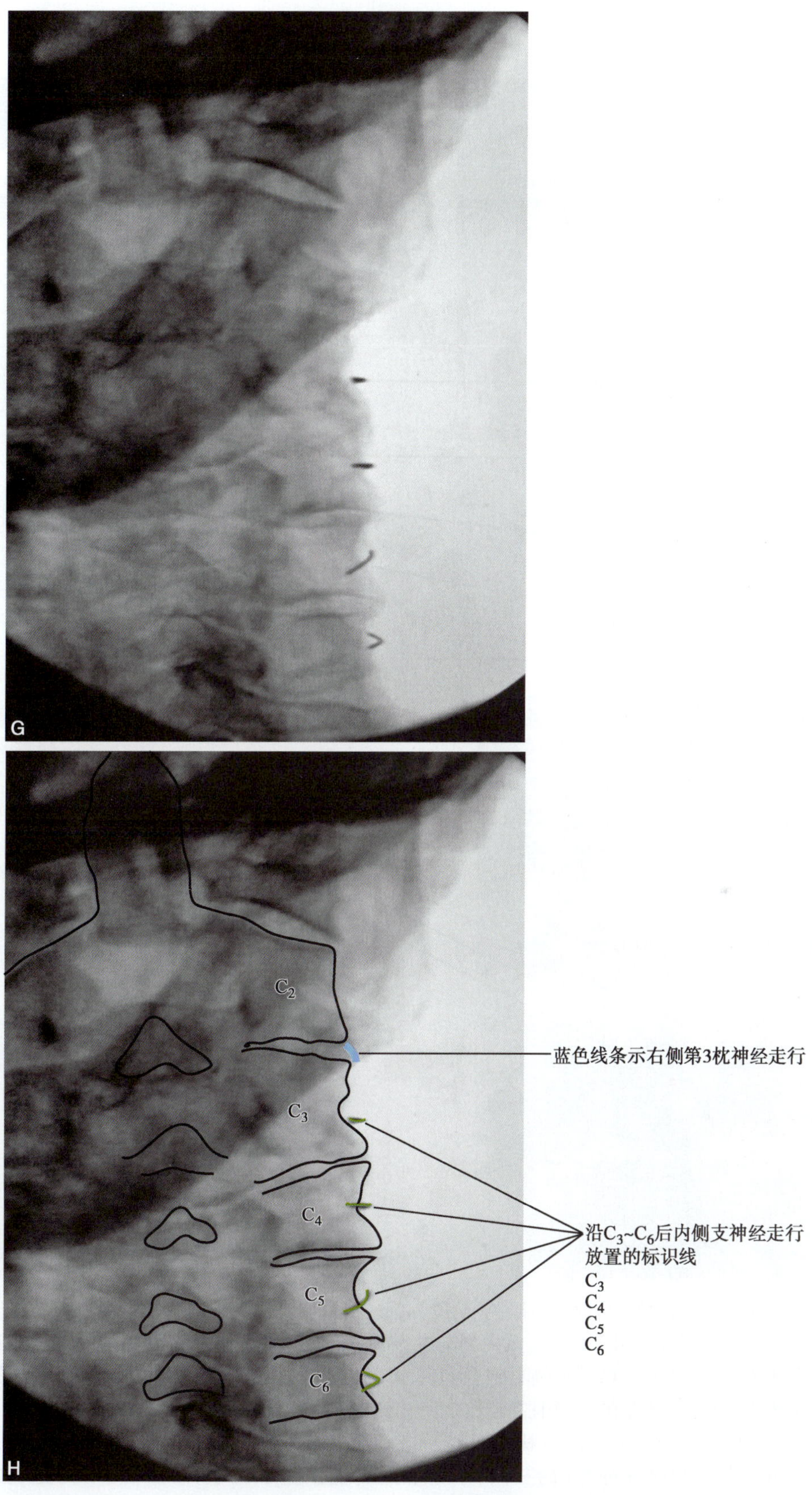

图 30H.2（续）G-H　图 30H.2 中示大体解剖图像对应的 X 线透视图。黑色线条标明了 C_2～C_6 的椎体轮廓，G（无标识图像）和图 30H.2.H（有标识图像）。绿色线条标明了沿 C_3～C_6 后内侧支神经走行放置的标识线。图 E、G 中没有显示沿第 3 枕神经走行的标识线。图 H 中的蓝色线条代表第 3 枕神经的走行。大体标本和解剖由 Professor Frank Willard and the Anatomy Department at the University of New England College of Osteopathic Medicine，Biddeford，ME 友情提供。

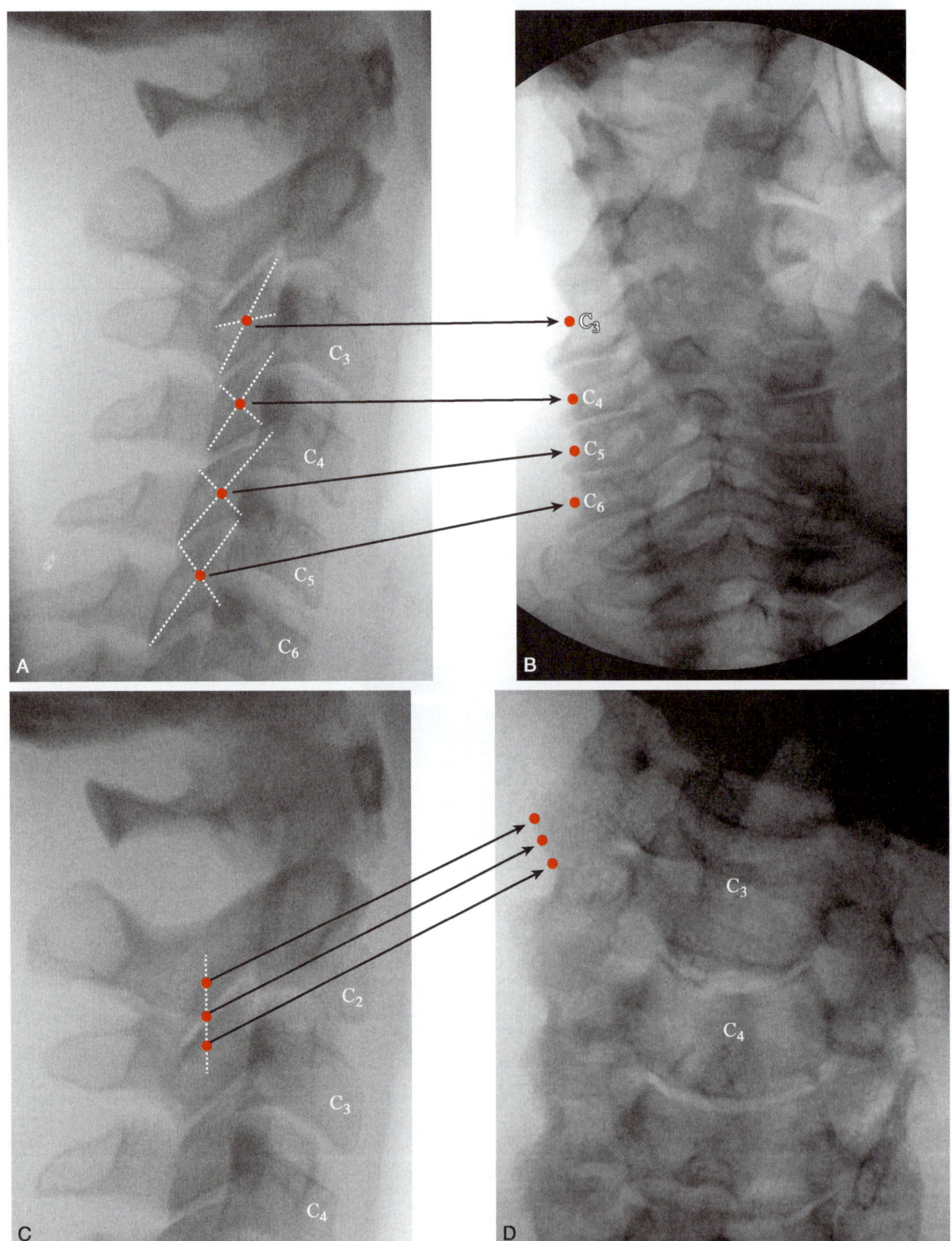

图 30H.3 A 和 B，C_3～C_6 后内侧支神经阻滞。A（侧位）和 B（前后位）显示 C_3～C_6 后内侧支神经阻滞的建议靶点。Barnsley 的一项解剖学研究提出，阻滞 C_3～C_6 后内侧支神经的单个靶点（即关节柱表面的中心）足以阻滞 C_3～C_6 后内侧支神经的分布区域。相较于 C_3～C_6 后内侧支神经而言，由于第 3 枕神经和 C_7 后内侧支神经所在区域的不同骨骼解剖特点以及首尾区域更大变异的存在，第 3 枕神经和 C_7 后内侧支神经阻滞需要阻滞不同的多个靶点。C 和 D，第 3 枕神经阻滞。C（侧位）和 D（前后位）显示第 3 枕神经阻滞的建议靶点。由于第 3 枕神经沿 C_2～C_3 关节突关节的外侧绕行，沿 C_2～C_3 关节突关节的中点平分线上的三个目标靶点的阻滞能够包括第 3 枕神经所有已知的变异位置：（1）C_3 上关节突顶端；（2）C_2～C_3 椎间孔的基底部；（3）在（1）和（2）两个位置之间。大体标本和解剖由 Professor Frank Willard and the Anatomy Department at the University of New England College of Osteopathic Medicine，Biddeford，ME 友情提供。

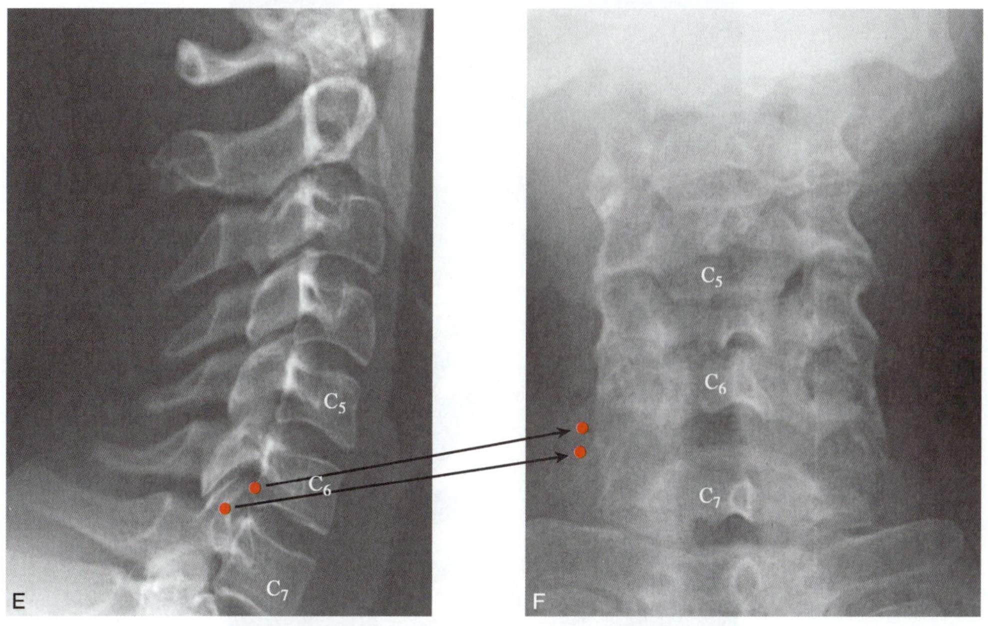

图 30H.3(续)E-F C_7 后内侧支神经阻滞。E(侧位)和 F(前后位)显示 C_7 后内侧支神经阻滞的建议靶点。C_7 后内侧支神经横跨 C_7 上关节突或 C_7 横突近端；因此上述两点为推荐阻滞靶点。大体标本和解剖由 Professor Frank Willard and the Anatomy Department at the University of New England College of Osteopathic Medicine，Biddeford，ME 友情提供。

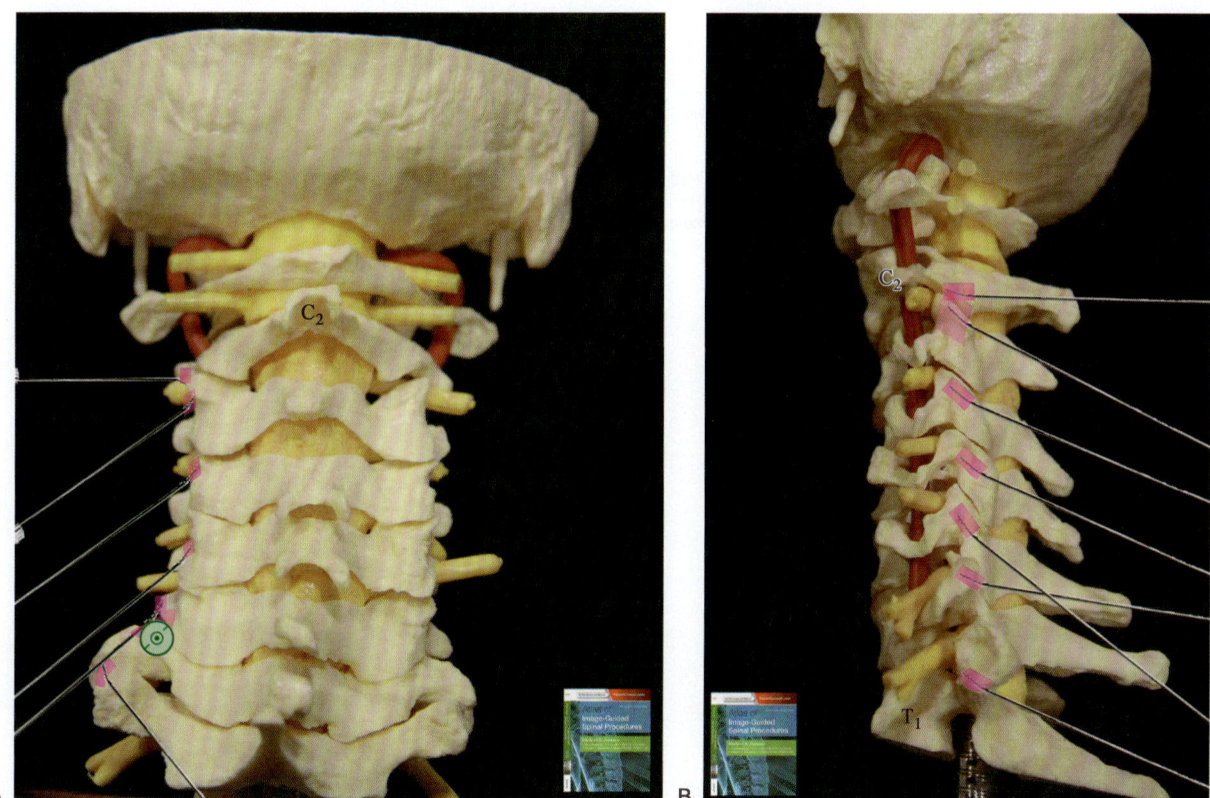

图 30H.4 图示基于颈后内侧支神经的不同走行变异和骨性标志之间的关系，在理想的颈椎模型上模拟从第 3 枕神经到 C_8 后内侧支神经阻滞时射频电极的位置及毁损区域的靶点位置。神经毁损的靶点区域为图中粉红色区域，这些区域的确定基于图 30H.1 所示的后内侧支神经的相关解剖知识及延伸和 SIS 指南中对于这些区域靶点的描述。A，前后位；B，侧位。

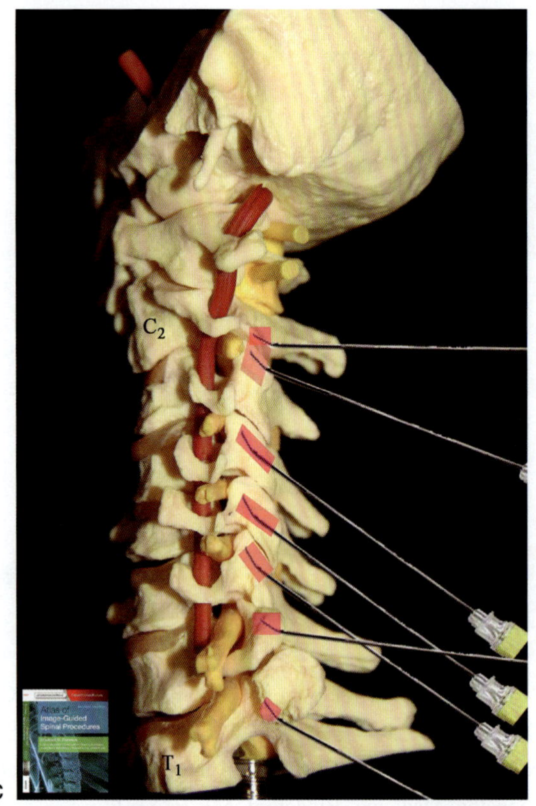

图 30H.4（续）C，斜位（上述三图像的高分辨率版本，见 www.expertconsult.com）。

（武百山 译，毕胜 校）

参考文献

1. Barnsley L, Bogduk N. Medial branch blocks are specific for the diagnosis of cervical zygapophysial joint pain. Reg Anes 18:343:1993.
2. Bogduk N. Editor. *Practice Guidelines for Spinal Diagnostic and Treatment Procedures (Second Edition).* Hinsdale, IL: International Spine Intervention Society, 2014.

第 31 章

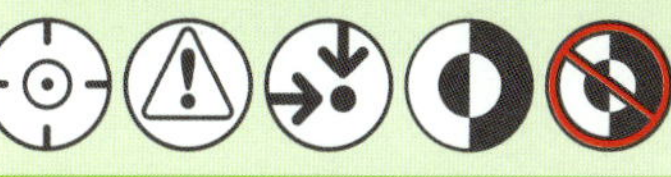

寰枢关节内注射

Christopher Bednarek，William A. Rollé Jr. 和 Michael B. Furman

寰枢关节（AO）是寰椎下关节突与枢椎上关节突之间成对的关节。主要负责颈椎水平方向 0°～45° 的旋转。它是颈椎外伤时颈椎轴向疼痛的原因之一，同时退行性变也常累及寰枢关节。在出现寰枢关节病变时，颈椎旋转常加剧疼痛。寰枢关节病变引起的轴向性颈痛的分布通常包括同侧乳突后区、枕下区或耳后区。

寰枢关节注射用于诊断和治疗来源于寰枢关节的颈椎上段疼痛和头痛，对于主要为单侧疼痛的患者，需要注射患侧寰枢关节。这些关节可以通过侧方或后方入路注射。后方入路普遍认为是一种更安全的方法，因为这条路径穿刺到皮肤和关节之间重要的血管和神经的风险较低。

在本章中主要介绍后方入路法寰枢关节注射。在后入路时，可以通过穿刺轨迹视图结合多维图像的优势到达关节处，强调采用侧位视图确定穿刺深度来保证治疗安全。侧位视图透视图像可以用来评估深度，因此穿刺针可以逐步深入直达关节囊，而不需要像通常建议的那样从关节的下关节面或上关节面“滑过”。在这种穿刺路径下，穿刺轨迹视图实际上是略向尾侧倾斜的前后位视图（即关节柱视图）；这同样也是多维视图之一。

准确定位寰枢关节外侧 1/3 是至关重要的，因为向内侧或外侧偏离太远都会带来严重后果。

穿刺轨迹视图（图 31.1）

- 患者俯卧位，颈部轻微前屈，以头部得以支撑。
- 确认穿刺节段（采用前后位视图）。
- 将 C 形臂影像增强器稍微向头侧或尾侧倾斜，以最大限度显露寰枢关节间隙，以便关节穿刺。
- 调整寰枢关节的上关节突（sab）和下关节突（iab）到合适的方向。
- 定位在关节间隙外侧 1/3 处。

注：请参考本书的解剖学术语/缩略语。

前后位穿刺轨迹视图

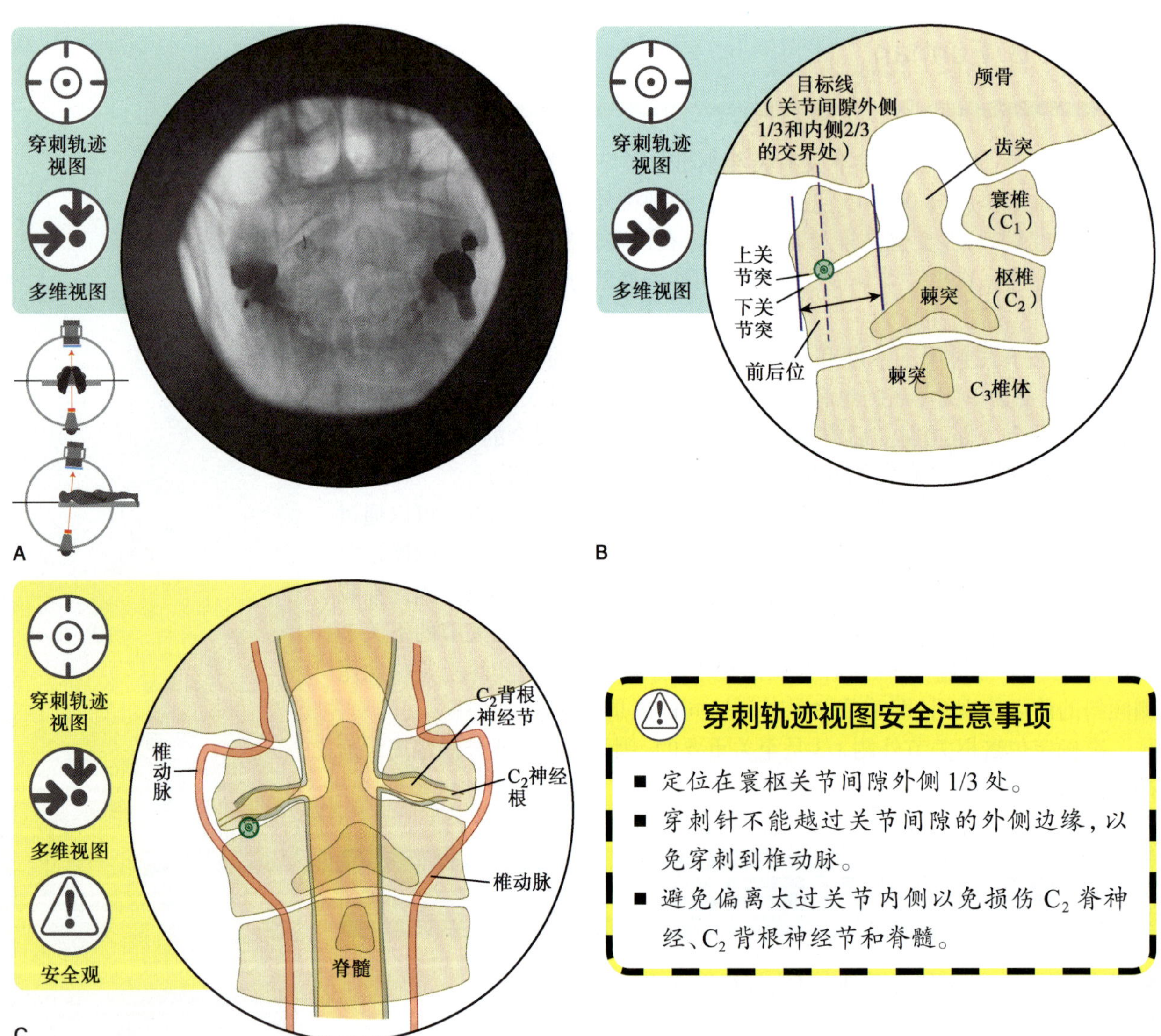

图 31.1　A，穿刺轨迹视图位于寰枢关节的上关节突（SAB）和下关节突（IAB）之间关节间隙内。B，前后位视图中不透射线结构（齿突未标注）。C，前后位视图中可透射线结构。图 32.6 血管造影图，显示了椎动脉（VA）寰枢（aa）关节和寰枕（ao）关节及其他结构的位置关系。

多维成像中理想的穿刺针位置

侧位视图中理想的穿刺针位置(图 31.2)

理想穿刺针位置的注意事项

- 针尖应保持在多个平面视图的关节间隙内。
- 在观察的同时确认针尖进入关节间隙的后缘。针尖应尽可能谨慎且缓慢进入关节,以避免穿透关节腹侧。

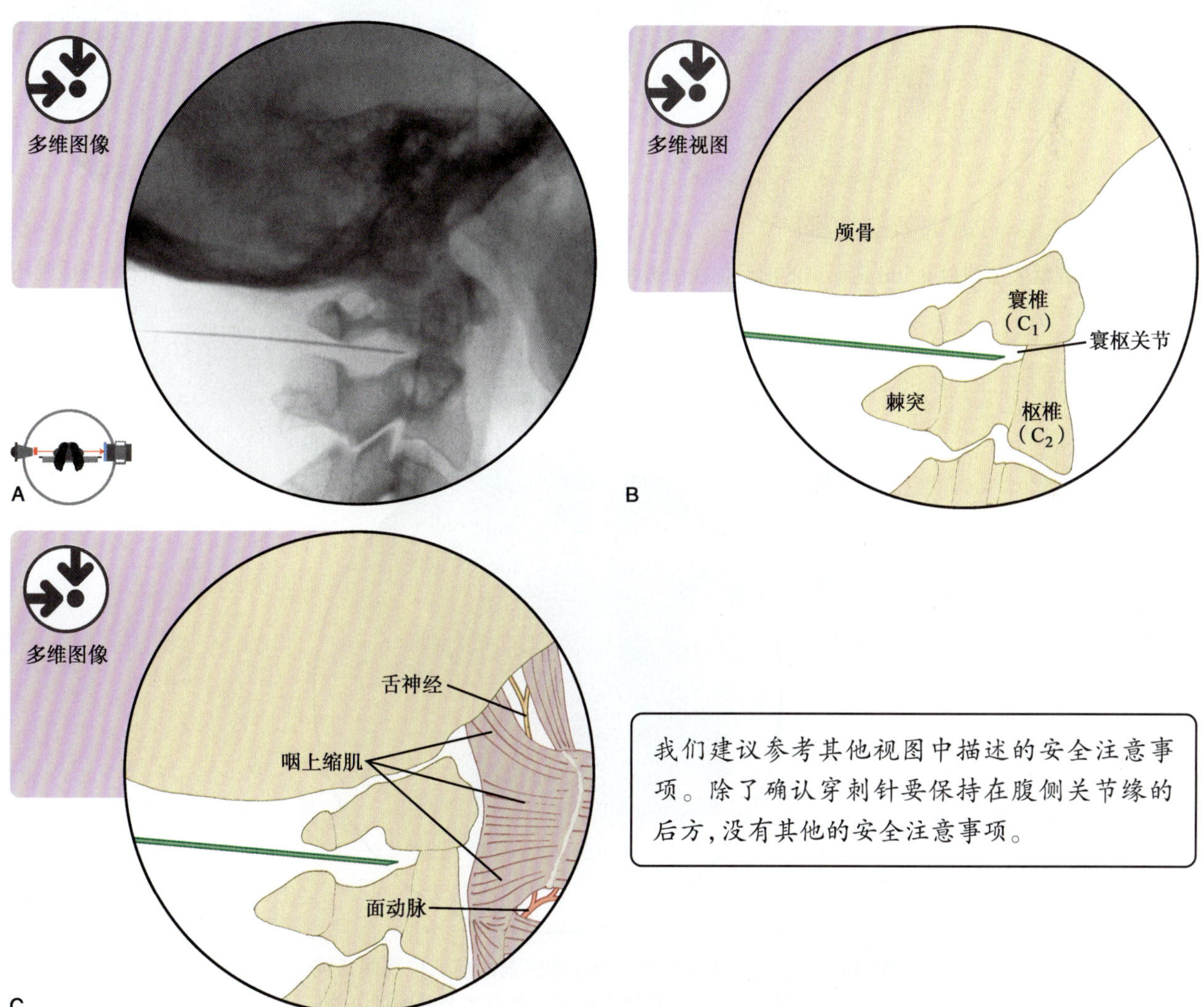

图 31.2 A,侧位视图,显示理想穿刺针位置。B,侧位视图中不透射线结构。C,侧位视图中可透射线结构。图 31.4 是此关节造影侧位视图。

理想图像(图 31.3～图 31.5)

理想的造影表现为关节间隙、关节囊或两者都被不透射线的造影剂线性填充。

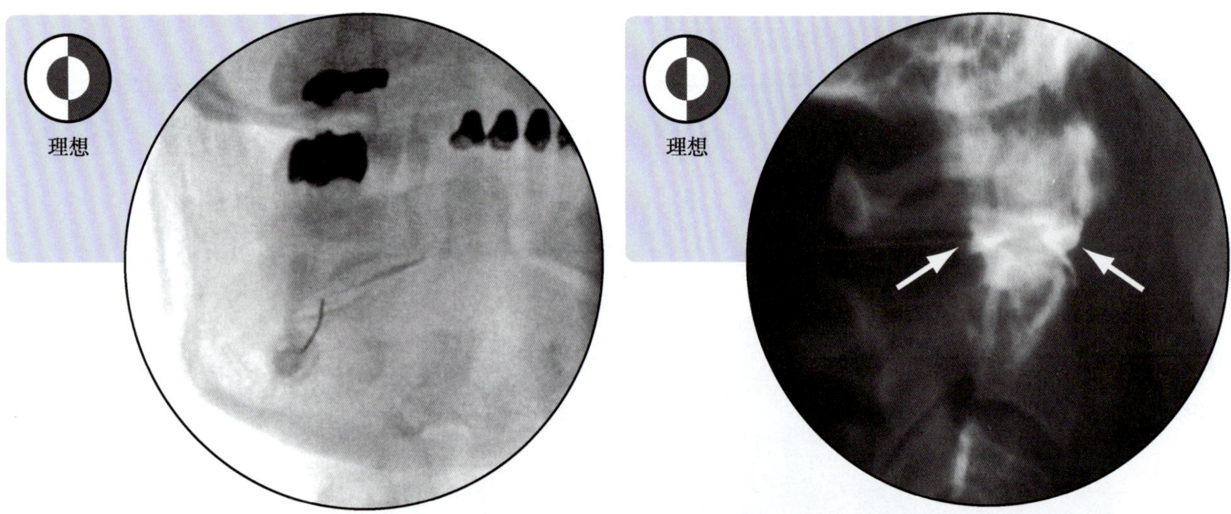

图 31.3 左寰枢关节注射 0.5ml 造影剂的前后位视图透视图像。

图 31.4 寰枢椎关节注射 0.5ml 造影剂的侧位视图透视图像显示关节的双凸形状(白色箭头)。

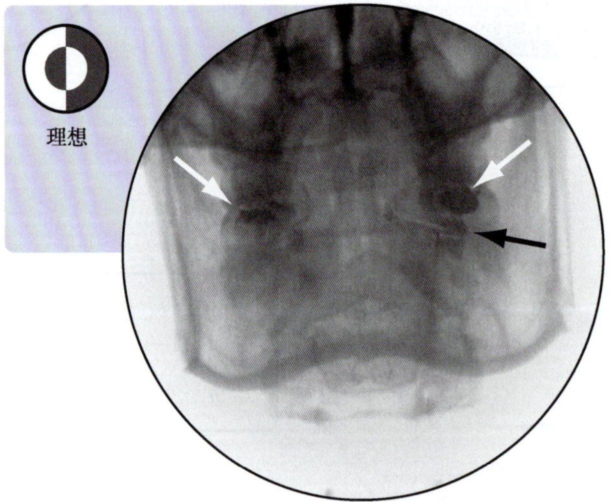

图 31.5 右寰枢关节注射 0.5ml 造影剂的前后位视图透视图像(黑色箭头)。可以看到造影剂扩散至关节间隙的外侧，同时扩散到关节囊的内外侧。造影剂不要被牙科填充物混淆(白色箭头)。

欠佳图像(图 31.6)

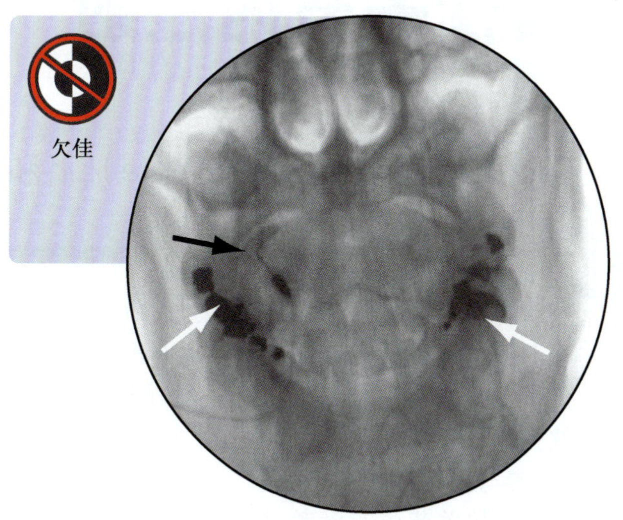

图 31.6　此图像显示欠佳左侧寰枢关节造影图像，0.5ml 造影剂注射到关节外(黑色箭头)。关节间隙内未见造影剂，关节囊内、外侧也未见造影剂充填。造影剂不应与牙科填充物混淆(白色箭头)。

(刘伟 译，武百山 校，毕胜 复校)

参考文献

1. Gilchrest RV. Developmental and functional anatomy of the cervical spine. In: Slipman CW, Derby R, Simeone FA, Mayer G, eds. *Interventional Spine: An Algorithmic Approach*. Philadelphia, PA: Elsevier; 2008:519.
2. Ehni G, Benner B. Occipital neuralgia and the C1-2 arthrosis syndrome. *J Neurosurg*. 1984;61(5):961–965.
3. Fukui S, Ohseto K, Shiotani M, et al. Referred pain distribution of the cervical zygapophyseal joints and cervical dorsal rami. *Pain*. 1996;68(1):79–83.
4. Star MJ, Curd JG, Thorne RP. Atlantoaxial lateral mass osteoarthritis. A frequently overlooked cause of severe occipitocervical pain. *Spine (Phila Pa 1976)*. 1992;17(6 Suppl):S71–S76.
5. Pauza K, Dreyfuss P. Atlanto-occipital and atlantoaxial joint injections. In: Lennard T, ed. *Pain Procedures in Clinical Practice*. 2nd ed. Philadelphia, PA: Hanley & Belfus; 2000:309–320.
6. Bogduk N, ed. *Practice Guidelines for Spinal Diagnostic and Treatment Procedures, Lateral Atlanto-Axial Joint Access*. 2nd ed. San Francisco, CA: International Spine Intervention Society; 2013:35–61.

第 32 章

寰枕关节内注射

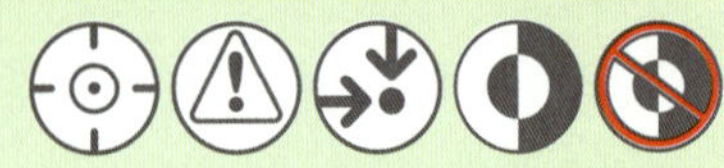

Tejas N. Parikh、Hwei（Willie）Lin 和 Michael B. Furman

寰枕关节（AO）是一组连接颈椎（C1，寰椎）和枕骨基底部的髁状关节。与下位颈椎节段不同，寰枕关节之间没有椎间盘及钩状突。此外，寰枕关节位于脊髓的前外侧（SC，而不是后外侧），与下位椎体的钩椎关节对齐。寰枕关节是有关节囊的滑膜关节，主要依靠韧带保持其稳定性，属于可动关节，参与寰枕部的屈伸运动。

寰枕关节痛的患者通常表现为一侧枕骨下方疼痛，可向枕部及颞部放射，但不会到达顶部。寰枕关节过度屈伸造成关节损伤后可出现此类疼痛。

由于邻近重要的神经血管结构，进行寰枕关节注射无疑是一项挑战性的工作。熟悉局部的解剖结构可以将潜在的灾难性后果发生风险降至最低。

同侧斜位视图及多维视图有助于将穿刺针安全地进入寰枕关节，避免损伤重要的神经血管结构。精准定位到寰枕关节外侧 1/3 这个靶点是至关重要的，过于偏内、偏外或是偏下都将导致灾难性的后果。

穿刺轨迹视图（图 32.1）

患者呈俯卧位，颈部稍轻度屈曲并支撑头部。

通过前后位视图确认颈椎节段。

将 C 形臂向患侧旋转 25°～30°（本例中是向左侧旋转）。

将 C 形臂的增强器向尾侧倾斜以优化寰枕关节的 X 线透射轨迹（避开枕骨边缘），此时观察寰枕关节呈一锐利的线条，未被枕骨的边缘遮挡。

穿刺的靶点位于关节的后部（因患者呈俯卧位），但观察到的线条实际上是关节前缘，位于关节后部下方 1～2mm 处。

- 因此，穿刺的靶点应该位于关节前缘线稍上方（1～2mm），同时还要避开枕骨。

此斜位视图为穿刺轨迹视图，穿刺针应与放射线平行。

注：请参考本书的解剖学术语/缩略语。

穿刺轨迹视图中进针位置的注意事项

- 避开枕骨边缘。
- 调节视角使呈一锐利线条。
- 图像上观察到的为关节前缘，它位于关节后部下方 1～2mm 处。

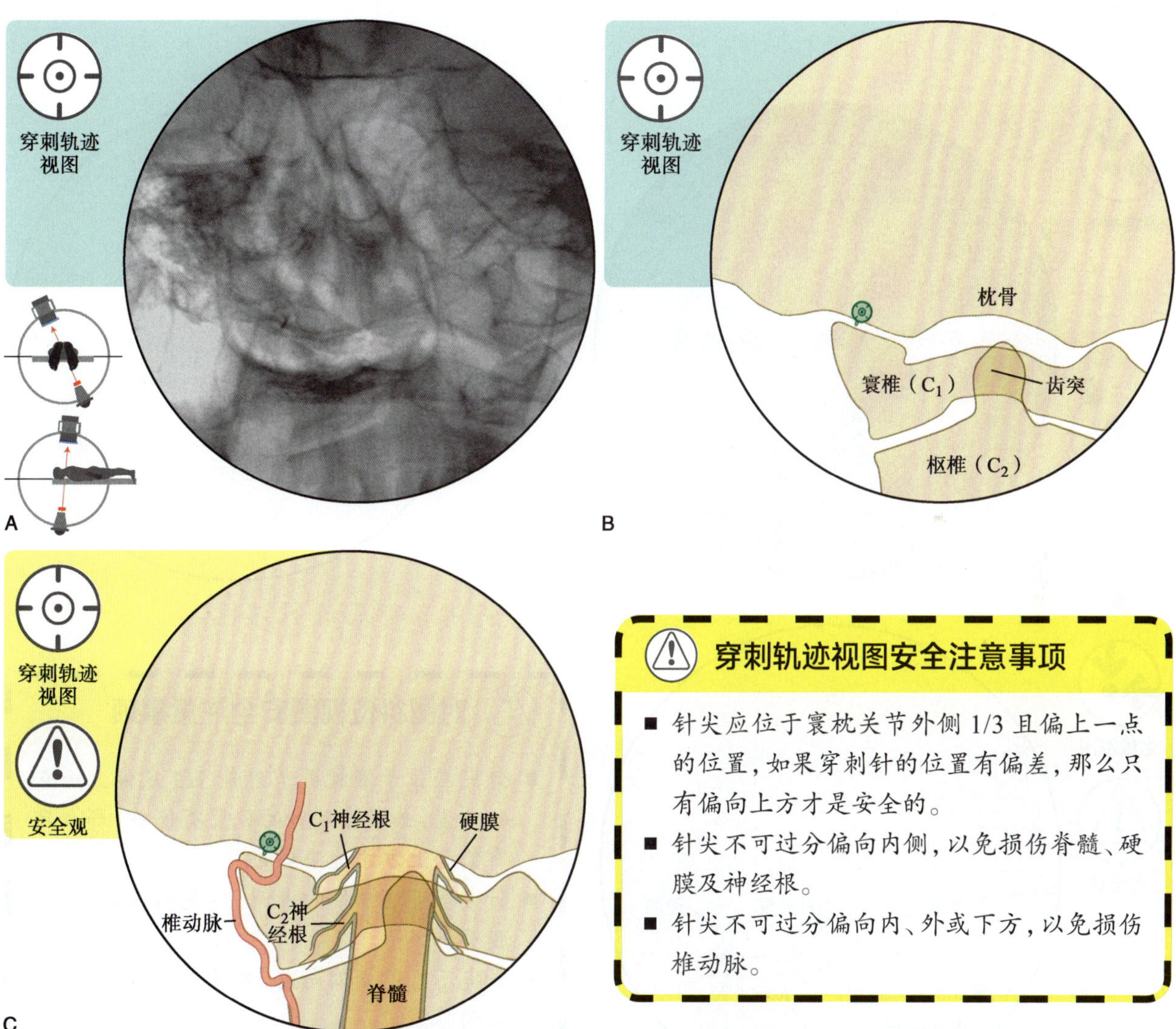

穿刺轨迹视图安全注意事项

- 针尖应位于寰枕关节外侧 1/3 且偏上一点的位置，如果穿刺针的位置有偏差，那么只有偏向上方才是安全的。
- 针尖不可过分偏向内侧，以免损伤脊髓、硬膜及神经根。
- 针尖不可过分偏向内、外或下方，以免损伤椎动脉。

图 32.1　A，穿刺轨迹视图（同侧斜位）的透视图像，穿刺针位于左侧寰枕关节。B，穿刺轨迹视图中不透射线结构。C，穿刺轨迹视图中可透射线结构。注意穿刺针位于寰枕关节的外侧 1/3 处。

多维成像中理想的穿刺针位置

使用的多维视图包括对侧斜位视图、侧位视图和前后位视图。

对侧斜位视图中理想的穿刺针位置（图 32.2）

- 在针尖接近寰枕关节时，将 C 形臂向对侧旋转 25°～30°。
- 通过评估穿刺针的上下偏移程度及向腹侧进针深度来确认穿刺针位置或引导穿刺针进入关节。
- 交替用同侧斜位视图（图 32.1）及对侧斜位视图（图 32.2），以获得穿刺针理想位置。

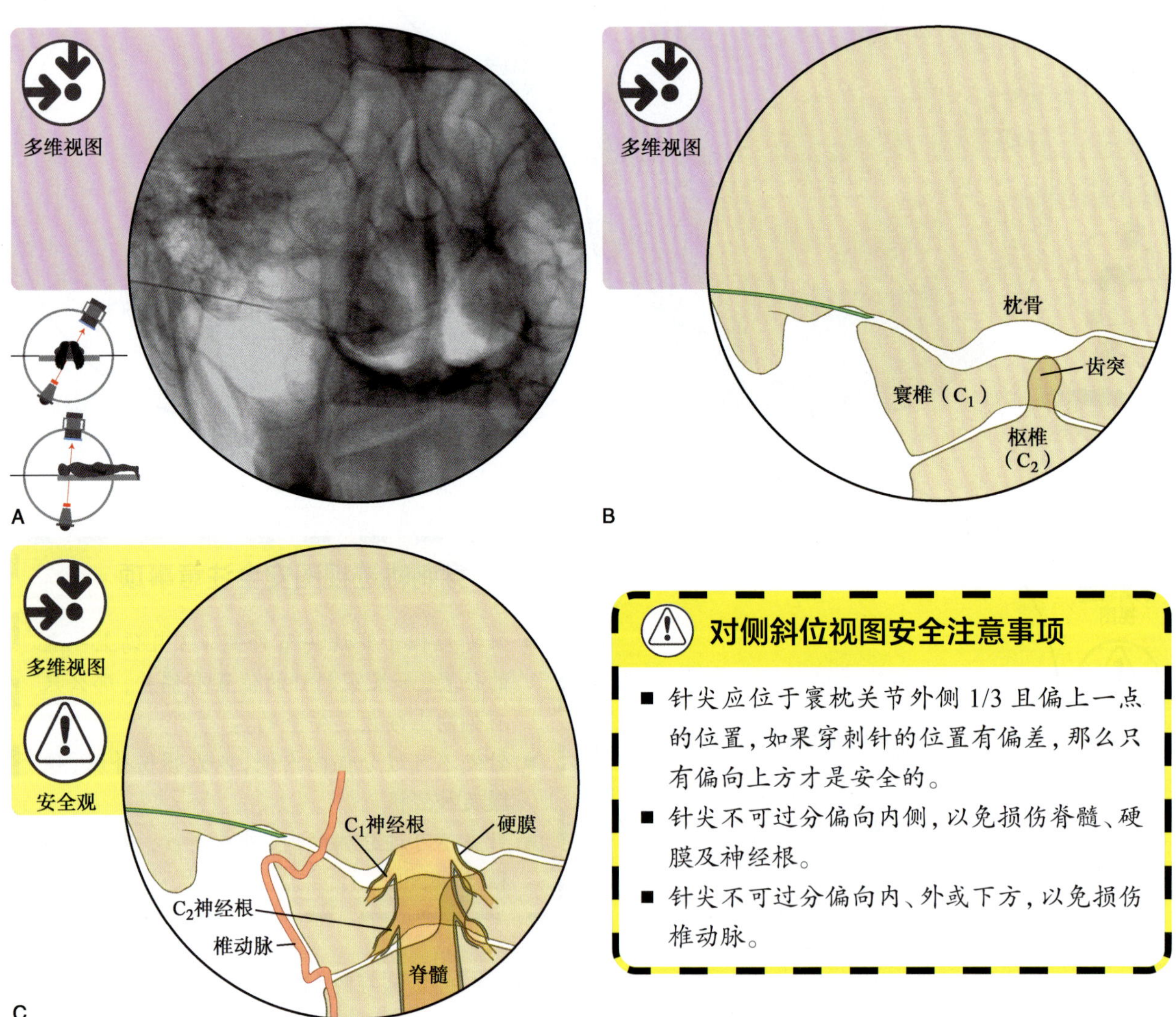

对侧斜位视图安全注意事项

- 针尖应位于寰枕关节外侧 1/3 且偏上一点的位置，如果穿刺针的位置有偏差，那么只有偏向上方才是安全的。
- 针尖不可过分偏向内侧，以免损伤脊髓、硬膜及神经根。
- 针尖不可过分偏向内、外或下方，以免损伤椎动脉。

图 32.2　A，对侧斜位视图的透视图像，针尖位于左侧寰枕关节。B，对侧斜位视图中不透射线结构。C，对侧斜位视图中可透射线结构。

侧位视图中理想的穿刺针位置（图 32.3）

- 同侧及对侧斜位视图经常是理想进针位置所需视图。
- 然而，我们建议利用侧位视图以确定针尖在前后方向上的进针深度及针尖位于关节内。
- 当针尖接近寰枕关节时，旋转 C 形臂 25°～30°，获取对侧斜位视图。
- 调整 C 形臂，获得一个标准的侧位视图（见第 3 章）。建议查阅其他成像位置下的安全提示，侧位视图下没有特殊的安全提示。

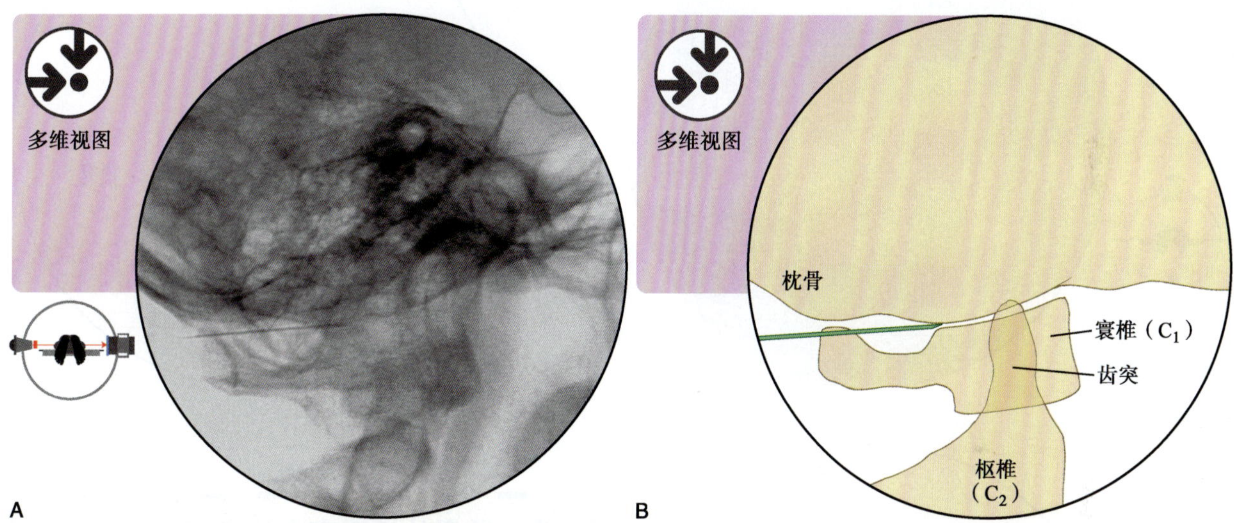

图 32.3　A，侧位视图透视图像，针尖位于左侧寰枕关节。B，不透射线结构，侧位视图。

前后位视图中理想的穿刺针位置（图 32.4）

- 同侧及对侧斜位视图经常是理想进针位置所需视图。
- 然而，我们建议利用前后位视图来观察穿刺针及其到达寰枕上部与侧部之间的靶点。
- 前后位视图还有助于那些不太熟悉同侧和对侧斜位成像的医生更好地判断穿刺针的方位。

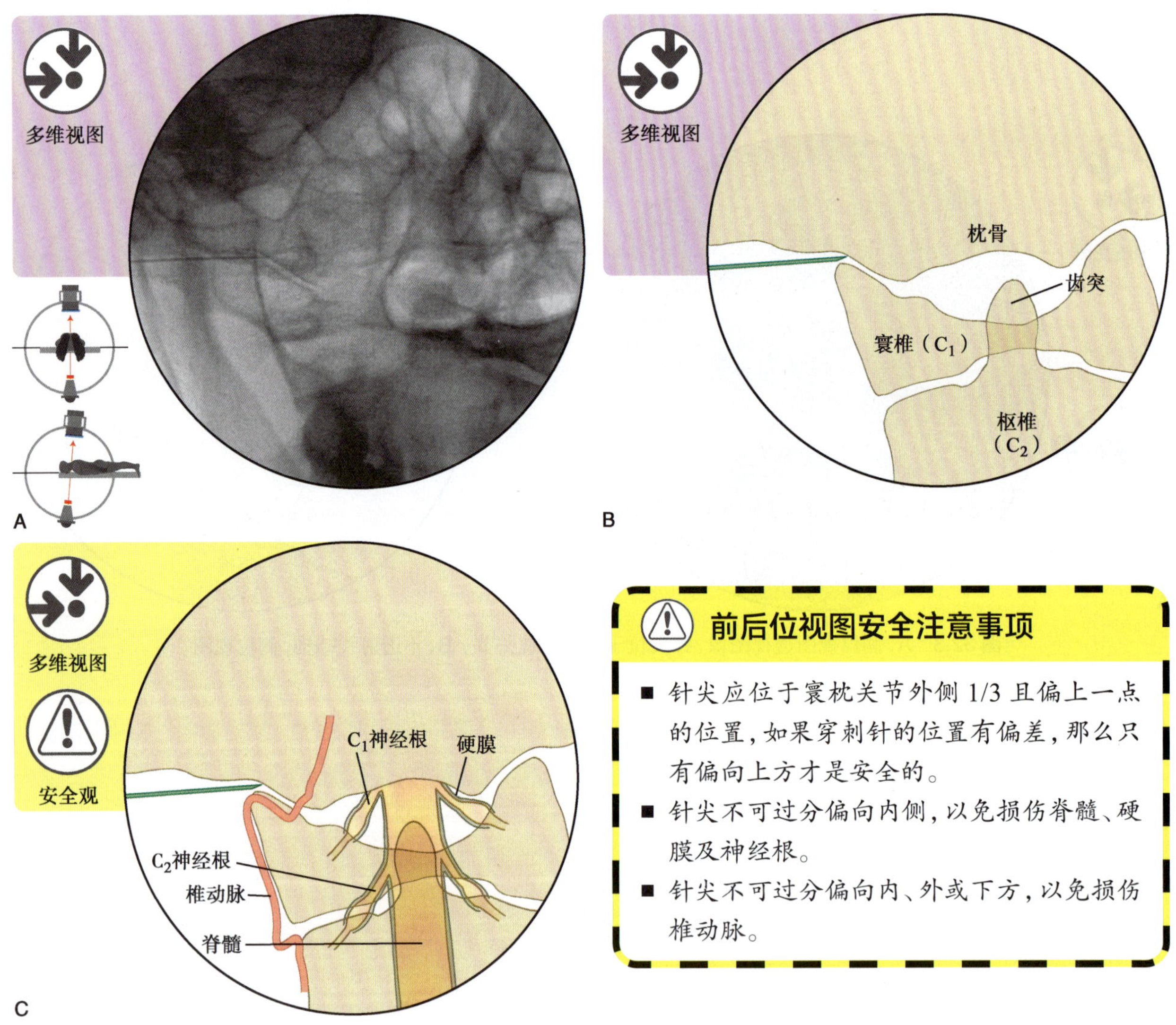

图 32.4　A，前后位视图透视图像，针尖位于寰枕关节。B，前后位视图中不透射线结构。C，前后位视图中可透射线结构。

理想图像（图 32.5～图 32.6）

- 造影剂理想的扩散范围应该是在关节腔内，也许会向关节上隐窝或下隐窝扩散。
- 关节内注射造影剂的量应少于 0.5ml，以给后续注射物留有余地。

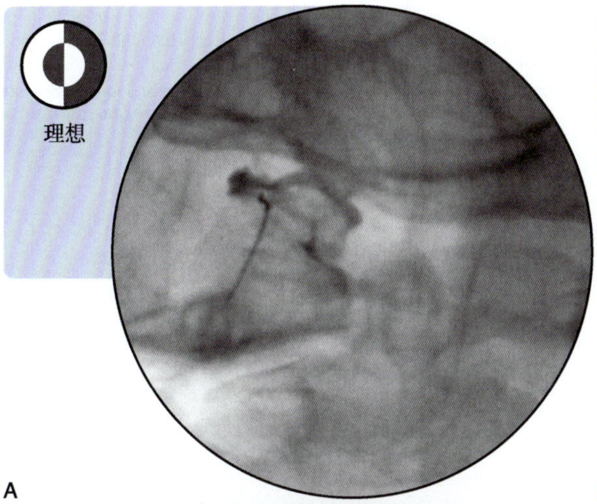

理想

A

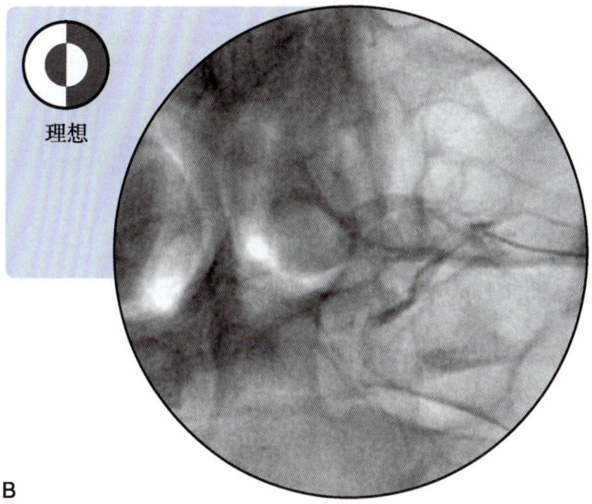

理想

B

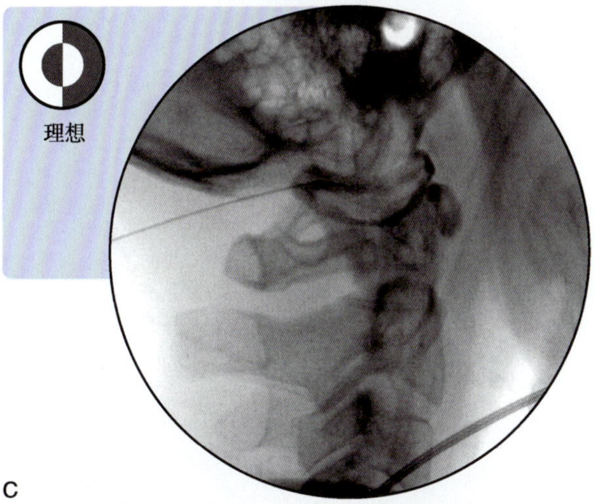

理想

C

图 32.5　A，左寰枕关节注射的同侧斜位图像。注意寰枕关节的豆状轮廓。B，左寰枕关节注射的对侧斜位图像。C，左寰枕关节注射的侧位图像。同样，注意寰枕关节的豆状轮廓。经由 Dr. Paul Dreyfuss 提供图像。

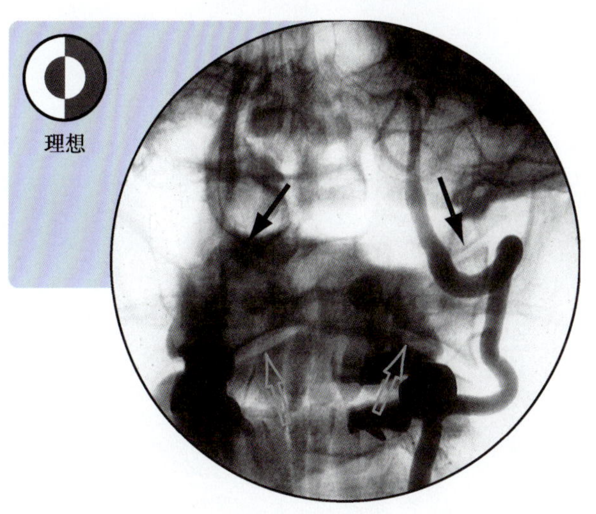

图 32.6　大约同侧斜位 20° 下的右侧椎动脉造影成像。注意椎动脉走行与寰枕关节和寰枢关节，以及其他相关结构间的位置关系。实心箭头指示的是寰枕关节的进针点。空心箭头指示的是寰枢关节的进针点。经由 Dr. Paul Dreyfuss 提供图像。

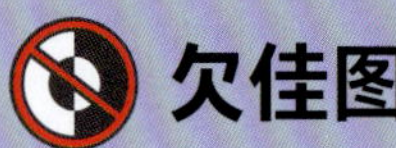

欠佳图像

■ 欠佳图像显示造影剂无形状扩散至关节间隙外。

（窦智 译，武百山 校，毕胜 复校）

参考文献

1. Pauza K, Dreyfuss P. Atlanto-occipital and atlantoaxial joint injections. In: Lennard T, ed. *Pain Procedures in Clinical Practice*. 2nd ed. Philadelphia, PA: Hanley & Belfus; 2000:309–320.
2. Waldman S, ed. Atlanto-occipital Block Technique In: *Atlas of Interventional Pain Management*. 3rd ed. Philadelphia, PA: Saunders; 2009:3–6.
3. Manchikanti L, ed. *Interventional Techniques in Chronic Spinal Pain. American Society of Interventional Pain Physicians*. Paducah, KY: ASIPP Publishing; 2007:321–330.
4. Dreyfus P, Michaelson M, Fletcher D. Atlanto-occipital and Atlanto-axial Interventions. In: *Atlanto-occipital and lateral atlanto-axial joint pain patterns.* Spine (Phila Pa 1976). 1994;19(10):1125–1131.

第六部分

第 33 章

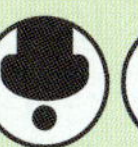
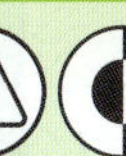
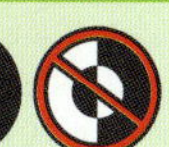

枕大神经类固醇注射——平面内方法

Luis Baez-Cabrera，Paul S. Lin 和 Michael B. Furman

导论

枕大神经（GON）是连接枕部区域的主要感觉神经，与多种疼痛综合征相关，例如枕神经痛、颈源性头痛和偏头痛。GON 的大部分纤维来自 C_2 背根，阻滞该周围神经可以明显缓解疼痛。

本章介绍平面内超声引导技术。

平面内技术

- 患者采取俯卧位、侧卧位或坐位，头部稍微弯曲。
- 将超声探头移至枕大神经上方的同侧。介入医生位于对侧，并与另一侧的探头和超声屏幕对齐（见图 33.1A）。
- 使用高频线阵探头，定位 C_2 的分叉棘突。C_1 没有分叉棘突。
- 向同侧 C_2 椎板横向滑动。
- 向头侧旋转探头的侧面部分，直到 C_1 的横突可见（大约 20°～30°）。此时，您应该能够看到相关的肌肉组织平面和枕大神经（图 33.1B 和 C）。
- 将针从内侧向外侧平面内穿刺，并推进针尖靠近神经。

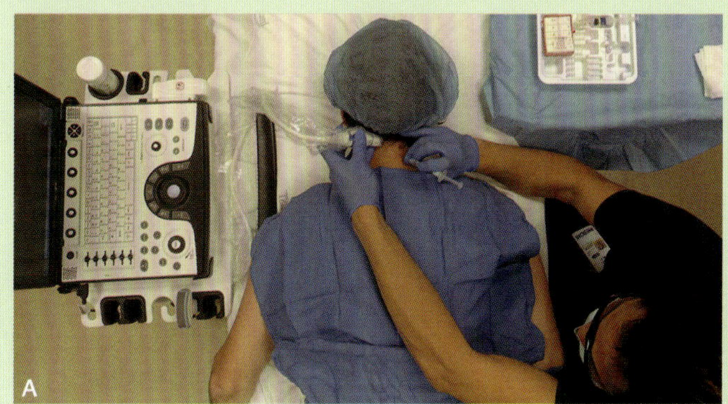

图 33.1 A，使用超声探头沿神经短轴进行平面内枕大神经注射的设置。介入医生和探头与超声设备位于同一直线对齐。

注：请参考本书的解剖学术语/缩略语。

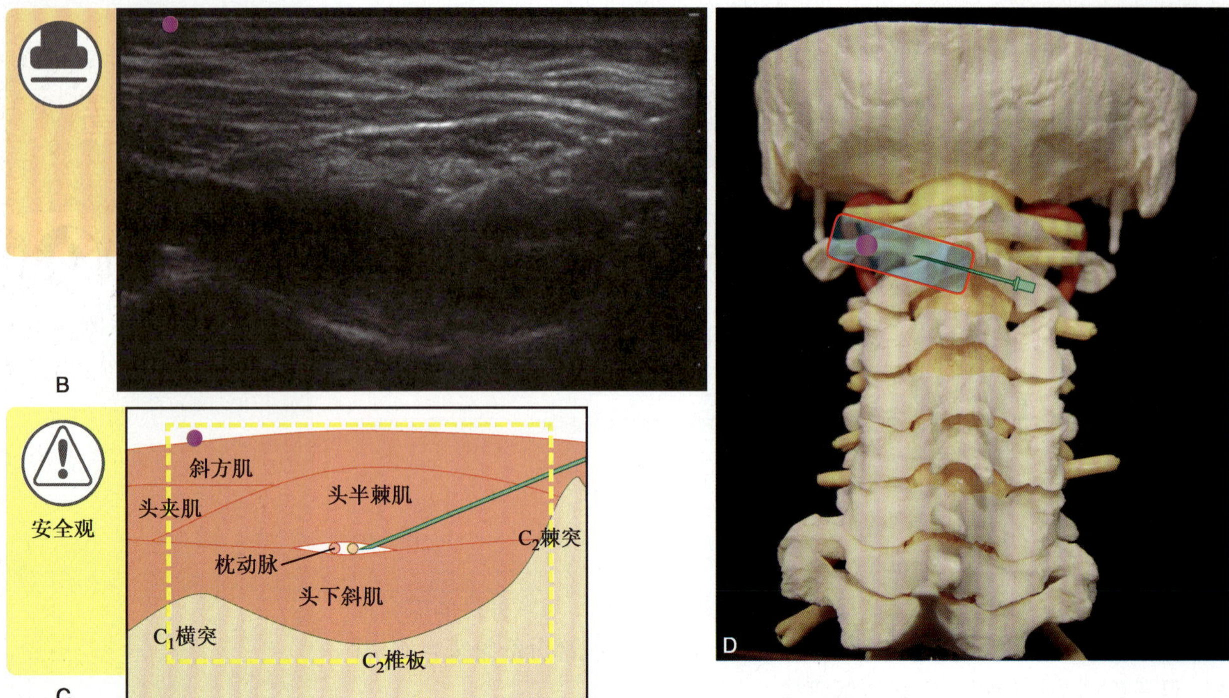

图 33.1（续）B，短轴上枕大神经（GON）上方穿刺针位置的超声图像。C，相关解剖结构图。黄色虚线框显示了 B 中超声图像可视化的区域（OccArt，枕动脉）。D，探头置于的骨骼模型上。

平面内技术安全注意事项

- 彩色或能量多普勒可能有助于识别靠近枕大神经的枕动脉（见图 33.1B）。避免血管注射。

针对此项操作，我们通常不做平面外及多平面确认。

第六部分

理想图像（图 33.2）

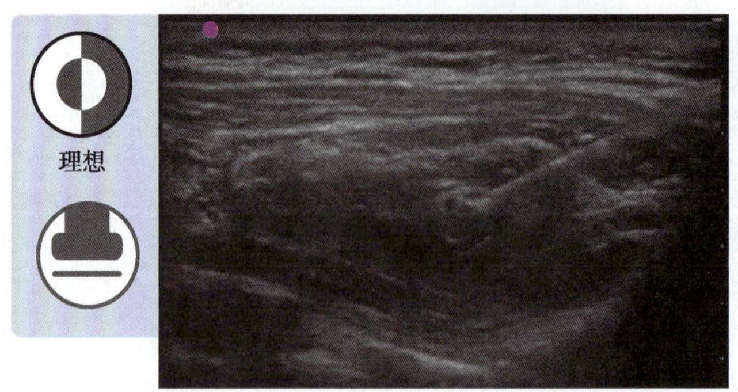

图 33.2　已注射 3ml 注射液的理想进针位置。

（窦智 译，武百山 校，毕胜 复校）

第 34 章

肩部注射

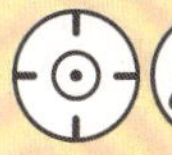  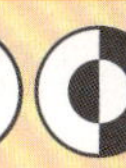 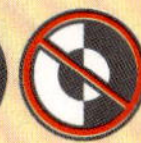

原发的肩部病变通常表现为与颈神经根病或臂丛神经损伤疾病相类似。对于出现颈部和肩部症状 ++ 的患者，考虑将盂肱（GH）关节、肩峰下三角肌下滑囊（SASDB）和肩锁关节（ACJ）作为疼痛的潜在来源是非常重要的。

GH 关节和 AC 关节都是动关节，容易遭受骨关节炎、类风湿性关节炎、创伤和其他滑膜关节病理状况的影响。SASDB 将肩峰与冈上肌肌腱分开，可以作为肩袖肌腱病和肩峰撞击综合征患者的干预目标。

虽然病史、体格检查和影像学检查可以帮助介入医生区分颈椎病变和肩部病变所引起的疼痛，但诊断和注射治疗可以更明确。在肩部前屈和主动内收（即搭肩试验）时出现压痛、弹响音以及疼痛的患者可能患有 ACJ 病变。疼痛、所有平面的运动范围障碍和弹响音可以提示 GH 关节内损害的证据。肩关节外展和外旋时出现撞击体征和疼痛更多提示肩峰 - 三角肌下滑囊炎。然而，这些发现可能会相互重叠，从而难以判断疼痛的来源，继而难以有效地治疗患者。

在本章中，我们将回顾 X 线透视和超声引导技术（图 34.1）来观察这些肩部区域结构。使用超声波可以使患者免受辐射暴露，并允许介入医生安全地注射预期结构，同时避免损伤其他非预期或潜在的结构。

注：请参考本书的解剖学术语/缩略语。

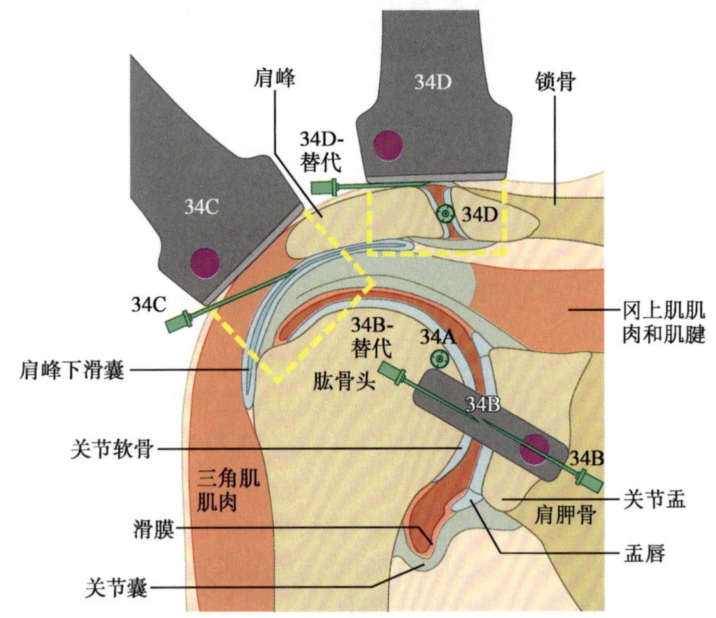

图 34.1　我们的章节中描述了超声引导注射期间带有超声探头和针位置的肩部解剖前视图。对于超声章节，所描绘的底层结构以黄色虚线阴影表示。紫色点表示探头方向。（请注意，USG GH 关节注射［34B］实际上应从后部观察）。

34 A：X 线透视机引导的关节内盂肱（GH）关节以前路为主。

34B：USG 关节内 GH 关节，后入路，内侧到外侧 34B-alt：USG 关节内 GH 关节，后入路，外侧到内侧。

34C：USG 肩峰下/三角肌下囊（SASDB）注射，横向入路。

34D：USG 肩锁（AC）关节内注射，前平面外入路 34D-alt：USG AC 关节内注射，侧面平面内入路。

34E：肩胛上神经注射（本图中未显示）。

34F：肱二头肌腱鞘注射（本图中未显示）。

（尹晶　译，陈超　校，毕胜　复校）

建议读物

Peng PWH, Peter C. Ultrasound-guided interventional procedures in pain medicine: a review of anatomy, sonoanatomy, and procedures. Part III: shoulder. *Reg Anesth Pain Med*. 2011;36(6):592–605.

Rutten, Matthieu JCM, et al. Glenohumeral joint injection: a comparative study of ultrasound and fluoroscopically guided techniques before MR arthrography. *Eur Radiol*. 2009;19(3):722–730.

Woodward TW, Best TM. The painful shoulder: Part I. Clinical evaluation. *Am Fam Phys*. 2000;61(10):3079–3089.

Zanca P. Shoulder Pain: Involvement of the Acromioclaviclar Joint: analysis of 1,000 cases. *AJR Am J Roentgenol*. 1971;112(3):493–506.

肩关节内注射——前路：X线透视引导

第34A章

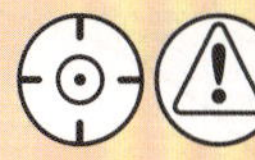

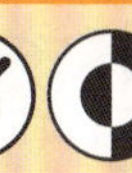
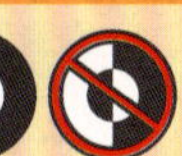

John P. Batson, Ⅲ, Stephen C. Johnson 和
Michael B. Furman

盂肱关节注射可用于诊断关节内疼痛源（例如盂唇撕裂、退变性关节疾病）、对粘连性关节囊炎进行关节囊扩张、在核磁共振（MR）成像前注射造影剂，以及将治疗药物注射在关节间隙（例如，注射药物），例如皮质类固醇、富血小板血浆的注射。

在本章中，我们介绍了以肱骨头内侧上部为目标，关节间隙入路。人们发现，与关节下部的入路注射相比，这种"上三分之一"的关节内注射目标准确、安全，并且对患者来说疼痛较少。将针尖置于肩胛下和冈上肌之间的肩袖区间。研究还表明，上内侧入路速度更快，辐射暴露时间更短。最初造影剂从针尖开始扩散，然后扩散到腋窝、肩胛下隐窝和肱二头肌长头肌腱腱鞘中，最终确认为关节内注射。

注：请参考本书的解剖学术语/缩略语。

穿刺轨迹视图（图 34A.1）

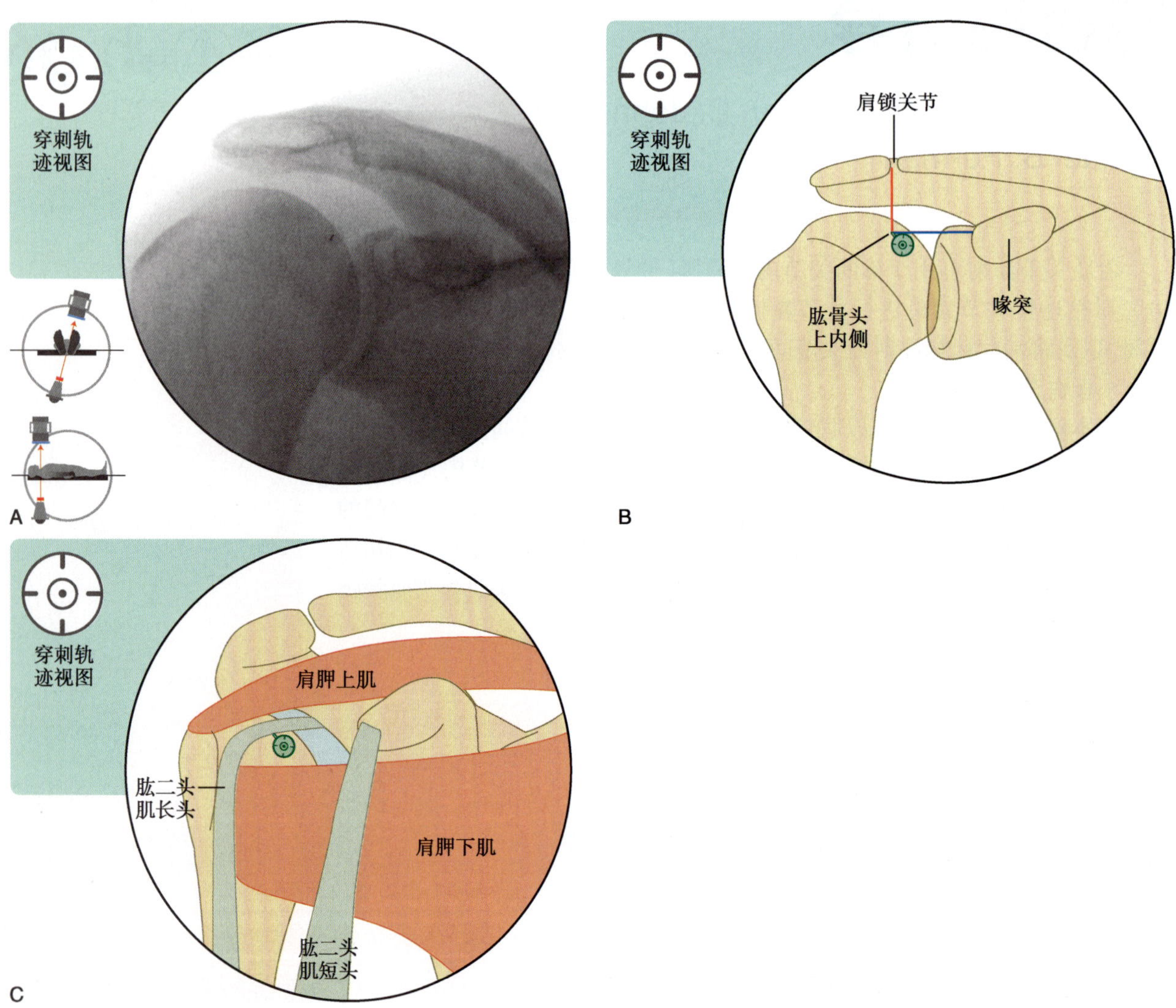

图 34A.1　A，肱骨内上端穿刺轨迹视图的 X 线透视图像，其中针位于肩锁关节和喙突上表面的交会处。该交叉点（图 34A.1B 中的红线和蓝线）对应于肱骨内上端的三分之一区域。在这一点上有皮肤标记。B，不透射线结构，穿刺轨迹视图。C，可透射线结构，穿刺轨迹视图。

穿刺轨迹视图也是多维视图

- 确认手术的正确一侧（右肩或左肩）。
- 将患者仰卧在介入操作台上。
- 将肩膀轻微外旋，手臂放在患者一侧（掌心向上）。肩部外旋将最大限度地减少刺穿到肱二头肌长头的风险。
- 可以将沙袋放于患者的手指上以帮助保持该位置。
- 将 C 形臂放置在目标肩关节上方。
- 获得肩部的后前位（PA）视图。
- 影像增强器可轻微向对侧倾斜（5°～10°）可用于优化盂肱关节的视野。
- 理想位置是肱骨头上内侧，喙突水平。该位置对应在肩锁关节和喙突上表面的交点处绘制的假想线。标记该部位的皮肤（图 34A.1A）。
- 穿刺轨迹视图，穿刺针平行于 X 线射线束。
- 推进穿刺针，直至针尖接触到肱骨头。

关于穿刺轨迹视图中定位的注意事项

- 在此穿刺轨迹视图中通常不存在需要考虑安全性的可透射线结构。
- 如果针尖太靠内侧，可能会接触到盂唇。
- 如果针尖太靠外侧，可能会穿刺到肱二头肌长头腱。

多维视图中的理想穿刺针位置（图 34A.2）

穿刺轨迹视图也是多维视图

- 为了确认关节内穿刺针的位置，侧位（同侧或对侧）或斜位（头侧或尾侧）下透视可获得多维的确认视图。
- 或者，为了确认穿刺针在关节内位置，可将 X 线透视机置于穿刺轨迹（后前位）视图中，在肩部外旋和内旋时进行透视观察。然而，这对于患者来说会更加不舒服。

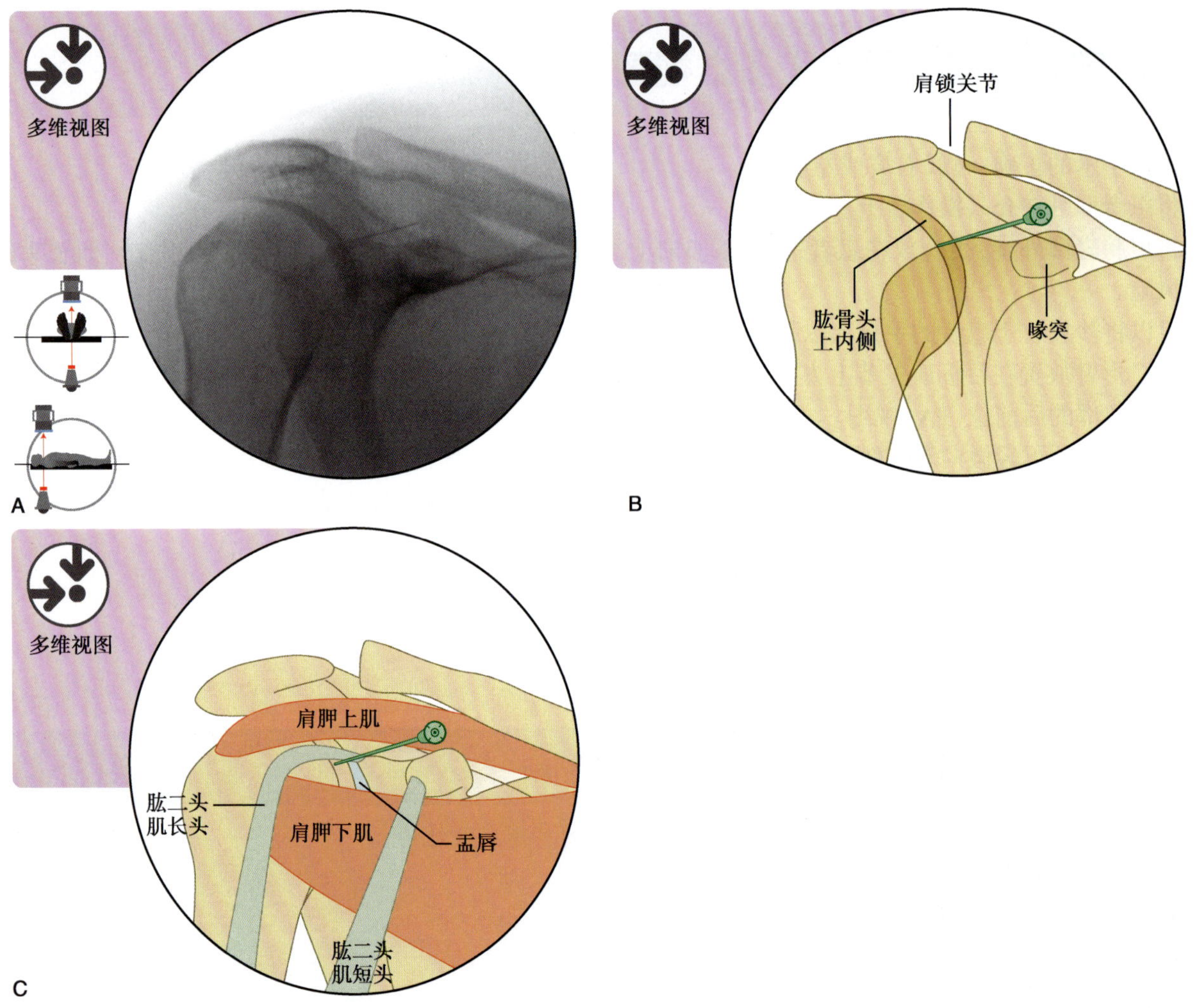

图 34A.2　A，透视多维斜位视图。B，不透射线结构，多维斜位视图。C，可透射线结构，多维斜位视图。

多维视图要点

- 针尖触碰肱骨头后，为使患者舒适，可注入局部麻醉药。这也常常有助于判断针尖是否已进入关节囊，因为此时应几乎没有阻力。
- 如果注射造影剂或局部麻醉药时有明显阻力，针尖可能进入关节软骨。此时旋转针体或略微退针常常会解决问题。
- 患盂肱关节炎的患者肩部外旋受限，将患者手臂放于体侧舒适的位置。喙突水平的内上侧肱骨头仍然可以作为靶点，触碰骨面后，针尖可能需再向内侧偏移至关节内以获得通畅的注射。

肩部磁共振关节造影注意事项

- 为避免将气泡注入关节，可在针座上滴几滴造影剂，并使用装有造影剂的延长管。
- 肩关节造影的总容量通常为 10 至 20ml。使用不同浓度的生理盐水、局麻药和少量钆的组合。对于确切的混合物尚未达成共识，并且根据不同的诊断和治疗目标，这可能因患者而异。
- 注射后，应使用生理盐水或局麻药冲洗延长管和针尖。这样可避免出现造影剂增强的进针轨迹，因为造影剂增强的轨迹可能会在核磁共振图像上误认为肩袖撕裂。
- 注射和 MR 成像之间的间隔时间不应超过 90 分钟。

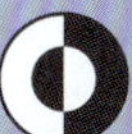

理想图像（图 34A.3和图 34A.4）

- 在实时透视下注射少量造影剂以确认关节内位置和避免注入血管。
- 造影剂应自由地从针尖流出，几乎没有阻力。
- 理想的造影剂扩散使关节囊变得不透明，勾勒出关节面的轮廓，并可能扩散到肱二头长头腱的腱鞘中。

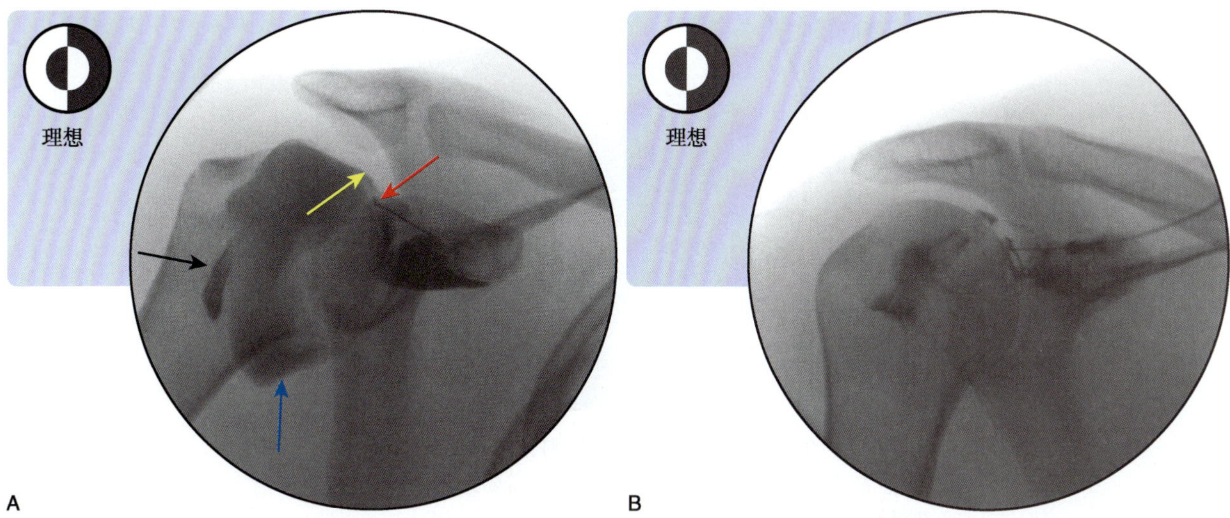

图 34A.3　A，理想扩散模式和针尖位置。针尖位于肱骨头上三分之一处（红色箭头）。造影剂扩散至关节软骨（黄色箭头）。造影剂充满关节囊的下部（蓝色箭头）。造影剂沿肱二头肌长头腱溢出（黑色箭头）。B，不同患者的理想扩散模式，显示盂肱关节内理想的造影情况。

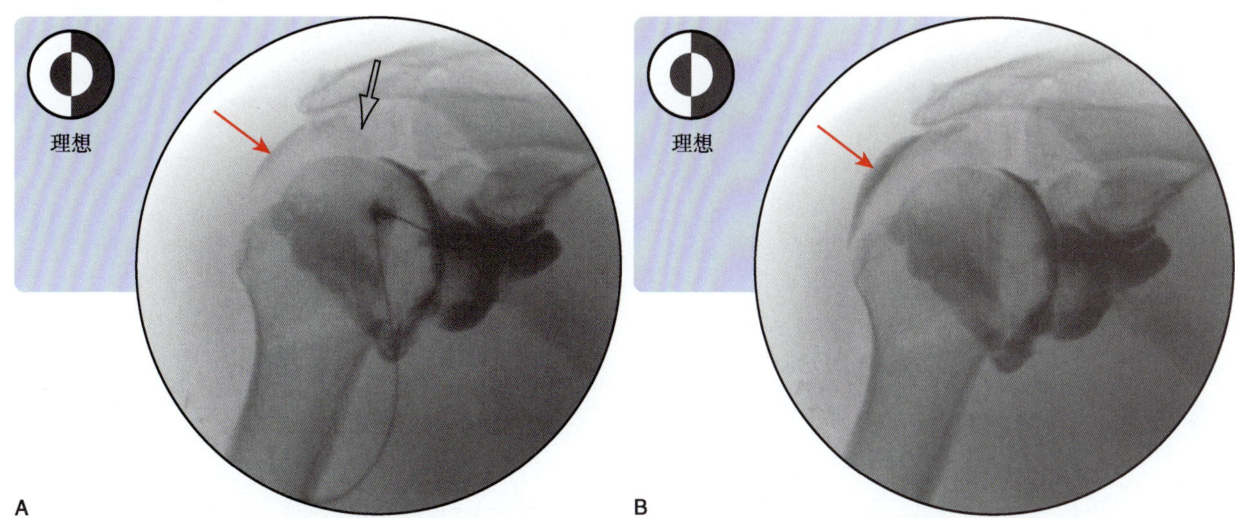

图 34A.4　关节内造影期间使用 8ml 对比剂（计算机断层扫描之前）的理想关节内扩散模式，显示全层撕裂流入三角肌下 / 肩峰下间隙。A，针点在肱骨头上三分之一处。造影剂通过撕裂（空心箭头）流入三角肌下 / 肩峰下空间（红色箭头）。B，相同情况，但已拔除针。注意三角肌下 / 肩峰下间隙的额外的造影剂（红色箭头）。

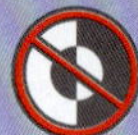

欠佳图像（图 34A.5）

- 避免血管内注射。如果无法获得血管血流，则应终止手术而不注射类固醇。
- 由于撕裂（34A.4）或由于针尖置于三角肌下滑囊而不是盂肱关节腔中，可能会将药物注射到三角肌下。

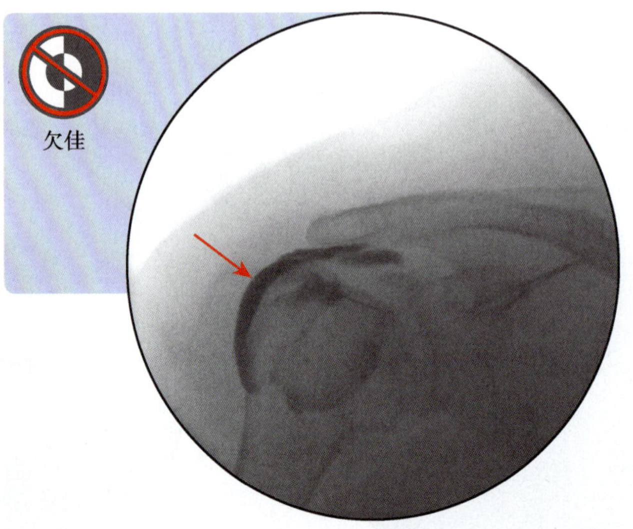

图 34A.5 欠佳的造影剂扩散模式。对比肩峰下/三角肌下囊（红色箭头）而不是关节囊。穿刺针可能需要进一步推进才能到达关节内骨性接触点。

（尹晶 译，陈超 校，毕胜 复校）

参考文献

1. Redondo MV, Berná-Serna JD, Campos PA, et al. MR arthrography of the shoulder using an anterior approach: optimal injection site. *AJR Am J Roentgenol*. 2008;191(5):1397–1400.

第七部分

第 34B 章

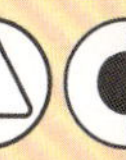

肩关节内注射——后入路：超声引导

Jackson Liu 和 Naimish Baxi

使用超声可以从前路或后路进入盂肱（GH）关节。本章描述的从内侧到外侧的后入路可以防止损伤盂唇。我们还用少量的图片演示了另一种后方、外侧至内侧的入路（图 34B.4）。穿刺和注射造影剂后可进行透视图像验证。

 平面内技术（图 34B.1）

- 患者侧卧位，患侧肩部向上。
- 患者同侧手臂应内旋并内收，跨过胸部以打开关节间隙。
- 介入医生站在患者身后（图 34B.1E）。
- 超声屏幕位于患者前方，并与探头对齐（参见图 34B.1A 和第 4 章）。
- 首先将探头放置在与肩胛冈平行且略低于肩胛冈的后外侧肩部。
- 识别肱骨头、盂肱关节囊、盂唇和关节窝以及覆盖其上的冈下肌和三角肌（图 34B.1B、C）。
- 旋转探头以优化上述结构，并可同步观察到。
- 将穿刺针从下内侧向上外侧方向刺入关节囊。
- 在平面内观察针尖时，进针直至其刺入关节囊并位于盂唇附近（图 34B.1B、C）。
- 如果在注射时遇到阻力，穿刺针可能会刺入软骨、盂唇或关节囊内。注射时稍微退出或推进针尖会导致阻力消失并推进注射液的流动。确认注射液是在关节囊内和关节腔内。

注：请参考本书的解剖学术语 / 缩略语 。

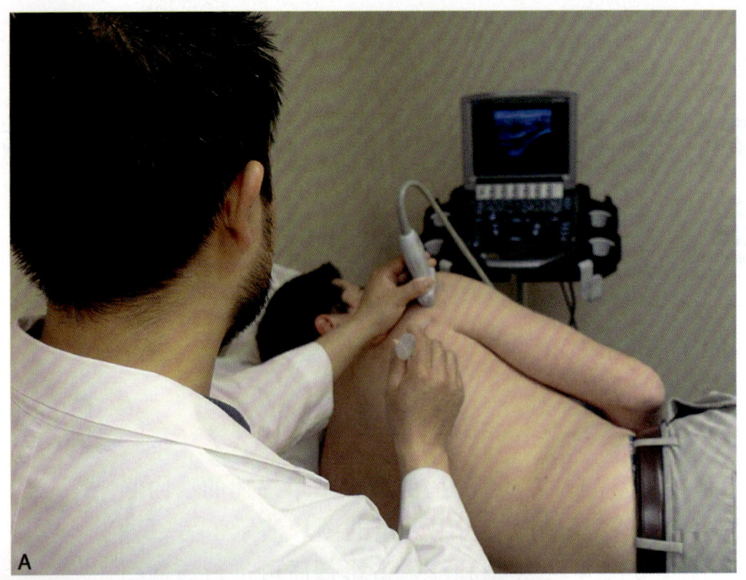

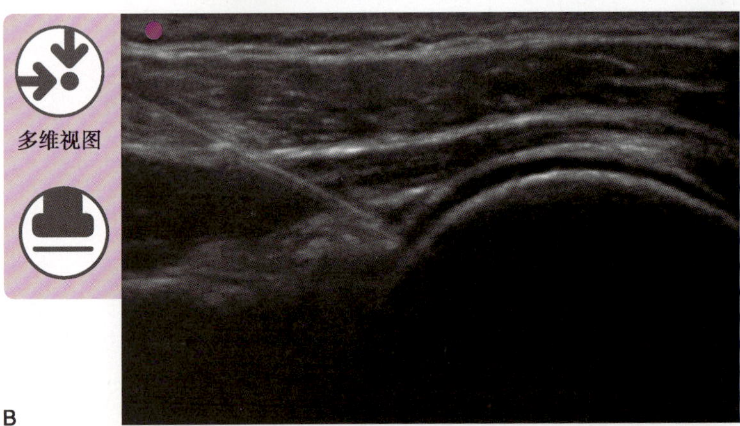

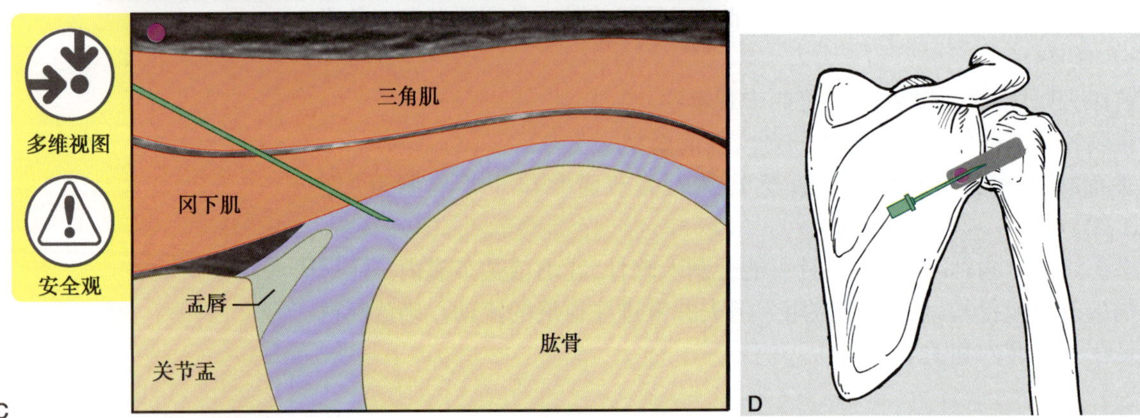

图 34B.1　A，用于超声引导肩关节内注射的操作间，介入医生、探头和超声设备的设置。B，盂肱关节盂唇附近穿刺针位置的关节内超声图像。C，相关结构图。穿刺针是绿色的；蓝色表示关节囊、软骨和间隙。D，骨骼模型展示了超声探头和穿刺针的正确放置。

平面内技术安全注意事项

- 避免刺入盂唇。
- 如果穿刺针太靠内侧，它可能会最终进入或靠近含有肩胛上神经、动脉和静脉的冈盂切迹。
- 如果穿刺针太低，可能会刺伤腋神经。

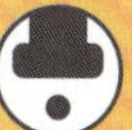

平面外定位（图 34B.2）

- 使用平面内技术进行关节囊下穿刺后，将探头旋转 90° 至平面外视图，以重新确认囊下针尖位置。
- 如果针尖很好地刺入关节囊深处，那么旋转探头以定位针尖并不困难，因为出现移动的概率很小。
- 应能够在冈下肌深处、肱骨头浅层及盂唇附近看到针尖。

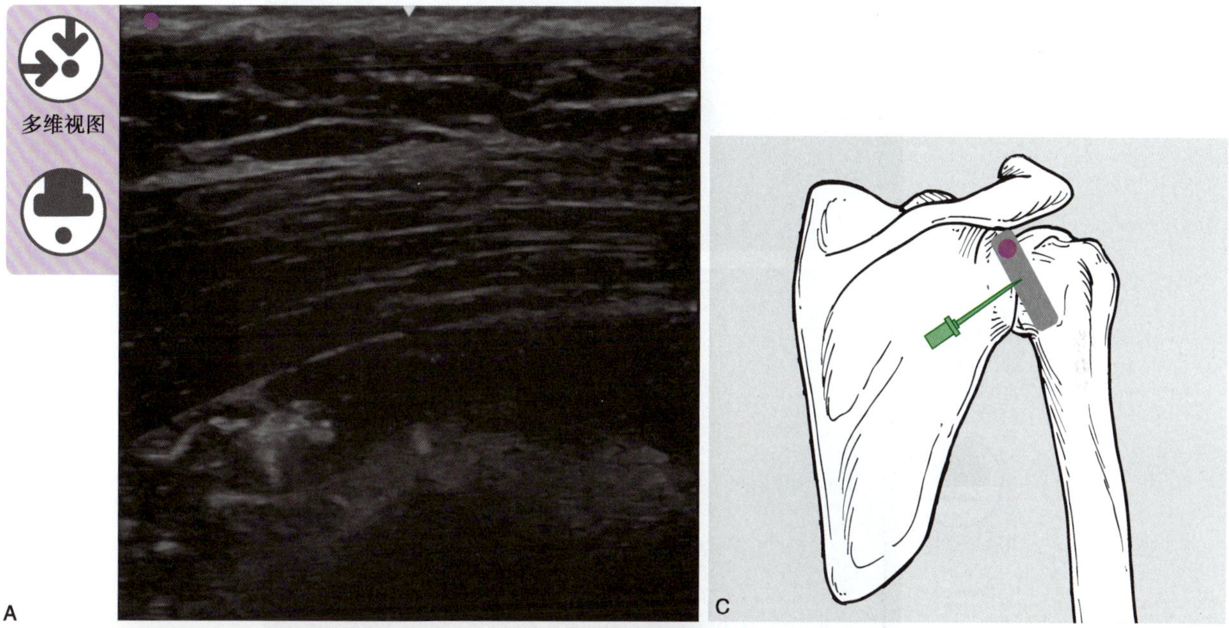

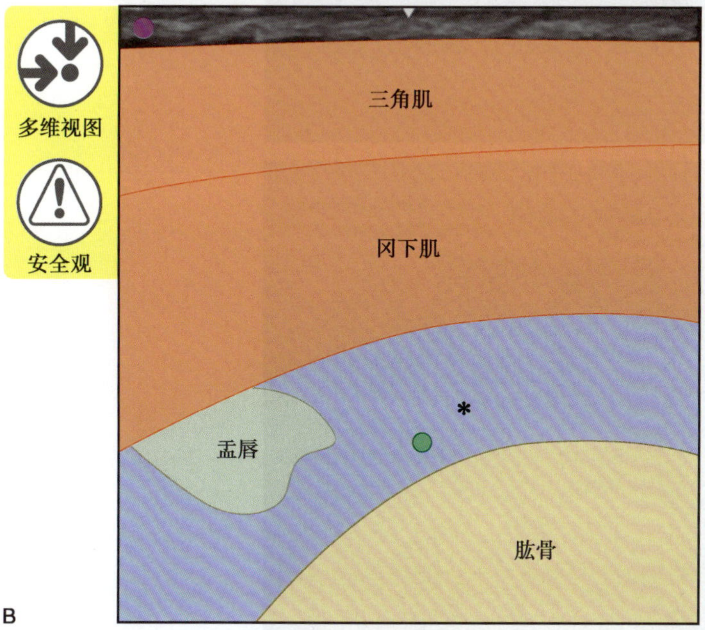

图 34B.2　A，短轴上盂肱关节盂唇附近穿刺针位置的关节内超声图像。B，相关结构图。穿刺针是绿色的；星号表示关节囊、软骨和间隙。请注意，关节囊因注射液而扩张。C，骨骼示意图显示超声探头的正确放置，以进行平面外定位。

平面外技术安全注意事项

- 避免接触盂唇。
- 此视图非常适合用于识别上部盂唇。

理想图像（图 34B.3 和图 34B.4）

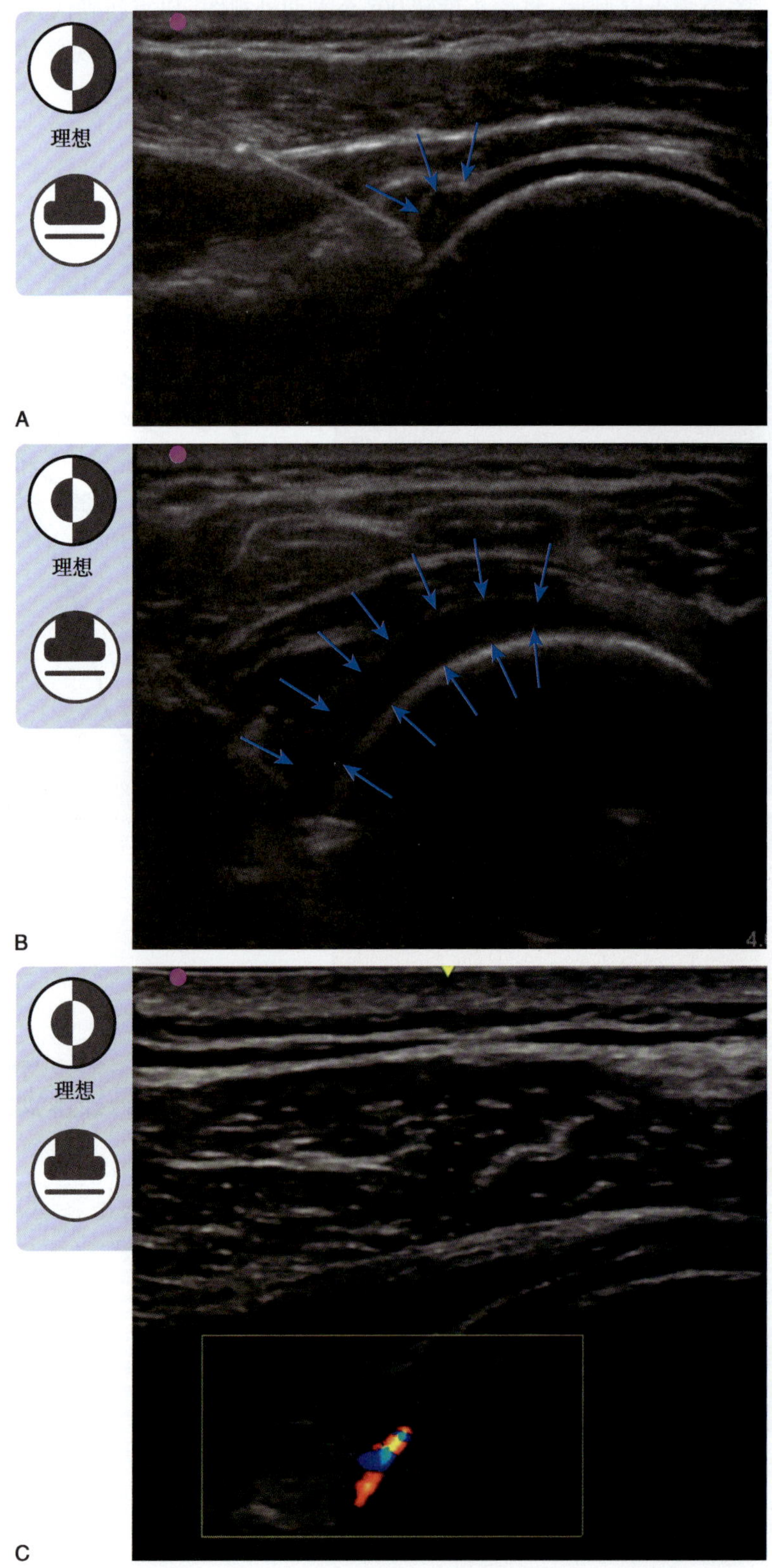

图 34B.3　理想的盂肱关节内注射的超声引导图像。A，初始注射期间局灶性关节囊扩张（箭头）。B，注射后弥漫性关节囊扩张（箭头）。C，彩色多普勒显示关节囊内注射液；请注意，该图像上没有很好地显示穿刺针。

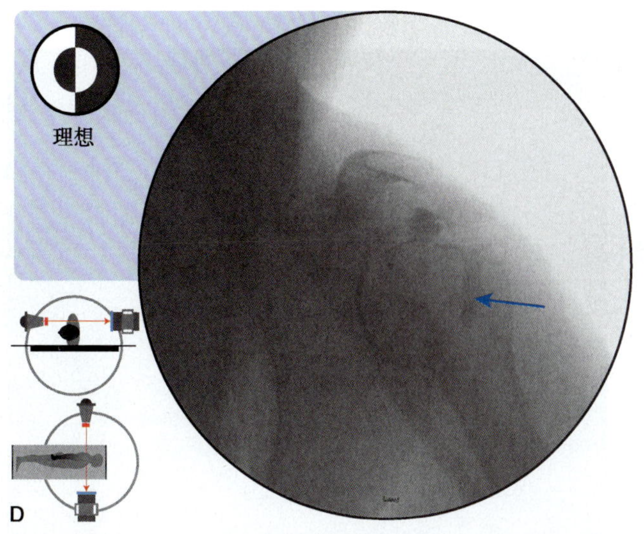

图 34B.3（续） D，超声引导盂肱关节注射后造影剂流动的 X 线透视定位，勾勒出盂肱关节的轮廓。注意内侧到外侧的进针轨迹。箭头表示沿肱二头肌腱鞘的造影剂的扩散。

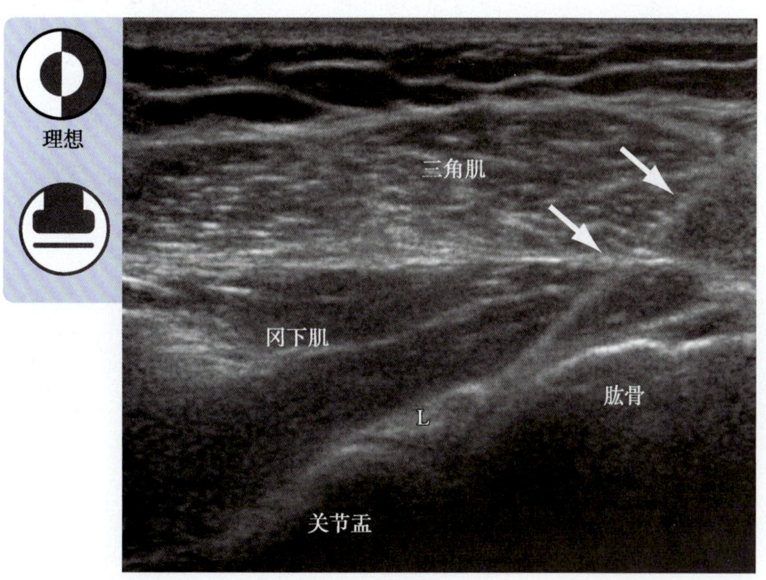

图 34B.4 使用从外侧到内侧的替代入路进针（本章未描述箭头）；注意盂唇下穿刺针的位置。L，盂唇。（由医学博士 Marko Bodor 提供）。

欠佳图像（图 34B.5）

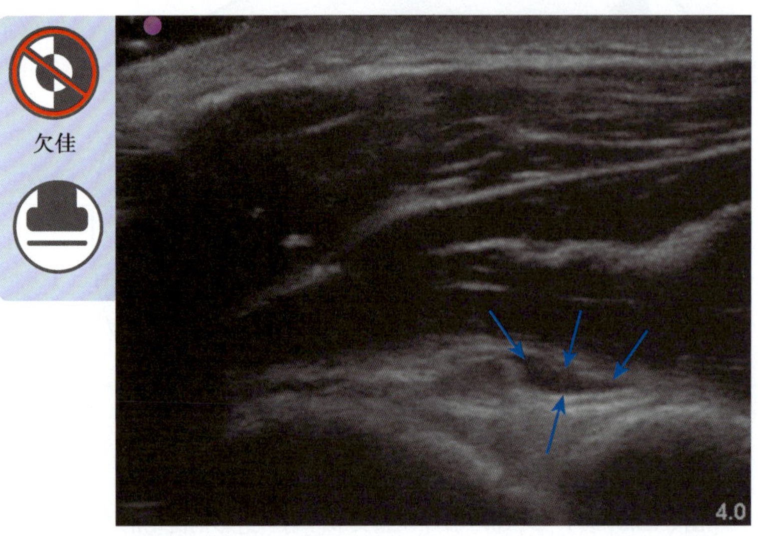

图 34B.5　上图显示初始注射期间注射液在盂唇表面的关节囊外汇集（箭头）。当注射前未正确观察针尖和/或盂肱关节时，可能会发生这种情况。

（杨曙光 译，陈超 校，毕胜 复校）

第 34C 章

肩部/肩峰下-三角肌下滑囊注射——侧方入路：超声引导

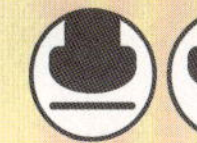

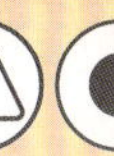
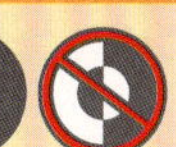

Jackson Liu 和 Naimish Baxi

将探头放置在肩部外侧，冈上肌肌腱和肩峰位于视野范围内，可以很好地观察肩峰下-三角肌下滑囊（SASDB）。该点能够准确地将药液注射到滑囊中，同时避免直接注射到肌腱或三角肌内。

 平面内技术（图 34C.1）

- 患者采取侧卧位（如 34C.1A 所示）、坐位或仰卧位（未显示）。
- 患者的手臂应舒适地放在身体两侧。
- 超声图像位于介入医生的另一侧并与探头对齐（参见图 34C.1A 和第 4 章）。
- 首先将探头放置在外侧肩峰上，同时能够看到冈上肌肌腱。
- 识别肩峰、肱骨和冈上肌肌腱及其上方的三角肌；在三角肌深处可以看到肩峰下-三角肌下滑囊，但位于冈上肌的表面，通常为薄层低回声区（图 34C.1B、C）。
- 倾斜并前后向放置探头以优化滑囊的显示。
- 将探头置于冠状位或冠状斜位，长轴指向冈上肌的方向，将穿刺针从外侧向内侧方向刺入滑囊。
- 在平面内看到针尖的同时，进针直至其刺入肩峰下-三角肌下滑囊并位于冈上肌肌腱的表面（图 34C.1A 至 D）。
- 如果进针太浅，它可能位于三角肌中。
- 如果在注射时遇到阻力，穿刺针可能会刺入冈上肌肌腱中。注射时稍微抽出针尖会减少注射阻力，有利于注射液扩散。

注：请参考本书的解剖学术语/缩略语 。

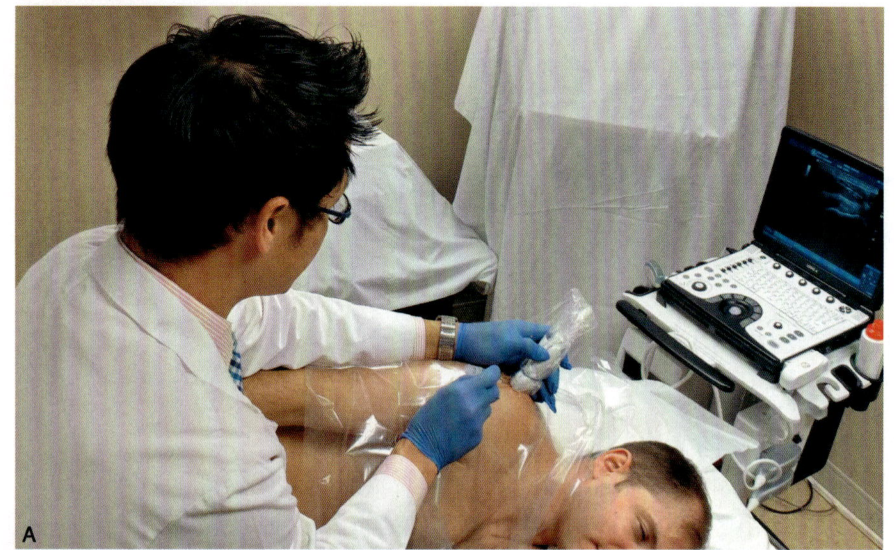

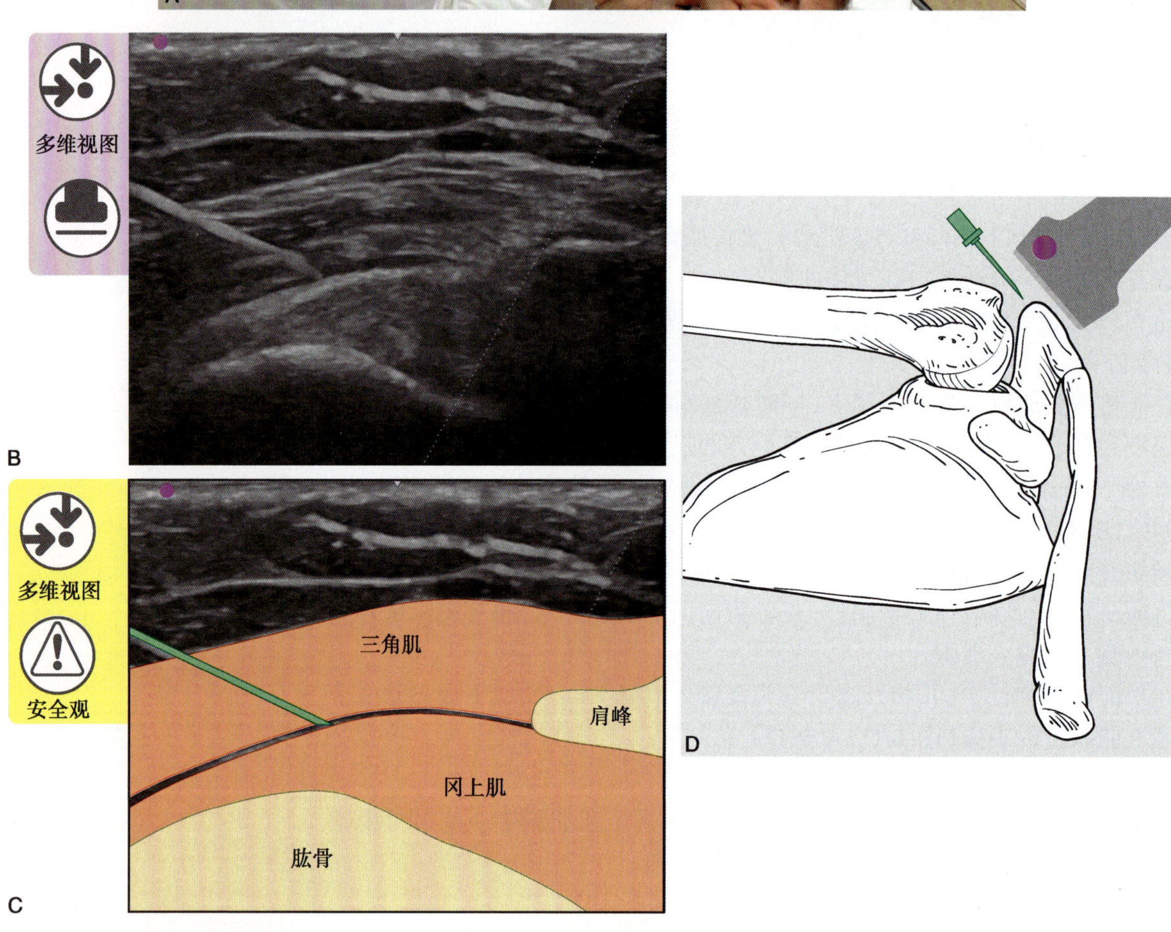

图 34C.1　A，用于超声引导肩峰下/三角肌下滑囊注射的操作间、介入医生、探头和超声设备的设置。B，采用平面内肩峰下-三角肌下滑囊（SASDB）穿刺，穿刺针置于冈上肌肌腱表面的超声图像。C，相关结构图。穿刺针是绿色的；注意肩峰下-三角肌下滑囊空间。D，骨骼示意图显示超声探头和穿刺针的正确位置。

平面内技术安全注意事项

- 避免刺入紧邻滑囊深处的冈上肌肌腱。
- 这种方法没有必须避开的神经血管结构。

 平面外定位（图 34C.2）

■ 使用平面内技术将穿刺针置于滑囊内，将探头旋转 90° 至平面外视图，以重新确认滑囊针尖位置。
■ 如果针尖很好地放置在滑囊内，那么旋转探头以定位针尖并不困难，因为发生移动的概率很小。
■ 应能够在三角肌深处和冈上肌浅层看到针尖。

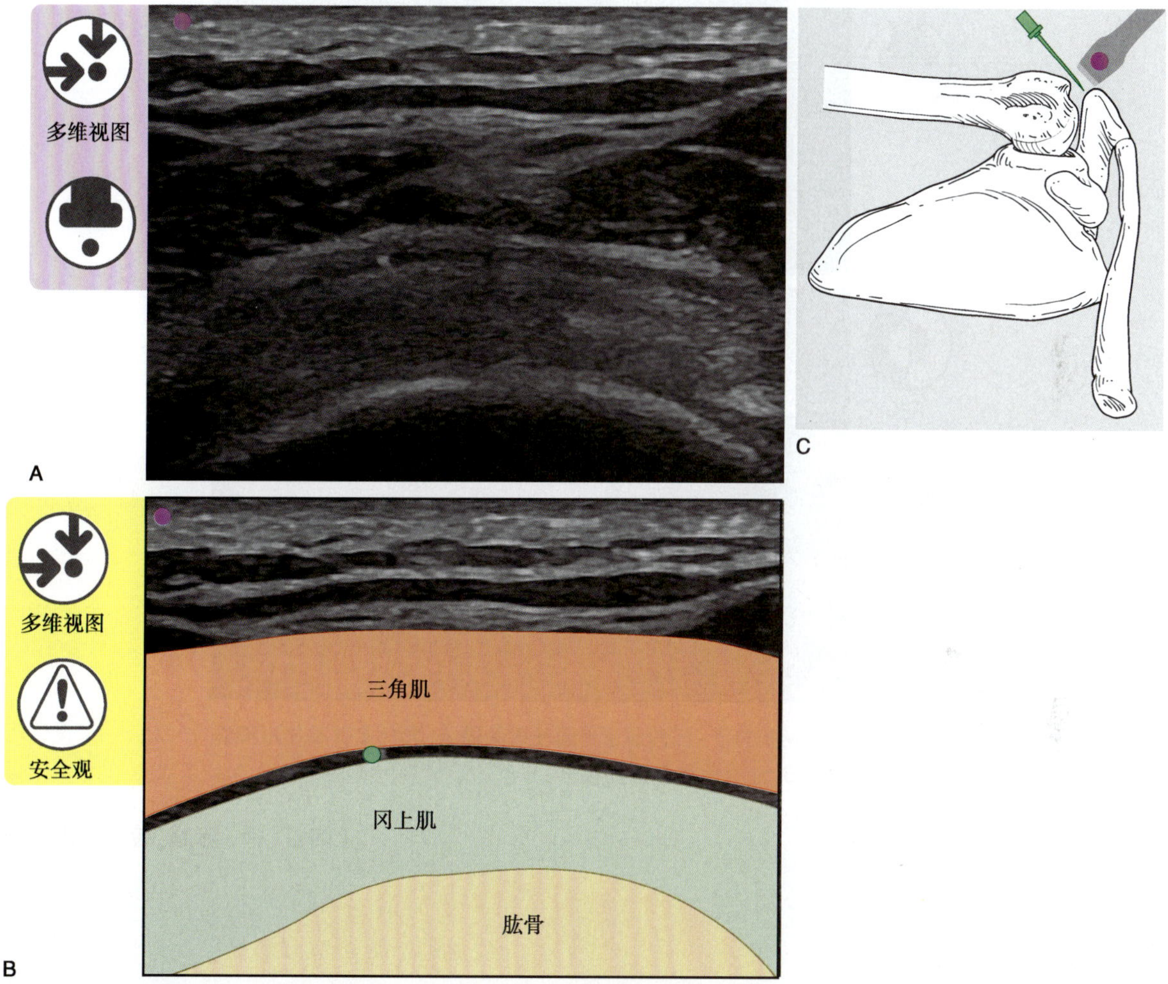

图 34C.2　A，肩峰下-三角肌下滑囊（SASDB）穿刺针位置的超声图像，并进行平面外定位。B，相关结构图。肩峰下-三角肌下滑囊内的穿刺针为绿色。C，骨骼示意图显示超声探头和穿刺针的正确位置，以进行平面外定位。

平面外技术安全注意事项

■ 避免刺入冈上肌肌腱，该肌腱直接深入滑囊。
■ 这种方法没有必须避开的神经血管结构。

理想图像（图 34C.3）

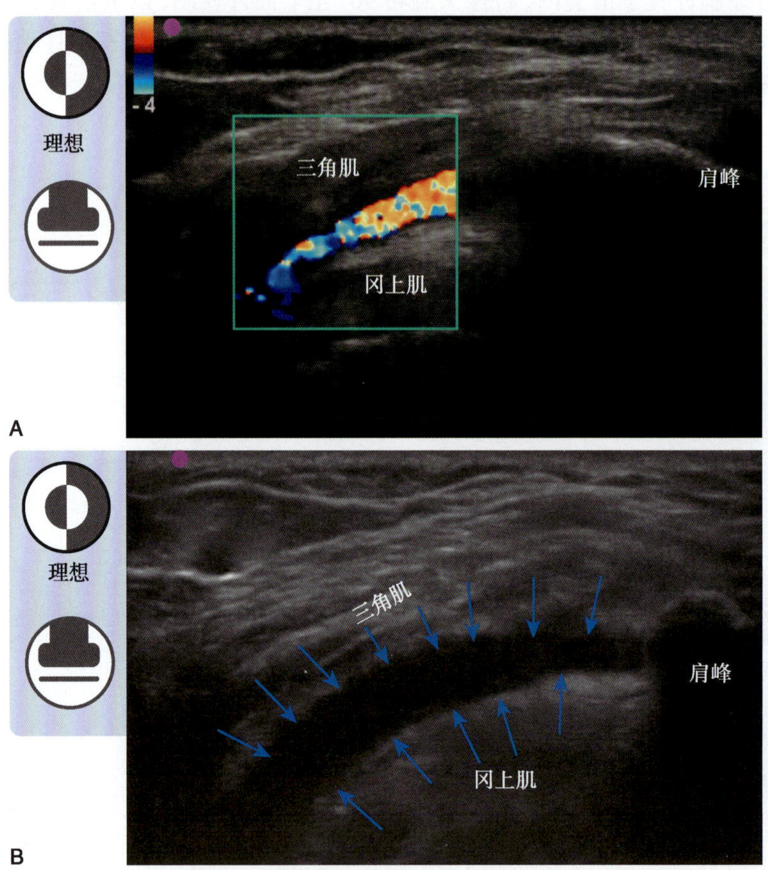

图 34C.3　理想的肩峰下-三角肌下滑囊注射图像 A，彩色多普勒显示滑囊内注射液流动。B，注射后滑囊扩张（箭头）。

（陶红　译，陈超　校，毕胜　复校）

肩部/肩锁关节注射——平面外方法：超声引导

第 34D 章

 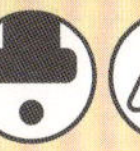  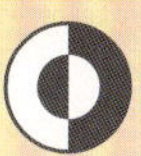 

Jackson Liu，Naimish Baxi 和 John P. Batson，Ⅲ

有多种肩锁关节（ACJ）的注射方法。本章描述的平面外技术从前到后、超声短轴到关节。这是将注射液注入关节内的有效方法，同时避开附近包括肩锁韧带和喙锁韧带在内的结构。还可以在平面内从外侧到内侧（在图 34D.4 中展示但未描述）或从前到后刺入关节。低回声液体聚集（称为 Geyser 征）提示存在关节病变，并有助于更准确地观察穿刺针位置。

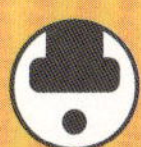 平面外技术（图 34D.1）

- 患者仰卧位（如图 34D.1A 所示）或坐位。
- 患者的手臂应舒适地放在身体两侧。
- 介入医生位于患者的同侧（图 34D.1A）。
- 超声屏幕置于医生的另一侧并与探头对齐（参见图 34D.1A 和第 4 章）。
- 首先将探头放置在肩锁关节的冠状平面上；这可以通过触诊锁骨并沿着锁骨横向移动直至找到关节来帮助实现。
- 识别肩锁关节和关节囊，其显示为肩峰和锁骨之间的低回声区域（图 34D.1B、C）。
- 在冠状平面中平移探头以优化关节的图像。
- 将探头置于冠状切面，将穿刺针从前到后方向刺入关节。
- 进针直到针尖刺入肩锁关节时，能够在平面外及肩峰和锁骨之间看到（图 34D.1B、C）。
- 如果注射时遇到阻力，针尖可能会刺入关节囊或软骨中。注射时稍微退出或推进针尖会减少注射阻力，有利于注射液扩散。

注：请参考本书的解剖学术语/缩略语。

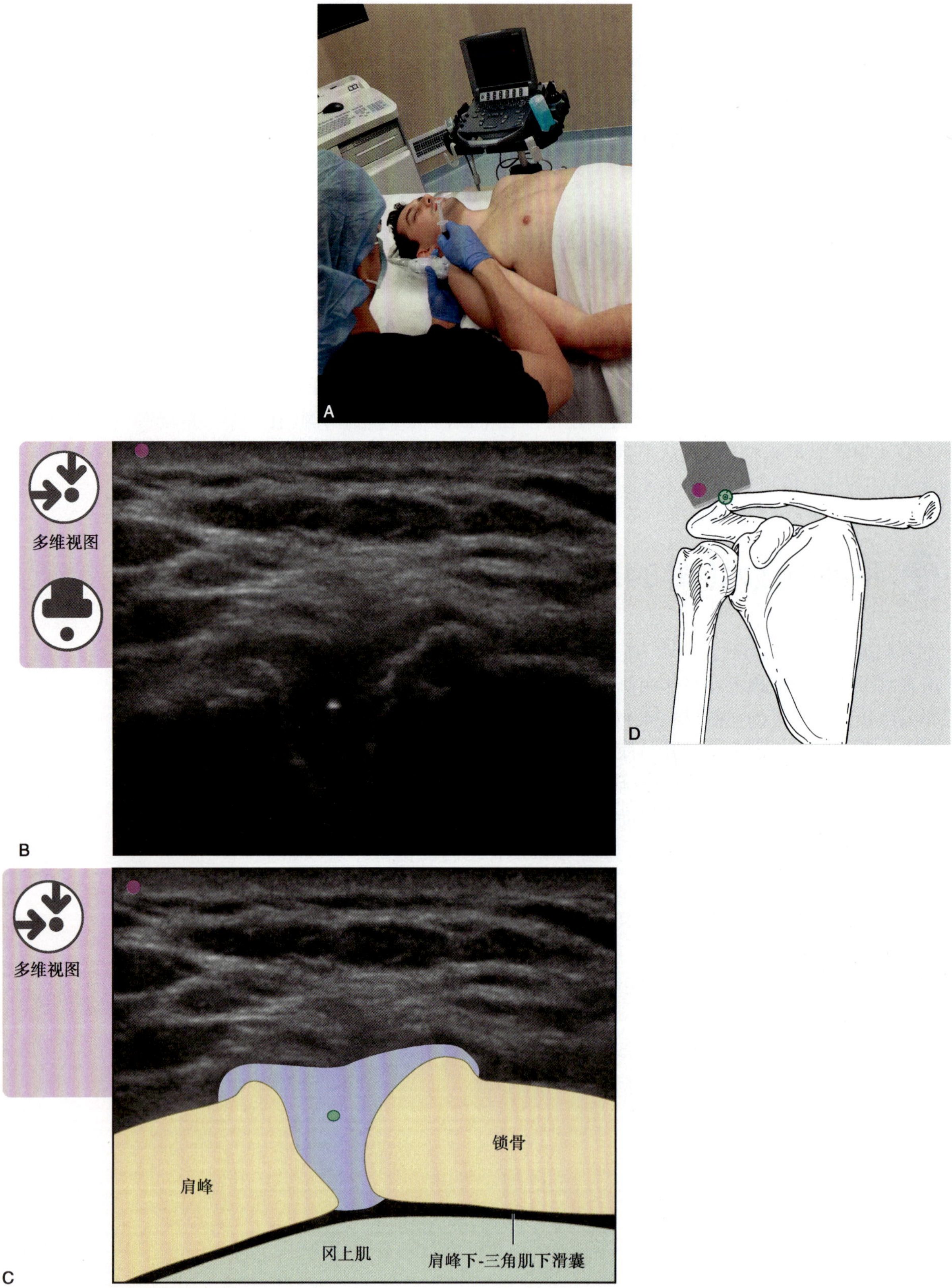

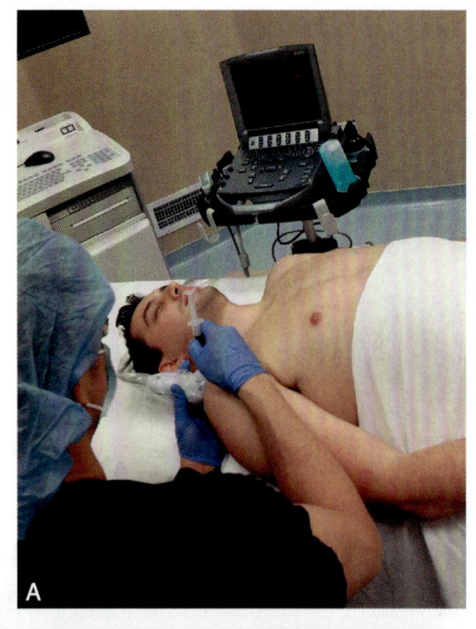

图 34D.1　A，用于仰卧位肩锁关节注射的操作间、介入医生、探头和超声设备的设置。B，肩锁关节注射的超声图像，穿刺针位于肩峰和锁骨之间、平面外、短轴到关节。C，相关结构图。穿刺针是绿色的；蓝色表示关节囊、软骨和间隙。D，骨骼示意图显示超声探头的正确位置。

平面外技术注意事项

- 进针方向不应太低，否则可能会刺入肩峰下 - 三角肌下滑囊（SASDB）。
- 这种方法没有必须避开的神经血管结构。

平面内定位（图 34D.2）

- 使用平面外技术进行关节进针后，将探头旋转 90° 至平面内视图，以重新确认关节内针尖位置。
- 如果针尖很好地位于关节囊内，那么旋转探头以定位针尖并不困难，因为出现移动的概率很小。
- 针尖应在关节间隙内可见。

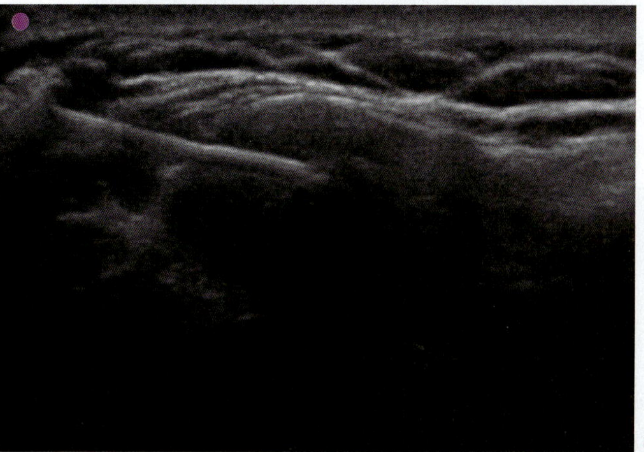
A

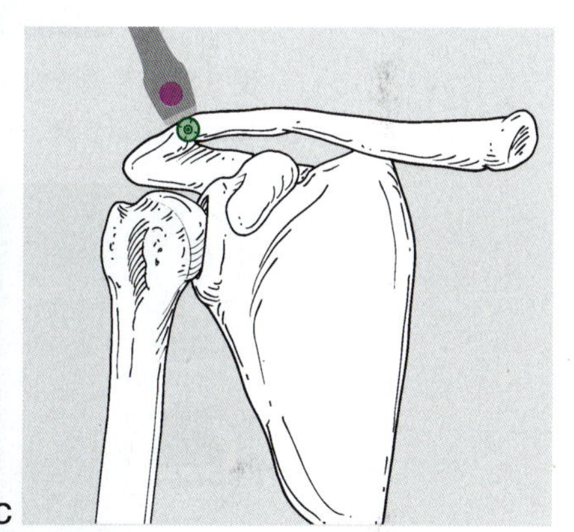
C

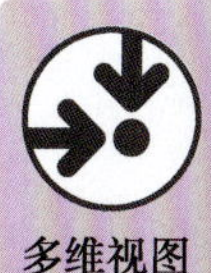

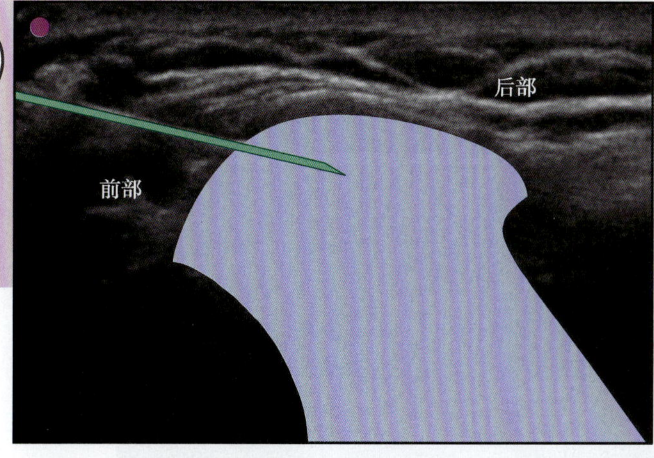

B

图 34D.2　A，肩锁关节平面内注射，穿刺针位置的超声图像，短轴平面内穿刺至关节。B，关节囊叠加图。穿刺针是绿色的；蓝色表示关节囊、软骨和间隙。C，骨骼示意图显示超声探头的正确放置以进行平面内定位。

平面内定位注意事项

- 注意不要穿过关节。
- 这种方法没有必须避开的神经血管结构。

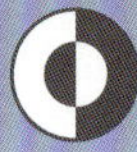

理想图像(图 34D.3 和图 34D.4)

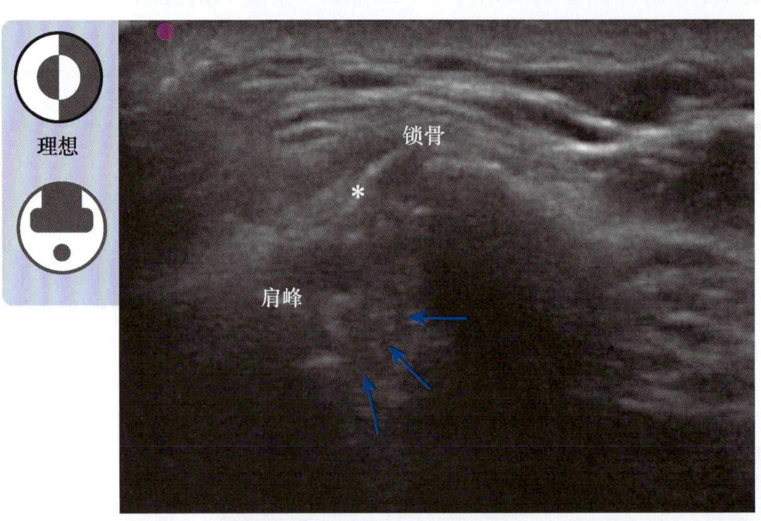

图 34D.3　关节内充满类固醇注射液，在平面外注射后出现高回声(箭头)。星号表示关节囊、软骨和间隙。

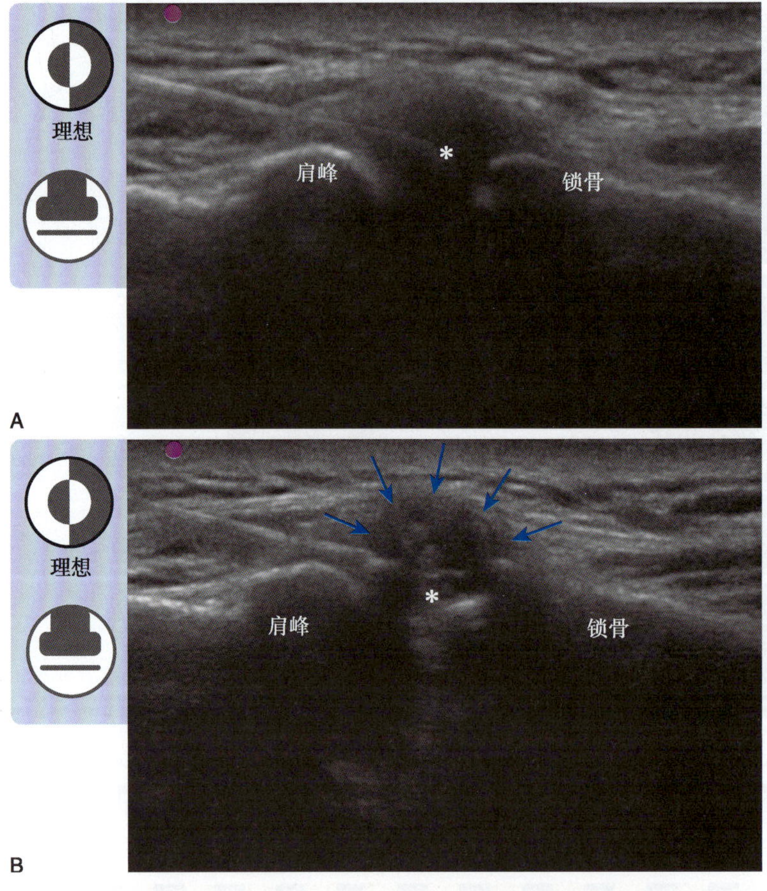

图 34D.4　备选的短轴平面内穿刺进入关节图像，外侧至内侧是理想的肩锁关节注射入路，A，穿刺针位置。这也可以通过耦合剂垫高技术来完成(此处未显示，但在第 4 章图 4.23 中进行了描述和展示)。B，注射类固醇后关节囊扩张(箭头)，关节中出现高回声。星号表示关节囊、软骨和间隙。

(宋胜文 译，陈超 校，毕胜 复校)

肩胛上神经注射——平面内方法：超声引导

第 34E 章

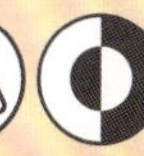
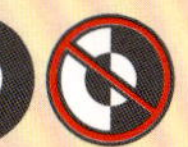

Stephen C. Johnson，Melinda S. Loveless 和 Michael B. Furman

肩胛上神经（SSN）主要由 C_5 和 C_6 神经根以及臂丛神经上部形成的混合神经。肩胛上神经深入斜方肌（Trap），然后进入冈上窝。然后穿过肩胛上横韧带（STSL）下方的肩胛上切迹。这里，运动分支支配冈上肌，感觉分支支配后盂肱关节囊、肩锁关节、肩峰下滑囊以及喙锁和喙肩韧带。然后，肩胛上神经穿过冈盂切迹到达冈下窝，其中末端运动分支支配冈下肌。

肩胛上神经阻滞（SSNB）可用于治疗肩部术后的疼痛。肩胛上神经阻滞还用于治疗与骨关节炎、类风湿性关节炎、滑囊炎和肩袖粘连病变相关的慢性肩痛。本章描述了平面内技术，短轴至肩胛上切迹中的肩胛上神经，并进行平面外定位。还将强调注意事项，包括使用多普勒成像来避免血管内注射。

 平面内技术（图 34E.1）

- 患者采取坐位（如 34E.1A 所示）或俯卧位。
- 患者坐着，同侧手放在对侧肩部上。通过这种设置，超声显示屏放置在患者面前（图 34E.1A）。
- 或者，患者可以俯卧位，手臂舒适地放置在身体两侧或下垂（未展示）。
- 介入医生站在患者身后（图 34E.1A）。
- 超声图像位于介入医生的另一侧并与探头对齐（参见 34E.1A 和第 4 章）。
- 首先将探头平行于肩胛骨放置在覆盖冈上肌和肩胛上窝的冠状斜切面中（图 34E.1D）。
- 识别肩胛骨的喙突和冈上窝（形成肩胛上切迹）、肩胛上横韧带、冈上肌和浅层的斜方肌（图 34E.1B、C）。
- 能够在肩胛上横韧带深部看到肩胛上神经。肩胛上动脉走行于肩胛上横韧带的浅表（图 34E.1C）。
- 前后向放置探头以便更清晰地看到肩胛上神经。
- 将探头置于冈上肌的冠状斜切面。将穿刺针从内侧到外侧方向朝肩胛上切迹水平的肩胛上神经靠近。
- 在平面内看到穿刺针的同时，继续进针直至针尖穿过肩胛上横韧带（图 34E.1B、C）。

注：请参考本书的解剖学术语 / 缩略语。

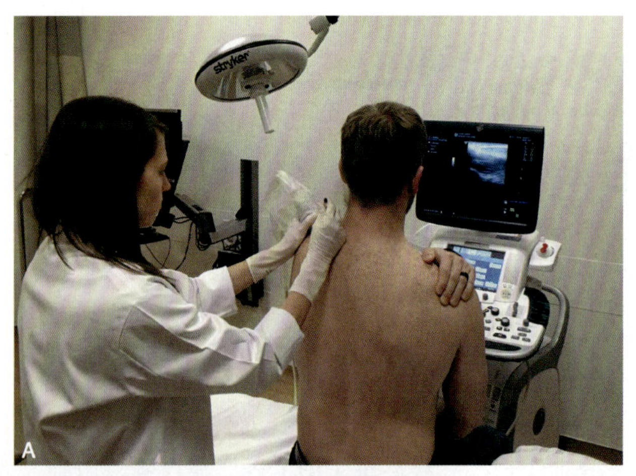

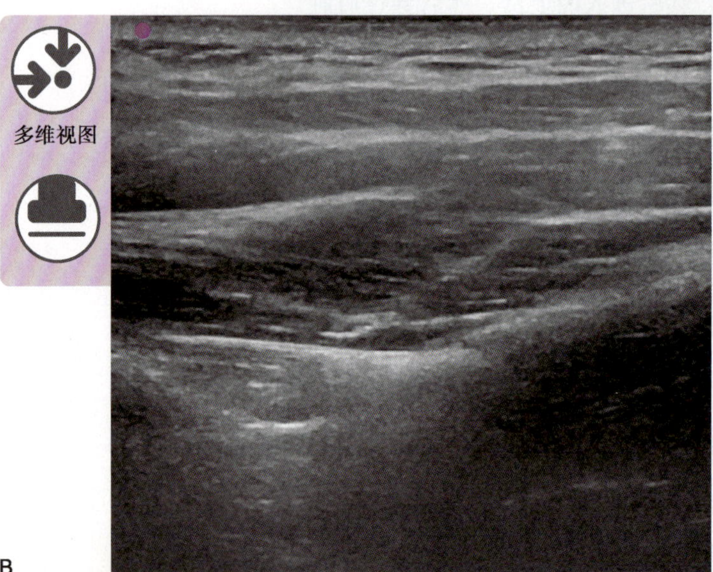

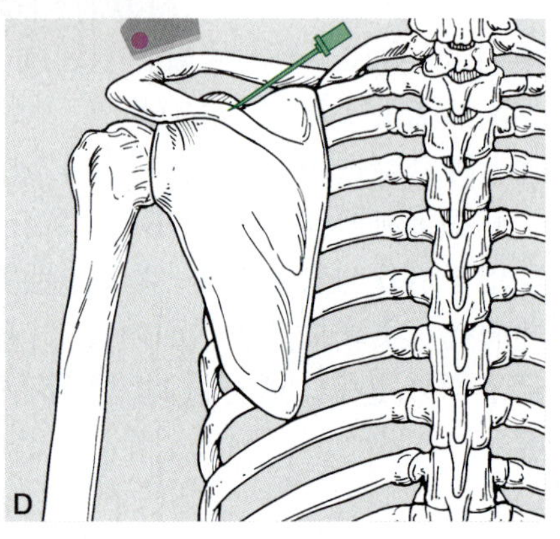

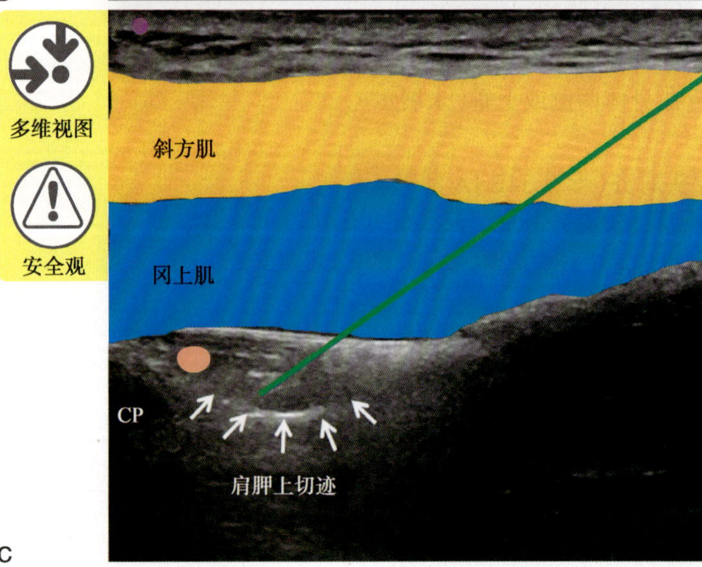

图 34E.1 A，坐位注射肩胛上神经时介入医生、探头和超声设备的设置。也可以在俯卧位进行（未显示）。B，位于肩胛上切迹水平、肩胛上横韧带深部的平面内穿刺针位置的超声图像。C，相关结构图。CP，喙突。D，骨骼示意图显示正确的超声探头和穿刺针位置。针尖朝向肩胛冈的腹侧。

平面内安全注意事项

- 如果针尖位于肩胛上横韧带表面，则存在注入肩胛上动脉的风险。应使用多普勒成像来识别动脉。

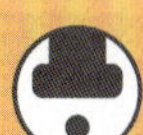

平面外确认（图 34E.2）

- 在肩胛上横韧带深部穿刺后，将探头旋转 90° 至平面外视图，以重新确认肩胛上切迹针尖位置（图 34E.2A）。
- 应能在肩胛上横韧带深部看到针尖。
- 转动探头以便更好地显示针尖。

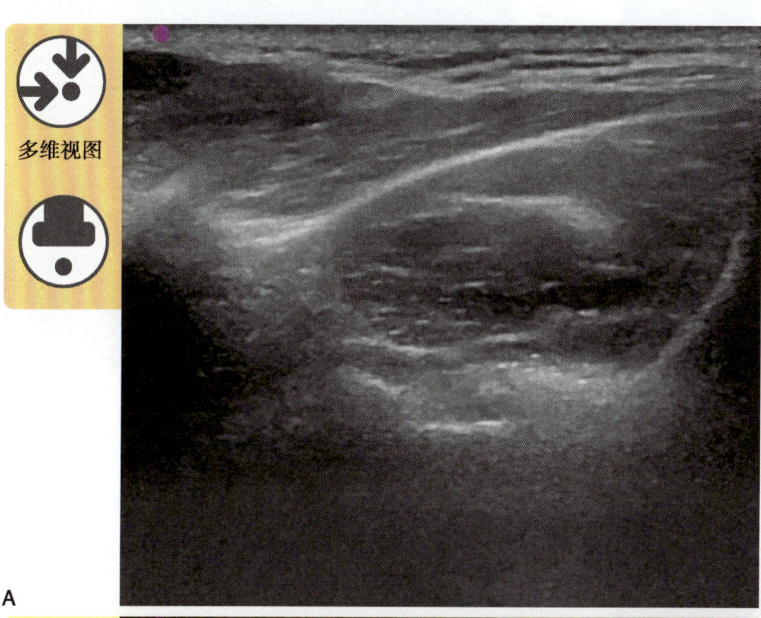

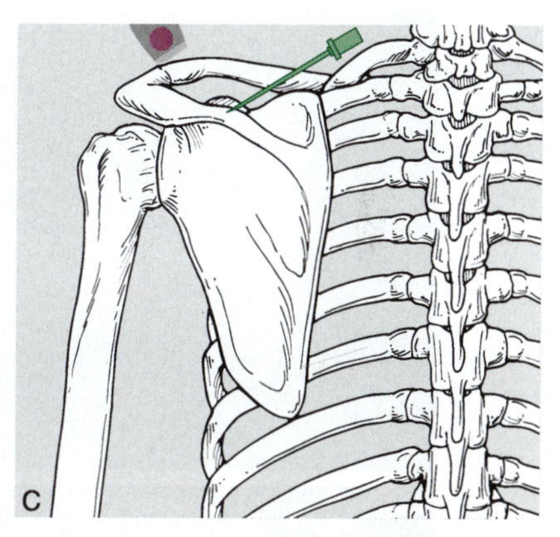

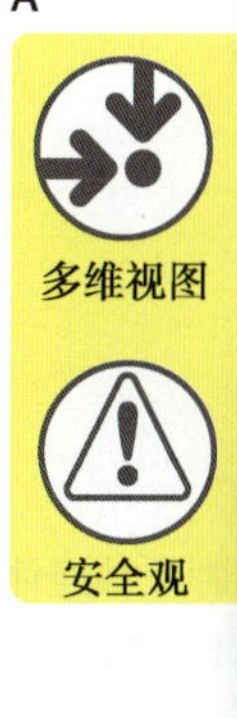

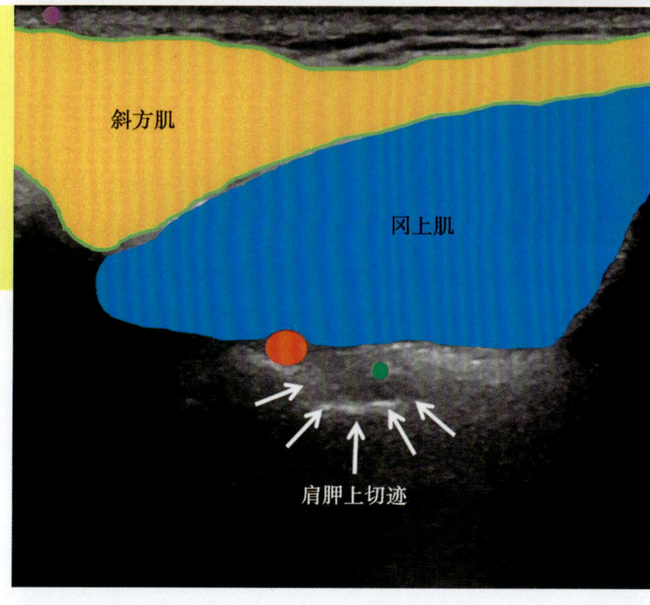

图 34E.2　A，位于肩胛上切迹水平、肩胛上横韧带深部的平面内穿刺针位置的超声图像。B，相关结构图。穿刺针是绿色的。红色圆圈是肩胛上动脉。C，骨骼示意图显示超声探头正确位置以进行平面外定位。

平面外定位安全注意事项

- 将针尖置于肩胛上横韧带深部进入肩胛上切迹，避免注射入血管（图 34E.2B）

理想图像（图 34E.3A 至 C）

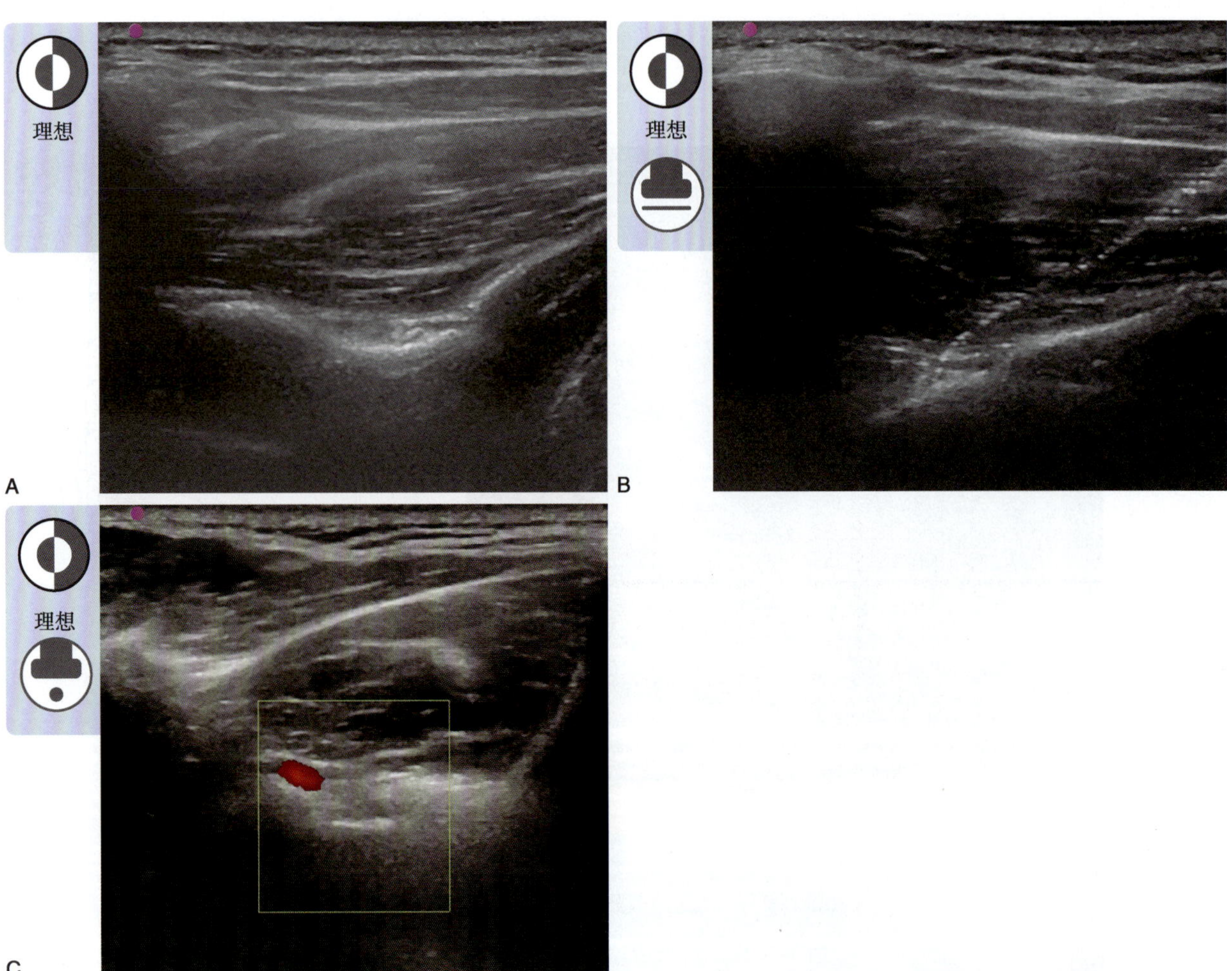

图 34E.3 A，肩胛上切迹、肩胛上横韧带及其深部的肩胛上神经理想的进针前穿刺针位置视图。B，理想的肩胛上神经注射显示针尖位于肩胛上切迹，肩胛上横韧带深部的理想位置。注意在平面内前后向适当移动探头以显示穿刺针。C，在平面外确认视图中看到的肩胛上切迹中的理想穿刺针位置。注意切迹上方的肩胛上动脉。

欠佳图像（图 34E.4A、B）

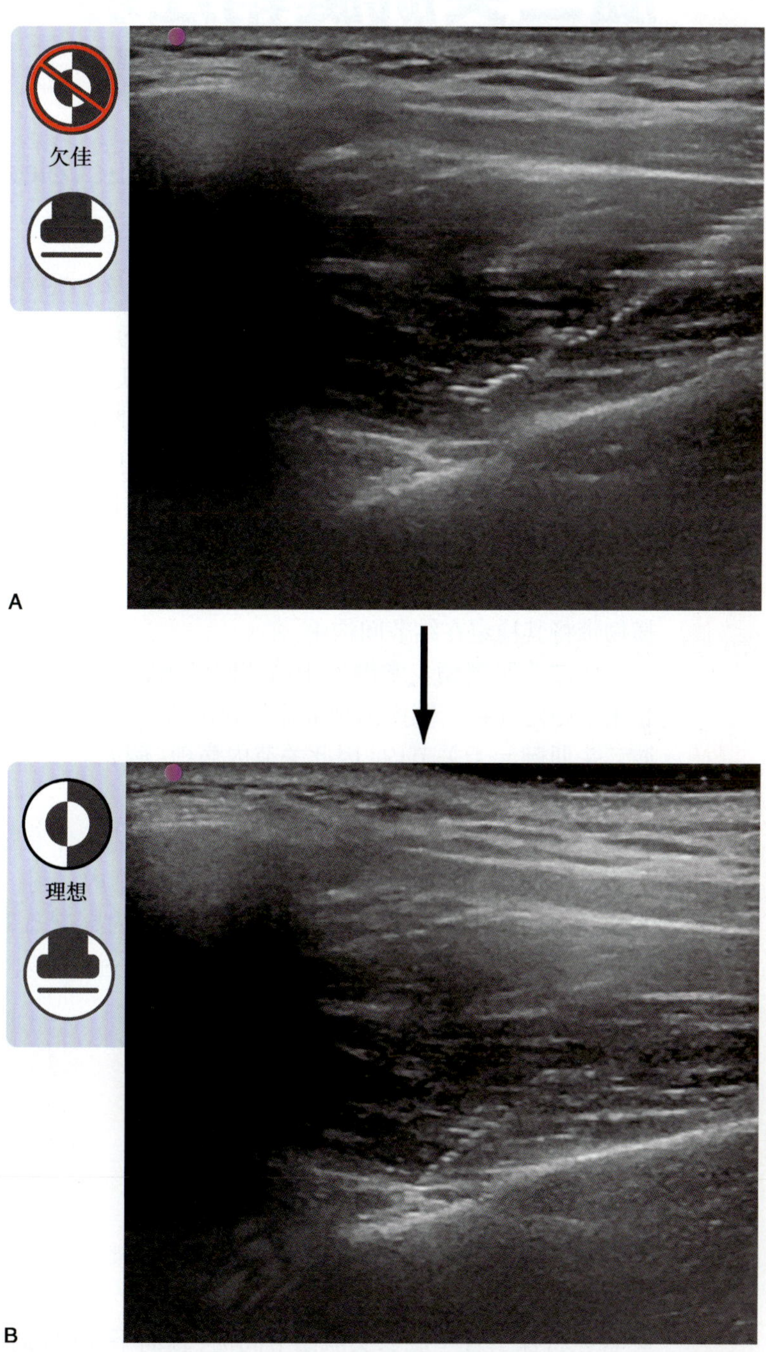

图 34E.4 A 和 B，针尖位置不理想，位于肩胛上切迹（A）的表面。将针重新定位到理想位置，使针尖深入至肩胛上横韧带下方（B）。

（宋胜文 译，陈超 校，毕胜 复校）

建议读物

Sigenthaler A, Moriggl B, Mlekusch S, et al. Ultrasound-guided suprascapular nerve block, description of a novel supraclavicular approach. *Reg Anesth Pain Med*. 2012;37(3):325-328.

Spinner DA, Kirschner JS, Herrera JE, eds. *Atlas of Ultrasound Guided Musculoskeletal Injections*. New York, NY: Springer; 2014.

第 34F 章

肱二头肌腱鞘注射——平面内方法：超声引导

Stephen C. Johnson，Melinda S. Loveless
和 Michael B. Furman

肱二头肌有两个头，一个长头和一个短头，各有一条肌腱连接到肩胛骨。病变通常累及长头，因此通常称为肱二头肌腱。肱二头肌的长头源自盂上结节、盂唇和关节囊。然后穿过肩胛下肌和冈上肌肌腱之间的三角形空间，称为肩袖间隙。此处，肱二头肌腱由喙肱韧带和盂肱上韧带固定。当肱二头肌腱向远端移动时，它与旋肱前动脉共同穿过的滑膜鞘中，长度约为3～4cm。当肱二头肌腱到达肱骨近端时，它会穿过大结节（外侧）和小结节（内侧）之间的结节间沟（也称为二头肌间沟）。在这个位置上，上方的肱骨横韧带将其稳定在结节间沟中。

肱二头肌腱鞘炎常继发于结节间沟附近的喙肩弓下方撞击，但也可能是由不稳定导致。鞘内出现液体是异常的，可能会伴有局部腱鞘炎。然而，肱二头肌腱起于关节内，因此关节内病理（例如盂肱关节炎或肩袖撕裂）导致的积液可能会渗漏到肱二头肌腱鞘中。

对于局限于肱二头肌腱区域的肩前部疼痛并伴有腱鞘炎或渗出的超声检查结果的患者，可以考虑进行肱二头肌腱鞘内注射。本章将描述在肱二头肌结节间沟水平上的肱二头肌腱短轴平面内穿刺及平面外定位技术。还将强调安全注意事项，包括使用多普勒成像来避免注射到旋肱前动脉。

 平面内技术（图 34F.1）

- 患者仰卧位，手臂处于中立，掌心向上。
- 患者也可以坐姿，前臂旋后，肘部弯曲 90 °。
- 超声图像位于介入医生的另一侧并与探头对齐（参见图 34F.1A 和第 4 章）。
- 首先将探头置于肱二头肌结节间沟（轴向平面）处的肱二头肌腱的短轴。（图 34F.1D）。
- 还可以使用备选的长轴（矢状切面）方法，将探头置于肱二头肌腱长轴。首选短轴方法。
- 识别肱二头肌腱，位于肱骨横韧带下方的鞘内，大结节和小结节之间的结节间（二头肌）沟中（图 34F.1A、B）。
- 转动探头以最小化各向异性并优化肌腱定位（参见第 4 章）。

注：请参考本书的解剖学术语/缩略语。

- 将探头置于肱二头肌腱短轴上，将穿刺针从外侧向内侧插入肱二头肌腱腱鞘。
- 在平面上观察针尖时，穿过肱骨横韧带刺入腱鞘深部，但仅到达肌腱浅层（图 34F.1A、B）。
- 如果穿刺针位于肱横韧带的浅表，则可能位于肩峰下-三角肌下滑囊中。

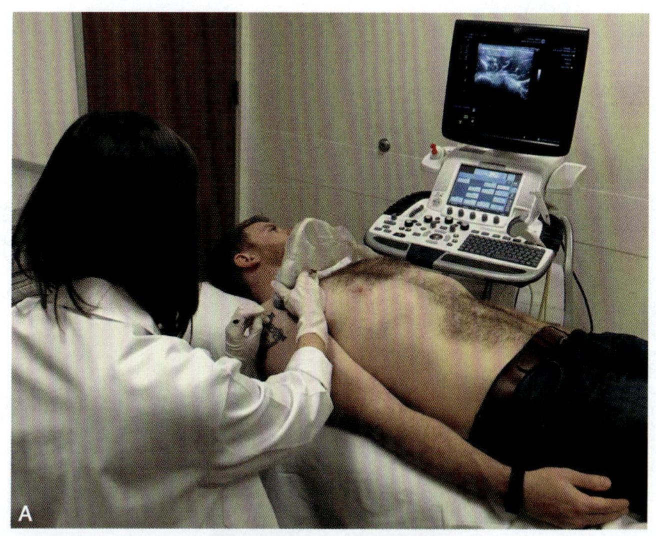

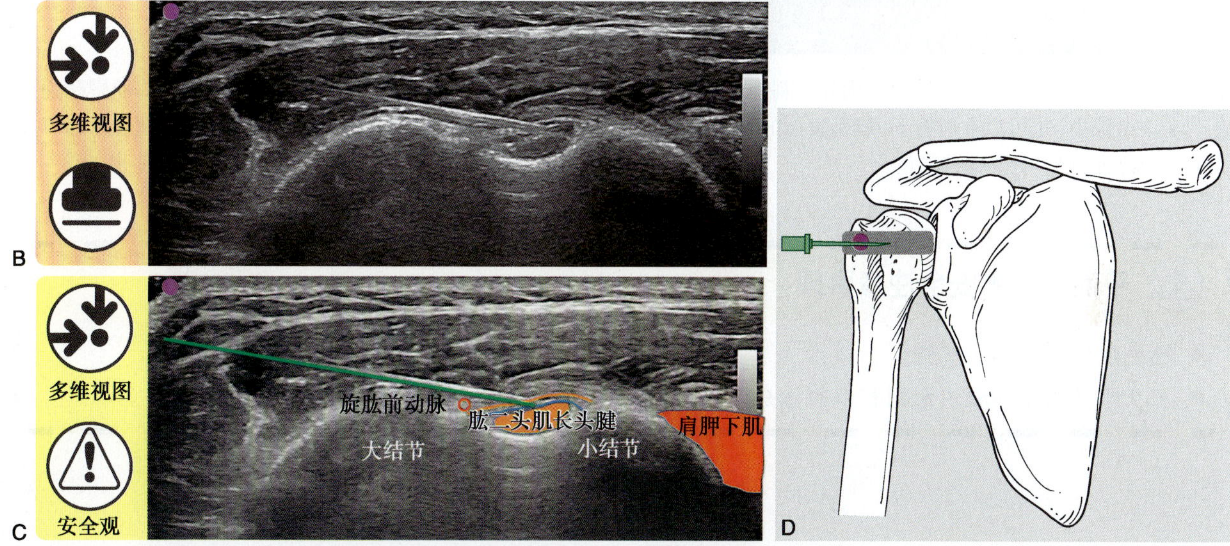

图 34F.1　A，操作间和介入医师设置。B，穿刺针置于肱二头肌腱鞘内的超声图像，位于肱骨横韧带深部以及由大结节和小结节形成的肱二头肌结节间沟中。C，相关结构图。穿刺针是绿色的，肱骨横韧带呈橙色，肱二头肌腱腱鞘为蓝色，红色圆圈是旋肱前动脉。D，骨骼示意图显示超声探头的正确位置。

平面内技术安全注意事项

- 使用多普勒成像避免注入肱二头肌腱外侧的旋肱前动脉。
- 避免注射肌腱本身——确保只注射周围的腱鞘——某些注射生物制剂的情况除外。

平面外确认（图 34F.2）

■ 到达肱二头肌腱腱鞘内后，将探头旋转 90° 至平面外视图，以再次确认针尖位于腱鞘内及肱二头肌腱长轴视图的表面（图 34F.2A 至 C）。

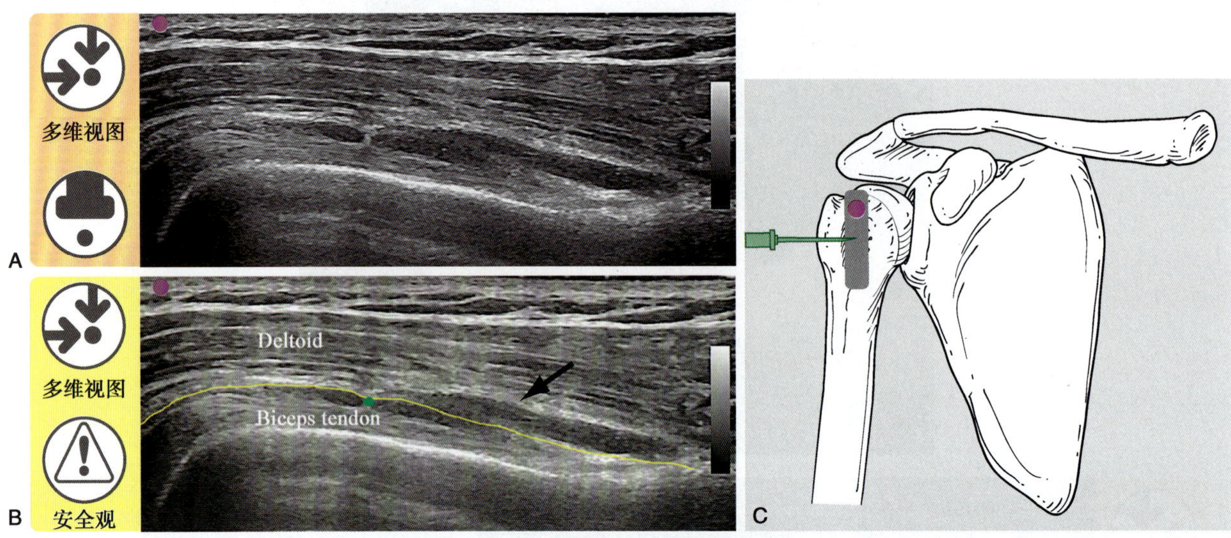

图 34F.2　A，肱二头肌腱腱鞘背侧平面外穿刺针位置的超声图像。B，相关结构图。穿刺针是绿色的。肱二头肌腱鞘为黄色。在该图像中，也可以在肩峰下、腱鞘表面的三角肌下滑囊中看到一些注射液（黑色箭头）。C，骨骼示意图显示超声探头的正确位置，以进行平面外定位。

平面外技术安全注意事项

■ 避免注射到肱二头肌腱。

■ 应在肌腱周围和鞘内看到扩散的注射液。

理想图像（图 34F.3A、B）

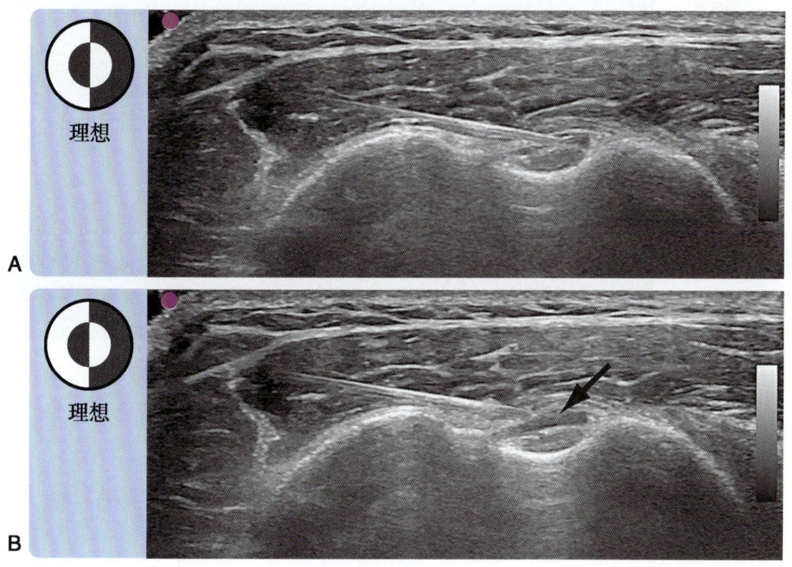

图 34F.3 A，使用平面内短轴技术将穿刺针置于肱二头肌腱腱鞘内的理想位置。B，理想进针位置。可以看到注射液充满肱二头肌腱鞘，导致肱横韧带隆起。

欠佳图像（图 34F.4 和图 34F.5）

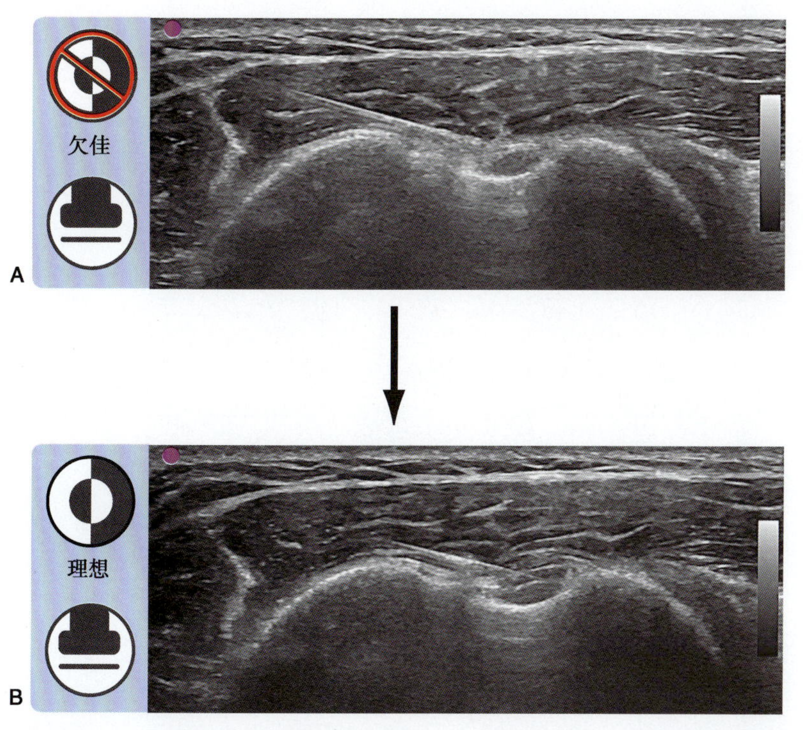

图 34F.4 A，穿刺针位置不理想，位于肱二头肌腱腱鞘表面。B，将穿刺针推进到肱横韧带深处和肱二头肌腱腱鞘内的理想位置。

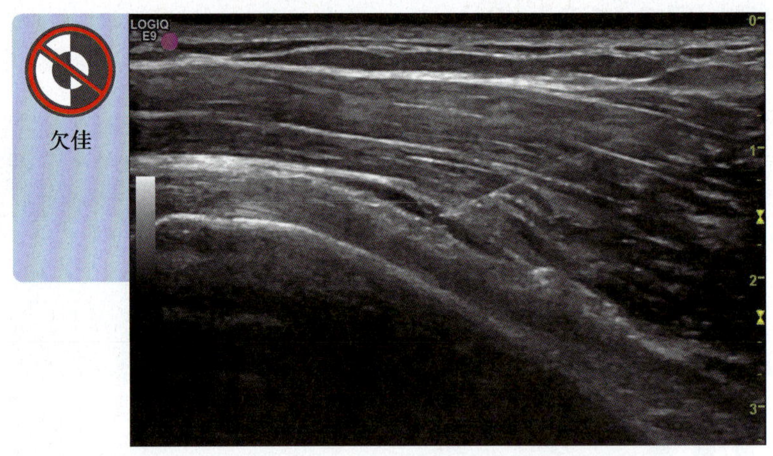

图 34F.5　使用备选的长轴方法进行欠佳的进针，针尖位于肩峰下-三角肌下滑囊内的肱二头肌腱的腱鞘表面。可以看到注射液充满了滑囊而不是腱鞘。针尖应稍微向前直至进入腱鞘内。

（陈堃 译，陈超 校，毕胜 复校）

建议读物

Jacobson J. *Fundamentals of Musculoskeletal Ultrasound*. Philadelphia, PA: Saunders; 2007.

Patton WC, McClusky GM III. Biceps tendinitis and subluxation. *Clin Sports Med*. 2001;20(3):505–529.

Spinner DA, Kirschner JS, Herrera JE, eds. *Atlas of Ultrasound Guided Musculoskeletal Injections*. New York, NY: Springer; 2014.

第八部分 对脊柱医疗和疼痛专家附加的影像引导介入操作：伪装为脊源性疼痛的髋痛

第35章

髋部区域注射

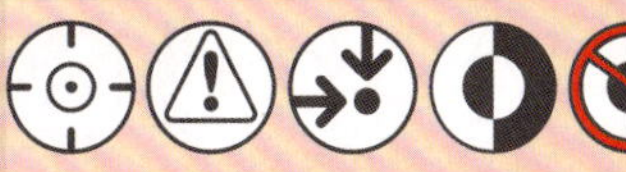

髋部疾病常常误认为腰部病变。髋部疾病问题的患者可能会出现与腰椎神经根病患者类似的症状。在对背痛或髋部疼痛患者进行鉴别诊断时，重要的是要考虑髋关节、臀肌腱周围的无数滑囊以及大转子和股外侧皮神经作为疼痛产生源。同样，腰椎神经根病或腰椎小关节疼痛通常表现为髋部或臀部区域疼痛，包括大腿前侧、外侧和后侧以及腹股沟。

髋关节容易遭受关节炎、撞击和创伤。髋关节病变的患者通常会出现因负重活动而加剧的腹股沟和/或臀部疼痛，这通常与影响 L_2 或 L_3 神经根的病变相似。大转子疼痛综合征（GTPS），被误称为坐骨神经痛，可引起髋部外侧和大腿疼痛。感觉异常性股痛是一种股外侧皮神经单神经病（LFCN），表现为大腿前外侧疼痛和麻木。

病史和体格检查有助于区分髋部和腰部病变。触诊腹股沟或大转子时引起的相关疼痛可能分别提示伴有关节内或滑囊来源的疼痛。此外，被动旋转动作包括屈曲、外展、外旋（FABER-Patrick’s）和屈曲、内收、内旋转撞击测试或主动操作，例如Stinchfield（抵抗髋关节屈曲测试）可能会引起相关的疼痛。

在本章中，我们将介绍在X线透视和超声技术引导下进入髋部结构的方法。

建议读物

Aszmann OC, Dellon ES, Dellon LA, Dellon. Anatomical course of the lateral femoral cutaneous nerve and its susceptibility to compression and injury. *Plast Reconstr Surg*. 1997;100(3):600–604.

Pfirrmann CW, Chung CB, Theumann NH, Trudell DJ, Resnick D. Greater trochanter of the hip: attachment of the abductor mechanism and a complex of three bursae—MR imaging and MR Bursography in cadavers and MR imaging in asymptomatic volunteers 1. *Radiology*. 2001;221(2):469–477.

Smith J, Hurdle MF. Office-based ultrasound-guided intraarticular hip injection: technique for physiatric practice. *Arc Phys Med Rehabil*. 2006;87(2):296–298.

Williams BS, Cohen SP. Greater trochanteric pain syndrome: a review of anatomy, diagnosis and treatment. *Anesth Analg*. 2009;108(5):1662–1670.

参考文献

1. Lesher JM, Dreyfuss P, Hager N, Kaplan M, Furman M. Hip joint pain referral zones: a descriptive study. *Pain Med*. 2008;9(1):22–25.
2. Poulsen E, Overgaard S, Vestergaard JT, Christensen HW, Hartvigsen J. Pain distribution in primary care patients with hip osteoarthritis. *Fam Pract*. 2016;33(6):601–606.
3. Khan AM, McLouglin E, Giannakas K, Hutchinson C, Andrew JG. Hip osteoarthritis: where is the pain? *Ann R Coll Surg Engl*. 2004;86(2):119–121.

注：请参考本书的解剖学术语/缩略语。

第 35A 章

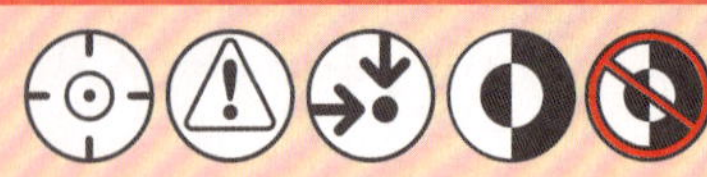

髋关节内注射——前路：X 线透视引导

Simon J. Shapiro，Jonathan S. Kirschner 和 Michael B. Furman

髋关节内注射可用于诊断和治疗髋关节疼痛。它还可用于在核磁共振（MR）关节造影之前提供造影剂。

在本章中，我们将介绍患者处于仰卧位的前路入路。在进行双侧髋关节注射时这种方法非常有用，有时也是患者首选的舒适体位。主要的安全考虑因素包括避开位于髋关节内前方的股神经、股动脉和股静脉。此外，旋股外侧动脉的分支沿转子间前线和股骨颈走行，其中一些分支与旋股内侧动脉吻合，从而为股骨颈和股骨头提供血液供应。理论上，这些血管的闭塞可能导致股骨头缺血性坏死。

注：请参考本书的解剖学术语/缩略语。

穿刺轨迹视图（图 35A.1）

- 将患者置于仰卧位。
- 将 C 形臂放置于目标髋关节上方。
- 将 C 形臂向尾侧倾斜，并向内侧或外侧侧位倾斜以获得穿刺轨迹视图，使进针点位于腹股沟下方，针尖进入大腿近端而不是腹部（见图 35A.1）。
- 目标大致位于股骨头与股骨颈交界处的中线。
- 穿刺针平行于 X 线射线束。

穿刺轨迹视图也是多维视图

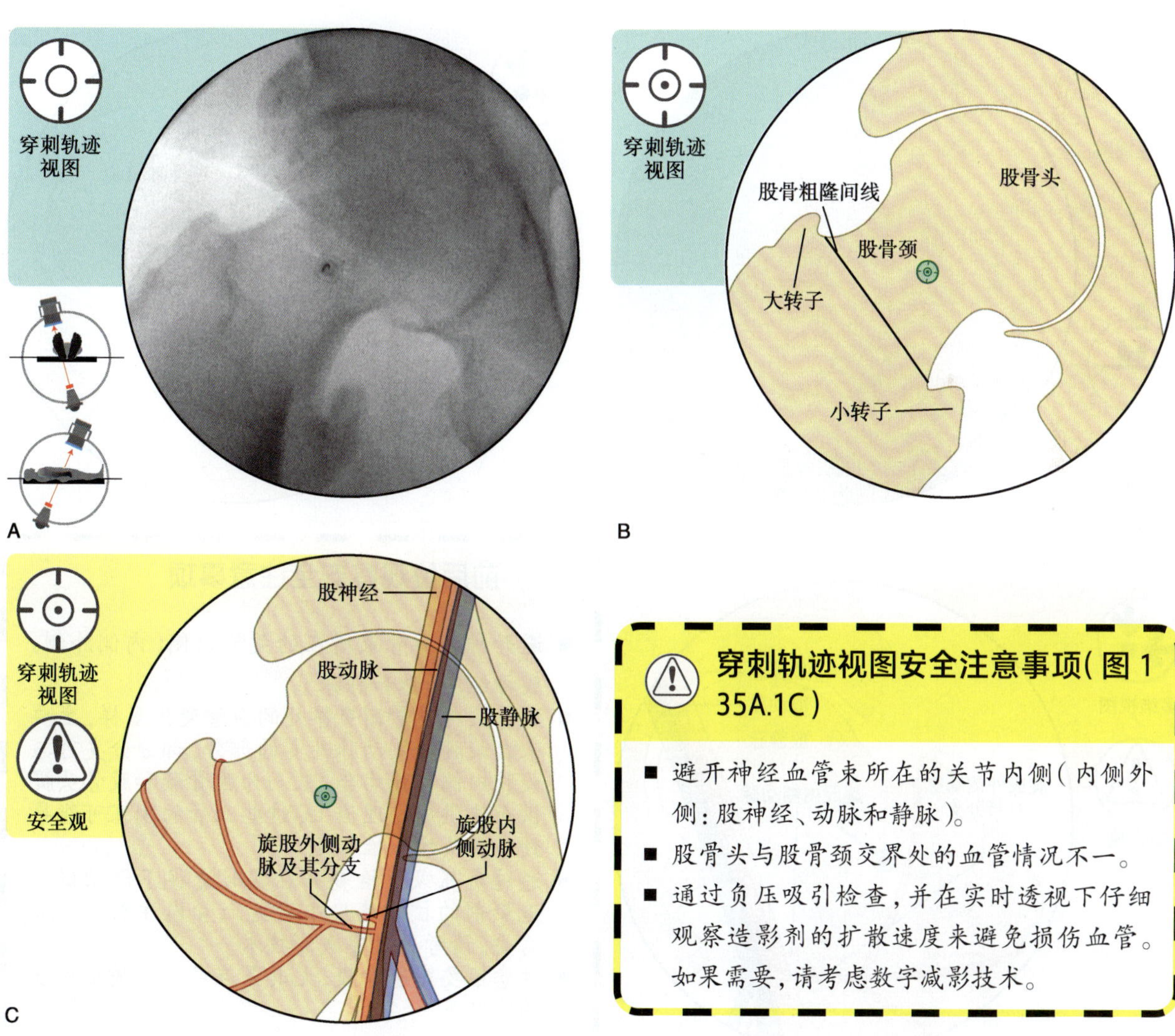

穿刺轨迹视图安全注意事项（图 1 35A.1C）

- 避开神经血管束所在的关节内侧（内侧外侧：股神经、动脉和静脉）。
- 股骨头与股骨颈交界处的血管情况不一。
- 通过负压吸引检查，并在实时透视下仔细观察造影剂的扩散速度来避免损伤血管。如果需要，请考虑数字减影技术。

图 35A.1　A，穿刺轨迹视图的透视图像。B，不透射线结构，穿刺轨迹视图。C，可透射线结构，穿刺轨迹视图。

 多维视图中的理想穿刺针位置（图35A.2）

- 建议使用多维视图。这可以在穿透关节囊之前或之后进行。
- 在穿刺轨迹视图中显示穿刺针刺入并朝目标前进后，将C形臂定位于目标关节的后前位（PA）视图。
- 如有必要，进一步推进穿刺针以穿透关节囊并接触股骨头与股骨颈交界处的骨膜（见图35A.2）。
- 与骨膜接触后，即可注入造影剂。只需少量即可。
- 如果有阻力，斜面可能会进入骨膜或多余的髋关节囊中。在这种情况下，将针退出1～2mm，然后再次注入少量造影剂。
- 关节囊从股骨颈向上围绕股骨头延伸。它在远端发生反折。参见图35A.3A、B，其显示了右髋关节的MR造影图。注意关节囊扩张时的范围。

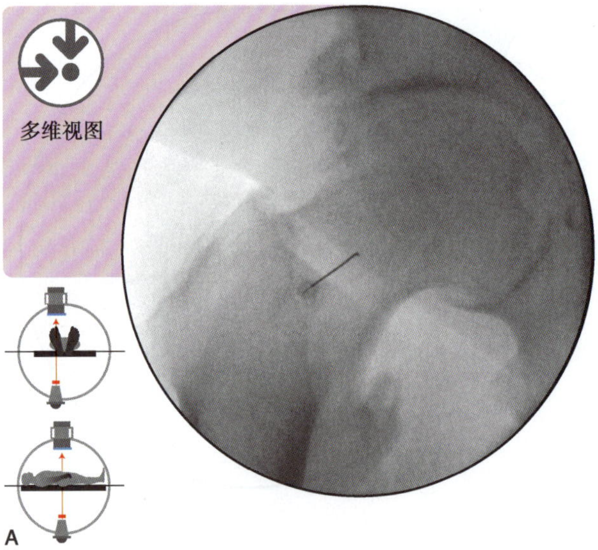

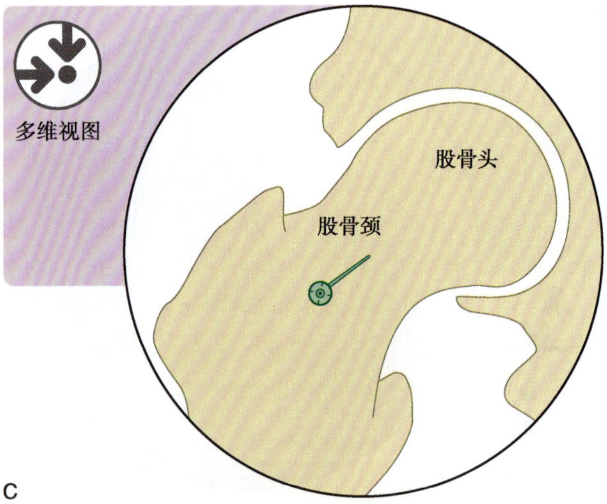

前后位观察安全注意事项

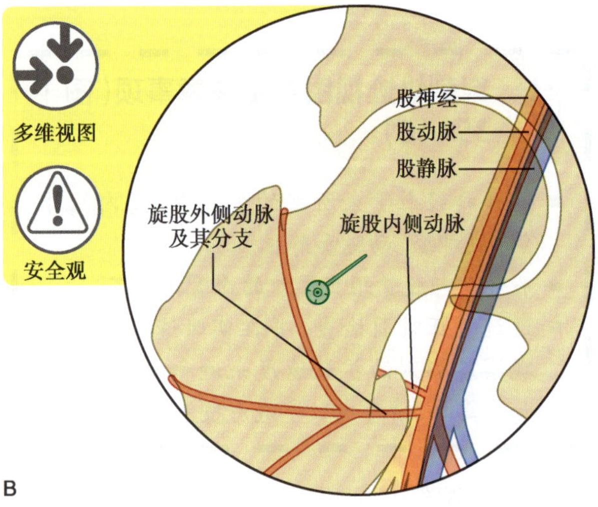

- 避开神经血管束所在的关节内侧（内侧外侧：股神经、动脉和静脉）。
- 股骨头与股骨颈交界处的血管变化多样，主要来自旋股外侧动脉升支的部分，部分分支可与旋股内侧动脉吻合，从而为股骨颈和股骨头提供血液供应。理论上，这些血管的闭塞可能导致股骨头缺血性坏死。
- 通过负压吸引检查并在实时透视下仔细观察造影剂的扩散速度来避免血管内注射。如果需要，请考虑数字减影技术。
- 注意不要穿透骨膜，尤其是在已知骨质疏松症的情况下。

图35A.2 A，后前位（PA）视图透视图像。B，不透射线结构，PA视图。C，可透射线结构，PA视图。

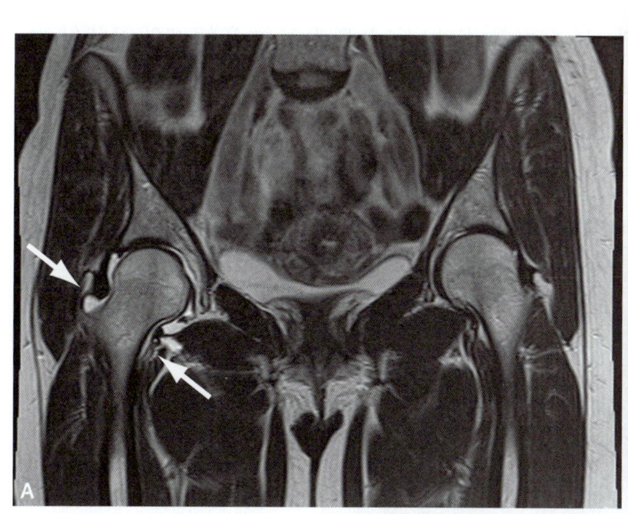
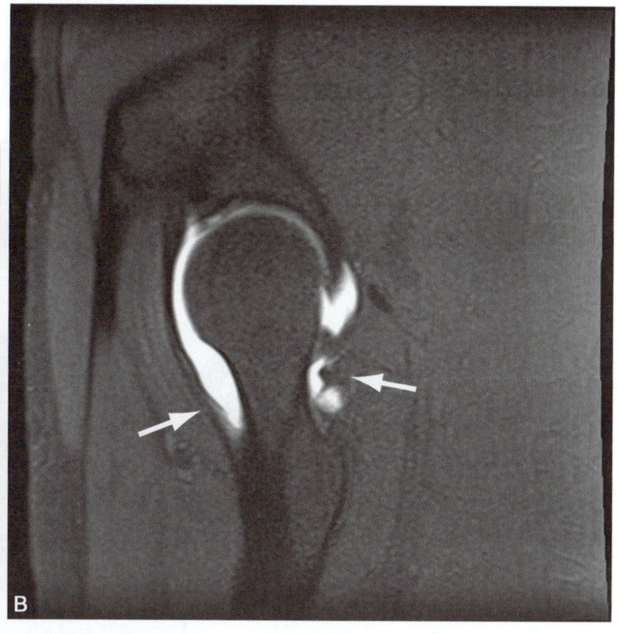

图 35A.3　右髋关节磁共振关节造影。注意关节囊扩张范围（箭头）。A，冠状视图。B，矢状视图（左侧前面）。注意关节囊（箭头）如何在股骨颈表面反射。

理想图像（图 35A.4）

理想的关节内造影剂是向囊下扩散的，并且通常围绕股骨颈向股骨头和关节间隙，向内延伸。如果采取造影剂扩散后视图，造影剂会出现在股骨头下凹处。在某些患者中，造影剂可能外渗至髂腰肌或大转子滑囊。

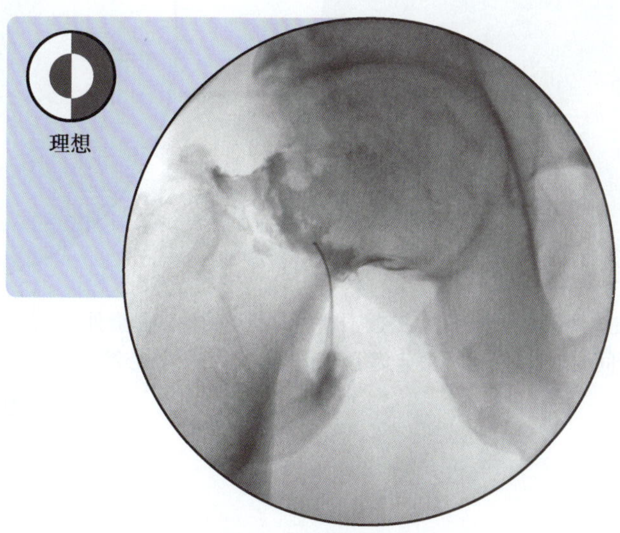

图 35A.4　理想的造影剂扩散。

第八部分

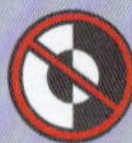

欠佳图像(图 35A.5 和图 35A.6)

垂直条纹平行线表明囊内注射(空心箭头)。此外，还有血管流动(实心箭头)；注意精细的网状结构。如果获得了造影剂血管扩散影像，我们建议避免使用颗粒类固醇。转子间线通常代表髋关节囊的远端范围。因此，如果需要获得关节内扩散，针尖最好触及转子间线近端的骨膜。

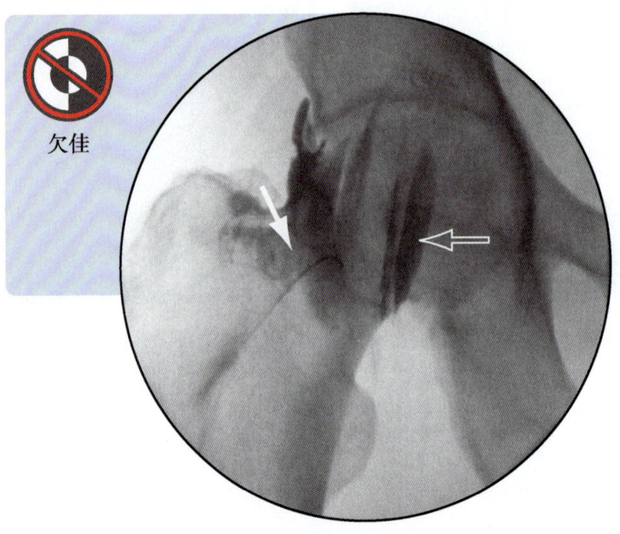

图 35A.5 欠佳的扩散。有细微的血管扩散(实心箭头)；另外，请注意条纹图案显示的欠佳的囊内扩散情况(空心箭头)。

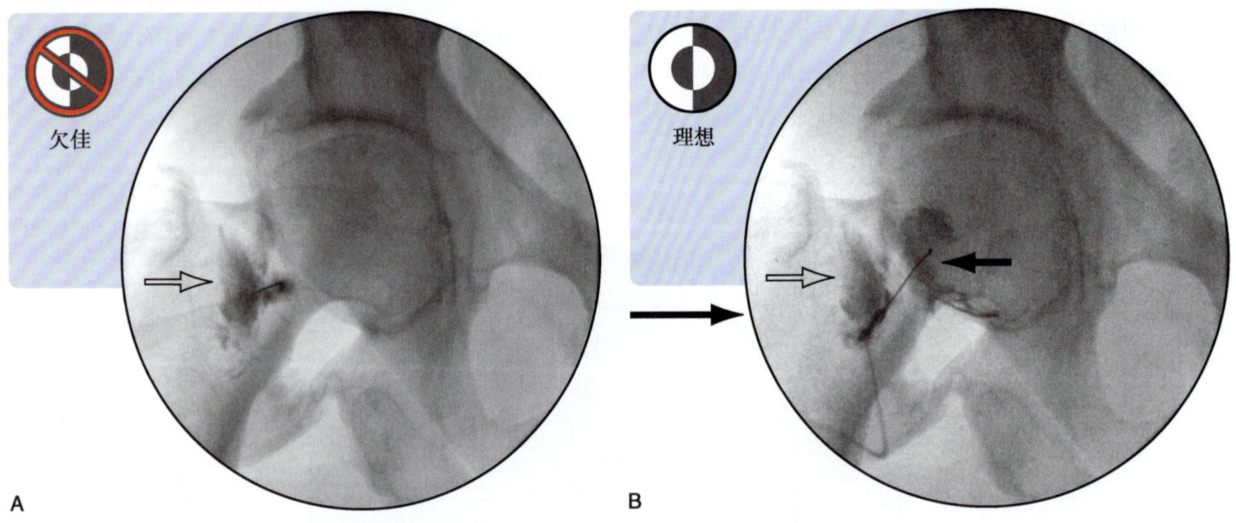

图 35A.6 A，最初，穿刺针在股骨颈的位置过低，扩散不理想。最初的模式是囊外(空心箭头)。B，将针重新定位到股骨头与股骨颈交界处、靠近转子间线近端，实现了关节囊下关节内扩散模式(实心箭头)。

(陈勇 译，陈超 校，毕胜 复校)

髋关节内注射——外侧路径：X线透视引导

第35B章

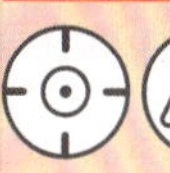

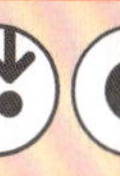
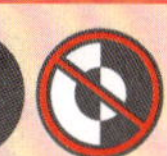

Simon J. Shapiro，James J. Gilhool 和
Michael B. Furman

可以通过外侧入路安全有效地进入髋关节，该入路有其自身的优点，并且提供了一条以最小的解剖变异或射线辐射最低的路径。对于伴有腹部肥大、腹股沟区域附近有皮肤感染、无法忍受仰卧位和/或与患者文化习俗相关的患者，可能会倾向于采用外侧入路。

注：请参考本书的解剖学术语/缩略语。

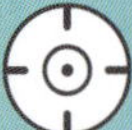

穿刺轨迹视图（图 35B.1）

- 将患者置于侧卧位，目标髋关节朝上（远离手术台）。
- 获得髋关节的侧位视图。
- 倾斜 C 形臂，使股骨头对齐，以获得（或至少近似）"靶心" 的视图（见图 35B.1）。较小的目标股骨与对侧的股骨头相吻合。
  - 较小的股骨头（目标）更靠近影像增强器。非目标的对侧股骨头被放大（如第 3 章所述），因为它距影像增强器较远（且距图像源较近）。
- 目标是股骨头与股骨颈交界处，其在穿刺轨迹视图上对应于倒置的股骨头的中心。
- 确保进针轨迹高于大转子，因为大转子可能会阻挡关节通道。
- 进针平行于 X 线射线束，进一步突出 "靶心" 成像（见图 35B.1A 至 C）。
- 将穿刺针向目标推进，保持在股骨头前后轮廓之间的中线附近，在股骨大转子的上方。

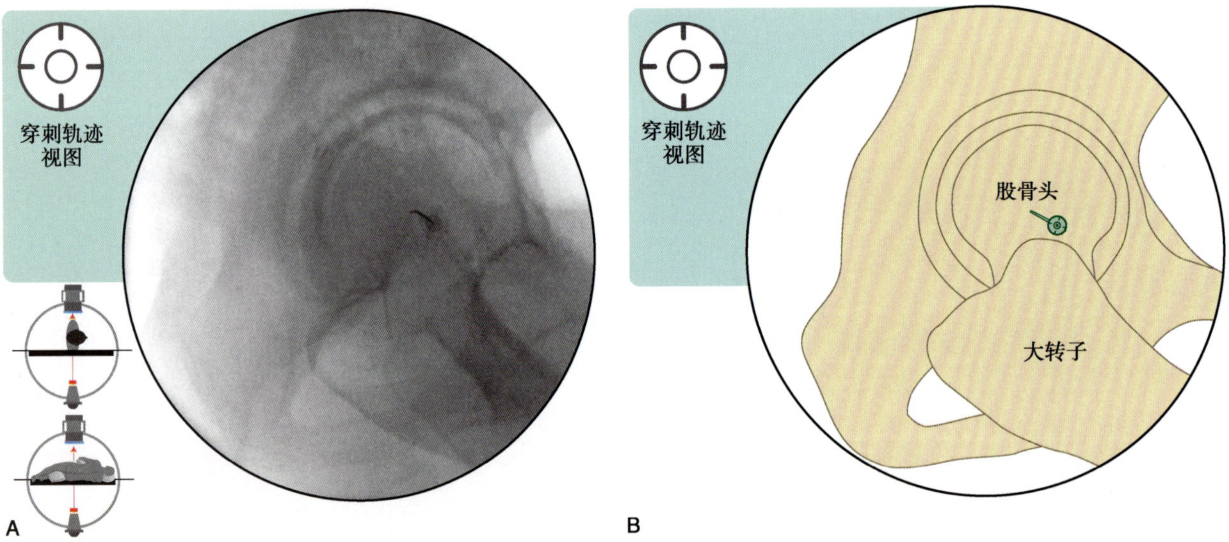

穿刺轨迹视图安全注意事项

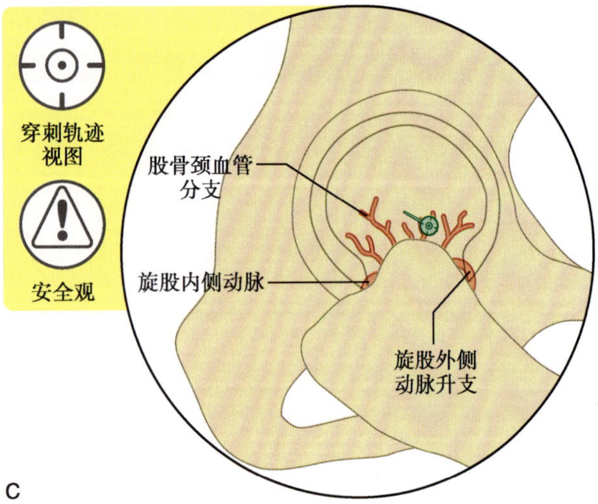

- 股骨头外侧与股骨颈连接处的血管分布是多变的。
- 通过负压吸引检查并在实时透视下仔细观察造影剂的扩散来避免血管内注射。考虑数字减影技术。

图 35B.1　**A**，重叠双侧股骨头的穿刺轨迹视图的透视图像。**B**，不透射线结构，穿刺轨迹视图。**C**，可透射线结构，穿刺轨迹视图。较小的头部（目标）更靠近影像增强器。非目标对侧头部被放大，因为它距离影像增强器更远（并且更接近球管）。

穿刺轨迹视图也是多维视图

穿刺轨迹视图中定位的要点

- “靶心”视图不一定是完美的。即使患者轻微的移动也会影响 X 线透视机检查中看到的图案。
- 重要的是要看到并区分两侧股骨头，以便更清晰的显示目标股骨头。
- 由于放大的原因（如第 3 章所述）：
  - 靠近影像增强器（远离球管）的股骨头会显得更小。
  - 距影像增强器较远（且距球管较近）的股骨头会显得较大。
- 球管位于手术台的下方，影像增强器位于手术台上方，看起来较小的股骨头就是目标。
- 将穿刺针放置距离尾部太远可能会遇到大转子上部的风险，从而阻止穿刺针进一步向目标前进。一个经验性方法则是将目标放置于股骨大转子上侧和肱骨头之间的位置，如侧面图像所示。

多维视图中的理想针位置（图 35B.2）

- 在穿刺轨迹视图下进针并朝目标推进后，以 C 形臂定位获得目标关节的前后位（AP）视图（相对于患者）。该视图是与地面平行。
- 理想情况下，在接触骨膜之前应切换到前后位视图。这将允许在股骨头与股骨颈交界处进行轻微的进针路径的修正，以到达理想位置。
- 从前后位视图来看，看似股骨头中心的地方实际上是股骨头与股骨颈的交界处，这是真正的目标。
- 穿刺针进一步前进，为避免偏离目标，针尖应该向尾侧或头侧倾斜，以接触股骨头颈交界处的骨膜。
- 为了避免在前后位视图中偏离目标，请仅使用尾侧或头侧的斜面进针。在前后位视图中，请勿前后斜面推进穿刺针。
- 推进穿刺针直至接触股骨头颈交界处。
- 轻轻接触骨膜后，即可注入造影剂。只需少量即可。
  - 如果有阻力，斜面可能会进入骨膜或关节囊内。在这种情况下，将针退出 1～2mm，然后再次注射少量造影剂。
- 关节囊从股骨颈向上围绕股骨头延伸。参见图 35A.3，其显示了右髋的磁共振关节图。注意扩张时关节囊的范围。

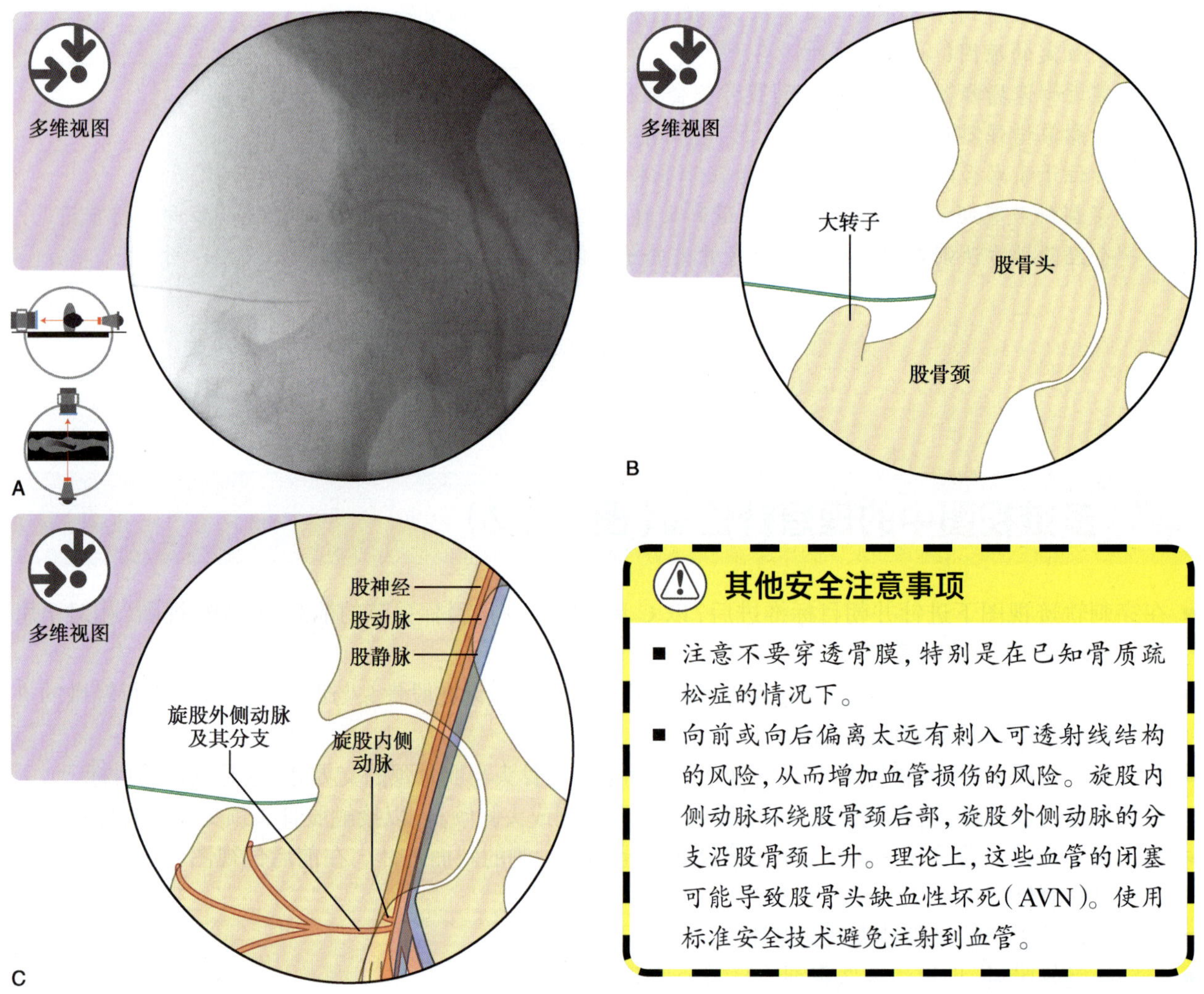

其他安全注意事项

- 注意不要穿透骨膜，特别是在已知骨质疏松症的情况下。
- 向前或向后偏离太远有刺入可透射线结构的风险，从而增加血管损伤的风险。旋股内侧动脉环绕股骨颈后部，旋股外侧动脉的分支沿股骨颈上升。理论上，这些血管的闭塞可能导致股骨头缺血性坏死（AVN）。使用标准安全技术避免注射到血管。

图 35B.2　A，前后位（AP）视图的透视图像。B，不透射线结构，AP 视图。C，可透射线结构，AP 视图。

理想图像（图 35B.3 和图 35B.4）

理想的造影剂扩散应在囊内，并且通常环绕股骨颈方向，向股骨头和关节间隙的内侧延伸。如果采取造影剂扩散后视图，则可以在下凹处发现造影剂。

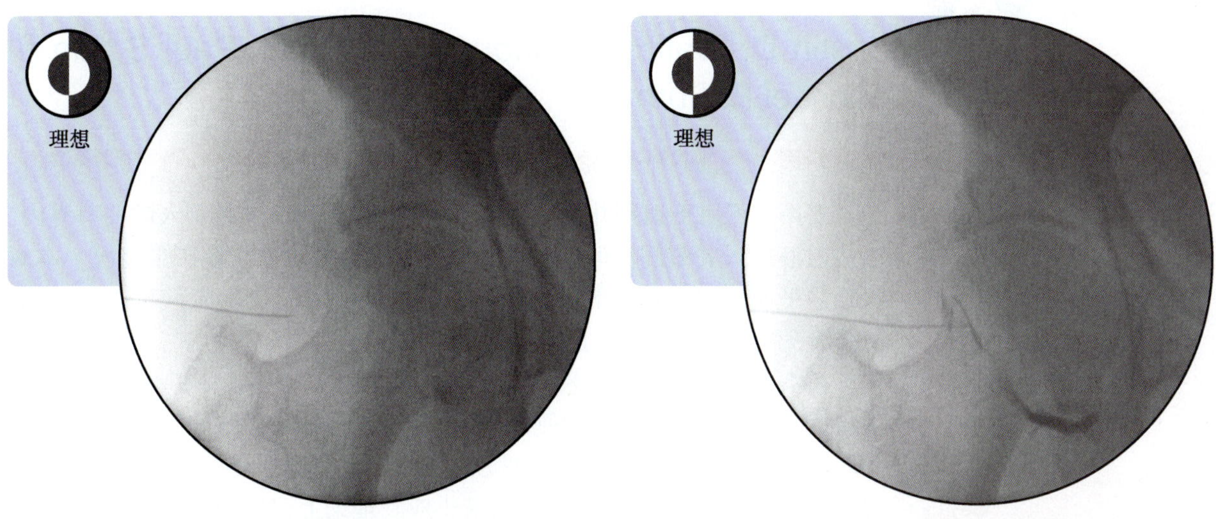

图 35B.3　在旋转 C 形臂以获得针尖接近目标的前后视图之前，将穿刺针放置在穿刺轨迹视图中并逐渐推进。现在可以将针稍微向头侧引导至股骨头颈交界处。

图 35B.4　穿刺针已推进至股骨头颈交界处，并注射造影剂。造影剂围绕在股骨颈至股骨头的下方内侧的关节囊。

（杨卿　译，陈超　校，毕胜　复校）

第 35C 章

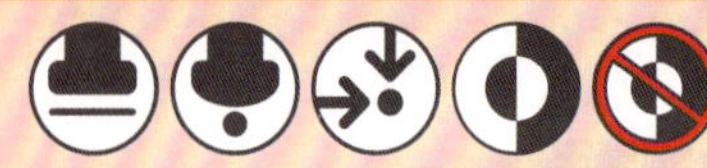

髋关节内注射——前路：超声引导

Justin D. Waltrous，Shounuck I. Patel，Paul S. Lin 和 Michael B. Furman

超声波可用于识别并抽吸关节积液，确保穿刺针没有刺入髋关节囊内。当注射液进入关节间隙时，超声还可以直接观察到关节囊扩张情况。本章将描述平面外辅助定位的平面内穿刺技术。使用可视化造影剂，通过实时X线透视检查以避免刺入血管。

在本章中，我们将描述患者处于仰卧位的前方入路。主要安全注意事项包括避开位于股骨髋臼内侧前方的股神经、动脉和静脉。此外，旋股外侧动脉的分支沿转子间前线和股骨颈走行，其中一些分支与旋股内侧动脉吻合，从而为股骨颈和股骨头提供血液供应。理论上，这些血管的闭塞可能导致股骨头缺血性坏死。

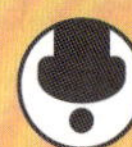 平面内技术（图 35C.1）

- 患者仰卧位。
- 介入医生在患者同侧（图 35C.1A）。
- 超声图像位于介入医生的对侧并与探头一致（参见图 35C.1A 和第 4 章）。
- 在短轴视图中识别股动脉和股静脉。
- 从股骨远端短轴开始，向近端移动至股骨颈。
- 向内侧平移至股骨头颈交界处。
- 旋转探头（最初朝向脐）以优化关节囊的前隐窝，直接位于股骨头颈交界处上方（图 35C.1B、C、D）。
- 可以被动向内和向外旋转大腿，以确认位置并识别可能存在的积液。
- 当探头仍位于股骨颈和股骨头的长轴上时，从下外侧到上内侧方向朝股骨头颈交界处进针。
- 在长轴视图中看到针尖的同时，进针直至其穿过关节囊（图 35C.1B、C）。

注：请参考本书的解剖学术语/缩略语。

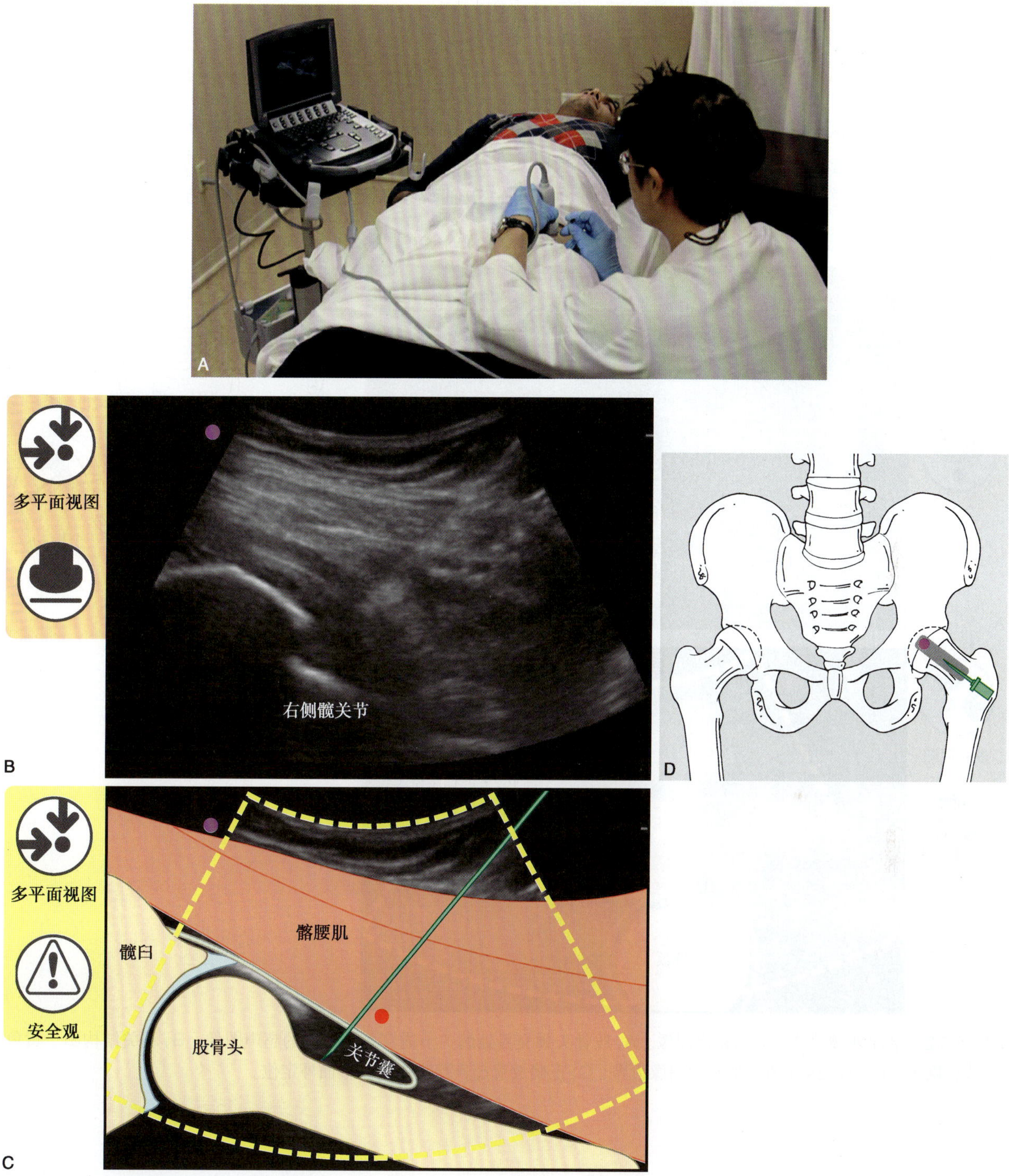

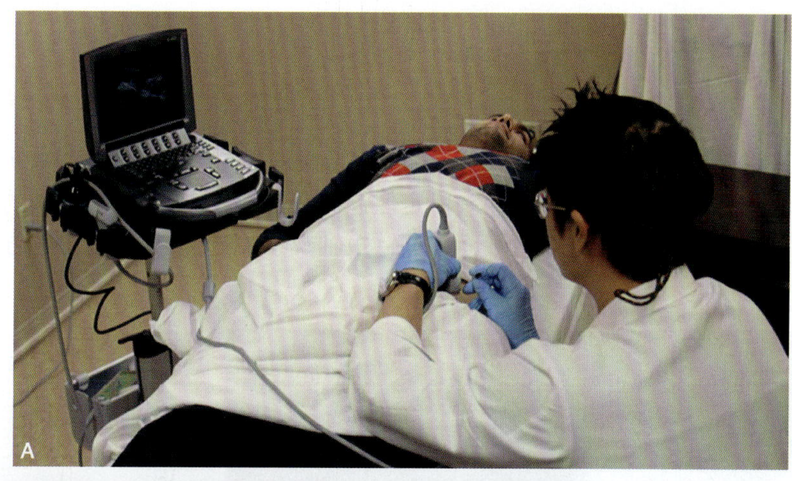

图 35C.1　A，用于髋关节注射的操作间、介入医生、探头和超声设备的设置。平面内髋关节注射的超声（US）图像。B，超声图像。C，相关结构图。黄色虚线框表示 35C.1B 上看到的超声图像边界。红色圆圈表示旋股动脉。D，超声探头的正确放置。

平面内技术安全注意事项

- 识别局部所有的动脉，包括回旋动脉，需要避开。
- 如果太靠内侧，穿刺针可能会接触股骨的神经血管结构。

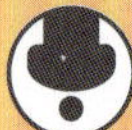 平面外定位（图 35C.2A、B）

- 使用平面内技术进行关节内穿刺后，将探头旋转 90° 至平面外视图，以重新确认关节囊内针尖位置。
- 如果针尖很好地位于关节囊内，那么旋转探头以定位针尖并不困难，因为针尖移动的概率很小。
- 对于存在大量关节翳的肥胖患者，您可以平面外进针短轴观察关节，以此作为备选方法。

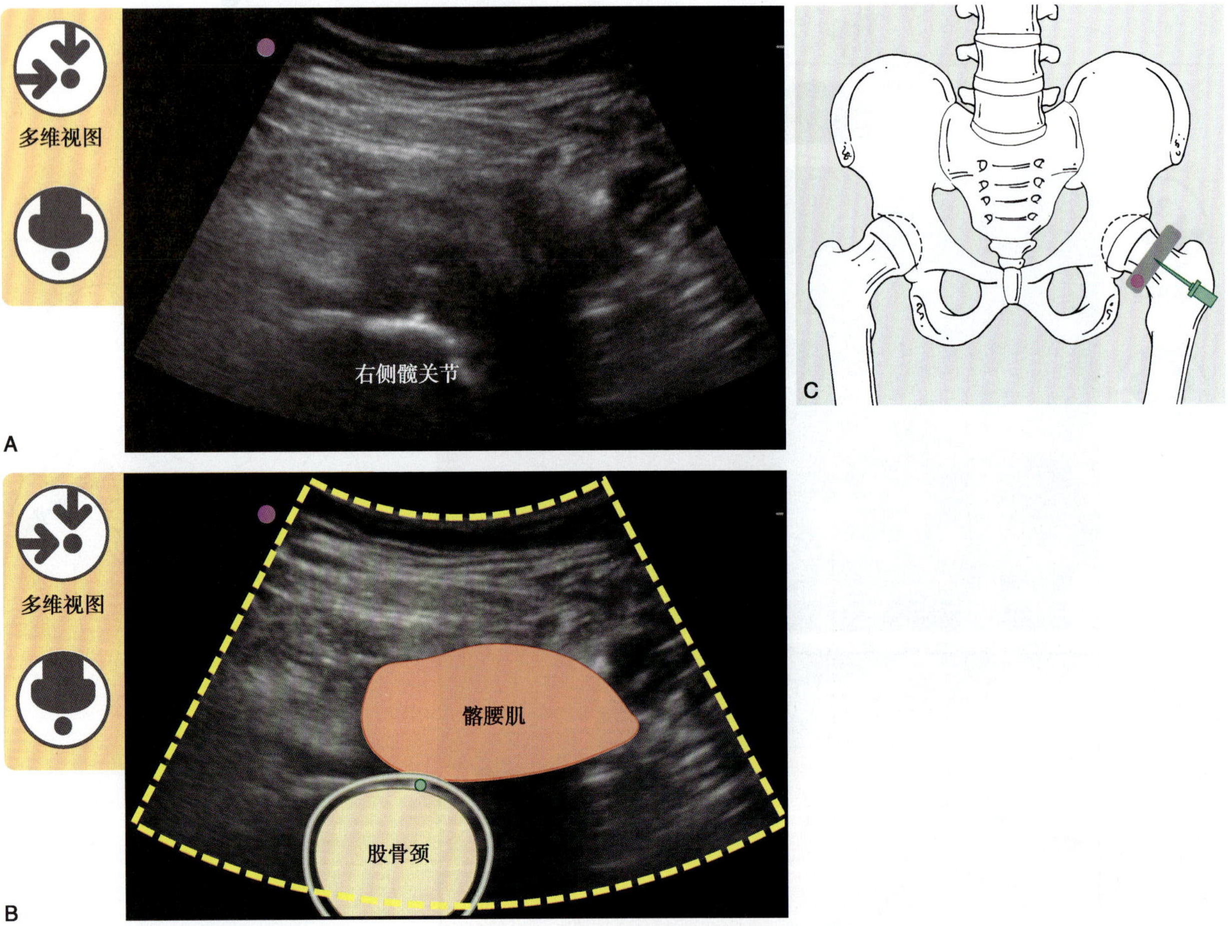

图 35C.2　平面外髋关节注射的超声图像。A，股骨头颈交界处髋关节内穿刺针位置的超声图像。B，相关结构图。黄色虚线轮廓表示图 35C.2A 上看到的超声图像边界。C，正确放置超声探头以进行平面外定位。

平面外技术安全注意事项

- 避开位于内侧的神经血管结构（未显示）。
- 这种平面外视图非常适合识别内侧神经血管结构的位置。

理想图像（图 35C.3）

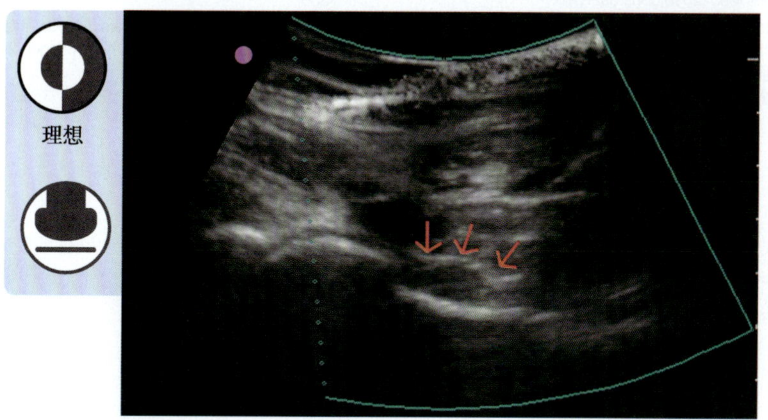

图 35C.3　理想关节内注射，显示关节囊扩张（红色箭头）。

欠佳图像（图 35C.4）

- 避免注射入旋股动脉，以降低注射相关股骨头坏死的风险。
- 避免触碰内侧神经血管结构。

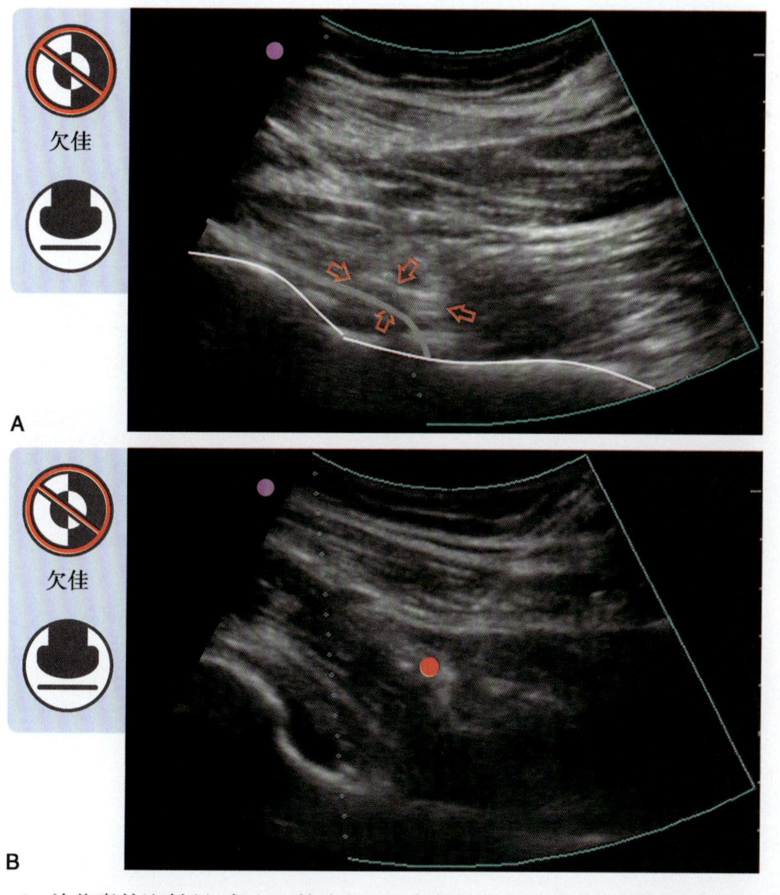

图 35C.4　A，关节囊外注射（红色空心箭头）。B，穿刺针刺入旋股动脉的模拟图像（红色圆圈）。

（叶皓天　译，陈超　校，毕胜　复校）

建议读物

Hoeber S, Aly AR, Ashworth N, Rajasekaran S. Ultrasound-guided hip joint injections are more accurate than landmark-guided injections: a systematic review and meta-analysis. *Br J Sports Med*. 2016;50(7):392–396.

Malanga G, Nadler S. *Musculoskeletal Physical Examination: An Evidence-Based Approach*. Philadelphia, PA: Elsevier Mosby; 2006.

Peng PW. Ultrasound-guided interventional procedures in pain medicine: a review of anatomy, sonoanatomy, and procedures. Part IV: hip. *Reg Anesth Pain Med*. 2013;38(4):264–273.

Smith J, Hurdle MF, Weingarten TN. Accuracy of sonographically guided intraarticular injections in the native adult hip. *J Ultrasound Med*. 2009;28(3):329–335.

Spinner DA, Kirschner JS, Herrera JH, eds. *Atlas of Ultrasound Guided Musculoskeletal Injections*. New York, NY: Springer; 2013.

第 35D 章

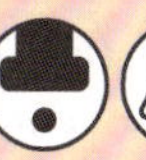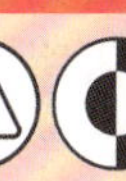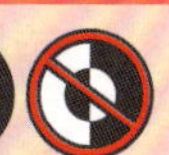

股骨大转子滑囊/臀中肌注射:超声引导

Jackson Liu, Naimish Baxi, Jonathan S. Kirschner 和 Michael B. Furman

大转子疼痛综合征(GTPS),被称为 Masquerader,经常被误认为是其他髋部或腰部病变。大转子疼痛综合征表现为髋部外侧疼痛,可能放射至大腿外侧。若干肌肉起止于股骨大转子处或其附近,股骨大转子由肌腱附着点组成,包括后上、外侧和前侧。三个主要的滑囊可能是疼痛的来源:位于臀大肌和臀中肌肌腱之间的臀大肌滑囊(转子滑囊)、位于外侧臀中肌止点深处的臀中肌滑囊,和臀小肌前部止点深部的臀小肌滑囊。

超声波引导确保穿刺针准确地进入目标滑囊中。在本章中,我们将介绍一种可用于注射臀中肌和大转子滑囊的平面内技术,即臀中肌肌腱的短轴。我们还将演示平面外确认方法。安全注意事项包括避免注射到肌腱内。

注:请参考本书的解剖学术语/缩略语。

平面内技术（图 35D.1）

- 患者侧卧位，暴露有症状的一侧。
- 患者的髋部和膝关节稍微弯曲会更舒适。
- 介入医生站在患者身后（图 35D.1A）。
- 超声图像位于介入医生对侧及患者前方，并与探头对齐（参见第 4 章）。
- 首先将探头放置在股骨干的短轴上，股骨干呈圆形。
- 从远端到近端扫描，直到看到大转子及其具有特征性的三角形外观的前面和侧面。
- 识别附着在各自层面上的臀中肌、臀小肌；请注意，即使存在活动性滑囊炎，大转子滑囊本身通常也看不到（图 35D.1B、C）。
- 将探头置于轴向平面，股骨短轴，朝向转子（臀大肌）滑囊由后向前进针。
- 在平面内看到针尖的同时，继续进针直至其接触滑囊侧面以进行臀中肌滑囊注射（本章未演示）。然后将针撤回至臀中肌表面和臀大肌深处的位置，以注射大转子滑囊（图 35D.1B、C）。
- 如果在注射时遇到阻力，穿刺针可能会刺入臀中肌肌腱中。稍微退出或推进针尖会减小阻力，有利于注射液扩散。

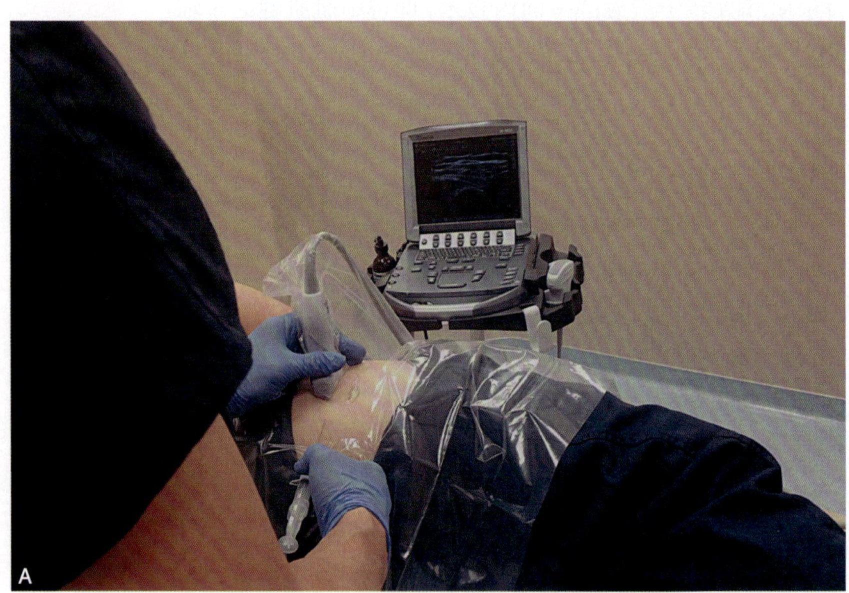

图 35D.1　A，患者侧卧位操作间、介入医生、探头和超声设备的设置。

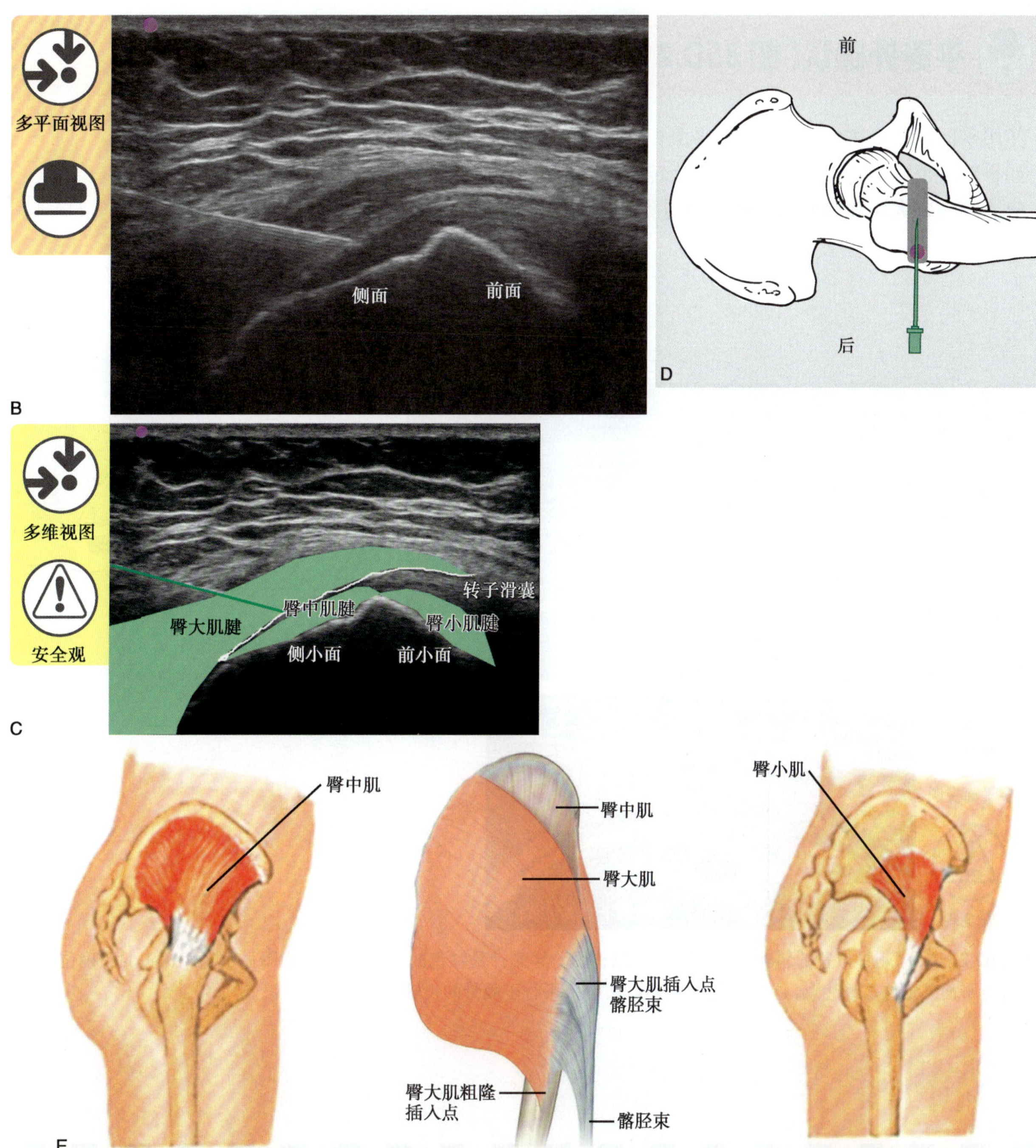

图 35D.1（续） B，穿刺针置于臀大肌（转子）滑囊内的臀中肌肌腱表面的超声图像。尽管使用线阵探头演示，但也可以考虑凸阵探头。C，相关结构图。穿刺针是绿色的。转子滑囊为白色。D，骨骼示意图显示超声探头的正确位置。请注意，这是骨盆的侧位视图，探头垂直于股骨的轴线。E，臀中肌向后外侧走行、臀小肌向前走行以及臀大肌在臀肌粗隆远端走行并继续横向形成髂胫束的示意图。

平面内技术安全注意事项

- 避免注射到臀中肌肌腱，该肌腱紧邻大转子滑囊深处。
- 这种入路没有必须避开的神经血管结构。

第八部分

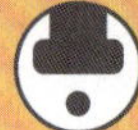 平面外确认(图 35D.2)

- 使用平面内技术进针至滑囊后，将探头旋转 90° 至平面外视图，以重新确认关节囊针尖位置。
- 如果针尖很好地位于滑囊内，那么旋转探头以定位针尖并不困难，因为针尖移动的概率很小。
- 应能够在臀大肌深处和臀中肌浅层看到针尖。

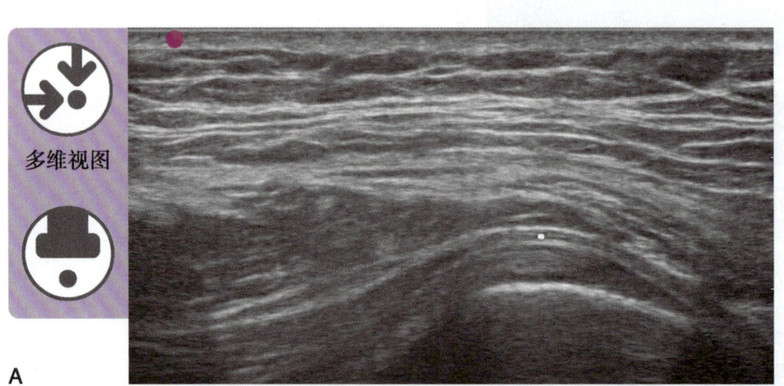

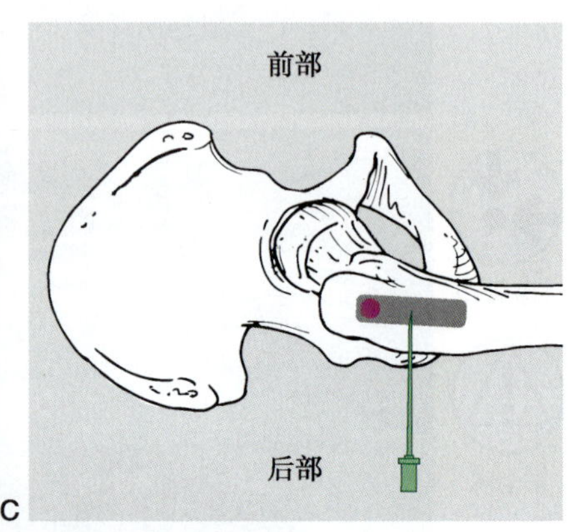

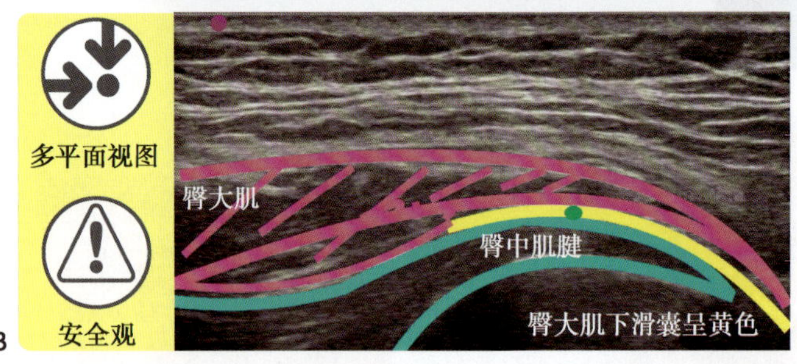

图 35D.2 A，穿刺针位置的超声图像。B，相关结构图。穿刺针是绿色的。C，骨骼示意图显示超声探头的正确位置，以进行平面外定位。请注意，这是骨盆的侧位视图，探头平行于股骨的长轴。

平面外技术安全注意事项

- 避免注射到臀中肌肌腱，该肌腱紧邻大转子滑囊深处。
- 这种入路没有必须避开的神经血管结构。

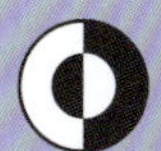

理想图像（图 35D.3）

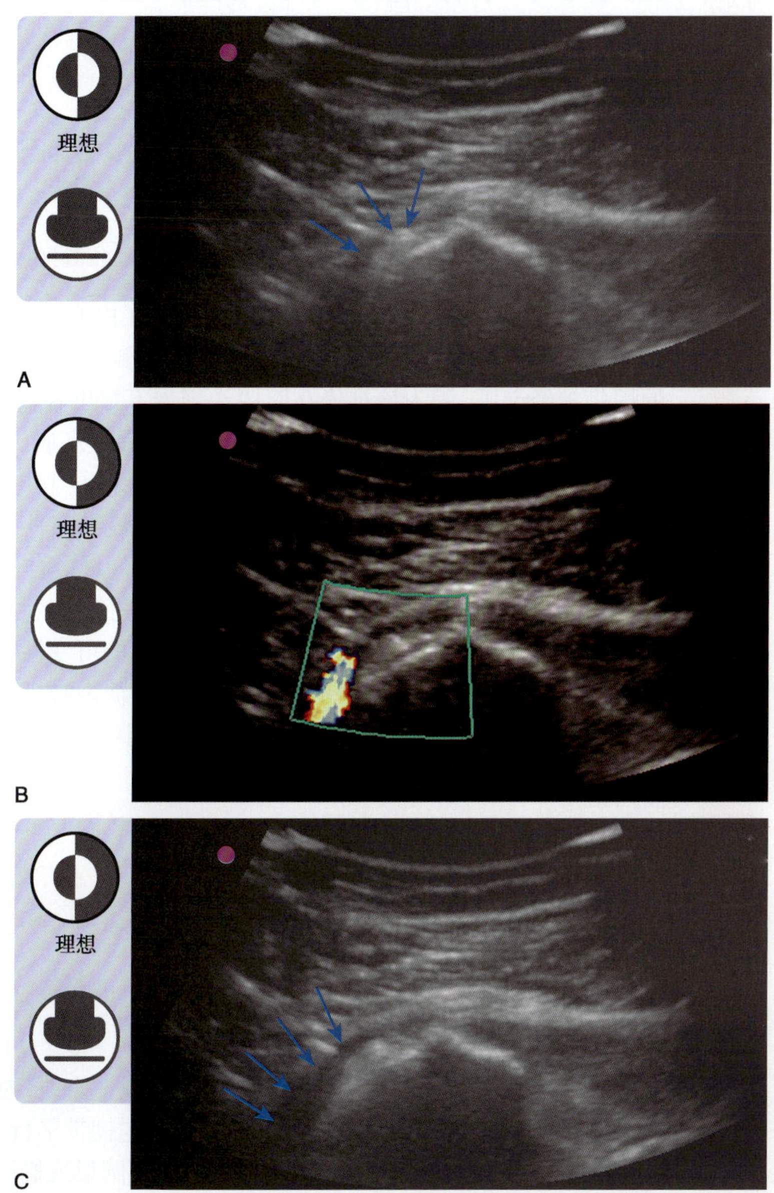

图 35D.3　理想注射图像，A，初始注射过程中局部滑囊扩张（箭头）；B，彩色多普勒下滑囊内注射液流动；C，注射后弥漫性滑囊扩张（箭头）。

（张玮 译，陈超 校，毕胜 复校）

建议读物

McEvoy JR, Lee KS, Blankenbaker DG, Rio AM, Keene JS. Ultrasound-guided corticosteroid injections for treatment of greater trochanteric pain syndrome: greater trochanter bursa versus subgluteus medius bursa. *AJR Am J Roentgenol*. 2013;201(2):W313–W317.

Pfirrmann CWA, Chung CB, Theumann NH, Trudell DJ, Resnick D. Greater Trochanter of the Hip: Attachment of the Abductor Mechanism and a Complex of Three Bursae—MR Imaging and MR Bursography in Cadavers and MR Imaging in Asymptomatic Volunteers 1. *Radiology*. 2001;221(2):469–477.

Williams BS, Cohen SP. Greater trochanteric pain syndrome: a review of anatomy, diagnosis and treatment. *Anesth Analg*. 2009;108(5):1662–1670.

第 35E 章

股外侧皮神经注射：超声引导

Jackson Liu，Naimish Baxi，Jonathan S. Kirschner 和 Michael B. Furman

感觉异常性股痛（MP）是股外侧皮神经（LFCN）的纯感觉单神经病，类似于高位腰椎神经根病。其特点是大腿前外侧感觉异常和烧灼感，最常见原因是神经卡压，因为该神经在腹股沟韧带下穿出骨盆。虽然 85% 的患者预后良好，但 15% 的患者可能会出现慢性顽固性疼痛。股外侧皮神经起于 L_2 和 L_3 脊神经的背支，并从腰大肌的外侧缘穿出，斜向穿过髂肌。然后穿过腹股沟韧带内侧下方的髂前上棘（ASIS）。最终穿过缝匠肌，在此处走行更加表浅，以支配从大腿到膝盖的前外侧皮肤区域。神经的走向常有变异。

虽然感觉异常性股痛的治疗通常是保守的，但在顽固病例中已采用注射治疗，并取得了良好效果。考虑到神经位置的可变性，超声引导可以提高注射的准确性。在本章中，我们将介绍一种平面内技术，即股外侧皮神经的短轴。我们还将演示平面外定位。安全注意事项包括避免神经内注射或避开随神经行进的血管结构。

 平面内技术（图 35E.1）

- 患者取仰卧位。
- 介入医生位于患者的同侧（图 35E.1A）。
- 超声屏幕置于介入医生的另一侧并与探头成一直线（参见第 4 章）。
- 首先将探头放置在髂前上棘上方并与腹股沟韧带平行。
- 朝尾部方向从外侧到内侧扫描，定位高回声圆形或椭圆形神经，通常在缝匠肌和阔筋膜张肌之间可以看到。
- 由于股外侧皮神经的走行变化很大，因此扫描应从髂前上棘开始，但也可能在更远端或内侧位置结束。
- 识别阔筋膜张肌和缝匠肌；在大腿更远端可以看到股直肌和肌腱（图 35E.1B、C）。
- 彩色多普勒有助于识别随神经走行的血管结构。
- 将探头置于股外侧皮神经的短轴上，将穿刺针从外侧向内侧方向刺向神经。
- 在平面内看到针尖的同时，继续进针直至其位于阔筋膜张肌和缝匠肌之间的神经附近（图 35E.1B、C）。
- 注射后注射液会在神经周围流动，产生环绕效应。

注：请参考本书的解剖学术语/缩略语。

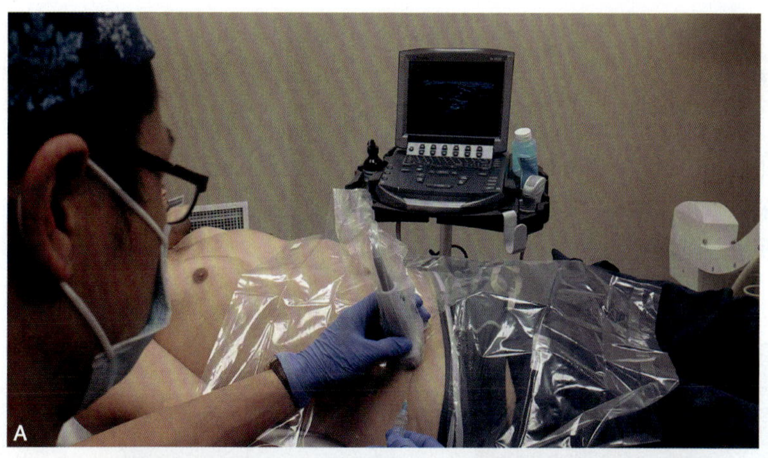

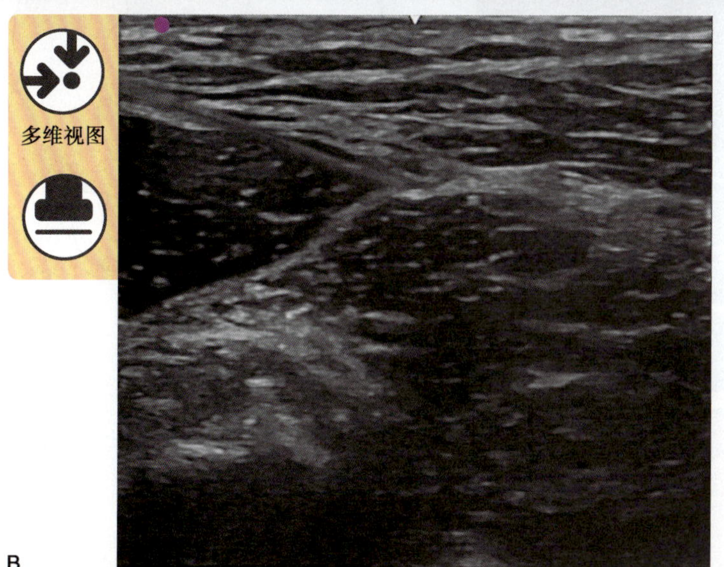

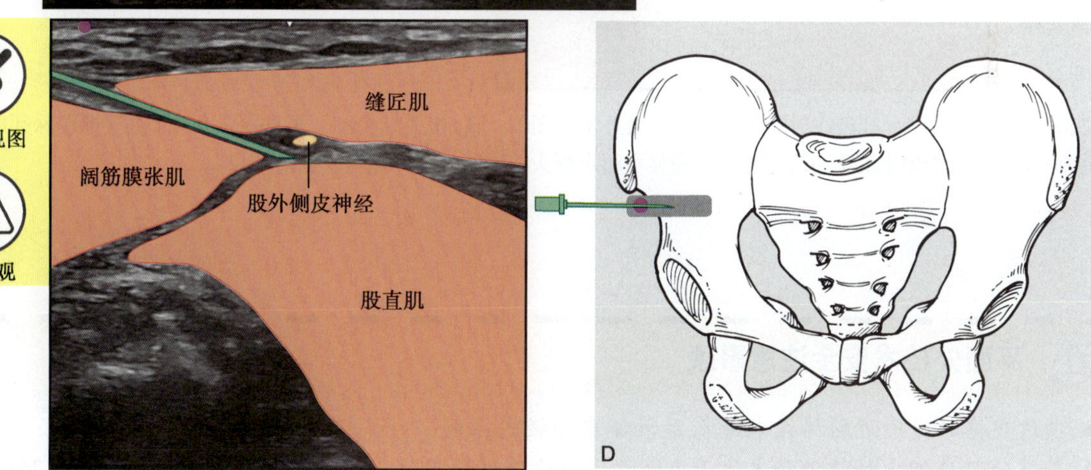

图 35E.1　A，患者仰卧位进行操作的操作间、介入医生、探头和超声设备的设置。B，股外侧皮神经平面内注射的超声图像，穿刺针位于阔筋膜张肌和缝匠肌之间。请注意，在此图像中探头位于髂前上棘的远端。C，相关结构图。穿刺针是绿色的。D，骨骼示意图显示超声探头的正确位置。

平面内技术安全注意事项

- 避免股外侧皮神经神经内注射。
- 避免注射动脉和静脉，它们随神经行进，有时可以通过彩色多普勒显示出来。

平面外确认（图 35E.2）

- 患使用平面内技术穿刺后，将探头旋转 90° 至平面外视图，以重新确认针尖位置。
- 如果针尖位于神经附近，那么旋转探头以定位针尖并不困难，因为针尖移动的概率很小。
- 针尖应位于阔筋膜张肌和缝匠肌之间的神经附近。

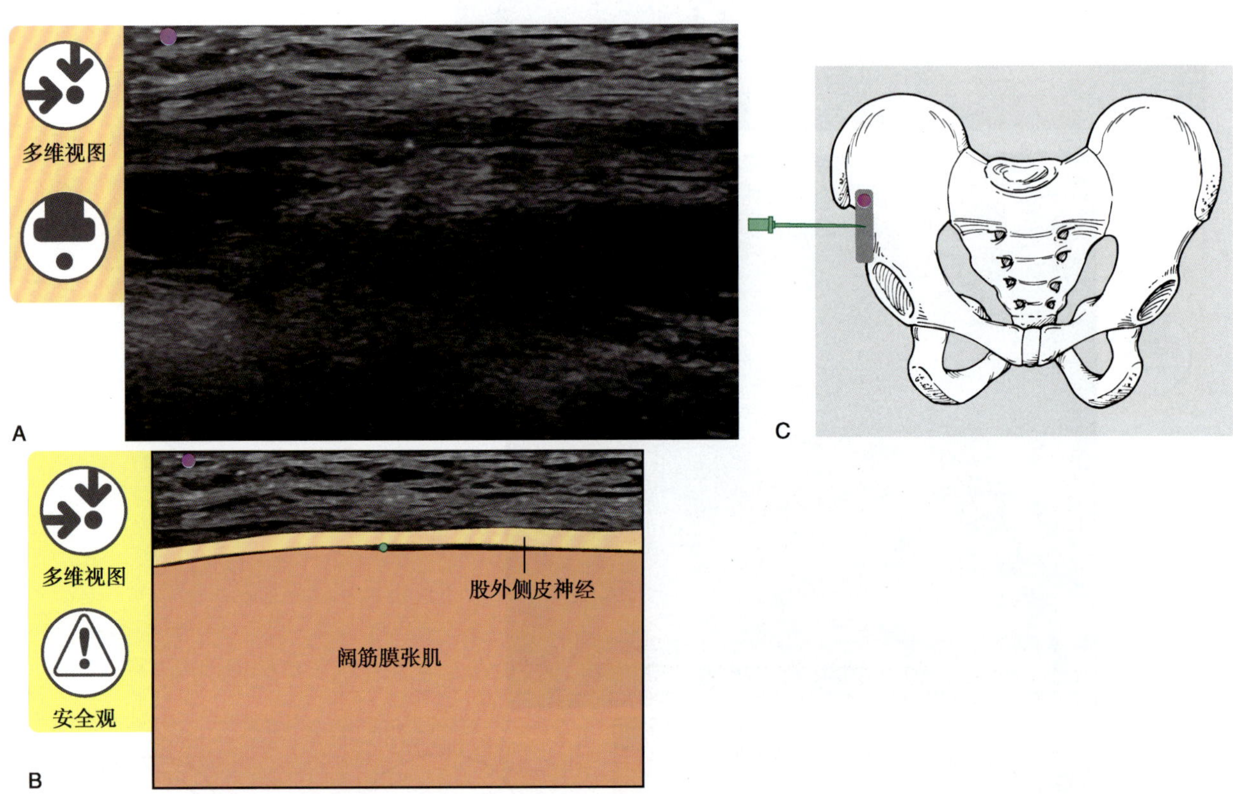

图 35E.2 A，股外侧皮神经注射穿刺的超声平面外定位图像。B，相关结构图。根据探头角度，位于神经深部的是阔筋膜张肌（如图所示）或股直肌。C，骨骼示意图显示超声探头的正确位置以进行平面外定位。

平面外技术安全注意事项

- 通过观察针尖附近的神经来避免 股外侧皮神经内注射。
- 备选的股外侧皮神经阻滞点位于更远端。通过这种技术可以在更深的位置找到神经（图 35E.3）。

第八部分

备选(图 35E.3)

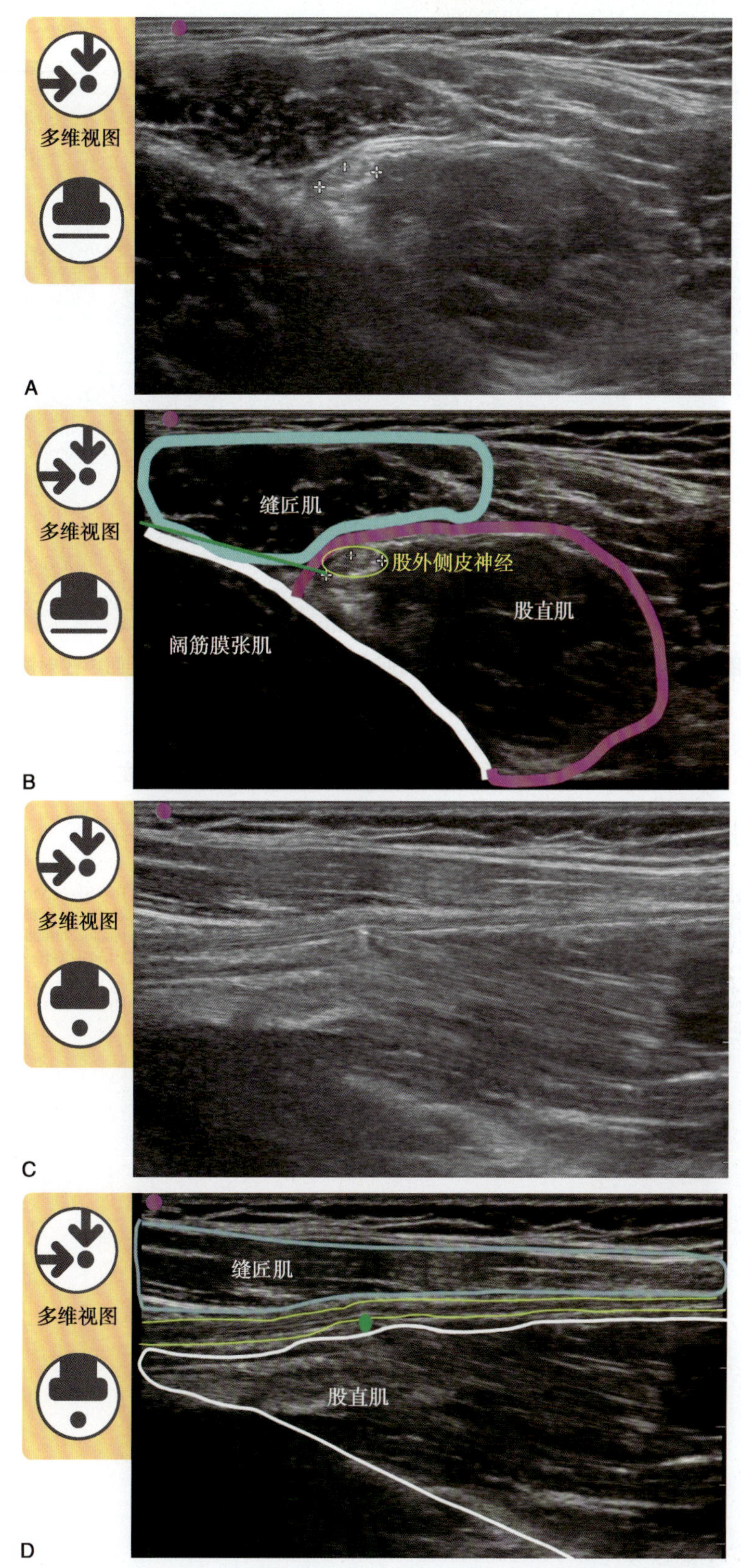

图 35E.3　备选的股外侧皮神经阻滞点位于更远端。通过这种技术可以在更深的位置找到神经。A，平面内方法。B，A 图平面内方法的示意图。C，平面外确认穿刺针位置。D，C 图平面外定位示意图(股外侧皮神经为黄色)。

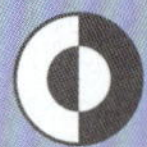

理想图像(图 35E.4)

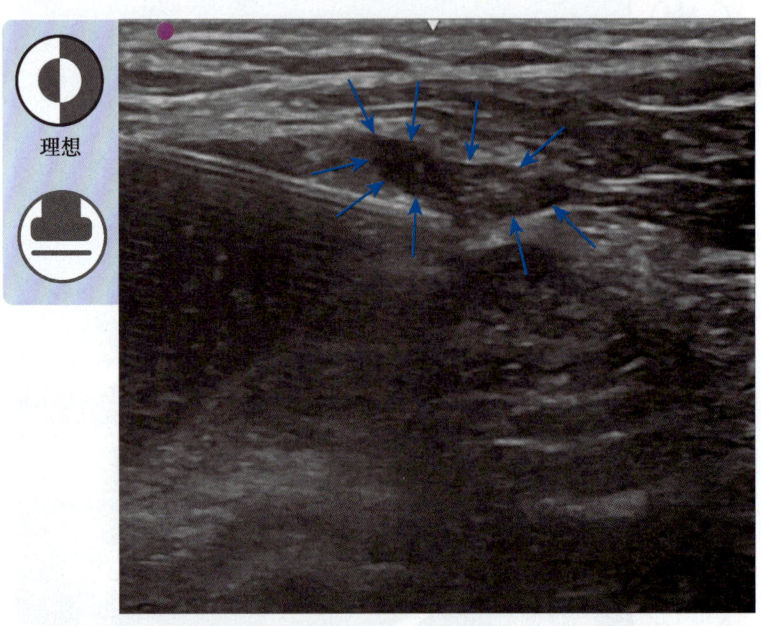

图 35E.4　理想的神经注射，显示高回声股外侧皮神经周围的低回声注射液（箭头）。

（樊龙昌　译，陈超　校，毕胜　复校）

建议阅读

de Ridder VA, de Lange S, Popta JV. Anatomical variations of the lateral femoral cutaneous nerve and the consequences for surgery. *J Orthop Trauma*. 1999;13(3):207–211.

Hurdle MF, Weingarten TN, Crisostomo RA, Psimos C, Smith J. Ultrasound-guided blockade of the lateral femoral cutaneous nerve: technical description and review of 10 cases. *Arch Phys Med Rehabil*. 2007;88(10):1362–1364.

Tagliafico A, Serafini G, Lacelli F, Perrone N, Valsania V, Martinoli C. Ultrasound-guided treatment of meralgia paresthetica (lateral femoral cutaneous neuropathy): technical description and results of treatment in 20 consecutive patients. *J Ultrasound Med*. 2011;30(10):1341–1346.

Yang SN, Kim DH. L1 radiculopathy mimicking meralgia paresthetica: a case report. *Muscle Nerve*. 2010;41(4):566–568.

第 36 章

髂嵴骨髓活检/抽取

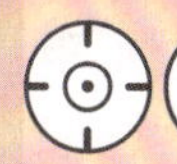

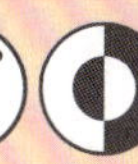
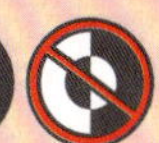

使用来自髂嵴骨髓抽吸（BMA）的自体骨髓间充质干细胞（MSC）对肌骨相关疾病进行再生治疗正变得越来越普遍。

体格检查触诊骨盆标志的有效性是有限的，一项研究表明 11.6% 的患者或许无法通过“叩击触诊”法检查。X 线透视或超声可用于帮助观察髂嵴并避免导致髂骨或盆腔损伤。

BMA 的目标是为了获得最大数量的 MSC。已证明髂嵴中存在大量 MSC。这些 MSC 具有免疫调节特性，可用于再生医学的治疗。Hernigou 等人描述了骨安全区，以最大限度地提高 MSC 的产量，并确保安全的置入套管。首选区域是从髂后上棘到髂骨上方 8 至 10cm 的部分。该区域避免损伤坐骨神经。

这些章节的目的是提供髂嵴 BMA 的 X 线透视和超声视图和原理。

参考文献

1. Kilby J, Heneghan NR, Maybury M. Manual palpation of lumbo-pelvic landmarks: a validity study. *Man Ther*. 2012;17(3):259–262.
2. Douglass DD, Risdall RJ. Bone marrow biopsy technic. artifact induced by aspiration. *Am J Clin Pathol*. 1984;82(1):92–94.
3. McLain RF, Fleming JE, Boehhm CA, Muschler GF. Aspiration of osteoprogenitor cells for augmenting spinal fusion: comparison of progenitor cell concentrations from the vertebral body and iliac crest. *J Bone Joint Surg Am*. 2005;87(12):2655–2661.
4. Hernigou J, Picard L, Alves A, Silvera J, Homma Y, Hernigou P. Understanding bone safety zones during bone marrow aspiration from the iliac crest: the sector rule. *Int Orthop*. 2014;38(11):2377–2384.
5. Hernigou P, Mathieu G, Poignard A, Manicom O, Beaujean F, Rouard H, et al. Percutaneous autologous bone-marrow grafting for nonunions. Influence of the number and concentration of progenitor cells. *J Bone Joint Surg Am*. 2006;88(1 suppl 2):322–327.
6. Hernigou J, Alves A, Homma Y, Guissou I, Hernigou P. Anatomy of the ilium for bone marrow aspiration: map of sectors and implication for safe trocar placement. *Int Orthop*. 2014;38:2585–2590.
7. Muschler GF, Boehm C, Easley K. Aspiration to obtain osteoblast progenitor cells from human bone marrow: the influence of aspiration volume. *J Bone Joint Surg Am*. 1997;79(11):1699–1709.
8. Islam A. Ultrasound: a new tool for precisely locating posterior iliac crests to obtain adequate bone marrow trephine biopsy specimen. *J Clin Pathol*. 2013;66(8):718–720.
9. Friedlis MF, Centeno CJ. Performing a better bone marrow aspiration. *Phys Med Rehabil Clin N Am*. 2016;27(4):919–939.

注：请参考本书的解剖学术语/缩略语。

第 36A 章

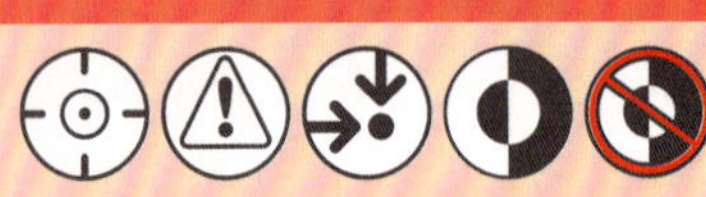

髂嵴骨髓抽吸：X 线透视引导

Bradly S. Goodman 和 Srinivas Mallempati

在透视引导下，在髂骨平面之间采用平行技术穿刺操作而避免损伤，并可从多个部位进行抽吸，最大限度地提高抽吸率。

注：请参考本书的解剖学术语/缩略语。

穿刺轨迹视图（图 36A.1）

- 骨髓抽吸套管针的入口点距髂后上棘头侧不超过 10cm。
- **影像增强器向对侧倾斜约 40°。**
- **然后 C 形臂向头侧倾斜约 35°。**
- 理想的“设置视图”可描绘出髂后上嵴的内侧和外侧。
- 在穿刺轨迹视图中，套管针应平行于 X 线射线束放置。
- 一旦套管针刺入骨皮质，可将尖锐的针尖换成钝头。
- 还应利用其他多维视图来推进套管针。
- 套管针在髂骨的内侧面和外侧面之间推进 4 至 8cm。

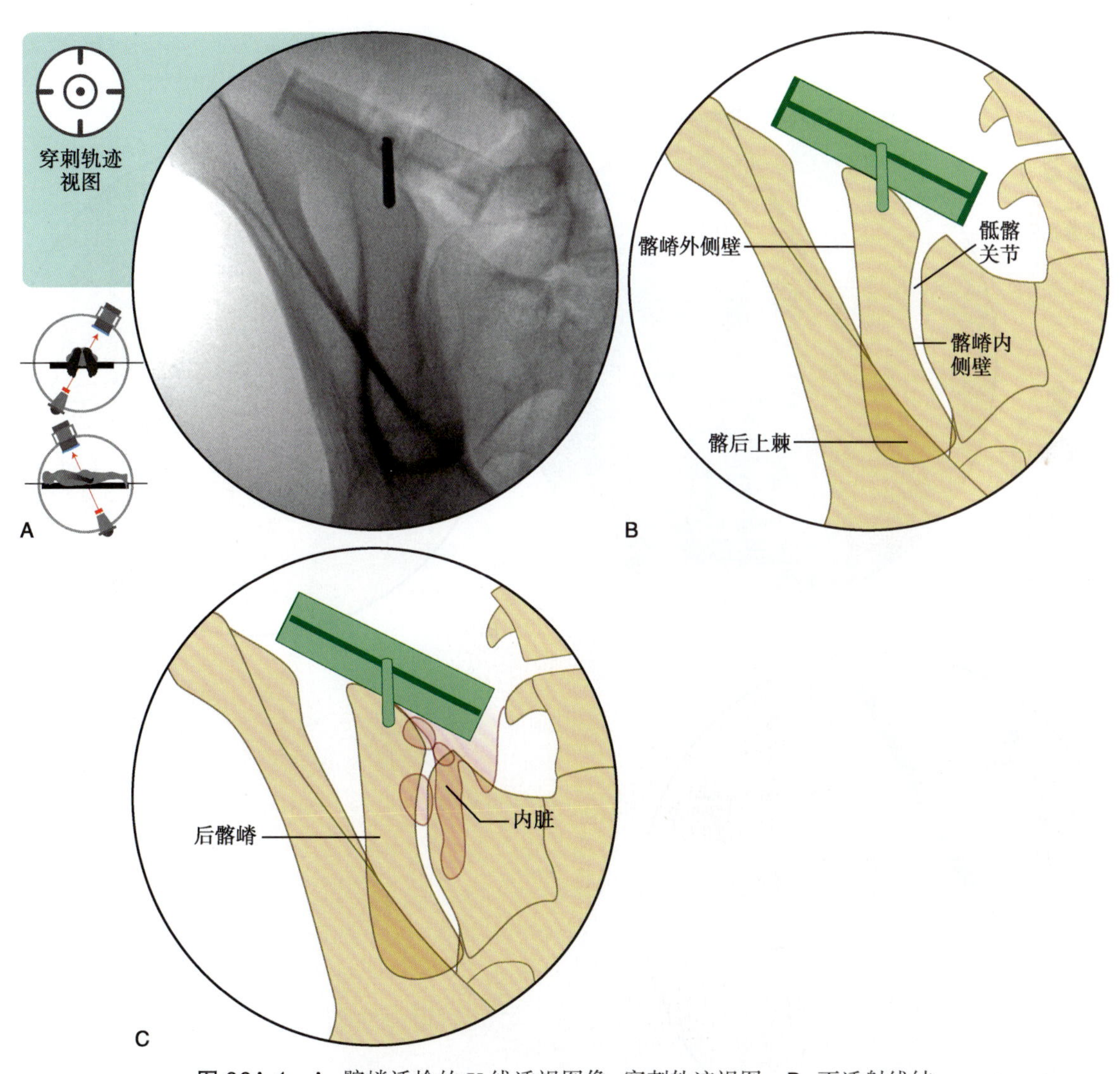

图 36A.1　A，髂嵴活检的 X 线透视图像，穿刺轨迹视图。B，不透射线结构，穿刺轨迹视图。C，可透射线结构，穿刺轨迹视图。

多维视图中的理想进针位置

在穿刺轨迹视图中刺入穿刺针后，将 C 形臂倾斜至前后位（AP）视图（图 36A.2），并通过对侧斜位（CLO）确认套管针尖端位置（图 36A.3）和侧视图（图 36A.4）。

在多维视图中确认后，通过将针旋转 90°，然后每次抽出约 2cm，以大约 5ml 的增量缓慢抽吸骨髓，直至获得所需的容量。

前后视图中的理想进针定位（图 36A.2）

- 前后位视图显示了套管针的对侧斜位视图和头尾方向。
- 这不是推进针的理想视图，因为髂骨的内侧和外侧面没有被显示出来。
- 臀上神经位于髂骨的近端。

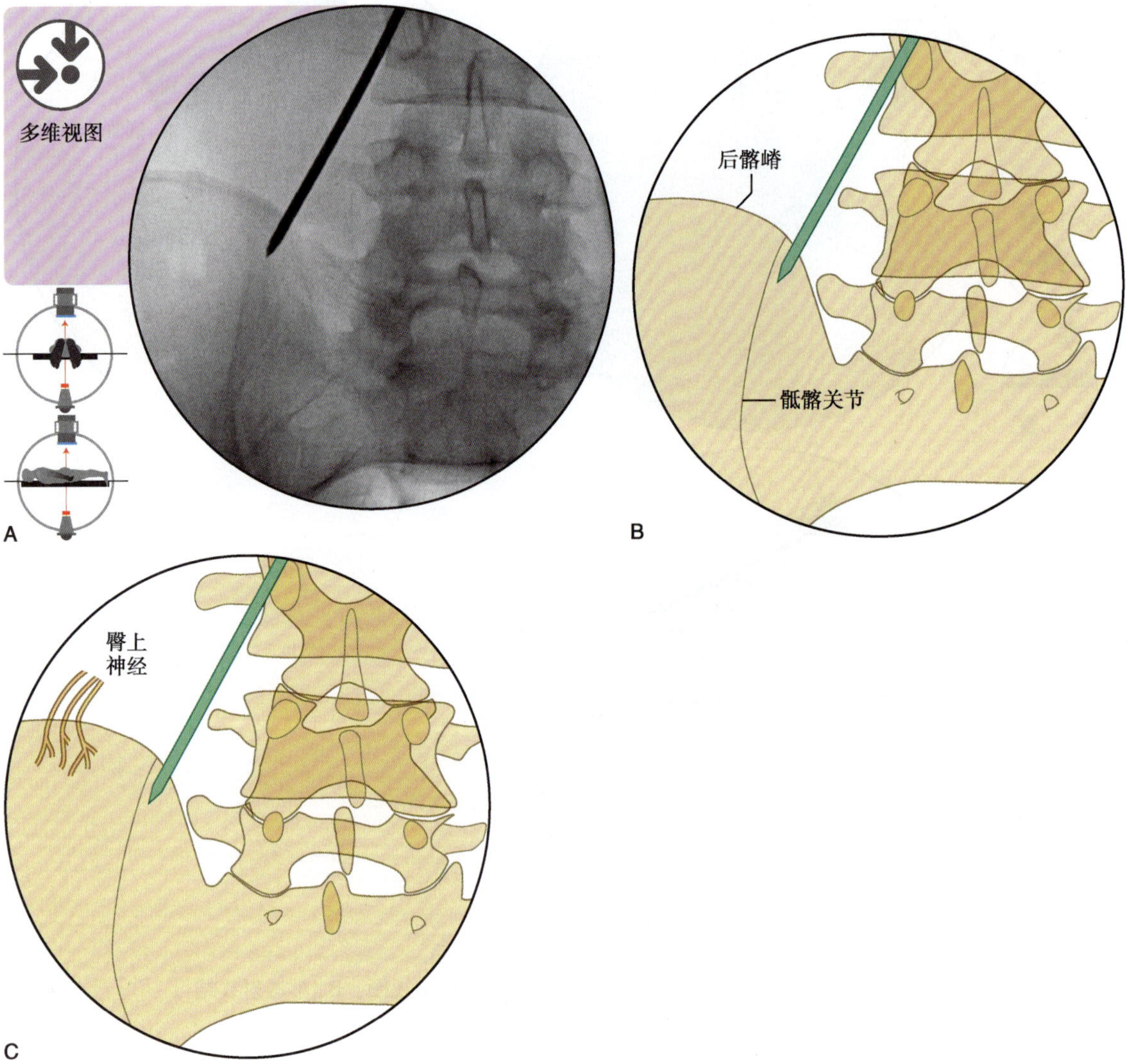

多维视图

A

后髂嵴

骶髂关节

B

臀上神经

C

图 36A.2　A，髂嵴活检的透视图像，前后位（AP）视图。B，不透射线结构，AP 视图。C，可透射线结构，AP 视图。

对侧斜视图中的理想进针定位（图 36A.3）

- 当髂骨的内侧和外侧面显示都清晰时，可以获得理想的对侧斜位视图，如图所示。
- 可将套管针推进很长的距离（4～8cm），以便在髂骨的不同区域进行抽吸。
- 将套管针尖保持在髂骨内侧和外侧面之间，避免破坏内侧和外侧面。
- 如前所述，一旦套管针刺入骨皮质，套管针的锋利尖端可以用钝头代替，进一步提高了操作的安全性。

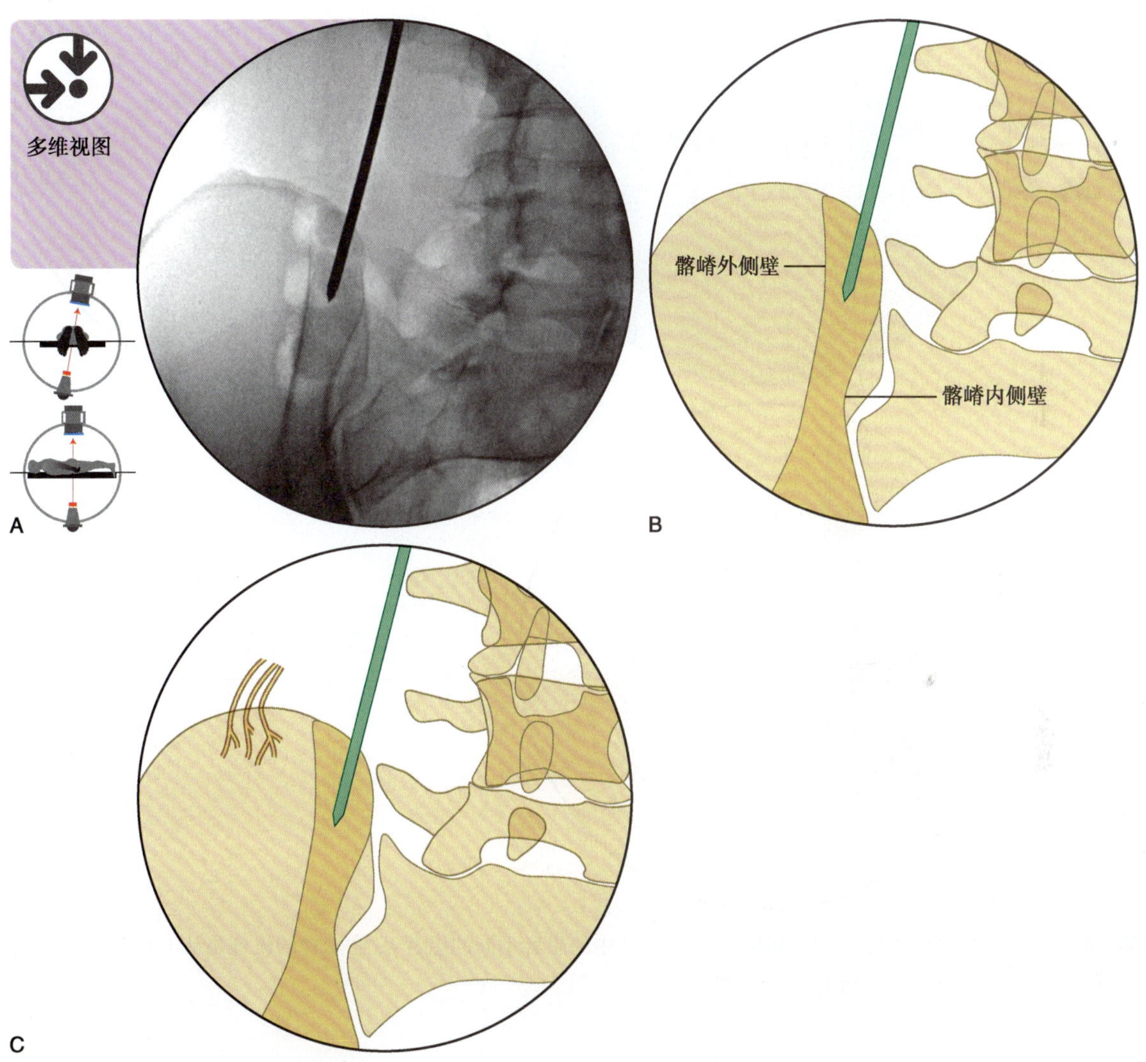

图 36A.3　A，对侧斜位（CLO）视图，无头侧倾斜，使得套管针（在本例中具有锋利的尖端）可以在髂骨内外侧面之间前进。B，不透射线结构，对侧斜位视图。C，可透射线结构，对侧斜位视图。

第八部分

侧位视图中的理想进针定位（图 36A.4）

- 提供该视图仅用作侧位视图的图像参考。针尖必须向前推进相当长的距离才能进入骨盆外的髋臼。

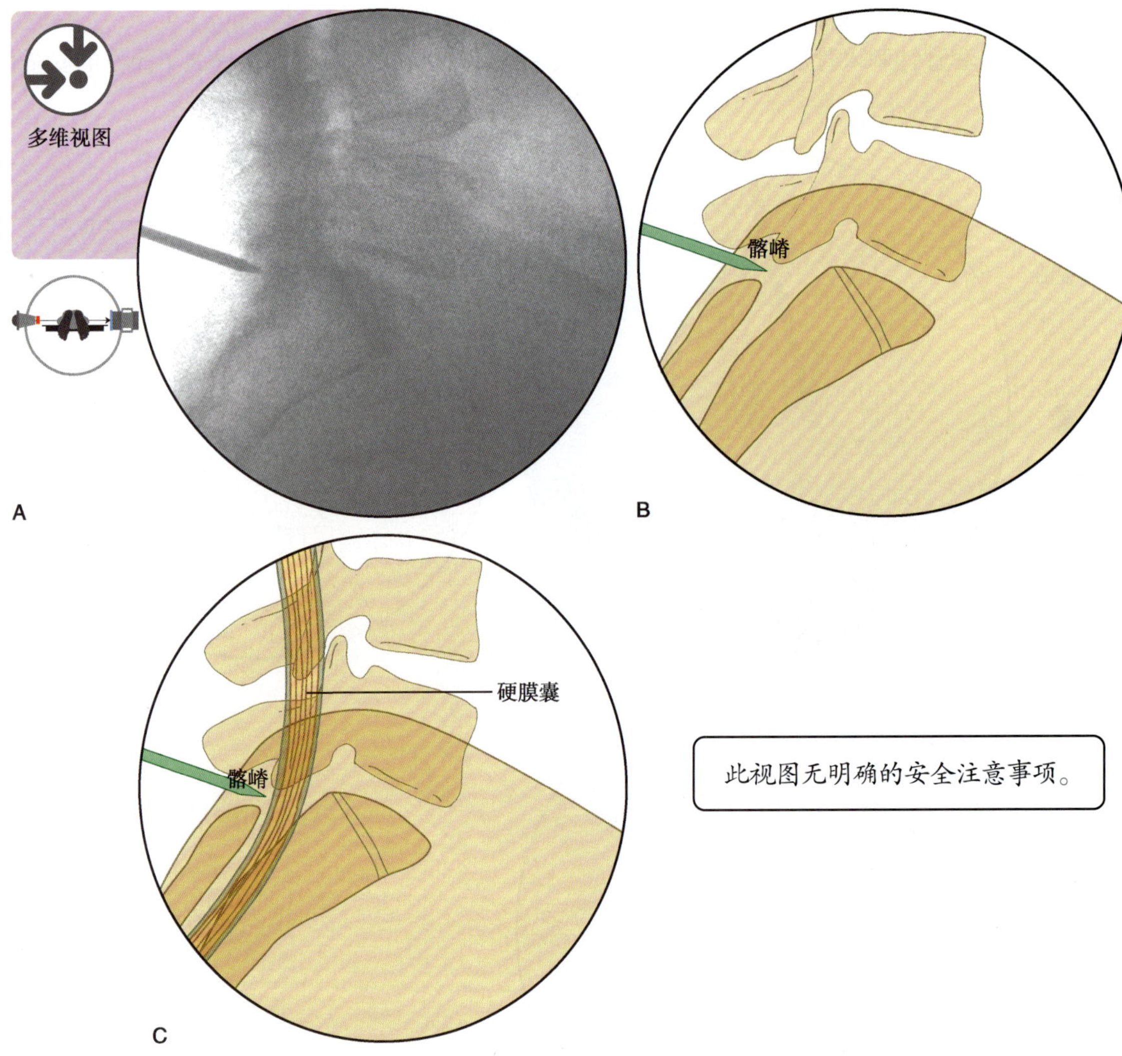

此视图无明确的安全注意事项。

图 36A.4　A，侧位视图（与上面图 36A.1～图 36A.3 中的患者不同的患者）。注意针的轨迹是从上到下。B，不透射线结构，侧位视图。C，可透射线结构，侧位视图。

第 36B 章

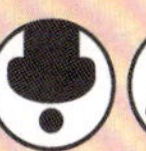

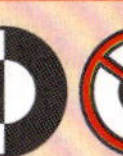

髂嵴骨髓抽吸：超声引导

Shounuck I. Patel 和 Vishal Thakral

超声可用于穿刺引导进入髂嵴髓腔，同时避免神经血管结构和过度辐射暴露。超声探头垂直于髂骨表面技术可行平面内穿刺。这允许从多个髂骨表面进行抽吸，以最大限度地提高有核细胞的数量。也可使用与所描述的 X 线透视技术类似的平行方法作为替代技术。这种平行替代方法将在探头平面外，或使用超声识别预期目标，然后在没有实时引导的情况下完成介入操作。

注：请参考本书的解剖学术语/缩略语。

 平面内技术(图 36B.1)

- 病人处于俯卧位。
- 介入医生位于患者的同侧。
- 超声屏幕位于介入医生的对侧并与探头对齐(图 36B.1A，参见第 4 章)。
- 凸阵超声探头放置在同侧髂嵴，短轴扫描。
- 扫描尾部/头部以识别髂嵴的最高点。即髂后上棘(PSIS)的头侧骨面。
- 在探头平面内标记预期的进针点，以便预期的针轨迹垂直于髂嵴，位于髂嵴表面最高点的下方 1 至 2cm 处(图 36B.1B、C)。
- 从标记的进针点倾斜尾部/头部旋转，以确定髂嵴上的其他预期目标(图 36B.1D)。当旋转尾部时，髂嵴表面最高点将开始在髂后上棘水平处变平(见图 36B.3A)。当向头侧旋转时，髂嵴表面最高点将在上方开始变薄(见图 36.3C)。
- 辨别穿刺针引导线中髂嵴侧面的任何神经血管结构。
- 插入穿刺针/套管针并在探头平面内从外侧到内侧推进。
- 将套管针推进骨皮质下髓腔。
- 一旦套管针进入髓腔，超声波就无法将其显现出来。
- 在将套管针推进到髓腔中之后，可以使用与上述对侧斜位视图相同的设置来拍摄 C 形臂透视图像(图 36B.2)。
- 从任一确定部位，每次缓慢抽吸 5ml 骨髓，最多可达 10～15ml。
- 然后可以将套管针从骨皮层轻轻拔出，于相同的皮肤进针点，再次进针到髂嵴上不同路径的其他预期位置，如图所示(图 36B.1D)。

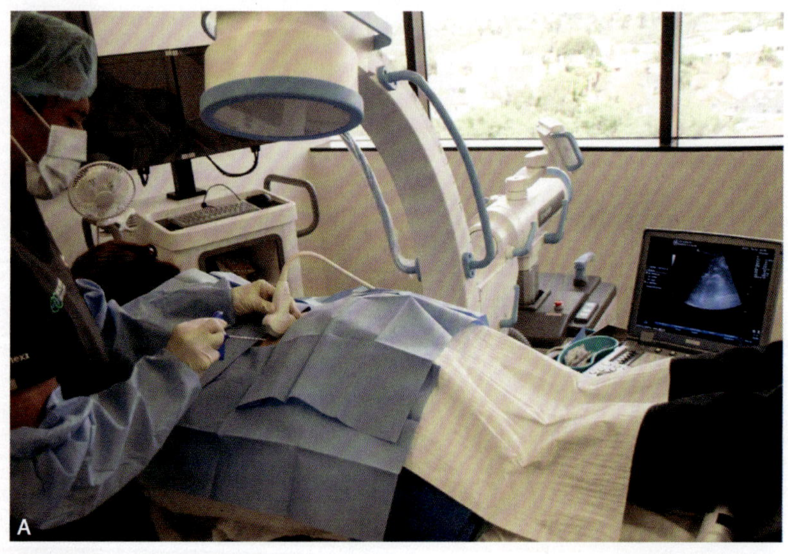

图 36B.1 A，典型操作间、介入医生、超声探头和超声设备的设置，用于 X 线透视和超声引导的混合技术。

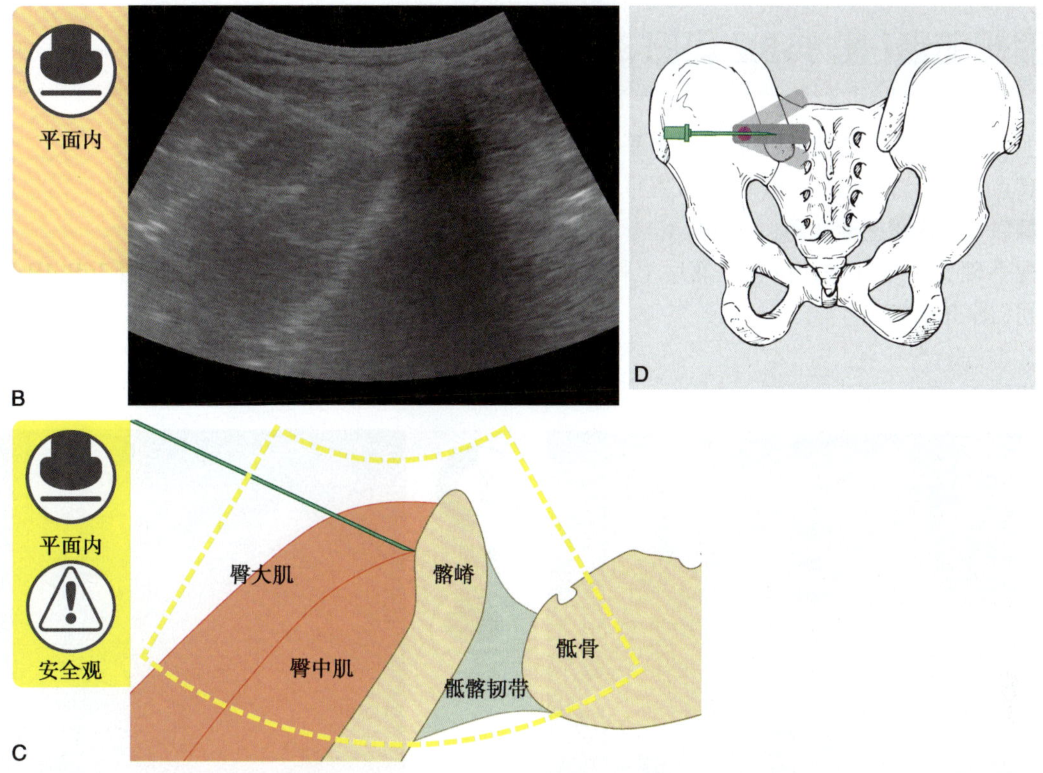

图 36B.1（续） B，髂嵴内短轴套管针位置的超声图像。C，相关的可透射线结构。黄色虚线表示 B.D 中超声图像的边界，具有探头放置的骨骼示意图。不透明探头显示在髂后上棘上方的初始起点。半透明探头代表进入髂嵴的其他另外套管针路径。

平面内技术安全注意事项

- 穿刺针穿过髂骨侧壁进入皮质髓腔时，会感到“阻力消失”。
- 也可以进行对侧的侧位视图（图 36B.3）的 X 线透视，直到感觉穿刺针进入髓腔。
- 如果太靠内侧，套管针可能会穿过髂嵴，进入下面的骶髂关节 / 韧带。
- 一旦外侧壁皮质被穿透，请考虑将尖锐的引导套管针更换为钝的套管针，以避免内侧壁被穿透。
- 如果怀疑穿透内侧壁，可注射生理盐水，通过多普勒超声观察外渗情况。
- 一旦外侧壁皮质被穿透，就可以通过将锋利的引导套管针更换为钝的套管针来实现进一步的安全性。

理想图像（图 36B.2 和图 36B.3）

- 在髂后上棘水平，骨皮质比髂嵴最高点更平坦（图 36B.3C）。
- 髂嵴最高点在髂后上棘的头侧（图 36B.3C）。
- 髂后上棘以上，髂嵴逐渐变薄（图 36B.3C）。
- X 线透视下理想套管针进针位置在髂后上棘水平（图 36B.4A），以及髂后上棘头侧（图 36B.4B）和髂嵴上端之间（图 36B.4C）。

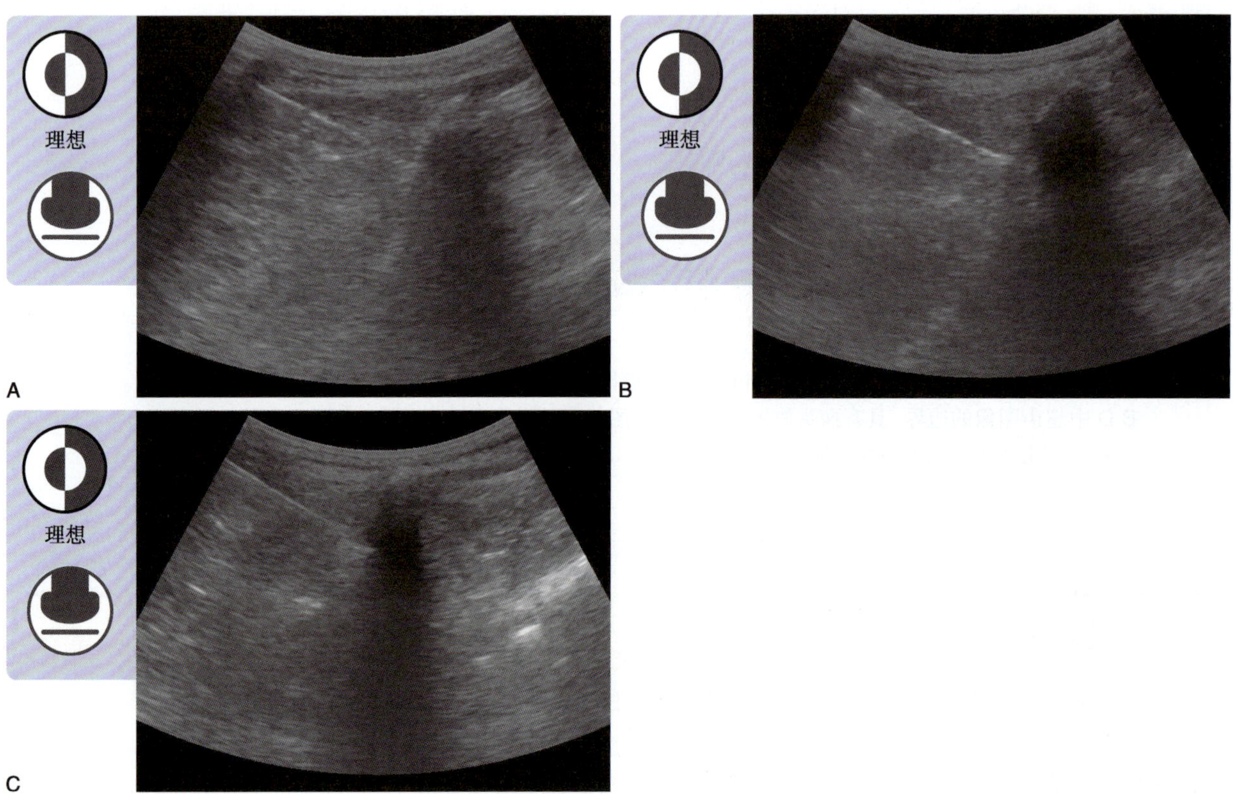

图 36B.2　对应于图 36B.1C 中所示的三个不同的超声穿刺轨迹。A，髂后上棘（PSIS）水平的套管针。B，套管针刚刚位于髂后上棘上方。C，髂嵴上方的套管针。

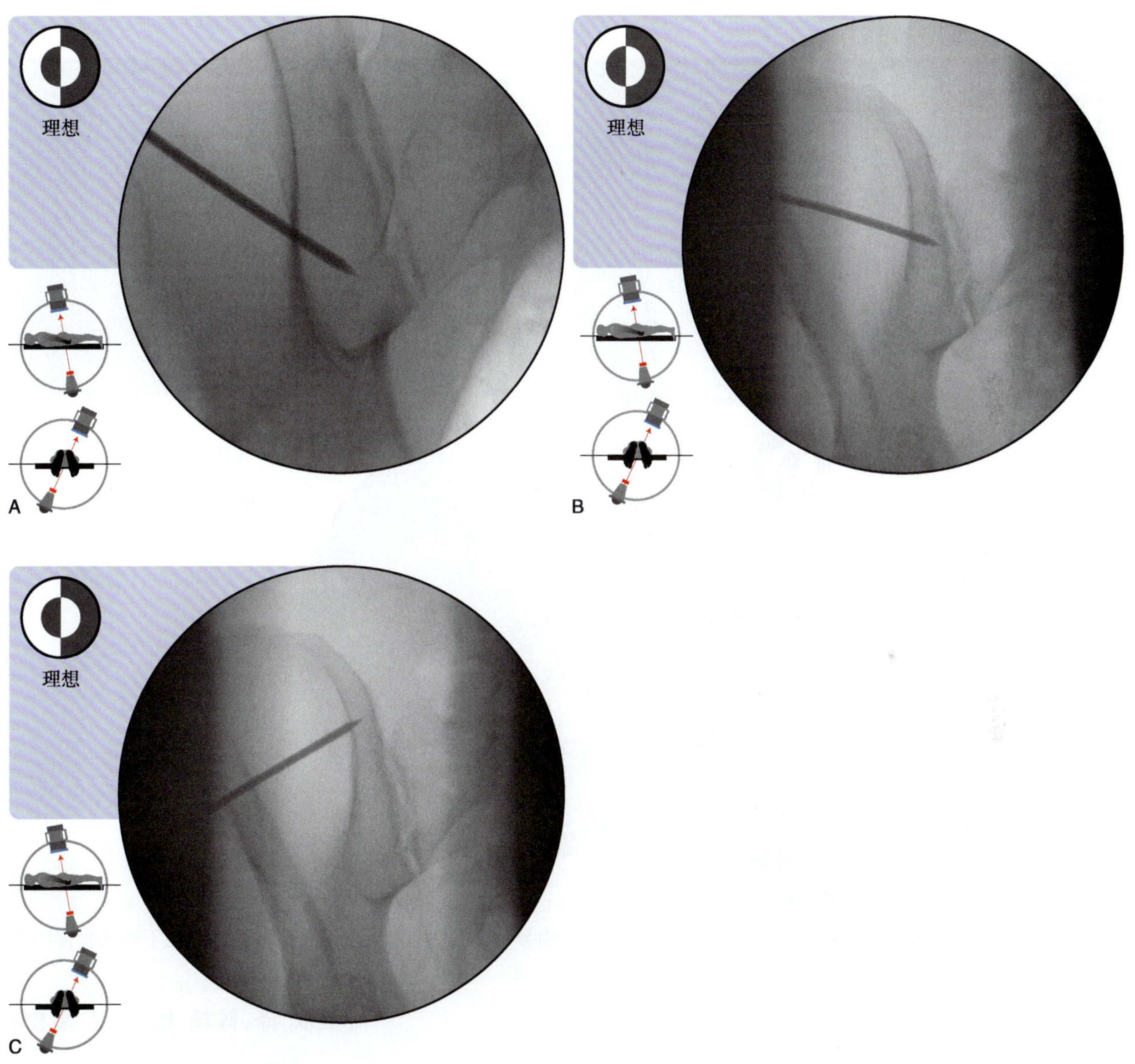

图 36B.3　对应于图 36B.2 所示超声穿刺轨迹的 X 线透视图像，显示套管针针尖位于髂嵴内侧壁和外侧壁之间，没有穿透内侧壁。A，髂后上棘（PSIS）水平的套管针。B，套管针位于髂后上棘稍上方。C，髂嵴上方的套管针。

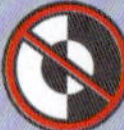 欠佳穿刺针位置和图像(图 36B.4)

- 穿刺轨迹角度过大，可能穿透较薄的髂骨壁进入下面的腹腔/盆腔(图 36B.4A)。
- 穿刺轨迹过浅，穿刺针可能仅穿透骨皮质而未进入髓腔(图 36B.4B)。
- 如果穿刺轨迹太靠内侧，套管针可能会穿透髂嵴进入下面的骶髂关节/韧带(图 36B.4C)。

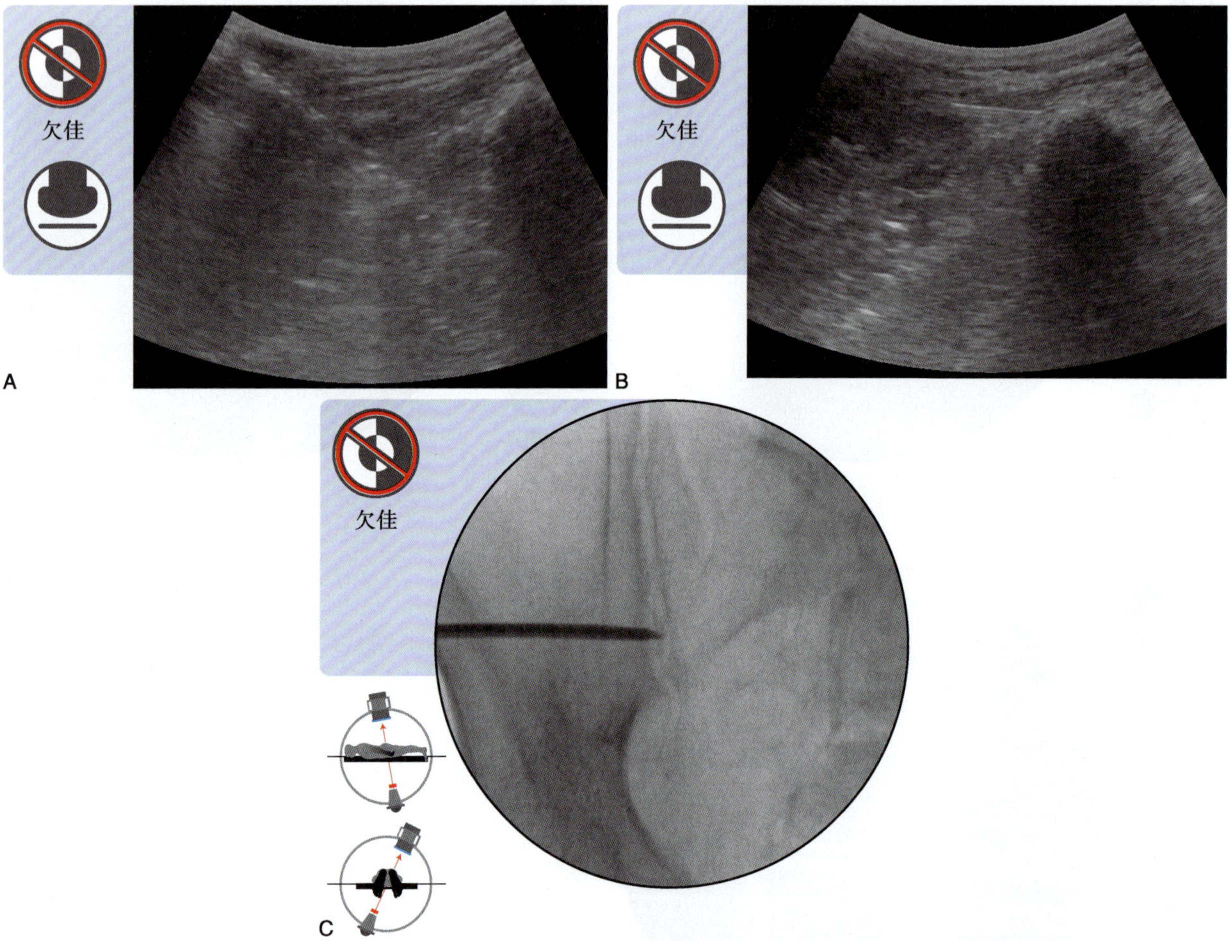

图 36B.4　A，超声引导下套管针穿刺轨迹角度过大。B，超声引导下套管针穿刺轨迹过浅。C，X 线透视下确认套管针进针过深。

(武欢　译，陈超　校，毕胜　复校)

参考文献

1. Kilby J, Heneghan NR, Maybury M. Manual palpation of lumbo-pelvic landmarks: a validity study. *Man Ther*. 2012;17(3):259–262.
2. Douglass DD, Risdall RJ. Bone marrow biopsy technic. artifact induced by aspiration. *Am J Clin Pathol*. 1984;82(1):92–94.
3. McLain RF, Fleming JE, Boehhm CA, Muschler GF. Aspiration of osteoprogenitor cells for augmenting spinal fusion: comparison of progenitor cell concentrations from the vertebral body and iliac crest. *J Bone Joint Surg Am*. 2005;87(12):2655–2661.
4. Hernigou J, Picard L, Alves A, Silvera J, Homma Y, Hernigou P. Understanding bone safety zones during bone marrow aspiration from the iliac crest: the sector rule. *Int Orthop*. 2014;38(11):2377–2384.
5. Hernigou P, Mathieu G, Poignard A, Manicom O, Beaujean F, Rouard H, et al. Percutaneous autologous bone-marrow grafting for nonunions. Influence of the number and concentration of progenitor cells. *J Bone Joint Surg Am*. 2006;88(1 suppl 2):322–327.
6. Hernigou J, Alves A, Homma Y, Guissou I, Hernigou P. Anatomy of the ilium for bone marrow aspiration: map of sectors and implication for safe trocar placement. *Int Orthop*. 2014;38:2585–2590.
7. Muschler GF, Boehm C, Easley K. Aspiration to obtain osteoblast progenitor cells from human bone marrow: the influence of aspiration volume. *J Bone Joint Surg Am*. 1997;79(11):1699–1709.
8. Islam A. Ultrasound: a new tool for precisely locating posterior iliac crests to obtain adequate bone marrow trephine biopsy specimen. *J Clin Pathol*. 2013;66(8):718–720.
9. Friedlis MF, Centeno CJ. Performing a better bone marrow aspiration. *Phys Med Rehabil Clin N Am*. 2016;27(4):919–939.

附录

脊柱介入治疗参考表和指南

Gene Tekmyster, Sridhar Vallabhaneni, Bradly S. Goodman 和 Michael Furman

导论

这些附录可供脊柱介入医生参考。它们包括以下内容：

- 抗血小板/抗凝剂的讨论/参考
- 类固醇当量表
- 局麻药剂量参考指南
- 既往有造影剂过敏史的患者的药物治疗方案
- 鞘内造影剂和剂量参考

对于局部和消毒皮肤处理剂，请参见第 5 章的表 5.1 列出了最常用的皮肤准备/消毒剂。

注：请参考本书的解剖学术语/缩略语。

附录 A1
抗凝和抗血小板

当考虑对患者进行脊柱介入操作时，我们不能简单地问“术前每次药物治疗需要多长时间?”相反，考虑到与停止这些药物相关的潜在风险，我们建议根据每位患者独特的医疗和介入操作情况采取合乎逻辑且更全面的方法。

在一般肌骨和脊柱医学的临床环境中，以逻辑方法处理这种情况始终很重要。对于每位患者，我们建议在问自己以下问题的情况下解决这个问题：

1. **患者为何接受抗凝(AC)/抗血小板(AP)药物治疗?**
2. **停止它有什么风险?**
3. **该介入操作是否确实有必要，或者是否可以改为风险较小的介入治疗措施?**
4. **在停用相关药物的情况下执行所选介入操作的风险有多大?**

对于每位患者的介入操作，应进行风险/效益分析。我们需要将保留 AC/AP 药物的风险与患者服用 AC/AP 药物时执行介入操作的风险进行比较。关于上面提出的前两个问题，由于停止 AC/AP 药物，血栓形成和治疗并发症的风险要高得多，一些研究报告死亡率增加高达 5～10 倍。停止 AC/AP 药物治疗可能会导致危及生命的事件，例如心肌梗死。在停药后的前 30 天内，卒中不良事件的风险可能高出 2～3 倍，其他主要血管事件的风险可能高出 5～6 倍。还有证据表明，血小板抑制可在短短 3～5 天内开始逆转，从而进一步增加短期内血栓形成的风险。最近的某些研究表明，当停止抗凝/抗血小板药物治疗时，不良事件发生率是一个重大且可量化的风险，并且由于继续使用所述药物而导致的并发症极小(如果有的话)。特别是，作者发现在进行脊柱介入治疗时继续使用抗凝/抗血小板药物没有出现并发症。相比之下，在停止推荐治疗的患者中，有 9 人出现严重后果，包括 2 例死亡、5 例卒中、1 例肺栓塞和 1 例心肌梗死，所有这些都发生在 AC/AP 治疗停止后 2～5 天内。

因此，我们必须设法解决有计划做介入操作的需求。我们建议对所有患者进行明智的考虑和确认介入操作的适应证。然而，对于那些正在服用抗凝/抗血小板药物的患者，我们应该特别谨慎。特别是，在决定停止使用双抗血小板药物，即 P2Y12 抑制剂(氯吡格雷[Plavix])和阿司匹林时，必须权衡潜在的停药风险。目前，关于药物洗脱支架(DES)或裸金属支架经皮心脏介入治疗后应继续双抗血小板治疗(DAPT)的持续时间存在相当大的争议。对于 DES，人们普遍认为支架置入后第一年(支架上皮化之前)发生支架再狭窄的风险要高得多；因此，在此期间不能停止 DAPT，否则会出现支架血栓形成的重大风险。随着有关 DAPT 理想治疗持续时间的新研究数据不断产生，但存在相互矛盾的信息。需要平衡 DAPT 治疗中出血风险的增加与晚期支架内血栓形成和重大心脏事件的减少。对于风险/效益比倾向于延长治疗的患者，理想治疗持续时间仍然未知。对于高风险脊柱介入操作，需要完整的血小板功能以减少出血事件的可能性，上述信息有助于平衡有关风险与获益，并做出明智的决定，以确定是否应该进行 DAPT 治疗，以及是否停止或改变介入操作的计划。

对接受抗凝治疗的患者进行脊柱介入治疗的最大担忧是可能出现出血、随后的硬膜外血肿以及相关的神经系统后遗症。尽管许多介入操作都可能发生出血，但椎板间的介入操作是最令人担忧的潜在不良后果。然而，没有明确的研究表明椎板间硬膜外类固醇注射会增加硬膜外血肿的风险。最近的文章表明，抗凝/抗血小板治疗人群的出血风险相对较高；然而，这种风险在统计上并不显著。文献还显示，即使在完全抗凝的患者中，硬膜外注射出血的风险估计为 1∶18 000 至 1∶150 000。特别是在接受阿司匹林和肝素治疗的患者中，硬膜外血肿的发生率估计最多为 1/8 500。然而，有些研究包括了硬膜外麻醉的导管拔除出现血肿风险，而没有将导管拔除与使用较小规格的穿刺针单次注射相区分。

关于围手术期建议和持续抗凝/抗血小板药物风险的指南和方案很大程度上主要基于麻醉相关的文献，其中很多时候包括硬膜外导管术前麻醉程序。即使严格遵守指南，也有硬膜外血肿病例报告。**对于**

以下情况已经确定并决定在介入治疗前可以安全地停用抗凝/抗血小板药物，我们考虑了脊柱介入治疗协会（SIS）指南第二版，编制了一个表格，反映了最常见的药物及其相关特性。我们制定这些具体建议的目标是制定针对每位患者和个人介入操作的具体指南。

我们以两种方式提供信息（见框 A1.1）。由于每种临床情况因患者而异，风险分层表（表 A1.1A）和药物表（表 A1.1B）将帮助临床医生对患者进行抗凝/抗血小板治疗的临床决策。

表 A1.1A 和表 A1.1B 适用于与已知抗凝/抗血小板药物治疗原因和匹配临床场景的患者一起工作的介入医生，其中介入医生对表 A1.1A 中的风险分层网格感到满意。

表 A1.2 适用于介入医生将药物决定权交给抗凝/抗血小板的处方医生，其中列出了最常见的抗凝/抗血小板药物。

表 A1.1B 和表 A1.2 包含最常见药物的列表以及建议暂停/继续的建议，这些建议源自对 SIS 指南第二版和 2015 年 ASRA 建议中提供的可用数据的解释。

框 A1.1　如何使用抗凝/抗血小板（AC/AP）表

从业者的选择：	使用表：
■ 已知抗凝/抗血小板 AC/AP 药物治疗原因的患者；介入医生熟悉表 A1.1A 中的对风险分层网格感到满意	■ 表 A1.1A 和 表 A1.1B
■ 介入医生更愿意将是否保留/继续接受抗凝/抗血小板治疗的决定交给 AC/AP 的处方医生	■ 表 A1.2

表 A1.1A　风险分层

		低风险	高风险	
持有药物风险低 ↓		颈、胸、腰后内侧支阻滞 腰椎间盘刺激 SI 关节注射 经椎间孔 （L_1～L_5） 关节突关节注射 （后入路）	AO/AA 联合注射 骶管 ESI 颈、胸椎间盘刺激 颈、胸、骶 1 经椎间孔 奇神经节阻滞 椎板间腰椎 ESI 腰交感神经阻滞 椎体后凸成形术/椎体成形术 脊髓造影/鞘内药物试验 射频消融术 星状神经节阻滞	颈/胸 IL-ESI 鞘内或硬膜外导管 脊髓电刺激
	阿司匹林 81mg，继发预防			
	心房颤动：CHADS2 评分＜2			
	心房颤动：CHADS2 评分≥2			
	心肌梗死的病史			
	近期支架植入（＜6 个月）			
	近期支架植入（3～12 个月）			
持有药物风险高	机械瓣膜			
	近期肺栓塞/深静脉血栓			

对于黄色区域，请参见表 A1.1B，如下所述。

如果考虑停止或保留抗凝/抗血小板药物治疗，建议根据 SIS 指南第二版与处方医生讨论。此外，如果决定暂停用药，请参阅表 A1.1B，根据 2015 年 ASRA 指南，了解暂停用药的理想时间表。

颜色键：

绿色：继续 AC/AP 药物治疗。

- 但是，请务必与患者讨论存在潜在的出血风险。
- 如果已决定继续使用华法林，我们还建议在术前检查国际标准化比值（INR）：
  - 如果 INR ＞3.5，则推迟手术直至 INR 处于可接受的水平
  - INR 应处于推荐范围内尽可能低的治疗水平（例如，如果范围为 2～3，则目标为 2）

黄色：由于出血风险。

请考虑以下情况之一：

- 如果有药物治疗的结束日期，请推迟手术（例如，氯吡格雷用于最近的支架或华法林用于最近的肺栓塞/深静脉血栓）
- 将有计划的介入操作更改为手术/出血风险较低的介入操作
- 与处方医生审查后，按照表 A1.1 B 保留药物

当建议停止用药（黄色）时，与处方医生协调并确认（根据 SIS 指南第二版）。此外，与患者一起审查停止介入操作的风险（出血和并发症的中等手术风险）。对于属于此类的患者，重要的是要注意：

- 患者为何接受 AC/AP 药物治疗？
- 停药有什么风险？
- 介入操作是否确实有必要，或者是否可以改为风险较小的介入操作？
- 在不停药的情况下进行介入操作的风险有多大？

红色：由于存在明显的出血风险，请考虑以下其中一项：

- 如果有药物治疗的结束日期，请推迟介入操作（例如，氯吡格雷用于最近的支架或华法林用于最近的肺栓塞/深静脉血栓）
- 将有计划的介入操作措施更改为操作风险低/出血风险较小的介入操作
- 取消介入操作

表 A1.1B　临床实践中最常用的药物、其作用机制、临床适应证和保留时间

药物	保持时间	作用机制和临床适应证
阿司匹林	持续 6 天	MOA：阿司匹林阻断 COX，防止血栓素 A2 的产生，从而减少血小板聚集 典型用途：心肌梗死和脑血管病的预防和治疗
非甾体抗炎药	持续 1～4 天 *	MOA：NSAIDs 阻滞 COX，防止血栓素 A2 的产生，从而降低血小板聚集 典型用途：炎症和疼痛管理
Coumadin/Jantoven（华法林）	持续 4～5 天，手术当天 INR <1.4 （如果继续进行介入操作，INR 应低于治疗范围）	MOA：抑制维生素 K 依赖性凝血因子Ⅱ、Ⅶ、Ⅸ、Ⅹ 典型用途：肺栓塞/深静脉血栓、房颤的预防和治疗、心脏瓣膜置换术
波立维（氯吡格雷）	根据 SIS 指南第二版持续使用 7 天。（从 10 天开始变化）	MOA：抑制 ADP 诱导的血小板聚集 典型用途：预防脑血管疾病 血栓栓塞事件
Aggrenox（ASA/双平达莫）	根据 2008 年 PASSOR 指南持续使用 7 天（原为 10 天）	MOA：双嘧达莫和阿司匹林的附加抗血小板作用 典型用途：卒中二次预防
抵克力得（噻氯匹定）	使用 14 天	MOA：抑制 ADP 诱导的血小板聚集典型用途：预防脑血管血栓栓塞事件
Persantine（双嘧啶）	使用 7 天	MOA：抑制血小板、内皮细胞和红细胞对腺苷的摄取 典型用途：心脏术后预防 更换阀门
高效（普拉格雷）	使用 7 天	MOA：血小板 ADP P2Y（12）受体的不可逆拮抗剂 典型用途：急性冠脉综合征患者 接受 PCI
ReoPro（阿昔单抗）	使用 48 小时	MOA：血小板 GP Ⅱb/Ⅲa 抑制剂　典型用途：急性冠脉综合征
Lovenox（依诺肝素）	根据 SIS 指南第二版，持续 LMWH 12～24 小时	MOA：与抗凝血酶结合，抑制Ⅹa 因子 典型用途：DVT/PE 预防和 Tx、心肌梗死桥接疗法（华法林）
肝素钠（肝素）	普通肝素（根据 SIS 指南第二版，如果低于 5 000 U BID，则无需使用）	MOA：与抗凝血酶结合，抑制Ⅹa 因子 典型用途：DVT/PE 预防和 Tx
Arixtra（磺达肝素）	持续 48 小时	MOA：DVT/PE 预防和 Tx 典型用途：不可逆地抑制Ⅹa
Pradaxa（达比加群）	持续 7 天	MOA：可逆地抑制游离和凝块结合的凝血酶 典型用途：非瓣膜性心房颤动
Xarelto（利伐沙班）	持续 3 天 *	MOA：可逆性抑制活化因子Ⅹa 典型用途：DVT/PE 预防和 Tx
Trental（己酮可可碱）	持续 2 天	MOA：不清楚，提高红细胞灵活性，改善外周血流量 典型用途：间歇性跛行
Eliquis（阿哌沙班）	持续 3 天	MOA：Ⅹa 因子（FⅩa）抑制 典型用途：DVT/PE 预防心房颤动的脑血管血栓栓塞预防

请参阅表 A1.1A 中随附的黄色部分。
该表列出了必要时服用 AC/AP 药物的药代动力学和时间范围。制定决策时患者应和医生对治疗风险和收益进行深入讨论。此处提供的信息基于我们的数据以及我们对 SIS 指南第二版和 2015 ASRA 指南的解释。

表 A1.2　替代方法(与表 A1.1A和 A1.1B无关)

药物	低风险	脊柱手术 →	高风险
	C、T、L后内侧支阻滞 腰椎椎间盘刺激 骶髂关节注射 经椎间孔(L_1～L_5) 关节突关节注射(后入路)	寰枢关节/寰枕关节 联合注射 骶管ESI C、T椎间盘刺激 C、T、S_1经椎间孔注射 奇神经节阻滞 经椎板间腰椎ESI 腰交感神经阻滞椎体后凸成形术/椎体成形术/脊髓造影术/ 鞘内药物试验 射频消融 星状神经节阻滞	颈/胸经椎板间硬膜外类固醇注射 鞘内或硬膜外导管脊髓刺激
ASA	继续	继续	
非甾体抗炎药	继续	继续	
香豆素(华法林)	继续(检查术前INR)	持续4～5天，手术当天INR <1.4	
波立维(氯吡格雷)	继续	根据SIS指南第二版持续使用7天。(从10天开始变化)	
Aggrenox(阿司匹林/双平达莫)	继续	根据2008年PASSOR指南持续7天(原为10天)	
噻氯匹定(噻氯匹定)	继续	持续14天	
Persantine(双嘧啶)	继续	持续7天	
高效(普拉格雷)	继续	持续7天	
ReoPro(阿昔单抗)	继续	持续48小时	
Lovenox(依诺肝素)	继续	根据SIS指南第二版，持续LMWH 12～24小时	
肝素钠(肝素)	继续	普通肝素(根据SIS指南第二版，如果低于5 000U BID，则无须继续使用)	
Arixtra(磺达肝素)	继续	持续48小时	
Pradaxa(达比加群)	继续	持续7天	
Xarelto(利伐沙班)	继续	持续3天*	
Trental(己酮可可碱)	继续	持续2天	
Eliquis(阿哌沙班)	继续	持续3天	

颜色键：

黄色：与处方医生审查后暂缓药物使用。(参见表A1.1A后面讨论的黄色注意事项。)

* Xarelto的黑框警告：

- 在疗程结束之前停药会增加血栓事件和卒中风险。
- 抗凝药物使用的患者进行椎管内麻醉或脊柱穿刺后增加出现硬膜外/脊髓血肿的风险。

附录 A2
类固醇当量和颗粒大小

类固醇	剂量	粒径
倍他米松磷酸钠和倍他米松醋酸钠(6mg/ml)	1ml	大小不同，聚集体，>100μm，红细胞大小的 12 倍
醋酸倍他米松	1ml	未知
地塞米松(4mg/ml)	1.875ml	<7.6μm，无聚集，<RBC 大小
地塞米松(10mg/ml)	0.75ml	<7.6μm，无聚集，<RBC 大小
曲安西龙(20mg/ml)	2ml	0.5μm 至>100μm，聚集体>12 倍红细胞大小
曲安西龙(40mg/ml)	1ml	0.5μm 至>100μm，聚集体>12 倍红细胞大小
甲基泼尼松龙(40mg/ml)	1ml	大多数比红细胞小，紧密堆积，很少聚集(紧密堆积的倾向可以形成栓子)
甲基泼尼松龙(80mg/ml)	0.5ml	大多数比红细胞小，紧密堆积，很少聚集(紧密堆积的倾向可以形成栓子)

醋酸倍他米松(6mg/ml)=地塞米松(7.5mg/ml)=曲安西龙(40mg/ml)=甲泼尼龙(40mg/ml)。
应根据患者个体和每次手术做出药物决定。最近的指南变更建议使用不含防腐剂的非颗粒皮质类固醇(即地塞米松 10mg/mL)作为颈椎和胸部 ESI 的唯一药物，并作为所有腰椎间孔硬膜外注射的一线治疗。在某些情况下，当最初注射地塞米松效果有限时，可以在腰椎使用颗粒类固醇。该建议的目标是减少栓子形成的机会，栓子可能导致脑血管病和/或脊髓梗塞，以及无意的动脉内注射导致继发麻痹。值得注意的是，该建议仅适用于经椎间孔注射，没有针对经椎板注射或骶管注射的方法提出正式建议。

附录 A3
药物剂量参考指南

表 A3.1　局麻药毒性剂量参考指南

局部麻醉		最大剂量（70kg 患者）	平均剂量（mg/kg）
布比卡因	0.25%（2.5mg/mL）	70ml（175mg）	2.5mg/kg
布比卡因	0.25%（2.5mg/mL）与肾上腺素	90ml（225mg）	3.21mg/kg
布比卡因	0.5%（5mg/mL）	35ml（175mg）	2.5mg/kg
布比卡因	0.5%（5mg/mL）与肾上腺素	45ml（225mg）	3.21mg/kg
利多卡因	1%（10mg/ml）	30ml（300mg）	4.29mg/kg
1% 利多卡因（10mg/mL）含肾上腺素		50ml（500mg）	7.14mg/kg
利多卡因	2%（20mg/ml）	15ml（300mg）	4.29mg/kg
2% 利多卡因（20mg/mL）含肾上腺素		25ml（500mg）	7.14mg/kg
利多卡因	4%（40mg/ml）	7.5ml（300mg）	4.29mg/kg
4% 利多卡因（40mg/mL）含肾上腺素		12.5ml（500mg）	7.14mg/kg
罗哌卡因	0.5%（5mg/ml）	45ml（225mg）	3.21mg/kg
罗哌卡因	0.5%（5mg/mL）与肾上腺素	45ml（225mg）	3.21mg/kg

该表的目的是指导医生在进行脊柱介入手术时可使用的最大局麻药剂量。
给出的最大剂量建议仅供参考。文献综述没有揭示任何严格剂量测量的证据。虽然建议理想体重为 70kg，但对于体重 70kg 或以上的患者，由于身体习惯，每次手术的剂量和最大剂量可能因患者而异。

表 A3.2　放射对比介质剂量参考指南

注射部位	专注	最大剂量
腰椎	欧乃派克 180	17ml
	欧乃派克 240	12.75ml
胸椎或颈椎	欧乃派克 240	12.75ml
	欧乃派克 300	10.2ml
全脊柱	欧乃派克 240	12.75ml
	欧乃派克 300	10.2ml
腰椎或胸椎	伊索维 -M200	15ml
颈椎（通过腰椎注射）	伊索维 -M 200	15ml
	伊索维 -M300	10ml
全脊柱	伊索维 -M 300	10ml

如果需要重复介入操作，请等待至少 48 小时（最好 5～7 天）。
尽管上述剂量是基于可靠数据库的建议，但据我们所知，没有对照研究表明鞘内使用较高剂量有任何禁忌证。没有证据表明或限制硬膜外使用对比材料。关于脊髓造影，一项研究表明使用更高的剂量不会增加术后并发症。作者指出，对于有造影剂诱发肾病风险的患者，应谨慎服用造影剂。这些危险因素包括年龄 70 岁或以上、脱水（包括使用利尿剂）、既往肾功能不全（血清肌酐＞1.5mg/dL）、糖尿病、心血管疾病、骨髓瘤、高血压和高尿酸血症。尽管某些技术可以降低风险，包括剂量限制、水合方法、尿量监测和 N- 乙酰半胱氨酸给药，我们不知道有关理想剂量的任何具体共识。这应该与治疗患者肾脏疾病的医生一起根据具体情况进行评估。
此外，应该指出的是，对上述造影剂过敏的患者可以考虑使用钆。然而，不建议使用鞘内钆给药，因为担心会导致严重的神经系统后果，包括脑病、局灶性癫痫发作、共济失调和潜伏性震颤。基于已知的鞘内钆毒性，我们主张不应使用钆进行具有鞘内渗透潜在风险的手术（即 IL-ESI），因为鞘内钆的风险超过非造影剂注射的风险。

附录 A4 有既往放射造影剂反应史的患者的药物治疗方案和放射造影剂给药建议

- 接受非离子放射性造影剂（RCM）的患者中，不到 0.5% 的患者会出现类过敏反应
- **风险较高的患者：**
  - 既往 RCM 类过敏反应史
  - 患有哮喘、心血管疾病和/或目前正在服用 β 受体阻滞剂的人
- 风险不较高的患者：
  - 对海鲜和/或碘的过敏不会进一步增加造影剂过敏风险。
- 之前经历过 RCM 类过敏反应并正在接受造影剂的患者应仅接受非离子、等渗药物（即碘克沙醇、Vistipaque/Optiprep），并接受术前用药方案治疗，例如：
  - 术前 13、7 和 1 小时服用泼尼松 50mg。
  - 苯海拉明 50mg，术前 1 小时。
  - 麻黄碱 25mg 或沙丁胺醇 4mg，术前 1 小时。
  - 对心血管疾病患者可能不利。
  - 尽管组胺 2 受体拮抗剂有益于治疗过敏反应，但当研究在 RCM 术前 1 小时添加组胺 2 受体拮抗剂时，矛盾的是，观察到反应率略有增加。

我们要感谢医学博士 Michelle Weiss 在寻找有关 RCM 的适当信息方面提供的帮助。

（武欢　译，陈超　校，毕胜　复校）

参考文献

1. Furman M, Plastaras CT, Popescu A, Tekmyster G, Davidoff S, Kennedy DJ. Should antiplatelet medications be held before cervical epidural injections? *PM R*. 2014;6(5):442–450.
2. Chassot PG, Marcucci C, Delabays A, Spahn DR. Perioperative Antiplatelet Therapy. *Am Fam Physician*. 2010;82(12):1484–1489.
3. Weimar C, Cotton D, Sha N, et al. Discontinuation of antiplatelet study medication and risk of recurrent stroke and cardiovascular events: results from the PRoFESS Study. *Cerebrovasc Dis*. 2013;35(6):538–543.
4. Gurbel PA, Bliden KP, Butler K, et al. Randomized double-blind assessment of the ONSET and OFFSET of the antiplatelet effects of ticagrelor versus clopidogrel in patients with stable coronary artery disease: the ONSET/OFFSET study. *Circulation*. 2009;120(25):2577–2585.
5. Price MJ, Coleman JL, Steinhubl SR, Wong GB, Cannon CP, Teirstein PS. Onset and offset of platelet inhibition after high-dose clopidogrel loading and standard daily therapy measured by a point-of-care-assay in healthy volunteers. *Am J Cardiol*. 2006;98(5):681–684.
6. Endres S, Shufelt A, Bogduk N. The risks of continuing or discontinuing anticoagulants for patients undergoing common interventional pain procedures. *Pain Med*. 2016. [Epub ahead of print].
7. Feres F, Costa RA, Abizaid A, et al. Three vs twelve months of dual antiplatelet therapy after zotarolimus-eluting stents: the OPTIMIZE randomized trial. *JAMA*. 2013;310(23):2510–2522. http://dx.doi.org/10.1001/jama.2013.282183.
8. Levine GN, Bates ER, Bittl JA, et al. 2016 ACC/AHA Guideline Focused Update on Duration of Dual Antiplatelet Therapy in Patients With Coronary Artery Disease: A Report of the American College of Cardiology/American Heart Association Task Force on Clinical Practice Guidelines. *J Am Coll Cardiol*. 2016;68(10):1082–1115.
9. Deleted in review.
10. Binder RK, Lüscher TF. Duration of dual antiplatelet therapy after coronary artery stenting: where is the sweet spot between ischaemia and bleeding? *Eur Heart J*. 2015;36(20):1207–1211.
11. Campo G, Tebaldi M, Vranckx P, et al. Short- versus long-term duration of dual antiplatelet therapy in patients treated for in-stent restenosis: a PRODIGY trial substudy (Prolonging Dual Antiplatelet Treatment After Grading Stent-Induced Intimal Hyperplasia). *J Am Coll Cardiol*. 2014;63(6):506–512.
12. Manchikanti, Falco FJ, Benyamin RM, et al. Assessment of bleeding risk of interventional techniques: a best evidence synthesis of practice patterns and perioperative management of anticoagulant and antithrombotic therapy. *Pain Physician*. 2013;16(suppl 2):SE261–SES318.
13. Rosenquist, et al. Neuraxial (spinal, epidural) anesthesia in the patient receiving anticoagulant or antiplatelet medication. In: UpToDate, Warren L, Leung L, ed. UpToDate, Waltham, MA (accessed on October 6,2016).
14. Horlocker TT, Wedel D, Benzon H, et al. Regional anesthesia in the anticoagulated patient: defining the risks (the second ASRA Consensus Conference on Neuraxial Anesthesia and Anticoagulation). *Reg Anesth Pain Med*. 2003;28(3):172–197.
15. Xu R, Bydon M, Gokasla ZL, Wolinsky JP, Witham TF, Bydon A. Epidural steroid injection resulting in epidural hematoma in a patient despite strict adherence to anticoagulation guidelines. *J Neurosurg Spine*. 2009;11(3):358–364.
16. Bogduk N. *Practice Guidelines for Spinal Diagnostic & Treatment Procedures*. San Francisco, CA: International Spine Intervention Society; 2013.
17. Narouze S, Benzon H, Provenzano D, et al. Interventional spine and pain procedures in patients on antiplatelet and anticoagulant medications guidelines from the American Society of Regional Anesthesia and Pain Medicine, the European Society of Regional Anaesthesia and Pain Therapy, the American Academy of Pain Medicine, the International Neuromodulation Society, the North American Neuromodulation Society, and the World Institute of Pain. *Reg Anesth Pain Med*. 2015;40(3):182–212.
18. Friberg L, Rosenqvist M, Lip GY. Evaluation of risk stratification schemes for ischaemic stroke and bleeding in 182 678 patients with atrial fibrillation: the Swedish Atrial Fibrillation cohort study. *Eur Heart J*. 2012;33:1500–1510.
19. Ong CK, Lirk P, Tan CH, Seymour RA. An evidence-based update on nonsteroidal anti-inflammatory drugs. *Clin Med Res*. 2007;5:19–34.
20. http://www.fda.gov/Drugs/ResourcesForYou/Consumers/ucm390574.htm.
21. Casazza B, Chou L, Davis S, et al. *Education Guidelines for Interventional Spinal Procedures*. American Academy of Physical Medicine & Rehabilitation. Editorial Update: May 2008.

22. CLASP (Collaborative Low-Dose Aspirin Study in Pregnancy) Collaborative Group. CLASP: A randomized trial of low-dose aspirin for the prevention and treatment of pre-eclampsia among 9364 pregnant women. *Lancet*. 1994;343:619–629.
23. Horlocker TT. Regional anaesthesia in the patient receiving antithrombotic and antiplatelet therapy. *Br J Anaesth*. 2011;107(suppl 1):i96–i106.
24. Singelyn FJ, Verheyen CC, Piovella F, Van Aken HK, Rosencher N. The safety and efficacy of extended thromboprophylaxis with fondaparinux after major orthopedic surgery of the lower limb with or without a neuraxial or deep peripheral nerve catheter: the EXPERT Study. *Anesth Analg*. 2007;105:1540–1547.
25. Gogarten W, Vandermeulen E, Van Aken H, Kozek S, Llau JV, Samama CM. Regional anaesthesia and antithrombotic agents: recommendations of the European Society of Anaesthesiology. *Eur J Anaesthesiol*. 2010;27:999–1015.
26. Connolly SJ, Eikelboom J, Joyner C, et al. Apixaban in patients with atrial fibrillation. *N Engl J Med*. 2011;364:806–817.
27. Eliquis (apixaban) [product monograph]. Bristol-Myers Squibb Canada, Montreal, Quebec H4S 0A4 and Pfizer Canada Inc. Kirkland, Quebec H9J 2M5; November 2012.
28. http://dailymed.nlm.nih.gov/dailymed/archives/fdaDrugInfo.cfm?archiveid=4863.
29. http://www.pharmaline.co.il/images/newsletterregistration/rafa/29042011/aggrenoxdr.pdf.
30. http://www.rxlist.com/persantine-drug/clinical-pharmacology.htm.
31. Harker LA, Kadatz RA. Mechanism of action of dipyridamole. *Thromb Res Suppl*. 1983;4:39–46.
32. Angiolillo DJ, Suryadevara S, Capranzano P, Bass TA. Prasugrel: a novel platelet ADP P2Y12 receptor antagonist. A review on its mechanism of action and clinical development. *Expert Opin Pharmacother*. 2008;9(16):2893–2900.
33. Baker DE, Campbell RK. Pentoxifylline: a new agent for intermittent claudication. *Drug Intell Clin Pharm*. 1985;19(5):345–348.
34. Derby R, Lee SH, Date ES, Lee JH, Lee CH. Size and aggregation of corticosteroids used for epidural injections. *Pain Med*. 2008;9:227–234.
35. http://www.globalrph.com.
36. Cousins M, Carr B. Cousins & Bridenbaugh's Neural Blockade In Clinical Anesthesia and Pain Medicine. 4th ed. Philadelphia, PA: Lippincott Williams & Wilkins; 2009.
37. Rosenburg P, Veering B, Urmey W. Maximum recommended doses of local anesthetics: a multifactorial concept. *Reg Anesth Pain Med*. 2004;29:564–575.
38. Williams DJ, Walkker JD. A nomogram for calculating the maximum dose of local anesthetic. *Anaesthesia*. 2014;69:847–853.
39. Iohexol. In: Lexi-Drugs Online. Hudson (OH): Lexi-Comp, Inc. http://www.crlonline.com.ezproxy.samford.edu/crlsql/servlet/crlonline. Updated March 3, 2015. Accessed July 15, 2015.
40. Iohexol. In: Micromedex 2.0. Greenwood Village (CO). http://www.thomsonhc.com.ezproxy.samford.edu/micromedex2/librarian/. Updated May 13, 2015. Accessed July 15, 2015.
41. Iopamidol. In: Lexi-Drugs Online. Hudson (OH): Lexi-Comp, Inc. http://www.crlonline.com.ezproxy.samford.edu/crlsql/servlet/crlonline. Accessed July15, 2015.
42. Iopamidol. In: Micromedex 2.0. Greenwood Village (CO). http://www.thomsonhc.com.ezproxy.samford.edu/micromedex2/librarian/. Updated May 13, 2015. Accessed July 15, 2015.
43. Iopamidol. In: DailyMed Online. Bethesda (MD): National Library of Medicine http://dailymed.nlm.nih.gov/dailymed/index.cfm. Updated March 2015. Accessed July 17, 2015.
44. Halpin SF, Guest PJ, Byrne JV. Theory and practice: how much contrast for myelography? *Neuroradiology*. 1991;33:411–413.
45. Widmark RPH. Imaging-related medications: a class overview. *Baylor University Medical Center Proceedings*. 2007;20(4):408–417.
46. Kapoor, Liu J, Devasenapathy A, Gordin V. Gadolinium encephalopathy after interathecal gadolinium injection. *Pain Physician*. 2010;13:E321–E326.
47. Maramattom, Manno EM, Wijdicks EF, Lindell EP. Gadolinium encephalopathy in a patient with renal failure. *Neurology*. 2005;64:1276–1278.
48. Arsenault, King BF, Marsh Jr JW, et al. Systemic gadolinium toxicity in patients with renal insufficiency and renal failure: retrospective analysis of an initial experience. *Mayo Clin Proc*. 1996;71:1150–1154.
49. Safriel, Ang R, Ali M. Gadolinium use in spine pain management procedures for patients with contrast allergies: results in 527 procedures. *Cardiovasc Intervent Radiol*. 2008;31:325–331.
50. Algin O, Turkbey B. Intrathecal gadolinium-enhanced MR cisternography: a comprehensive review. *Am J Neuroradiol*. 2013;34:14–22.
51. Joint Task Force on Practice Parameters; American Academy of Allergy, Asthma and Immunology; American College of Allergy, Asthma and Immunology; Joint Council of Allergy, Asthma and Immunology. The diagnosis and management of anaphylaxis: an updated practice parameter. *J Allergy Clin Immunol*. 2005;115 (3 suppl 2):S483–S523.
52. Newmark JL, Mehra A, Singla AK. Radiocontrast media allergic reactions and interventional pain practice–a review. *Pain Physician*. 2012;15(5):E665–E675.
53. Manchikanti L, Benyamin R, Swicegood J, et al. Assessment of Practice Patterns of Perioperative Management of Antiplatelet and Anticoagulant Therapy in Interventional Pain Management. *Pain Physician*. 2012;15:E955–E968.
54. Horlocker TT, Wedel DJ, Rowlington JC, et al. Regional anesthesia in the patient receiving antithrombotic of thrombolytic therapy. American Society of Regional Anesthesia and Pain Medicine Evidence Medicine Guidelines (Third Edition). *Reg Anesth Pain Med*. 2012;35:64–101.
55. Shields RC, McBane RD, Kuiper JD, Li H, Heit JA. Efficacy and safety of intravenous phytonadione (vitamin K1) in patients on long-term oral anticoagulant therapy. *Mayo Clin Proc*. 2001;76:260–266.
56. Deleted in review.
57. Manchikanti A, Malla Y, Wargo BW, et al. Prospective evaluation of bleeding risk of interventional techniques in chronic pain. *Pain Physician*. 2011;14:317–329.
58. Rahman, Latona J. New oral anticoagulants and perioperative management of anticoagulant/antiplatelet agents. *Aust Fam Physician*. 2014;43(12): 861–866.
59. Batemen, Mhyre JM, Ehrenfeld J, et al. The risk and outcomes of epidural hematomas after perioperative and obstetric epidural catheterization: a report from the Multicenter Perioperative Outcomes Group Research Consortium. *Anesth Analg*. 2013;116(6):1380–1385.
60. Weimar, Cotton D, Sha N, et al. Discontinuation of antiplatelet study medication and risk of recurrent stroke and cardiovascular events: results from the PRoFESS study. *Cerebrovasc Dis*. 2013;35:538–554.
61. Saadeh, Sfeir J. Discontinuation of preoperative clopidogrel is unnecessary in peripheral arterial surgery. *J Vasc Surg*. 2013;58:1586–1592.
62. Xu, Bydon M, Gokaslan ZL, Wolinsky JP, Witham TF, Bydon A. Epidural steroid injection resulting in epidural hematoma in a patient despite strict adherence to anticoagulation guidelines. *J Neurosurg Spine*. 2009;11:358–364.
63. An JX, Fang QW, Sullivan EA, Williams JP. Spine surgery may cause more spinal epidural hematomas than spinal puncture. *Chin Med J*. 2013;126:286–289.
64. van Zaane B, Nur E, Squizzato A, et al. Systematic review on the effect of glucocorticoid use on procoagulant, anti-coagulant and fibrinolytic factors. *J Thromb Haemost*. 2010;8:2483–2493. http://dx.doi.org/10.1111/j.1538-7836.2010.04034.x.
65. Califf RM, Armstrong PW, Carver JR, et al. 27th Bethesda Conference: matching the intensity of risk factor management with the hazard for coronary disease events. Task Force 5. Stratification of patients into high, medium and low risk subgroups for purposes of risk factor management. *J Am Coll Cardiol*. 1996;27:1007–1019.
66. Sachdev M, Sun JL, Tsiatis AA, Nelson CL, Mark DB, Jollis JG. The prognostic importance of comorbidity for mortality in patients with stable coronary artery disease. *J Am Coll Cardiol*. 2004;43:576–582.
67. Subherwal S, Bach RG, Chen AY, et al. Baseline risk of major bleeding in non-ST-segment-elevation myocardial infarction: the CRUSADE (Can Rapid risk stratification of Unstable angina patients Suppress ADverse outcomes with Early implementation of the ACC/AHA Guidelines) Bleeding Score. *Circulation*. 2009;119:1873–1882.
68. Moscucci M, Fox KA, Cannon CP, et al. Predictors of major bleeding in acute coronary syndromes: the Global Registry of Acute Coronary Events (GRACE). *Eur Heart J*. 2003;24:1815–1823.
69. Mehran R, Pocock SJ, Nikolsky E, et al. A risk score to predict bleeding in patients with acute coronary syndromes. *J Am Coll Cardiol*. 2010;55:2556–2566.
70. Baber U, Mehran R, Sharma SK, et al. Impact of the everolimus-eluting stent on stent thrombosis: a meta-analysis of 13 randomized trials. *J Am Coll Cardiol*. 2011;58:1569–1577.
71. Cayla G, Hulot J-S, O'Connor SA, et al. Clinical, angiographic, and genetic factors associated with early coronary stent thrombosis. *JAMA*. 2011;306:1765–1774.
72. Goodman B, et al. Anticoagulant and Antiplatelet Management for Spinal Procedures: A Prospective, Descriptive Study and Interpretation of Guidelines. *Pain Medicine*. 2016;Oct 6.

71检